AF393653

Die Praxis der Chirurgie

Magenchirurgie

Indikationen, Methoden, Komplikationen

Herausgegeben von
H. D. Becker, W. Lierse und H. W. Schreiber

Redaktion: Th. Effenberger und B. Kremer
Illustratorin: I. Schaumburg

Mit 519 Abbildungen

Springer-Verlag
Berlin Heidelberg New York Tokyo

ISBN-13:978-3-642-69093-8   e-ISBN-13:978-3-642-69092-1
DOI: 10.1007/978-3-642-69092-1

CIP-Kurztitelaufnahme der Deutschen Bibliothek
Magenchirurgie: Indikationen, Methoden, Komplikationen / hrsg. von H.D. Becker ...
Mithrsg. von I. Schaumburg, Ill.
— Berlin; Heidelberg; New York; Tokyo: Springer, 1986.
  (Die Praxis der Chirurgie)

  ISBN-13:978-3-642-69093-8
NE: Becker, Horst D. [Hrsg.]

Die Wiedergabe von Gebrauchsnamen, Handelsnamen, Warenbezeichnungen usw. in diesem Werk berechtigt auch ohne besondere Kennzeichnung nicht zu der Annahme, daß solche Namen im Sinne der Warenzeichen- und Markenschutz-Gesetzgebung als frei zu betrachten wären und daher von jedermann benutzt werden dürften.

Produkthaftung: Für Angaben über Dosierungsanweisungen und Applikationsformen kann vom Verlag keine Gewähr übernommen werden. Derartige Angaben müssen vom jeweiligen Anwender im Einzelfall anhand anderer Literaturstellen auf ihre Richtigkeit überprüft werden.

Reproduktion der Abbildungen: Gustav Dreher GmbH, Stuttgart

2124/3130-54321

Den Pionieren
der modernen Ulkus- und Karzinomchirurgie
des Magens gewidmet

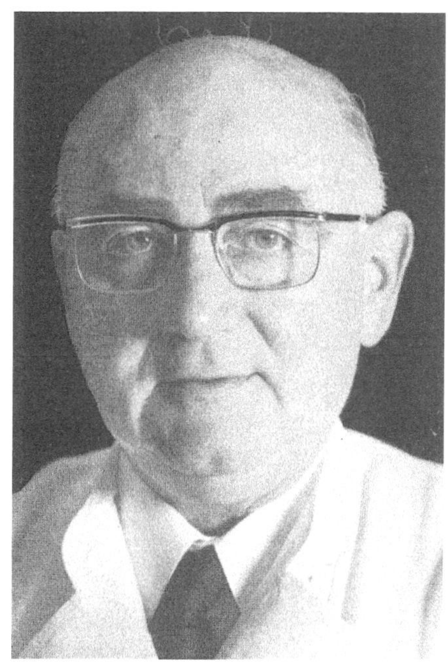

ALFRED GÜTGEMANN

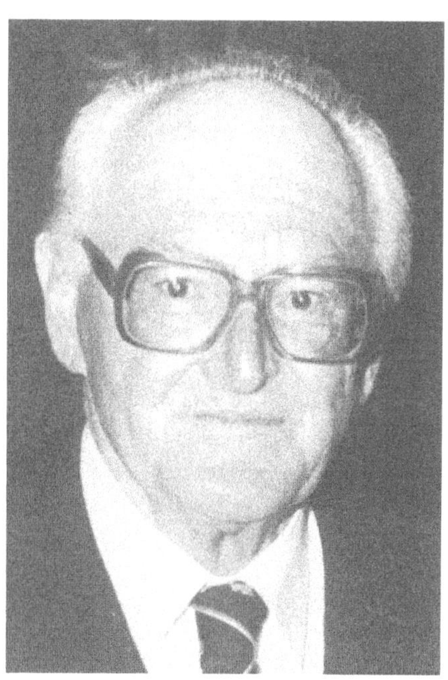

FRITZ HOLLE

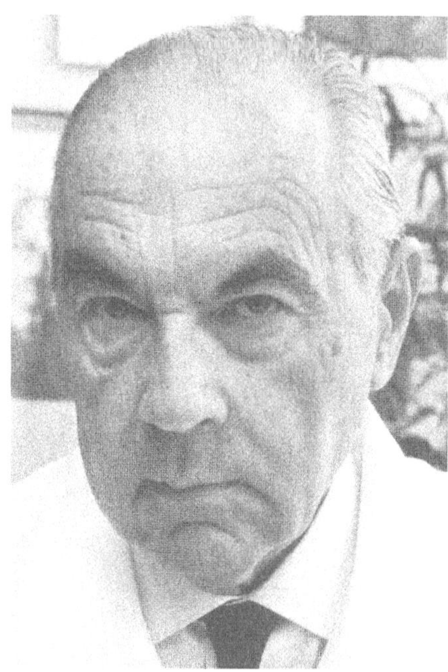

RUDOLF NISSEN

Adressenverzeichnis

Herausgeber

Prof. Dr. HORST DIETER BECKER
Chirurgische Klinik der Städt. Kliniken Dortmund, Beurhausstr. 40, 4600 Dortmund 1

Prof. Dr. WERNER LIERSE
Anatomisches Institut der Universität, Martinistraße 52, 2000 Hamburg 20

Prof. Dr. HANS WILHELM SCHREIBER
Chirurgische Universitätsklinik, Martinistraße 52, 2000 Hamburg 20

Illustratorin:

INGRID SCHAUMBURG
Wolffsonweg 3 E, 2000 Hamburg 60

Mitarbeiter

AMDRUP, E. Prof. Dr., Kommune Hospital, Gastroenterologist Kirurgisk a.f.d.L., NL-Aarhus

BERGER, G., Dr., Chirurgische Klinik im Klinikum Steglitz, Hindenburgdamm 30, D-1000 Berlin 45

EFFENBERGER, Th., Dr., Chirurgische Universitätsklinik, Martinistraße 52, 2000 Hamburg 20

FEIFEL, G., Prof. Dr., Chirurgische Universitätsklinik, 6650 Homburg/Saar

GRÖNINGER, J., Dr., Chirurgische Universitätsklinik, Langenbeckstraße 1, 6500 Mainz

HÄRING, R., Prof. Dr., Chirurgische Klinik im Klinikum Steglitz, Hindenburgdamm 30, D-1000 Berlin 45

HERFARTH, C., Prof. Dr., Chirurgische Universitätsklinik, Zentrum für Chirurgie, Im Neuenheimer Feld 110, 6900 Heidelberg

HOLLE, F., Prof. Dr., Lindenstraße 7, 8000 München 90

HOLLENDER, L.F., Prof. Dr. Dr. h.c., Centre Hospitalier Universitaire de Hautepierre, 1, Avenue Molière, F-67098 Strasbourg-Cedex

HRYNYSCHYN, K., Dr., Chirurgische Universitätsklinik, Martinistraße 52, 2000 Hamburg 20

JOHNSTON, D., MD, Prof., University Department of Surgery, GB — Leeds LS1 3EX

KELLER, D., Dr., Centre Hospitalier Universitaire de Hautepierre, 1, Avenue Molière, F-67098 Strasbourg

KRAAS, E., Prof. Dr., Städtisches Krankenhaus Moabit, 1. Chirurgische Abteilung, Turmstraße 21, D-1000 Berlin 21

KREMER, K., Prof. Dr., Chirurgische Universitätsklinik A, Moorenstraße 5, 4000 Düsseldorf

KRONBERGER, L., Prof. Dr., Chirurgische Universitätsklinik, Auenbrugger Platz 5, A-8036 Graz

LAMBRECHT, W., Dr., Chirurgische Universitätsklinik, Martinistraße 52, 2000 Hamburg 20

LEHR, L., Priv.-Doz. Dr., Chirurgische Klinik der Technischen Universität, Klinikum rechts der Isar, Ismaninger Straße 22, 8000 München 80

OLBE, L., Prof. Dr., Surgical Clinic II, Sahlgrenzka Hospital, S-41345 Göteborg

PICHLMAYR, R., Prof. Dr., Department Chirurgie der MHH, Konstanty-Gutschow-Straße, 3000 Hannover 61

REHBEIN, F., Prof. Dr., Emmastraße 51, 2800 Bremen 1

ROTHMUND, M., Prof. Dr., Chirurgische Universitätsklinik, Langenbeckstraße 1, 6500 Mainz

SCHRIEFERS, K.-H., Prof. Dr., Chirurgische Klinik des Städtischen Krankenhauses „Kemperhof", Koblenzer Straße 115–155, 5400 Koblenz

SCHUMPELICK, V., Prof. Dr., Chirurgische Universitätsklinik der RWTH, Pauwelsstraße, 5100 Aachen

VILLAR, H., Prof. Dr., Associate Professor of Surgery, College of Medicine, Department of Surgery, Tucson, Arizona, USA

WITTE, J., Prof. Dr., Chirurgische Universitätsklinik, Klinikum Großhadern, Marchioninistraße 15, 8000 München 70

Vorwort

„Wer seinen Magen beherrscht,
hat alle Organe ins rechte Lot gebracht."
(Pythagoras von Samos, etwa 580–496 v. Chr.)

Die Chirurgie des Magens — über Jahrzehnte scheinbar festgeschrieben — hat in unserer Zeit eine fruchtbare Belebung erfahren. Nach einer kurzen Phase unvermeidlicher Instabilität wurde diese Bewegung Schrittmacher zu einem nunmehr erreichten Niveau neuer verbindlicher Orientierung und Stetigkeit.

Wie so oft ist auch hier „das Neue in weiten Bereichen das bewährte und wissenschaftlich geläuterte Alte".

Die *Magenchirurgie* ist eine Operationslehre. Sie möchte die derzeit bewährten chirurgischen Eingriffe an Magen und oberem Zwölffingerdarm „abgreifbar" darstellen.

Orientierende Mitte sind Standard- und Ausweichverfahren des praktischen chirurgischen Alltags. Kernstück ist das technische Detail.

Die operative Technik wird in knapper Textführung und in anatomisch korrekter Illustration geschildert.

Diagnostische und allgemeintherapeutische Vor- und Nachsorge, intra- und postoperative Störungen sowie die Möglichkeiten ihrer Vermeidung werden den Methoden adäquat dargestellt. Wort und Bild wurden wesentlich am Operationstisch entwickelt und an persönlicher Erfahrung orientiert.

Erfahrene in- und ausländische Chirurgen konnten zur Mitarbeit gewonnen werden. Alle Autoren haben sich für das Hauptanliegen des Werkes — der Optimierung und Sicherung chirurgischer Techniken — engagiert.

Frau I. Schaumburg skizzierte das operative Geschehen und die technischen Einzelheiten meist unmittelbar im Operationssaal. Auch der größte Teil der Reinzeichnungen stammt aus ihrer Hand. Die Bebilderung des Kapitels „SPV mit Pyloromyoplastik" wurde von Frau A. Ruppel und Frau N. Cliff-Neu-müller übernommen. Herr J.S. Pupp setzte sein Können für die Reinzeichnungen mehrerer Kapitel ein; Frau M. Lück und Herr R. Helmus stellten sich für ergänzende Aufgaben zur Verfügung. Ihrer exzellenten Mitarbeit gilt unser Dank. Respektablen Anteil am Werden des Buches hat Frau M. Hirschmann für die mühevolle Reinschrift der Texte und Legenden.

Dem Springer-Verlag danken wir für die Anregung zu diesem Werk, für Vertrauen und Verständnis sowie für die großzügige Ausstattung des Buches.

Dortmund/Hamburg, im Januar 1986   Die Herausgeber

Inhaltsverzeichnis

1 Topographische Anatomie des Magens und des Duodenums

H.D. Becker, W. Lierse und H.W. Schreiber

Der obere Bauchraum beherbergt Magen und Zwölffingerdarm, die aus dem embryonalen Zwölffingerdarm sich entwickelnde Leber mit Gallenblase und Bauchspeicheldrüse sowie die im dorsalen Mesogastrium entstandene Milz.

Topographische Anatomie des Magens

Der Magen liegt zu $^3/_4$ in der linken Regio hypochondriaca und zu $^1/_4$ in der Regio epigastrica. Nur ein relativ kleines Feld ist bei intaktem Situs zwischen dem linken Rippenbogen, Leber und Colon transversum einzusehen. Die Lage des Magens ist abhängig von seinem Füllungs- und Kontraktionstonus und vom Stand der Zwerchfelle.

Der Magen läßt sich unterteilen in eine Pars cardiaca der Einmündung des Ösophagus, dem Fundus ventriculi, dessen proximale Kontur als Fornix ventriculi bezeichnet wird, dem Corpus ventriculi als vorwiegend säuresezernierendes Areal mit großer und kleiner Kurvatur sowie (beginnend in der Incisura angularis des Magenantrums) mit Pars pylorica und Canalis pyloricus (Abb. 1.1). Das proximale Duodenum besteht aus dem Bulbus duodeni, der ca. 2 cm mißt, und der Pars descendens des Duodenums.

Die Rückseite des Magens, das Lig. gastrocolicum und das kleine Netz bilden die Vorderwand der Bursa omentalis. Die dorsale Begrenzung dieses Raumes stellt das parietale Peritoneum der hinteren Bauchwand dar, wobei das Pankreas, der obere Pol der linken Niere und die Nebenniere links getastet werden können (Abb. 1.6). Das Dach der Bursa omentalis wird durch die Leberunterseite im Bereich des Lobus quadratus und einen Zwerchfellanteil im Bereich der Kardia gebildet, während der untere Anteil dem Mesocolon transversum entspricht. Die Bursa omentalis kann auf folgenden Wegen erreicht werden:

- durch das Lig. gastrocolicum,
- durch das kleine Netz,
- zwischen großem Netz und Colon transversum,
- durch das Foramen Winslowi,
- durch das Mesocolon transversum.

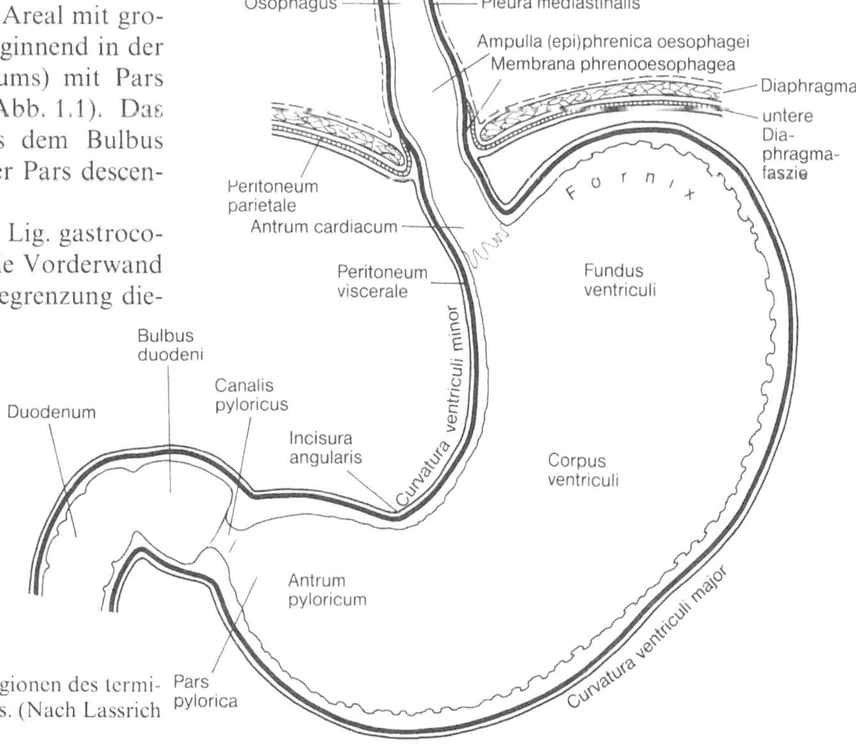

Abb. 1.1. Schematische Darstellung der Regionen des terminalen Ösophagus, Magens und Duodenums. (Nach Lassrich u. Prévôt 1981)

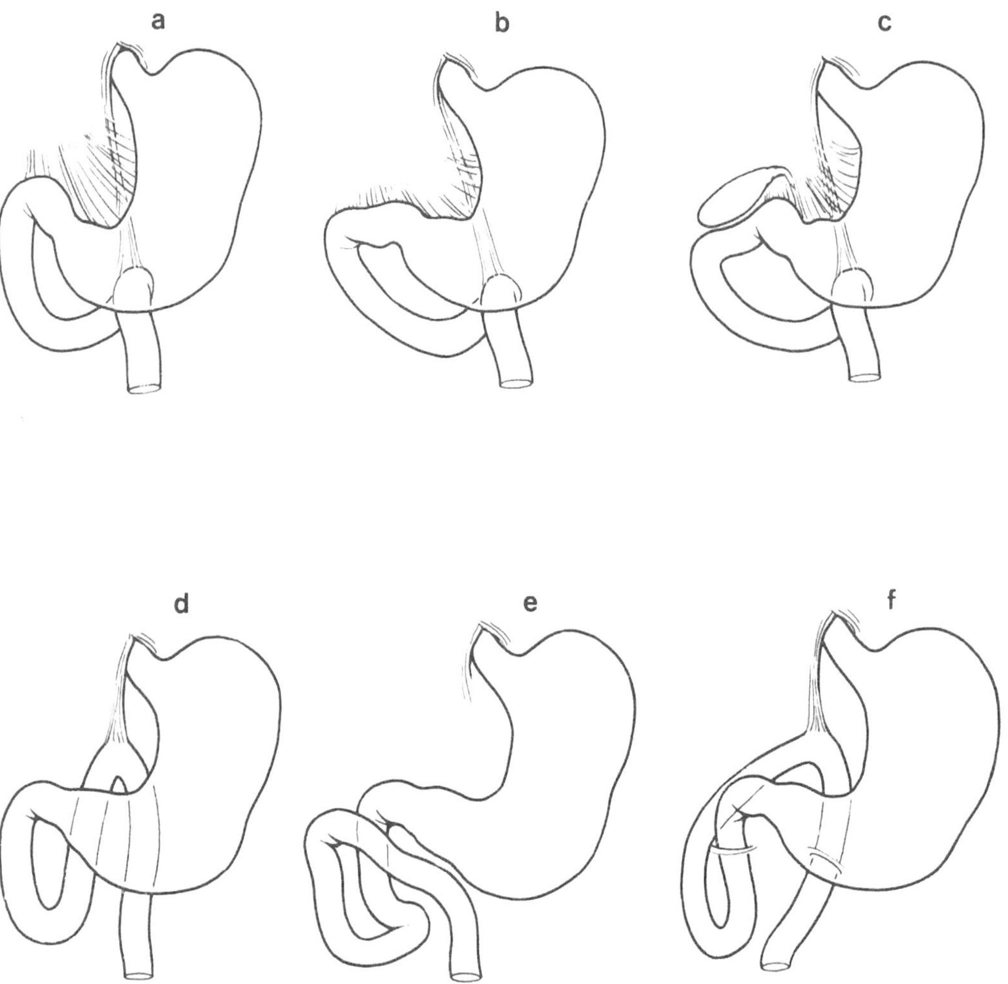

Abb. 1.2a–f. Lage des Duodenums in Abhängigkeit von der ligamentären Fixation. **a** Normalbefund. Der Pylorus und der Bulbus duodeni stehen höher als das Magenantrum. Fixation durch Lig. hepatogastricum und Lig. hepatoduodenale. Normal ausgebildetes Treitz-Band. **b** Horizontaler Verlauf des Bulbus duodeni und des oberen Duodenalanteils bei kurzem Lig. hepatoduodenale. **c** Durch die Gallenblase abgeflachtes oberes Duodenalknie. **d** Hochstehende Flexura duodenojejunalis. **e** Fehlendes Treitz-Band, Duodenum rechts der Wirbelsäule. **f** Hochstehendes Treitz-Band. Duodenum knickt nach rechts ab. (Quelle s. Abb. 1.1)

Da der Zugang durch das Lig. gastrocolicum der breiteste ist, wird er am häufigsten gewählt.

Lageanomalien des proximalen Duodenums

Die relativ häufig vorkommenden Lageanomalien des Duodenums (Abb. 1.2a–f) sind bedingt durch die variablen Fixationsverhältnisse durch das Lig. hepatogastricum und das Lig. hepatoduodenale. Das Treitz-Band kann unterschiedlich ausgeprägt sein oder ganz fehlen (Abb. 1.2d–f).

Gefäßversorgung des Magens und proximalen Duodenums

Der Truncus coeliacus entspringt aus der Aorta abdominalis in Höhe des 12. Brustwirbels und teilt sich frühzeitig in seine 3 Hauptäste: A. hepatica communis, A. gastrica sinistra et A. lienalis.

Häufig gehen getrennte Arterien zum Zwerchfell. Die arterielle Blutversorgung des Magens ist sehr luxuriös; sie erhält ihren Zufluß aus 4 Gefäßsystemen (Abb. 1.3a):

1. A. gastrica sinistra, die den Magen an der kleinen Kurvatur im Bereich der Kardia erreicht (Abb. 1.3a, 1.4a–e).

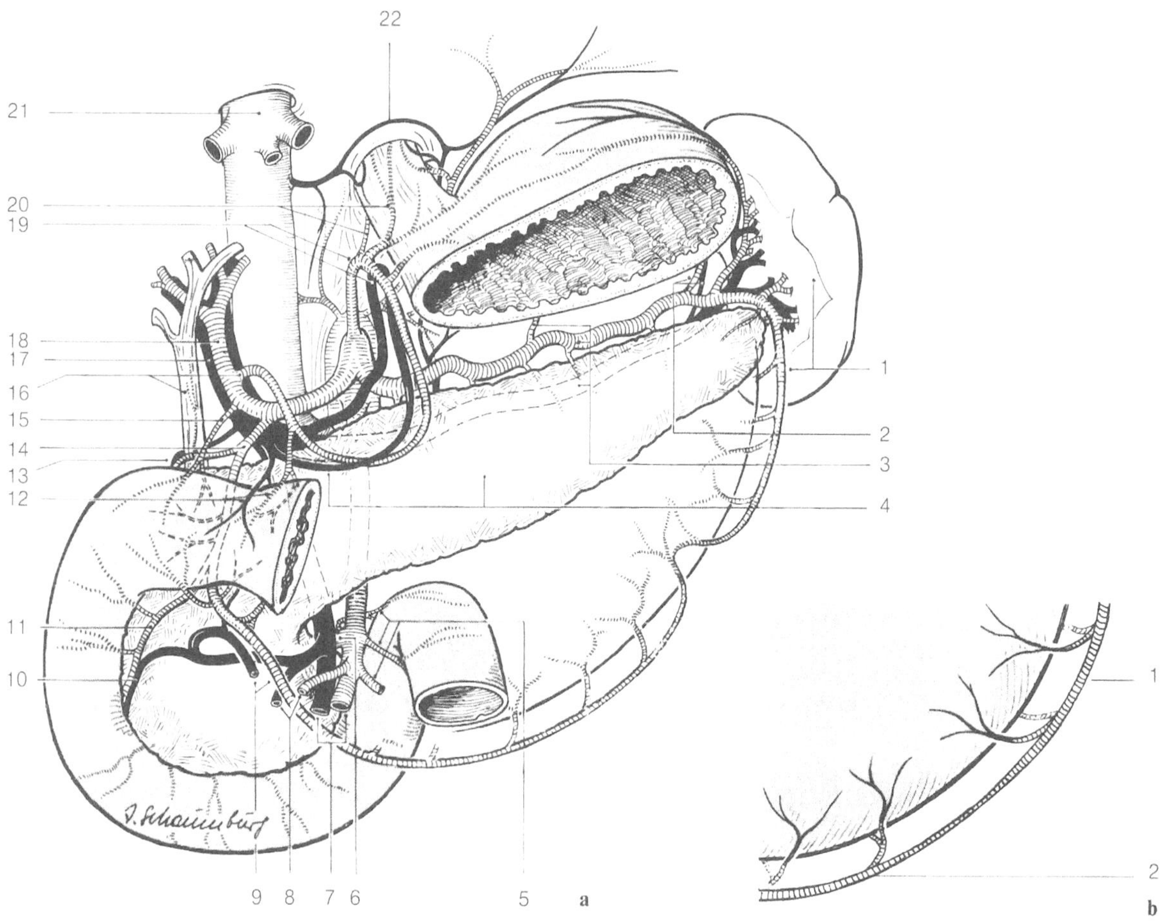

Abb. 1.3 a, b. Gefäßversorgung des Magens. **a** Arterielle Versorgung.

1 Lien,Vasa gastroepiploica sinistra. *2* Vasa gastrica brevia. *3* A. lienalis, A. gastrica posterior (zu den Aa. gastricae breves gehörend). *4* Pankreas, V. gastrica dextra (V. coronaria ventriculi). *5* Aa. jejunales. *6* Truncus pancreaticoduodeno-jejunalis. *7* Vasa mesenterica superiora. *8* Vasa colica media. *9* Vasa gastroepiploica dextra. *10* V. pancreaticoduodenalis. *11* A. pancreaticoduodenalis. *12* A., V. pylorica. *13* A., V. pancreaticoduodenalis posterior superior. *14* A. gastroduodenalis. *15* A. supraduodenalis. *16* A. gastrica dextra Choledochus. *17* V. portae. *18* A. hepatica propria. *19* A. gastrica sinistra, V. gastrica sinistra (V. coronaria ventriculi). *20* A. oesophagea anterior und posterior. *21* V. cava inferior. *22* V. phrenica inferior.

b Anastomose zwischen A. gastroepiploica dextra und sinistra. *1* A. gastroepiploica sinistra. *2* A. gastroepiploica dextra

2. A. gastrica dextra, die aus der A. hepatica propria oder der A. hepatica communis entspringt und im Omentum minus zur kleinen Kurvatur des Magens zieht (Abb. 1.3a, 1.4f–h, 1.5a, b). Sie bildet hier eine Anastomose mit der A. gastrica sinistra. Gelegentlich kann die A. hepatica dextra auch aus der A. mesenterica superior entspringen (Abb. 1.4f).

3. A. gastroepiploica dextra, die hinter der Pars superior duodeni aus der A. gastroduodenalis abzweigt und im großen Netz an der großen Kurvatur des Magens entlangläuft; sie versorgt die große Kurvatur (Abb. 1.3a, b).

4. A. gastroepiploica sinistra, die aus der A. lienalis entspringt und den oberen Anteil der kleinen Kurvatur unter dem Magenfundus versorgt (Abb. 1.3a, 1.7). Sie bildet häufig Anastomosen mit der größeren A. gastroepiploica dextra

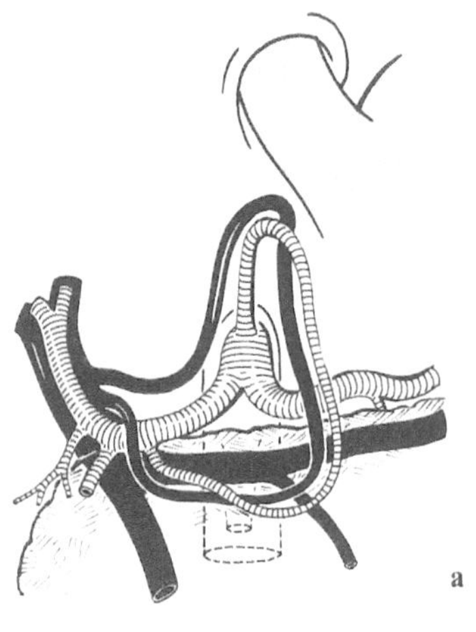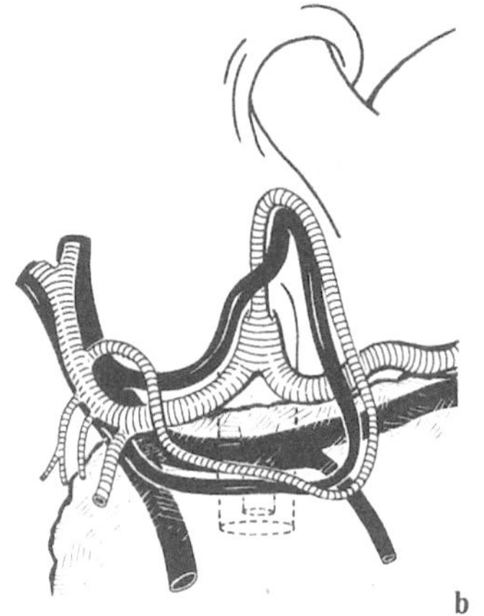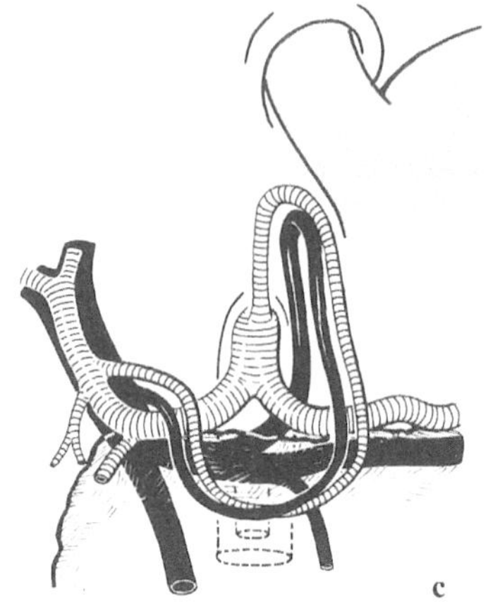

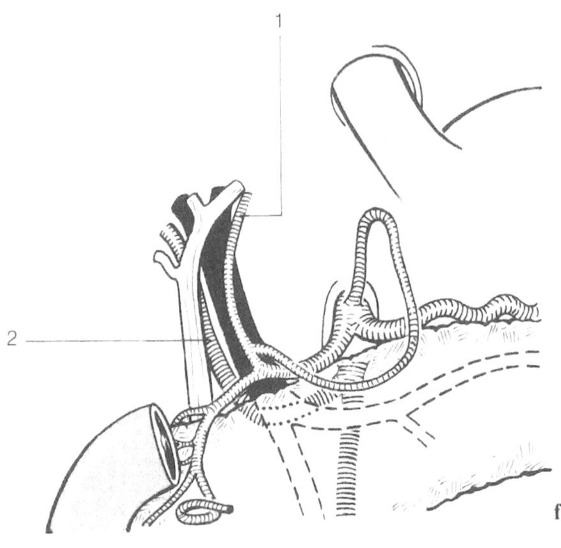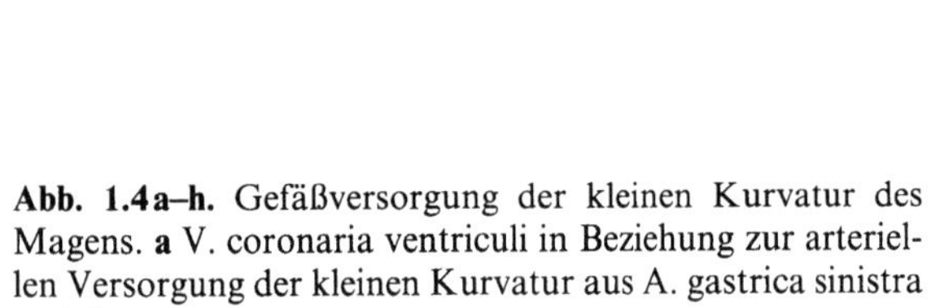

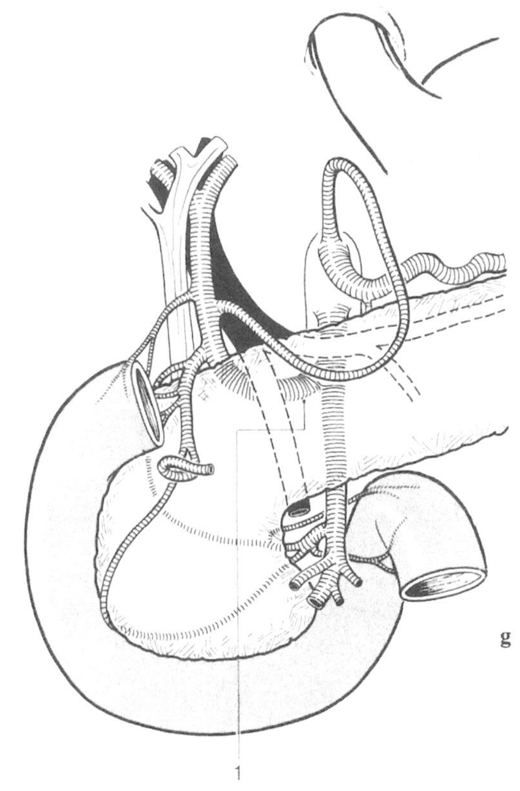

Abb. 1.4a–h. Gefäßversorgung der kleinen Kurvatur des Magens. **a** V. coronaria ventriculi in Beziehung zur arteriellen Versorgung der kleinen Kurvatur aus A. gastrica sinistra und dextra.
b Die A. gastrica dextra entspringt aus der A. hepatica propria.
c Die V. coronaria ventriculi nimmt einen Teil ihres Ursprungs aus der V. lienalis.
d Die V. coronaria ventriculi liegt vor der A. lienalis.
e Fehlende Ausbildung einer Arkade der V. coronaria ventriculi.
1 V. coronaria ventriculi. *2* V. gastrica sinistra.
f A. hepatica dextra entspringt aus der A. mesenterica superior
1 A. hepatica sinistra. *2* A. hepatica dextra (aus der A. mesenterica superior abzweigend).

g A. hepatica communis entspringt aus der A. mesenterica superior. *1* A. hepatica communis (aus der A. mesenterica superior abzweigend).
h Truncus pancreaticoduodenojejunalis mit Ursprung der A. hepatica propria.
1 A. gastroduodenalis. *2* A. hepatica communis (aus dem Truncus pancreaticoduodenojejunalis abzweigend). *3* A. hepatica propria. *4* Truncus pancreaticoduodenojejunalis

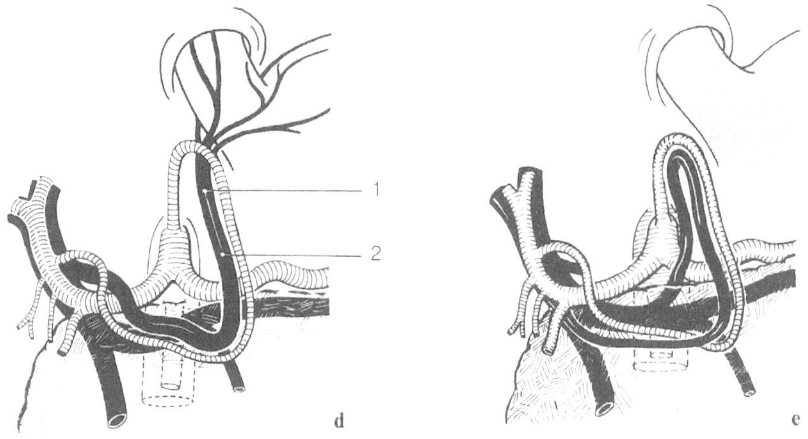

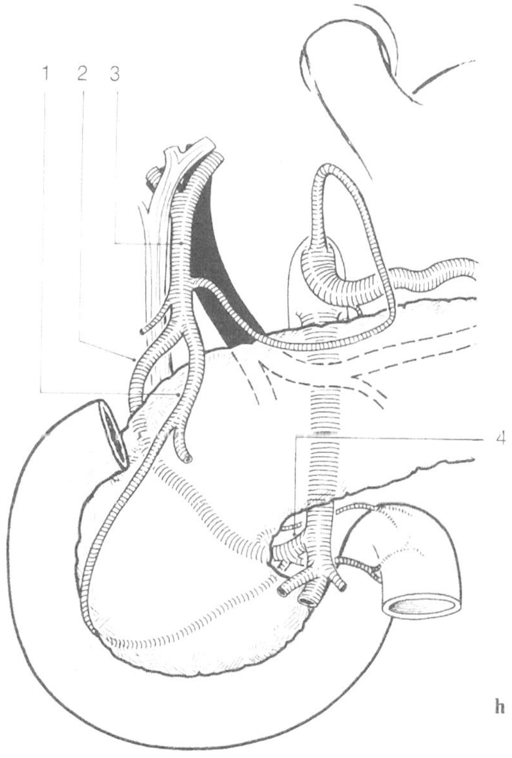

und der A. gastroduodenalis (Abb. 1.4f–h, 1.5a, b). Dennoch muß gerade bei der Skelettierung im Bereich des Bulbus duodeni an diese anatomischen Varianten gedacht werden.

Der Bulbus duodeni und das proximale Duodenum werden arteriell versorgt durch Äste, die entweder aus der A. hepatica propria oder der A. gastroduodenalis entspringen; hierbei läßt sich meist eine A. supraduodenalis anterior darstellen (Abb. 1.5a, b). Die Hinterwand des Bulbus duodeni wird häufig durch 2–3 kleine Aa. duodenales dorsales versorgt, die bei der Skelettierung des Bulbus duodeni ligiert werden müssen.

Der venöse Abfluß von Magen und proximalem Duodenum erfolgt im Bereich der kleinen Kurvatur über die Arkade der V. coronaria ventriculi (Abb. 1.3a, 1.4a–e), wobei zahlreiche Variationsmöglichkeiten bestehen. Besonders im Bereich der Kardia bildet die V. coronaria ventriculi ausgedehnte Anastomosen mit den teilweise intramural verlaufenden Ösophagusvenen, die in die obere Hohlvene drainieren und für das Krankheitsbild der Ösophagusvarizen im Rahmen der portalen Hypertension verantwortlich sind. Die große Kurvatur wird venös drainiert über Gefäße zur V. gastroepiploica dextra und damit zur V. coronaria ventriculi bzw. über solche entlang der V. gastroepiploica sinistra in die Milzvene.

(Abb. 1.3a–c). Außerdem entspringen aus der A. lienalis die Aa. gastricae breves, die um den linken Rand der Bursa omentalis zum Magenfundus verlaufen, sowie eine gelegentlich sehr kräftige A. gastrica posterior, die den Fundus ventriculi versorgt (Abb. 1.6 und 1.7).

Besonders groß ist die Variation der arteriellen Versorgung im Bereich der A. hepatica propria

Lymphabfluß des Magens und proximalen Duodenums

Die Lymphdrainage des Magens erfolgt parallel zu den 4 Magenarterien. An der großen Kurvatur des Magens sind die Nodi lymphatici (Nll.) pancreaticolienalis und Nll. gastrici dextri, an der kleinen Kurvatur die Nll. gastrici sinistri und Nll. hepatici abzugrenzen (Abb. 1.8a, b). Über die Lymphknoten des Truncus coeliacus erfolgt der Abfluß der Lymphe zum Ductus thoracicus. Es bestehen weiter Verbindungen zu Lymphknoten im Mediastinum und zu den retropankreatischen Lymphknoten entlang der Mesenterialgefäße. Die Lymphgefäße des Duodenums hängen eng mit denen des Pankreas zusammen, die ventral und dorsal vom Pankreaskopf liegen; diese fließen ebenfalls in die Nll. des Truncus coeliacus ab. Entlang der A. hepatica finden sich zahlreiche Lymphgefäße, die enge Verbindungen zu den intrahepatischen Lymphbahnen besitzen.

Die Kardiaregion und der obere Anteil der kleinen Kurvatur werden über die Lymphknoten der A. gastrica sinistra drainiert, die übrige kleine Kurvatur vorwiegend über die Lymphknoten im Bereich der Hepatikagefäße (Abb. 1.8b). Die Lymphknoten der Milz erhalten ihren Zufluß vorwiegend aus dem oberen Anteil des Magenkorpus und -fundus, während die Lymphgefäße entlang der A. gastroepiploica sinistra den größten Teil der großen Kurvatur des Magens drainieren.

Abb. 1.6. Blick in die Bursa omentalis. Der Magen ist nach ▷ oben gezogen; Ansatzstellen des großen Netzes an der großen Kurvatur (nach einem Präparat aus dem Anatomischen Institut der Universität Hamburg).
1 Lig. gastrolienale, Lien. *2* Vasa gastroepiploica sinistra, Magenhinterwand. *3* Pankreasschwanz, Lig. pancreaticolienale. *4* Lig. phrenocolicum. *5* Lig. gastrocolicum. *6* Colon transversum. *7* Pankreas, Ansatz des abpräparierten Mesocolon transversum; Mesocolon transversum. *8* Flexura duodenojejunalis. *9* Aa. jejunales. *10* Vasa mesenterica superiora. *11* V. colica media. *12* Ansatz der abpräparierten Radix mesenterii. *13* Ansatz des abpräparierten Mesokolons. *14* A. gastroduodenalis. *15* Bulbus duodeni. *16* Vasa gastroepiploica dextra. *17* Pylorus. *18* untere Magenkante, Omentum majus abpräpariert. *19* Magenvorderwand

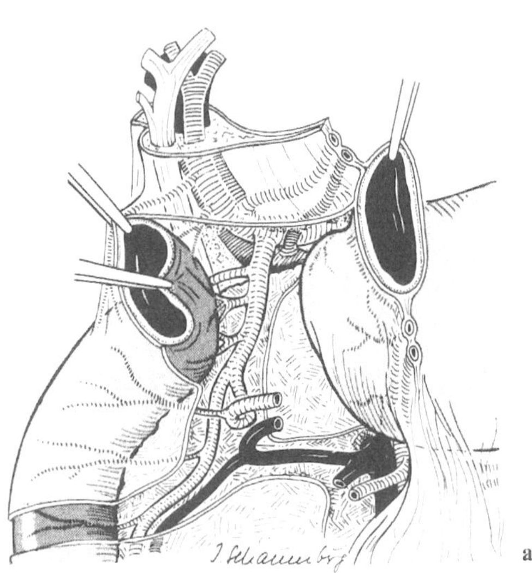

Abb. 1.5 a, b. Gefäßversorgung des proximalen Duodenums bzw. des Bulbus duodeni.

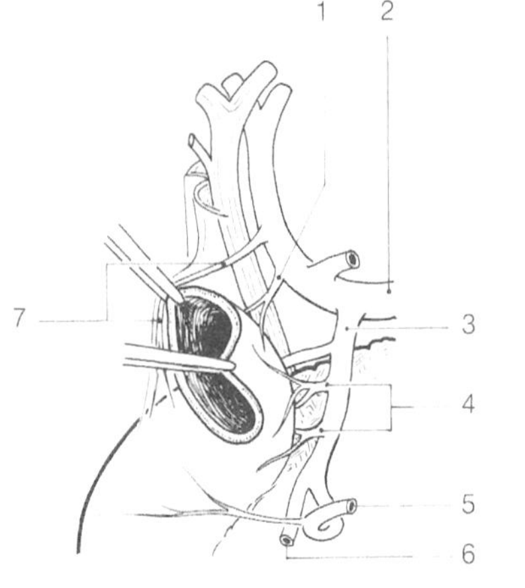

1 A. supraduodenalis posterior. *2* A. hepatica communis. *3* A. gastroduodenalis. *4* Aa. duodenales posteriores. *5* A. gastroepiploica dextra. *6* A. pancreaticoduodenalis. *7* A. supraduodenalis anterior

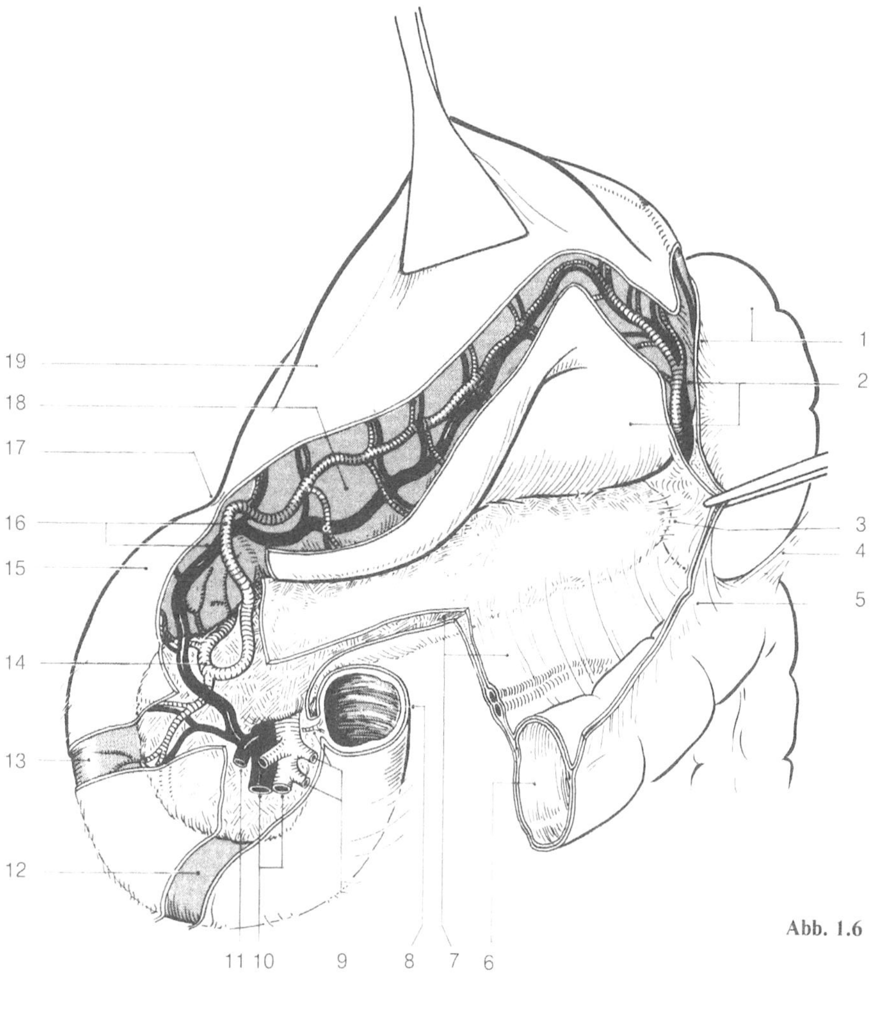

Abb. 1.6

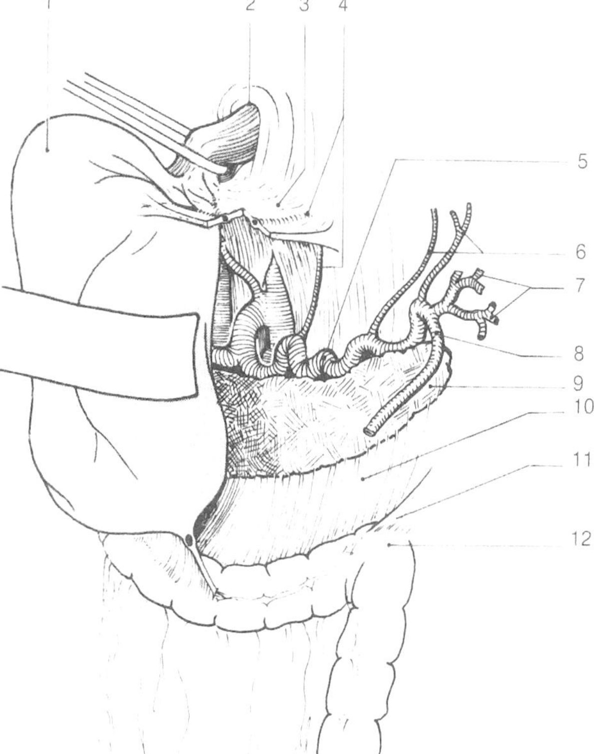

Abb. 1.7. Blick in die Bursa omentalis und den retrogastrischen Raum von links lateral. Beachte die A. gastrica posterior, die aus der A. lienalis ihren Ursprung nimmt.
1 Magenfornix. *2* Hiatus oesophageus. *3* Lig. gastrophrenicum. *4* A. gastrica posterior (Abzweigung und Aufteilung im Lig. gastrophrenicum). *5* A. lienalis. *6* Aa. gastricae breves. *7* Arterien des Milzstiels. *8* A. gastroepiploica sinistra. *9* Pankreasschwanz. *10* Mesokolon. *11* Lig. colicolienale. *12* linke Kolonflexur

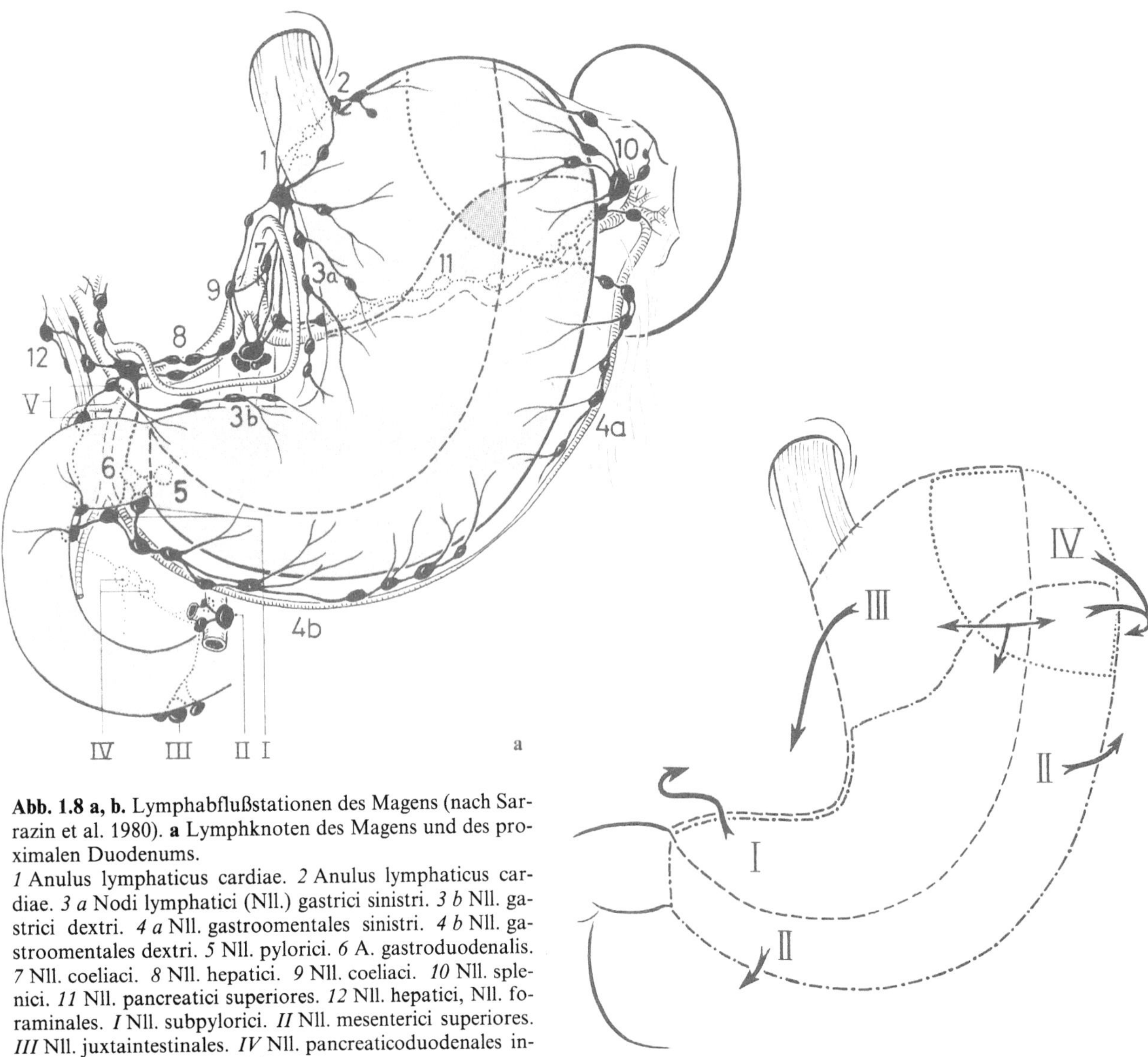

Abb. 1.8 a, b. Lymphabflußstationen des Magens (nach Sarrazin et al. 1980). **a** Lymphknoten des Magens und des proximalen Duodenums.
1 Anulus lymphaticus cardiae. *2* Anulus lymphaticus cardiae. *3 a* Nodi lymphatici (Nll.) gastrici sinistri. *3 b* Nll. gastrici dextri. *4 a* Nll. gastroomentales sinistri. *4 b* Nll. gastroomentales dextri. *5* Nll. pylorici. *6* A. gastroduodenalis. *7* Nll. coeliaci. *8* Nll. hepatici. *9* Nll. coeliaci. *10* Nll. splenici. *11* Nll. pancreatici superiores. *12* Nll. hepatici, Nll. foraminales. *I* Nll. subpylorici. *II* Nll. mesenterici superiores. *III* Nll. juxtaintestinales. *IV* Nll. pancreaticoduodenales inferiores. *V* Nll. suprapylorici.
b Lymphabflußgebiete der verschiedenen Magenareale: Leber (*I* und *II*), Kardia (*III*), Milz (*II* und *IV*)

Nervale Versorgung des Magens und des proximalen Duodenums

Die Nerven des Oberbauchraumes gehören dem Sympathikus oder dem Parasympathikus (Vagus) an (Abb. 1.9). Die abdominellen Vagusstämme entspringen aus dem Plexus oesophageus und enthalten Fasern des rechten und linken Vagus. Sie werden als Truncus vagalis anterior (linker Vagus) und posterior (rechter Vagus) bezeichnet. Sie gelangen durch den Hiatus oesophageus mit dem Ösophagus in die Bauchhöhle. Der Truncus vagalis anterior erstreckt sich auf die Vorderfläche des Magens, bildet in der Kardiaregion und den oberen Anteilen der kleinen Kurvatur den Plexus gastricus anterior, der zahlreiche Äste zur Vorderfläche des Magens (Rr. gastrici) und zur Leber (Rr. hepatici) abgibt (Abb. 1.10). Der Truncus vagalis posterior verläuft in Richtung auf die Hinterwand des Magens und bildet an der kleinen Kur-

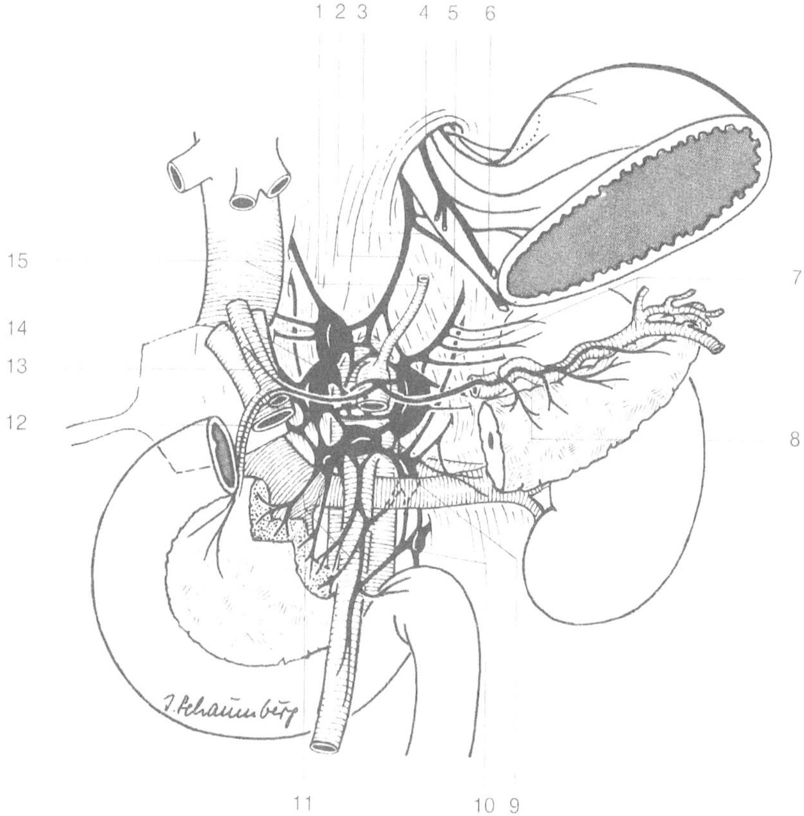

Abb. 1.9 Ausbildung des extragastralen parasympathischen Ganglien. (Aus Hollender u. Marrie 1977).
1 A. gastrica sinistra. *2* R. coeliacus nervi vagi. *3* R. antralis posterior (R. posterior des Latarjet-Nervs). *4* Truncus vagalis anterior. *5* R. antralis anterior (R. anterior des Latarjet-Nervs). *6* N. splanchnicus major sinister. *7* N. splanchnicus minor sinister, A. lienalis. *8* Plexus lienalis. *9* Ganglion mesentericum superior. *10* A. mesenterica superior. *11* Plexus pancreaticus. *12* Plexus gastroduodenalis. *13* A. hepatica propria. *14* Ganglion coeliacum. *15* N. splanchnicus major/minor dexter

vatur den Plexus gastricus posterior. Von hier zieht ein Teil der Fasern zur Rückwand des Magens (Rr. gastrici), der größere Anteil jedoch zum Plexus coeliacus (Rr. coeliaci) und von dort direkt oder über die prävertebralen Ganglien mit den Blutgefäßen zur Leber, Milz, Bauchspeicheldrüse, Dünndarm, Nieren und Nebennieren.

Die sympathische Innervation des Magens und des proximalen Duodenums erfolgt aus dem VI.–IX. thorakalen Rückenmarksegment, wobei Ner-

venfasern über die Nn. splanchnici den Plexus coeliacus erreichen. Von dort gelangen sie mit den Ästen des Truncus coeliacus zum Magen.

Die topographische Anatomie des N. vagus ist für die chirurgische Therapie von besonderem Interesse, da ein Teil der Operationen am Magen mit einer mehr oder minder selektiven Durchtrennung des Vagus einhergehen. Nach Abgang der Rr. hepatici des vorderen N. vagus verläuft ein starker Vagusast in Richtung auf die Incisura angularis (Latarjet-Nerv) (vgl. Abb. 1.10). Vom hinteren Vagus verläuft parallel dazu im hinteren Anteil des kleinen Netzes ein identischer Ast. Aus dem Latarjet-Nerv werden kleine Äste zur kleinen Kurvatur abgegeben. Im Bereich der Incisura angularis teilt sich der Latarjet-Nerv in den sog. Krähenfuß, der meist 3 Anteile umfaßt. Für bestimmte Operationsverfahren ist es besonders wichtig, die topographische Anatomie des N. vagus in der Kardiaregion zu kennen (Abb. 1.11–1.14). Durch eine relativ frühzeitige Aufteilung treten Vagusanteile auch links vom Ösophagus zum Magenfundus und -korpus, wobei ein R. ad forni-

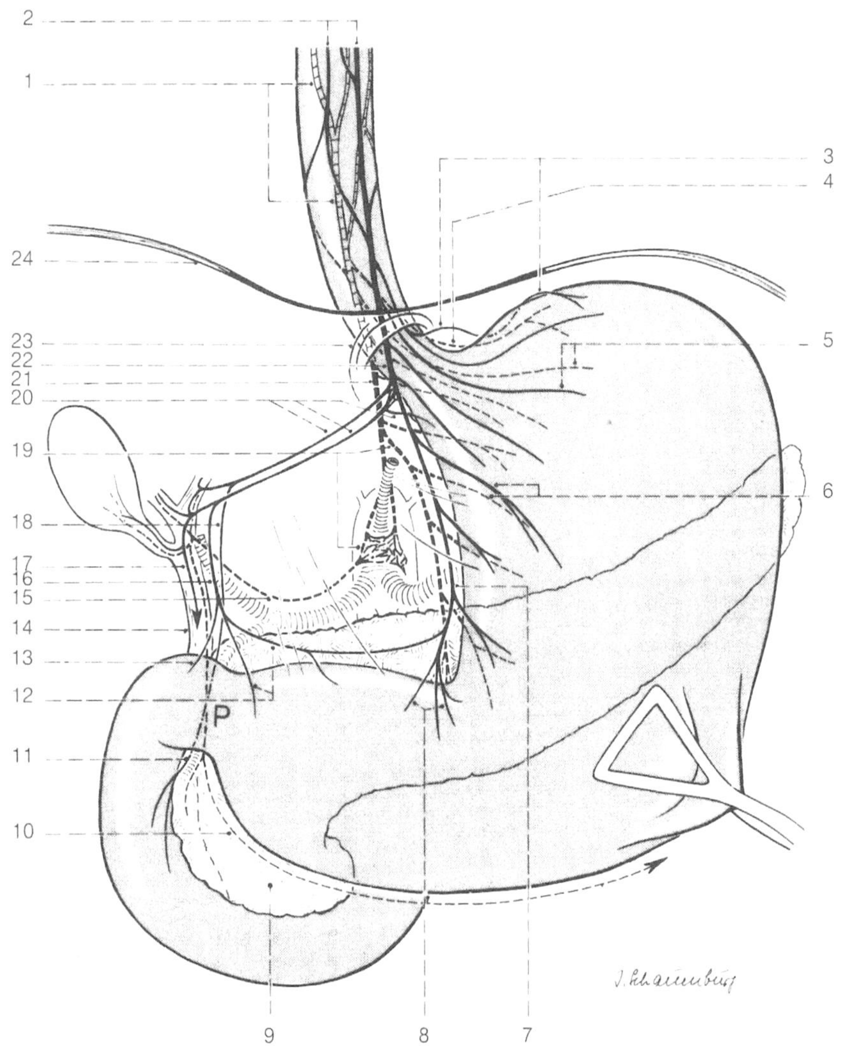

Abb. 1.10. Verteilung des N. vagus *am Magen*, vorderer (linker) Vagusanteil, hinterer (rechter) Vagusanteil.
1 N. vagus dexter. *2* N. vagus sinister. *3* R. ad fornicem (plexus gastrici anterioris). *4* R. ad fornicem/„R. criminalis" (plexus gastrici posterioris). *5* Rr. ad fundum (R. anterior und R. posterior; letzterer: „R. criminalis" plexus gastrici posterioris). *6* Rr. ad corporem (plexus gastrici anterioris et posterioris). *7* R. antralis anterior (R. anterior des Latarjet-Nervs). *8* Pes anserinus („Krähenfuß", R. antralis anterior). *9* Pankreas. *10* Rr. gastrici posteriores an der Curvatura major ventriculi. *11* Rr. duodenales (trunci vagalis anterioris). *12* Rr. antrales (trunci vagalis anterioris). *13* R. duodenalis (trunci vagalis anterioris). *14* Ductus choledochus. *15* Rr. pancreatici et hepatici (trunci vagalis posterioris). *16* Rr. duodenales et antrales (trunci vagalis anterioris). *17* Rr. choledochi (trunci vagalis anterioris). *18* Rr. duodenales (trunci vagalis anterioris). *19* Plexus coeliacus; (R. antralis posterior/R. posterior des Latarjet-Nervs). *20* Rr. hepatici (trunci vagalis anterioris); Rr. ad cardiom (mit R. anterior und R. posterior). *21* Truncus vagalis posterior. *22* Truncus vagalis anterior. *23* Crus dextrum partis lumbalis musculi diaphragmatis. *24* Diaphragma

cem aus dem Plexus gastricus posterior als R. criminalis bezeichnet wird (Abb. 1.11). Auch in der Ösophaguswand können kleine Vagusäste verlaufen, die nur bei subtiler Präparation erfaßt werden (Abb. 1.12). Daneben existieren zahlreiche Variationen im Bereich des Plexus gastricus anterior und posterior (Abb. 13a, b und 14a–c), die bei verschiedenen Vagotomieformen beachtet werden müssen.

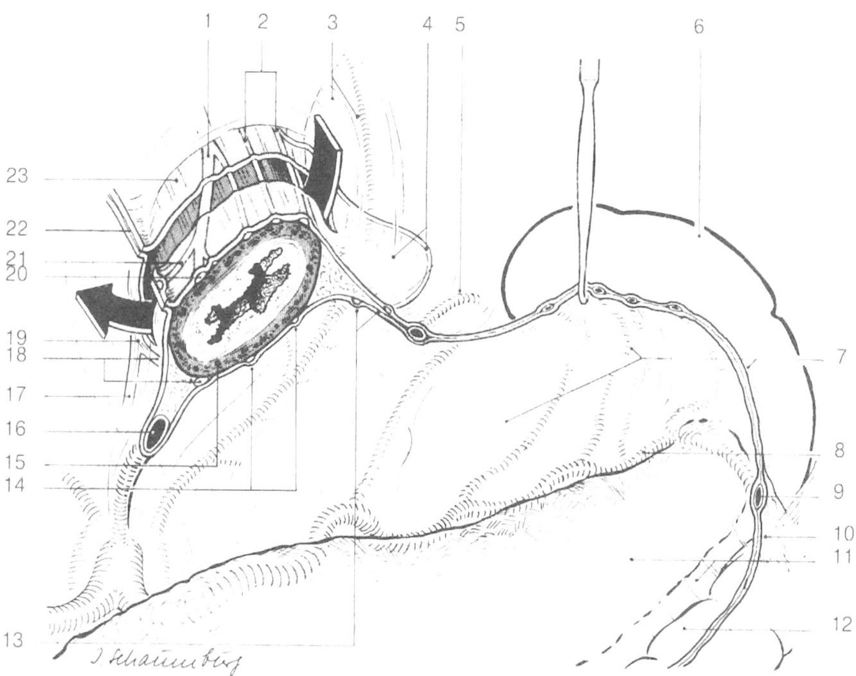

Abb. 1.11. Ösophagusquerschnitt mit Einblick in das Dach der Bursa omentalis.
1 Truncus vagalis anterior. *2* Rr. ad fundum (plexus gastrici anterioris). *3* Crus sinistrum partis lumbalis musculi diaphragmatis (A. phrenica inferior). *4* R. ad fornicem (plexus gastrici anterioris); Lig. gastrophrenicum. *5* A. gastrica posterior (zu den Aa. gastrici breves gehörend). *6* Lien. *7* Aa. gastricae breves; Lig. gastrolienale, Ren. *8* A. lienalis. *9* A. gastroepiploica sinistra. *10* Lig. gastrocolicum. *11* Pankreas. *12* Colon transversum. *13* R. ad fornicem (plexus gastrici posterioris/,,R. criminalis"). *14* Rr. ad fornicem/corporem (plexus gastrici posterioris/,,Rr. criminales"), auf der Hinterwand von terminalem Ösophagus und Magen verlaufend. *15* Plexus intramuralis oesophagei. *16* A. gastrica sinistra. *17* R. coeliacus (trunci vagalis posterioris). *18* R. antralis posterior (R. posterior des Latarjet-Nervs). *19* Truncus vagalis posterior. *20* R. antralis anterior (R. anterior des Latarjet-Nervs). *21* Rr. hepatici (trunci vagalis anterioris). *22* Peritoneum. *23* Oesophagus terminalis

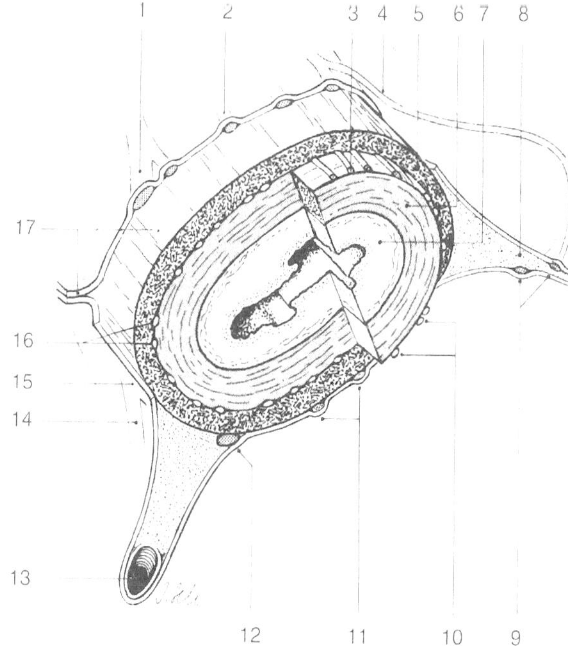

Abb. 1.12. Detaillierter Querschnitt des Ösophagus mit intramuralen Nervenanteilen.
1 Truncus vagalis anterior. *2* Rr. ad fundum (plexus gastrici anterioris). *3* Plexus intramuralis oesophagei anterioris. *4* R. ad fornicem (plexus gastrici anterioris). *5* Tunica muscularis: Stratum lingitudinale. *6* Tunica muscularis: Stratum circulare. *7* Tela submucosa. *8* Lig. gastrophrenicum. *9* R. ad fornicem/,,R. criminalis" (plexus gastrici posterioris); Peritoneum. *10* Plexus intramuralis oesophagei posterioris. *11* Rr. ad fundum posteriores/,,R. criminales" (plexus gastrici posterioris). *12* R. antralis posterior (R. posterior des Latarjet-Nervs). *13* A. gastrica sinistra. *14* R. coeliacus (trunci vagalis posterioris). *15* Truncus vagalis posterior. *16* Plexus intramuralis oesophagei. *17* Oesophagus terminalis, Peritoneum

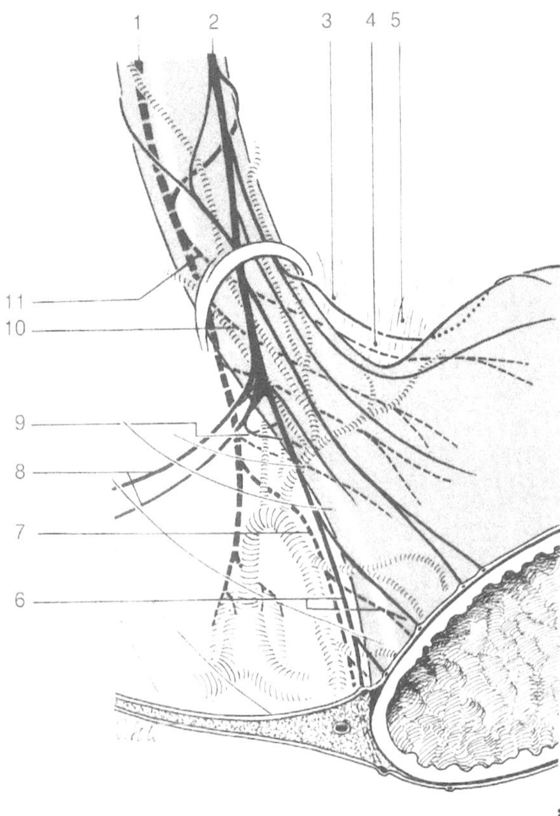

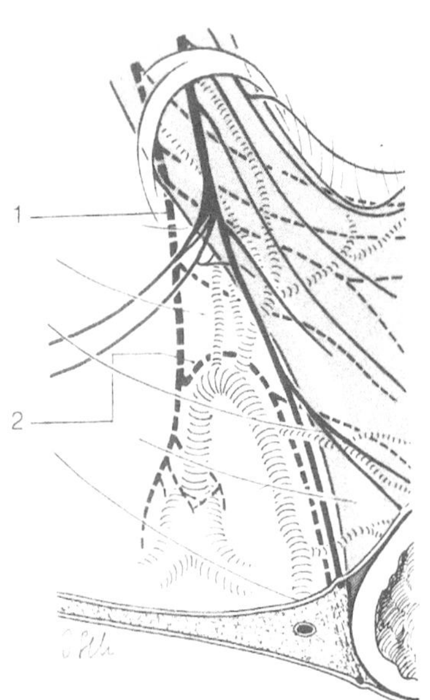

Abb. 1.13 a, b. Aufteilung der N.-vagus-Äste in vorderen und hinteren Plexus gastricus.

a Darstellung der am häufigsten beobachteten anatomischen Verhältnisse.

1 Truncus vagalis posterior. *2* Truncus vagalis anterior. *3* R. ad fornicem (plexus gastrici anterioris), im Lig. gastrophrenicum über die Hinterwand des Magens zum Fornix ziehend. *4* R. ad fornicem (plexus gastrici posterioris/„R. criminalis"), thorakal aus dem Truncus vagalis posterior abzweigend, zur Hinterwand des Magens ziehend (Abzweigung s. *11*). *5* Lig. gastrophrenicum. *6* R. antralis anterior (R. anterior des Latarjet-Nervs); R. ad corporem. *7* R. antralis posterior (R. posterior des Latarjet-Nervs). *8* Rr. hepatici. *9* R. ad cardiam, hier aus einem R. hepaticus rekurrierend (s. auch Abb. 14a, c). *10* R. ad fundum (plexus gastrici posterioris; „R. criminalis"), im Bereich des Hiatus oesophageus aus dem Truncus vagalis posterior abzweigend. *11* R. ad fornicem (plexus gastrici posterioris; „R. criminalis"), thorakal aus dem Truncus vagalis posterior abzweigend (Verlauf s. *4*).

b Der hintere Latarjet-Nerv zweigt sehr spät aus dem hinteren Vagusast ab.

1 Truncus vagalis posterior. *2* R. vagalis posterior (R. posterior des Latarjet-Nervs), Variante der Abzweigung

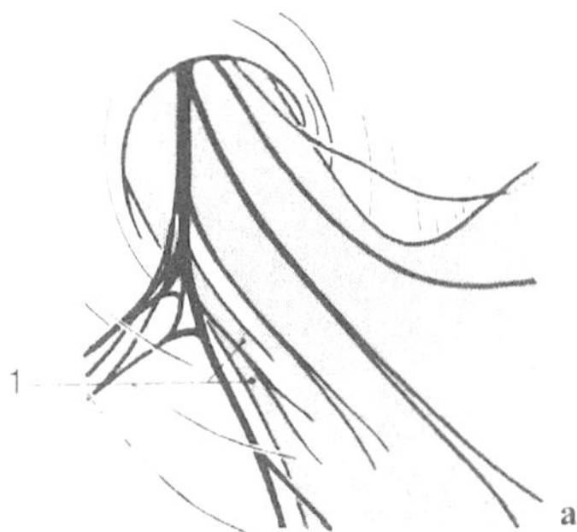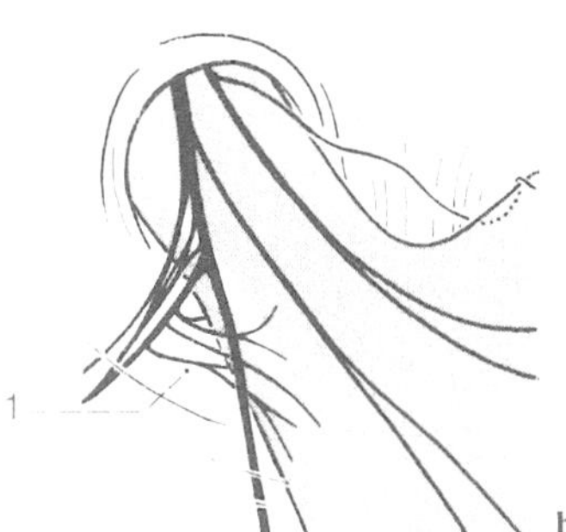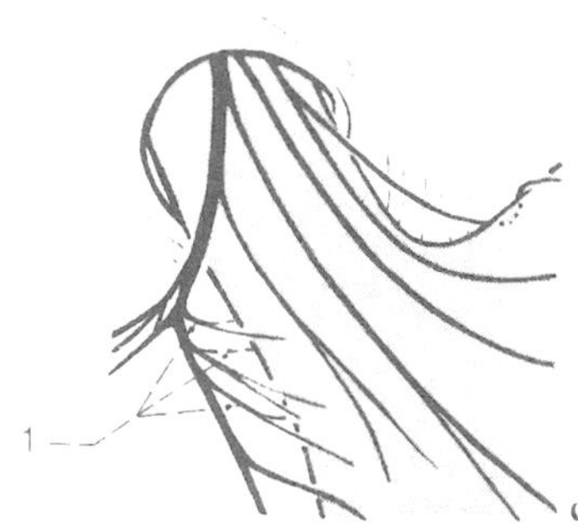

Abb. 1.14 a–c. Variationen der Vagusnerven im Bereich der Kardia. **a** Darstellung der Rr. ad cardiam des vorderen Vagusanteils. **b** Rr. ad cardiam neben ihrem Ursprung aus den hepatischen Vagusfasern. **c** Rr. ad cardiam aus dem Latarjet-Nerv.
1 Rr. ad cardiam

Literatur

Hollender LF, Marrie A (1977) La vagotomie supra-sélective. Masson, Paris, pp 17–30

Lassrich R, Prévôt P (1981) Röntgendiagnostik des Verdauungstraktes beim Kind und Erwachsenen, 2. Aufl. Thieme, Stuttgart

Pernkopf E (1980) Atlas der topographischen und angewandten Anatomie des Menschen. In: Ferner H (Hrsg) Bd 2, 2. Aufl. Urban & Schwarzenberg, München

Platzer W (1982) Atlas der topographischen Anatomie. Thieme, Stuttgart

Sarrazin R, Pissas A, Dyon JF, Bouchet Y (1980) Lymphatic drainage of the stomach. Anat Clin 2:95–110 (Springer, Berlin Heidelberg New York)

Waldeyer A, Mayet A (1980) Anatomie des Menschen. Teil I, 14. Aufl. De Gruyter, Berlin

Zenker R, v Bary S, Feifel G, Oehl R, Rueff F, Spelsberg F, Pichlmayr R, Seidel W (1975) Die Eingriffe am Magen und Zwölffingerdarm. In: Zenker R, Berchthold R, Hamelmann H (Hrsg) Die Eingriffe in der Bauchhöhle. Springer, Berlin Heidelberg New York (Allgemeine und spezielle Operationslehre, Bd 7, 1. Teil, 3. Aufl., S 93–335)

2 Zugangswege und Drainagen

H.D. BECKER

Zugangswege bei Operationen am Magen und am proximalen Duodenum

Vom richtigen Zugang kann ein wesentlicher Teil des Erfolgs einer Operation abhängen. Die Wahl der Schnittführung muß folgende Aspekte beachten:

- ausreichende Übersicht,
- rascher Zugang,
- anatomisch regelrechter Wundverschluß mit Erhaltung der Funktionstüchtigkeit der Bauchdecken,
- befriedigendes kosmetisches Ergebnis.

Neben dem chirurgisch-technischen Aspekt ist bei der Wahl des Zugangs die Anatomie des Abdomens zu berücksichtigen. Die seitlich dreischichtige Bauchmuskulatur vereint sich zur straffen Aponeurose der Linea alba in der Medianlinie. Die Blutversorgung der Bauchwand ist reichlich ausgebildet, dagegen erfolgt die Innervation der Bauchdeckenmuskulatur nur segmental über Interkostalnerven Th_5–Th_{12}. Aus diesem Grunde werden häufig Inzisionen gewählt, die parallel zur Muskelfaser- bzw. zur Innervatonsrichtung verlaufen.

Folgende Zugangswege werden bei Operationen am Magen gewählt:

Mediane Oberbauchlaparotomie
Der Vorteil des Verfahrens ist der rasche Zugang bei guter Übersicht des gesamten Abdomens. Die Inzision kann um den Nabel nach distal verlängert werden. Sie reicht nach proximal meist bis an den Processus xiphoideus, der umrundet werden kann, was einen verbesserten Zugang nach proximal garantiert (Abb. 2.1).

Paramediane und transrektale Inzisionen
Der Zugang erfolgt meist über der Mitte des M. rectus abdominis; wobei nach Eröffnung des vorderen Rektusblattes werden der Muskel stumpf und die Intersectiones tendinae scharf gespalten werden (Abb. 2.1).

Schräge Oberbauchinzision
Dieser Zugang schont meist die Innervation und ist kosmetisch günstig, da er entlang der Spaltlinie in der Haut verläuft. Er kann kombiniert werden mit einem medianen Längsschnitt (Abb. 2.2).

Quere Oberbauchinzisionen
Die Inzisionen haben den Vorteil der guten Wundheilung und des relativ geringen Wundschmerzes und erzielen meist gute kosmetische Ergebnisse.

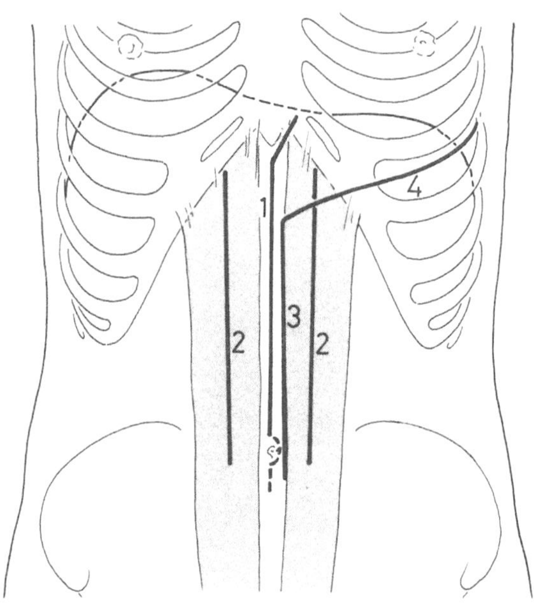

Abb. 2.1. Zugangswege zum Magen und zum proximalen Duodenum: mediane Oberbauchlaparotomie (*1*). Transrektalschnitt (*2*), paramediane Inzision (*3*), evtl. mit Verlängerung in den ICR links (*4*) unter Durchtrennung des Rippenbogens

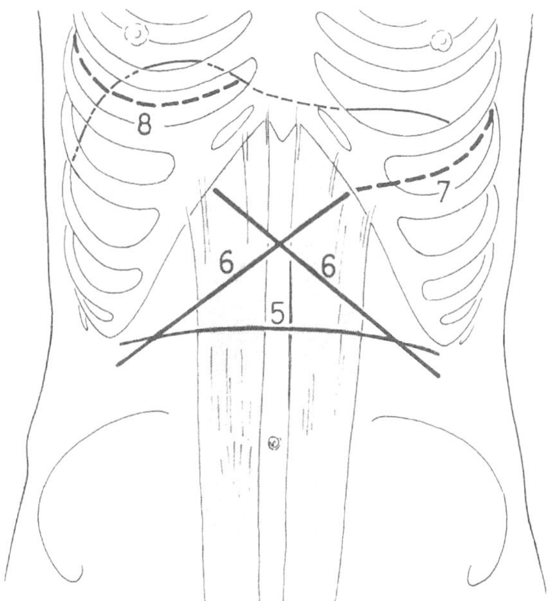

Abb. 2.2. Zugangswege zum Magen: quere Oberbauchlaparotomie (*5*), schräge Oberbauchlaparotomie (*6*), evtl. mit Verlängerung in den ICR links (*7*) unter Durchtrennung des Rippenbogens, anterolaterale Thorakotomie, 5./6. ICR rechts, zur Freilegung des distalen Ösophagus (*8*)

Eine Erweiterung in Richtung auf das Epigastrium ist gegeben, führt jedoch gelegentlich zu mehr oder minder spitzwinkligen Wundecken, die ernährungsgestört sein können (Abb. 2.2).

Rippenbogenrandschnitte
Diese Operationsverfahren erlauben einen sehr guten Zugang zu den subphrenischen Räumen und zum Magen. Nachteil: Verletzung der Innervation der Bauchmuskeln (Abb. 2.2).

Kombiniert abdominothorakale Zugänge
Hierbei kann entweder ein getrennter Zugang (z. B. mediane Oberbauchlaparotomie, anterolaterale Thorakotomie im 5. bzw. 6. ICR) gewählt werden, oder es wird eine Durchtrennung des Rippenbogens links in Höhe des 6. oder 7. ICR vorgenommen. Die Spaltung des Rippenbogens erlaubt einen besonders guten Zugang zum distalen Ösophagus und zur Kardiaregion, bringt jedoch post

operativ für die Patienten gewisse Atmungsprobleme mit sich (Abb. 2.1 und 2.2).

Drainagen des Abdomens

Nach Operationen am Magen folgt meist eine Drainage des Lumens durch eine transnasal liegende, doppellumige, nicht zu dünne Magensonde. Bei ösophagogastralen Anastomosen können auch 2 Sonden gelegt werden, wobei die 2. Sonde als Ernährungssonde tief in den Darm vorgeschoben wird. Die Drainage des Bauchraums erfolgt entwe

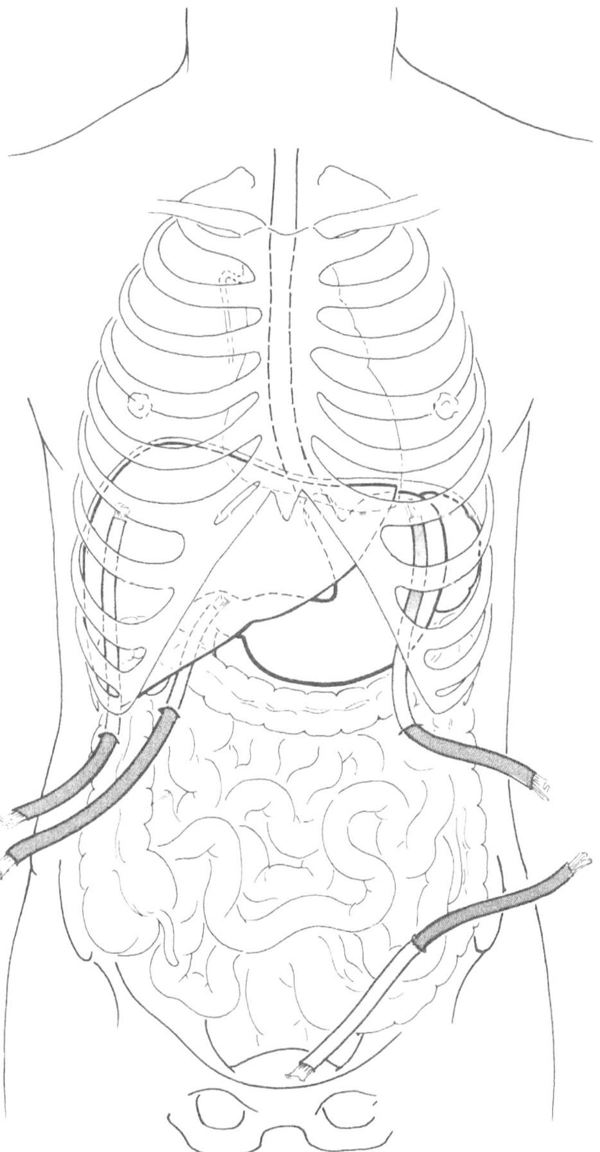

Abb. 2.3. Drainage des Abdomens (subphrenisch, subhepatisch: Douglas-Raum)

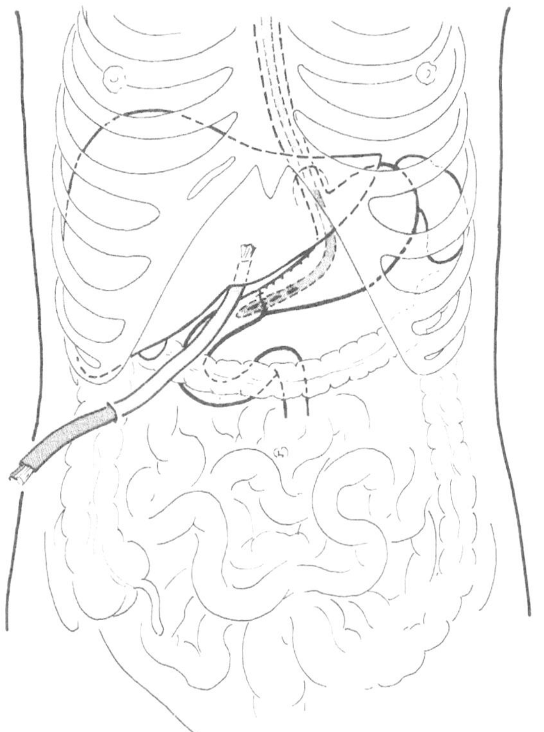

Abb. 2.4. Drainagen des Abdomens bei Billroth-I-Resektion: transnasale Sonde im Bereich der Anastomose, Dochtdrainage der Anastomose

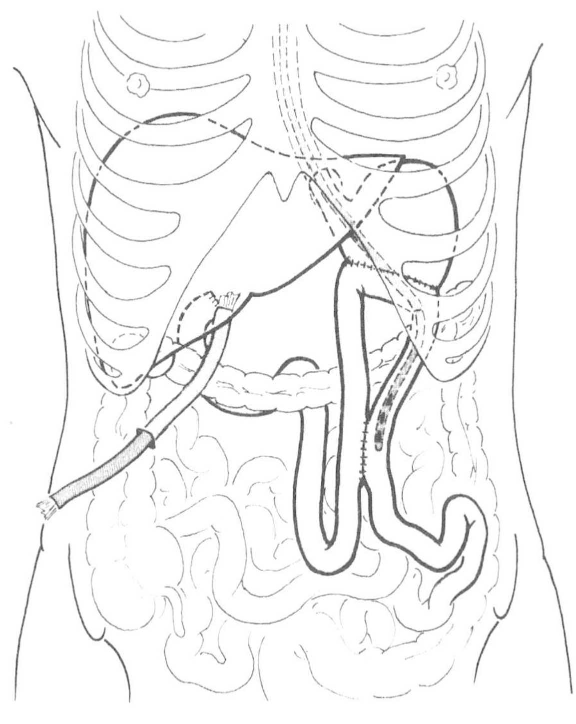

Abb. 2.5. Drainagen bei Billroth-II-Resektion: Dochtdrainage des Duodenalstumpfes, intraluminale transnasale Magensonde

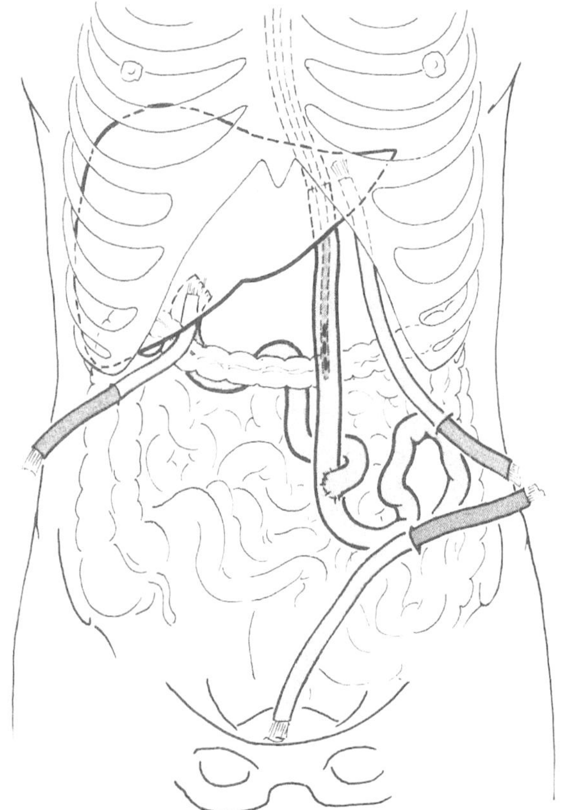

Abb. 2.6. Drainage nach Gastrektomie: transnasale Drainage der Anastomose und des linken Subphreniums, Drainage des Duodenalstumpfes und des subhepatischen Raumes, Drainage des Douglas-Raums

der durch Dochtdrainagen oder durch geschlossene Drainagesysteme (Abb. 2.3). Für die ersten 24–48 h nach der Operation kann zusätzlich eine offene Rohrdrainage des Abdomens wünschenswert sein, um postoperative Blutungen frühzeitig zu erkennen. Bei allen Operationsverfahren wird die Anastomose nach außen drainiert, wobei eine Dochtdrainage in den Bereich der Anastomose plaziert wird (Abb. 2.4 und 2.6). Grundsätzlich erfolgt eine Drainage des Duodenalstumpfes, wenn die Duodenalpassage nicht wiederhergestellt worden ist (Abb. 2.5 und 2.6). Bei intrathorakalen Anastomosen werden 2 Rohrdrainagen mit leichtem Sog eingelegt, die nach Röntgenkontrolle der Anastomose (am 6. Tag nach der Operation) und Versiegen der Sekretion gezogen werden (Abb. 2.7).

Drainagen sollten möglichst frühzeitig gezogen werden; eine Entfernung der Drainagen erscheint zwischen dem 3. und 5. postoperativen Tag sinnvoll, um eine frühzeitige Verklebung des Operationsgebietes zu erzielen. Lediglich bei anhaltender Sekretion, zum Beispiel Leckage, sollte die Drainage belassen werden.

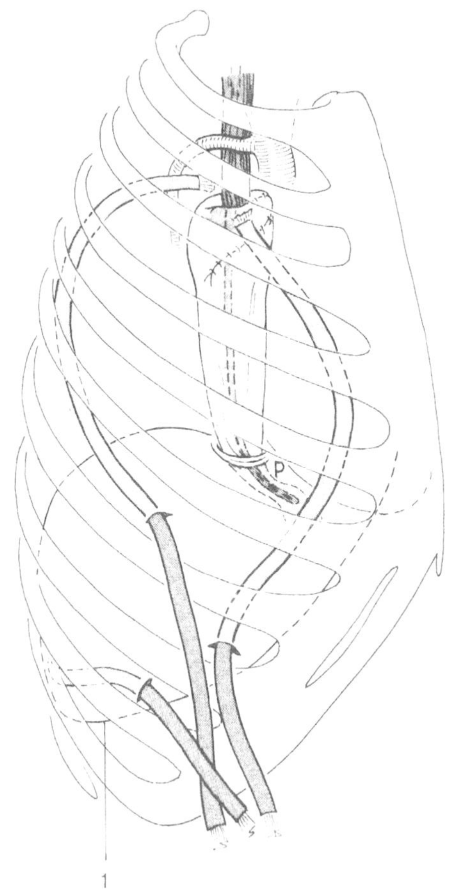

Abb. 2.7. Drainage nach Kardiaresektion: transnasale intraluminale Magensonde im Bereich der Anastomose sowie eine 2. Sonde über dem Pylorus in das Duodenum zur Ernährung des Patienten. Zwei Sonden, im vorderen und hinteren Thorax gelegen, zur Drainage des Thoraxraums.
1 Pleuragrenze

3 Operationen bei Lageveränderungen

H.W. SCHREIBER

Allgemeines
Die chirurgisch interessanten Lageveränderungen betreffen durchweg Regelwidrigkeiten zwischen Magen und unterer Thoraxapertur; sie können angeboren oder erworben sein.

Indikationen
Die operative Korrektur ist indiziert bei
- Drehungen des Magens um seine Längs- oder Querachse (Volvulus),
- organischer Kaskade,
- Relaxatio diaphragmatica mit Fixation des Magens am Zwerchfell,
- Verlagerung des Magens infolge stumpfer oder scharfer Verletzungen des Diaphragmas.

Die Indikationen orientieren sich am Krankheitswert; entscheidend sind Störungen der Passage und der subjektive Leidensdruck.

Absolute Indikation ist der komplette Ileus des Magens.

Vorbereitung
Präoperatives Entleeren des Magens durch Sonde.
Lagerung: Rückenlage.
Narkose: Allgemeinnarkose.
Zugangsweg: oberer Medianschnitt (Abb. 3.1).

Technik
Nach Exploration von Bauchhöhle und Magen wird die Form der Lageanomalie identifiziert.

Beim Volvulus reponiert man den Magen und fixiert ihn in regelrechter Position durch schräge Anheftung der vorderen Korpuswand an das parietale Bauchfell und durch eine Fundophernikoösophagopexie (3.2).

Beim Zwerchfellbruch werden die hiatalen Zwerchfellschenkel hinter oder vor dem Ösophagus eingeengt; die Kaliberweite von Speiseröhre und Kardiakanal wird durch einen dicken Magenschlauch während der Naht geschützt.

Beim Kaskadenmagen wird der überhängende Anteil des Magens von Verwachsungen gelöst, und das Organ gestreckt. Die regelrechte Position wird analog dem Vorgehen beim Volvulus gesichert.

Bei Mitbetroffenheit des Magens bei einer Relaxatio wird der Magen vom Zwerchfell gelöst, reponiert und das Zwerchfell mit kräftigen nichtresor-

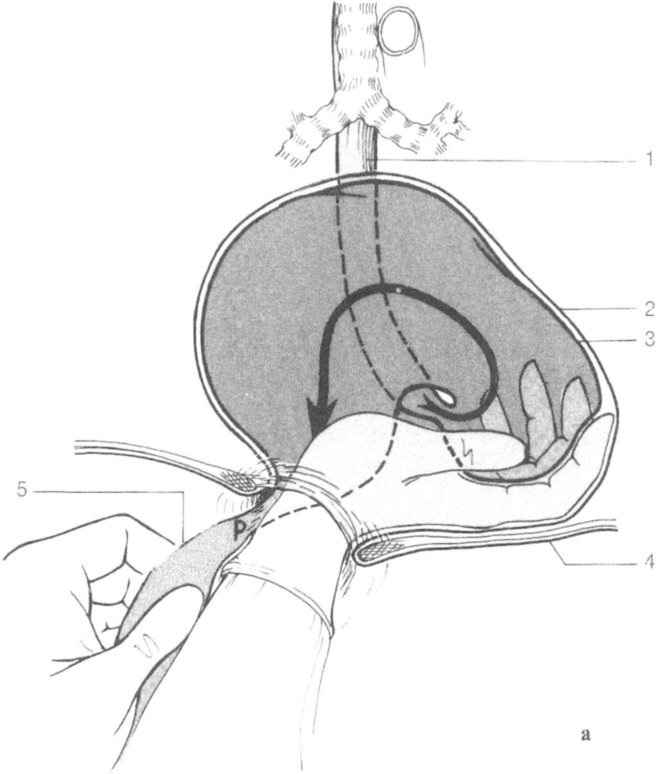

Abb. 3.1. a Organoaxialer Volvulus mit totaler Verlagerung des Magens in die Brusthöhle; kompletter Magenileus.
1 Ösophagus, *2* Bruchsack, *3* Magen, *4* Diaphragma, *5* Duodenum.
b Relaxatio diaphragmae mit hochverlagertem fixiertem Magen; inkompletter Megenileus. Teils stumpfes, teils scharfes Ablösen des Magens am Zwerchfell. Magenfixation in regelrechter Position (s. Abb. 3.2). Das Zwerchfell wird mit kräftigen Nähten gerafft

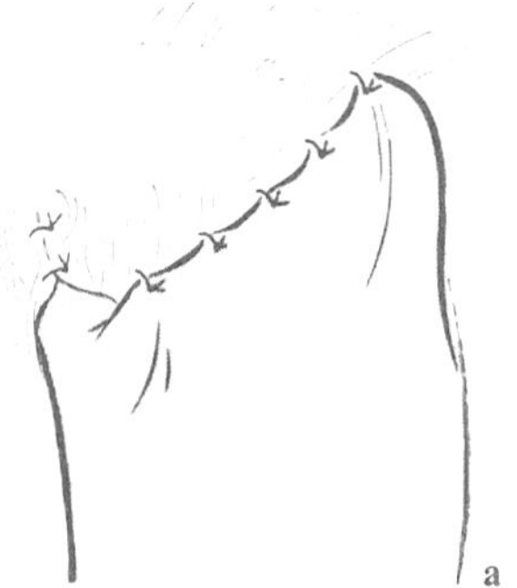
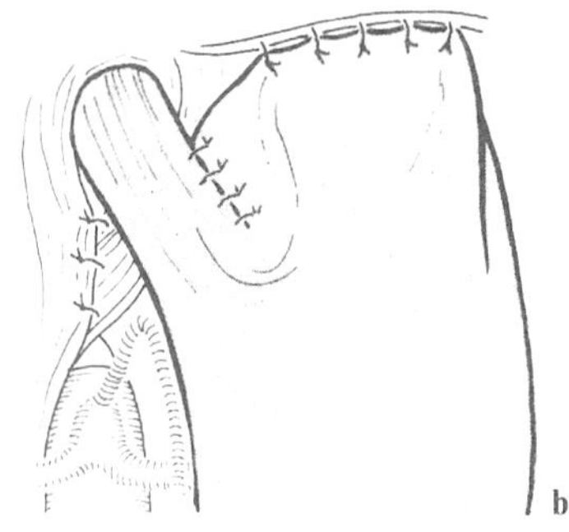
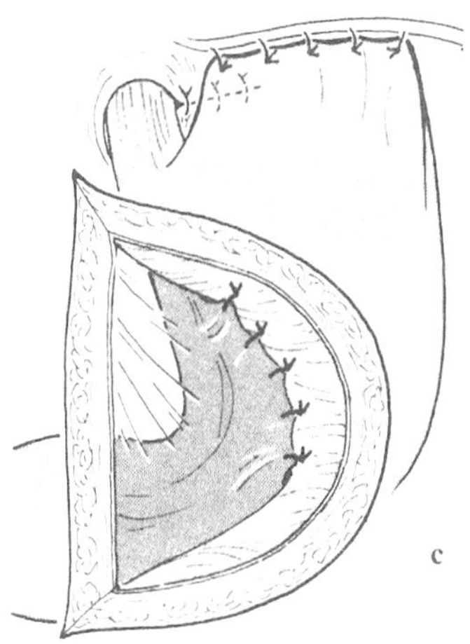

bierbaren Raffnähten in regelrechter Position gespannt. Die Sicherung des Magenorgans erfolgt wie beim Volvulus.

Bei Verletzungen des Zwerchfells kann der Magen in die linke Brustseite gelangen, Milz und Dickdarm können mitbetroffen sein. Die Korrektur erfolgt gewöhnlich auf abdominellem Weg. Bei Schwierigkeiten der Ablösung von Magen u. dergl. sollte man auch den transthorakalen Zugang nutzen.

Abb. 3.2 a–c. Operationen bei Volvulus und anderen Lagestörungen des Magens (s. auch Kap. 20). Nach Reposition des Magens in seine regelrechte Position stehen folgende Verfahren zur Verfügung. **a** Einengung der Zwerchfellschenkel von vorn und Fundophrenikopexie mit seromuskulären Knopfnähten. **b** Einengung der Zwerchfellzwinge von dorsal, Fundophrenikopexie, Ösophagofundopexie mit seromuskulären Knopfnähten. **c** Einengung der Zwerchfellzwinge, Fundophrenikopexie, Ösophagofundopexie und Gastropexia anterior mit seromuskulären Knopfnähten zum vorderen parietalen Bauchfell. Die Anheftungslinie an den Magen verläuft schräg

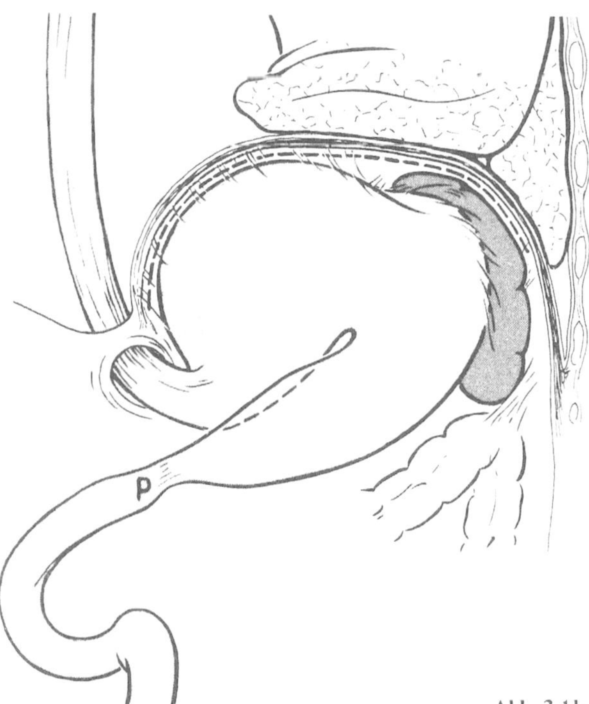

Abb. 3.1 b

Besonderheiten

Selten sind gleichzeitig ein Geschwür- oder ein Tumorleiden gegeben. Beim Ulkus wird man eine selektiv-gastrale Vagotomie oder eine Resektion, beim Karzinom eine Gastrektomie durchführen.

Intraoperative Komplikationen

Schwierig kann die anatomische Identifizierung sein; es helfen eine subtile und zeitaufwendige Präparation.
Postoperative Komplikationen. Siehe S. 332.

Literatur

Bazzano JJ, Hood TK (1952) Volvulus of the stomach: Report of a case and review of the literature. Ann Surg 135:415

Dalgaard JB (1952) Volvulus of the stomach: Case report and survey. Acta Chir Scand 103:131

Goldberg HM, Smith VH (1956) Acute volvulus of the stomach. Br J Surg 43:588

Tanner NC (1968) Chronic and recurrent volvulus of the stomach. Am J Surg 115:505

4 Operationen bei Verletzungen des Magens

H.W. Schreiber und K. Hrynyschyn

Allgemeines

Der Magen kann durch mechanische, physikalische und chemische Alterationen geschädigt werden. Betroffen werden einzelne oder sämtliche Schichten der Magenwand.

Indikationen

Bei Verletzungen von Tunica mucosa und Tela submucosa sowie intraluminären Blutungen wird die Diagnose endoskopisch gesichert und die Therapie ebenso konzipiert.

Bei perforierenden Traumen und bei extraluminären Blutungen sind explorative und therapeutische Laparotomie indiziert.

Vorbereitung

Legen einer Magensonde, ggf. Spülen des Magens; synchrone Behandlung eines hämorrhagischen oder septischen Schocks.

Lagerung: Rückenlage.

Narkose: Allgemeinnarkose.

Zugangswege: oberer Medianschnitt.

Technik

Nach Exploration der Bauchhöhle mit Nachweis oder Ausschluß weiterer Verletzungen werden Vorder- und Hinterwand des Magens palpiert und inspiziert. Die Bursa omentalis wird durch einen breiten Zugang in gefäßarmen Abschnitten des Lig. gastrocolicum und gastrolienale eröffnet, so daß die Magenhinterwand vollständig dargestellt werden kann.

Leitsymptome des explorativen Weges sind Hämatome und Ödeme bzw. der Austritt von Blut und Mageninhalt.

Wundränder werden ausgeschnitten und durch eine dichtgestochene ein- oder zweireihige Allschichtknopfnaht mit feinem resorbierbarem Nahtmaterial verschlossen.

Zyanotisch verfärbte oder blutig imbibierte Felder werden durch seromuskuläre Nähte gedeckt. Bei schweren intraluminären Blutungen, die endoskopisch nicht stillbar sind, und ebenso bei nicht ausspülbaren Blutkoagula führt man eine typische Gastrotomie und eine Blutstillung durch lokale Umstechungen durch (s. S. 22).

Bei ausgedehnten Verletzungen, z.B. schweren Fissuren oder Zerreißungen der Magenwand konkurrieren formgerechte Übernähungen mit klassischen Resektionen und entsprechenden Reparationen (Billroth I bzw. II, Roux-Anastomose und Gastrektomie; s. S. 71).

Besonderheiten

Schwieriger erkennbar können Verletzungen im Bereich der terminalen Speiseröhre und solche der Kardiaregion sein. Suspekte Abschnitte müssen rundum kontrolliert werden. Nützliche Hilfe ist die Instillation einer Blaulösung.

Defekte an der terminalen Speiseröhre werden durch eine dichtgestochene Allschichtnaht geschlossen, und die Naht mit klassischer Fundoplikation gedeckt. Beim Leck der Vorderwand genügen direkte Naht und vordere Hemifundoplikation. Perforationen der Kardiaregion werden ebenso versorgt.

An der Vorderwand kann die Naht mit einem gesunden Netzzipfel, im Bereich der Hinterwand mit einer seromuskulären Falte aus der Fundusregion oder einer klassischen Fundoplikation gedeckt werden. Das Einführen eines dickkalibrigen Magenschlauchs schützt vor einer Stenose.

Intraoperative Komplikationen

Um eine kleine Perforation nicht zu übersehen, wird eine Dichtigkeitsprobe mit Instillation einer Blaulösung in Speiseröhre und Magen durchgeführt.

Komplikationsträchtig ist die unzureichende Darstellung des Defekts; diese Gefahr droht bei Verletzungen der Hinterwand. Dabei sind ein breiter Zugang zur Bursa omentalis und ein entsprechendes Herausdrehen der defekten Magenhinterwand erforderlich.

Bei nicht nahtfähigen Wundlefzen werden die Ränder im Gesunden exzidiert, so daß man gesunde Gewebelager zur Naht gewinnt.

Postoperative Komplikationen. Siehe S. 332.

Literatur

Albo R, De Corimier AA, Silen W (1963) Spontaneous rupture of the stomach in the adult. Surgery 53:797

Crass RA (1982) Gastric, esophageal, diaphragmatic and omental injury. In: Blaisdell FW, Trunkey DD (eds) Trauma management, vol. 1: Abdominal trauma. Thieme, Stratton, New York

Jones F, Doll R, Fletcher C (1951) The risks of gastroscopy. Lancet 1:647

Palmer ED, Wirst C (1957) Survey of gastroscopic and esophagoscopic accidents. JAMA 164:2012

Rooney JA, Pesek IG (1968) Transsection of the stomach due to blunt abdominal trauma. J Trauma 8:487

5 Gastrotomie, Gastroenterostomie, Gastrostomie, Lokalexzision aus der Magenwand, Divertikel

C. Herfarth, E. Kraas und H.W. Schreiber

Gastrotomie

Indikationen
Innere Exploration von Magen, Kardia, Pylorus und oberem Duodenum bei:
- Blutungen,
- nicht ausspülbaren voluminösen Blutkoageln,
- gutartigen Tumoren,
- Fremdkörpern,
- Einbringen bzw. Fixation von Tuben,
- Einführen von Nahtapparaten bei gastroösophagealen oder gastroduodenalen bzw. gastrojejunalen Anastomosen.

Kontraindikationen
Sind eine verbindliche endoskopische Diagnose und eine adäquate endoskopische Therapie möglich, entfällt die Indikation zur chirurgischen Gastrotomie.

Vorbereitung
Legen einer Magensonde. Der Magen soll möglichst leer sein.
Lagerung: Rückenlage,
Narkose: Allgemeinnarkose,
Zugangswege: oberer Medianschnitt, oberer linksseitiger Transrektalschnitt.

Technik
Nach Exploration der Peritonealhöhle wird das Magenkorpus eingestellt und mit Tüchern abgegrenzt. Die Inzision erfolgt gewöhnlich im Bereich der vorderen Magenwand in mittlerer Höhe; sie wird mit Haltefäden markiert und durch Anspannen zum Einschneiden vorbereitet (Abb. 5.1a). Man wählt die Lage des Schnittes so, daß man ggf. eine klassische Resektion anschließen kann, d. h. man respektiert das proximale Drittel.

Die Magenlichtung wird mit Haken eingestellt und die Schleimhaut systematisch von oben nach unten oder umgekehrt kontrolliert (Abb. 5.1b). Zur Inspektion faltet man die Schleimhaut mit Tupfern aus, so daß Kuppen und Täler flächenhaft verstrichen und exakt einsehbar sind. Die Innenflächen der Vorderwand werden ggf. herausgestülpt. Nach oben muß man die Schleimhautgrenze zwischen Magen und Speiseröhre, nach unten den Pylorus einsehen können; wenn nötig, muß die Inzision erweitert werden.

Ist über die makroskopische Exploration hinaus eine Palpation notwendig, wird die Bursa omentalis von der Klein- oder Großkurvaturseite eröffnet und die Hinterwand des Magens seitlich herausgedreht.

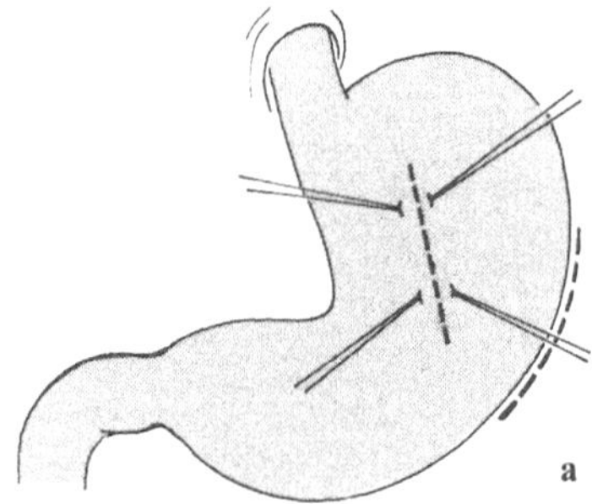

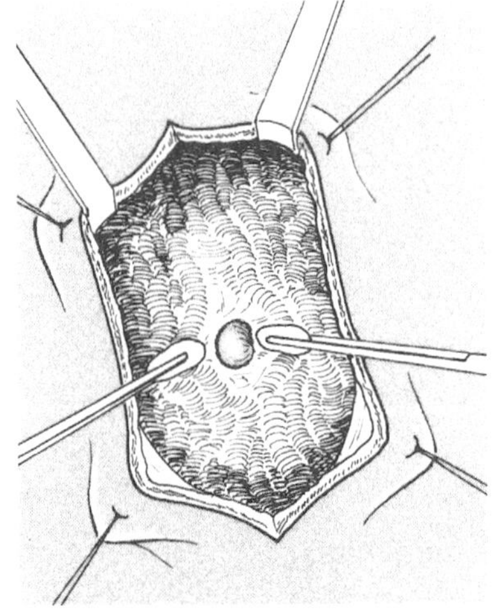

Abb. 5.1. Gastrotomie. **a** Nach Anbringen von Haltefäden Längsinzision in Korpusmitte; *gestrichelte Linie:* Durchtrennung des Lig. gastrolienale außerhalb der Vasa gastroepiploica zur Eröffnung der Bursa omentalis zwecks Kontrolle der Magenhinterwand. **b** Einstellen des Tumors mit Haken; Ausspannen der Schleimhaut mit Tupfern

Cave: Rr. antrales vagales!

Die Gastrotomie zur Exploration darf erst abgeschlossen werden, wenn die vermutete Diagnose zweifelsfrei gesichert bzw. eine Erkrankung ausgeschlossen ist. Der Ausschluß einer Erkrankung ist gewöhnlich schwieriger als der Nachweis eines pathologischen Befundes!

Die Magenwunde wird durch Allschichtenknopfnaht geschlossen. Wir decken sie mit einem Netzzipfel.

Besonderheiten

Endogastrale Exstirpation eines benignen Tumors.
Der Magen wird (wie oben) dargestellt und eröffnet, der Tumor mit einer Klemme oder mit einem Haltefaden gefaßt und leicht angezogen (Abb. 5.2a). Im Abstand von ca. 1 cm werden zirkulär um die Basis des Tumors Markierungsfäden in die gesunde Magenwand placiert (Abb. 5.2a, b). Unter Mitnahme der Matrix (das ist gewöhnlich die Schleimhaut oder Unterschleimhaut) wird der Tumor bis auf die Ebene der Tunica muscularis ausgeschnitten (Abb. 5.2c). Notfalls wird auch eine Exzision sämtlicher Wandschichten vorgenommen.

Der Schleimhautdefekt wird durch eine dichtgestochene einreihige Allschichtknopfnaht geschlossen (Abb. 5.2d). Zur besseren Darstellung stülpt man die Wunde von außen durch die Bursa omentalis nach innen vor (Abb. 5.2e). Sofern die Exzision die Tunica muscularis erreicht oder einbezieht, wird die innere Naht durch eine äußere seromuskuläre Knopfnaht ergänzt (Abb. 5.2f–h).

Der Tumor sollte möglichst intraoperativ histologisch untersucht werden, um beim Karzinom ohne Verzug eine radikale kurative Operation durchführen zu können.

Intraoperative Komplikationen

Die Exploration bleibt ergebnislos. Ursachen: Fehldiagnose, mangelnde Übersicht bei zu kleiner Inzision; unzureichende Darstellung und Ausfaltung der Tunica mucosa, kein Einblick in die Kardia- oder Pylorusregion.
Postoperative Komplikationen. Siehe S. 332.

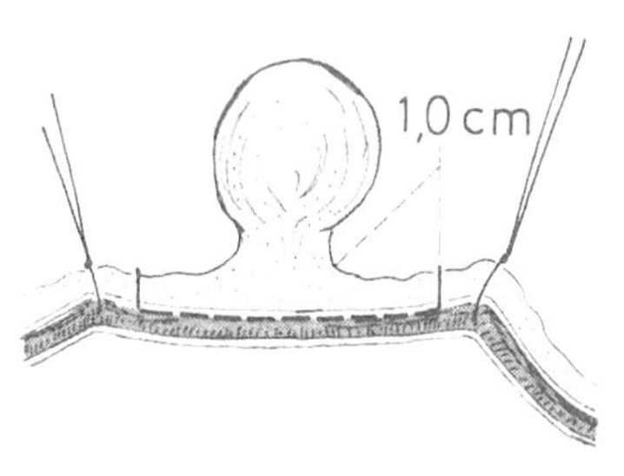

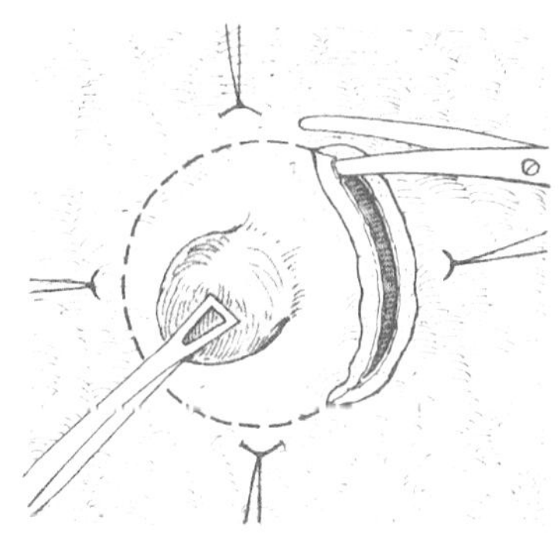

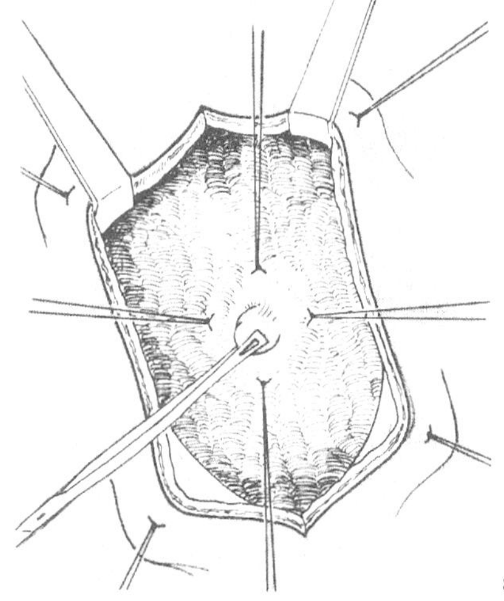

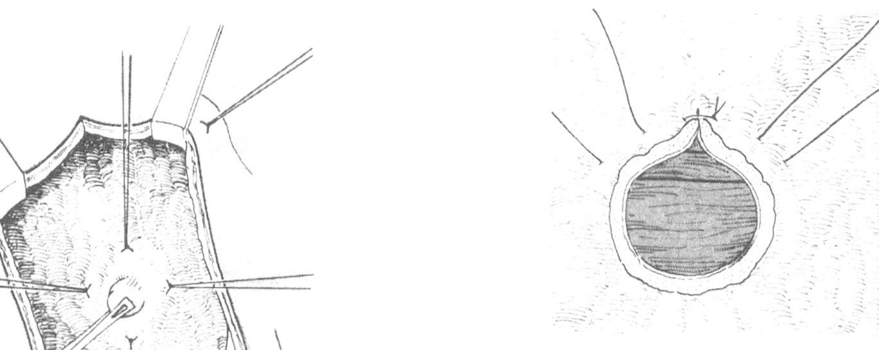

Abb. 5.2 a–h. a Gastrotomie. Anbringen von 4 Haltenähten; Fassen und Anspannen des Tumors. **b, c** Mit einem genügenden Sicherheitsabstand von ca. 1 cm in der gesunden Zirkumferenz wird der Tumor bis zur Tunica muscularis exzidiert. **d** Verschluß des Defektes von Schleimhaut und Unterschleimhaut durch Knopfnähte (**e–h** s. S. 24)

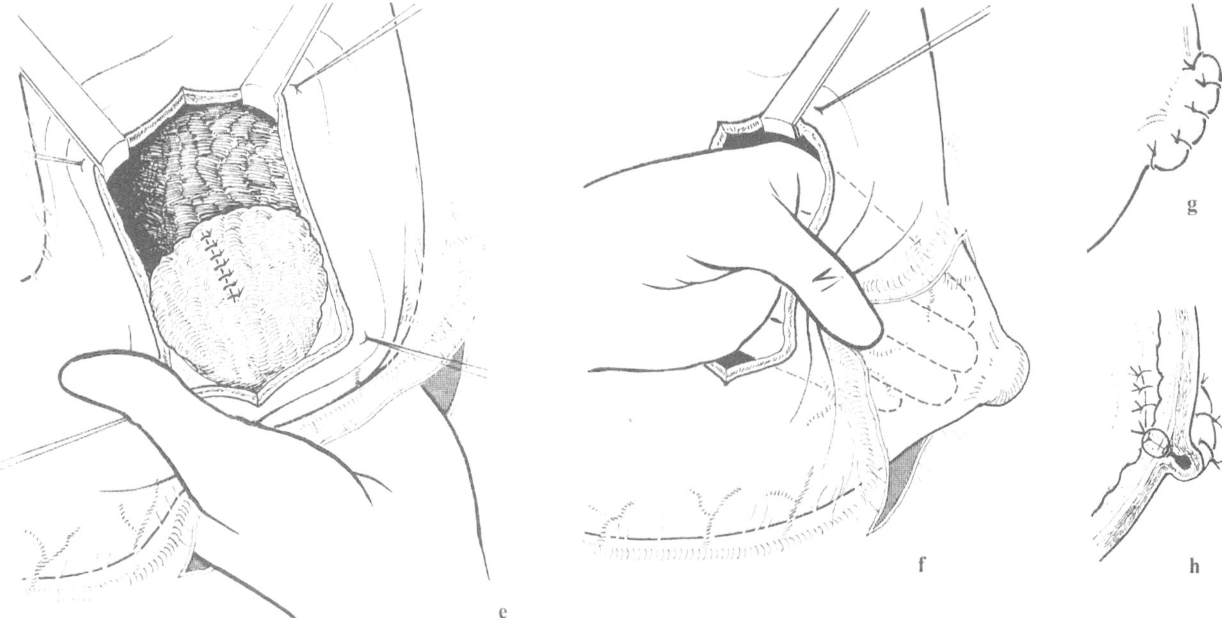

Abb. 5.2. e Die Bursa omentalis ist eröffnet: Kontrolle des inneren Defektverschlusses. **f** Kontrolle der äußeren Wandschichten über der Exzisionsstelle durch Herausstülpen der der Naht anliegenden Seromuskularis. **g, h** Deckung der inneren Naht durch äußere seromuskuläre Knopfnähte (**h** schematischer Querschnitt)

Gastroenterostomie (innere Fistel)
(Abb. 5.3–5.6)

Indikationen
Transitorische oder definitive Palliativmaßnahme bei benignen oder malignen Stenosen des distalen Magens und des Zwölffingerdarms.

Kontraindikationen
Resektionsfähiges Ulkus oder Karzinom. Die GE ist keine Verlegenheitsoperation!

Vorbereitung
Legen einer Magensonde. Der Magen soll leer sein. Die Diagnose soll präoperativ sicher sein.
Lagerung: Rückenlage.
Narkose: Allgemeinnarkose, lokale Anästhesie ist möglich.
Zugangswege: oberer Median- oder Querschnitt.

Methodenwahl
Unter den zahlreichen Möglichkeiten ist das Verfahren der Wahl die antekolische untere isoperistaltische Gastroentrostomie mit Entero-Entero-Anastomose (Abb. 5.3).

Technik
Nach Exploration der Peritonealhöhle wird die Diagnose gesichert, das engere Operationsfeld im Mittel- und Oberbauch mit Tüchern abgegrenzt.

Perforationsgefährdete Regionen, z.B. beim nichtresektionsfähigen Ulkus oder Karzinom deckt man vorsorglich mit gesundem Netz.

Zur antekolischen unteren GE setzt man das Omentum majus von der distalen großen Kurvatur auf eine Distanz von ca. 8 cm ab. Der untere Pol der Anastomose soll der tiefste Punkt der großen Kurvatur sein. Die GE liegt möglichst außerhalb des Magenantrums.

Nach Identifizierung der Flexura duodenojejunalis sucht man eine etwa 50–60 cm lange obere Jejunumschlinge mit gut beweglichem Mesenterium aus.

Der Dünndarm wird antekolisch hochgebracht und isoperistaltisch zwanglos an die Kante der unteren Großkurvatur adaptiert. Das abführende Darmsegment liegt kleinkurvaturwärts (Abb. 5.3a, b, 5.4 und 5.5). Die Inzisionslinien an Magen und Darm werden durch Haltefäden oder Klemmen markiert, der Magen auf der Kuppe der Großkurvaturkante und der Dünndarm längs der kontramesenterialen Seite durch Längsschnitt eröffnet. Die innere Weite der Anastomose sollte ca. 6 cm, die äußere etwa 8 cm messen.

Die Naht der Anastomose erfolgt durch dichtgestochene einreihige Allschichtknopf-, durch fortlaufende Naht oder durch Maschinennaht (z.B.

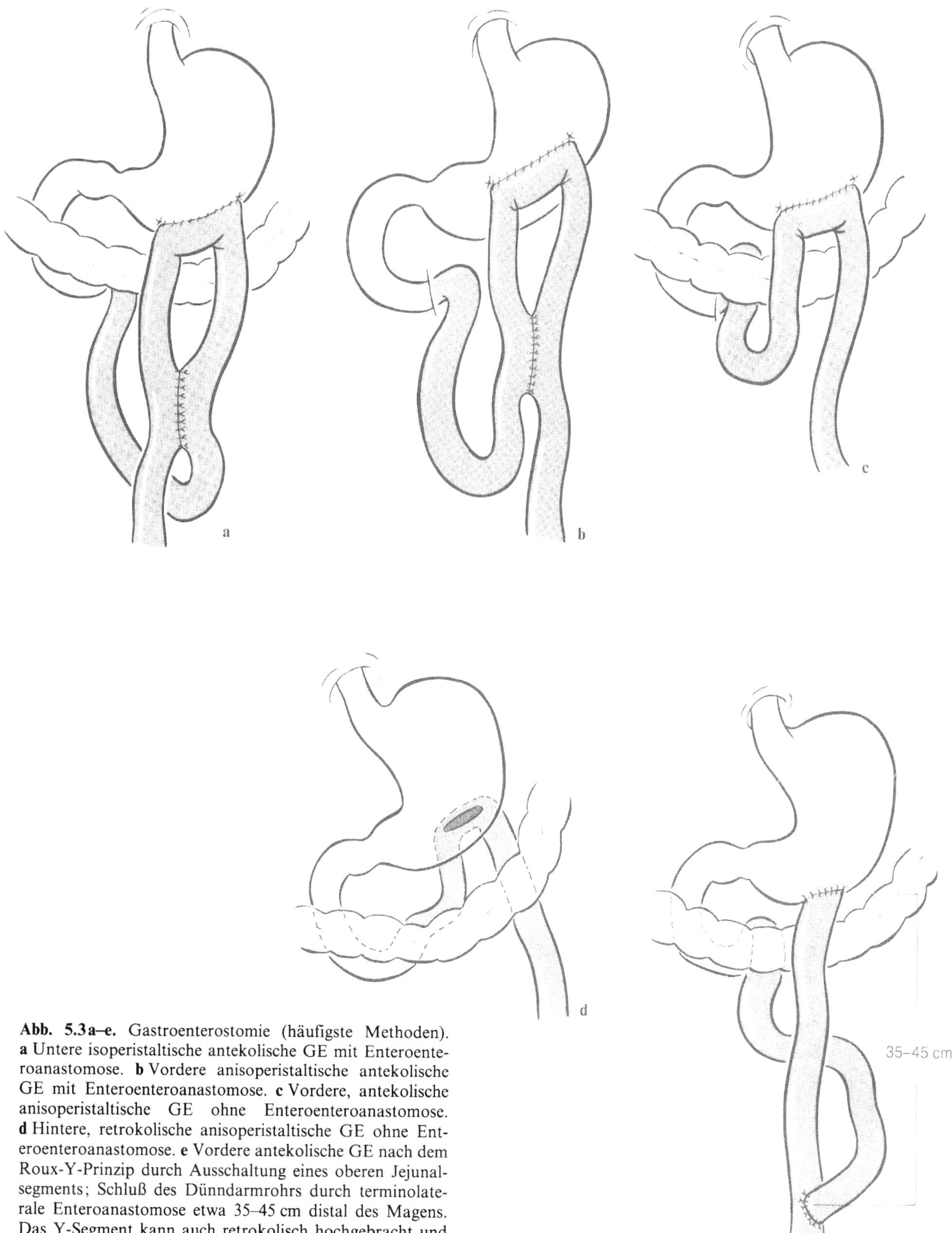

Abb. 5.3a–e. Gastroenterostomie (häufigste Methoden).
a Untere isoperistaltische antekolische GE mit Enteroenteroanastomose. **b** Vordere anisoperistaltische antekolische
GE mit Enteroenteroanastomose. **c** Vordere, antekolische
anisoperistaltische GE ohne Enteroenteroanastomose.
d Hintere, retrokolische anisoperistaltische GE ohne Enteroenteroanastomose. **e** Vordere antekolische GE nach dem
Roux-Y-Prinzip durch Ausschaltung eines oberen Jejunalsegments; Schluß des Dünndarmrohrs durch terminolaterale Enteroanastomose etwa 35–45 cm distal des Magens.
Das Y-Segment kann auch retrokolisch hochgebracht und
je nach Krankheitszustand an der unteren vorderen oder
hinteren Magenwand anastomosiert werden

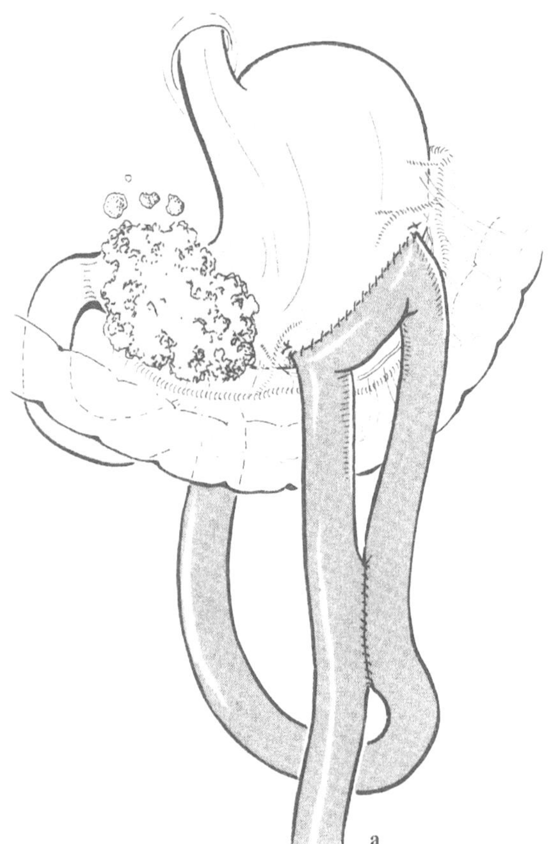

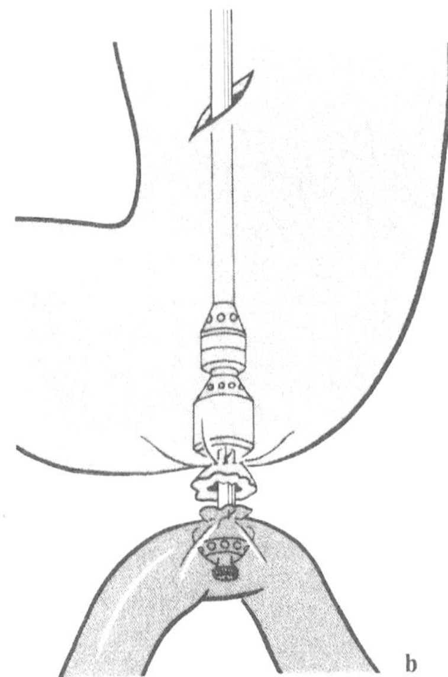

Abb. 5.4 a, b. Gastroenterostomie bei nichtresektionsfähigem Antrumkarzinom (untere isoperistaltische antekolische GE). **a** Die große Magenkurvatur ist skelettiert. Zu- und abführender Jejunalschenkel sollen gleichlang, zwanglos und ohne Verdrehung hochgebracht werden (Länge der verwandten Dünndarmschlinge ca. 50–60 cm von der Flexura duodenojejunalis bis zum Abzugsschenkel der Anastomose). Etwa handbreit unterhalb des Querkolons erfolgt die Enteroanastomose nach Braun. **b** Die Anastomose kann auch mit einem Nahtapparat (z. B. EEA) ausgeführt werden

mit GIA). An beiden Polen der Anastomose wird eine Aufhängenaht (U-Naht) angebracht. Diese Fäden werden jeweils an der Magenwand ein- und ausgestochen, so daß der Zug des Fadens nach oben gerichtet ist. Auf diese Weise beugt man der Bildung eines Sporns an Magen oder Darm vor (Abb. 5.5b).

Etwa handbreit unterhalb des Querdarms wird in symmetrischer Position zum zu- und abführenden Dünndarmschenkel eine Entero-Entero-Anastomose angebracht. Die Kaliberweite soll der doppelten des Dünndarms entsprechen. Die Naht kann als einreihige Allschichtknopfnaht, als fortlaufende oder als Maschinennaht ausgeführt werden (Abb. 5.3–5.7).

Besonderheiten

Bei manifesten oder drohenden Stenosen von Duodenum und Ductus choledochus, z. B. bei nichtresektionsfähigem Karzinom des Pankreaskopfes, kann man als Palliation eine vordere antekolische isoperistaltische GE anlegen (Abb. 5.7).

Der abführende Jejunalschenkel wird mit kleiner Inzision (gut 1 cm) mit der gestauten Gallenblase anastomosiert und weiter unterhalb mit dem zuführenden Schenkel kurzgeschlossen. Voraussetzung ist die glatte Gallepassage in die Blase. Ist dies nicht der Fall, ist eine Anastomose mit dem Ductus hepaticus indiziert. Notfalls muß man dazu ein eigenes Jejunalsegment nach der Roux-Y-Methode verwenden.

Intraoperative Komplikationen
- Stenosen an Ab- oder Zuführring der GE.
- Asymmetrische Adaptation; Reparation: Bei beiden Komplikationen sollte unmittelbar eine Neuanlage der GE erfolgen.
- Mesenterium zu kurz und die Anastomose steht unter Spannung; Reparation: Neuanlage der GE.
- Irrtümliche Verwendung von Ileum zur GE. Die Orientierung an der Flexura duodenojejunalis wurde versäumt; Reparation: Neuanlage der GE mit oberem Jejunum.

Postoperative Komplikationen. Siehe S. 332.

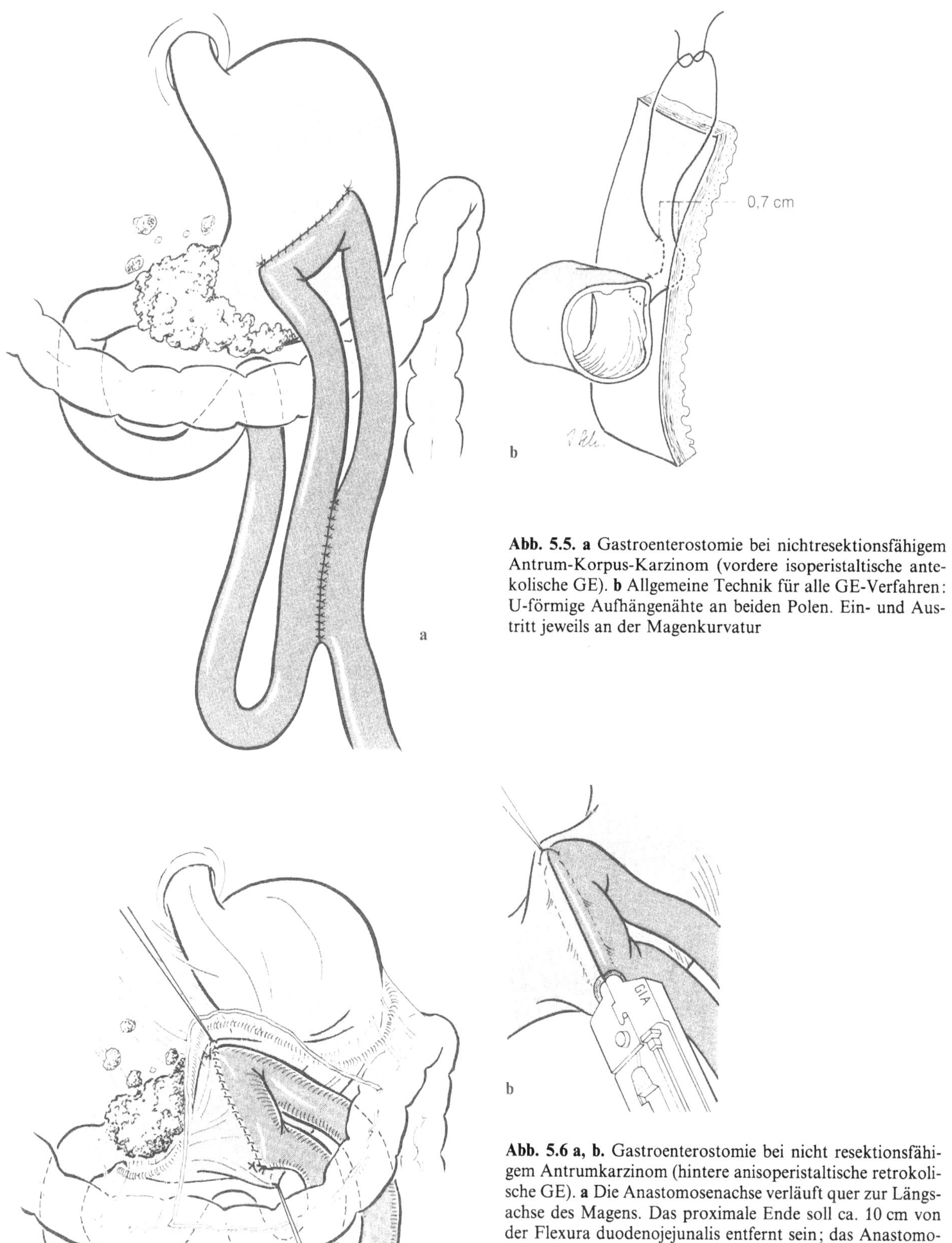

Abb. 5.5. a Gastroenterostomie bei nichtresektionsfähigem Antrum-Korpus-Karzinom (vordere isoperistaltische antekolische GE). **b** Allgemeine Technik für alle GE-Verfahren: U-förmige Aufhängenähte an beiden Polen. Ein- und Austritt jeweils an der Magenkurvatur

Abb. 5.6 a, b. Gastroenterostomie bei nicht resektionsfähigem Antrumkarzinom (hintere anisoperistaltische retrokolische GE). **a** Die Anastomosenachse verläuft quer zur Längsachse des Magens. Das proximale Ende soll ca. 10 cm von der Flexura duodenojejunalis entfernt sein; das Anastomosenkaliber beträgt ca. 6–8 cm. Der zuführende Darmschenkel kommt an die kleine Kurvatur, der abführende großkurvaturwärts zu liegen. **b** Die Anastomose kann auch mit einem Klammergerät (hier GIA) ausgeführt werden

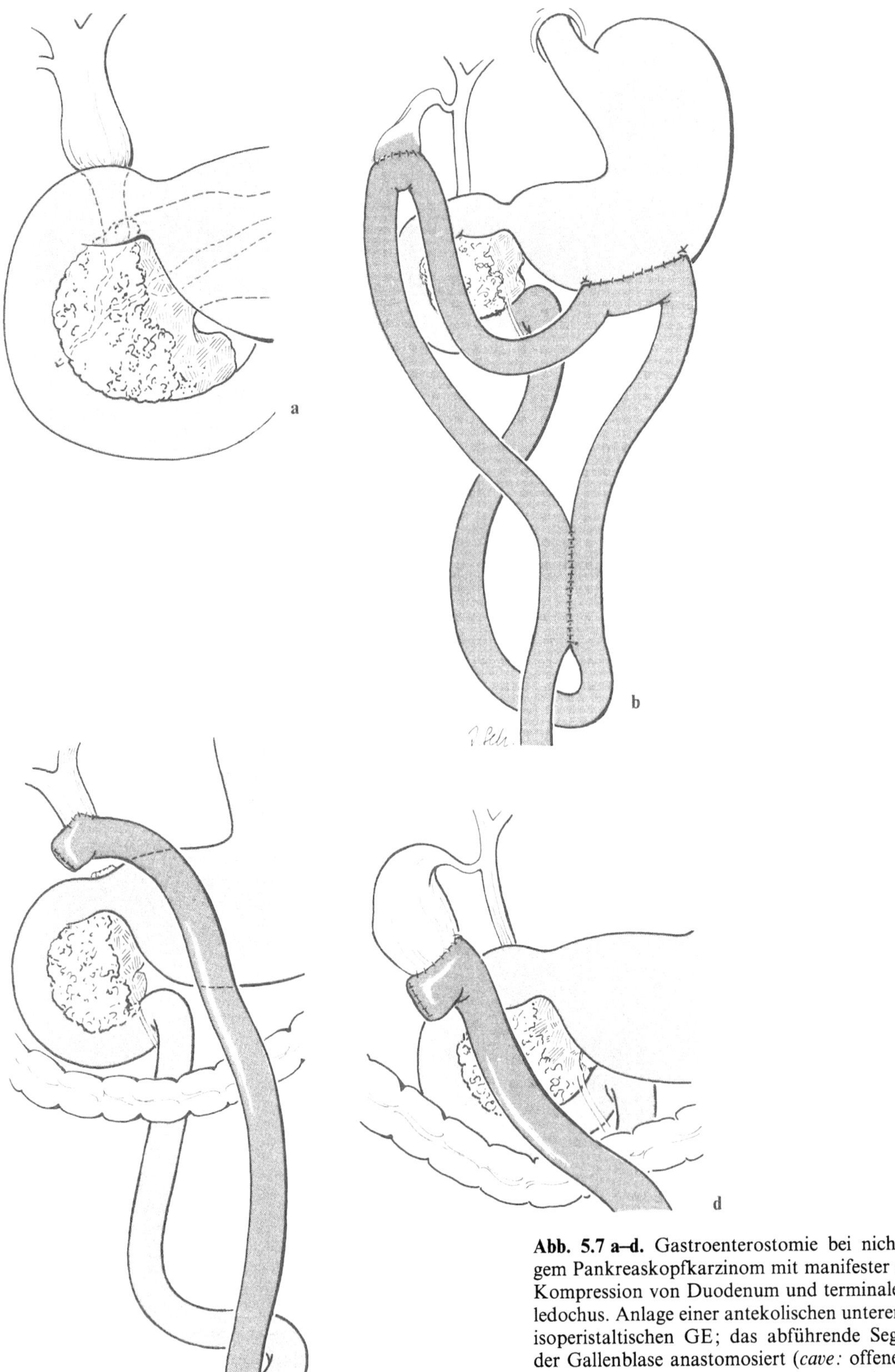

Abb. 5.7 a–d. Gastroenterostomie bei nichtresektionsfähigem Pankreaskopfkarzinom mit manifester oder drohender Kompression von Duodenum und terminalem Ductus choledochus. Anlage einer antekolischen unteren oder vorderen isoperistaltischen GE; das abführende Segment wird mit der Gallenblase anastomosiert (*cave:* offener Ductus cysticus et hepaticus!); weiter distal Anlage einer Enteroenteroanastomose (**a, b**). Die Anastomose mit der Gallenblase oder mit dem Ductus cysticus kann auch durch eine nach Roux ausgeschaltete Dünndarmschlinge erfolgen (**c, d**)

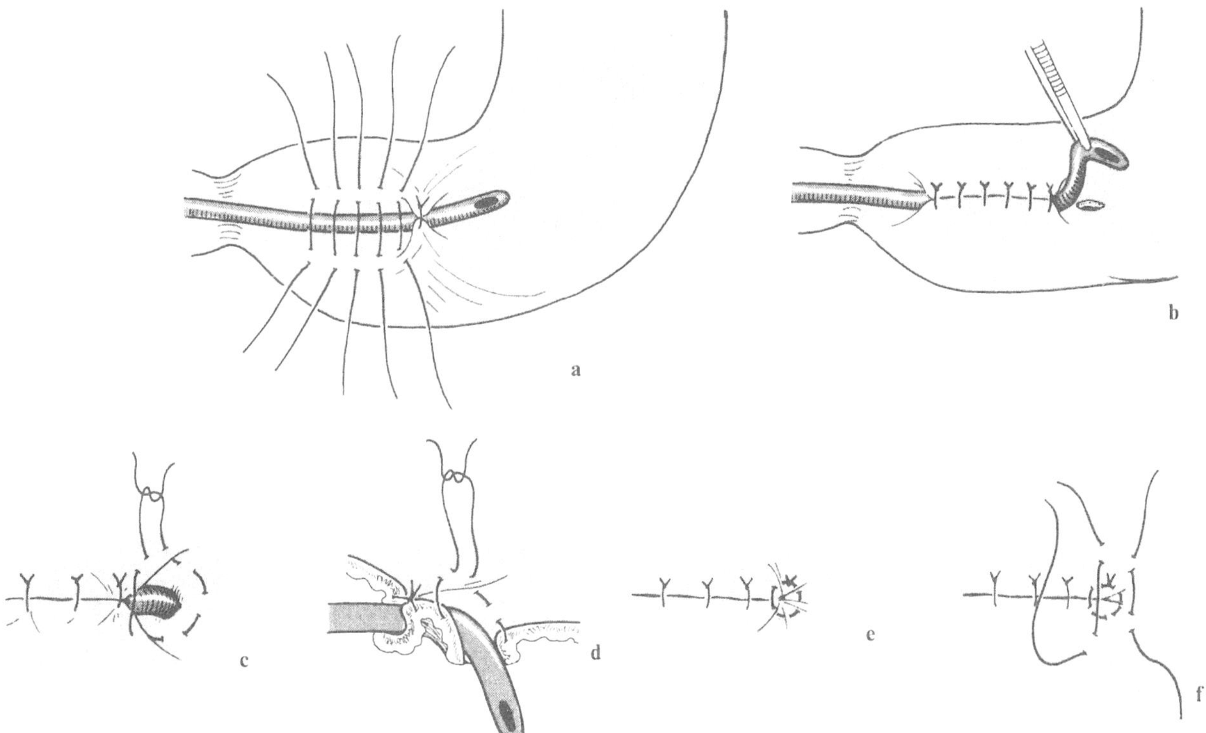

Abb. 5.8 a–f. Gastrostomie (Operation nach Witzel). **a** Bildung eines seromuskulären Tunnels durch Knopfnähte. Steht genügend Magenwand zur Verfügung, kann der seromuskuläre Tunnel gedoppelt werden. **b** Inzision des Magens und Einführen des Ernährungsschlauchs kardiawärts. Man kann auch mit der Inzision der Magenwand beginnen und dann den seromuskulären Tunnel bilden. **c** Verschluß der Mageninzision durch eine Tabaksbeutelnaht. **d** Schematischer Längsschnitt durch die Magenwand nach Einführung des Schlauches mit seromuskulärem Tunnel und gelegter Tabaksbeutelnaht. **e** Situs nach Knüpfen der Tabaksbeutelnaht. **f** Deckung der Tabaksbeutelnaht und Doppelung des Tunnels durch Einzelnähte

Gastrostomie (äußere Fistel)

Indikationen

Definitive Ernährungsfistel: beim nichtresektionsfähigen Ösophagus- und Kardiakarzinom. Die Prognose dieser malignen Krankheiten ist meist kurzfristig infaust; die Indikation wird zurückhaltend gestellt.

Transitorische Ernährungsfistel vor Resektion eines Kardia- oder Ösophaguskarzinoms. *Cave:* Die äußere Fistel kann den Magen als Interponat unbrauchbar machen!

Die äußere Magenfistel konkurriert heute mit einer endoskopisch plazierbaren Ernährungs-

sonde, der wir den Vorzug geben, und mit dem endoskopisch einführbaren Tubus.

Lagerung: Rückenlage.

Narkose: Allgemeinnarkose, lokale Anästhesie ist möglich.

Methodenwahl: Verfahren der Wahl sind die Operation nach Witzel oder nach Stamm, Kader und Lucke (weitere Methoden s. S. 31).

Operation nach Witzel

Technik

Nach Exploration der Peritonealhöhle wird die vordere Magenwand möglichst in Antrum- oder Korpusmitte in einer Ausdehnung von ca. 8·5 cm dargestellt (Abb. 5.8a).

Die Magenregion wird mit Tüchern abgegrenzt. Je nach Krankheitsbefund wird im Magenantrum oder im Korpusbereich auf die Kardia hingerichtet ein Magenschlauch plaziert und auf eine Distanz von wenigstens 5 cm mit seromuskulären Knopfnähten eingehüllt und fixiert (Abb. 5.8b).

Am proximalen Ende läßt man den Magenschlauch ca. 2 cm überstehen. Hier erfolgt eine Inzision durch alle Magenwandschichten (Abb. 5.8b). Unter klaren Sichtverhältnissen wird das distale Ende des Magenschlauches mit sämt-

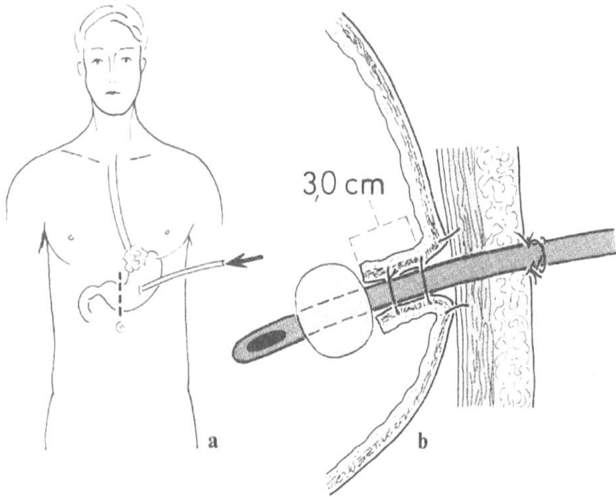

Abb. 5.9 a, b. Gastrostomie (Operation nach Stamm, Kader und Lucke). **a** Im Bereich eines gesunden Abschnittes der Magenvorderwand wird eine Tabaksbeutelnaht mit etwa 3 cm Durchmesser gelegt. Nach Stichinzision im Zentrum wird eine Sonde eingeführt. Zur Sicherung werden 2 seromuskuläre Tabaksbeutelnähte angebracht. **b** Fixation der Magenwand durch Einzelnähte am parietalen Peritoneum. Der Magenschlauch wird durch 2 Haltenähte an der Haut gesichert

lichen Perforationen in die Magenlichtung eingebracht. Die Eintrittsstelle wird durch eine seromuskuläre Tabaksbeutelnaht verschlossen und zusätzlich durch 2 seromuskuläre Knopfnähte gedeckt (Abb. 5.8c–f). Die seromuskuläre Einhüllung des Magenschlauchs kann gedoppelt werden.

Man kann den Operationsakt auch umgekehrt durchführen, indem man zunächst die Inzision der Magenwand und das Einbringen des Magenschlauchs in die Lichtung durchführt und die seromuskuläre Tunnellierung anschließt.

Wichtig ist, daß der Magenschlauch sicher in der Lichtung des Magens liegt und nicht etwa in der Schicht zwischen Tunica mucosa und Tela submucosa.

Vor Schluß der Bauchdecken muß eine Einlaufprobe erfolgen. Der Schlauchaustritt aus dem distalen Magen wird durch eine Tabaksbeutelnaht zusätzlich abgedichtet; die äußere Serosafalte am parietalen Bauchfellblatt fixiert (Abb. 5.9b).

Der Schlauch wird durch eine eigene Stichinzision oder durch den unteren Wundpol durch die Bauchdecken geführt und an der Haut fixiert (vgl. Abb. 5.9b). Die Bauchdecken müssen sorgfältig geschlossen und ein Platzbauch unbedingt vermieden werden.

Die Ernährung beginnt ca. 6 h nach der Operation.

Operationen nach Stamm, Karder und Lucke

Nach Exploration der Peritonealhöhle wird die Magenvorderwand in Korpusmitte dargestellt und mit Tüchern abgegrenzt.

Im Zentrum der Vorderwand des Magenkorpus bringt man eine Tabaksbeutelnaht an und eröffnet die Magenlichtung im Zentrum durch eine Stichinzision (Abb. 5.9a). Die Magenwunde wird stumpf gedehnt und ein Ballonkatheter oder ein einfacher Magenschlauch eingeführt (Abb. 5.9b).

Der Schlauch muß sicher in der Magenlichtung liegen und nicht zwischen der Tunica mucosa oder Tela submucosa. Bei richtiger Position des Schlauches wird die zuvor gelegte Tabaksbeutelnaht geknüpft, und eine Einlaufprobe durchgeführt.

Es schließen sich eine zweite und − wenn möglich − eine dritte Tabaksbeutelnaht im Abstand von 1–1,5 cm an.

Die äußere Serosafalte wird durch Knopfnähte am parietalen Bauchfellblatt angeheftet, der Schlauch durch eine eigene Stichinzision durch die Bauchdecken herausgeführt und an der Haut angenäht (Abb. 5.9b).

Die Ernährung beginnt etwa 6 h nach der Operation.

Besonderheiten
Ist die obere Magenhälfte blockiert, wird der Magenschlauch pyloruswärts vorgeschoben.

Steht keine gesunde Magenwand zur Verfügung, wird eine Jejunumfistel nach der Witzel-Methode angelegt (s. S. 29).

Intraoperative Komplikationen
- Einlaufprobe funktioniert nicht: Lage des Schlauches kontrollieren.
  Cave: Schlauch liegt nicht in der Magenlichtung, sondern in der Tela submucosa!
- Unsichere Naht bei weitgehender Tumorinfiltration der Magenwand; Reparation: Decken mit Netz oder Anlage einer äußeren Jejunumfistel.

Postoperative Komplikationen. Siehe S. 332.

Verschluß der Magenfistel
Fistel schließt sich nicht spontan; Reparation: Ausschneiden des Fistelkanals, Exzision der Magenwunde, schichtweiser Wundverschluß durch Knopfnähte auf Stoß an Magen und Bauchwand.

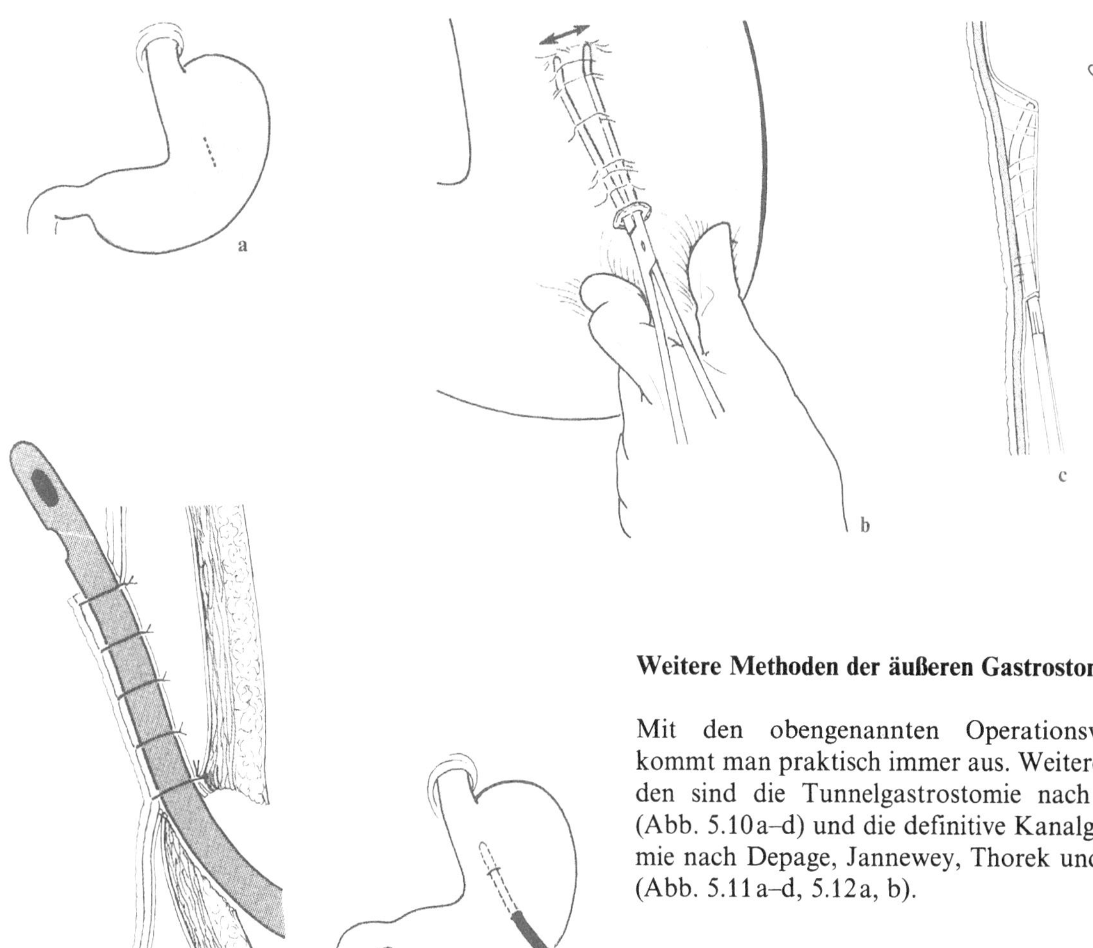

Abb. 5.10 a–f. Gastrostomie (Operation nach Sanders). **a, b** Nach kleiner Querinzision der Serosa wird mit einer Klemme ein subseröser Kanal *(punktierte Linie)* von ca. 4–5 cm Länge gebildet.
An seinem Ende werden Tunica muscularis, Tela submucosa und die Tunica mucosa stumpf durchstoßen. **c** Abheben der Serosa der Magenwand mit Hilfe der Klemme zur Tunnelbildung. **d** Drehen der Klemme am Ende des Kanals, stumpfes Durchstoßen von Tunica muscularis, Tela submucosa und Tunica mucosa. **e** Einführen eines Magenschlauches und Fixierung im Tunnel. Seromuskuläre Einzelknopfnähte fassen ventral die Serosa des Magens und dorsal Tunica muscularis, Tela submucosa sowie Tunica mucosa. Den äußeren Ring des Tunnels fixiert man zirkulär am parietalen Rand des Peritoneums. **f** Fertiggestellte Fistel

Weitere Methoden der äußeren Gastrostomie

Mit den obengenannten Operationsverfahren kommt man praktisch immer aus. Weitere Methoden sind die Tunnelgastrostomie nach Sanders (Abb. 5.10a–d) und die definitive Kanalgastrostomie nach Depage, Jannewey, Thorek und Spiwak (Abb. 5.11a–d, 5.12a, b).

Gastrostomie (Verfahren nach Sanders)

Technik
Nach Exploration der Bauchhöhle Einstellen und Abdecken des Magenorgans.

Die Serosa wird im unteren Korpusbereich etwa 1 cm weit quer inzidiert (Abb. 5.10a).

Mit einer Klemme wird die Serosa abgehoben und ein kardiawärts gerichteter subseröser Kanal gebildet. An seinem distalen Ende werden Tunica muscularis, Tela submucosa und Tunica mucosa stumpf durchstoßen (Abb. 5.10b). In diesen Kanal wird der Magenschlauch eingeführt (Abb. 5.10c). Man muß sich palpatorisch davon überzeugen, daß sämtliche Perforationen des Schlauches innerhalb der Magenlichtung liegen.

Eine Einlaufprobe erfolgt vor Anbringung der deckenden seromuskulären Knopfnähte.

Die äußere Serosafalte des Tunnels wird an das parietale Bauchfell fixiert. Den Schlauch leitet man durch eine eigene Stichinzision oder den unteren Wundpol heraus (Abb. 5.10d).

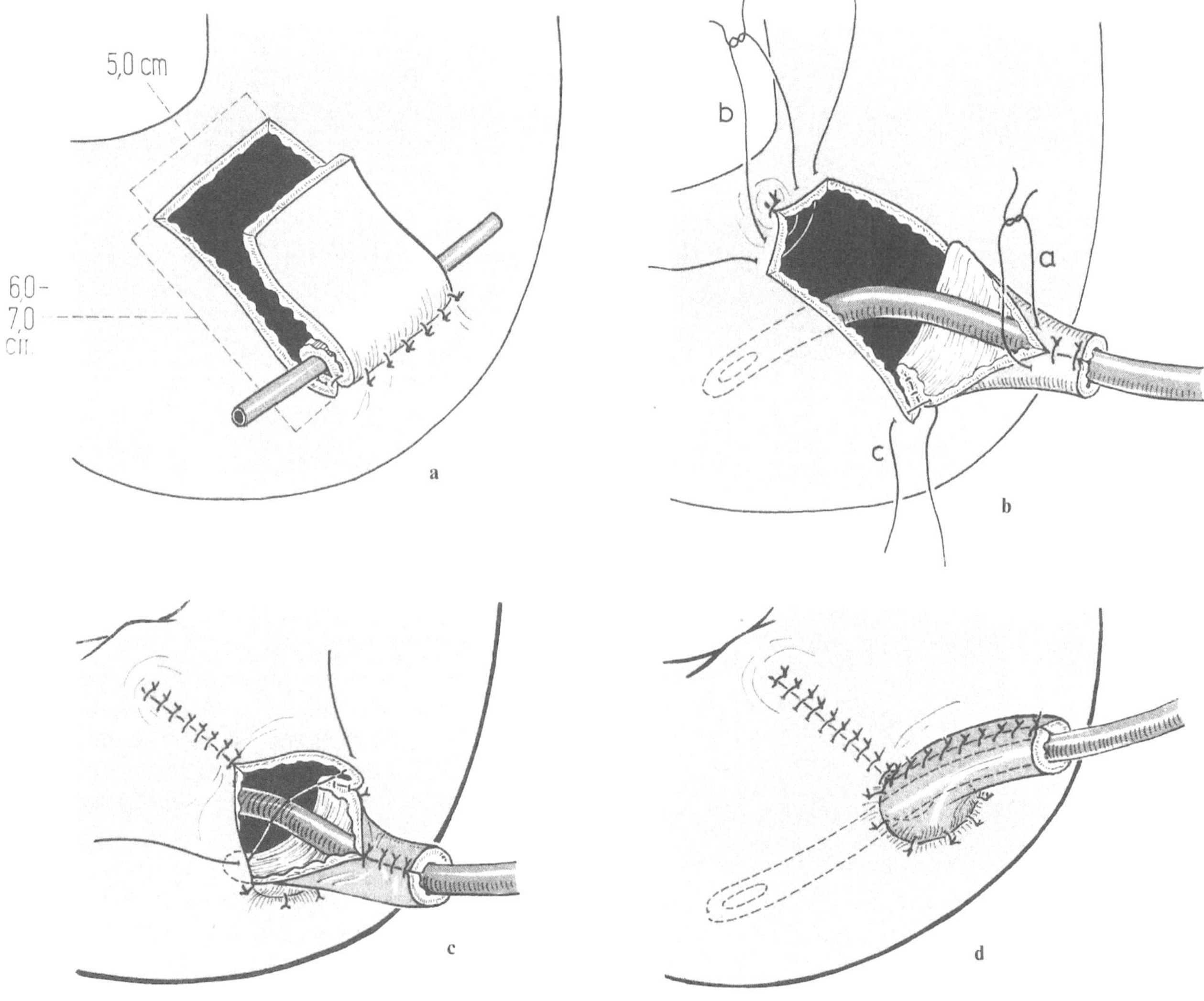

Gastrostomie (Verfahren nach Depage, Jannewey, Thorek, Spiwak)

Allgemeines

Diese Form der Gastrostomie ist eine permanente äußere Magenfistel.

Technik

Nach Exploration der Bauchhöhle sowie Einstellen und Abdecken der Magenregion schneidet man aus der Magenvorderwand einen an der Großkurvatur gestielten 6–7·5 cm großen Lappen heraus (Abb. 5.11a). Der Lappen wird an der Basis über einen Schlauch gerollt und so mit Knopfnähten fixiert (Abb. 5.11b, c). Derart entsteht eine refluxverhindernde Magenwandfalte (Abb. 5.11b und 5.12b).

Abb. 5.11 a–d. Gastrostomie (Operation nach Depage; Jannewey, Thorek und Spiwak). **a** Vorbereiten eines großkurvaturseitig gestielten Lappens aus der Magenvorderwand für die Formung eines Magenwandkanals. Zur Bildung einer ventilähnlichen Klappe wird die Basis des Lappens über einem Schlauch gedoppelt und mit Nähten fixiert. **b** Einbringen eines Magenschlauches, der in den vorbereiteten Lappen eingehüllt wird (Nähte a). Zweireihiger Verschluß der Magenwunde (Nähte b). Eckfaden an der Ventilklappe (Naht c). **c** Weiterer Verschluß der Magenwunde, Fortgang der Tunnelierung des Magenschlauches, wobei die Ventilklappe das Innere des Magens erreicht. **d** Fertiggestellte Fistel

Der Magenwandlappen wird um den Magenschlauch gehüllt und mit dichtgestochenen Allschichtknopfnähten zu einer Röhre geformt (Abb. 5.11c, d).

Die kleinkurvaturwärts entstandene Wunde wird durch Allschichtenknopfnähte verschlossen, die Magenwandröhre an ihrer Basis zirkulär durch seromuskuläre Knopfnähte abgedichtet und stabilisiert (Abb. 5.11 d).

Die Nähte können ebenso mit Hilfe von Nahtapparaten durchgeführt werden.

Magenschlauch und Magenwandkanal führt man durch eine eigene Stichinzision durch die Bauchdecken und heftet die Magenwand am peritonealen Bauchfell, an der äußeren Rektusscheide und an der Epidermis an (Abb. 5.12a, b).

Besonderheiten

Wichtigste Komplikation ist die zu knappe Exzision des Magenwandlappens. Die Naht des Kanals steht unter Spannung, es besteht die Gefahr eines Nahtbruchs und einer Magenwandnekrose.

Diese Komplikationsmöglichkeit verhütet man durch eine großzügig passende Fassung eines Magenwandschlauchs.

Lokale Exzision

Indikation

Probeexzision aus der Magenwand zur histologischen Untersuchung.

Kontraindikation

Sind Diagnose und Biopsie endoskopisch möglich, entfällt die chirurgische Exzision.

Lagerung: Rückenlage.

Narkose: Allgemeinnarkose; lokale Anästhesie ist möglich.

Zugangswege: oberer Median- oder Querschnitt.

Technik

- Systematische Exploration der Peritonealhöhle.
- Darstellung des Magens.
- Bestimmung von Ort und Ausdehnung der Exzision.
- Abdecken bzw. Abstopfen der Magenregion mit Tüchern.
- Eventuell Spalten von Omentum minus oder Lig. gastrocolicum und Darstellung der Magenhinterwand.
- Markierung der Inzision durch zirkulär eingestochene Haltefäden (vgl. Abb. 5.1a).
  Inzision: Die Inzisionslinie darf eine evtl. notwendige Resektion nicht erschweren.
- Nach Exzision Besichtigung der Mageninnenfläche.

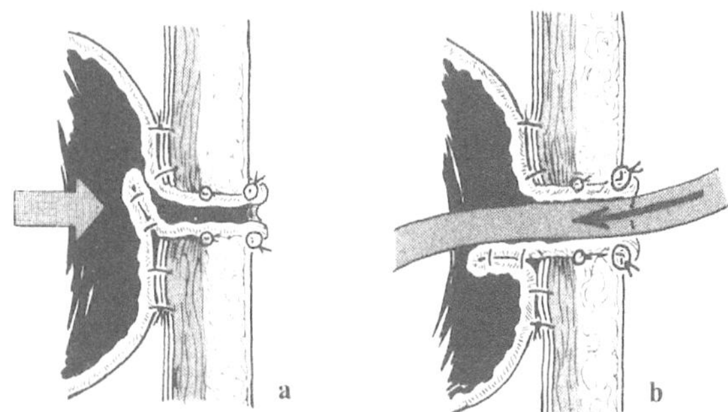

Abb. 5.12 a, b. Gastrostomie. Der Magenschlauch wird durch die Bauchdecke geführt und am parietalen Bauchfellblatt, an der vorderen Rektusscheide und an der Haut fixiert (**a**). Nach Entfernung des Magenschlauchs kommt durch Bildung einer Schleimhautklappe ein Ventilmechanismus zustande (**b**)

- Einstellung mit Haken und Ausstreichen der Schleimhautfalten mit 2 Tupfern.
- Möglichst intraoperative histologische Schnellschnittdiagnose, damit die Exzision ggf. korrigiert oder eine definitive operative Therapie, z.B. beim Karzinom, angeschlossen werden kann.
- Verschluß der Magenwand durch einreihigen Allschichtenknopfnahtverschluß auf Stoß.

Intraoperative Komplikationen

Exzision am falschen Ort; Reparation: sorgfältige intraoperative Exploration, wenn möglich; präoperative endoskopische Farbmarkierung oder intraoperative Wegweisung.

Postoperative Komplikationen. Siehe S. 332.

Divertikel

Indikationen

Schmerzen, Blutungen, Penetration, Perforation, symptomatische Achalasie

Lagerung: Rückenlage.

Narkose: Allgemeinnarkose.

Zugangsweg: oberer Medianschnitt.

Technik

Nach Exploration der Peritonealhöhle und Abstopfen der Magenregion mit Tüchern wird der Magen eingestellt.

Divertikel liegen in der Mehrzahl im proximalen Magen und an der Seiten- oder Hinterwand. Deshalb muß ggf. die Bursa omentalis eröffnet und die Hinter- bzw. Seitenwand des Magens herausgedreht werden (Abb. 5.13a).

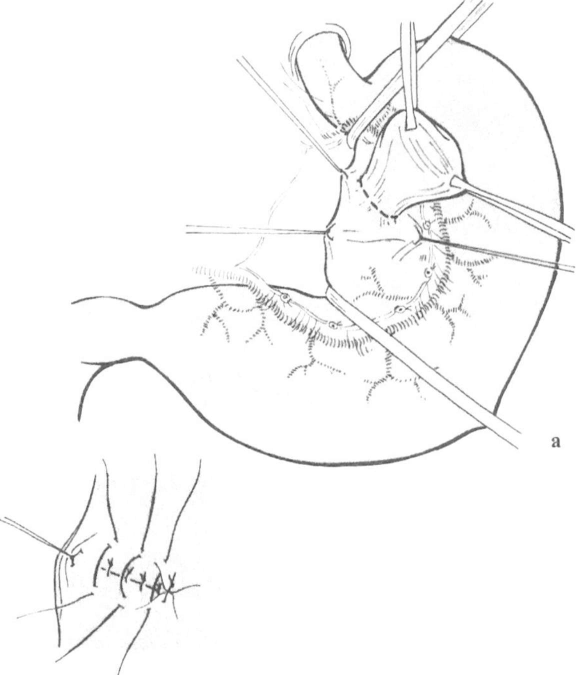

Abb. 5.13 a, b. Divertikel des Magens. Divertikel an der oberen Hinterwand des Magens. Distaler und proximaler Magen sind unterfahren und angezügelt. Das Divertikel ist angeklemmt und herausgezogen, gesunde Magenwand im Abstand von 1–2 cm mit Haltefäden markiert und angezogen. Das Divertikel wird reseziert *(gestrichelte Linie)* und mit zweireihiger Knopfnaht geschlossen

Am leichtesten wird die proximale Hinterwand durch einen Zugang durch das Omentum minus erreicht.

Bei Schwierigkeiten der Darstellung des Divertikels wird der distale Magen abgeklemmt und die Lichtung mit Wasser gefüllt.

Die gesunde Magenwand um das Divertikel wird zirkulär mit Haltefäden markiert (Abb. 5.13a), das Divertikel angeklemmt und die prolabierte Schleimhaut reseziert. Nur kleine Divertikel dürfen lediglich eingestülpt werden. Soweit wie möglich wird die Innenfläche des Magens kontrolliert (vgl. Abb. 5.1 b). Zum Verschluß wird die Kante der Tunica muscularis palpatorisch identifiziert und eine einreihige Allschichtknopfnaht angebracht; diese Nahtreihe wird durch seromuskuläre Einzelnähte gedeckt (Abb. 5.13b).

Literatur

Gastrotomie
Schmieden V (1933) Gastrotomie. In: Sauerbruch F, Schmieden V (Hrsg) Chirurgische Operationslehre, Bd III, 47–48

Gastroenterostomie
Braun H (1892) Über Gastro-Enterostomie und gleichzeitig ausgeführte Entero-Anastomose. Langenbecks Arch Klin Chir 45:361–364
Brenner A (1892) Zur Technik der Gastroenterostomie. Wien Klin Wochenschr 5:375–376
Courvoisier LG (1883) Gastro-Enterostomie nach Wölfler bei inoperablem Pylorus-Karzinom. Zentralbl Chir 10:794–796
Lahey FH (1944) A simple useful anterior gastroenterostomy. Surgery 78:169–172
Mayo WJ (1906) The technique of gastrojejunostomy. Ann Surg 43:537–542
McCleery RS, Kesterson JE, Proffett JH (1951) The technique of gastrojejunostomy. Ann Surg 134:844–852
Sharer RF (1948) Complications of gastroenterostomy. Arch Surg 56:528–537
Wölfler A (1881) Gastro-Enterostomie. Zentralbl Chir 8:705–708

Gastrostomie
Janeway HH (1913) Eine neue Gastrostomiemethode. MMW 60:1705–1707
Kader B (1896) Zur Technik der Gastrostomie. Zentralbl Chir 23:665–670
Spivak JL (1929) Eine neue Methode der Gastrostomie. Bruns' Beitr Klin Chir 147:308–318
Stamm W (1894) Gastrostomy by a new method. Med Welt 65:324–326
Thorek M (1932) Tobo-valvular gastrostomy. Illinois Med J 62:347–349
Witzel O (1891) Die Technik der Magenfistelanlegung. Zentralbl Chir 18:601–604

Lokale Exzision
Deuscher F (1957) Die chirurgische Behandlung der Divertikel des Magen-Darm-Traktes. Helv Chir Acta 24:435–443
Schreiber HW (1969) Gastrotomie. In: Baumgartl F, Kremer K, Schreiber HW (Hrsg) Spezielle Chirurgie für die Praxis, Bd. II/1. Thieme, Stuttgart, S. 64–67
Schreiber HW (1969) Magendivertikel. In: Baumgartl F, Kremer K, Schreiber HW (Hrsg) Spezielle Chirurgie für die Praxis, Bd. II/1. Thime, Stuttgart, S. 74–77
Walters W (1946) Diverticula of the stomach. J Am Med Ass 131:954–956
Wilson JW, Wilson BJ (1956) Pseudoulceration of the stomach and duodenum produced by traction diverticula. Am J Roentgenol 75:297–307

6 Billroth-I-Resektion

H.D. BECKER

Allgemeines

Die Billroth-I-Gastroduodenostomie beinhaltet eine Resektion des distalen Magens unter Mitnahme des Pylorus. Die Wiederherstellung der gastrointestinalen Kontinuität erfolgt durch eine Gastroduodenostomie. Bedeutet die Antrektomie die alleinige Exstirpation des Magenantrums, schließt die Billroth-I-Resektion meist eine ausgedehnte Resektion des Korpus im Bereich der kleinen Kurvatur ein. Die Gastroduodenostomie wird als End-zu-End- oder als End-zu-Seit-Anastomose angelegt.

Indikationen

Ulcus ventriculi (Typ I nach Johnson).
Rezidivulkus nach Vagotomie.
Im Rahmen der sog. „combined operation".
Ulcus duodeni (nur in Kombination mit einer Vagotomie).
Blutendes Ulcus ventriculi.
Kompliziertes Ulcus duodeni.
Magenkarzinom.

Anatomische Vorbemerkungen

Die Billroth-I-Resektion verlangt eine exakte Kenntnis der anatomischen Strukturen des Magens und seiner Umgebung, da neben der Resektion des Magens und der kleinen Kurvatur v.a. auch eine Mobilisation des Duodenums zur Erstellung einer spannungsfreien Anastomose notwendig ist (Abb. 6.1–6.4). Die Operation nach Bill-

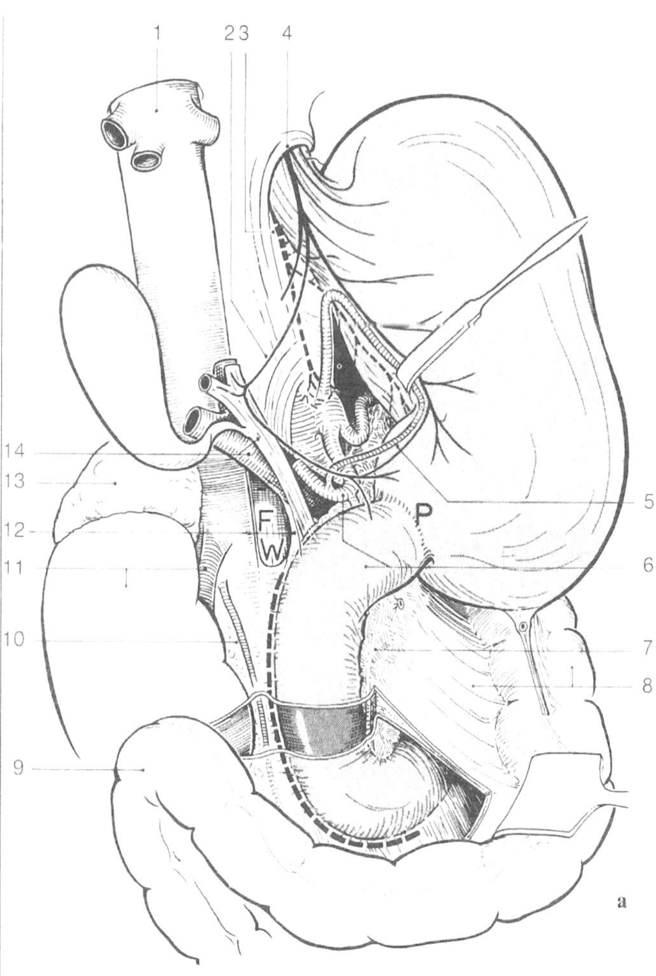

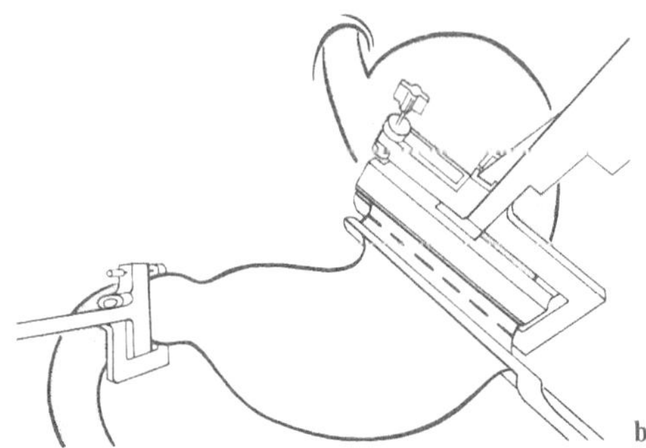

Abb. 6.1. a Topographische Anatomie des Magens mit Beziehung zu den umgebenden Organen, der Gefäßversorgung und der Innervation. Am Duodenum *gestrichelt* die Inzision für das Kocher-Manöver (*FW* Foramen Winslowi, *P* Pylorus)
1 V. cava inferior. *2* R. hepaticus (trunci vagalis anterioris). *3* Truncus vagalis posterior. *4* Truncus vagalis anterior. *5* A. gastrica sinistra. *6* A. hepatica propria, Bulbus duodeni. *7* Pankreas. *8* Mesokolon, Colon transversum. *9* Flexura coli dextra. *10* V. ovarica/spermatica dextra. *11* V. renalis, Ren. *12* Mesoduodenum. *13* Glandula suprarenalis. *14* V. portae, Ductus choledochus.
b Absetzen des Magens mit dem Klammergerät TA

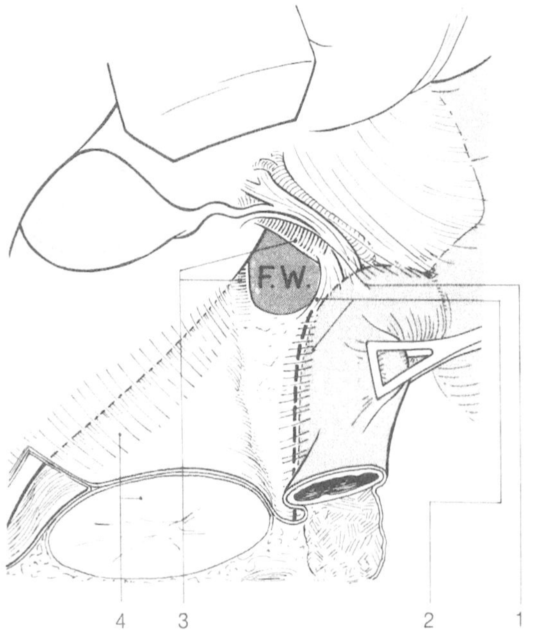

Abb. 6.2. Seitliche Ansicht des Duodenums und des Foramen Winslowi; Lokalisation der Inzision für das Kocher-Manöver *(gestrichelte Linie).*
1 Lig. hepatoduodenale. *2* Mesoduodenum. *3* V. cava inferior; V. portae. *4* Lig. hepatorenale; Ren

Abb. 6.3a. Topographische Anatomie der Region des Pylo- ▷ rus und des Lig. hepatoduodenale
1 Schnittkante des Peritoneums. *2* Ren. *3* Glandula suprarenalis. *4* V. cava inferior. *5* V. azygos. *6* Cisterna chyli. *7* Aorta abdominalis. *8* V. hemiazygos. *9* A. gastrica sinistra. *10* Omentum minus. *11* A. lienalis. *12* V. lienalis. *13* Ventriculus. *14* A. pancreaticoduodenalis. *15* Pylorus. *16* Bulbus duodeni. *17* Lig. hepatoduodenale, Ductus choledochus. *18* Mesoduodenum. **b** Topographische Anatomie der Gefäßversorgung des distalen Magens und des proximalen Duodenums.
1 V. portae; Lig. hepatoduodenale. *2* A. hepatica propria. *3* A. gastrica dextra. *4* V. portae. *5* A. hepatica communis. *6* V. gastrica dextra (V. coronaria dextra). *7* Vasa pylorica. *8* A. pancreaticoduodenalis. *9* Vasa duodenalia. *10* A. supraduodenalis. *11* Ductus choledochus

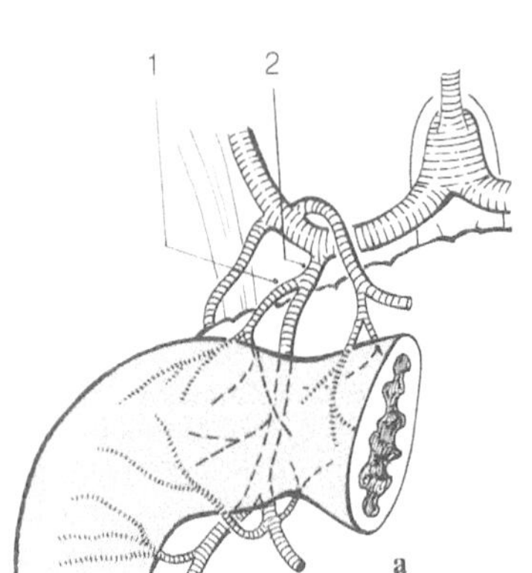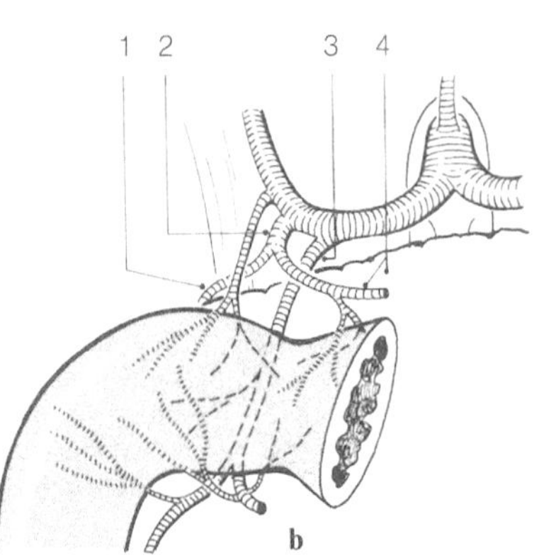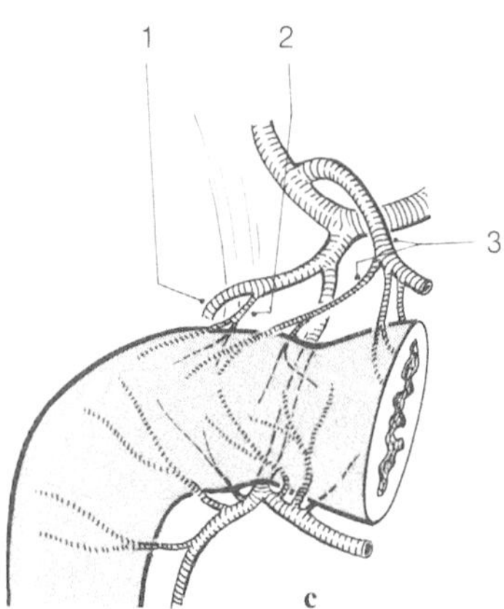

Abb. 6.4a–f. Gefäßversorgung der Pylorusregion. **a** Häufigste Variante: Von der A. gastroduodenalis geht relativ frühzeitig ein oberer Ast ab.
1 A. supraduodenalis. *2* A. gastroduodenalis.

b Gemeinsamer Ursprung von A. gastrica dextra und A. pancreaticoduodenalis posterior.
1 A. pancreaticoduodenalis posterior superior. *2* A. gastropancreatica (Variante). *3* A. gastroduodenalis. *4* Pankreas, A. gastrica dextra.
c Aus der A. gastrica dextra entspringt ein zum proximalen Duodenum ziehender Ast.
1 A. pancreaticoduodenalis posterior superior. *2* A. supraduodenalis. *3* A. gastrica dextra, A. supraduodenalis.

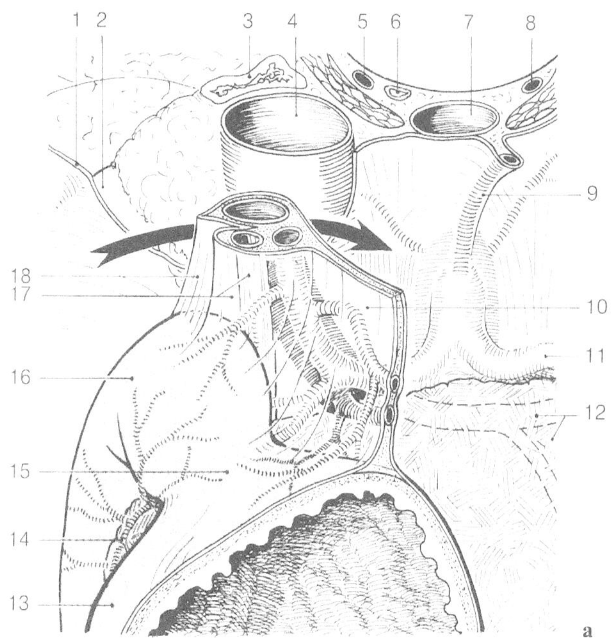

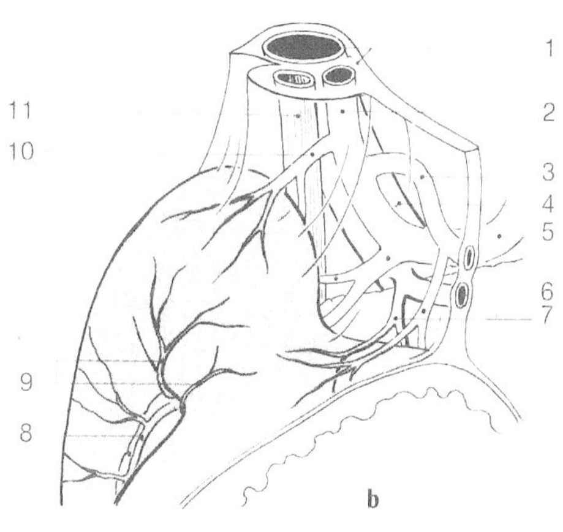

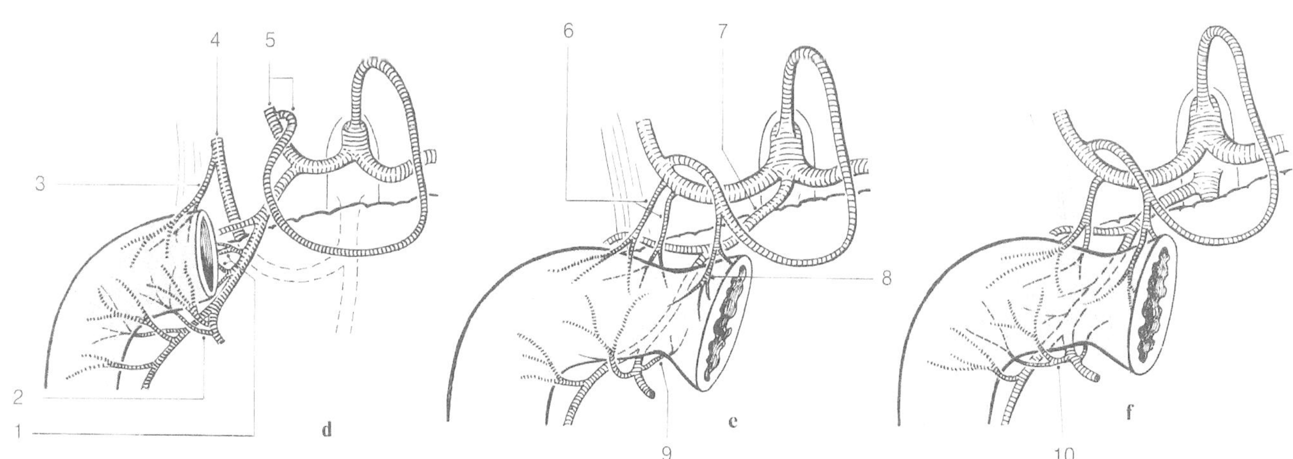

d Die A. hepatica dextra entspringt aus der A. mesenterica superior und gibt einen Ast zum Duodenum ab. Davor liegt die A. gastroduodenalis.

1 Aa. duodenales posteriores (aus der A. gastroduodenalis). *2* Aa. duodenales anteriores et posteriores (aus der A. gastroepiploica dextra). *3* A. supraduodenalis (aus der A. hepatica dextra). *4* A. hepatica dextra (aus der A. mesenterica superior). *5* A. hepatica sinistra, A. gastrica dextra.

e Die A. gastroduodenalis entspringt direkt aus dem Tripus Halleri

6 Aa. supraduodenales anteriores et posteriores. *7* A. gastroduodenalis (aus dem Truncus coeliacus). *8* A. pylorica. *9* R. pyloricus (aus der A. gastroepiploica dextra).

f Die A. gastroduodenalis entspringt aus der A. mesenterica superior

10 A. duodenalis mit Rr. anterior et posterior (aus der A. gastroepiploica dextra)

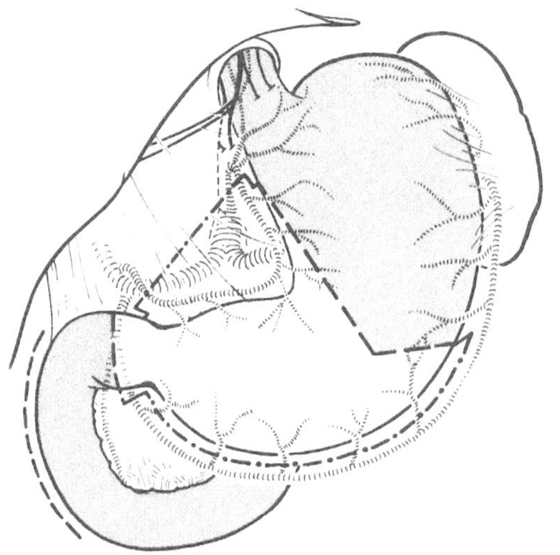

Abb. 6.5. Resektionslinien für die B-I-Resektion. Treppenförmige Resektion des Magens.

roth I empfiehlt sich i. allg. bei gutartigen Erkrankungen. Die Resektion ist besonders ausgedehnt an der kleinen Kurvatur, während an der großen Kurvatur die Arkade der A. gastroepiploica dextra möglichst erhalten bleibt (Abb. 6.5). Die Resektionslinie ist meist treppenförmig angelegt, wobei zur direkten Anastomose zum Duodenum meist der an der großen Kurvatur gelegene Anteil verwendet wird (Abb. 6.6a, b).

Vorbereitung
Vor Beginn der Operation wird eine Magensonde gelegt.

Lagerung: Rückenlage;
Narkose: Allgemeinnarkose;
Zugangswege: oberer Medianschnitt/oberer Schrägschnitt (s. S. 14f).

Hilfreich ist das Einbringen eines Rippenbogenhakens mit relativ schmaler Branche zur Fixation im Bereich des epigastrischen Winkels.

Technik
Nach medianer Oberbauchlaparotomie: Exploration des gesamten Abdomens, möglichst systematisch unter Einteilung des Abdomens in 4 Quadranten. Überprüfung des Lokalbefundes, Festlegen der Resektionsgrenzen an der großen und kleinen Kurvatur (Abb. 6.6). An der großen Kurvatur ist die Resektionsgrenze am Übergang von A. gastroepiploica dextra zu gastroepiploica sinistra, an der kleinen Kurvatur etwa 2–3 cm subkardial; höhere Resektionsgrenzen bei hochgelegenem Ulcus ventriculi.

Lösen des linken Leberlappens mittels Durchtrennung des Lig. triangulare sinistra vom Zwerchfell und Einschlagen des Leberlappens mit dem Leberhaken.

Skelettierung der großen Kurvatur, beginnend am Übergang der A. gastroepiploica dextra zu A. gastroepiploica sinistra (Abb. 6.7). Die Skelet-

Abb. 6.6 a, b. Schematische Darstellung der B-I-Resektion. **a** Treppenförmige Resektion des Magens. **b** Schematische Darstellung der Wiederherstellung der Passage

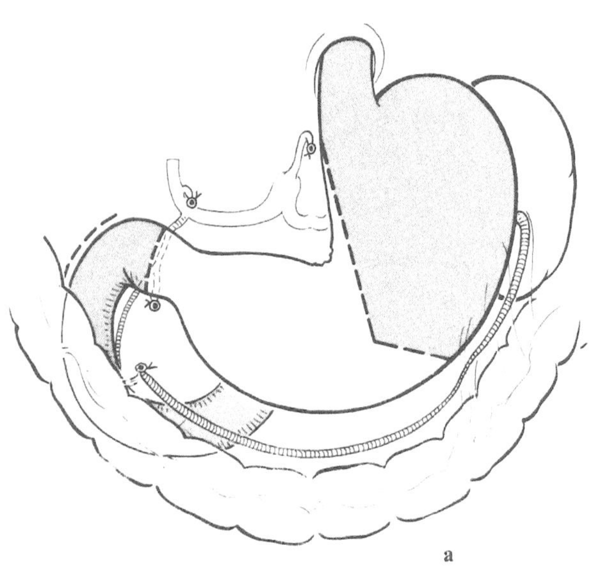

a

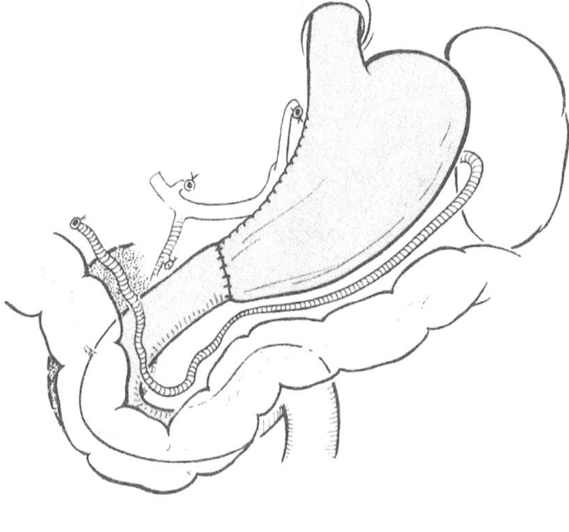

b

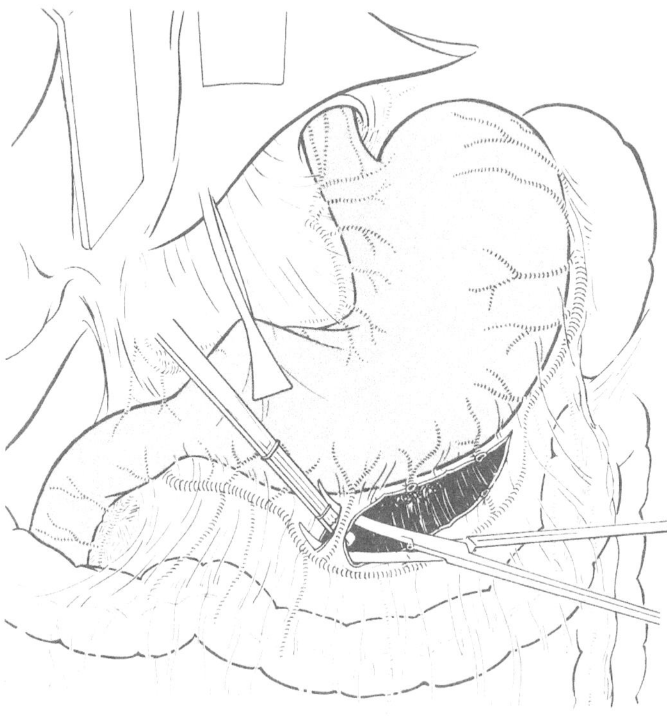

Abb. 6.7. Skelettierung der großen Kurvatur unter Erhaltung der Arkade der A. gastroepiploica dextra

tierung soll zwischen A. gastroepiploica und der Magenwand bei gutartigen Erkrankungen erfolgen. Durchtrennung der A. gastroepiploica dextra unterhalb des Pylorus (Abb. 6.8a, b). Die Skelettierung des Duodenums in Verlängerung der Skelettierung der großen Kurvatur wird auf einer Strecke von ca. 3 cm fortgesetzt (Abb. 6.8b). Teils stumpfe, teils scharfe Skelettierung des retroduo-

denalen Anteils unter Zug nach ventral. Ligatur von kleineren zum Duodenum ziehenden Gefäßen. Ausgedehnte Mobilisation des Duodenums nach Kocher, die rechte Kolonflexur wird nach Durchtrennung des Peritoneums nach distal abgeschoben (Abb. 6.9). Die Inzision des Mesoduodenums erfolgt ca. 1 cm lateral des Duodenums vom Foramen Winslowi bis um das untere Knie (Abb. 6.10). Die Mobilisation des Duodenums erfolgt teils stumpf, teil scharf: der Pankreaskopf kann bis vor die Aorta mobilisiert werden (Abb. 6.11). In das Retroperitoneum wird nach ausreichender Mobilisation eine Tamponade eingelegt.

Bei der Skelettierung der kleinen Kurvatur wird im gefäßfreien Areal des kleinen Netzes zunächst auf einen hinter dem Magen vorgeschobenen Finger eingegangen (Abb. 6.13). Als nächstes erfolgt die Durchtrennung der A. gastrica dextra etwa in Höhe des Pylorus (Abb. 6.14). Skelettierung des oberen freien Duodenums auf einer Strecke von 3–5 cm (Abb. 6.15). Hierbei vorsichtiges, nicht zu tiefes Vorgehen. Fassen des Duodenums distal mit feiner Klemme (z.B. Nakayama-Klemme) und proximal durch eine Magenfaßzange bzw. Abwurfklemme. Das Duodenum wird ca. 1 cm oberhalb der distalen Klemme durchtrennt (Abb. 6.16).

Abb. 6.8. a Durchtrennung der A. gastroepiploica dextra und Skelettierung des proximalen Duodenums.
b Das Duodenum ist auf einer Strecke bis maximal 5 cm mobilisiert.
1 A. gastroduodenalis. *2* A. gastroepiploica dextra. *3* V. gastroepiploica dextra. *4* A. pancreaticoduodenalis

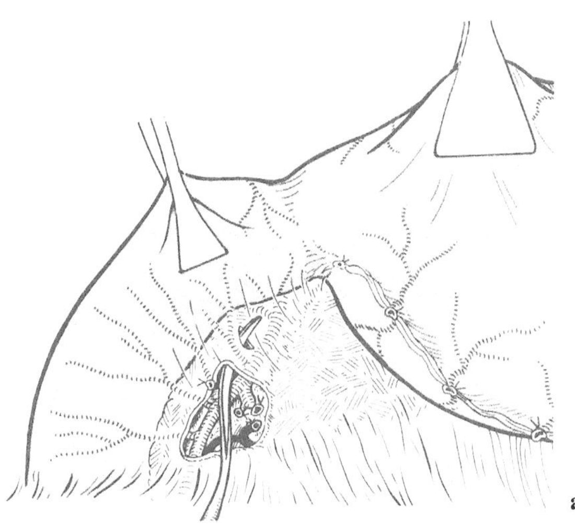

a

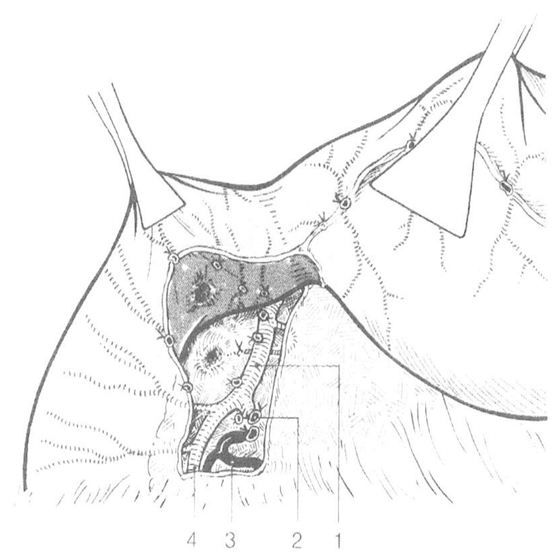

b

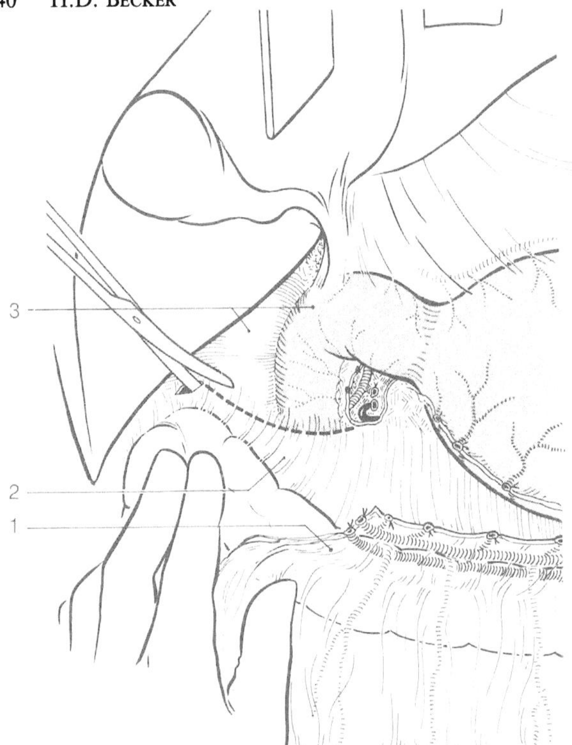

Abb. 6.9. Mobilisation der rechten Kolonflexur.
1 Lig. gastrocolicum. *2* Mesokolon. *3* Bulbus duodeni, Niere

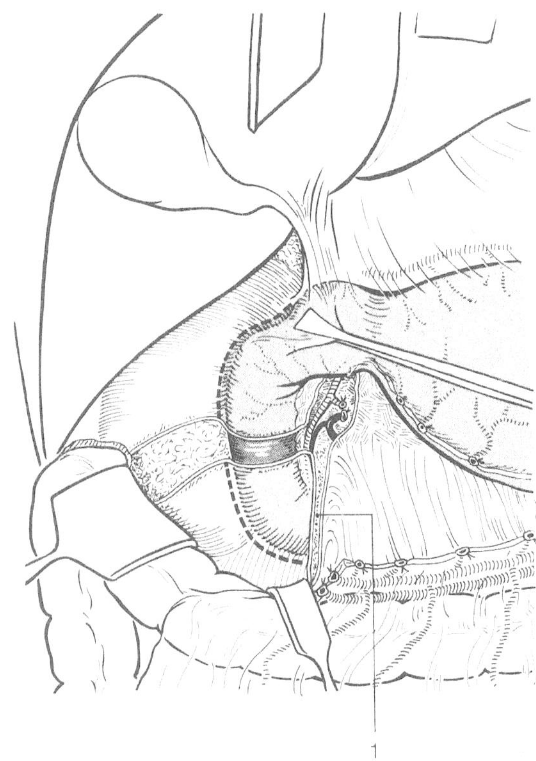

Abb. 6.10. Das Mesokolon ist abgeschoben. Beginn des Kocher-Manövers (*gestrichelte Linie:* Inzision des Mesoduodenums).
1 Mesokolon, vom Duodenum abgeschoben und nach kaudal verzogen

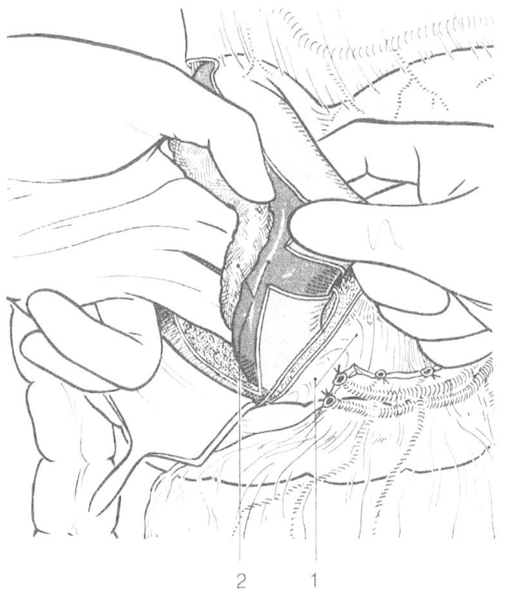

Abb. 6.11. Teils stumpfe, teils scharfe Mobilisation des Pankreaskopfes bis vor die Aorta
1 Mesokolon, abgeschoben und nach kaudal verzogen.
2 Duodenum, mobilisiert; Pankreaskopf

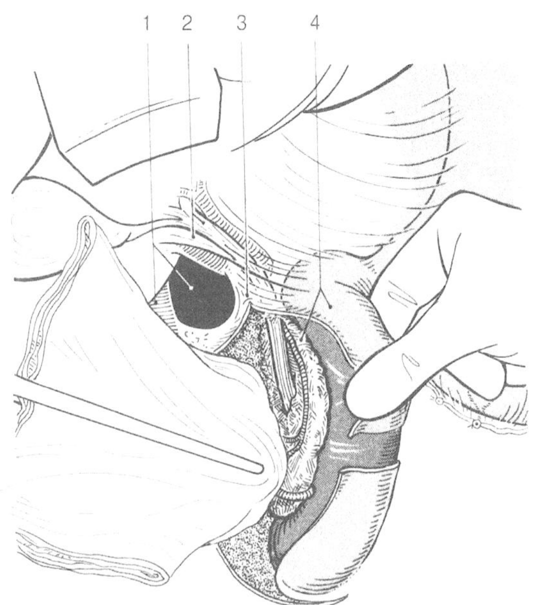

Abb. 6.12. Kocher-Manöver beendet. Mobilisation des Duodenums bis zum Foramen Winslowi. Der Ductus choledochus ist auf der Hinterfläche des Pankreas sichtbar.
1 V. cava inferior; Foramen Winslowi. *2* Rand des Lig. hepatoduodenale, Ductus choledochus. *3* Mesoduodenum. *4* Pankreaskopf; Duodenum (mobilisiert)

Abb. 6.13. Beginn der Skelettierung der kleinen Kurvatu
Nach Unterfahren des Magens Eingehen im gefäßfreie
Areal

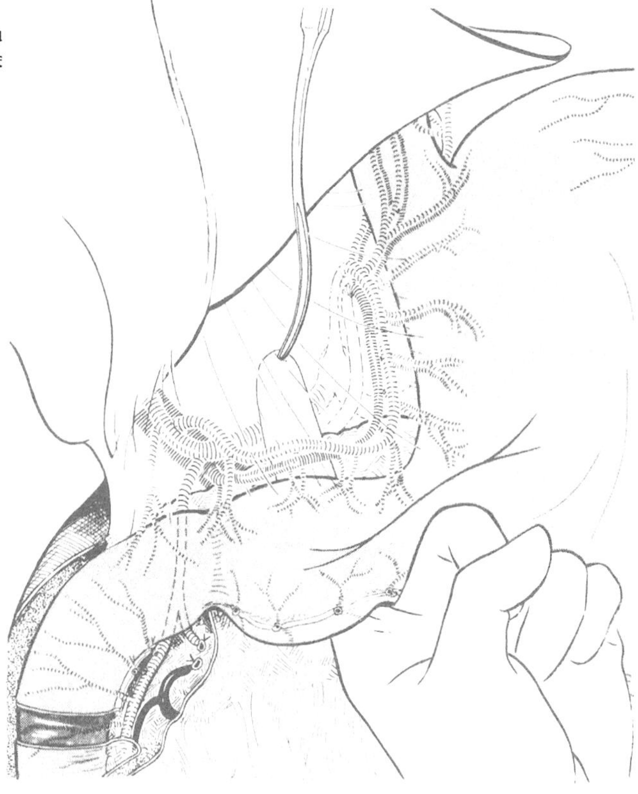

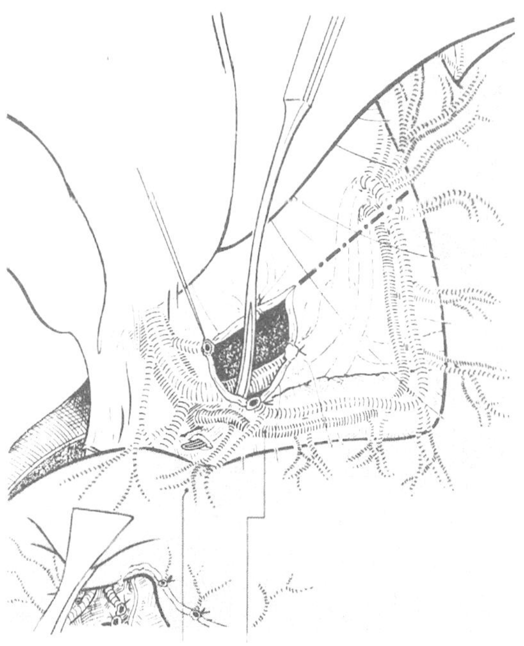

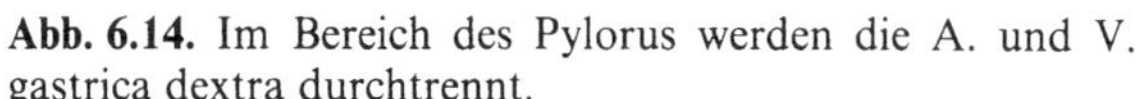

Abb. 6.14. Im Bereich des Pylorus werden die A. und V.
gastrica dextra durchtrennt.

1 V. gastrica dextra mit V. pylorica von einer Rinne unterfahren. *2* Vasa pylorica

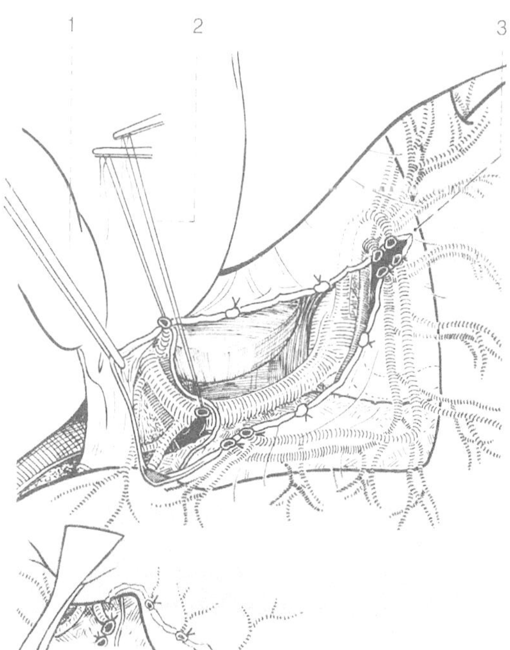

Abb. 6.15. Skelettierung der kleinen Kurvatur ca. 2–3 cm
unterhalb der Kardia.

1 A. gastrica dextra, durchtrennt. *2* V. gastrica dextra (V.
coronaria ventriculi) durchtrennt. *3* Vasa gastrica sinistra,
durchtrennt

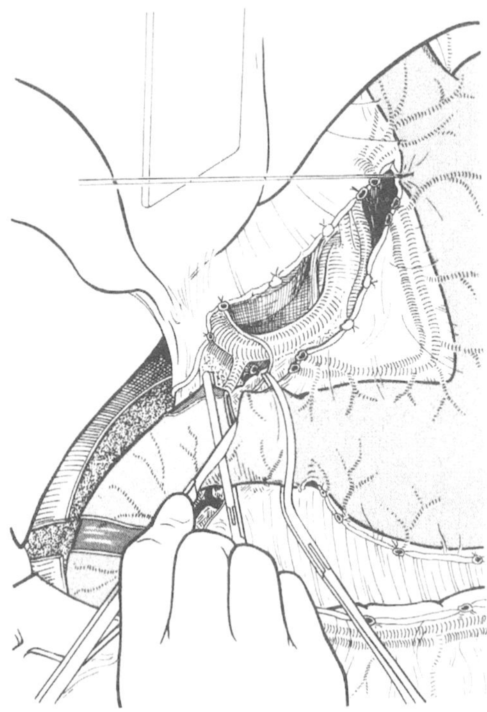

Abb. 6.16. Fassen des Duodenums mit einer Nakayama-Klemme am distalen Magenrest. Durchtrennung des Duodenums. Anbringen eines Haltefadens an der kleinen Kurvatur

Hochschlagen des distalen Magens evtl. vorhandene narbige Verbindungen zur Pankreasvorderwand, ausgehend von Ulzerationen, werden teils stumpf, teils scharf durchtrennt (Abb. 6.17). Skelettierung der kleinen Kurvatur bis zur festgelegten Resektionslinie. Anbringen eines Haltefadens, nachdem die kleine Kurvatur befreit worden ist (Abb. 6.18). Verschluß des proximalen Magenanteiles durch einen Nähapparat TA 90 (Abb. 6.19), sonst Verschluß des proximalen Magens durch weiche Darmklemmen, wobei der distale Anteil des Magens mittels Magenfaßzwange gehalten wird. Durchtrennung und Absetzen des Magens unmittelbar distal des Nähapparates, der noch geschlossen ist.

Von der großen Kurvatur wird mit einer zweiten, gleich großen Klemme wie am Duodenum ein zur Anastomose geeignetes Magenwandstück gefaßt (Abb. 6.20). Absetzen des überstehenden Zipfels. Serosierung der ehemaligen kleinen Kurvatur.

Abb. 6.17. Hochschlagen des Magens. Lösen von Verwachsungen zur Pankreaskapsel

Man beginnt an der Spitze der Klemme bis zum oberen Haltefaden mittels fortlaufender Naht mit resorbierbarem Faden (Stärke 2/0). Jetzt Annäherung beider Klemmen zur Erstellung der Hinterwandnaht. Beginn der Anastomosennaht der Hinterwand (Abb. 6.21). Naht jeweils unter den Spitzen der Nakayama-Klemmen seromuskulär (resorbierbarer Faden, 3/0). Bei der ersten Naht an der früheren kleinen Kurvatur werden am Magen Vorder- und Hinterwand gefaßt, während am Duodenum nur der Oberrand seromuskulär gefaßt wird. Legen von 7–8 weiteren seromuskulären Nähten für die Hinterwandnaht (Abb. 6.22a). Nach Knoten der Hinterwandeinzelknopfnähte Öffnen der Klemme und fortlaufende Hinterwandnaht (resorbierbarer Faden, 3/0; Abb. 6.22b). Fortlaufende Naht der Vorderwand (resorbierbarer Faden, 3/0, einstülpend; Abb. 6.22c). Die Naht kann auch mit Einzelknopfnähten erstellt werden. Serosierung der Vorderwandanastomose durch zusätzliche fortlaufende Naht.

Wichtig ist die Serosierung der sog. Jammerecke an der kleinen Kurvatur und am Duodenum durch eine zusätzliche Dreipunktnaht (Abb. 6.22d). Die Anastomose wird durch eine ins Duodenum vorgeschobene Magensonde gesichert.

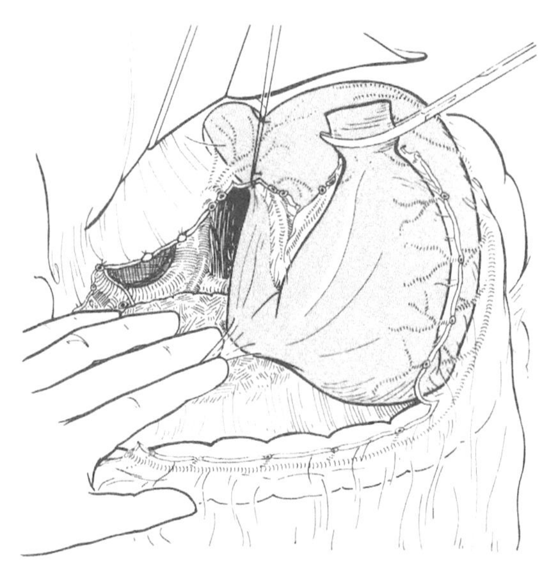

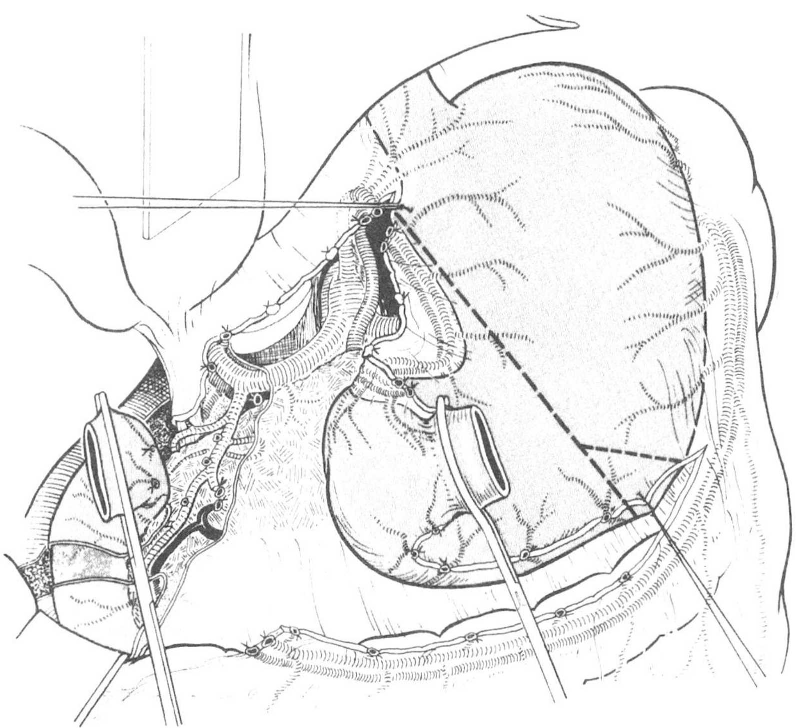

Abb. 6.18. Festlegen der Resektionslinie, die von der großen Kurvatur bis unmittelbar subkardial reicht. Markierung der Resektionslinie mit Haltefäden

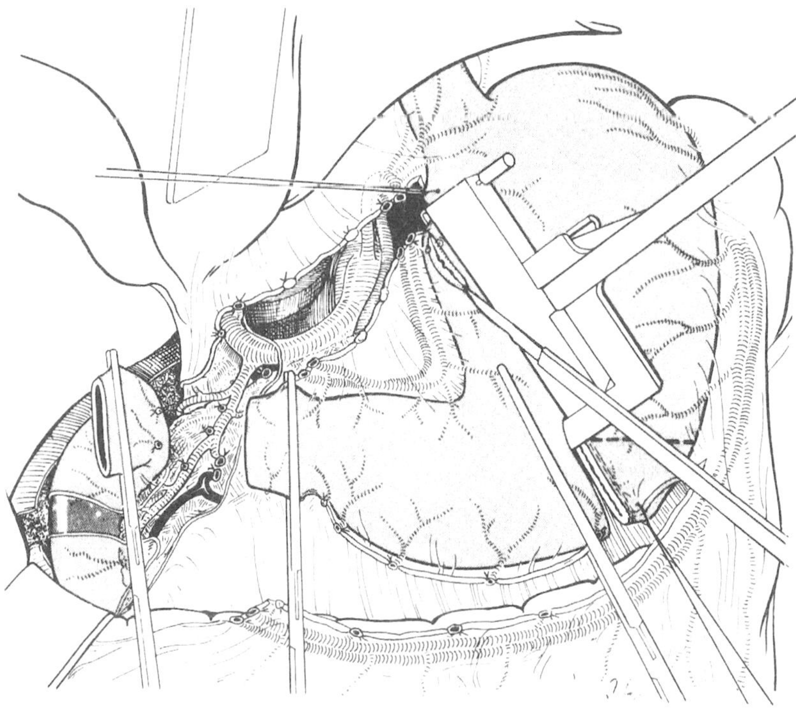

Abb. 6.19. Verschluß des proximalen Magenanteils durch Nähapparat TA 90

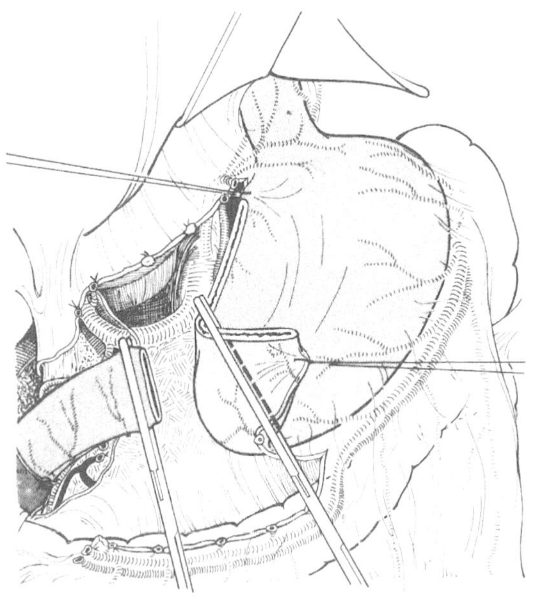

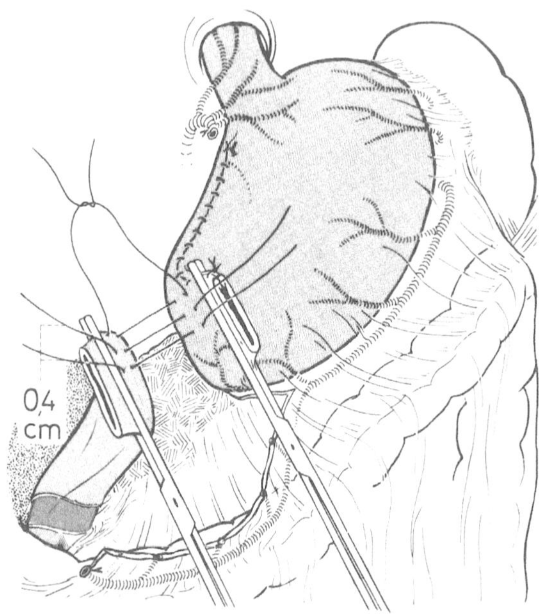

Abb. 6.20. Fassen eines der unteren Klemme entsprechend großen Anteils des Magens an der großen Kurvatur. Absetzen des überstehenden Zipfels. Serosierung der neuen kleinen Kurvatur

Abb. 6.21. Beginn der Hinterwandnaht durch Einzelknopfnähte (resorbierbares Nahtmaterial, 3/0)

Alternative: terminolaterale Gastroduodenostomie

Nach ausgedehnter Mobilisation des Duodenums nach Kocher und Verschluß des Duodenalstump-

Abb. 6.22 a–d. Terminoterminale Gastroduodenostomie. **a** Legen aller Hinterwandnähte. Nach Knoten Öffnen der Klemme. **b** Fortlaufende Hinterwandnaht (resorbierbares Nahtmaterial, 3/0). **c** Fortlaufende einstülpende Vorderwandnaht. **d** Nach seromuskulärer fortlaufender Naht zusätzliche Sicherung der sog. Jammerecke durch Dreipunktnaht

fes (s. S. 50 ff) Legen von seromuskulären Einzelknopfnähten (resorbierbares Nahtmaterial, 3/0), am Duodenum wird die Pankreaskapsel mitgefaßt (Abb. 6.23 a). Die Duodenotomie soll schräg angelegt sein (evtl. geringerer duodenogastrischer Reflux, größeres Kaliber der Anastomose). Nach Inzision des Duodenums und Öffnen der am Magen liegenden Klemme fortlaufende Schleimhautnaht der Hinterwand (Abb. 6.23 b), invertierende fortlaufende Schleimhautnaht der Vorderwand (Abb. 6.23 c), seromuskuläre Vorderwandnaht, zu-

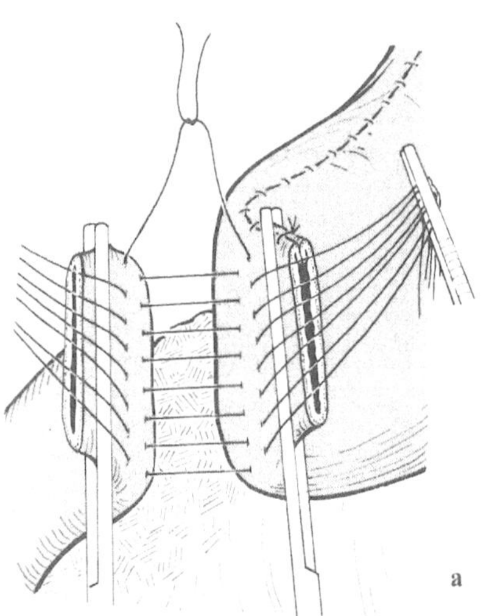

a

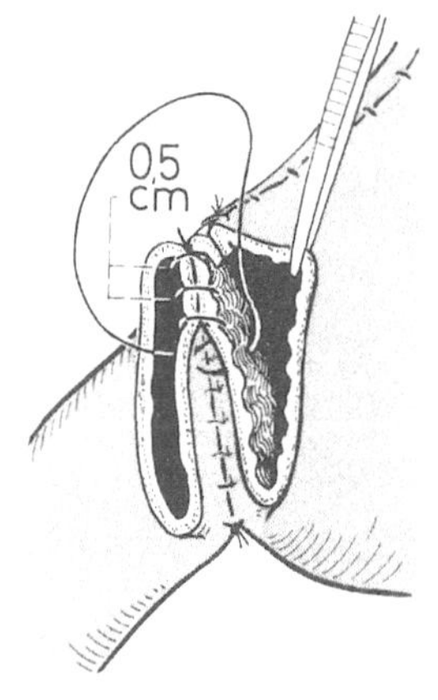

b

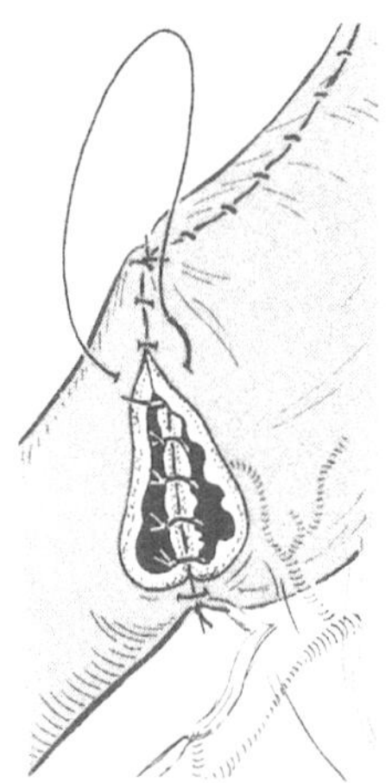

c

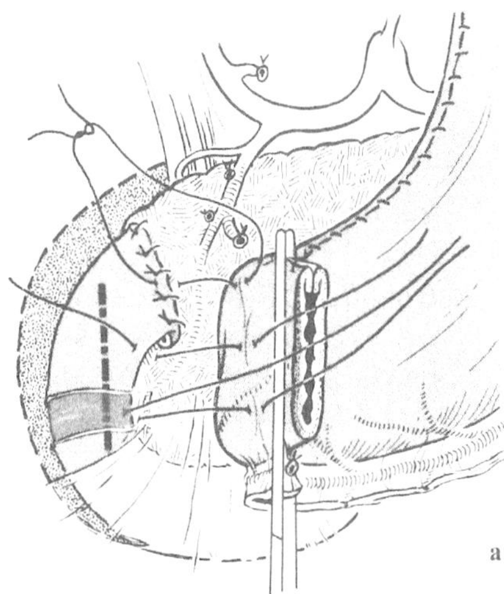

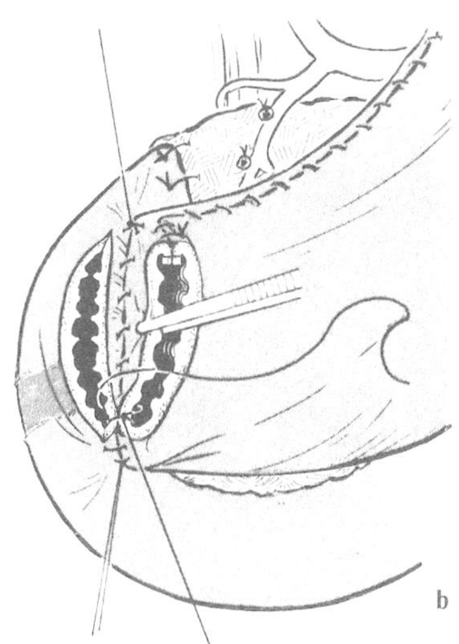

Abb. 6.23 a–d. Terminolaterale Gastroduodenostomie.
a Nach Mobilisation des Duodenums nach Kocher zunächst
Legen der Hinterwandnähte. Dabei Fassen der Pankreaskapsel im Bereich des Duodenalstumpfes. **b** Schräge Inzision des Duodenums nach Knoten der Hinterwandnaht.
Fortlaufende 2. Reihe der Hinterwandnaht. **c** Einstülpende
Vorderwandnaht fortlaufend. **d** Nach Erstellung der seromuskulären Vorderwandnaht zusätzliche Sicherung des
oberen Wundwinkels durch Dreipunktnaht

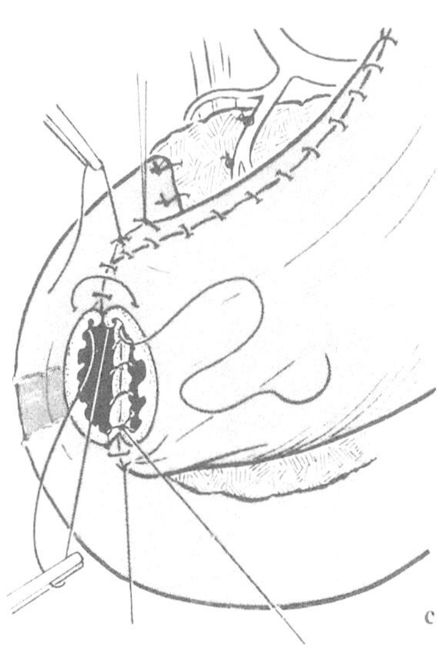

sätzliche Sicherung mit exakter Serosierung im Bereich des Winkels der kleinen Kurvatur und der
Gastroduodenostomie (Abb. 6.23 c).

Die Anastomosen sind auch maschinell zu erstellen, wobei sowohl terminolaterale Formen
(Abb. 6.24a, b) als auch terminoterminale Modifikationen (Abb. 6.25 a–e) Anwendung finden.

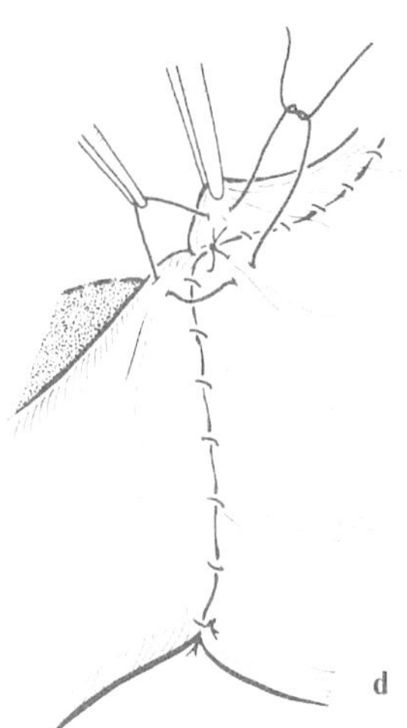

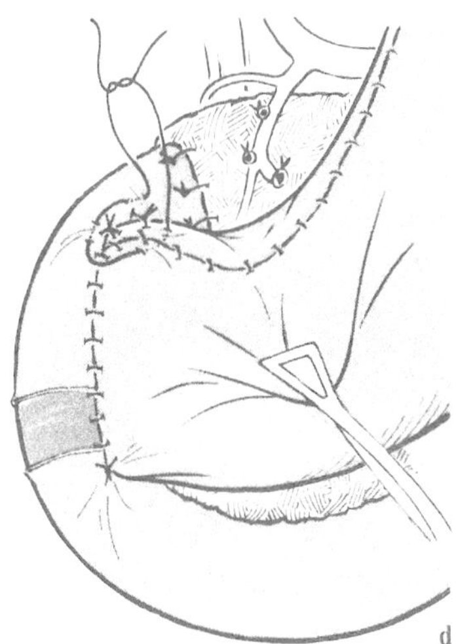

Abb. 6.23

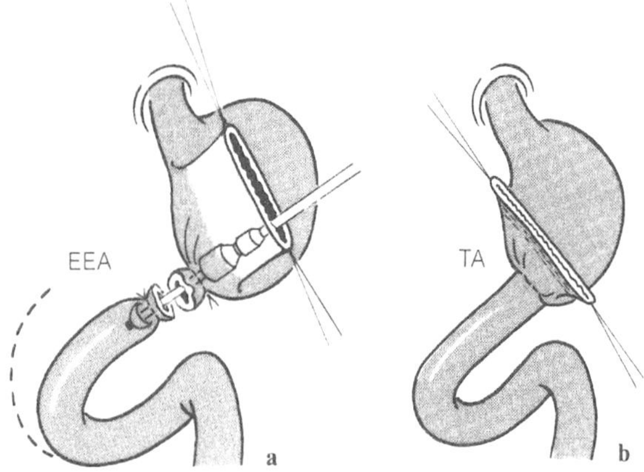

Abb. 6.24 a, b. Maschinelle Gastroduodenostomie. **a** Durch den offenen Magenquerschnitt geht man mit dem Nähapparat EEA ein. **b** Nach Erstellen der Anastomose an der Hinterwand wird der Magenquerschnitt mit TA 90 verschlossen

Kardianahes Ulkus

Bei kardianahem Ulkus ist zur besseren Übersicht der Kardiaregion zunächst ein dicker Magenschlauch bis in den Magen vorzuschieben. Die kleine Kurvatur wird offen unter Fingerführung bis zur Kardia abgesetzt (Abb. 6.26a). Die Versorgung erfolgt in gleicher Weise durch Erstellung einer kleinen Kurvatur, wobei die Serosierung der kleinen Kurvatur mit Einzelknopfnähten erstellt werden soll. Zur Sicherung der Nahtreihe im Bereich der Kardia kann eine Fundoplikation oder Hemifundoplikation sinnvoll sein. Eine weitere Methode zur Sicherung der Kleinkurvaturnaht ist die Deckung durch eine ausgeschaltete Dünndarmschlinge (vgl. Abb. 7.32, S. 68 und Abb. 8.21a, b, S. 83).

„Combined operation" nach Harkins

Bei der „combined operation" wird die selektivgastrale Vagotomie mit der Antrumresektion und Billroth-I-Gastroduodenostomie kombiniert (Abb. 6.27). Bei der selektiv-gastralen Vagotomie (s. S. 211), die im Rahmen der „combined operation" vorgenommen wird, erscheint es wichtig, daß einige Äste der A. gastrica sinistra den Kardiabereich bzw. Areale der kleinen Kurvatur versorgen, um eine gute Wundheilung zu garantieren (Abb. 6.28).

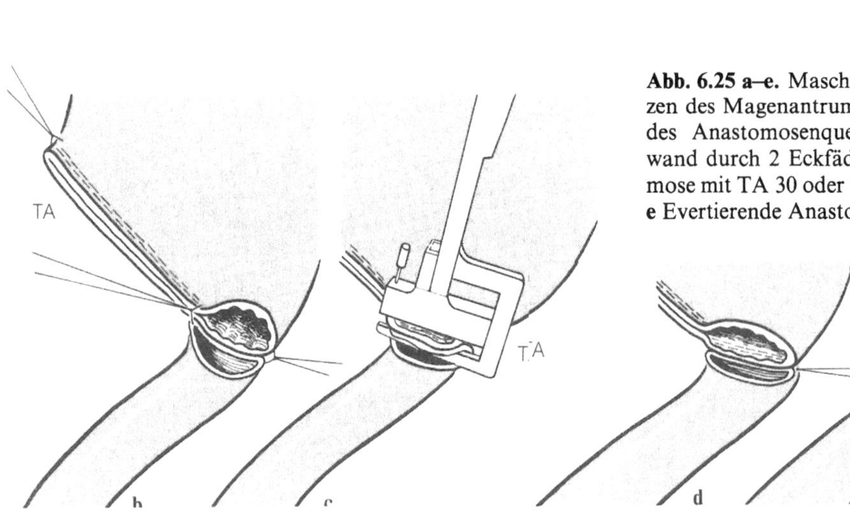

Abb. 6.25 a–e. Maschinelle Gastroduodenostomie. **a** Absetzen des Magenantrums mit TA 90 oder 55 unter Freilassen des Anastomosenquerschnitts. **b** Adaptation der Hinterwand durch 2 Eckfäden. **c** Maschinelle Hinterwandanastomose mit TA 30 oder 55. **d** Anastomosenhinterwand erstellt. **e** Evertierende Anastomosenvorderwand mit TA 55 oder 30

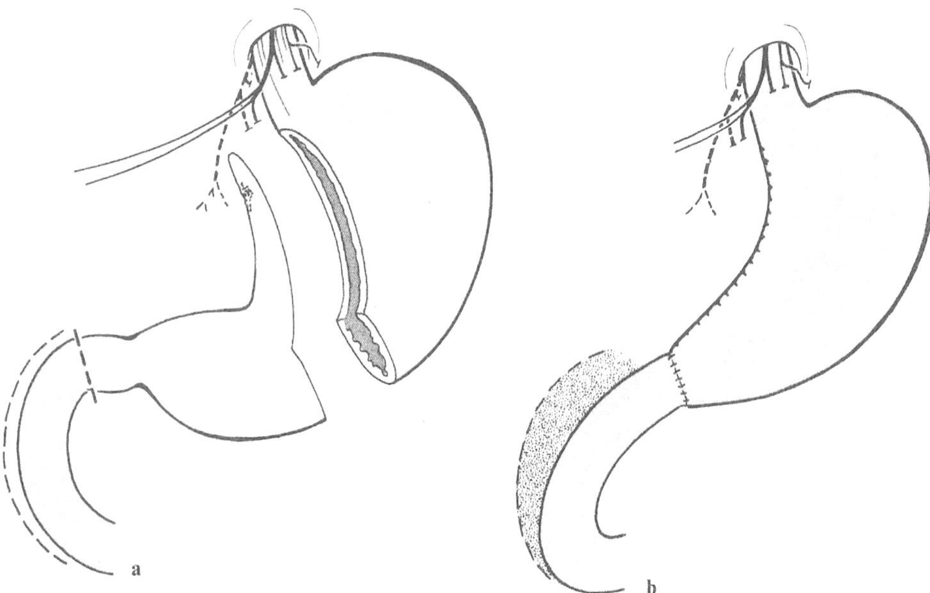

Abb. 6.26 a, b. Resektion eines subkardial gelegenen Ulkus.
a Offenes Absetzen der kleinen Kurvatur unter Mitnahme
des Ulkus. **b** Rekonstruktion nach Billroth I

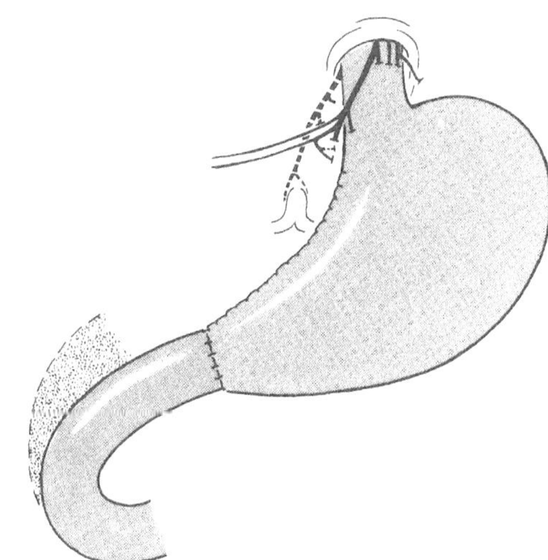

Abb. 6.27. Die „combined operation" nach Harkins bein- ▷
haltet selektiv-gastrale Vagotomie und B-I-Resektion

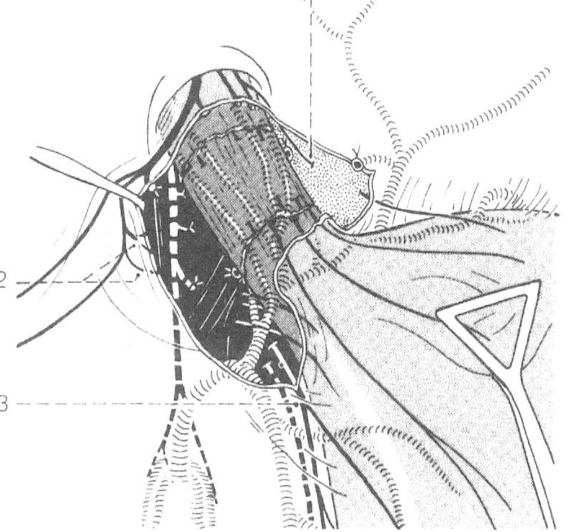

Abb. 6.28. Selektiv-gastrale Vagotomie bei „combined operation". Wichtig ist der Erhalt von einigen Ästen der A.
gastrica sinistra für die Versorgung des proximalen Magenstumpfes, v.a. im Bereich der kleinen Kurvatur. Daher relativ hohes, ösophagusnahes Eingehen zur selektiv-gastralen
Vagotomie.
1 Rr. ad fornicem (Plexus gastrici anteriores) durchtrennt.
2 Rr. ad cardiam, durchtrennt. *3* Latarjet-Nerv, Rr. anterior
et posterior, durchtrennt

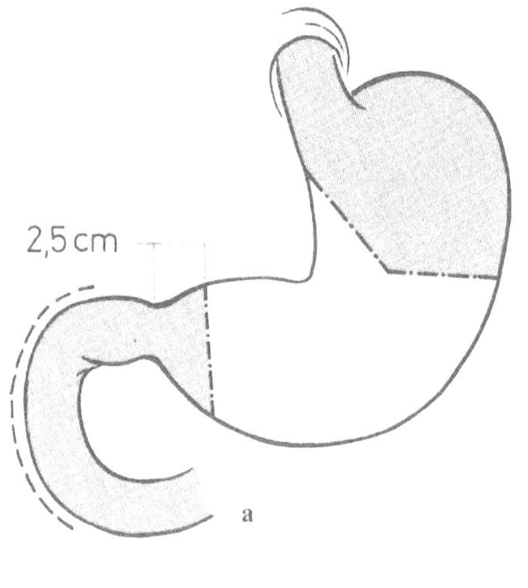

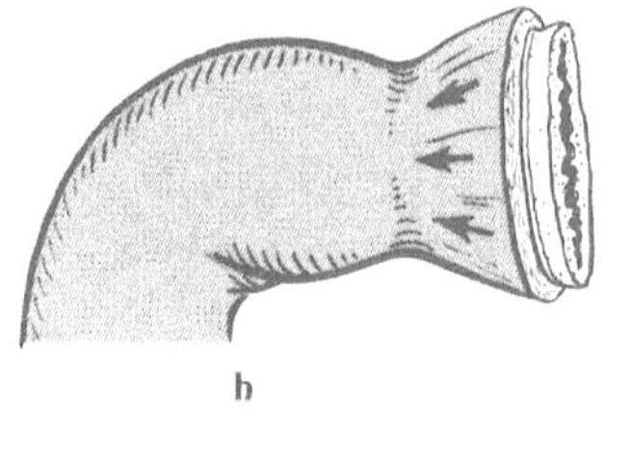

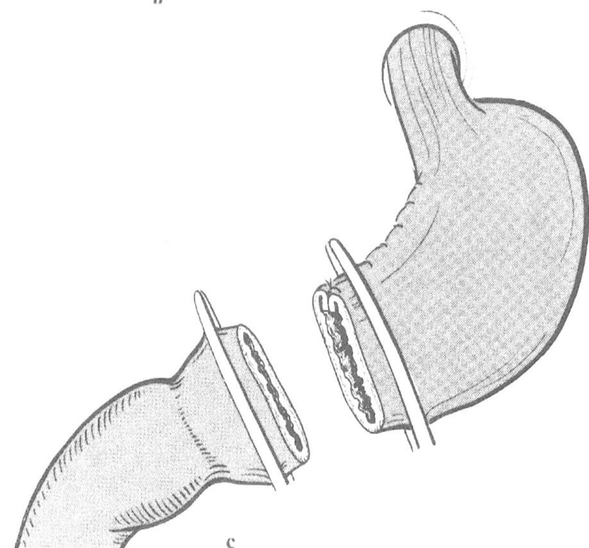

Pyloruserhaltende Resektion nach Maki

Festsetzung der Resektionsgrenze 2,5 cm proximal des Pylorus, der distale Magenanteil wird mit einer Klemme gefaßt, um ein Zurückweichen der Muskulatur zu verhindern (Abb. 6.29 a–c). Resektion und Versorgung des proximalen Magenanteils wie bei der Billroth-I-Resektion (Abb. 6.29 c). Die Anastomose wird zweireihig wie bei der Billroth-I-Resektion zwischen Klemmen erstellt (Abb. 6.29 d, e). Lösen der Klemmen nach Fertigstellung der hinteren seromuskulären Nahtreihe. Zusätzliches Decken der kleinen Kurvatur durch eine seromuskuläre Dreipunktnaht (Abb. 6.29 e).

Intraoperative Komplikationen

Blutungen aus Magenarterien, Verletzung von Pankreas, Gallenwegen oder Milz. Beachte die große Variationsbreite der Strukturen im Bereich des Lig. hepatoduodenale. Blutungen werden gezielt umstochen, Parenchymläsionen am Pankreas werden durch feine Knopfnähte und Drainage versorgt. Bei Verletzungen der Milz versucht man, das Organ durch Lichtkoagulation, Gewebekleber, Naht oder Segmentresektion weitestgehend zu erhalten. Defekte am Gallengang versorgt man mit

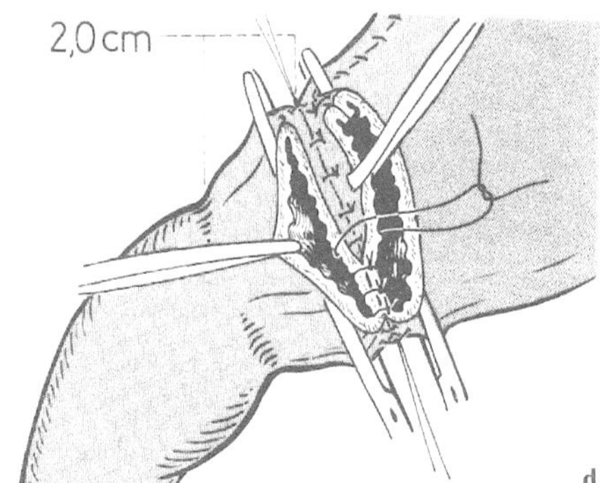

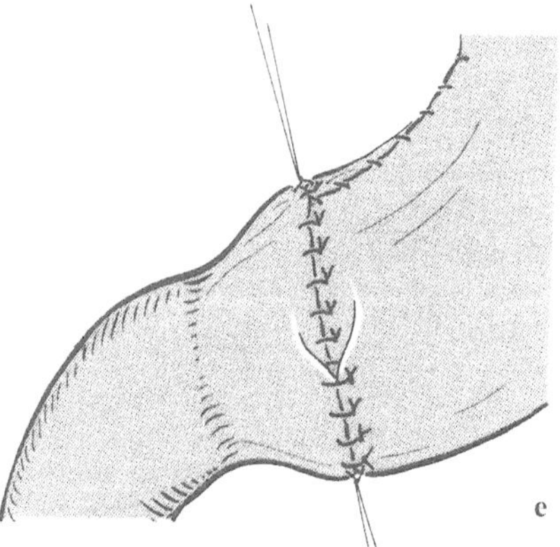

Abb. 6.29 a–e. Pyloruserhaltende Resektion nach Maki. **a** Festlegen der Resektionsgrenzen. **b** Bei frühzeitigem Lösen der Klemmen retrahiert sich die Muskulatur des präpylorischen Antrums. **c** Adaptation des proximalen und distalen Magenanteils nach Wiederherstellung der kleinen Kurvatur. **d** Distaler präpylorischer Anteil mindestens 2 cm. Zweireihige Anastomose für die Hinterwand und fortlaufend oder Einzelknopfnähte für die Muskularis. Zweireihige identische Vorderwandnaht. Zusätzliche Sicherung der sog. Jammerecke (**e**)

feinstem resorbierbarem Nahtmaterial. Die Nähte werden quer zur Längsachse geführt, wobei die Nahtreihe durch eine T-Drainage innen geschient wird. Besonders komplikationsgefährdet in der postoperativen Phase ist eine unter Spannung stehende Gastroduodenostomie, daher ist die ausgedehnte Mobilisation des Duodenums besonders wichtig sowie eine dosierte Skelettierung der großen Magenkurvatur. Ist auch unter Respektierung dieser Maßnahmen keine spannungsfreie Anastomose zu erzielen, ist auf die B-II-Methode auszuweichen bzw. eine Modifikation nach Roux zu wählen.

Postoperative Komplikationen. Siehe S. 332.

Literatur

Harkins HN, Jesses JE, Stevenson JK, Nyhus LM (1960) The combined operation for peptic ulcer. Arch Surg 80:743
Maki T, Shiratori T, Hatafuku T, Sugawara K (1967) Pylorus preserving gastrectomy as an improved operation for gastric ulcer. Surgery 61:838

7 Partielle Gastrektomie mit Billroth-II-Resektion und alternative Methoden

L. Olbe und H.D. Becker

Allgemeines

Partielle Magenresektion heißt Resektion der distalen 50–80% des Magens und Verschluß des Duodenalstumpfes. Die gastrointestinale Passage wird durch eine Gastrojejunostomie wiederhergestellt. Seit der Originalmethode von Billroth ist eine Vielzahl von verschiedenen Rekonstruktionsmöglichkeiten angegeben worden. Alle Formen der distalen Magenresektion mit Gastrojejunostomie werden unter dem Überbegriff Billroth-II-Rekonstruktion zusammengefaßt.

Indikationen

Klassische Indikation beim Ulkus ist der erheblich narbige Umbau des proximalen Duodenums sowie bei Penetration in den Pankreaskopf. Der technisch neuralgische und komplikationsträchtige Akt ist der Verschluß des Duodenums.

Beim Karzinom des Magenantrums, speziell beim intestinalen Tumortyp, bei Lokalisation in der Korpus-Fundus-Region und beim diffusen Typ sowie bei submukösem Wachstum ist die subtotale Gastrektomie angezeigt.

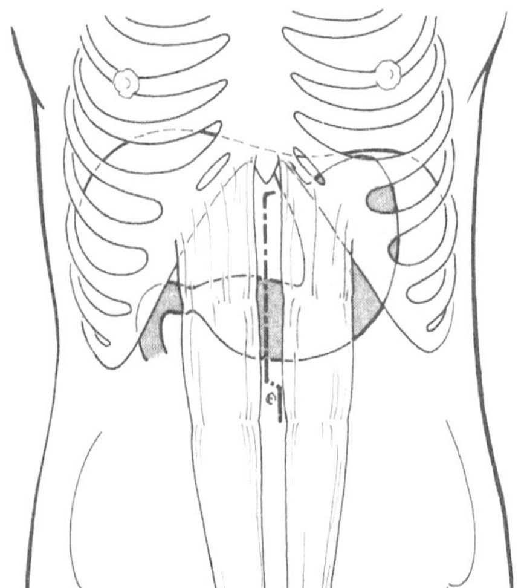

Abb. 7.1. Abdominelle Inzision. Die *gestrichelten Linien* bezeichnen die möglichen Ausdehnungen der Inzision

Kontraindikationen

Nicht kompliziertes pylorisches und präpylorisches Ulcus ventriculi, nicht kompliziertes Ulcus duodeni (Vagotomie und Pyloroplastik).

Vorbereitung

Endoskopische Sicherung der Ulkusdiagnose und Ausschluß eines Karzinoms. Bei Magenausgangsstenose gastrale Dekompensation mit einer Magensonde. Säureanalyse des Magens zur Bewertung eines postoperativen Ulkusrezidivs. Bei postoperativem Gewichtsverlust von mehr als 5 kg, z.B. bei Pylorusstenose, totale parenterale Ernährung für 5–10 Tage.

Lagerung: Bei sehr adipösen Patienten kann evtl. eine schräge Lagerung mit Erhöhung des Brustkorbs sinnvoll sein.

Narkose: Allgemeinnarkose.

Zugangswege: oberer Medianschnitt, evtl. Erweiterung nach oben links am Xiphoid vorbei sowie nach unten ca. 5 cm distal des Nabels (Abb. 7.1). Seltener quere oder paramediane Inzision.

Technik

Abdominelle Exploration

Nach Exploration der Peritonealhöhle werden Indikation und Methodenwahl überprüft. Findet man bei der Operation ein großes Ulcus duodeni mit Ödem der Bulbuswand und des umgebenden Gewebes, erscheint es sicherer, den Bulbus duodeni unberührt zu lassen und eine trunkuläre Vagotomie mit Gastrojejunostomie vorzunehmen (Abb. 7.2).

Beim verifizierten Magenkarzinom wird die Resektionsmöglichkeit überprüft. Ein beweglicher Tumor im Magenantrum mit oder ohne regionale Lymphknotenmetastasen entlang der kleinen oder großen Kurvatur (Abb. 7.3a) ist besonders für eine distale Magenresektion mit B-II-Rekonstruktion geeignet. Ausschluß von Lebermetastasen. Liegt der Tumor an der Antrumhinterwand, wird

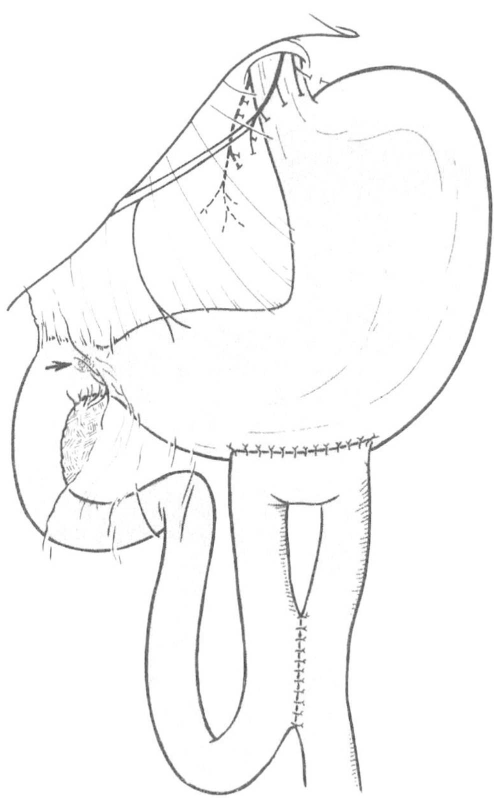

Abb. 7.2. Selektiv-gastrale Vagotomie und Gastrojejunostomie sowie Braun-Enteroanastomose bei einem Patienten mit Pylorusstenose auf dem Boden eines großen penetrierenden Duodenalulkus

die Bursa omentalis durch Spaltung des Lig. gastrocolicum eröffnet und eine lokale Invasion des Tumors in das Pankreas, das Querkolon oder die Gefäße des Mesokolons überprüft bzw. ausgeschlossen (Abb. 7.3 b). Ist eine solche Tumorinfiltration gegeben, kann eine distale Pankreasresektion oder Resektion des Querkolons notwendig werden. Das Gewebe entlang der A. lienalis wird sorgfältig palpiert, um Lymphknotenmetastasen, speziell bei Tumoren der großen Kurvatur, auszu-

Abb. 7.3. a Bei einem Patienten mit Magenkarzinom werden die makroskopische Infiltration des Magenwalls und die vergrößerten Lymphknoten entlang der beiden Kurvaturen festgestellt. **b** Bestimmung der Ausdehnung des Magenkarzinoms im Bereich der Serosa; Überprüfung auf Lebermetastasen, vergrößerte Lymphknoten entlang der A. lienalis. Lokale Infiltration in Pankreas, Querkolon oder A. und V. colica media sowie Peritonealkarzinose im kleinen Becken mit Tumorinfiltration und Metastasen in den Ovarien

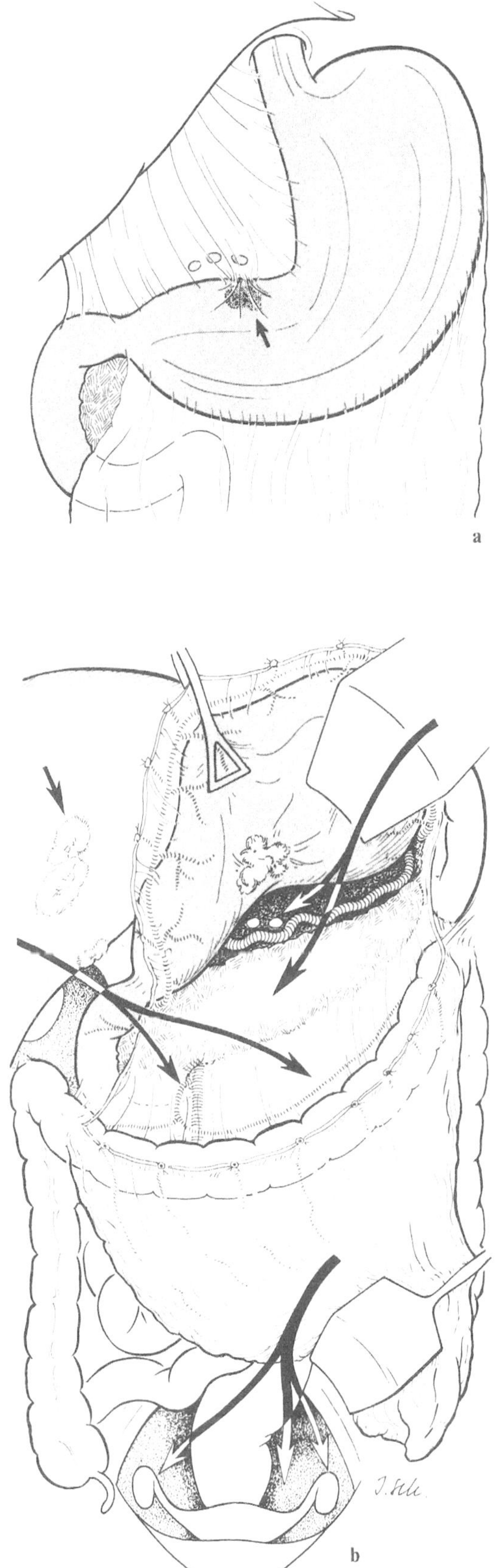

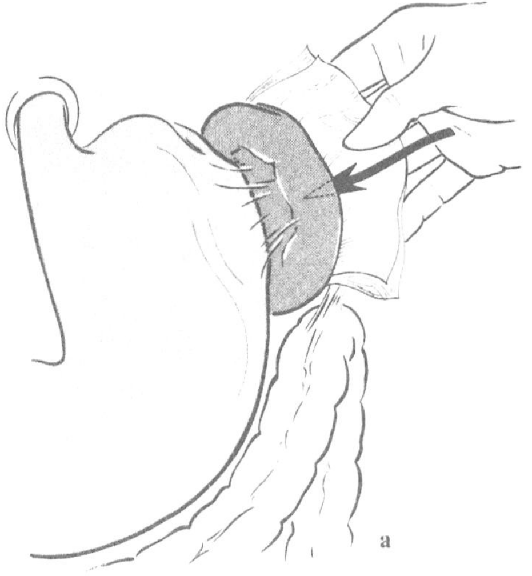

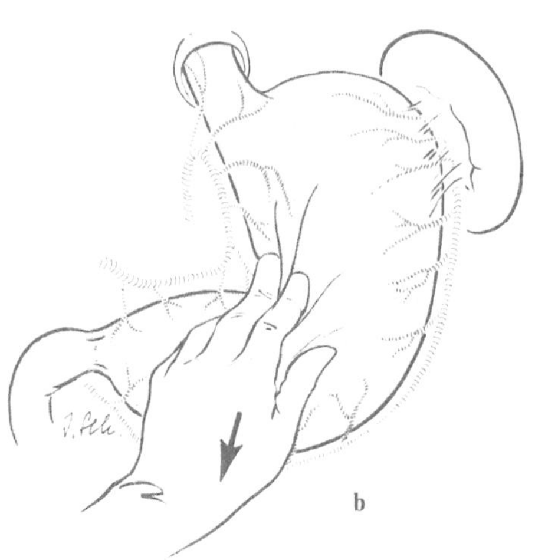

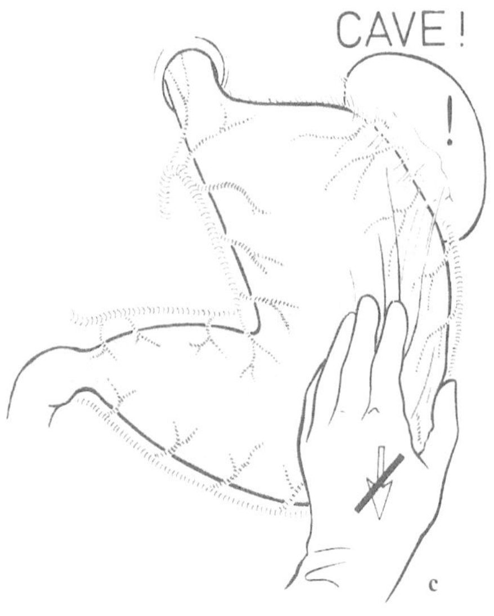

Abb. 7.4a–c. Vermeidung von Läsionen der Milz (**a**). Ein Streifen wird hinter die Milz plaziert, um jeden Zug durch Adhäsionen zwischen großem Netz und Milzkapsel zu verringern (**b, c**)

schließen. Finden sich suspekte Lymphknoten über der A. lienalis ohne Hinweis auf sonstige Fernmetastasen, ist eine distale Pankreatektomie mit Splenektomie angezeigt. In einer solchen Situation sollte der obere Ast der A. gastrica sinistra erhalten werden, um eine ausreichende Blutversorgung für den Magenstumpf zu gewährleisten. Werden Lymphknotenmetastasen auch im Bereich der A. gastrica sinistra gefunden, ist eine Gastrektomie indiziert.

Skelettierung der großen Kurvatur

Zunächst hebt man die Milz aus ihrem Bett und unterpolstert sie mit einem Tuch; dadurch wird das Lig. gastrolienale entspannt und die Gefahr einer Verletzung der Milz verringert (Abb. 7.4a). Aus der gleichen Überlegung sollte jeder Zug am Magen nach unten an der kleinen (Abb. 7.4b) und nicht an der großen Kurvatur (Abb. 7.4c) erfolgen.

Ist eine weitere Exploration der Bursa omentalis notwendig, wird die Skelettierung entlang der gastroepiploischen Gefäße fortgeführt (Abb. 7.5a). Bei distaler Magenresektion wegen gutartiger Erkrankung folgt die Skelettierung zwischen der Magenwand der großen Kurvatur und der gastroepiploischen Arkade durch schrittweite Devaskularisierung (Abb. 7.5b).

Es ist wichtig, daß die A. colica media geschützt wird. Die Skelettierung beginnt daher proximal; in diesem Bereich sind Verwachsungen zwischen großem Netz und Mesokolon selten. An der kleinen Kurvatur beginnt die Skelettierung in Höhe des Angulus ventriculi.

Beim Antrumkarzinom müssen die Lymphknoten entlang der epiploischen Arkade durch eine Omentektomie mitentfernt werden (Abb. 7.6a, b).

Die Skelettierung wird bis zum Pylorus fortgesetzt, der auch bei stark vernarbter und fibrotischer Pylorusregion durch den buschähnlichen pylorischen Ast der A. gastroepiploica identifiziert werden kann (Abb. 7.7a, b). Beim Antrumkarzinom wird die A. gastroepiploica radikulär abgesetzt.

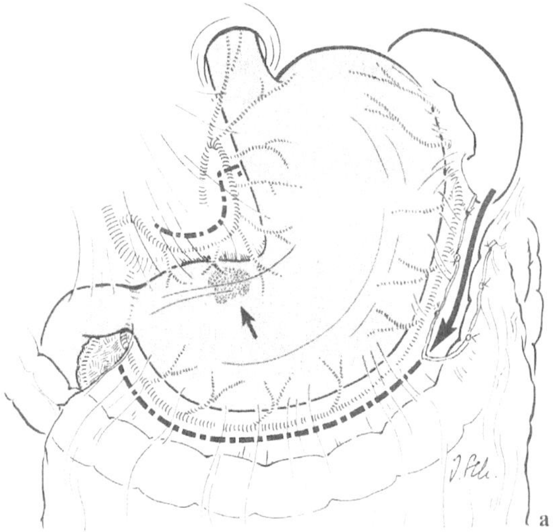

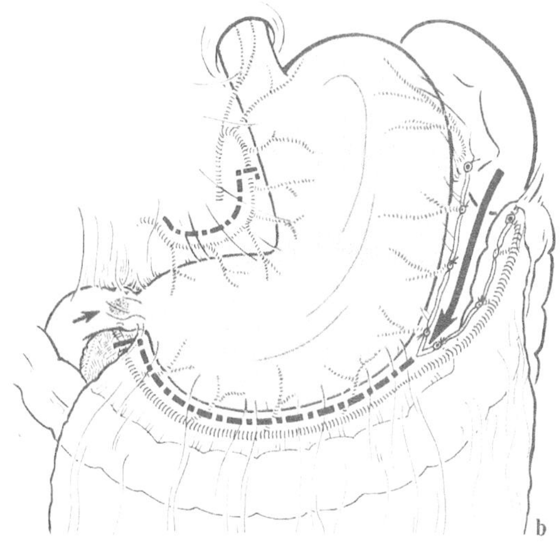

Abb. 7.5a, b. Exploration der Bursa omentalis auf Lymphknotenmetastasen. Hierbei ist der einfachste Zugang durch das große Netz distal der gastroepiploischen Arkade (**a**); proximaler Zugang (**b**). Die *gestrichelte Linie* zeigt die möglichen Eingangspunkte

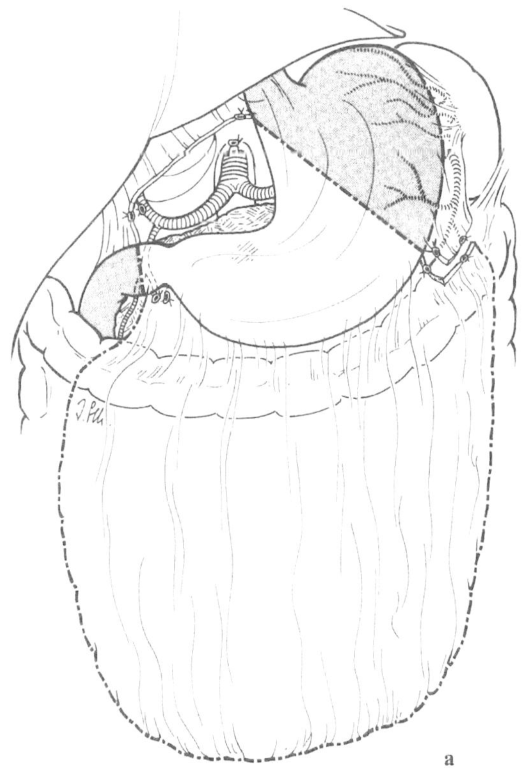

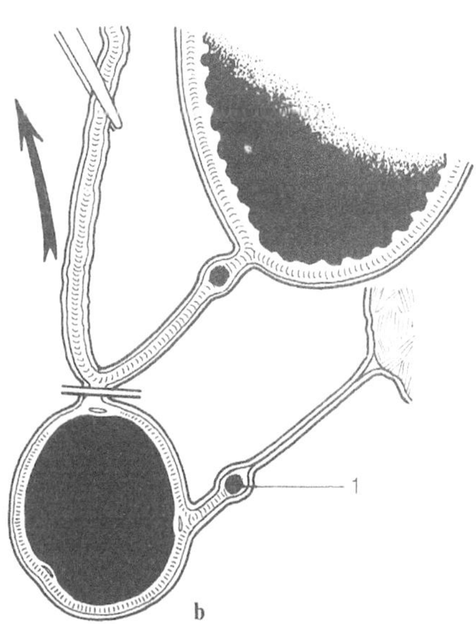

Abb. 7.6a, b. Resektion des großen Netzes beim Antrumkarzinom. **a** Das große Netz wird in toto entfernt. **b** Das Omentum majus wird dabei nach vorn gezogen und die nahezu avaskuläre Verbindung zwischen großem Netz und Colon transversum durchtrennt (Vergl. S. 91)
1 Colica media

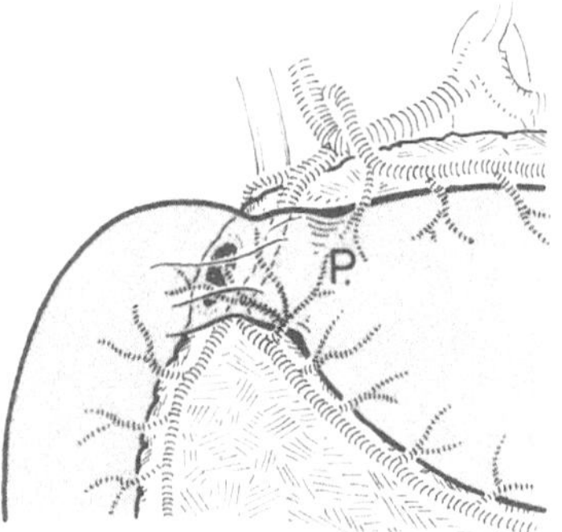

Abb. 7.7. Der Pylorusring kann leicht durch Palpation erkannt werden. Bei erheblichen Vernarbungen ist der beste Hinweis die kleine Pylorusarterie, die sich buschartig aufteilt

Skelettierung des Bulbus duodeni

Die Bursa omentalis ist eröffnet; A. und V. gastrica dextra werden unmittelbar unterhalb des Pylorus nahe der Duodenalwand durchtrennt. Ein oder zwei weitere Arterienäste im Bereich des Bulbus duodeni werden am Ober- und Unterrand dargestellt und durchtrennt. Das Gewebe an der Hinterwand des Bulbus unmittelbar distal des Pylorus wird unterfahren und der Bulbus duodeni zwischen 2 festen Klemmen durchtrennt, der Bulbus

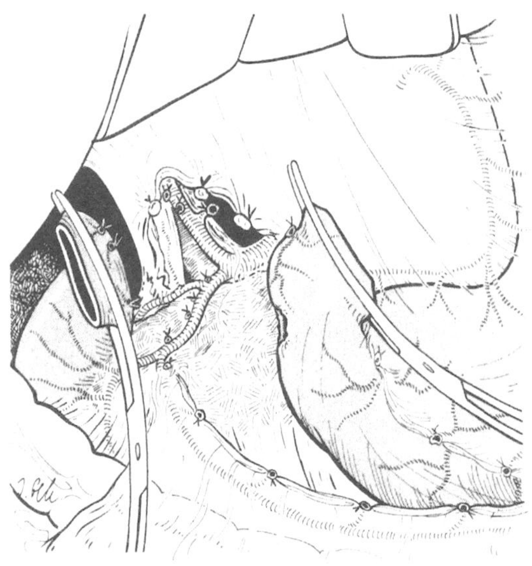

Abb. 7.8. Skelettierung des Bulbus duodeni. Nach Durchtrennung des Bulbus duodeni unmittelbar hinter dem Pylorus (*P*) ist die Skelettierung erleichtert, da so auch der retropylorische Anteil besser zu übersehen ist

nach rechts angespannt und die kleinen Gefäße zum Ober-, Unter- sowie zur Hinterwand sukzessive dargestellt (Abb. 7.8). Nach Durchtrennung des Bulbus duodeni ist die Skelettierung erheblich leichter.

Um die Masse gastrinhaltigen Gewebes möglichst gering zu halten, wird der größere Anteil des Bulbus duodeni – unter Belassung eines 2 cm breiten Bereichs der Hinterwand zur Invagination – möglichst weit exzidiert. Diese Ausdehnung der Resektion ist bei der B-II-Rekonstruktion wichtig, da das Duodenum von der gastrointestinalen Passage ausgeschlossen ist. Beim Antrumkarzinom werden die retropylorischen Lymphknoten mit exstirpiert. Die A. gastrica dextra wird radikulär abgesetzt und das gesamte Gewebe bis zum Pankreas und der A. gastroduodenalis entfernt.

Sind der Bulbus duodeni und umgebendes Gewebe vernarbt, kann die Durchtrennung im Pylorus oder im präpylorischen Bereich erfolgen. Bei schwierigen anatomischen Verhältnissen sollte das Duodenum nach Kocher mobilisiert und der Ductus choledochus dargestellt werden. Eine scharfe Skelettierung mit der Schere entlang der Hinterwand des Bulbus duodeni ist oftmals notwendig. Ist der Ductus choledochus nicht sicher zu lokalisieren, muß ein Drain oder eine Bougie in den Gang eingeführt werden, um eine eventuelle akzidentelle Durchtrennung während der Skelettierung des Bulbus sofort zu entdecken (Abb. 7.9). Die Skelettierung muß eng an der Duodenalwand erfolgen; sie kann durch Einführen des Zeigefingers in den Duodenalstumpf erleichtert werden (Abb. 7.10). Dabei kann man zugleich die Vater-Papille durch Palpation identifizieren.

Verschluß des Duodenalstumpfes

Der Duodenalstumpf wird durch eine innere fortlaufende, invaginierende Naht mit feinem resorbierbaren Faden verschlossen (Abb. 7.11a). Die äußere Nahtreihe besteht aus Einzelknopfnähten (Abb. 7.11b); erster und letzter Stich werden als halbe Tabaksbeutelnaht angelegt, um die Ecken einzustülpen (Abb. 7.11c). Ist die Duodenalwand mobil und sind die Nahtlager regelgerecht, reicht eine äußere fortlaufende überwendliche Naht aus.

Der Duodenalstumpf kann auch mit dem Nähapparat verschlossen werden (Autostapler TA 55; Abb. 7.11d). Die Klammernaht wird meist zusätzlich durch seromuskuläre Einzelnähte gesichert, obwohl dies wahrscheinlich nicht notwendig ist.

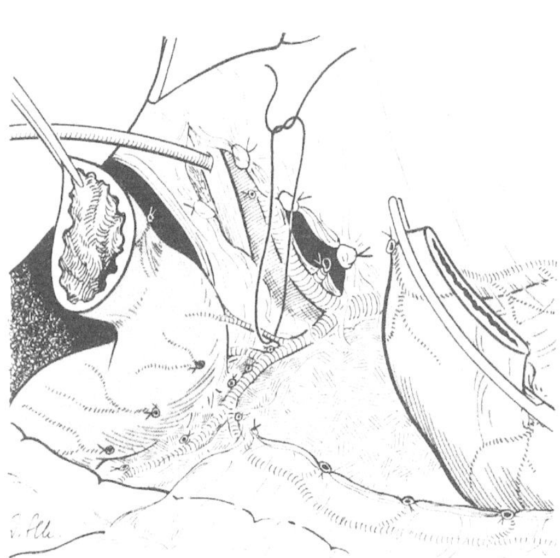

Abb. 7.9. Bestehen Zweifel über die Lokalisation des Ductus choledochus bei der Skelettierung eines stark vernarbten Bulbus duodeni, muß der Bulbus für die Palpation der Vater-Papille eröffnet und ein Gummischlauch in den distalen Anteil des Gallengangs eingeführt werden

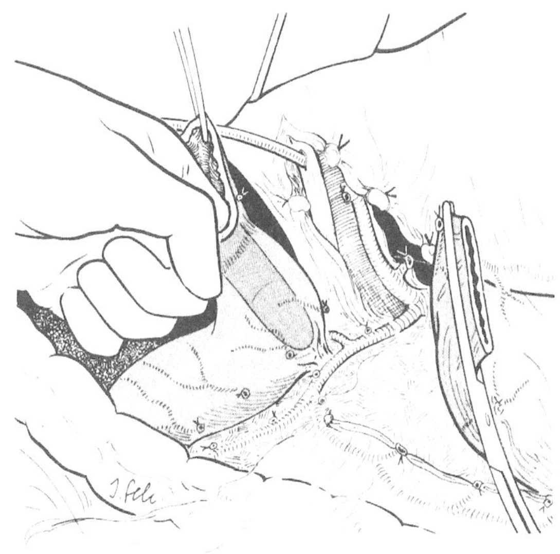

Abb. 7.10. Die Skelettierung entlang der Duodenalwand bei stark vernarbtem Bulbus duodeni kann erheblich erleichtert werden durch den gleichzeitig in das Duodenallumen eingeführten Finger

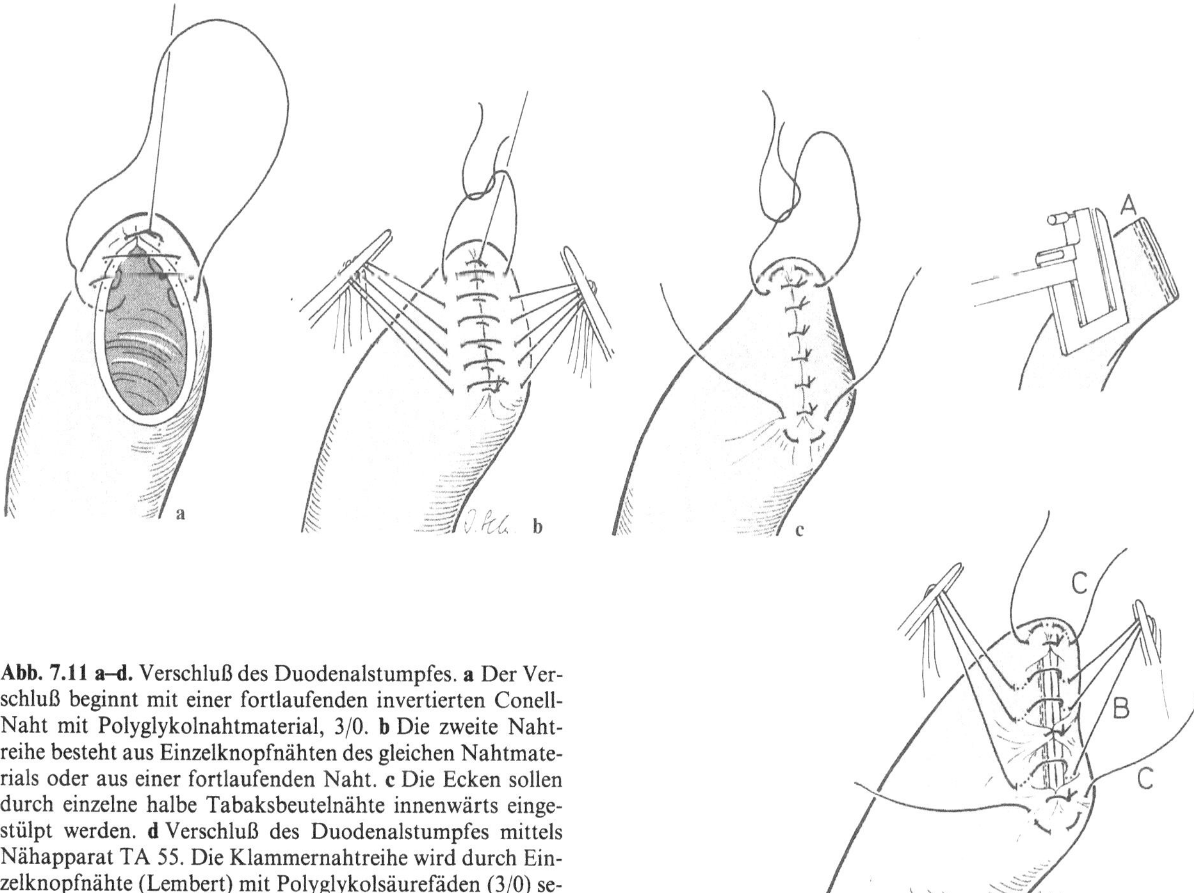

Abb. 7.11 a–d. Verschluß des Duodenalstumpfes. **a** Der Verschluß beginnt mit einer fortlaufenden invertierten Conell-Naht mit Polyglykolnahtmaterial, 3/0. **b** Die zweite Nahtreihe besteht aus Einzelknopfnähten des gleichen Nahtmaterials oder aus einer fortlaufenden Naht. **c** Die Ecken sollen durch einzelne halbe Tabaksbeutelnähte innenwärts eingestülpt werden. **d** Verschluß des Duodenalstumpfes mittels Nähapparat TA 55. Die Klammernahtreihe wird durch Einzelknopfnähte (Lembert) mit Polyglykolsäurefäden (3/0) serosiert

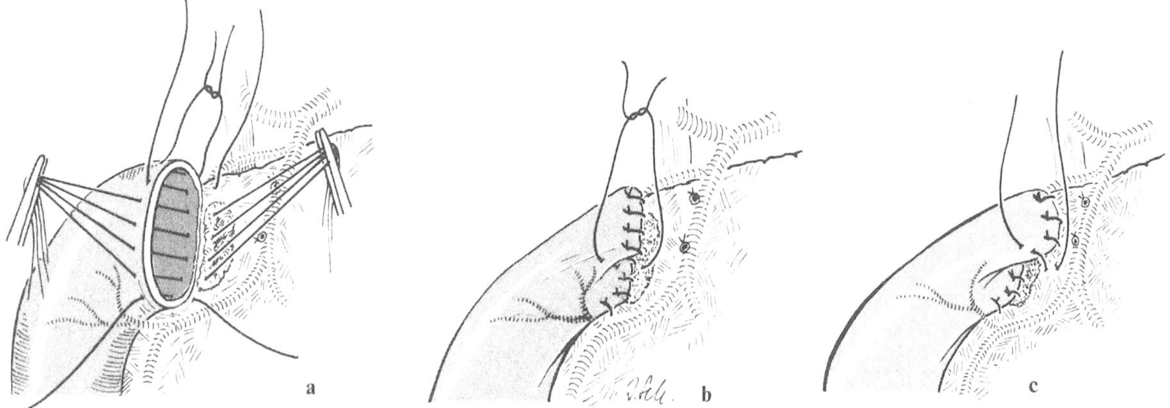

Abb. 7.12 a–c. Atypischer Duodenalverschluß. **a** Bei tiefem Hinterwandulkus kann ein Verschluß nach Nissen-Cooper erfolgen. Die Vorderwand des Duodenalstumpfes wird invertierend durch Einzelknopfnähte, die im Bereich der Hinterwand den Unterrand des Ulkus und der Duodenalhinterwand fassen, versorgt. **b** Eine zweite Nahtreihe mit Einzelknopfnähten wird durch den Ulkuskrater geführt und erfaßt dessen proximalen Rand bzw. die Pankreaskapsel (**c**)

Ist keine nahtfähige Hinterwand im Bereich des Duodenalstumpfes darstellbar, wie dies z. B. beim penetrierenden Ulkus im distalen Bulbus vorkommen kann, gehen wir nach Nissen/Cooper vor. Dabei wird die Vorderwand an den Rand der Duodenalhinterwand zusammen mit der Pankreaskapsel oder dem Unterrand des Ulkuskraters durch invertierende Einzelknopfnähte fixiert (Abb. 7.12a, b).

Nach Fertigstellung der ersten Nahtreihe folgt eine zweite äußere Reihe von Knopfnähten (Abb. 7.12b). Die äußere Reihe kann dabei an den oberen Hinterrand fixiert werden (Abb. 7.12c). Drainiert der Pankreasgang in den Ulkuskrater, muß die innere Nahtreihe an den proximalen Ulkuskrater geheftet werden.

Ist der Duodenalstumpf kurz und narbig, ist eine Einstülpung gelegentlich unmöglich. Bei solchen seltenen Situationen kann eine Jejunalschlinge zum Verschluß des Duodenallumens retrokolisch hochgezogen werden. Die Serosa des Jejunums wird durch Einzelnähte auf den Duodenalstumpf gesteppt (Abb. 7.13). Eine andere, einfache Möglichkeit, diese schwierige Situation zu beherrschen, besteht im Verschluß des Lumens des Duodenalstumpfes um eine Saugdrainage (Ballonkatheter) durch eine Tabaksbeutelnaht (Abb. 7.14a). Das Omentum majus wird um Duodenalstumpf und Drainage geschlagen (Abb. 7.14b). Das Drain wird durch eine gesonderte Stichinzision durch die Bauchwand herausgeleitet.

Alternativen beim Duodenalstumpfverschluß

Bei tiefen penetrierenden Ulzera im Bereich des Bulbus duodeni oder evtl. tiefer kann der Verschluß erhebliche Probleme bereiten.

Alternativmethode nach Gohrbant

Ist das penetrierende Ulkus mehr lateral gelegen, erfolgt das Absetzen des Duodenalstumpfes unter Führung eines im Duodenum liegenden Fingers. Der Defekt im Duodenum wird dann mittels Ein-

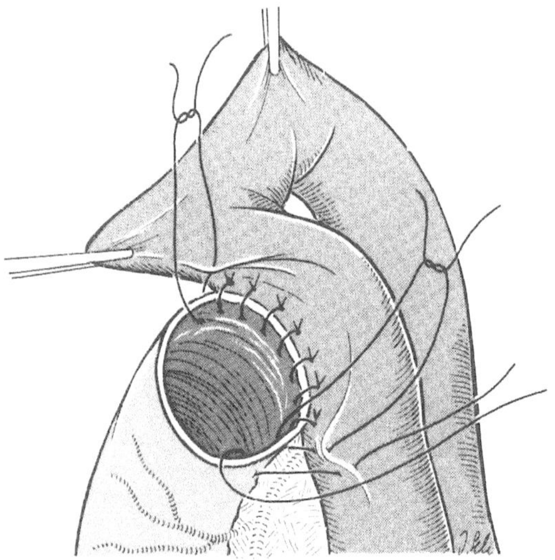

Abb. 7.13. Atypischer Duodenalverschluß durch eine retrokolisch hochgezogene Jejunalschlinge

Abb. 7.14 a, b. Atypischer Duodenalverschluß. **a** Einlegen eines dicken Saugkatheters in das Duodenallumen und Fixation mittels Tabaksbeutelnaht. **b** Das große Netz wird schornsteinartig um den Katheter gelegt, der durch eine Stichinzision in der Bauchwand nach außen geführt wird

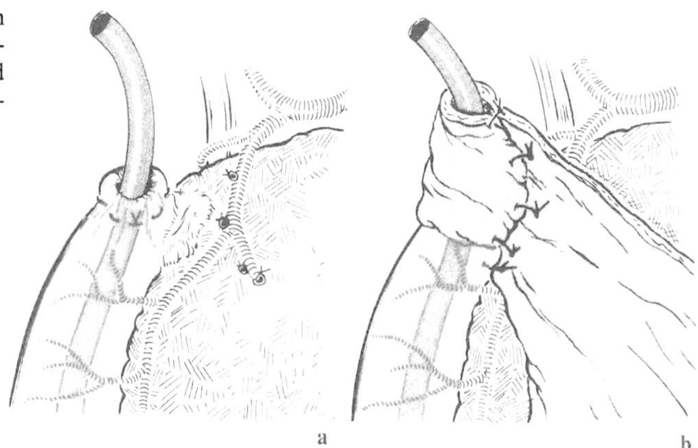

zelknopfnähten zweireihig versorgt (Abb. 7.15a). Es ist sinnvoll, den übernähten Bereich auf die Pankreaskapsel zu steppen, um eine zusätzliche seröse Deckung zu erzielen (Abb. 7.15b).

Modifikation nach Nissen-Bsteh

Nach Abtragen des Magens erfolgt der Duodenalverschluß durch eine dreireihige Naht. Die 1. Reihe erfaßt die Vorderwand des Duodenums und den aboralen Ulkusrand (Abb. 7.16a). Durch die 2. und 3. Nahtreihe wird die Vorderwand des Duodenums auf das Ulkus fixiert (Abb. 7.16b, c).

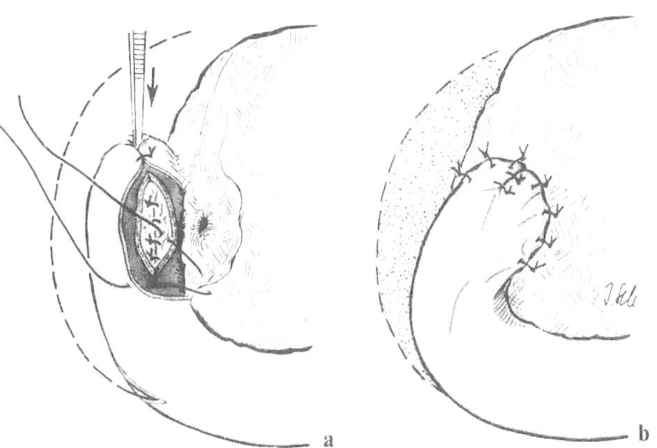

Abb. 7.15 a, b. Duodenalverschluß nach Gohrbandt. **a** Nach Ablösen des Duodenums vom Ulkusgrund Verschluß der Duodenalöffnung durch seromuskuläre Einzelknopfnähte. Zweite Nahtreihe, die die erste Nahtreihe einstülpt, durch seromuskuläre Einzelknopfnähte. **b** Zusätzliche Sicherung durch Deckung mittels Pankreaskapsel

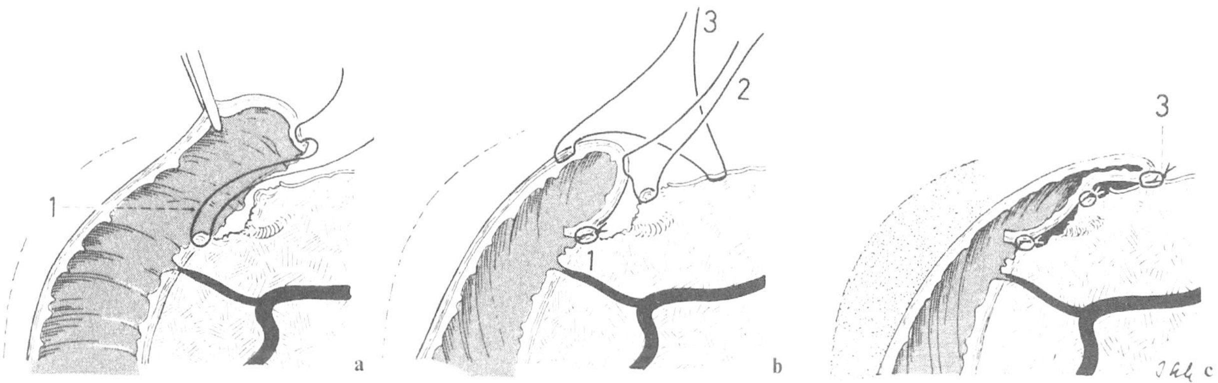

Abb. 7.16 a–c. Duodenalverschluß nach Nissen/Bsteh. **a** Nach Abtragen des Magens bleibt eine lange Lefze der Vorderwand des Duodenums. Erste Nahtreihe (*1*) am aboralen Rand des Ulkus. **b, c** Zweite Nahtreihe (*2*) am oralen Rand des Ulkus. Dritte Nahtreihe (*3*) zwischen Duodenalvorderwand und fibrotischer Pankreaskapsel

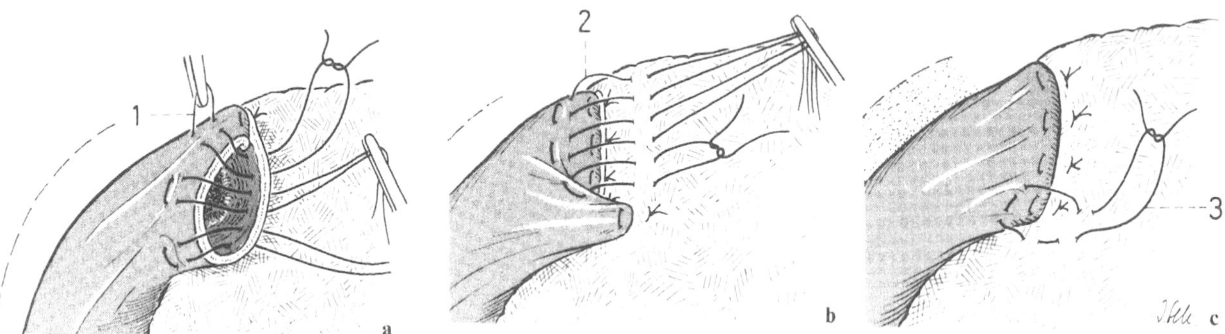

Alternativmethode nach Wangensteen

Bei dieser Methode wird i. allg. das Ulkus in situ belassen. Durch U-Nähte wird die Vorderwand des Duodenums eingestülpt (Abb. 7.17a). Eine zweite Nahtreihe vereinigt die Vorderwand mit der Pankreaskapsel, so wird die erste Nahtreihe gedeckt (Abb. 7.17b). Die Ecken des Duodenums werden durch zusätzliche Dreipunktnähte gesichert (Abb. 7.17c).

Alternativmethode nach Graham

Zunächst wird durch Einzelknopfnähte einstülpend der Duodenalstumpf versorgt. Es erfolgt eine zusätzliche Deckung des Ulkus durch die Vorderwand des Duodenums (Abb. 7.18).

Abb. 7.17 a–c. Duodenalverschluß nach Wangensteen. **a** Einstülpen der Duodenalvorderwand (Nahtreihe *1*). **b** Serosierung der ersten Nahtreihe durch U-Nähte mit der Duodenalvorderwand (Nahtreihe *2*). **c** Zusätzliche Sicherung der Nahtreihen (Nahtreihe *3*)

Eigene Methode mit Nähapparat

Mit dem Nähapparat TA 55 wird das Duodenum nach ausreichender Mobilisation durchtrennt, durch Einzelknopfnähte der Resektionsrand versenkt, indem die Vorderwand mit der Pankreaskapsel gedeckt wird (Abb. 7.19a, b).

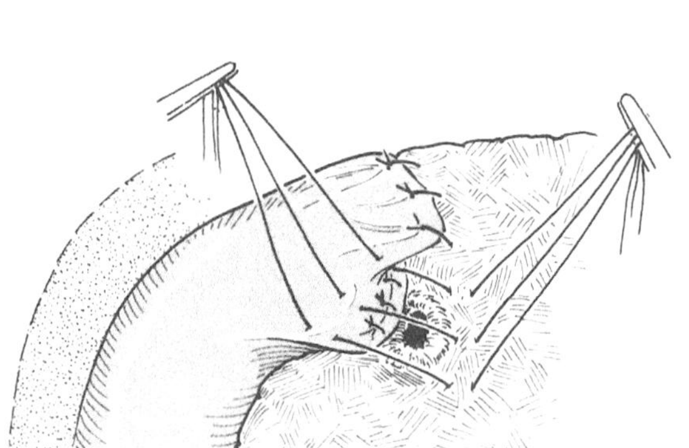

Abb. 7.18. Duodenalstumpfversorgung nach Graham zweireihig mit Serosierung der ersten Naht durch Pankreaskapsel

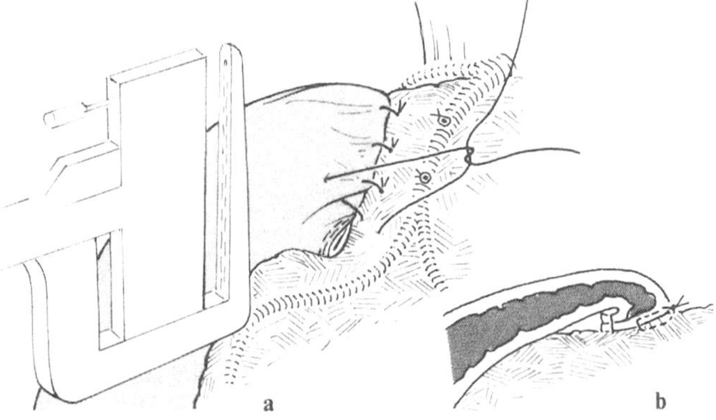

Abb. 7.19 a, b. Eigene Methode des Duodenalverschlusses. **a** Verschluß des Duodenalstumpfes mit Nähapparat TA 55. Zusätzliche Serosierung mit Pankreaskapsel. **b** Querschnitt des Duodenalstumpfes

Resektion des Magens

Beim Antrumkarzinom wird die A. gastrica sinistra radikulär am Truncus coeliacus ligiert (Abb. 7.6); alle Lymphknoten der kleinen Kurvatur müssen reseziert werden (Abb. 1.8a, b, S. 8; 9.3, S. 88; 9.4, S. 89). Die Resektionslinie beginnt 3–4 cm unterhalb der Karida an der kleinen Kurvatur (Abb. 7.20). Eine Schnellschnittuntersuchung der Resektionslinie soll die Tumorfreiheit bestätigen. Eine zentrale Ligatur der A. gastrica sinistra ist nicht möglich, wenn der linke Leberlappen durch einen großen Ast aus der A. gastrica sinistra versorgt wird, wie dies bei etwa 10% der Patienten zu beobachten ist. Ein solcher großer arterieller Ast kann leicht in der Pars densa des Omentum minus palpiert werden; er sollte auf jeden Fall intakt bleiben. Auch bei Antrumkarzinomen mit Lokalisation an der großen Kurvatur kann unter gewissen Umständen die Erhaltung der A. gastrica sinistra sinnvoll erscheinen: Liegt bei diesen Tumoren eine ausgedehnte Lymphknotenmetastasierung entlang der großen Kurvatur und der A. lienalis am Oberrand des Pankreas vor und finden sich gleichzeitig keine ausgedehnten Metastasen entlang der A. gastrica sinistra, erscheint es sinnvoll, diese Arterie zu erhalten und eine Resektion des gesamten großen Netzes, der Milz und des Pankreaskorpus und -schwanzes unter Mitnahme der A. linealis vorzunehmen. Die A. lienalis wird nahe am Abgang aus dem Truncus coeliacus

ligiert. Milzvene und Pankreaskorpus werden auf gleicher Höhe durchtrennt (Abb. 7.21 a–d). Der distale Pankreasanteil wird durch eine Klemme gehalten; proximal werden die kleinen Arterien und der Ductus pancreaticus ligiert (Abb. 7.21 b). Vordere und hintere Pankreaskapsel vereinigt man durch Einzelknopfnähte (Abb. 7.21 c).

Bei distaler Magenresektion wegen Ulkuskrankheit durchtrennt man das Gefäßnervenbündel an der kleinen Kurvatur, etwa auf der Mitte zwischen Angulus und Kardia. Die hohe Resektion der kleinen Kurvatur bedeutet, daß die antrale Schleimhaut gänzlich reseziert wird. Bei Resektion eines Ulkus an der kleinen Kurvatur oberhalb des Angulus, sollte das Ulkus immer im Resektat sein. Im allgemeinen entsteht eine Ulzeration an der Antrum-Korpus-Grenze. Das Ulkus sollte möglichst während der Operation einer histologischen Untersuchung unterzogen werden. Da die Resektionslinie an der kleinen Kurvatur höher liegt als an der großen, verläuft die Resektionslinie im Winkel oder schräg (Abb. 7.22a, b). Das proximale Jejunum wird zum Magenstumpf hochgezogen (1. oder 2. Schlinge). Es ist obligat zu prüfen, ob es sich bei dem Dünndarmanteil um die 1. oder 2. Jejunalschlinge und nicht um das distale Ileum handelt.

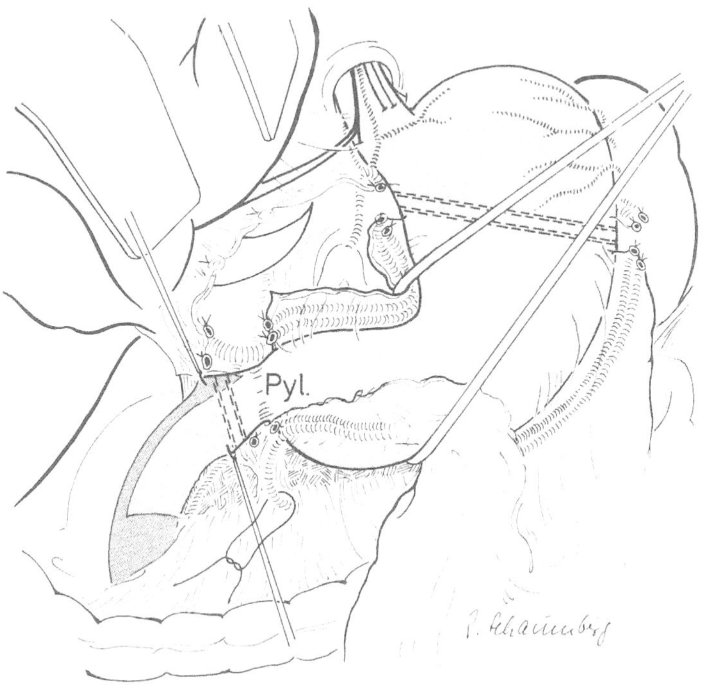

Abb. 7.20. Resektionsgrenzen am Magen und Duodenum bei distalem Magenkarzinom

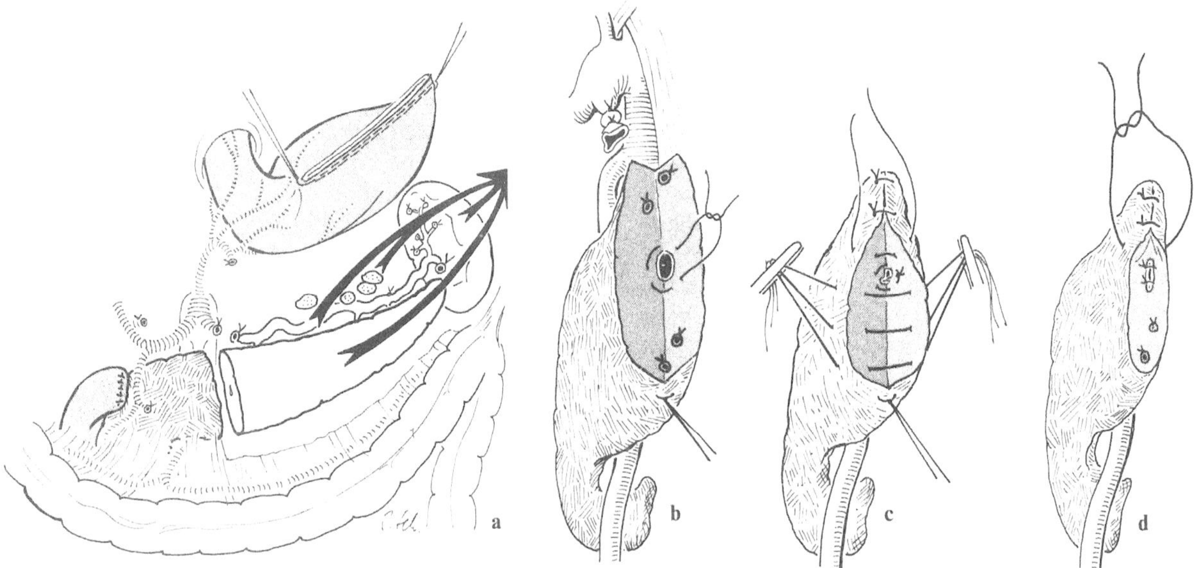

Abb. 7.21 a–d. Erweiterte Magenresektion. **a** Resektion bei Lymphknoten im Bereich der A. lienalis. **b–d** Versorgung des Pankreasstumpfes durch fischmaulförmige Ausschneidung und Übernähung

Orientierung gibt die Flexura duodenojejunalis. Das Jejunum wird ante-, (Abb. 7.22a, b) oder retrokolisch durch das Mesokolon (Abb. 7.23a, b) hochgezogen. Der einfachste Weg ist gewöhnlich das antekolische Hochziehen der 1. Schlinge; der efferente Anteil kommt an die große Kurvatur zu liegen. Die efferente Schlinge muß kurz und spannungsfrei sein. Bildet die Resektionslinie einen Winkel, ist es einfacher, die Kleinkurvaturlefzen zu verschließen und das Jejunum mit den lateralen 8 cm des Magenstumpfes zu anastomosieren. Bei einer schrägen Resektionslinie kann das Jejunum

in gleicher Art mit dem Magenstumpf verbunden oder eine Anastomose mit dem gesamten Querschnitt des Magenrestes durchgeführt werden.

Die Resektionslinie kann auch durch einen Nähapparat verschlossen werden. Die Klammernahtreihe wird dabei durch Knopfnähte mit resorbierbarem Nahtmaterial serosiert (Abb. 7.24a, b) und

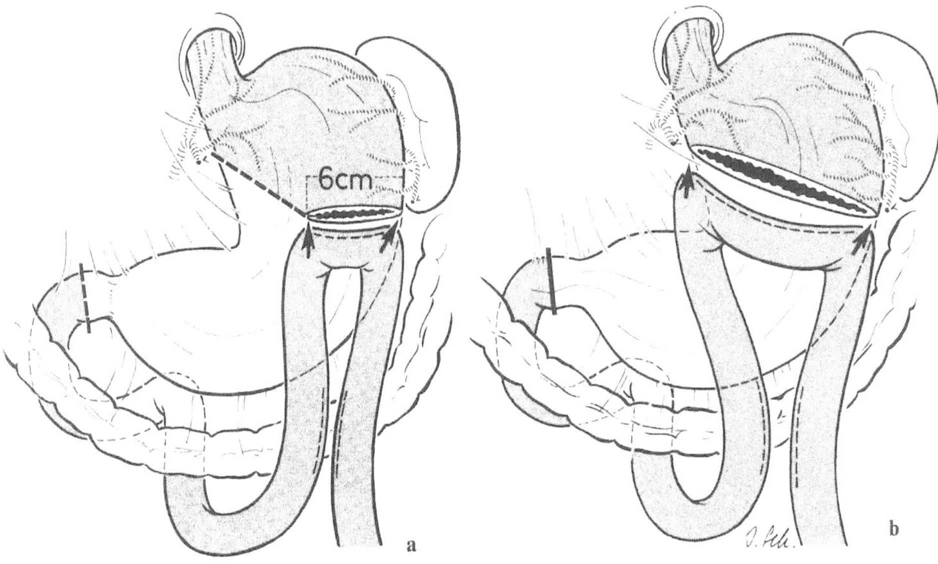

Abb. 7.22 a, b. Antekolische Gastrojejunostomie. **a** Gastrojejunostomia antecolica partialis lateralis mit Braun-Enteroanastomose. **b** Gastrojejunostomia antecolica totalis

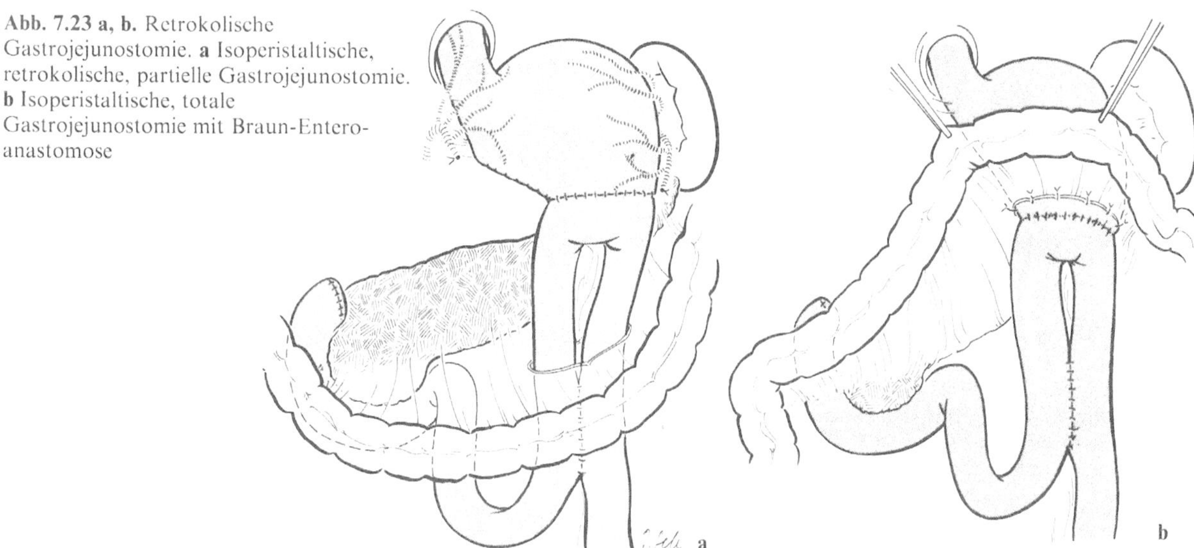

Abb. 7.23 a, b. Retrokolische Gastrojejunostomie. a Isoperistaltische, retrokolische, partielle Gastrojejunostomie. b Isoperistaltische, totale Gastrojejunostomie mit Braun-Enteroanastomose

das Jejunum an den lateralen Anteil des Magenrestes gezogen und mit einer fortlaufenden Naht seromuskulär an der Hinterwand fixiert (Abb. 7.25). Die Nahtreihe beläßt einen etwa 7 mm breiten Steg der Magenhinterwand. An der rechten Ecke der Naht, wo das Jejunum auf den verschlossenen Anteil des Magenstumpfes trifft, fixiert eine einzelne oder Dreiecksnaht das Jejunum an Vorder- und Hinterwand des Magenstumpfes. Das Jejunum

wird nun korrespondierend zur Öffnung des Magenstumpfes inzidiert. Gewöhnlich wird wegen des Herausquellens der Jejunumschleimhaut eine etwa 6 cm lange Inzision angelegt. Die Inzision am Jejunum wird ca. 7 mm von der hinteren Nahtreihe entfernt vorgenommen (Abb. 7.26a). Die Hinterwand von Magenstumpf und Jejunum wird mit einer feinen fortlaufenden, resorbierbaren Naht approximiert (Abb. 7.26b). Die Stiche fassen Mu-

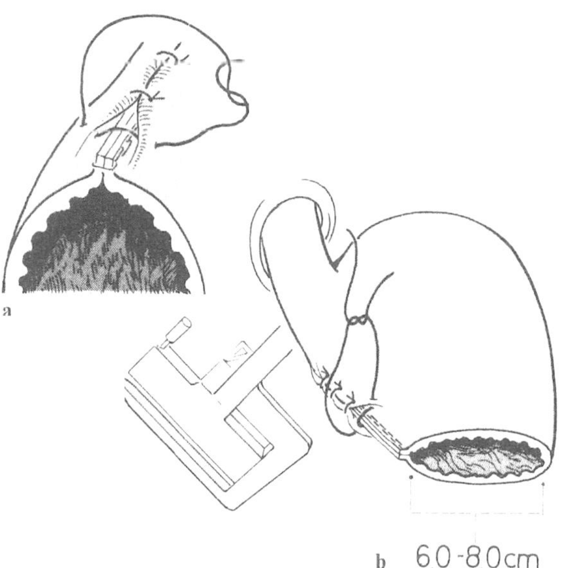

Abb. 7.24 a, b. Verschluß der resezierten kleinen Kurvatur. a Zunächst Verschluß der Resektionsfläche durch Nähapparat TA 55 bzw. 90. b Zusätzliche Serosierung der Klammernahtreihe

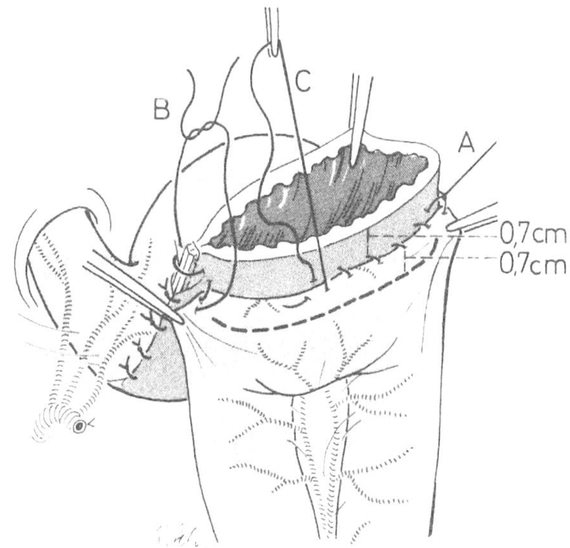

Abb. 7.25. Seromuskuläre Hinterwandnaht bei B-II-Resektion. Laterale zusätzliche seromuskuläre Naht (A), Verschluß der sog. Jammerecke (B), fortlaufende seromuskuläre Naht (C)

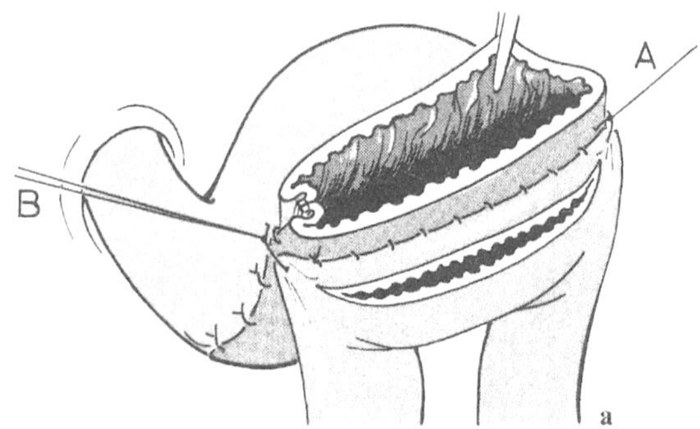

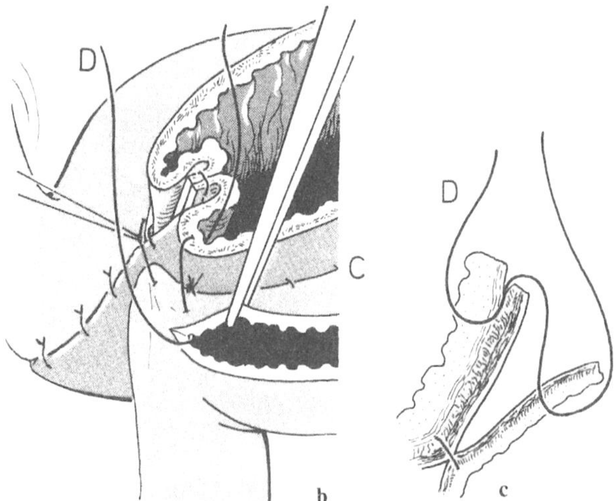

Abb. 7.26 a–c. Hinterwandnaht bei Gastrojejunostomie.
a Die seromuskuläre Naht ist fertiggestellt. Inzision des Jejunums. **b** Beginn der zweiten Nahtreihe der Hinterwand
(*D*), wobei am Jejunum die gesamte Wand, am Magen lediglich die Mukosa gefaßt wird. **c** Querschnitt durch die Hinterwandnaht

kosa und Submukosa der Magenwand und die gesamte Dünndarmwand, um eine Wulstbildung zu
verhindern (Abb. 7.26c). Die Vorderwand der
Anastomose wird durch eine fortlaufende invertierende Conell-Naht verschlossen, wobei wiederum
Schleimhaut und Submukosa der Magenwand und
alle Schichten der Jejunalwand gefaßt werden
(Abb. 7.27a–c). Ebenso wird durch fortlaufende
Naht die Vorderwand versorgt; am Magen faßt
man lediglich die seromuskulären Anteile, am Jejunum die gesamte Dicke der Wand (Abb. 7.28a).
Eine zusätzliche seitliche Aufhängenaht kann an
beiden Nahtenden angebracht werden (Abb.

7.28b). Eine Ansicht der erstellten Anastomose
zeigt Abb. 7.29a–c. Eine Enteroanastomose sollte
zwischen afferenter und efferenter Schlinge des Jejunums angelegt werden, gleichgültig ob eine antekolische oder retrokolische Gastrojejunostomie
vorliegt. Die efferente Schlinge darf daher nicht
zu kurz bemessen sein. Zwei Gründe sprechen für
das Anlegen einer Enteroanastomose: Vermeidung
eines Efferent-loop-Syndroms und Verringerung
eines Gallerefluxes in den Magenstumpf. Eine
6–8 cm lange Seit-zu-Seit-Jejunojejunostomie wird
in gleicher Nahttechnik wie oben beschrieben angelegt (Abb. 7.30a–d).

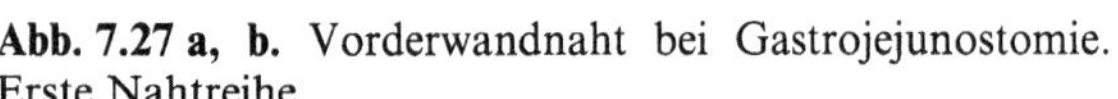

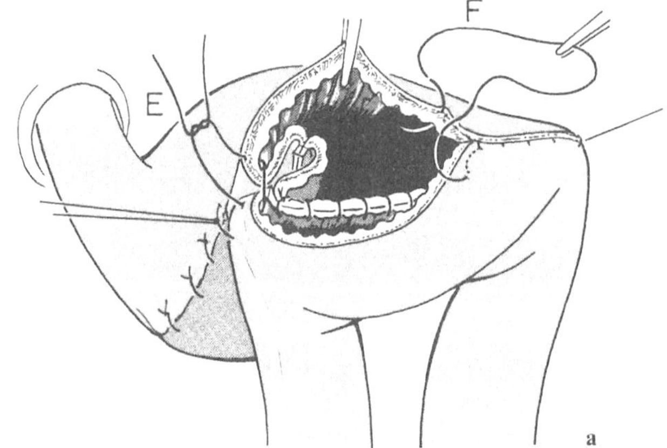

Abb. 7.27 a, b. Vorderwandnaht bei Gastrojejunostomie.
Erste Nahtreihe.
a Beginn der Vorderwandnaht (*F*).
b Einstülpende Naht der Vorderwand (Conell)
c Querschnitt

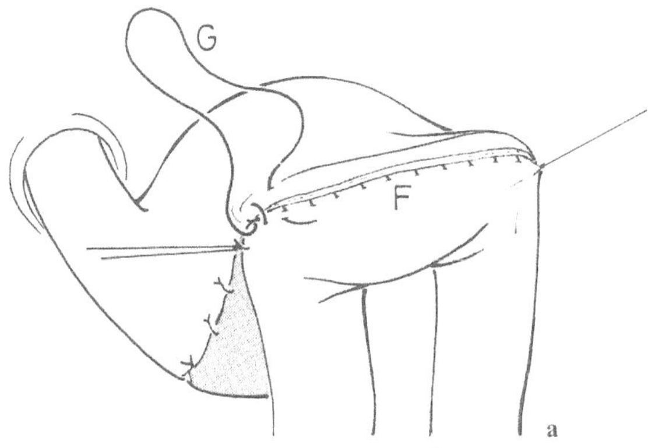

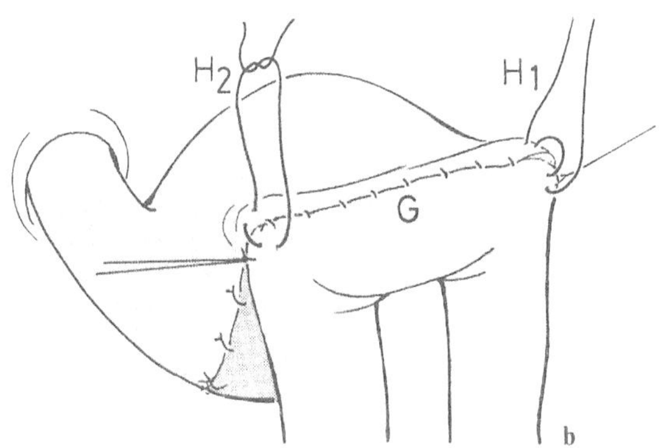

Abb. 7.28 a, b. Vorderwandnaht bei Gatrojejunostomie. Zweite Nahtreihe. **a** Fortlaufende seromuskuläre Naht der Vorderwand (*G*) nach Fertigstellung der Schleimhautnaht (*F*). **b** Zusätzliche Sicherung beider Anastomosenenden durch seromuskuläre Einzelknopfnähte (H_1, H_2)

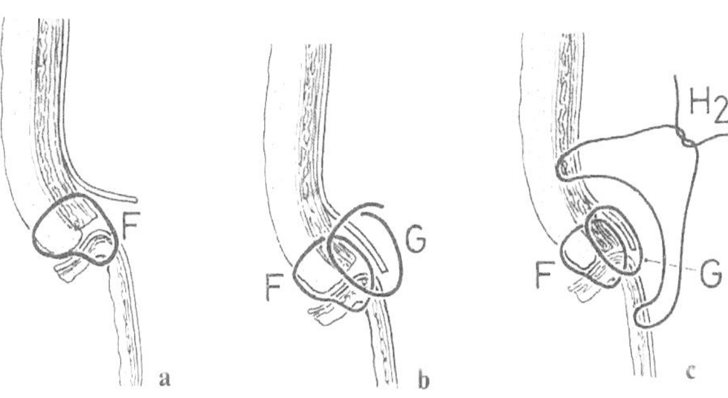

Abb. 7.29 a–c. Schematischer Querschnitt durch die Gastrojejunostomie. Zweireihige Gastrojejunostomie. **a** Erste Nahtreihe (*F*). Fassen von Muskularis und Schleimhaut am Magen und allschichtige Naht am Jejunum. **b** Zweite Nahtreihe (*G*) seromuskuläre Naht am Magen und Jejunum. **c** Zusätzliche Sicherung der Ecken der Anastomose (H_2) durch seromuskuläre Naht

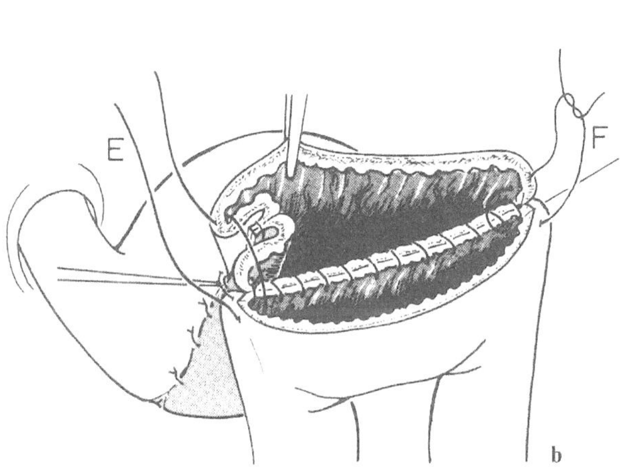

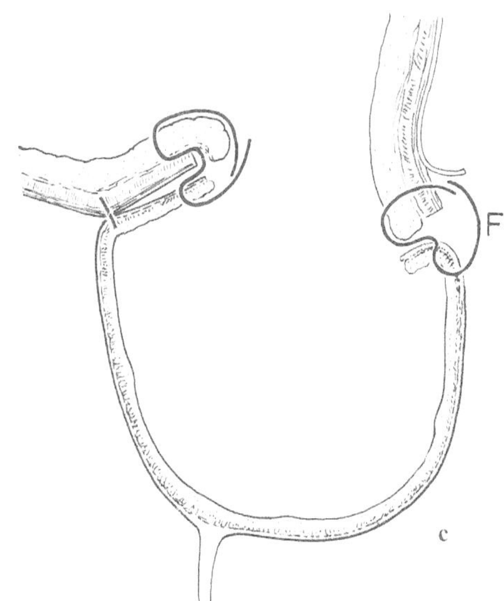

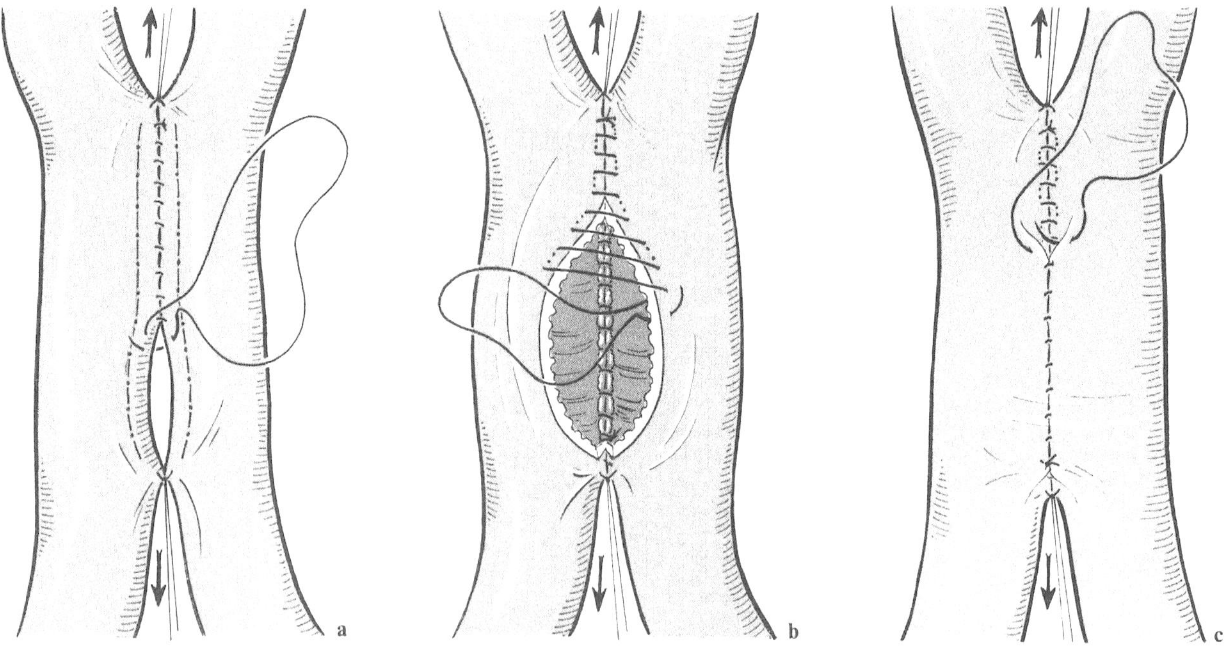

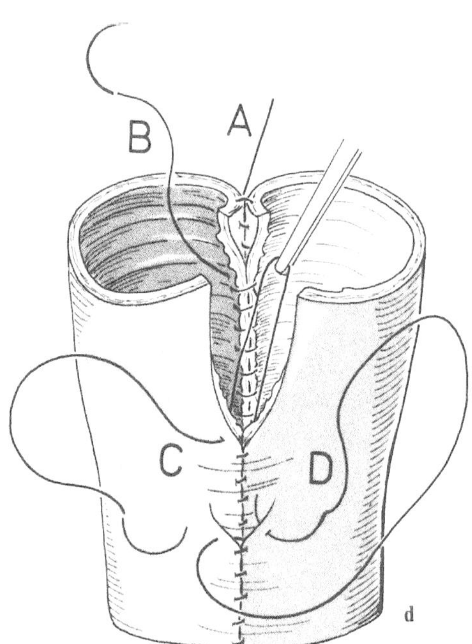

Abb. 7.30 a–d. Braun-Enteroanastomose. **a** Fortlaufende seromuskuläre Hinterwandnaht. **b** Nach Inzision des Darmes und zweireihiger Hinterwandnaht: Conell-Naht zur Einstülpung der Vorderwand. **c** Fortlaufende seromuskuläre Vorderwandnaht. **d** Querschnitt durch die Braun-Enteroanastomose mit allen Nahtschichten (*A* und *D* seromuskulär, *B* und *C* Allschichtnähte)

Anastomose mittels Klammerapparat

Der Klammerapparat TA 90 mit 4,8 mm tiefen Klammern wird entlang der Resektionslinie quer über den Magen geschoben. Die Klammerreihe kann durch eine kontinuierliche seromuskuläre Naht serosiert werden (Abb. 7.31 a); dieser Akt ist wahrscheinlich unnötig. Das proximale Jejunum wird dann zum Magenstumpf hochgezogen. Der antimesenteriale Teil des Jejunums wird parallel zur geklammerten Resektionslinie gelegt und durch 2 Einzelknopfnähte am Magenstumpf fixiert. Zwei kleine Inzisionen werden am Jejunum und am Magenstumpf im Bereich der großen Kurvatur angelegt, durch die der GIA-Nahtapparat eingeführt wird (Abb. 7.31 b). Der GIA-Nahtapparat wird 6–8 cm in den Magen bzw. in das Jejunum vorgeschoben, am Magen sollte der Abstand zur Klammernahtreihe 2–3 cm betragen. Nach Erstellung der Anastomose mittels GIA ist eine Überprüfung auf Bluttrockenheit notwendig. Die beiden kleinen Inzisionen werden dann durch einstülpende 3/0-Polyglykolsäurenähte verschlossen (Abb. 7.31 c).

Abb. 7.31 a, b. Gastrojejunostomie mit GIA. **a** Nach Stichinzision am Magen und Jejunum Einführen des GIA und Feuern. **b** Fertiggestellte Anastomose. Verschluß der Stichinzisionen durch Einzelknopfnähte

Alternativen zur Gastroenterostomie

Eigene Methode

Die Absetzung des Magens erfolgt mit dem Klammernähgerät TA 90 (Abb. 7.32 a). Durch fortlaufende Naht (Polyglykolsäure 2/0) wird großkurvaturwärts ein ca. 5 cm langer Jejunalanteil an die Hinterwand des Magens geheftet. Auf der Rückseite sowie auf der Vorderseite (Abb. 7.32 b) erfolgt dann die Inzision der Seromuskularis bis auf die Schleimhaut. Es stellen sich jetzt die submukösen Gefäße dar, die einzeln durch v.-Haberer-Umstechungsnähte versorgt werden; danach fortlaufende allschichtige Schleimhautnaht (Abb. 7.32 c, d). An der Vorderwand des Magens wird identisch verfahren (Abb. 7.32 e, f); danach fortlaufende einstülpende Naht der Vorderwand durch 2/0-Polyglykolfaden (Abb. 7.32 g) und Serosierung der Anastomose durch fortlaufende seromuskuläre Naht. An der Ecke der Absetzungslinie und der Anastomose Anbringen einer Dreipunkteinzelknopfnaht (Abb. 7.32 i), danach mit fortlaufender Naht Serosierung der Absetzungslinie bis subkardial. Die hochgezogene Jejunalschlinge wird jetzt zur zusätzlichen Deckung an die serosierte Absetzungslinie gebracht (Abb. 7.32 l). Durch dieses Manöver scheint der Reflux in den Magenrest deutlich geringer zu sein (Abb. 7.32 m). Es kann sinnvoll sein, die zuführende Schlinge bis unmittelbar subkardial hochzuziehen (Abb. 7.32 n).

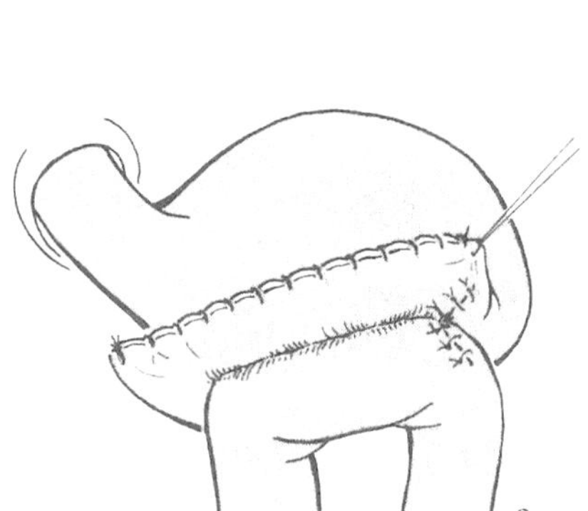

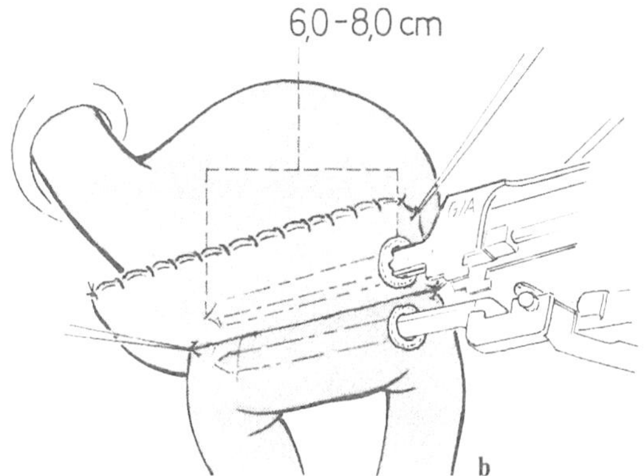

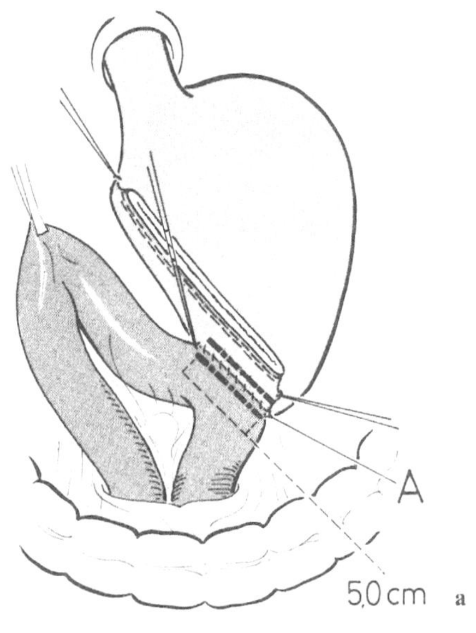
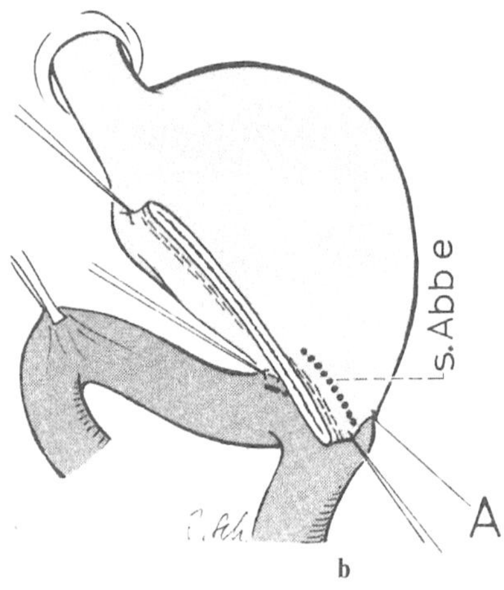

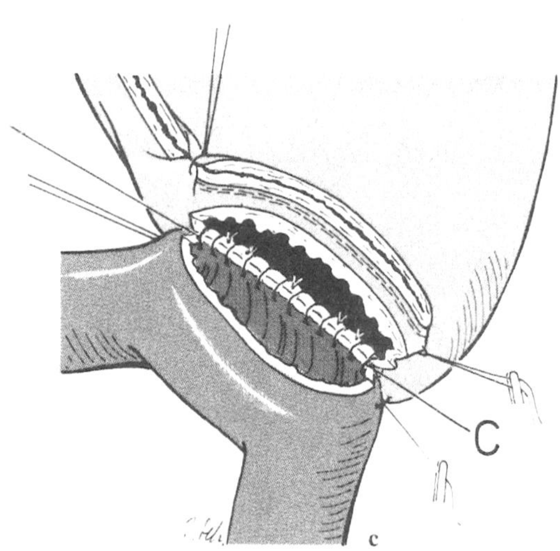
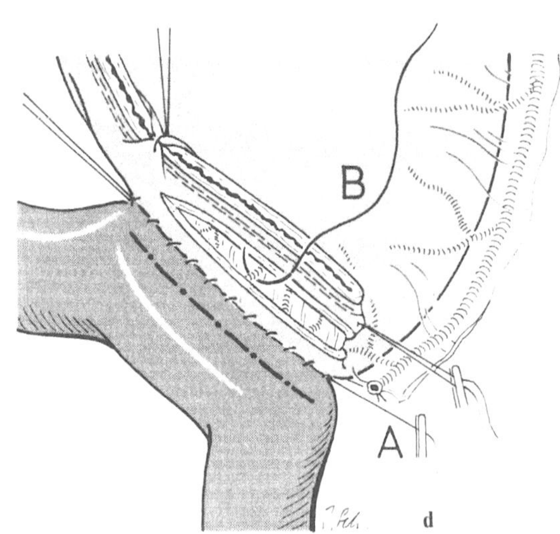

Abb. 7.32 a–l. Isoperistaltische retrokolische Gastrojejuno-stomia partialis lateralis. **a** Fortlaufende Hinterwandnaht nach Verschluß des proximalen Magens mit Nähapparat TA 90. Inzision der Seromuskularis auf dem Magen und Inzision des Jejunums. **b** Inzision auf der Vorderwand des Magens seromuskulär. **c** v.-Haberer-Umstechungsnähte im Bereich der Hinterwand (*B*). **d** Fortlaufende zweite Naht-reihe (*C*) für die Hinterwandnaht. **e** v.-Haberer-Um-stechnungsnähte an der Vorderwand nach Spaltung der Se-romuskularis. **f** Resektion des zur Anastomose verwendeten überstehenden Anteils des Magens. **g** Einstülpende Vorder-wandnaht allschichtig (*E*). **h** Zweite Nahtreihe seromuskulär (*F*). Zusätzliche Sicherung der Klammernahtreihe in Rich-tung kleine Kurvatur (G_1 G_2). **i** Sicherer Verschluß der sog. Jammerecke durch Dreipunktnaht (*F*). **k** Serosierung der Klammernahtreihe durch fortlaufende seromuskuläre Naht bis subkardial. **l** Fixation der zuführenden Schlinge an der kleinen Kurvatur subkardial.

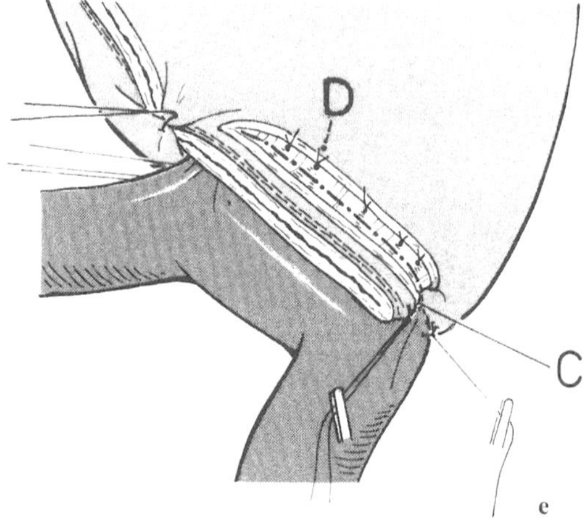

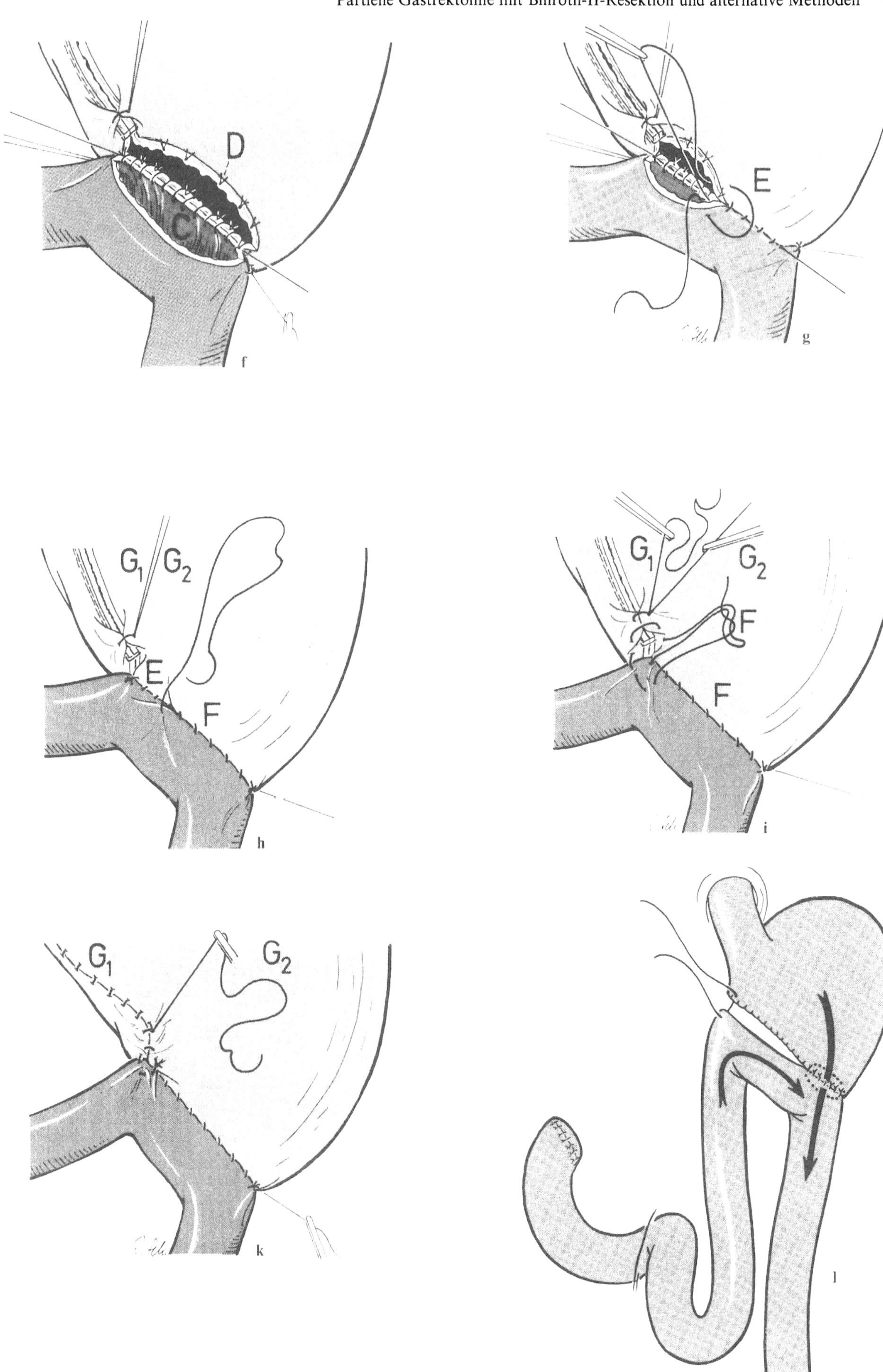
D
C
f
E
g
G₁ G₂
E
F
h
G₁ G₂
F
F
i
G₁ G₂
k
l

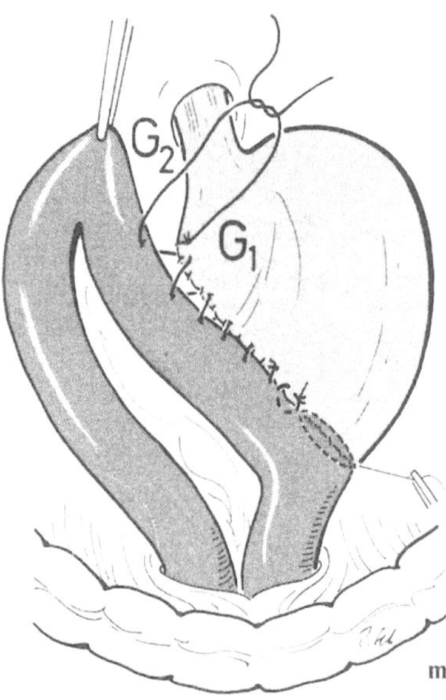

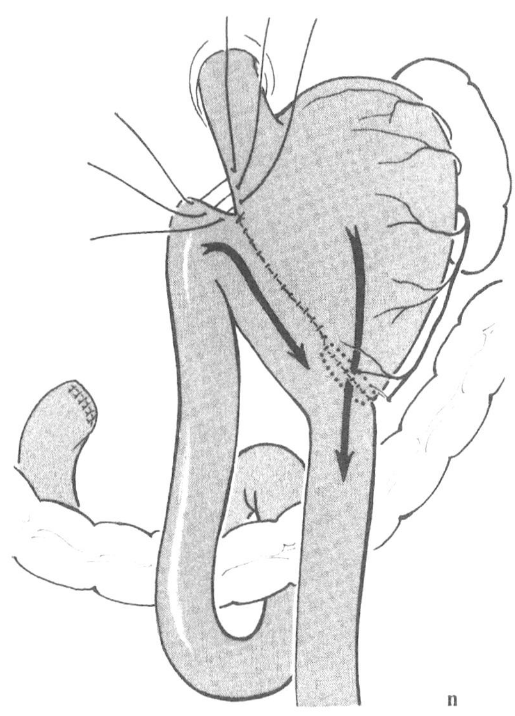

Abb. 7.32. m Die zuführende Schlinge wird bis zur kleinen Kurvatur hochgezogen. **n** Zusätzliches Aufhängen der zuführenden Schlinge unmittelbar subkardial

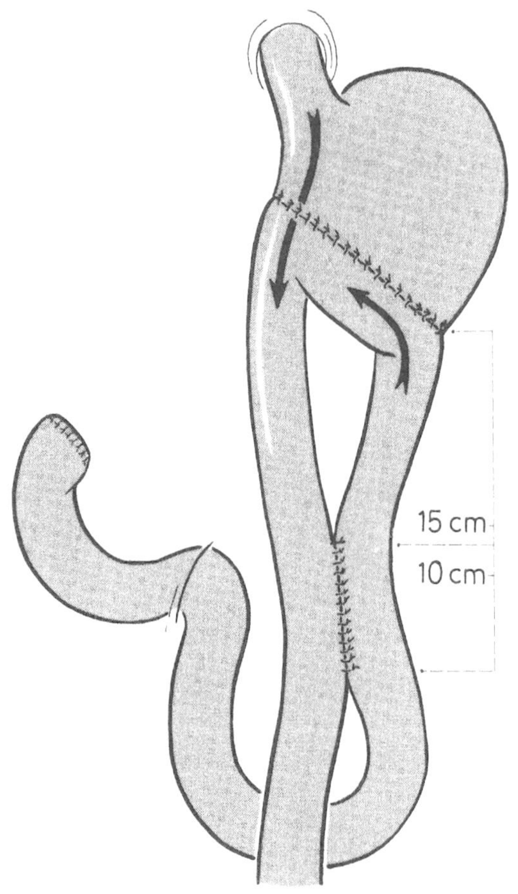

Isoperistaltische Gastrojejunostomie

Bei dieser Operation wird die abführende Schlinge an die kleine Kurvatur geheftet, die zuführende an die große Kurvatur (Abb. 7.33). Im allgemeinen wird die Anastomose als Gastrojejunostomia totalis angelegt. Obligat ist eine Braun-Enteroanastomose ca. 15 cm distal der Gatrojejunostomie unterhalb des Querdarmes.

Gastrojejunostomie mit EEA-Nähapparat

Zunächst wird der proximale Magenrest mittels Nähapparat TA 50 verschlossen und die Absetzungsstelle serosiert (Abb. 7.34a). Auf der Vorderwand des Magens erfolgt jetzt eine Stichinzision, durch die ein EEA-Nähapparat in den Magen eingebracht wird. Der Kopf des Nähapparats muß zunächst abgeschraubt werden. An der Hinterwand des Magens erfolgt eine Stichinzision, die durch eine zusätzliche Tabaksbeutelnaht gesichert werden kann. Die 1. Jejunalschlinge ist durch-

Abb. 7.33. Isoperistaltische Gastrojejunostomia totalis mit Braun-Enteroanastomose.

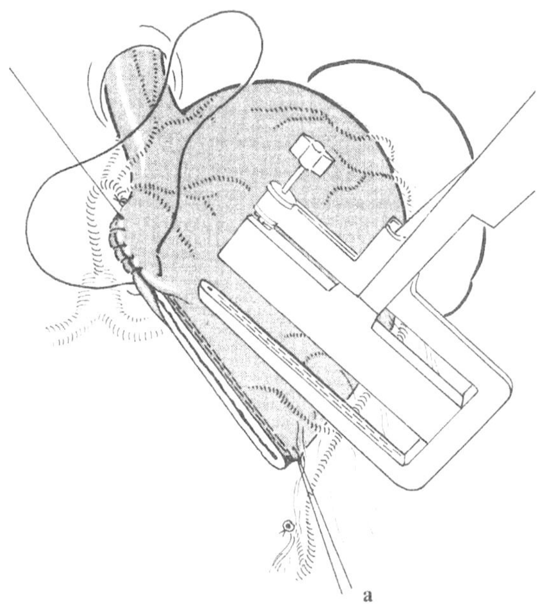

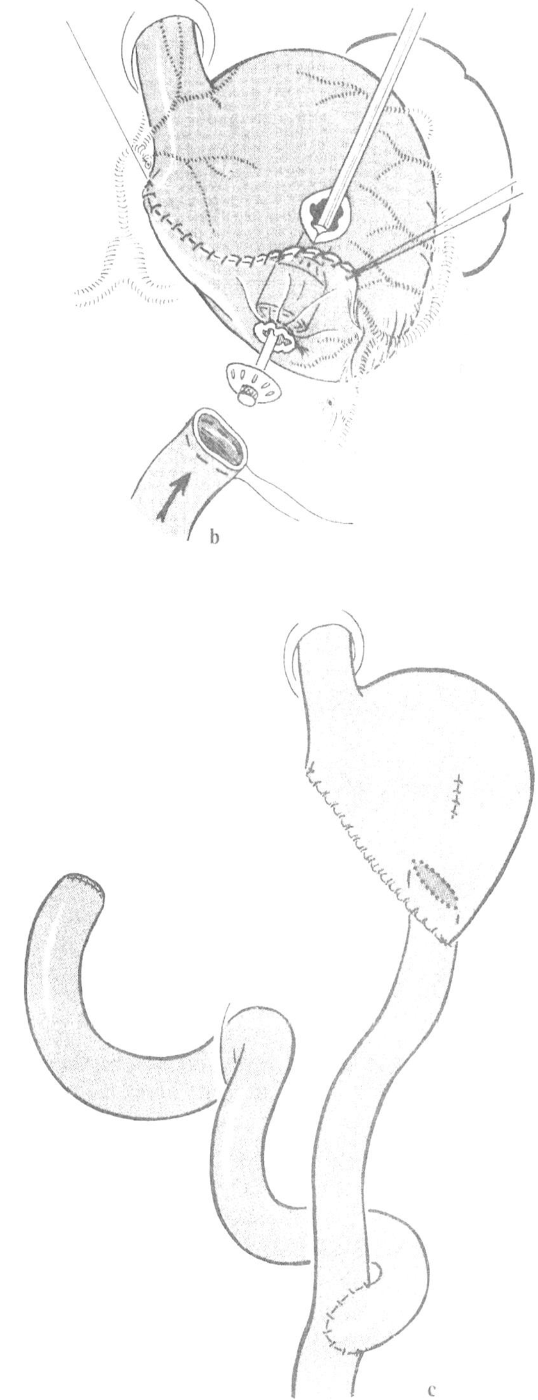

trennt und wird jetzt mit ihrem abführenden Anteil ebenfalls durch eine Tabaksbeutelnaht versorgt, danach über den mittlerweile aufgeschraubten Kopf des EEA-Nähapparats gestülpt (Abb. 7.34b). Nach Adaptation von Magen und Dünndarm: Schließen der Anastomose und zweireihiger Verschluß der Mageninzision. Es entsteht eine nach Roux modifizierte Gastrojejunostomie (Abb. 7.34c).

Erstellung der Braun-Enteroanastomose durch GIA-Nähapparat

Die zuführende und abführende Schlinge werden auf einer Strecke von ca. 7 cm durch 2 Einzelknopfnähte adaptiert. Proximal Inzision des Darmes und Einbringen des GIA-Nähapparats. Nach Feuern des Nähapparates wird die Eingangsstelle am Dünndarm durch mehrere Einzelknopfnähte verschlossen (Abb. 7.35).

Verschluß der Mesenteriallücke

Bei retrokolischer Anastomose wird das Mesokolon durch Knopfnähte am Magenstumpf unmittelbar oberhalb der Anastomose fixiert (Abb. 7.10).

Abb. 7.34 a–c. Maschinelle Gastrojejunostomie, Modifikation nach Roux-Y. **a** Verschluß des proximalen Magenstumpfes zunächst mit Klammernahtreihe TA 90 und serosierender fortlaufender Naht (resorbierbares Nahtmaterial, 3/0). **b** Nach Inzision an der Magenvorderwand Einführen des Nähapparates EEA und Hochziehen des abführenden Anteils der durchtrennten ersten Jejunalschlinge. Anlegen einer Tabaksbeutelnaht an der Jejunalschlinge bzw. an der Ausführungsstelle des Magens. **c** Fertiggestellte maschinelle Roux-Y-Gastrojejunostomie

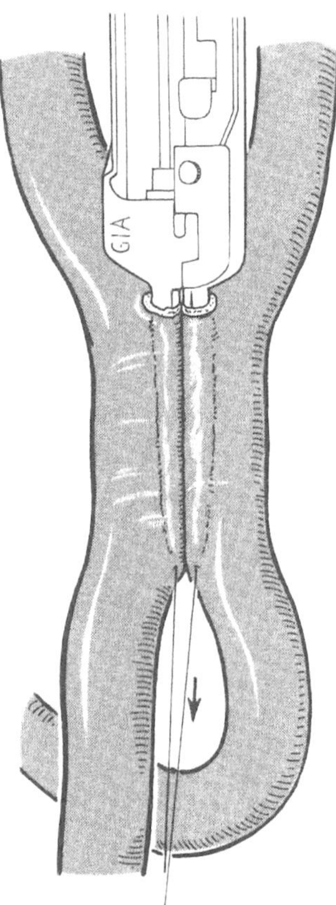

Abb. 7.35. Braun-Enteronastomose mit GIA. Die beiden Stichinzisionen werden nach Erstellung der Anastomose durch Einzelknopfnähte verschlossen

Drainagen und Verschluß der Wunde

Die Bauchhöhle wird sorgfältig mit warmer Kochsalzlösung ausgewaschen. Erscheint der Verschluß des Duodenalstumpfes nicht sicher, sollte eine Drainage lateral vom Duodenum gelegt und durch eine schmale Stichinzision durch die Bauchdecken ausgeleitet werden. Bei sehr unsicherem Verschluß des Duodenalstumpfes kann man eine Saugdrainage durch eine schmale Inzision im unteren Anteil des absteigenden Duodenums in das Duodenallumen plazieren. Die duodenale Inzision wird durch eine Tabaksbeutelnaht verschlossen und der intraperitoneale Anteil des Drains mit einer Omentumfalte gesichert.

Intraoperative Komplikationen

Wichtigste intraoperative Komplikation ist der schwierige Verschluß des Duodenalstumpfes (s. S. 56ff). Bei der Präparation des narbig veränderten proximalen Duodenums besteht die Gefahr der Verletzung des terminalen Gallengangs.

Kleinere Defekte können durch eine Quernaht mit feinem resorbierbarem Nahtmaterial geschlossen werden. Eine T-Drainage kann die Naht entlasten. Bei größeren Verletzungen und der Unmöglichkeit einer spannungsfreien Naht auch nach Mobilisation der proximalen und distalen Anteile des Ductus choledochus sind Cholezystektomie und Hepatikojejunostomie mit einem isoperistaltisch angeschlossenen Roux-Y-Segment die sicherste Versorgung. Die weiteren intraoperativen Komplikationen entsprechen denen der B-I-Methode (s. S. 48).

Spezifische Aufmerksamkeit muß auch der symmetrischen Aufhängung der Jejunalschlinge am Magen gelten. Dazu erfolgt die Inzision am hochgeschlagenen Jejunum kontramesenterial auf der Kuppe des Darmes. Sonst besteht die Gefahr exzentrischer, passagestörender Aussackungen.
Postoperative Komplikationen s. S. 332.

Literatur

Becker HD, Peiper H-J (1977) Ulcus ventriculi. Thieme, Stuttgart
Bsteh O (1933) Technik der Resektion tiefsitzender Duodenalulcera. Langenbecks Arch Klin Chir 175:114
Bsteh O (1952) Die Geschwürskrankheit des Magens und ihre chirurgischen Probleme, 2. Aufl. Mandrich, Düsseldorf
Clark CG (1983) Partial gastrectomy. In: Smith R (ed) Operative surgery, 4th ed, vol 11. Butterworth, London, pp 232–251
Gohrbandt E (1933) Zur Technik des Duodenalverschlusses. Zentralbl Chir 60:1815
Grill W, Widok K (1962) Zur Technik des Duodenalstumpfverschlusses. Chirurg 33:232
Holle F (1968) Spezielle Magenchirurgie. Springer, Berlin Heidelberg New York
Menguy R (1976) Surgery of peptic ulcer. Major Probl Clin Surg, vol. XVIII. Saunders, Philadelphia
Nissen R (1933) Die Resektion des tiefsitzenden Duodenalgeschwürs. Zentralbl Chir 60:483
Schreiber HW (1969) Magen incl Ulcus duodeni. In: Baumgartl F, Kremer K, Schreiber HW (Hrsg) Spezielle Chirurgie für die Praxis, Bd II. Thieme, Stuttgart, S 108–194
Shackelfort RT, Zuidema GD (1981) Surgery of the alimentary tract. 2nd ed, vol 2: Gastric resection and reconstruction. Saunders, Philadelphia, pp 287–367
Siewert JR (1981) Operative Therapie des unkomplizierten Ulcus ventriculi. In: Allgöwer M et al. (Hrsg) Chirurgische Gastroenterologie. Springer, Berlin Heidelberg New York, S 436–450
Zenker R, v Bary S, Feifel G, Oehl R, Rueff F, Spalsberg F, Pichlmayr R, Seidel W (1975) Die Eingriffe am Magen und Zwölffingerdarm. In: Zenter R, Berchtold R, Hamelmann H (Hrsg) Die Eingriffe in der Bauchhöhle. Allgemeine und spezielle chirurgische Operationslehre, 3. Aufl, Bd VII/1. Springer, Berlin Heidelberg New York, S 91–335

8 Roux-Y- und andere Anastomosen

L. KRONBERGER

Indikationen

Die Roux-Y-Anastomose wird bei primärer distaler Magenresektion wegen Ulkus oder Karzinom äußerst selten ausgeführt, häufiger bei totaler Magenresektion zur Rekonstruktion des Passageweges, auch bei Wiederholungseingriffen am Magen sowie als Enteroanastomose bei palliativen biliodigestiven Anastomosen.

Vorbereitung

Lagerung: Rückenlage.
Narkose: Allgemeinnarkose.
Zugangswege: oberer Medianschnitt, oberer Querschnitt.

Technik

Beim Ulcus duodeni sive ventriculi $^2/_3$-Resektion des Magens. Beim distalen Magenkarzinom Berücksichtigung des Sicherheitsabstandes von sicht- und tastbarem Tumorrand (5–8 cm oralwärts und 2–3 cm aboral; Abb. 8.1a).

*End-zu-End-Gastrojejunostomie und
Y-förmige Jejunojejunostomie (Abb. 8.1b)*

Skelettierung der großen und kleinen Kurvatur. Zarte Präparation des Duodenums. Anlegen von 2 Haltefäden am Duodenum sowie einer festen Abschlußklemme am Magen aboral vom Pylorus (s. auch Abb. 8.7). Offene Durchtrennung des Duodenums und zweireihiger Verschluß des Stumpfes (innere resorbierbare Allschichtnaht, äußere seromuskuläre resorbierbare oder nicht resorbierbare Naht (Abb. 8.2 a–d)).

Alternativ kann der Duodenalstumpf mit dem Nähapparat TA 55 verschlossen werden. Die Klammernaht wird abschließend durch eine seromuskuläre Naht eingestülpt (Abb. 8.3).

Skelettieren der kleinen Kurvatur bis 4 cm unterhalb der Kardia (Abb. 8.4a). Anlegen von 3–4 seromuskulären feinen Seidennähten zur Deckung

der kleinen Kurvatur in diesem Bereich (Abb. 8.4b). Der Magen wird nach links gelegt. Hochziehen des Colon transversum und Aufsuchen der oberen Jejunumschlingen (Abb. 8.5).

12–15 cm aboral der Plica duodenojejunalis wird eine Jejunumschlinge mit ausreichend langem Radius hochgezogen und eine gefäßarme Stelle im Mesenterium dargestellt.

Unterbindung der Mesenterialgefäße beidseitig und Bildung eines gestielten aboralen Jejunalschenkels (Abb. 8.6).

Anlegen von 2 weichen Darmklemmen (Doyen) und Durchtrennung des Jejunums.

Die aborale Jejunumschlinge wird durch ein gefäßfreies Areal im Mesocolon transversum (*also retrokolisch*) hochgezogen und an den Magen herangebracht (Abb. 8.7).

Die orale Schlinge bleibt unter dem Colon transversum liegen.

Anbringen einer Haberer-Klemme am Magen in der vorgegebenen, beinahe senkrechten Resektionslinie und einer Doyen- bzw. einer 2. Haberer-Klemme am aboralen Jejunumschenkel. Anastomosierung des aboralen Jejunumschenkels mit dem unteren Drittel der zukünftigen Magenwunde (Abb. 8.8 a, b und 8.9).

Anlegen von seromuskulären Seidennähten zwischen die Hinterwände von Magen und Jejunum (Abb. 8.8b). Diese werden vorerst mit Péan-Klemmen gefaßt und erst nach Beendigung dieser Nahtreihe der Reihe nach geknüpft (nichtresorbierbares Nahtmaterial).

Zum Knüpfen muß die Doyen-Klemme mit dem Jejunum ganz nah an den Magen gebracht werden.

Nur die Eckfäden werden belassen, alle anderen werden abgeschnitten (Abb. 8.8b).

5 mm aboral von der gelegten Hinterwandnaht wird die Magenwand bis auf die Submukosa inzidiert (hier muß der Gefäßplexus sichtbar werden; Abb. 8.8b).

Schnittführung von der kleinen bis zur großen Kurvatur. Anschließend Umstechungsnaht der sichtbaren Gefäße mit resorbierbaren Fäden, wobei in der Magenwand ausgestochen wird

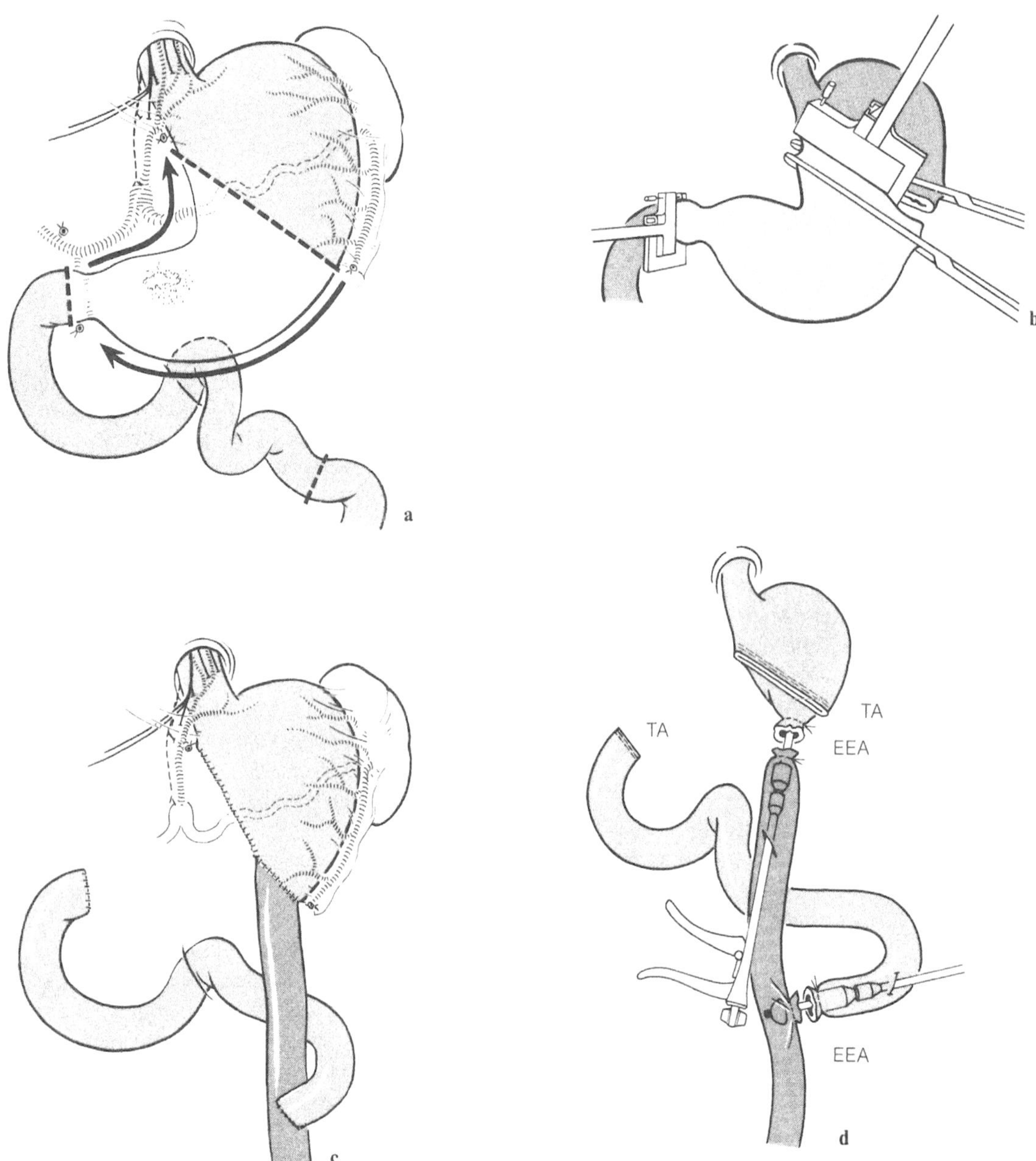

Abb. 8.1. a Resektionsausmaß am Magen und Duodenum.
b Absetzen des Magens mit dem Klammergerät TA. **c** Endzustand der Roux-Y-Anastomose nach distaler $^2/_3$-Magen-
resektion, Variante 1: End-zu-End-Gastrojejunostomie.
d Alle Anastomosen sind mit Klammergeräten (TA, EEA)
ausgeführt

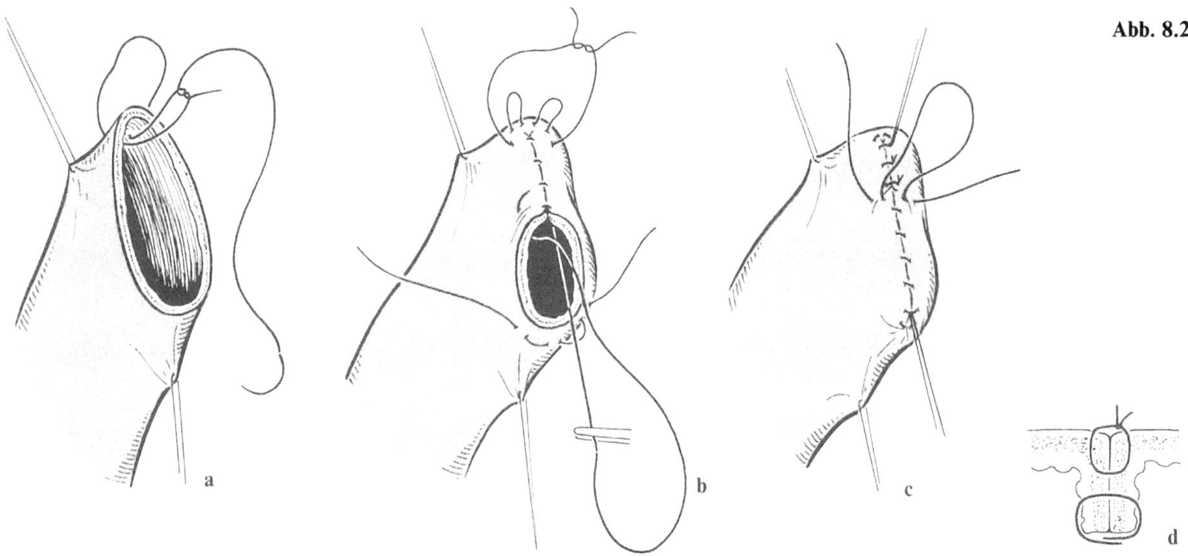

Abb. 8.2 a–d. Duodenalstumpfverschluß (zweireihig). **a** Haltefäden am Duodenum. Invertierende innere Allschichtnaht (Mikulicz). **b** Beendigung der inneren Allschichtnaht und seromuskuläre Ecknähte. **c** Seromuskuläre Zwischennähte. **d** Querschnitt durch den Duodenalstumpfverschluß

Abb. 8.3. Verschluß des Duodenums mittels TA-55 und Serosierung

Abb. 8.4 a, b. Skelettierung der kleinen Kurvatur. **a** Ende der Präparation 3 Querfinger breit unterhalb der Kardia. Äußere Längsmuskelfaserschicht sichtbar. Rr. gastricae der Nn. vagi durchtrennt. **b** 3–4 Einzelnähte zur Serosierung. Die v.-Haberer-Klemme liegt entsprechend dem Resektionsausmaß bzw. der Resektionslinie

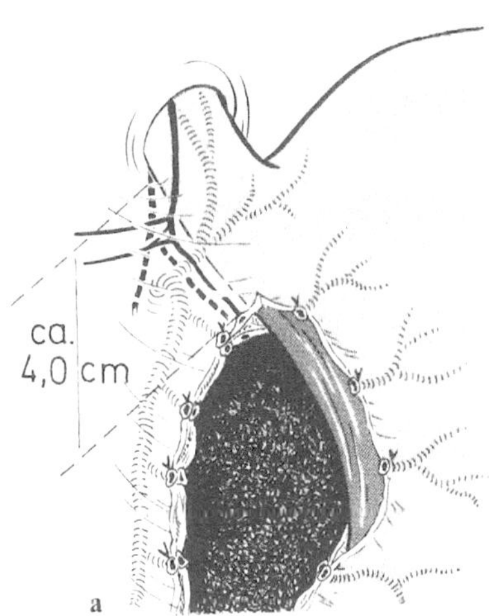

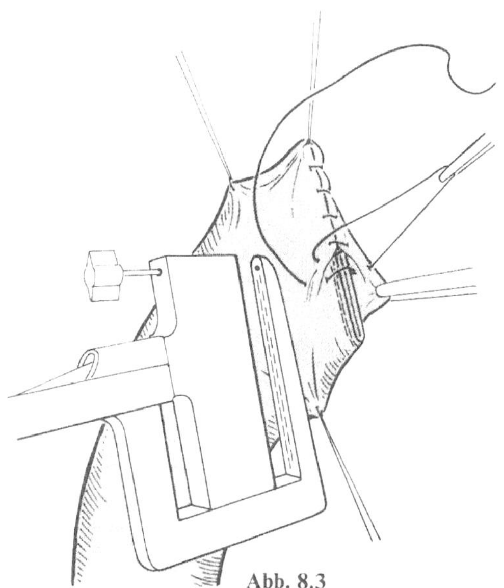

Abb. 8.3

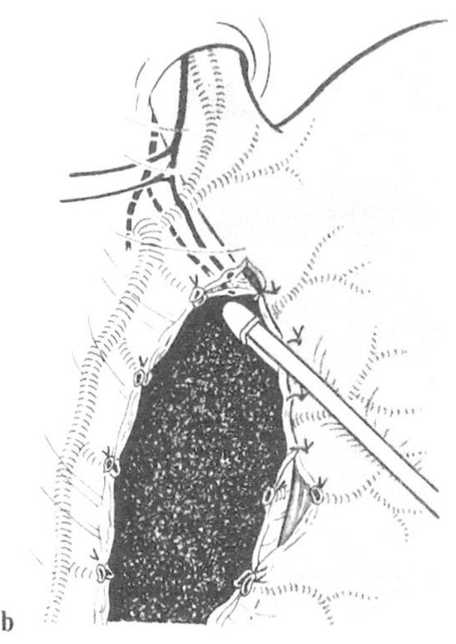

Abb. 8.4

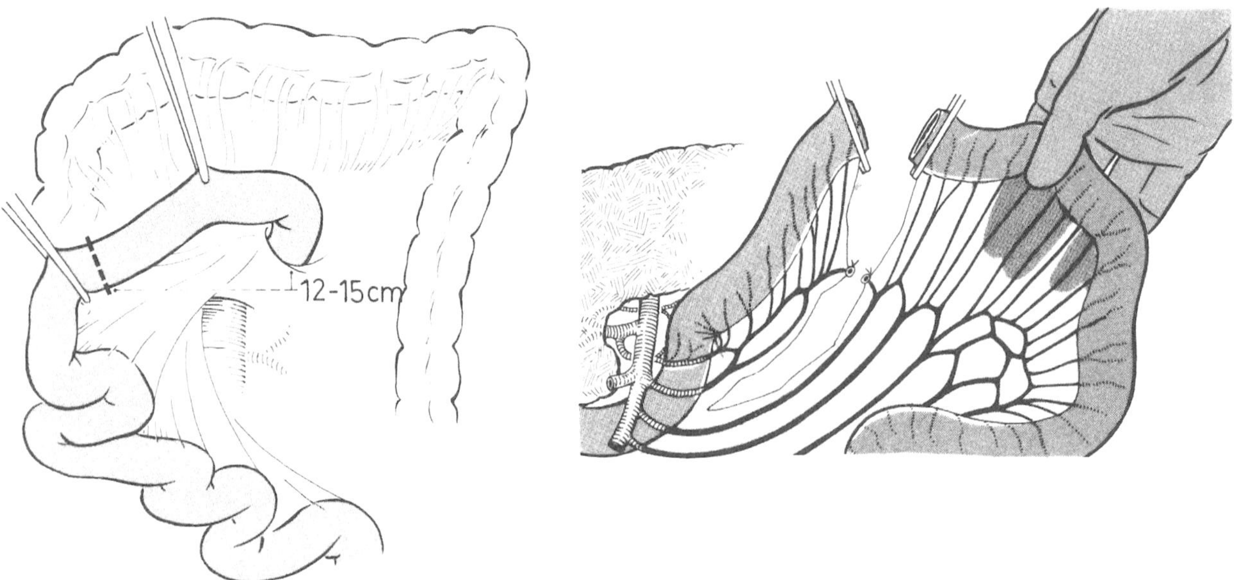

Abb. 8.5. Hochheben des Colon transversum mit Omentum majus und Aufsuchen der Jejunumschlingen 12–15 cm aboral der Plica duodenojejunalis: vorgesehene Durchtrennungslinie

Abb. 8.6. Skelettierung des Mesenteriums unter Schonung der Gefäßversorgung (am besten mit Diaphanoskopie)

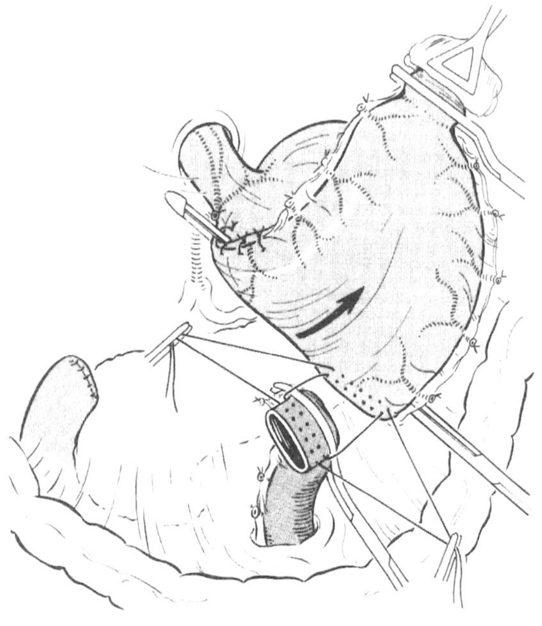

Abb. 8.7. Magen mit Abschlußklemme versehen und nach links verlagert. Durchziehen des aboralen (efferenten) Jejunumschenkels und Verschluß desselben mit einer weichen Darmklemme. Legen der Hinterwandnähte

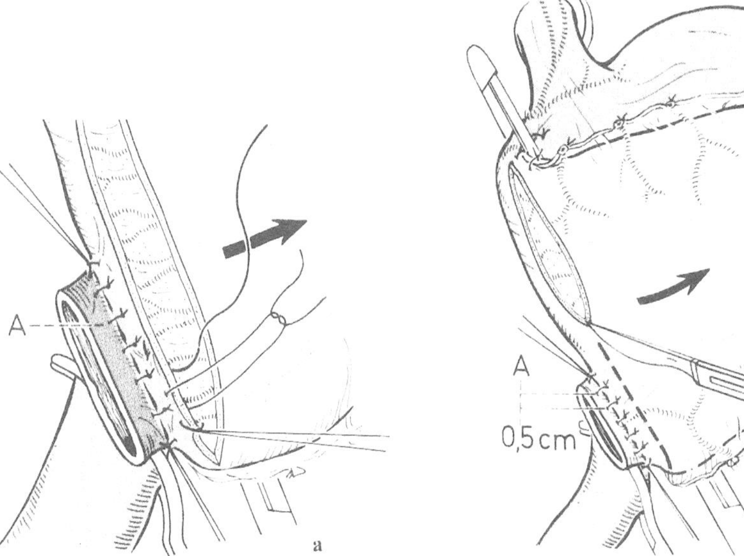

Abb. 8.8. a Hinterwandnähte geknüpft und bis auf Eckfaden abgeschnitten. Inzision der Seromuskularis der Magenhinterwand bis auf den submukösen Gefäßplexus. **b** Legen der submukösen Umstechungs- und Raffnähte (v. Haberer). Die Gefäße werden umstochen, der Ausstich sollte die gesamte Magenwand erfassen. Die Fäden werden mit einer Klemme gebündelt

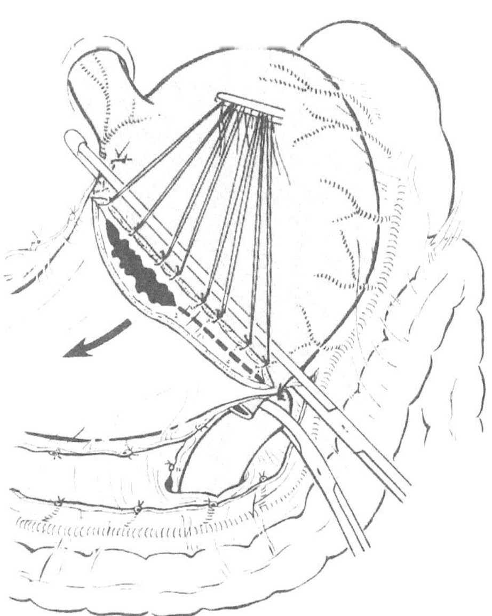

Abb. 8.9. Auch an der Vorderwand werden die Umstechungsnähte ausgeführt und gebündelt. Resektion des distalen Magens

(Abb. 8.8b). Dies verbessert den Sitz derselben ganz wesentlich (submuköse Umstechungs- und Raffnähte nach v. Haberer); dadurch keine Blutung aus dem Magenresektionsrand.

Alle Nähte bleiben lang, werden zentriert und mit einer Kocher-Klemme gefaßt.

Nunmehr legt man den Magen auf die rechte Seite.

In 1,5 cm Entfernung von der Magenklemme Inzision der Vorderwand bis auf die Submukosa (Abb. 8.9).

Die dort sichtbaren Gefäße werden in gleicher Weise mit resorbierbarer Naht umstochen.

Nach der letzten Naht werden alle Fäden mit einer Kocher-Klemme gefaßt. Resektion des distalen Magens nach Anspannen der Haberer-Nähte mit dem Skalpell oder dem elektrischen Messer.

Allschichtnaht der Jejunum- und Magenhinterwand mit resorbierbaren Fäden (Abb. 8.10 a–e). Fadenführung fortlaufend überwendelnd.

Am oberen Ende der Jejunalöffnung (eigentliche Anastomose) geht die Naht ohne Unterbrechung auf die restliche proximale Magenwunde über (Abb. 8.10 c, d). Verschlußnaht der Vorder- und Hinterwand bis zum Ende an der kleinen Kurvatur. Hier kehrt die Naht um und endet wieder am oberen Ende des anastomosierten Jejunums (Abb. 8.10 d, e).

Zweite Naht mit resorbierbarem Faden zum Verschluß von Magen- und Jejunumvorderwand im Anastomosenbereich (Abb. 8.10 f).

Entfernung der Doyen- bzw. der Haberer-Klemmen von Jejunum und Magen.

Abb. 8.10. a Innere Allschichtnaht der Anastomosenhinterwand (*A*). Der Faden (*B* in **b**) wird geknüpft und dessen kurzes Ende mit einem Klemmchen gefaßt. **b** Die Naht ist fortlaufend und überwendelnd. **c** Am oberen Ende der Anastomose erfaßt die Naht die Vorder- und Hinterwand der zu verschließenden Magenwunde (*C₁*). **d** An der kleinen Kurvatur kehrt die Naht um und endet wieder am oberen Anastomosenende (*C₂*). Hier wird der Faden mit einem neuen verknüpft. **e** Dieser neue Faden (*D*) verschließt die Vorderwände der Anastomose. **f** Seromuskuläre äußere Nahtreihe (*E*) von der kleinen Kurvatur bis zum oberen Anastomosenende. **g** Naht der Jammerecke. Alle Serosaflächen werden von der Naht erfaßt (*F*). Seromuskuläre Naht an der unteren Ecke (*G*). **h** Seromuskuläre Einzelnähte an der Anastomosenvorderwand (*G*). **i–m** Anastomose vollständig mit Klammergerät TA als Maschinennaht ausgeführt

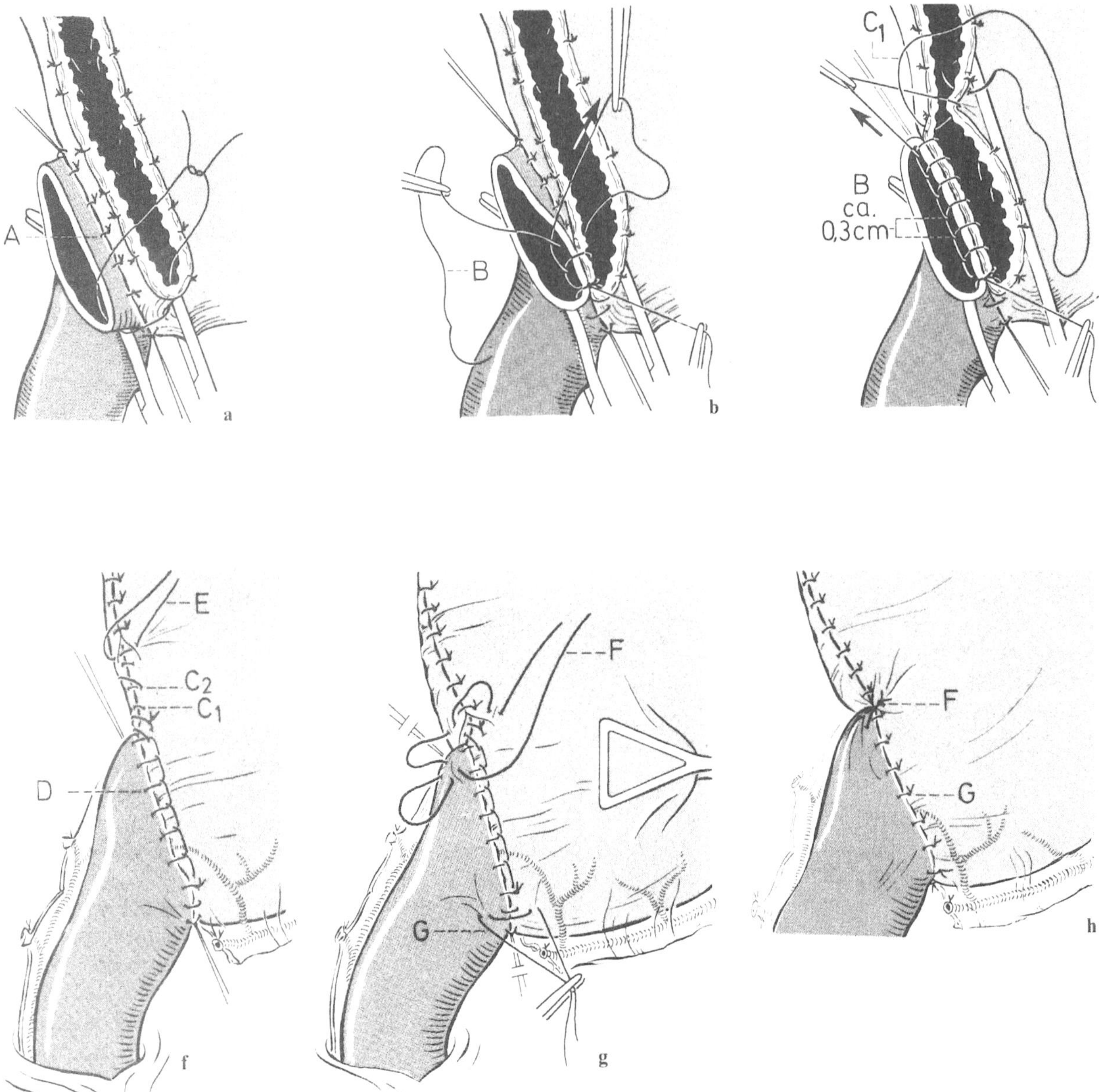

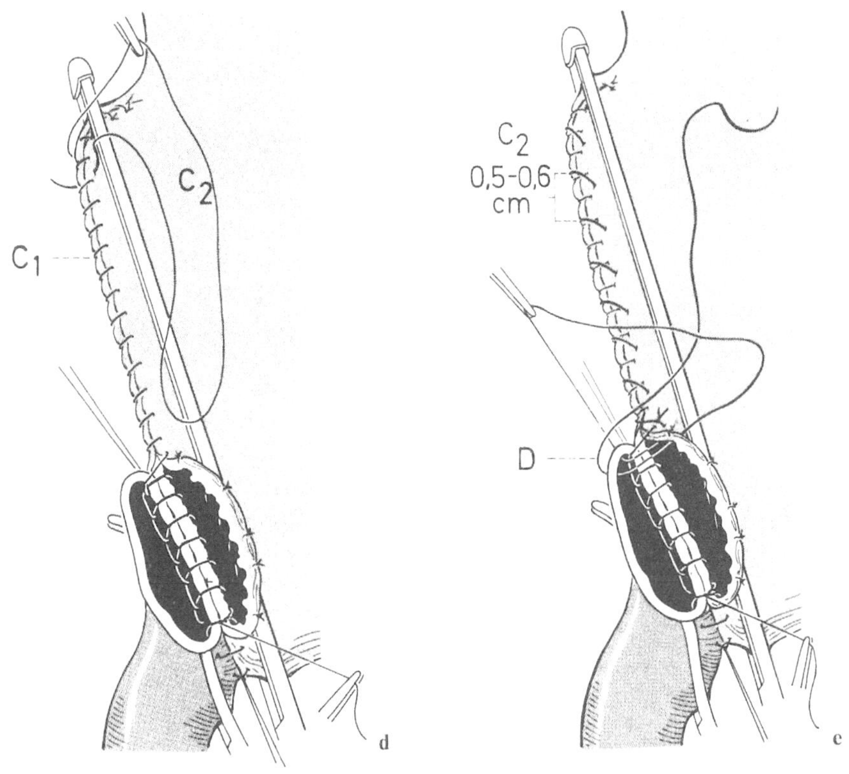

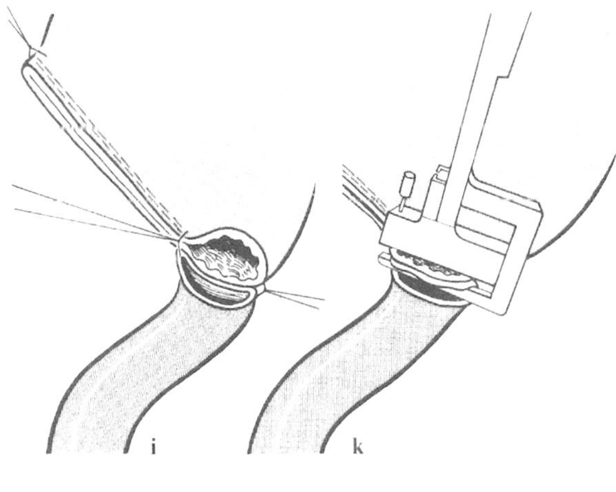

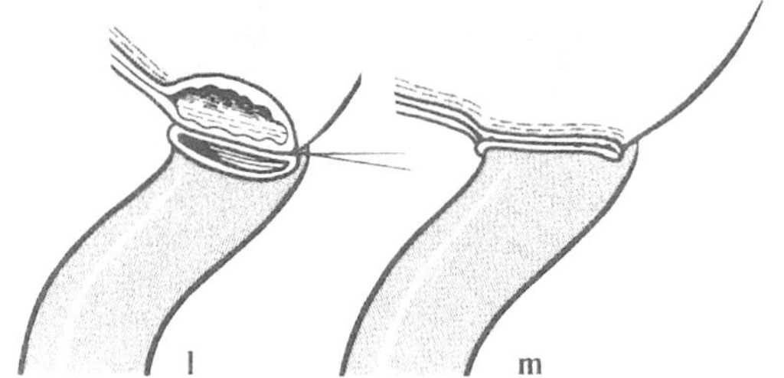

Seromuskuläre Seidennähte zur Vereinigung von Vorder- und Hinterwand im proximalen, blind verschlossenen Anteil des Restmagens (Abb. 8.10 f h).

Anlegen der oberen Ecknähte (Abb. 8.10g), welche Magenvorder- und Hinterwand und in der Folge Jejunumhinterwand und Vorderwand, also alle Serosaflächen, erfaßt.

Seromuskuläre Einzelseidennähte zum Verschluß der Vorderwand der eigentlichen Anastomose (Abb. 10h).

Anschließend Prüfung der Durchgängigkeit der Anastomose mit Daumen und Zeigefinger bzw. der Lage einer nasal eingeführten Magensonde. Deren Spitze sollte 8 cm oral von der Anastomose zu liegen kommen.

Naht der Mesokolonränder mit Einzelseidenfäden am retrokolisch hochgezogenen Jejunumschenkel. Diese Fixation sollte locker erfolgen, um eine ausreichende Durchblutung des Jejunums zu garantieren.

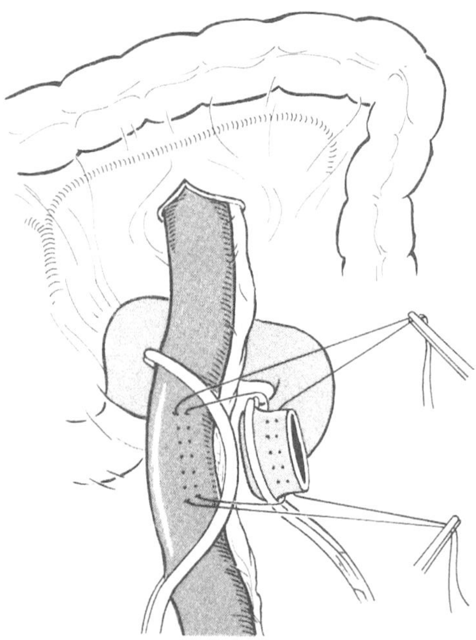

Abb. 8.11. Hochschlagen des Colon transversum mit großem Netz. Am efferenten Jejunum wird eine weiche Darmklemme angebracht, und zwischen diesem und dem oralen
Jejunumschenkel werden die Hinterwandnähte gelegt und
mit Klemmchen erfaßt

Nach Hochschlagen des Colon transversum:
End-zu-Seit-Anastomose (Y-förmig zwischen oralem und aboralem Jejunumschenkel; ca. 8–10 cm
distal des Mesokolonschlitzes Anbringen einer

weichen Darmklemme am efferenten Jejunumschenkel (Abb. 8.11). Das bereits angeklemmte
orale Ende wird der vorherigen Klemme angenähert.

Anlegen von feinen seromuskulären Seidennähten und Fassen der Fäden mit Péan-Klemme.

Ist die Nahtreihe gelegt, bringt man beide Jeju-
numanteile nah aneineinander und knüpft die Fäden. Die Eckfäden bleiben armiert, die anderen
schneidet man ab. Anschließend Inzision der Jeju-
numwand entsprechend der Achse mit dem Skalpell oder dem elektrischen Messer (Abb. 8.12 a, b).

Fortlaufende überwendelnd geführte Allschichtnaht der Hinterwand des oralen und aboralen Jejunums mit resorbierbaren Fäden. Hierauf Naht
der beiden Anastomosenvorderwände (invertierend nach Mikulicz; Abb. 12 c).

Nach Abnehmen der Darmklemme seromuskuläre Einzelseidennähte an der Anastomosenvorderwand (Abb. 8.12 d).

Naht des Mesenteriums am oralen Jejunumschenkel mit fortlaufender Seidennaht, von der
Anastomose beginnend bis zum Schlußpunkt der
eingangs dargestellten Präparation, an das Mesenterium der aboralen Schlinge.

Reposition des Colon transversum mit Omentum majus in das Abdomen (s. Abb. 8.13). Inspektion der Anastomosen.

Alle Anastomosen können — je nach Situation
— auch mit Nahtapparaten ausgeführt werden.

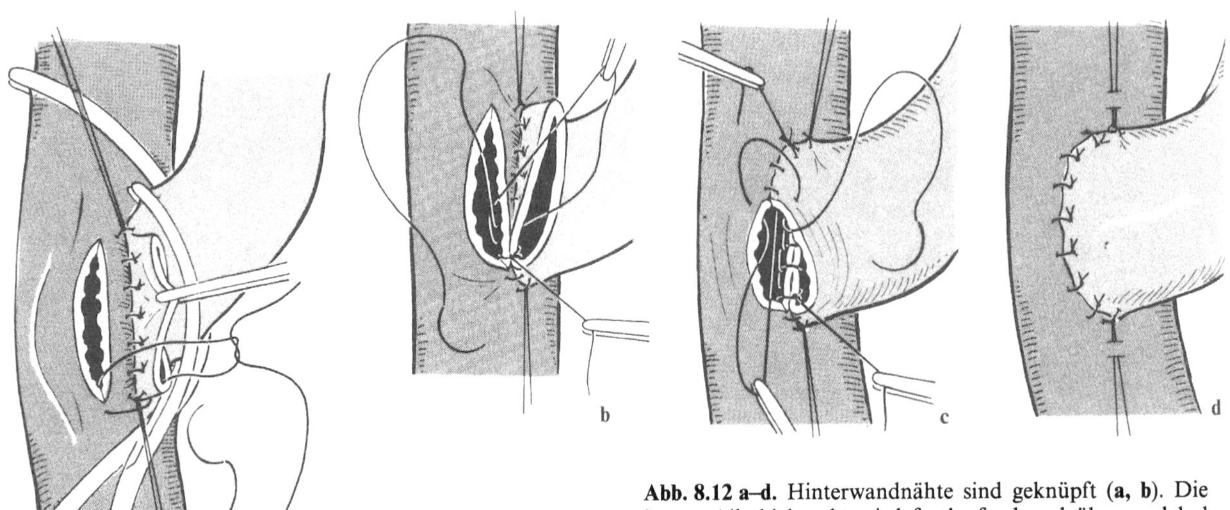

Abb. 8.12 a–d. Hinterwandnähte sind geknüpft (**a, b**). Die
innere Allschichtnaht wird fortlaufend und überwendelnd
geführt. **c** Die äußere Allschichtnaht wird invertierend und
fortlaufend angelegt (Mikulicz-Naht). **d** Äußere seromuskuläre Seidennähte der Anastomosenvorderwand

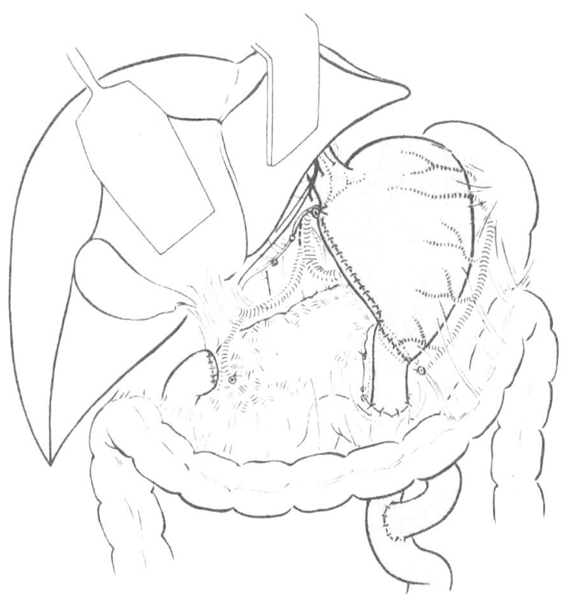

Abb. 8.13. Reposition des Colon transversum und Omentum majus

Variationsmöglichkeiten der Jejunojejunostomie

Die Inzision am Darm verläuft schräg (Abb. 8.14 a, b). Dadurch wird eine spitze Einmündung der zuführenden Schlinge in die abführende Jejunalschlinge garantiert. Durch zusätzliche Aufhängenähte (Abb. 8.14 b) scheint der Reflux von Intestinalsaft in die zuführende Schlinge geringer zu sein.

Eine andere Variationsmöglichkeit besteht in einer schrägen Inzision des Jejunums und einer Abflachung der Durchtrennungslinie an der zuführenden Schlinge (Abb. 8.15 a, b). Die Anastomose wird in gleicher Art und Weise erstellt. Durch zusätzliche Aufhängenähte der zuführenden Schlinge an der abführenden Schlinge wird ebenfalls eine spitze Einmündung in die abführende Schlinge mit evtl. daraus resultierendem geringerem Reflux erzielt (Abb. 8.15 c).

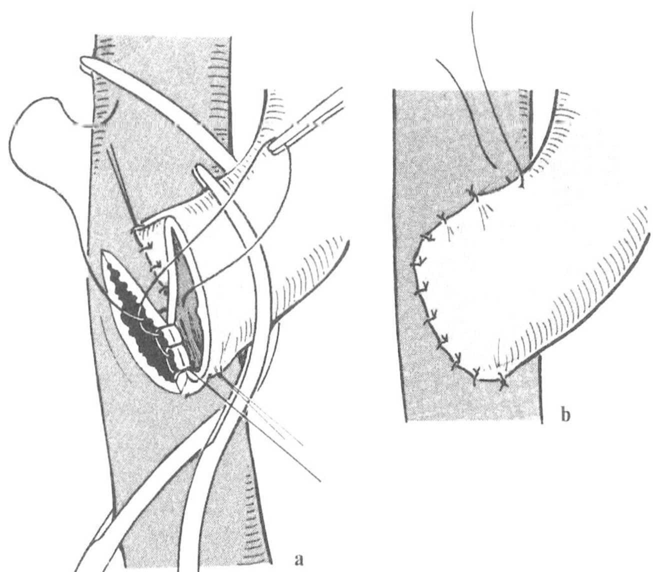

Abb. 8.14 a, b. Schräge Einmündung der zuführenden Schlinge. **a** Inzision, distal am Mesenterialrand beginnend und zum Vorderrand nach oben ziehend. Anastomose wird in typischer Weise erstellt. **b** Zusätzliche Aufhängung der zuführenden Schlinge an der abführenden Schlinge durch seromuskuläre Einzelknopfnähte

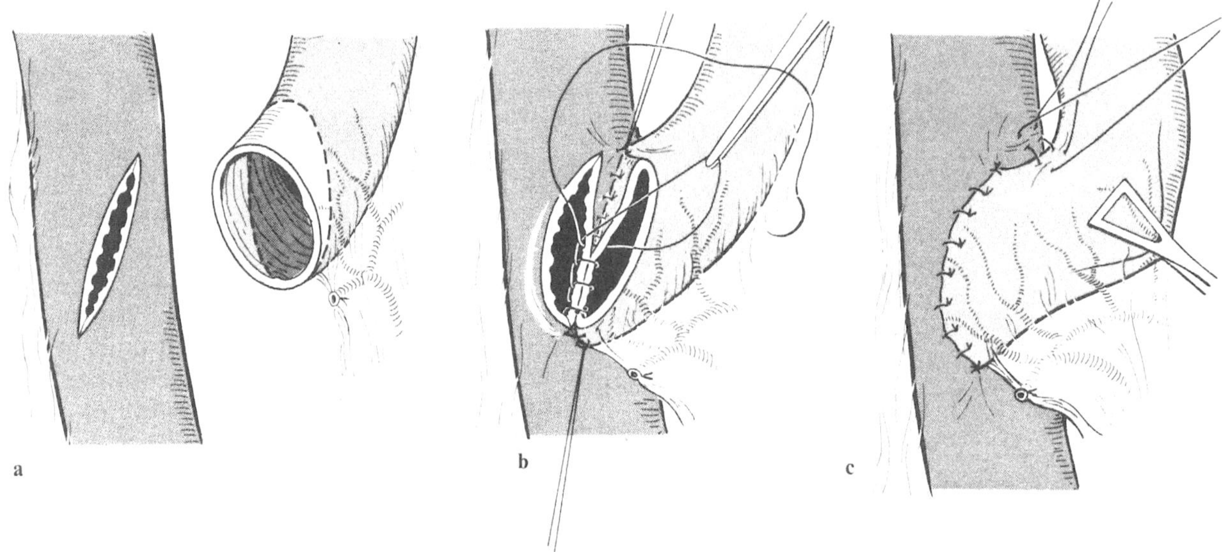

Abb. 8.15 a–c. Spitzwinklige Einmündung der zuführenden Schlinge in die abführende Jejunalschlinge. **a** Schräge Inzision, wobei distal von der freien Oberfläche in Richtung auf den Mesenterialansatz inzidiert wird. Abschrägen der zuführenden Schlinge. **b** Typische Jejunojejunostomie, zweireihig. **c** Zusätzliche Aufhängenähte seromuskulär an der zuführenden Schlinge

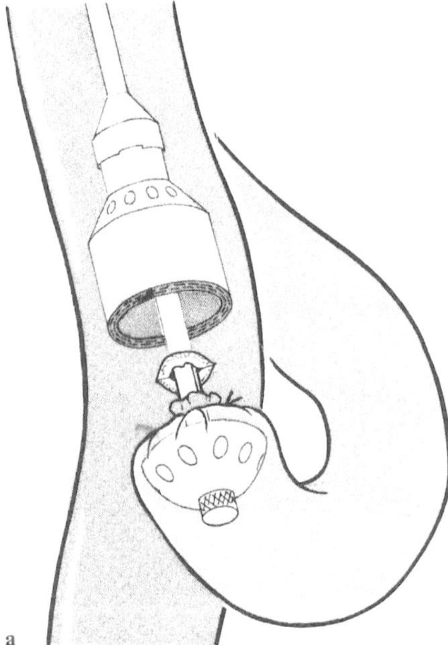

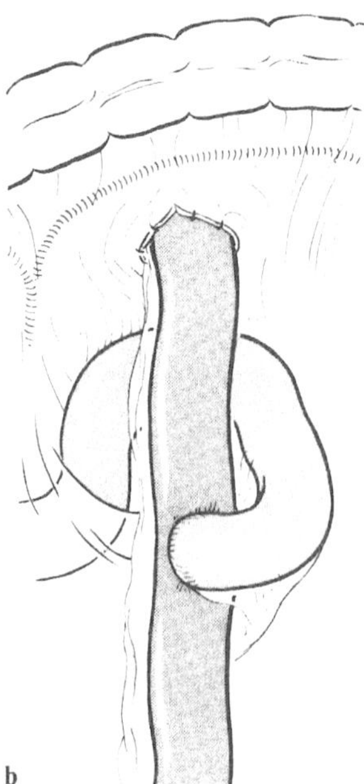

Abb. 8.16 a, b. Maschinelle Jejunojejunostomie. **a** Eingehen durch die hochgezogene abführende Schlinge. Nähapparat (EEA) ohne Kopf des Magazins. Stichinzision in der Vorderwand der abführenden Schlinge. Tabaksbeutelnaht an Durchtrennungsfläche der zuführenden Schlinge. Aufschrauben des Kopfes des Magazins und Knoten der Tabaksbeutelnaht über dem eingeführten Kopf. **b** Maschinell erstellte Anastomose

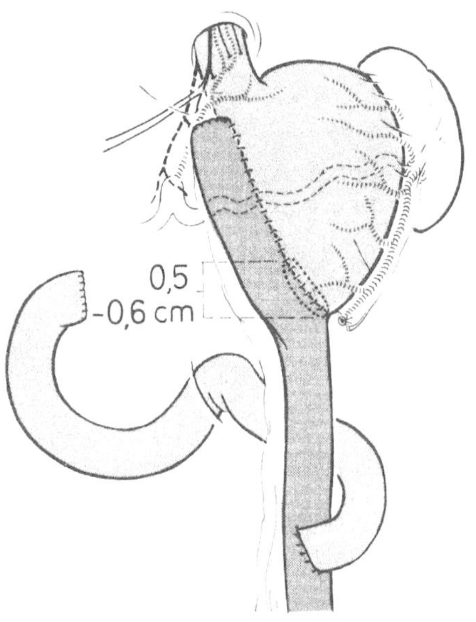

Abb. 8.17. Endzustand der Roux-Y-Anastomose (Variante 2) nach distaler ²/₃-Magenresektion

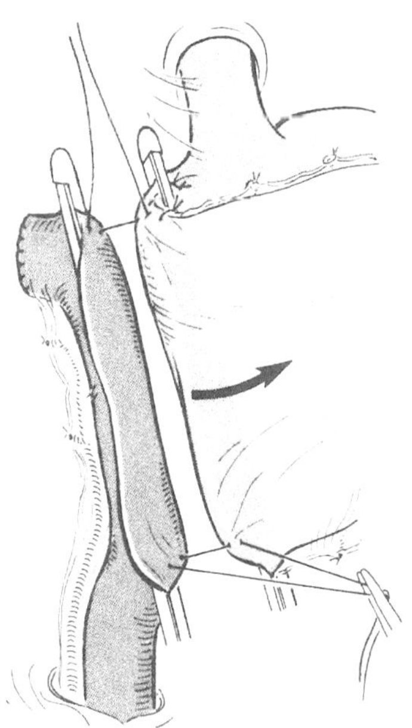

Abb. 8.18. End-zu-Seit-Gastrojejunostomie. Magen und Jejunum sind mit Haberer-Klemmen gefaßt, die Eckfäden noch offen gelegt. Beide Klemmen sind durch die Verschlußklemme fixiert

Maschinelle Jejunojejunostomie

Durch die abführende Schlinge wird ein EEA-Nähapparat vorgeschoben, wobei der Kopf des Magazins zunächst entfernt wird. Stichinzision in der Vorderwand der abführenden Schlinge und Herausführen des Nähapparats. Jetzt Aufschrauben des Kopfes. Nachdem eine Tabaksbeutelnaht an der zuführenden Schlinge angebracht worden ist, wird der Kopf in die zuführende Schlinge eingebracht und mittels Tabaksbeutelnaht fixiert (Abb. 8.16 a). Nach Schießen der Anastomose wird das Gerät über die zuführende Schlinge wiederum entfernt (Abb. 8.16 b).

End-zu-Seit-Gastrojejunostomie und Y-förmige Jejunojejunostomie
(Abb. 8.17)

Nach Durchtrennung des Jejunums zweireihiger Verschluß des aboralen Jejunumschenkels (innere Allschichtnaht mit resorbierbarem Faden, darüber seromuskuläre Einzelknopfnähte). Durchziehen des Schenkels durch die Mesokolonlücke. Anlegen der Haberer-Klemmen am Magen und am Jejunum und Fixierung der beiden Klemmen mit der Fixationsklemme.

Seromuskuläre Seidennähte für die Hinterwand des Magens bzw. des Jejunums von der kleinen bis zur großen Kurvatur (Abb. 8.18 und 8.19a). Nach Inzision der Magenhinterwand 5 mm aboral der Hinterwandnähte Durchführung der Haberer-Umstechungs- und Raffnähte (Abb. 8.19a, b), gleiches Vorgehen auf der Vorderwand. Resektion des distalen Magens und Eröffnung des Jejunums mit dem Skalpell oder dem elektrischen Messer (Abb. 8.20).

Innere fortlaufende, überwendelnde, resorbierbare Allschichtnaht der beiden Anastomosenhinterwände (Abb. 8.20a), die sich fortsetzt auf dem Magenrest bis zum Ende der Magenwunde an der kleinen Kurvatur. Dort rückläufig bis ans obere Ende der Anastomose. Eine zweite Allschichtnaht vernäht die Anastomosenvorderwände (Abb. 8.20b). Entfernung der Haberer-Klemmen. Seromuskuläre Einzelseidennähte für die gesamte Vorderwand. Seidenfixationsnähte (Kapeller-Nähte) des oberen Jejunumbürzels an der kleinen Kurvatur und Magenvorderwand (Abb. 8.21a, b). Naht des efferenten Jejunums im Mesokolonschlitz (Abb. 22). Reposition des Colon transversum in das Abdomen. Inspektion des Situs.

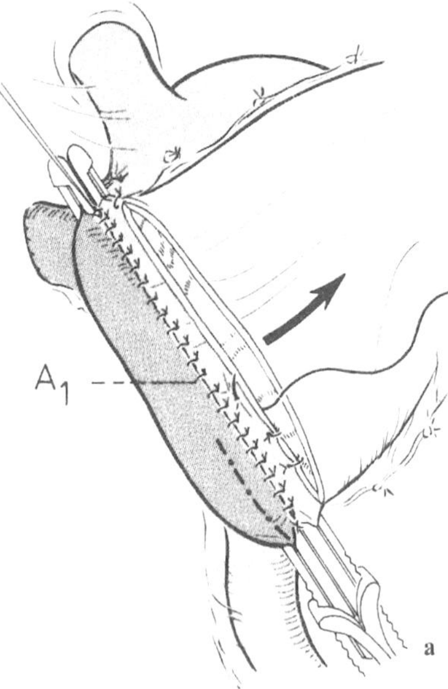

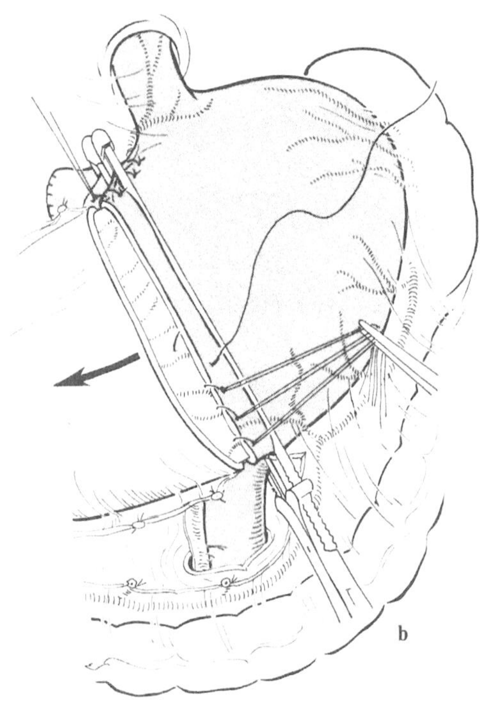

Abb. 8.19 a. Seromuskuläre Hinterwandnaht beendet, Fäden bis auf Ecknähte abgeschnitten (A_1). Ausführung der Umstechungs- und Raffnähte an der Magenhinter- und -vorderwand. **b** Umstechungsnähte an der Magenvorderwand und Resektion des distalen Magenanteils

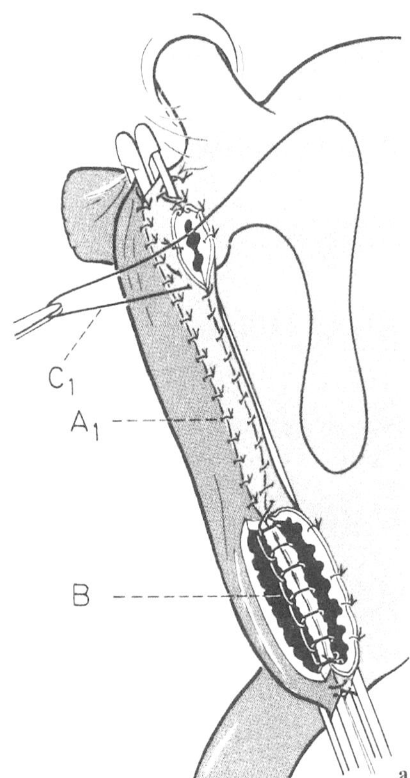

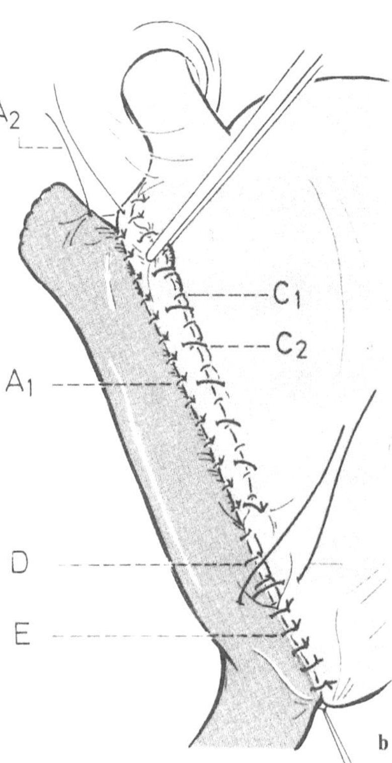

Abb. 8.20 a, b. Hinterwandnähte zwischen Magen und Jejunum (A_1). **a** Innere Allschichtnaht der Hinterwände (B) im Anastomosenbereich; Allschichtnaht zum Verschluß des restlichen Magenstumpfes (C). **b** Fixation des Jejunumendes an der Magenhinterwand (A_2). Allschichtnaht am restlichen Magenstumpf (C). Allschichtnaht der Vorderwände (D) im eigentlichen Anastomosenbereich. Äußere seromuskuläre Naht (E) zwischen Magen- und Jejunumvorderwand im Anastomosenbereich

Abb. 8.21 a, b. Fixation des Jejunumendes an der Magenhinterwand (A_2). Innere Allschichtnaht (C) am restlichen Magenstumpf (wie bei Abb. 18 und 19 a). Äußere seromuskuläre Nahtreihe (F) zwischen Magen und Jejunumvorderwand im Bereiche des restlichen Magenstumpfes und Fixation des Jejunumendes an der Magenvorderwand

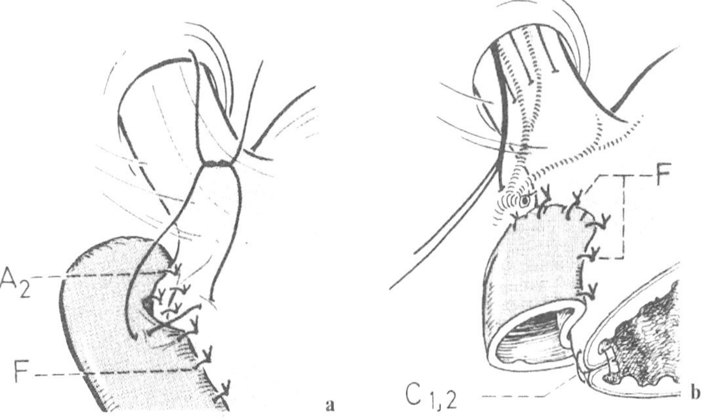

Abb. 8.22. Endzustand der Variante 2 nach Reposition des Colon transversum und Omentum majus

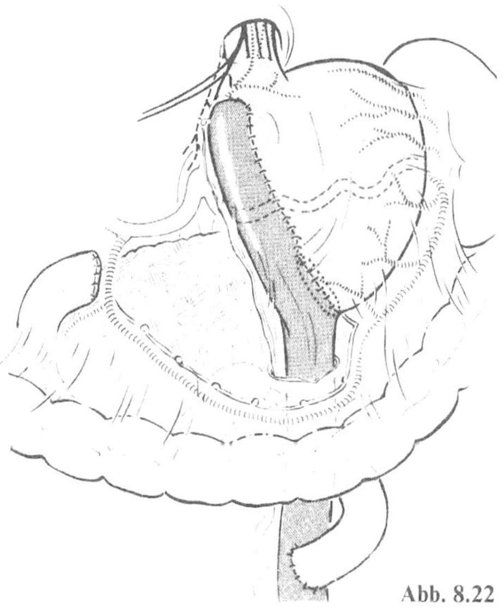

Abb. 8.22

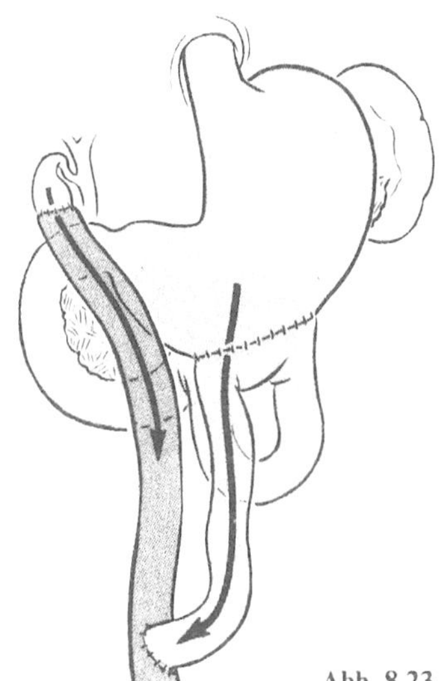

Abb. 8.23. Biliodigestive Anastomose bei inoperablen Tumoren des Gallengangs und des Pankreas: Cholezystojejunostomie mit Y-förmiger Jejunojejunostomie

Abb. 8.23

Roux-Y-Anastomose bei alleiniger GE und zusätzlicher Drainage der Gallenblase oder des Gallengangs

Indikation bei stenosierenden Prozessen, v.a. im Bereich des Pankreaskopfes (Abb. 8.23).

Roux-Y-Anastomose bei Gastrektomie

End-zu-End-Ösophagojejunostomie und Y-förmige Jejunojejunostomie (Abb. 8.24; s. dazu auch Kap. 9).

Nach totaler Entfernung des Magens und zweireihigem Verschluß des Duodenalstumpfes Hochschlagen des Colon transversum und Suche nach einer Jejunumschlinge mit langem Mesenterialradius und entsprechend suffizienter Gefäßversorgung. Die Länge des retrokolisch hochzuziehenden aboralen Jejunumschenkels muß ca. 20–25 cm betragen, damit eine spannungsfreie Naht mit dem Ösophagus hergestellt werden kann.

Nach Durchziehen des skelettierten Schenkels: Anlegen der Hinterwandnähte zwischen Ösophagus und Jejunum mit Seide (Abb. 8.25a). Die Eckfäden werden mit einer Péan-Klemme armiert; anschließend innere Allschichtnaht der Hinterwand mit nichtresorbierbaren Fäden (Abb. 8.25b). Verschluß der Vorderwände der Anastomose durch Allschichtnaht mit resorbierbarem oder nichtresorbierbarem Faden, invertierend nach Mikulicz

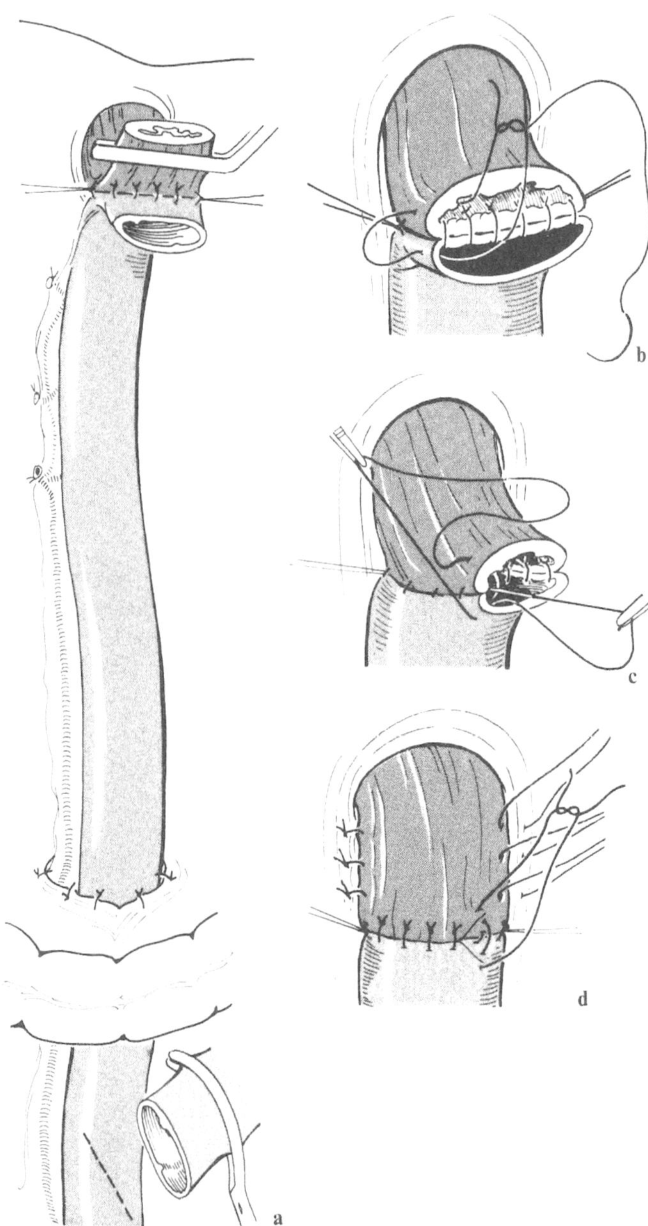

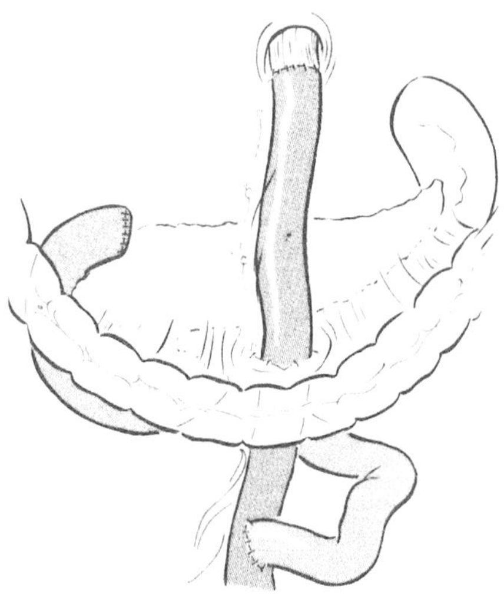

Abb. 8.24. Gastrektomie. Endzustand nach Ösophagojejunostomie (End-zu-End) und Roux-Y-Jejunojejunostomie

Abb. 8.25 a–d. Skelettiertes Jejunum mit entsprechender Gefäßversorgung, wurde durch den Mesokolonschlitz hochgezogen und dem abdominalen Ösophagusende angenähert; Hinterwandnähte sind gelegt (**a**). Innere Allschichtnaht der Hinterwand liegt (**b, c**), und die Vorderwand wird nach Mikulicz invertierend, fortlaufend verschlossen. Hier können auch invertierende Einzelnähte verwendet werden. **d** Eine äußere Reihe von Einzelnähten deckt die innere Allschichtnaht ab

geführt (Abb. 8.25c). Darüber zweite Nahtreihe mit Seide (diese erfaßt am Ösophagus die Tunica muscularis und am Jejunum die Seromuskularis; Abb. 8.25d). Zur Fixierung der Anastomose im Hiatus oesophageus: 4–5 Einzelseidennähte zwischen Hiatusrand und Jejunumschenkel.

Lockeres Einnähen der efferenten Schlinge im Mesokolonschlitz mit Einzelseidennähten.

Gefäßversorgung im Mesenterium beachten!

Durchführung der Roux-Y-Jejunojejunostomie wie beschrieben (Abb. 8.11–8.16).

Postoperative Komplikationen siehe S. 332.

Literatur

Becker HD, Caspary WF (1979) Postgastrectomy and post-vagotomy syndromes. Springer, Berlin Heidelberg New York

Becker HD (1981) Spätkomplikationen nach Vagotomie und Resektionsverfahren. In: Heberer G, Schweiberer L (Hrsg) Indikation zur Operation, 2. Aufl. Springer, Berlin Heidelberg New York, S 513–519

DuPlessis DJ (1965) Pathogenesis of gastric ulceration. Lancet 1:974

Herrington JL, Sawyers JL (1977) Remedial operations. In: Nyhus LM, Wastell C (eds) Surgery of the stomach and duodenum, 3rd ed. Little, Brown and Comp, Boston

Holle F (1968) Spezielle Magenchirurgie. Springer, Berlin Heidelberg New York

Jackson JW (1983) Operations for carcinoma of the thoracic oesophagus and cardia. In: Smith R (ed) Operative surgery, 4th ed, vol. 1. Butterworth, London, pp 174–191

Maignot R (1974) Subdiaphragmatic total gastrectomy for malignant lesions of the stomach. In: Maignot R (ed): Abdominal operations, 6th ed, vol 1. Appleton Century Crofts, New York, pp 593–620

Roux C (1897) De la gastroenterostomie. Etude basée sur les operations pratiquées du 21 juin 1881 au 1 septembre 1896. Rev Gynec Chir: 67–122

Schmilinsky H (1918) Die Einleitung des gesamten Duodenalsaftes in den Magen („innere Apotheke"). Zentralbl 45:416

Schreiber HW (1969) Magen incl. Ulcus duodeni. In: Baumgartel F, Kremer K, Schreiber HW (Hrsg) Spezielle Chirurgie für die Praxis II, 1, pp 127–228

Shakelford RT, Zuidema GD (1981) Surgery of the alimentary tract, 2nd ed, vol 2. Saunders, Philadelphia, pp 287–367

9 Gastrektomie

H.W. SCHREIBER

Allgemeines

Nach Standardisierung einer in Funktion und Form adäquaten Bildung eines Ersatzmagens, einer anatomisch orientierten Ausweitung der Radikalität und Verbesserung der operativen Techniken ist die Gastrektomie zum Routineverfahren geworden.

Die Technik der Gastrektomie ist unabhängig von der Wahl des Ersatzreservoirs.

Zum kurativen Eingriff gehören: Exstirpation des Magenorgans mitsamt seinen ligamentären und vaskulären Anhangsgebilden, Lymphadenektomie und Splenektomie.

Bei erweiterter Gastrektomie kann bei magennahen Tumorinfiltrationen die Resektion von Teilen der Leber, der Bauchspeicheldrüse sowie solchen des Querkolons hinzukommen.

Bei palliativer Gastrektomie beschränkt man sich auf die Entfernung des Magenorgans und auf die Wiederherstellung der Nahrungspassage; ebenso geht man bei den seltenen Indikationen bei gutartigen Krankheiten vor.

Methodenwahl zur Reparation des Magendefekts
Siehe S. 133.

Indikationen zur Gastrektomie
- Gastrectomie de principe, bei Karzinom oder Sarkom,
- Frühkarzinome im proximalen Magen,
- multizentrisches Frühkarzinom,
- Magenkorpuskarzinom,
- Magenfunduskarzinom,
- Magentotalkarzinom,
- Kardiakarzinom,
- Karzinom vom diffusen Tumortyp,
- Karzinom im operierten Magen,
- Magensarkom,
- Morbus Ménétrier,
- ausgedehnte therapierefraktäre hämorrhagische Gastritis,
- Zollinger-Ellison-Syndrom,
- ausgedehnte gutartige Tumoren (z.B. Neurinome, Leiomyome),
- ausgedehnte Nekrosen bei Verätzung,
- diffuse phlegmonöse Gastritis,
- spezifische Granulome.

Vorbereitung

Möglichst kombinierte radiologische und endoskopische Diagnostik. Mit letzterer soll u.a. die proximale Tumorgrenze vermessen werden, um evtl. auch einen zusätzlichen transthorakalen Zugang zu kalkulieren.

Endoskopische Biopsie zur feingeweblichen Klassifizierung.

Wünschenswert: Computertomographie oder Sonographie zum Ausschluß oder Nachweis extraluminärer Tumorinfiltrationen und Lymphknotenabsiedlungen (ggf. durch Feinnadelbiopsie).

Orale und/oder parenterale hyperkalorische Alimentation; wenn möglich über ca. 8–10 Tage.

Bewegungs- und Atemübungen.

Gezielter Ausgleich laborchemisch faßbarer Defekte.

Pergastrale Darmspülung mit ca. 10 l Kochsalz- oder Ringer-Lösung am Vortag.

Lagerung: Rückenlagerung.

Narkose: Allgemeinnarkose.

Zugangswege: oberer Medianschnitt mit Verlängerung nach unten links um den Nabel.

Ausweichwege: oberer bogenförmiger Querschnitt bei breiter unterer Thoraxapertur;

großer linksseitiger Rippenbogenrandschnitt (Abb. 9.1). Bei höher reichender Resektion des distalen Oesophagus: Rechtsseitiger schräger Oberbauchschnitt mit Inzision des 7. ICR oder kombinierte ober mediane Laparotomie und linksseitige Thorakotomie.

Operative Exploration und Präparation

Technik

Nach Eröffnung der Bauchhöhle erfolgt eine systematische Exploration mit Inspektion und Palpation von Magen, Leber, Milz, Querdarm, des kleinen und großen Netzes, der regionären und weite-

Abb. 9.1. Zugangswege. Inzision der Wahl: oberer Median- ▷
schnitt mit der Möglichkeit der Verländerung nach unten;
der Nabel wird in 2–3 cm Abstand links hemizirkulär umschnitten. Ausweichwege sind der obere bogenförmige
Quer- und der große linksseitige Rippenbogenrandschnitt

Abb. 9.2 a, b. Gefäßversorgung des Magens.
a Arterielle Versorgung
1 Lien, Vasa gastroepiploica sinistra. *2* Vasa gastrica brevia.
3 A. lienalis, A. gastrica posterior (zu den Aa. gastricae breves gehörend). *4* Pankreas, V. gastrica dextra (V. coronaria
ventriculi). *5* Aa. jejunales. *6* Truncus pancreaticoduodenojejunalis. *7* A., V., mesenterica superior. *8* A., V., colica media. *9* A., V., gastroepiploica dextra. *10* V. pancreaticoduodenalis. *11* A. pancreaticoduodenalis. *12* A., V., pylorica.
13 A., V., pancreaticoduodenalis posterior superior.
14 A. gastroduodenalis. *15* A. supraduodenalis. *16* A. gastrica dextra, Choledochus. *17* V. portae. *18* A. hepatica
propria. *19* A. gastrica sinistra, V. gastrica sinistra (V. coronaria ventriculi). *20* A. oesophagea anterior et posterior.
21 V. cava inferior. *22* V. phrenica inferior.
b Anastomose zwischen A. gastroepiploica dextra und sinistra.
1 A. gastroepiploica sinistra. *2* A. gastroepiploica dextra

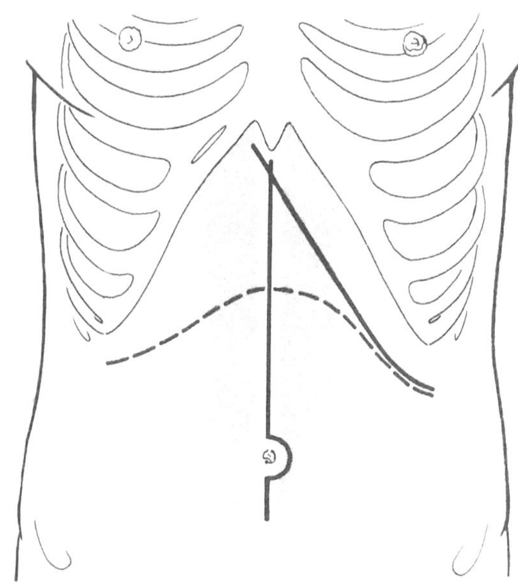

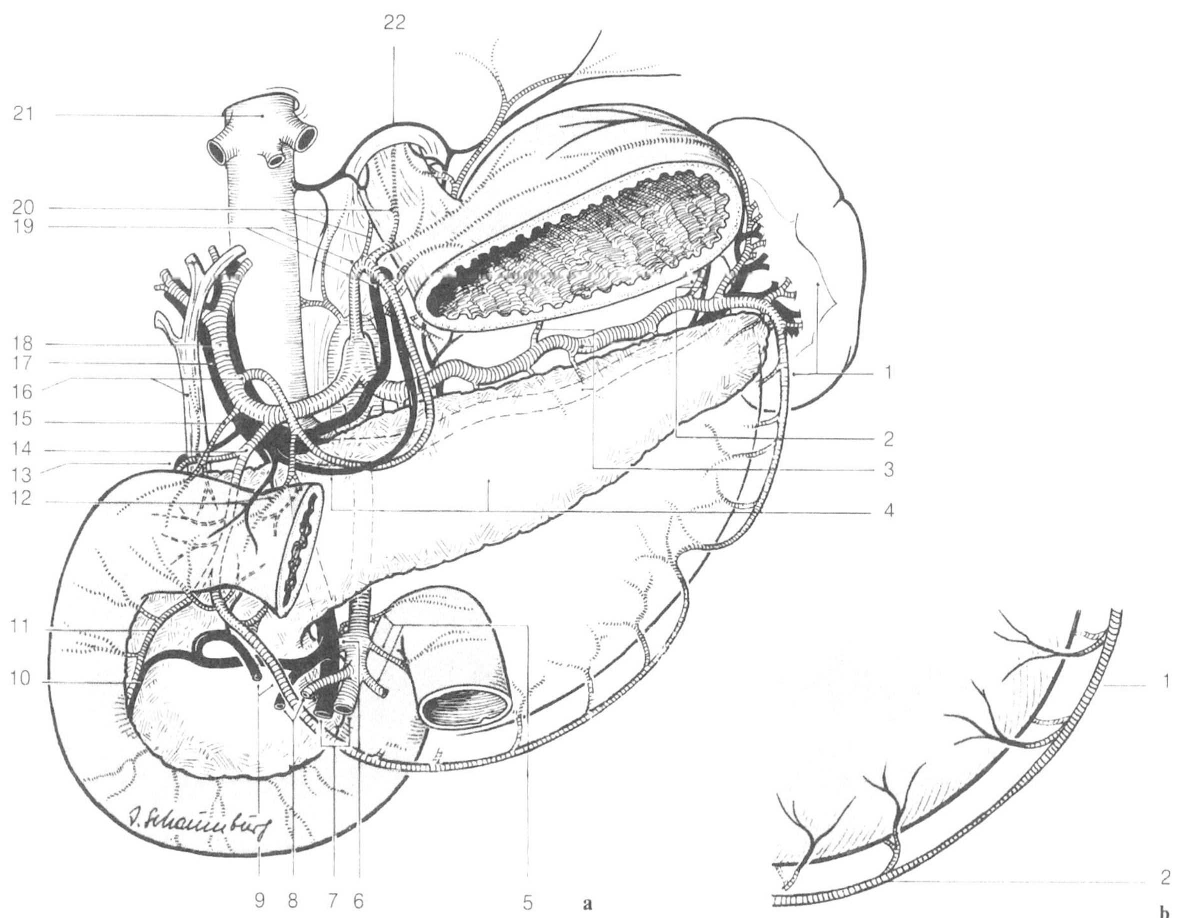

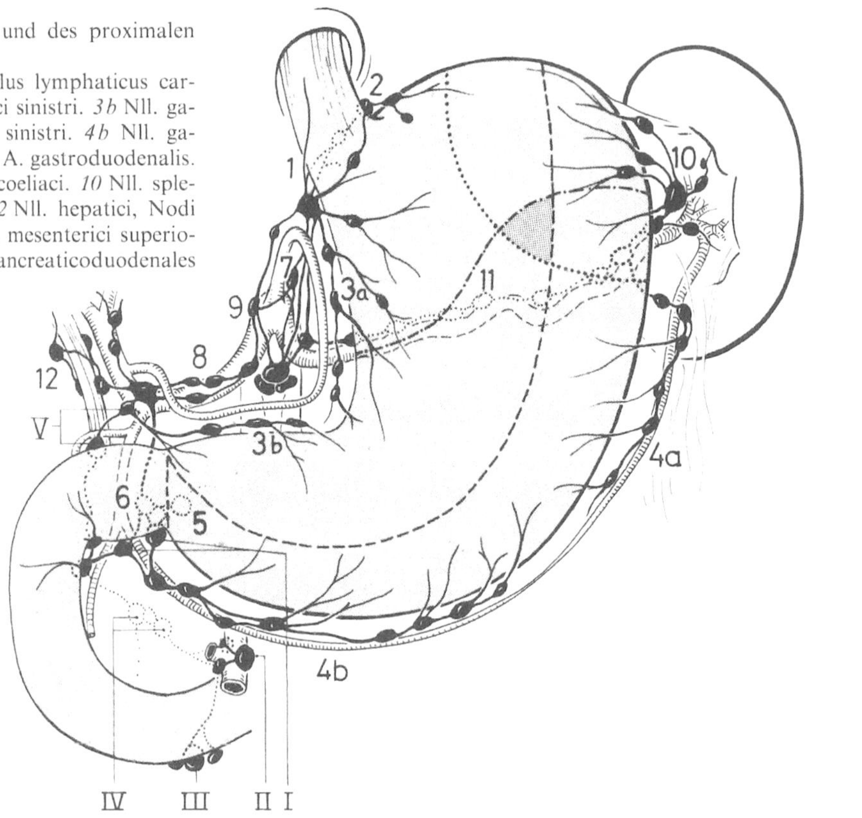

Abb. 9.3. Lymphknoten des Magens und des proximalen Duodenums.
1 Anulus lymphaticus cardiae. *2* Anulus lymphaticus cardiae. *3a* Nodi lymphatici (Nll.) gastrici sinistri. *3b* Nll. gastrici dextri. *4a* Nll. gastroomentales sinistri. *4b* Nll. gastroomentalis dextri. *5* Nll. pylorici. *6* A. gastroduodenalis. *7* Nll. coeliaci. *8* Nll. hepatici. *9* Nll. coeliaci. *10* Nll. splenici. *11* Nll. pancreatici superiores. *12* Nll. hepatici, Nodi foraminales. *I* Nll. subpylorici. *II* Nll. mesenterici superiores. *III* Nll. juxtaintestinales. *IV* Nll. pancreaticoduodenales inferiores. *V* Nll. suprapylorici
(vergl. hierzu Abb. 9.45a–c
S. 111, Einteilung in
Lymphknotenkompartimente)

ren gastralen Lymphknotenstationen, des Dünndarms und seiner Wurzel und des Douglas-Raums (Abb. 9.2–9.6). Metastasen müssen durch histologische Schnellschnittdiagnose oder später nachgewiesen werden.

Die Frage, radikal-kurative oder palliative Operation, wird durch Ausschluß oder Nachweis von Fernmetastasen (im Rahmen der Lymphadenektomie nicht erreichbar) oder Organmetastasen (Leber, viszerales oder parietales Peritoneum) entschieden. Kurative Operationen dürfen bei Vorliegen von T_1- oder T_2-Stadien angenommen, bei fortgeschrittneren aber nicht grundsätzlich ausgeschlossen werden.

Die Resektionsfähigkeit ergibt sich aus den Beziehungen zu den benachbarten Geweben und Organen: d.h. durch Ausschluß von Tumorinfiltrationen mit Einbeziehung von Truncus coeliacus und Aorta abdominalis sowie Zwerchfell.

Bei kurativer Resektionsfähigkeit gibt es 2 taktische Arbeitsphasen:

1. Exstirpation des Magens mitsamt seinen Adnexen,

2. radikuläres Absetzen der gastralen Hauptäste, Entfernung sämtlicher gastraler und regionärer Lymphbahnen und Lymphknotengruppen = Kompartimente I und II (vgl. Abb. 9.2–9.4 und 9.45a–c).

Abb. 9.4. Lymphdrainage und Blutgefäße von Kardia, Kleinkurvatur, Leberwurzel, Bulbus duodeni und der retrogastralen lebernahen Region. Diese Lymphknotengruppen werden bei der kurativen Operation obligat entfernt. Nomenklatur s. Abb. 9.3 (vergl. hierzu Abb. 9.45a–c S. 111, Einteilung in Lymphknotenkompartimente)

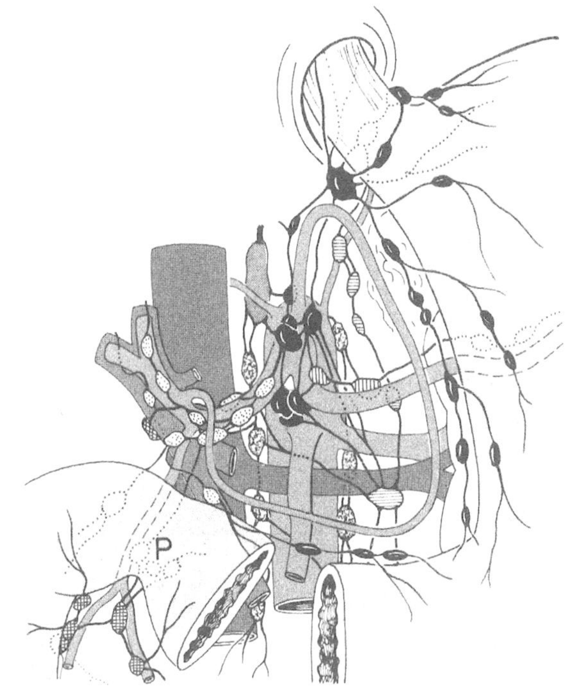

Abb. 9.5. Innervation von Magen, Leberwurzel, Bulbus duodeni, Pankreas mit Plexus coeliacus (Quelle s. Abb. 1.9, S. 9).
1 A. gastrica sinistra. *2* R. coeliacus nervi vagi. *3* R. antralis posterior (R. posterior des Latarjet-Nervs). *4* Truncus vagalis anterior. *5* R. antralis anterior (R. anterior des Latarjet-Nervs). *6* R. antralis anterior (R. anterior des Latarjet-Nervs). *7* N. splanchnicus minor sinister, A. lienalis. *8* Plexus lienalis. *9* Ganglion mesentericum superior. *10* A. mesenterica superior. *11* Plexus pancreaticus. *12* Plexus gastroduodenalis. *13* A. hepatica propria. *14* Ganglion coeliacum

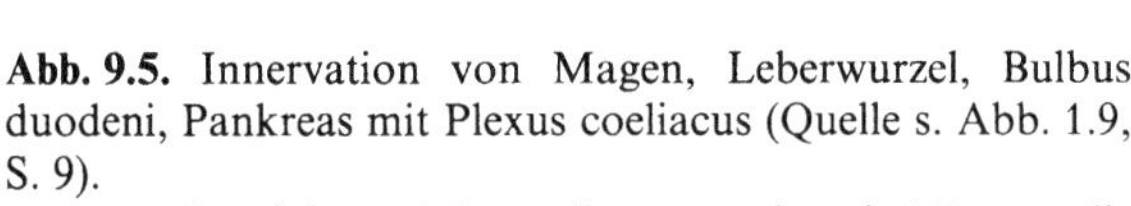
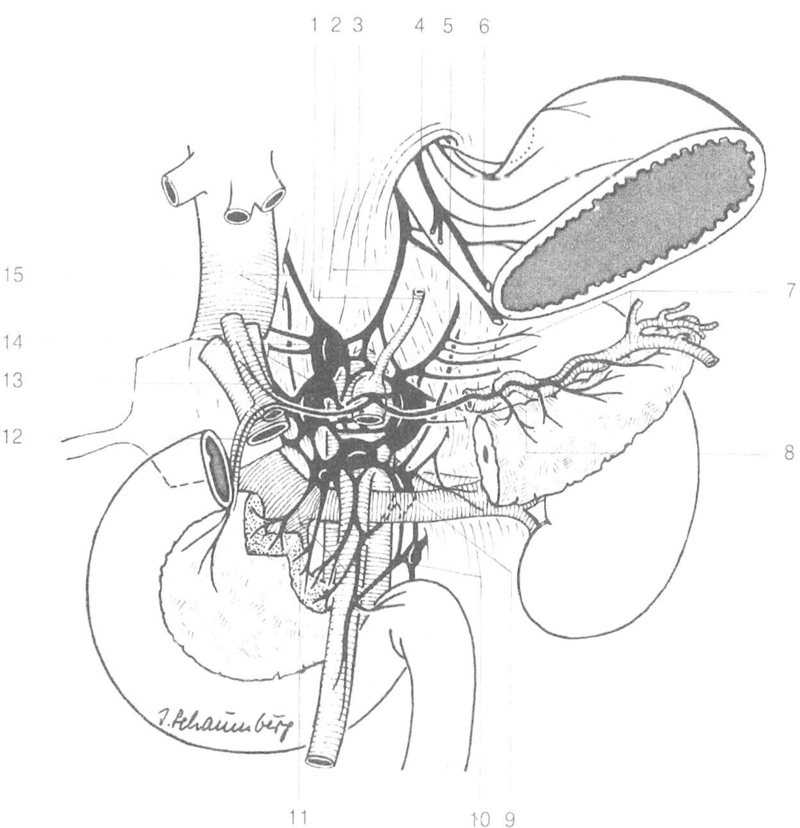

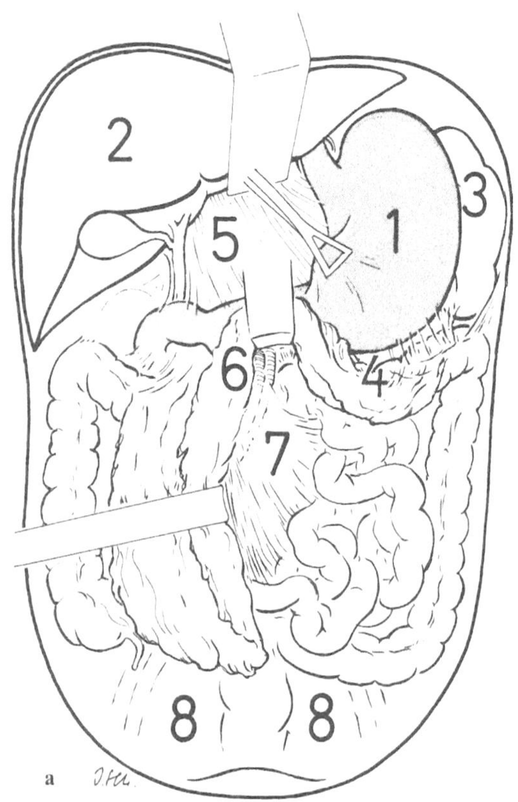

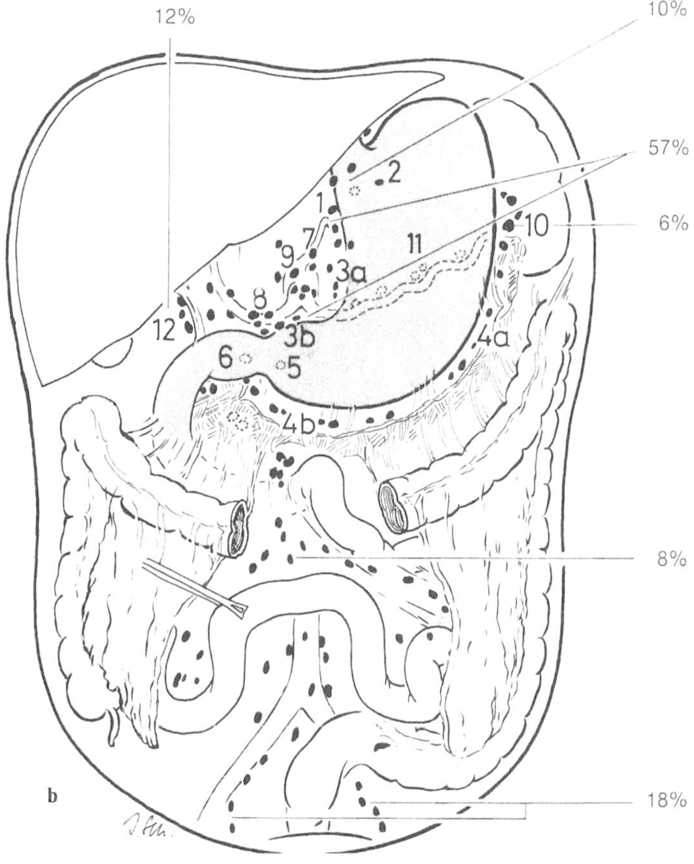

Abb. 9.6. a Operative Exploration. Systematisch werden kontrolliert: der Magen samt Anhangsgebilden (*1, 5, 6*), die Leber und ihre Wurzel (*2*), die Milz mit Lig. gastrolienale (*3*), das Colon transversum mit kleinem und großem Netz (*4, 5, 6*), die sicht- und tastbaren gastralen Lymphknotengruppen, Dünndarm und Mesenterium (*7*) und der Douglas-Raum (*8*) und Bauchwand. **b** Wichtigste zu kontrollierende Lymphknotengruppen der Bauchhöhle und durchschnittliche Häufigkeiten von Metastasen bei Magenkorpuskarzinom nach Gütgemann u. Schreiber 1964. (*1–12* Bezeichnung der Lymphknoten nach ihrer Lage. Vergleiche hierzu Abb. 9.45a–c)

Mobilisation des großen Netzes

Hochschlagen des Omentum majus nach Lösung von Verwachsungen; gegenläufiges Anziehen des großen Netzes nach oben und des Querdarms nach unten. Unter maximaler Anspannung wird das große Netz vom Querkolon nahe der oberen Darmkante mit dem Skalpell abgelöst (Abb. 9.7 a, b).

Beim Präparieren in der richtigen Schicht blutet es kaum. Blutende wie spastisch blockierte Gefäßstümpfe (Venen) werden angeklemmt und durch Ligatur oder Umstechung unmittelbar versorgt. Das Omentum majus wird in gesamter Breite vom Colon transversum einschließlich beider Kolonflexuren abgesetzt.

An der rechten Kolonflexur wird das Omentum majus am Übergang in das Lig. duodenocolicum zwischen Klemmen durchtrennt und verbleibendes Gewebe durch Umstechungen in kleinen Gewebsportionen und nicht mit Massenligaturen versorgt.

Abb. 9.7. a Ablösen des großen Netzes vom Querkolon (*A*). Das Omentum majus wird hochgeschlagen, Querdarm und Netz werden gegenläufig und breitflächig angespannt, das Netz hart an der Darmkante abgesetzt.
b Sagittalschnitt. Das Omentum majus ist abgelöst (*1*), die Bursa omentalis eröffnet. An der hinteren Bauchwand: Aorta abdominalis mit Truncus coeliacus, A. mesenterica superior mit A. colica media. In der Arteriengabel Duodenum und Fettpolster. *Bildmitte:* Magen und Bauchspeicheldrüse mit regionären Lymphknotengruppen
1 Omentum majus. *2* A. gastroepiploica dextra (*Pfeil*), Lig. gastrocolicum. *3* Magen. *4* Omentum minus, A. gastrica sinistra. *5* Aorta abdominalis. *6* Abzweigung der A. gastrica sinistra. *7* Truncus coeliacus. *8* A. lienalis. *9* V. lienalis, A. mesenterica superior. *10* Pankreaskopf, Processus uncinatus. *11* Duodenum. *12* A. mesenterica superior. *13* Mesocolon transversum, A. colica media. *14* Colon transversum. *A* Höhe der Absetzung des Lig. gastrocolicum/Omentum majus vom Mesocolon transversum

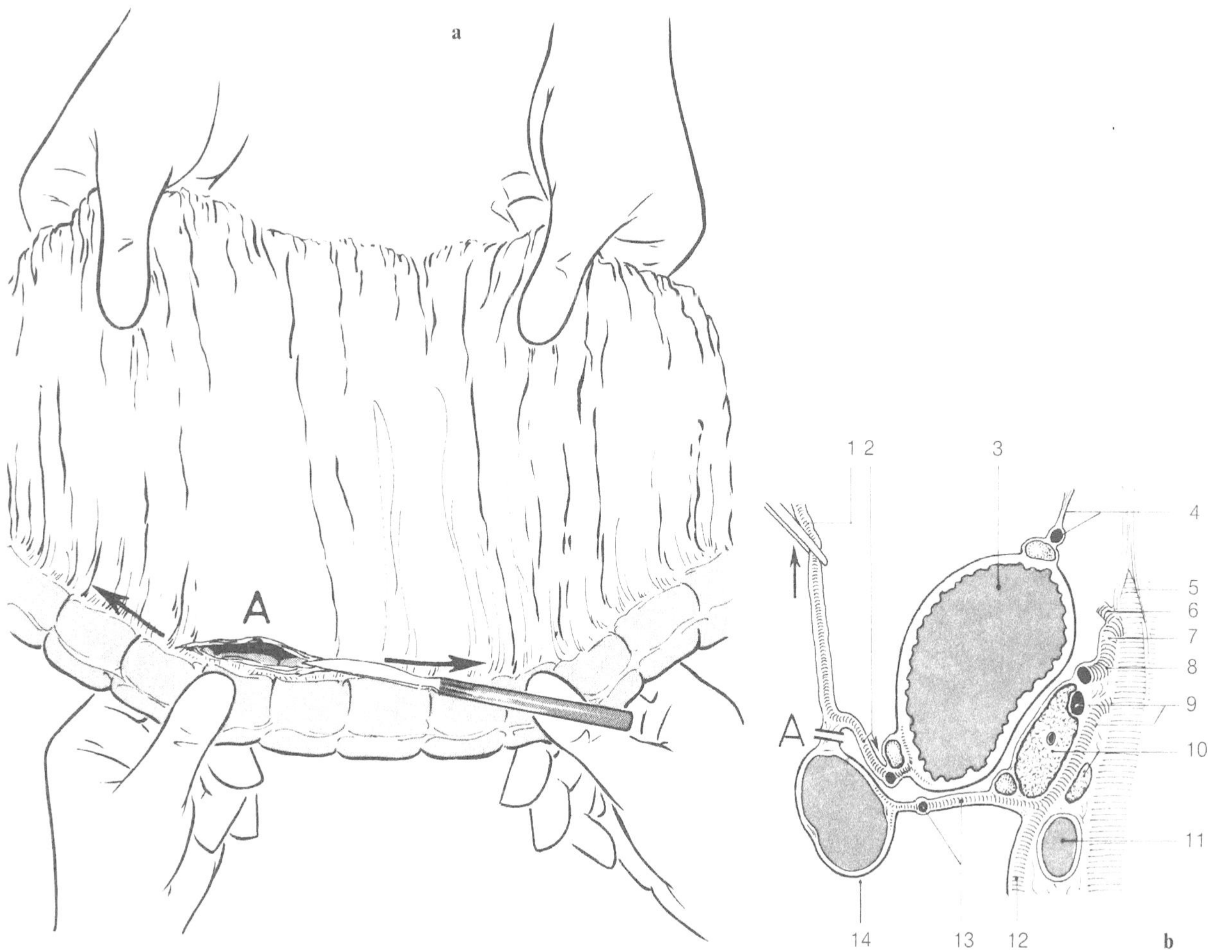

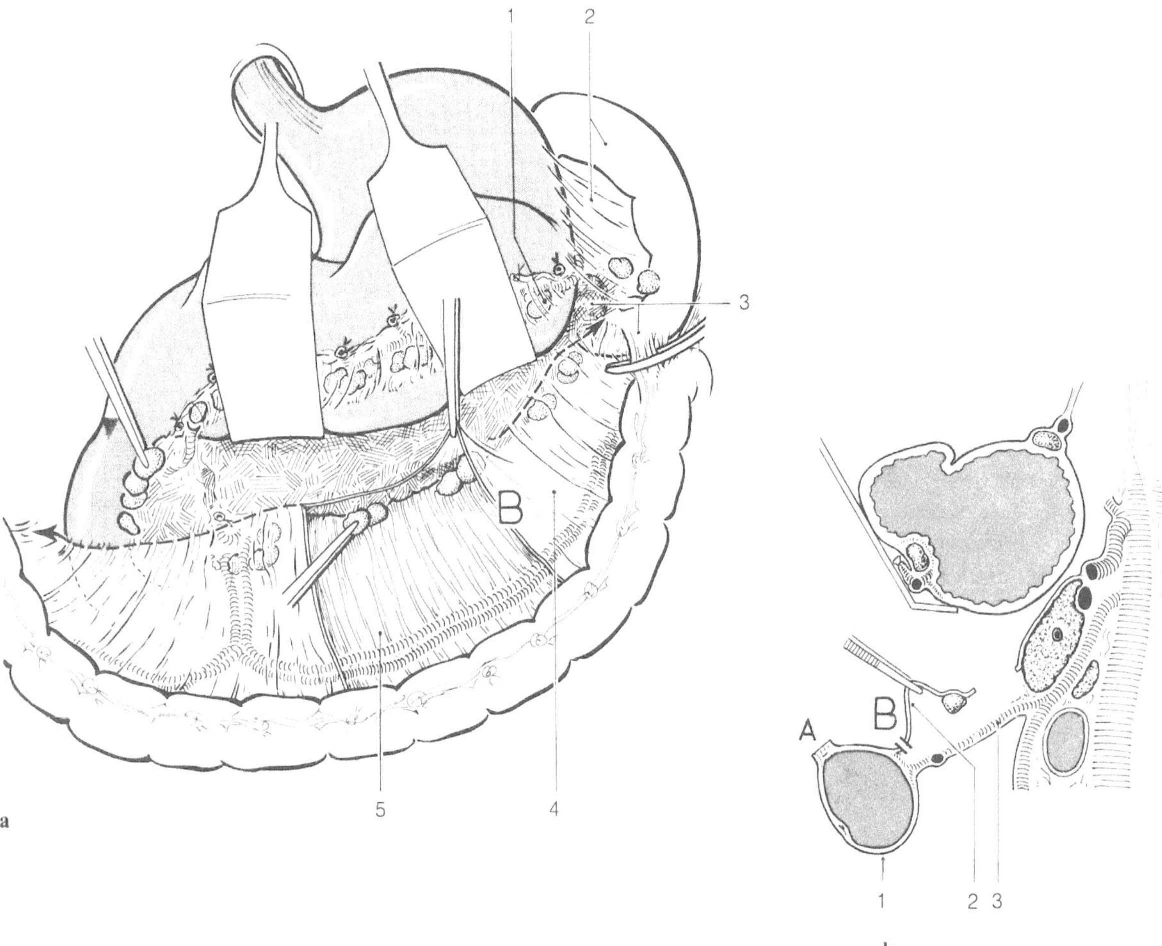

Abb. 9.8 a, b. Ablösen des großen Netzes vom Querkolon.
a Das große Netz ist am Querkolon und am Magen abgesetzt. Nach Eröffnung der Bursa omentalis wird das obere Blatt (*B*) des Mesokolons abgehoben und bis zur Basis an der Unterkante des Pankreas abgesetzt. Dabei werden die in der darunterliegenden Gefäßschicht lokalisierten Lymphknoten sichtbar und können exstirpiert werden.
1 Nl. gastrales im Lig. gastrocolicum. *2* Lig. gastrolienale. *3* Pankreasschwanz im Lig. pancreaticolienale (Abschnitt des Lig. phrenicolienale); Lig. cololienale. *4* vorderes Blatt des Mesocolon transversum. *5* hinteres Blatt des Mesocolon transversum.
b Sagittalschnitt. Das obere Blatt (*B*) des Mesokolons ist mitsamt Lymphknoten abgelöst und vom Pankreasrand abgetrennt.
1 Colon transversum. *2* vorderes Blatt des Mesocolon transversum abpräpariert und angehoben. *3* hinteres Blatt des Mesocon transversum mit A. colica media. *A* Höhe der Absetzung des Lig. gastrocolicum/Omentum majus vom Mesocolon transversum. *B* Absetzung des vorderen Blattes des Mesocolon transversum (vgl. *B* in Abb. 9.8a)

An der linken Kolonflexur muß das Lig. phrenicocolicum gespalten und das Omentum majus am
Übergang zum Unterrand des Lig. gastrolienale
sowie zum hinteren Blatt des Lig. gastrocolicum
zwischen Klemmen abgesetzt werden (Abb. 9.8
und 9.9). Die Wundränder versorgt man durch
Umstechungen.

Das Lig. phrenocolicum respektiert man als Fixierung der regelrechten Position der linken Dickdarmflexur.

Eröffnung der Bursa omentalis und Ablösen des
oberen Blattes des Mesokolons einschließlich der
vorderen Pankreaskapsel; so werden die in der gefäßführenden Schicht des Mesokolons lokalisierten mesokolischen und infra- sowie pankreatischen
Lymphknotengruppen freigelegt (Abb. 9.8 a, b).

Die genannten Lymphknotengruppen werden
exstirpiert. Mit diesem Akt werden Oberfläche und
oberer Rand des Pankreas mit den hier befind-
lichen Lymphknotengruppen sowie A. und V. lienalis   und   Truncus   coeliacus   dargestellt
(Abb. 9.8 a).

Die vordere Pankreaskapsel wird abschließend
abgelöst und die dann zugänglichen Lymphknoten
entfernt.

Vorgehen an der Milz

Bei der kurativen Gastrektomie wird die Milz
möglichst en bloc mit dem Magenorgan exstirpiert. Sofern sie bei der weiteren Präparation stört,
kann sie eigens entfernt werden.

Bei palliativer Gastrektomie wird das Organ belassen; man schützt die Milz, indem man sie an-
hebt, mit einem Tuch unterpolstert und so das Lig.
gastrolienale mit den Vv. gastricae breves entspannt.

Splenektomie

Sofern der untere Milzpol beim Ablösen des großen Netzes nicht vollends skelettiert wurde (vgl.
Abb. 9.9), wird dies als erster Schritt vervollstän-
digt (Abb. 9.10 a, b). Zur weiteren Skelettierung
gibt es den ventralen und dorsalen Zugang; man
wählt den jeweils technisch leichtesten Weg im Zu-
griff auf die A. und V. lienalis.

Beim ventralen Zugang wird das Lig. gastrolienale schrittweise abgesetzt. Die Gefäße werden jeweils eigens versorgt, A. und V. lienalis behutsam
freipräpariert, gesondert dargestellt, unterfahren
und versorgt. Der proximale Stumpf der Schlagader wird durch eine Transfixationsligatur gesichert (Abb. 9.11).

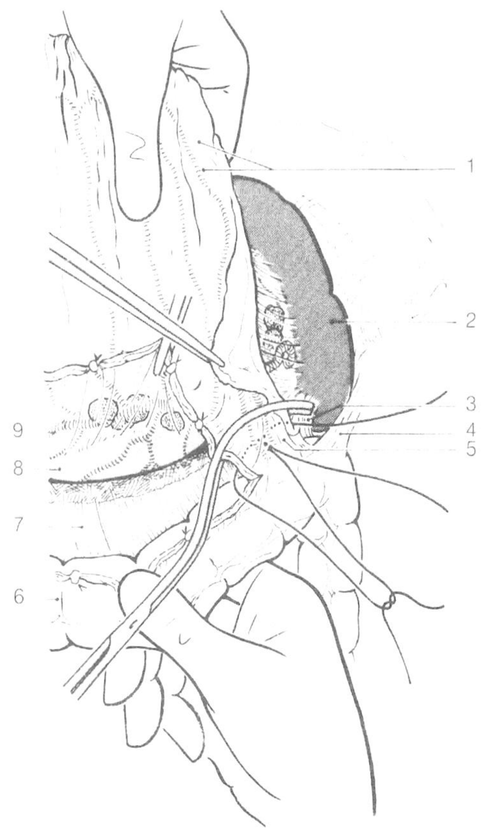

Abb. 9.9. Ablösen des großen Netzes vom Querkolon. Links
geht man bis zur Flexur bzw. bis zum Pankreasschwanz.
Das hintere Blatt des Omentum majus wird vom Milzhilus
gelöst. Übergang zwischen Lig. gastrocolicum, Omentum
majus und Lig. splenocolicum sind durchtrennt. Erhalten
bleibt das den unteren Milzpol stützende Lig. phrenicocolicum. Angeklemmt ist die Übergangsregion dieser Bänder.
1 A. gastroepiploica sinistra, Omentum majus (hinteres
Blatt). *2* Milz. *3* Lig. cololienale. *4* Lig. phrenocolicum.
5 Lig. gastrocolicum im Milzwinkel. *6* Colon transversum.
7 Mesokolon. *8* Hinterwand des angehobenen Magens.
9 A. gastroepiploica sinistra im abgelösten Lig. gastrocolicum (*gestrichelte Linie:* Markierung für Transfixationsligaturen)

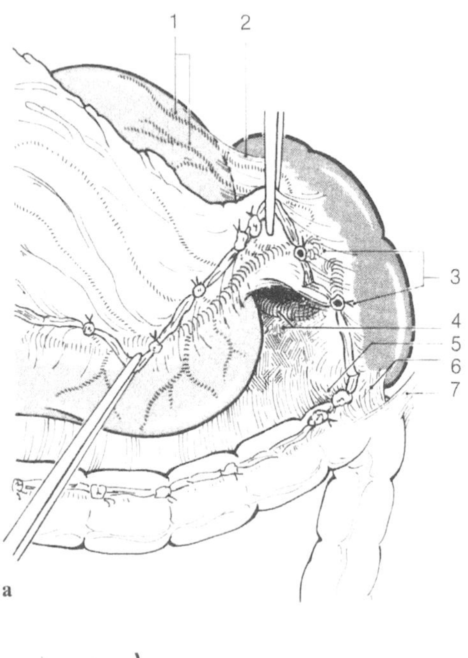

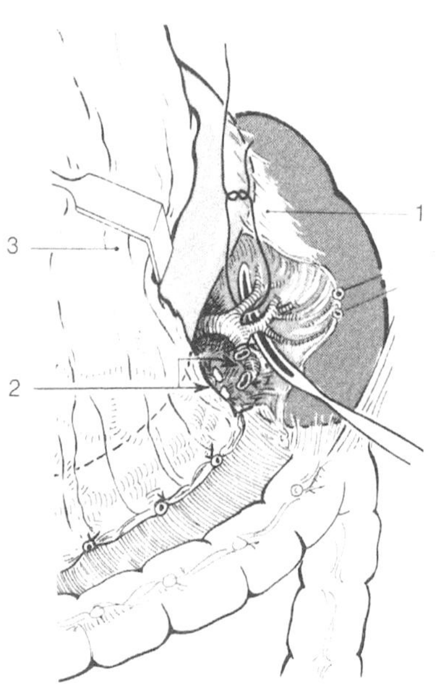

Variationen der A. lienalis sind häufig; frühe, prähiläre und segmentale Aufteilungen und Doppelungen des Stammes sind die häufigsten Formen. Schutz vor Überraschungen, d.h. intra- und postoperative Blutungen erreicht man durch exakte und sorgfältige Darstellung.

Die hilären Lymphknotengruppen müssen total exstirpiert werden. Beim dorsalen Zugang (Abb. 9.12) wird das Organ nach medial angespannt und das parietale Peritonealblatt hart am Organ von hinten nach oben mit der Schere durchtrennt. Das darunterliegende lockere Bindegewebe kann mit dem Finger oder mit einem Tupfer abgeschoben werden. Unter allmählich stärker werdendem Zug an der Milz nach medial oben kommt man so unmittelbar auf die A. lienalis (Abb. 9.11). Die Gefäße werden einzeln dargestellt, unterfahren und versorgt (Abb. 9.13 a, b).

Nach Durchtrennung des Lig. phrenicolienale und, falls noch nicht erfolgt, des Lig. splenocolicum werden noch verbliebene proximale Anteile des Lig. gastrolienale durchtrennt und die kleinen Magengefäße jeweils einzeln versorgt.

Blutende Verletzungen der Bauchspeicheldrüse werden unmittelbar durch Umstechungen verschlossen.

Sofern der Pankreasschwanz bei der Splenektomie aus seinem Bett abgehoben oder aber traumatisiert wurde, wird er vorsorglich durch eine Falte aus dem hinteren Mesokolonblatt gedeckt und fixiert (Abb. 9.14).

Abb. 9.10. a Splenektomie. Skelettierung des unteren Milzpols. Distaler Anteil des Lig. gastrolienale ist abgesetzt; in der Tiefe sind A. lienalis und Pankreasschwanz sichtbar.
1 Aa. gastricae breves. *2* Lig. gastrolienale. *3* A. gastroepiploica, durchtrennt. *4* Pankreasschwanz, A. lienalis. *5* linke, untere Bucht der Bursa omentalis. *6* Lig. cololienale. *7* Lig. phrenicocolicum
b Darstellung der Milzwurzel mit A. und V. lienalis (Kocher-Rinne) und Variationen
1 Lig. gastrolienale. *2* Vasa gastroepiploica sinistra, durchtrennt. *3* Omentum majus, hochgeschlagen

Abb. 9.13 a, b. Mobilisation von dorsal. *Oben* angeklemmt: ▷ Lig. phrenicolienale, *unten* Lig. splenocolicum.
a *1* Lig. phrenicolienale (oberer Abschnitt). *2* Pankreasschwanz. *3* Lig. phrenicocolicum. *4* Lig. colicolienale, durchtrennt
b Versorgung von A. und V. lienalis
1 Milzbett. *2* Pankreasschwanz

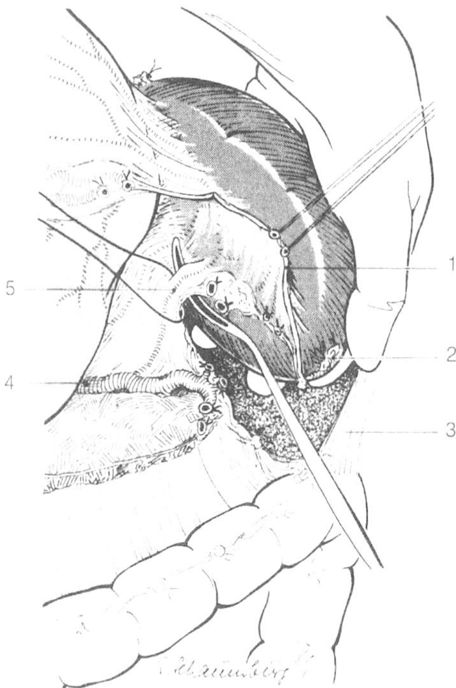
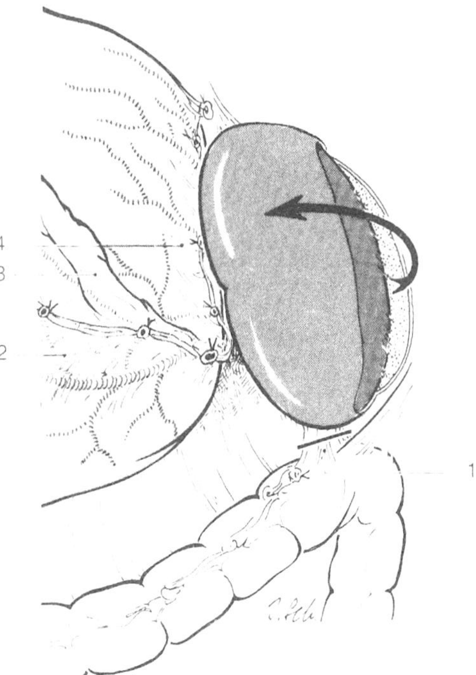

Abb. 9.11. A. und V. lienalis sind durchtrennt, Versorgung des Arterienstumpfes durch Transfixation. weitere Skelettierung durch Absetzen des Lig. gastrolienale mit den Vv. gastricae breves
1 Lig. gastrocolicum, z. T. durchtrennt. *2* Lig. colicolienale, durchtrennt. *3* Lig. phrenicocolicum. *4* A. lienalis. *5* Aa. gastricae brevis im Lig. phrenicolienale

Abb. 9.12. Mobilisation von dorsal durch Einkerben des parietalen Peritonealblattes nahe der Milzwurzel. Herausluxieren des Organs nach medial.
1 Lig. cololienale. *2* Lig. gastrocolicum. *3* Omentum majus. *4* Lig. gastrolienale, durchtrennt

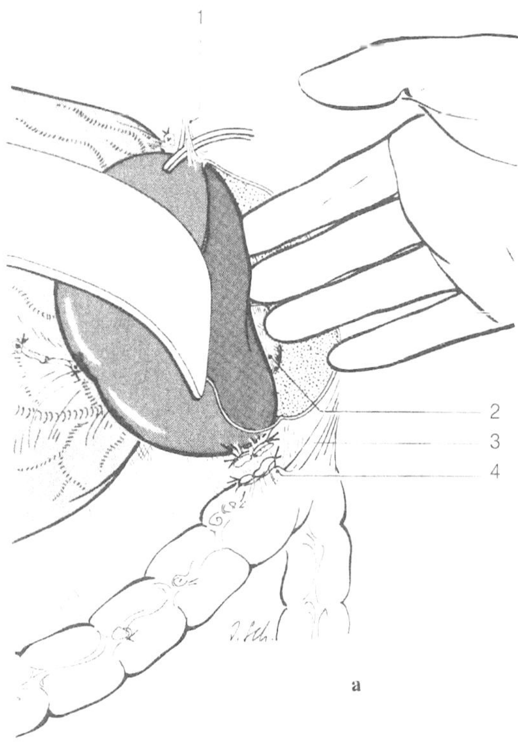

a

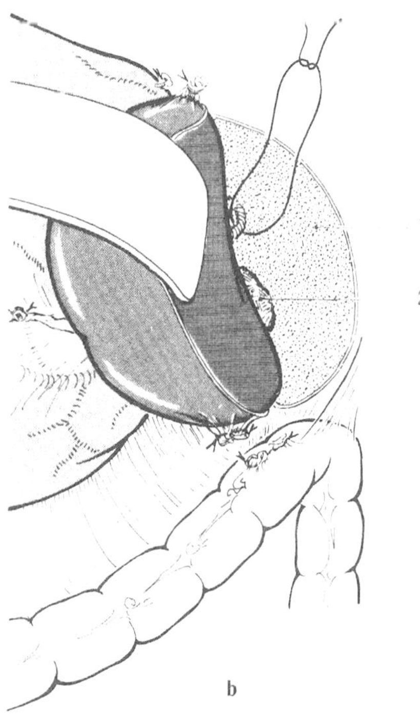

b

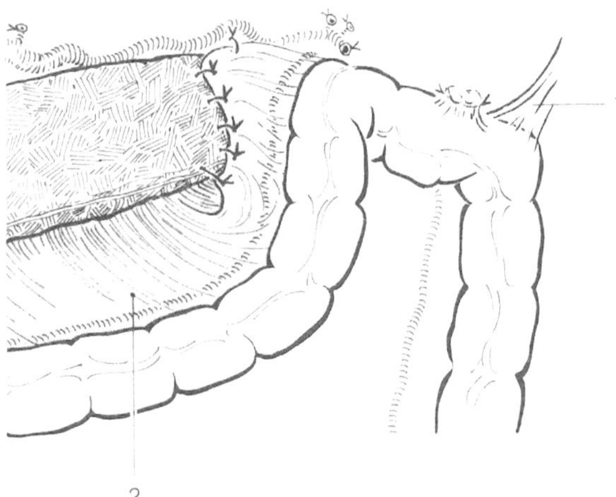

Abb. 9.14. Decken und Fixieren des bei der Splenektomie mobilisierten und evtl. traumatisierten Pankreasschwanzes durch eine Falte aus dem Mesokolon
1 Lig. phrenicocolicum. *2* hinteres Blatt des Mesocolon transversum

Darstellung der Speiseröhre

Anspannen des Magens nach unten und Einstellen der terminalen Speiseröhre, Längsinzision des Peritoneums am Übergang vom parietalen zum viszeralen Blatt über dem terminalen Ösophagus.

Sofern der linke Leberlappen im Wege liegt, werden das Lig. triangulare durchtrennt und die Leber nach links geschlagen (Abb. 9.15).

In die Tiefe geht man bis auf die Tunica muscularis. Auf dieser Ebene präpariert man die Speiseröhre zunächst auf der ventralen Seite; dann werden die seitlichen Adnexe durchtrennt und die Hinterwand stumpf mobilisiert (Abb. 9.16).

Sobald wie möglich Unterfahren des terminalen Ösophagus mit Finger und/oder grober gebogener Klemme und Anschlingen mit einem Zügel.

(*Cave:* Dissektion der Hinterwand, Traumatisierung der ösophagealen Nahtlager!)

Dieses Manöver soll behutsam, ohne jede Hast oder Gewalt, ggf. unter Wechsel der Arbeitsrichtung und deutlich oberhalb der Kardia erfolgen.

Entfernung der parakardialen Lymphknoten und nach Möglichkeit histologische Schnellschnittuntersuchung.

Stumpfe Dehnung des Hiatus oesophageus, ggf. senkrechte oder links/rechts schräge Einkerbung der vorderen Zwerchfellschlinge. Blutstillung durch Umstechungsligaturen.

Abb. 9.16 a–c. Rundummobilisation der terminalen Speise- ▷ röhre mit dem Finger (**a**). *1* Truncus vagalis anterior. Der Ösophagus wird angeschlungen (**b**), die vagalen Hauptstämme durchtrennt (**c**), *1* Truncus vagalis posterior, *2* R. coeliacus (trunci vagalis posterioris), *3* R. antralis posterior (R. posterior des Latajet-Nervs)

Abb. 9.15. Gastrektomie. Darstellen der abdominalen Speiseröhre. Die präösophageale Serosa wird in einer gefäßarmen Zone — meist milzwärts — längs inzidiert bis auf die Ebene der Tunica muscularis *(gestrichelt)*. Dabei wird der Ösophagus durch Zug am Magen angespannt. Der linke Leberlappen ist nach Durchtrennung des Lig. triangulare nach rechts verzogen. In der Regel reicht ein stumpfes Aufdehnen des Hiatus oesophagicus. *Punktiert:* evtl. notwendige Inzision des Hiatus oesophagicus; das Einschneiden der Muskellager kann senkrecht oder schräg, links oder rechts erfolgen (zur Anatomie der Nn. vagi vgl. Abb. 1.9, 1.10, S. 9 u. 10)

1 Truncus vagalis anterior. *2* Truncus vagalis posterior

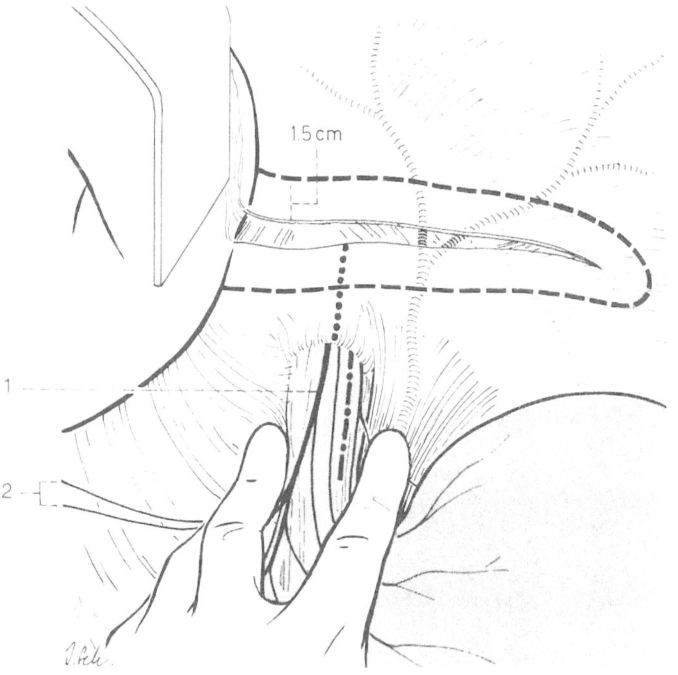

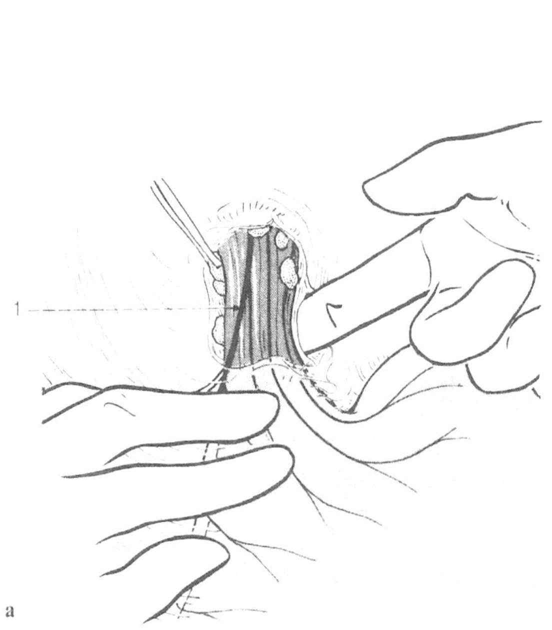

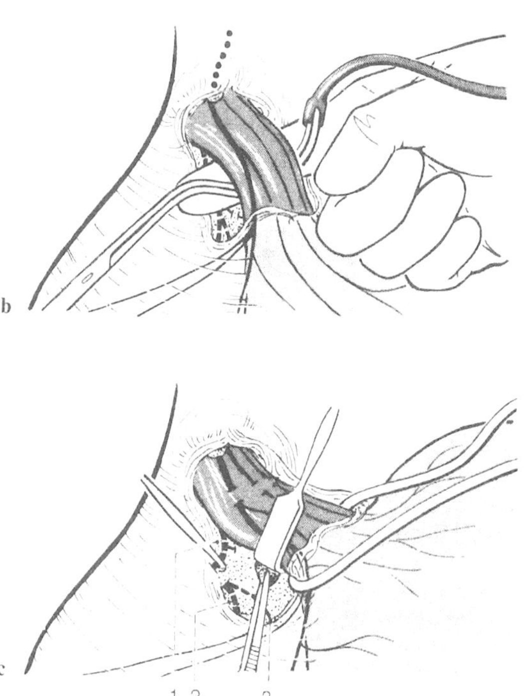

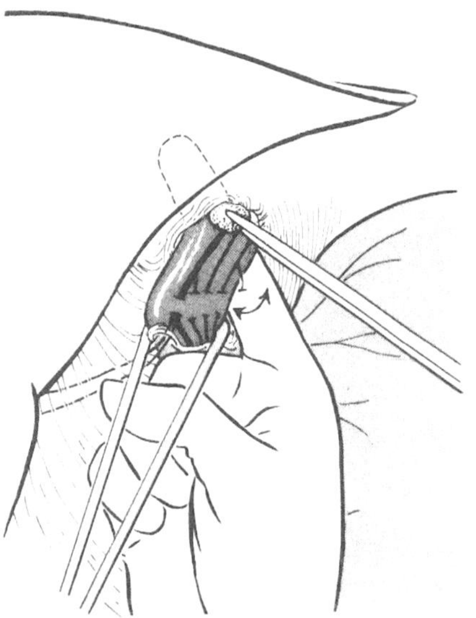

Abb. 9.17. Mobilisierte, angeschlungene terminale Speiseröhre. Die vagalen Hauptstämme sind durchtrennt. Kontrolle und Exstirpation der parakardialen und mediastinalen Lymphknoten *(Pinzette)*. Markierung der Resektionsgrenze mit seitlichen Haltefäden

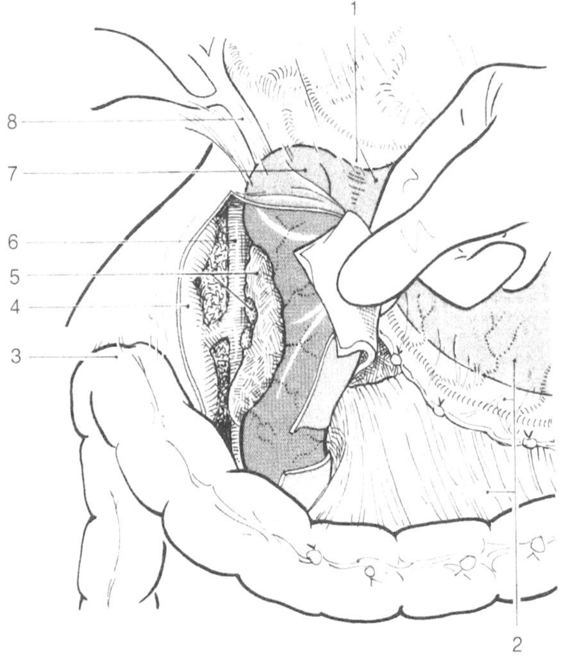

Abb. 9.18. Mobilisation des Duodenums von lateral bis auf die Ebene der V. cava inferior und weiter nach medial bis zum Pankreaskopf. (Nach Schreiber 1976)
1 Pylorus, Antrum. *2* Magen; Lig. gastrocolicum mit A. gastroepiploica dextra, durchtrennt; Mesocolon transversum. *3* Flexura colica dextra. *4* rechte Niere. *5* Pankreaskopf; Nll. pancreatici superiores posteriores. *6* V. cava inferior. *7* Bulbus duodeni. *8* Ductus Choledochus im Lig. hepatoduodenale

Die Speiseröhre wird mit Finger oder Tupfer möglichst weit hinauf ins Mediastinum mobilisiert (Abb. 9.16 a–c). Kontrolle der mediastinalen Lymphknoten und der proximalen Tumorgrenze. Erreichbare mediastinale Lymphknoten werden entfernt. Darstellung, Isolierung und Durchtrennung beider Trunci vagales; hierdurch läßt sich der intraabdominelle Teil des Ösophagus um ca. 6 cm weiter nach unten ziehen (Abb. 9.17). Periösophageales Abstopfen des Hiatus oesophageus mit einem Streifen.

Laterale Mobilisation des Duodenums

Man beginnt mit dem Ablösen des Lig. duodenocolicum nach medial, inzidiert das Peritoneum hart auf der Kante des absteigenden Duodenalrohrs und mobilisiert ausgiebig von lateral (Abb. 9.18).

Nach unten geht man über das Knie hinaus, löst die linke Kolonflexur und durchtrennt die zum Querdarm ziehende Bindegewebsplatte. Unter anhaltender Anspannung nach medial wird das Duodenum über der Ebene der V. cava inferior aus seinem dorsalen Lager gelöst (s. Abb. 9.18).

Der mediale Rand des absteigenden Duodenums kann im oberen und mittleren Segment des gefäßfreien oberen Blattes inzidiert und so weiter beweglich gemacht werden.

Präparation und Anschlingen des Magens

Der distale Magen wird im oberen Antrum- oder Korpusbereich unterfahren und angeschlungen. Dazu geht man in einem gefäßfreien Anteil des Omentum minus und des Lig. gastrocolicum ein, tunneliert den Magen mit Finger oder Klemme und bringt einen Zügel an (Abb. 9.19).

Die Vasa coronaria ventriculi sowie die Vasa gastroepiploica dextra werden mitangeschlungen.

Abb. 9.19. Das Duodenum ist mobilisiert. Darstellen, ▷
Unterfahren und Anschlingen des distalen Magens. Die
Tunnelierung kann von der kleinen oder der großen Kurvatur her erfolgen. Man sucht den leichtesten Weg. Die V. coronaria ventriculi und die V. gastroepiploica dextra werden
mitangeschlungen

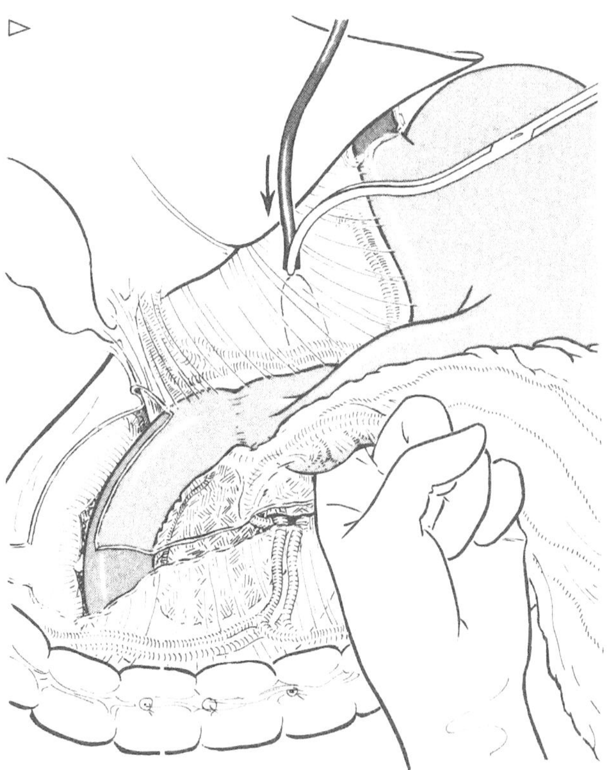

Skelettierung des distalen Magens

Die Präparation der Kleinkurvaturseite erfolgt le-
bernah. Das kleine Netz wird total entfernt. Arbeitsrichtung: von unten nach oben an der Leber-
kante. Radikuläres Absetzen der A. gastrica dextra (Abb. 9.20).

Die Großkurvatur wird von oben nach unten
zwischen Antrum bzw. Korpus und dem oberen
freien Duodenum präpariert. Radikuläres Absetzen der Vasa gatroepiploica dextra (Abb. 9.21 a).

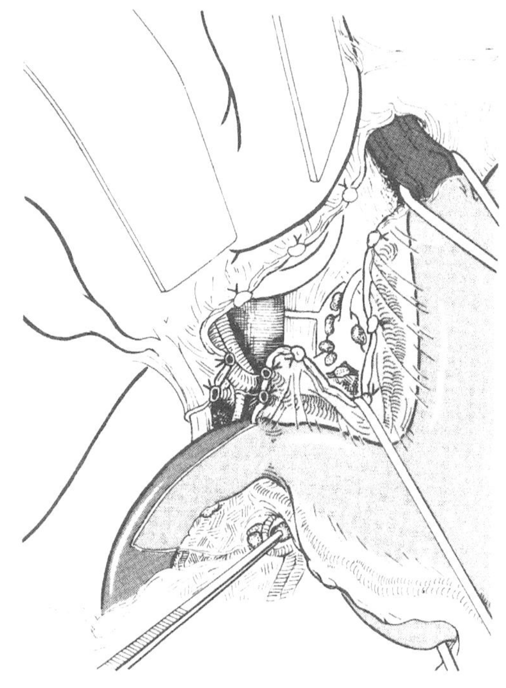

Abb. 9.20. Der distale Magen ist angeschlungen, die A. ga- ▷
strica dextra sowie die V. coronaria ventriculi sind abgesetzt

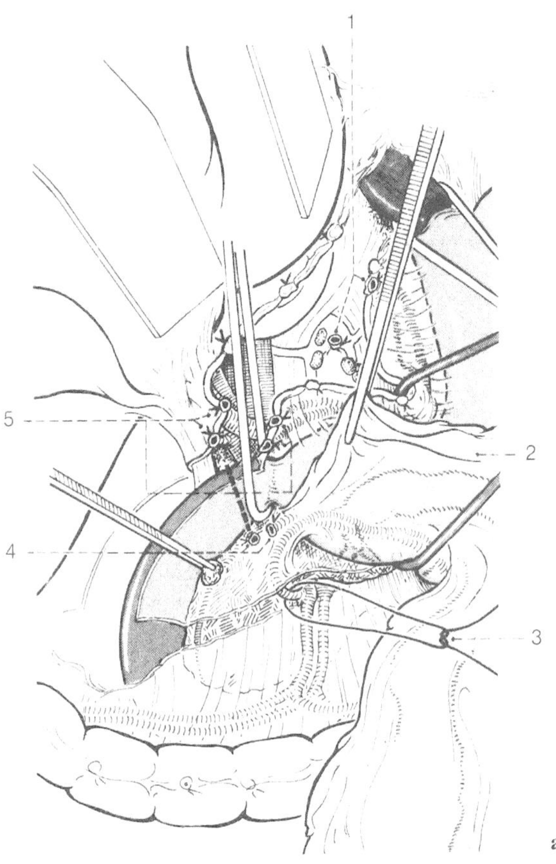

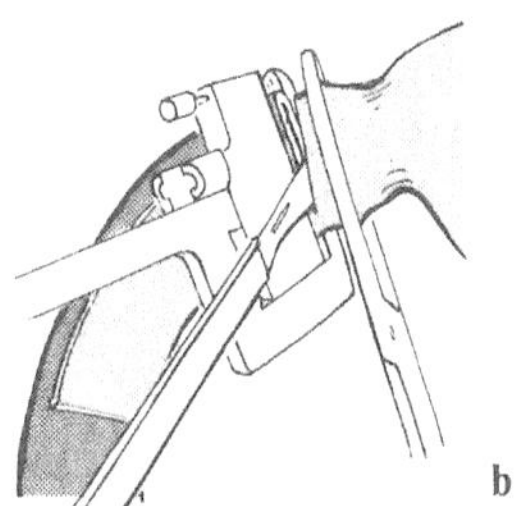

Abb. 9.21. a Distaler Magen und oberes freies Duodenum sind skelettiert, A. gastrica dextra, V. coronaria ventriculi, und V. gastroepiploica dextra (angeschlungen) sind radikulär abgesetzt. Entfernung eines duodenopankreatischen Lymphknotens. Resektionslinie *gestrichelt*
1 A. gastrica sinistra, durchtrennt. *2* Omentum majus. *3* Ligatur der V. gastroepiploica dextra. *4* A. gastroepiploica dextra, durchtrennt. *5* Vasa gastrica sinistra, durchtrennt
b Durchtrennung des oberen Duodenums (ca. 2–3 cm unterhalb des Pylorus mit Klammergerät)

Skelettierung des proximalen Magens

Der Magen wird nach oben geschlagen und angespannt. Skelettierung der Kleinkurvatur mit Durchtrennung etwaiger, meist gefäßfreier Verwachsungen zum Pankreas und zur hinteren Bauchwand. Unter Zug am Magen stellt sich die Plica gastropancreatica mit A. gastrica sinistra und die V. coronaria ventriculi mitsamt dem hier lokalisierten Binde-, Fett- und Lymphgewerbe als kräftiger Gewebsstrang dar. Das gesamte Bündel wird stumpf unterfahren, nach distal und proximal abgeklemmt und durchtrennt (Abb. 9.22).

Selten geht von der A. gastrica sinistra eine stärkere Arterie zum linken Leberlappen ab. Bevor man dieses Gefäß durchtrennt, sollte man erst eine Probeabklemmung machen.

Wird das Leberparenchym nach 20–30 min anämisch, muß man auf das radikuläre Absetzen der A. gastrica sinistra verzichten und sich damit begnügen, die Schlagader rundum freizupräparieren und nur die zum Magen ziehenden Äste abzusetzen.

Die dorsale proximale Magenwand wird vollends skelettiert. Im oberen linken milznahen Bereich muß die A. gastrica posterior versorgt werden (Abb. 9.23). Soll die Milz erhalten bleiben, z.B. beim distalen Frühkarzinom, beim Antrumkarzinom oder bei einer Palliativoperation, durchtrennt man das Lig. gastrolienale nahe der Milzwurzel (Abb. 9.23 und 9.24). Die Gefäße müssen einzeln unterbunden und durch Transfixation gesichert werden. Massenligaturen sind bei fettstarkem Gewebe komplikationsträchtig.

Durchtrennung des proximalen Duodenums

Rundumpräparation des oberen freien Duodenalsegments, Unterfahren mit Finger oder einer Klemme und Anschlingen mit einem Zügel (Abb. 9.21 a).

Die dorsale Grenze der Skelettierung ist der peritoneale Umschlag über der A. pancreaticoduodenalis. Darüberliegende, häufig vaskularisierte Adhäsionen werden in kleinen Gewebsportionen dargestellt, unterfahren, unterbunden oder umstochen.

1) Präliminarer Verschluß mit Nahtklammern (Abb. 9.21 b).

2) Durchtrennung des Duodenalrohrs etwa 2–3 cm unterhalb des Pylorus. Der duodenale Resektionsrand sollte möglichst intraoperativ histologisch auf Tumorfreiheit untersucht werden.

Sofern man das Duodenum, z.B. bei nur kurzer Hinterwand, offenläßt, wird es mit einem durch Faden markierten Tupfer oder Streifen ausgestopft. Abdecken des Duodenalstumpfes mit Tüchern.

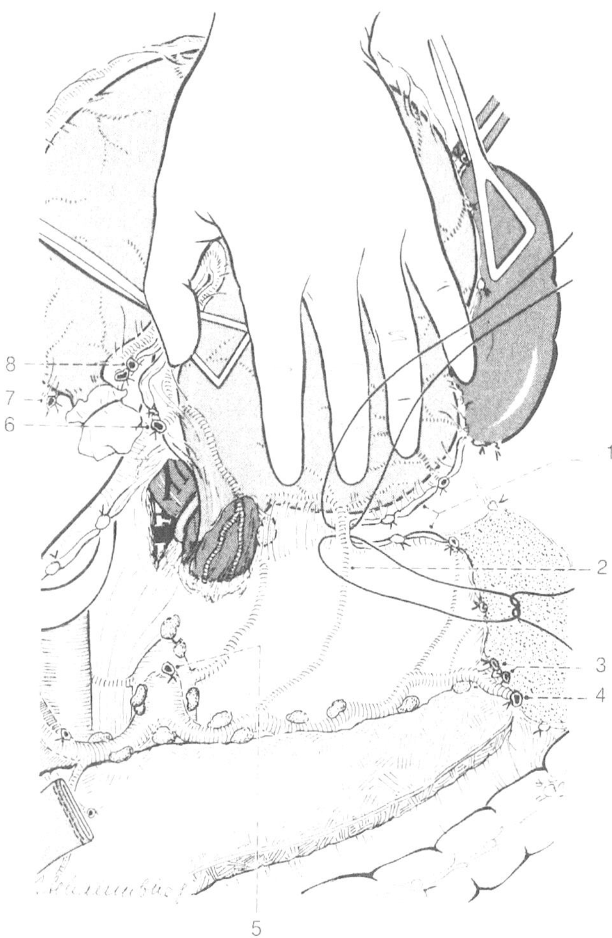

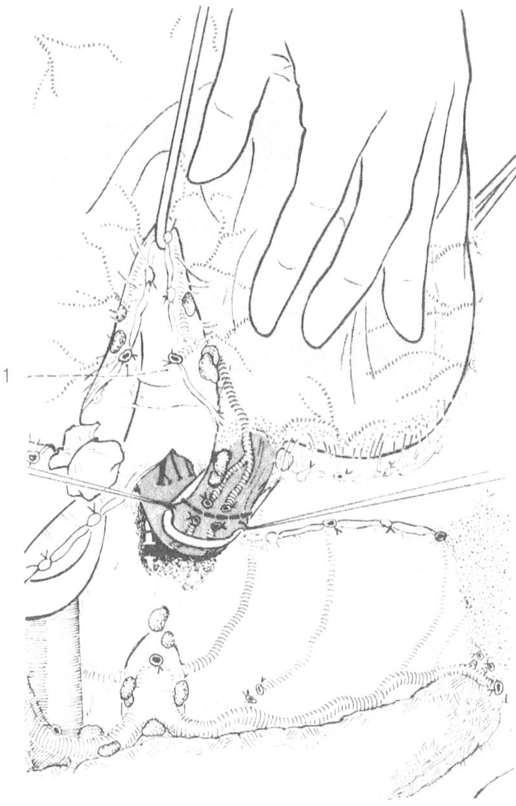

Abb. 9.22. Lösen der proximalen dorsalen Magenwand. Absetzen der A. gastrica posterior im Lig. gastrophrenicum.
1 Lig. gastrophrenicum, durchtrennt. *2* A. gastrica posterior, zur Durchtrennung doppelt ligiert. *3* A. und V. lienalis.
4 A. gastroepiploica sinistra. *5, 6* A. gastrica sinistra (*5* am Truncus coeliacus radikulär durchtrennt). *7* A. gastroepiploica dextra. *8* A., V., gastrica sinistra

Abb. 9.23. Die hintere Magenwand ist mobilisiert, die grobe Resektionsgrenze am Ösophagus *(gestrichelt)* ist mit Haltefäden markiert. Die Milz bleibt nach Versorgung des Lig. gastrolienale erhalten
1 A. gastrica sinistra, A. gastrica dextra, durchtrennt

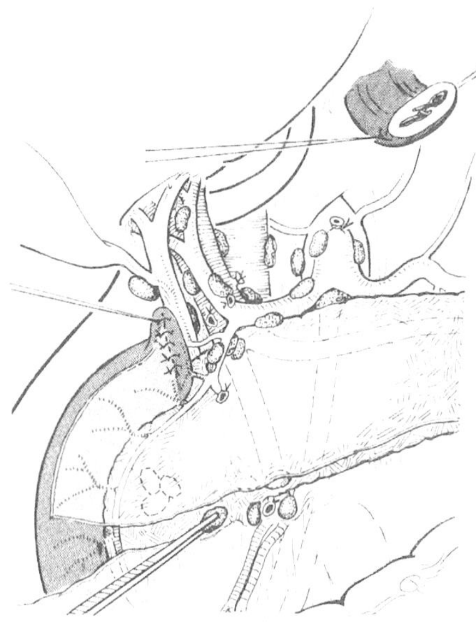

Abb. 9.24. Anatomisch-halbschematische Übersicht. Der Magen ist abgesetzt. Radikulär reseziert sind die 4 Magenhauptarterien. Entfernung von Lymphknoten an der unteren Pankreaskante.

Absetzen des Magens

Nach vollendeter Mobilisierung des proximalen Magens: Markierung der Resektionsgrenze am Ösophagus mit seitlichen Haltefäden (Abb. 9.24). Der distale Anteil wird abgeklemmt — der proximale bleibt offen — und der Ösophagus durchtrennt. Der proximale Resektionsrand sollte möglichst intraoperativ histologisch auf Tumorfreiheit untersucht werden.

Lymphadenoangioektomie

Allgemeines

Es gibt 2 operative Schritte:

1. die Entfernung der am Magen und beiden Adnexen sowie an der Milz, am Mesokolon, am Pankreasrand sowie im Mediastinum lokalisierten Lymphknotengruppen in Zusammenhang mit der Gastrektomie;

2. die Exstirpation der nach Absetzen des Magenorgans zugänglichen Lymphbahnen bzw. Lymphknotengruppen, die anatomisch dem Truncus coeliacus, der Aorta abdominalis, der A. hepatica communis und propria, der A. gastroduodenalis, der A. mesenterica superior sowie der retroduodenalen Region und den begleitenden Blutadern zugeordnet sind (s. S. 8, 88, 89, 111).

Wir sind bemüht, bei jeder kurativen Karzinomoperation sämtliche erreichbaren Lymphknoten bzw. Lymphknotengruppen zu exstirpieren, d.h. wir entfernen die Lymphknotenkompartimente I–III (Abb. 9.45a–c).

Technik

Man orientiert sich an der vorgegebenen anatomischen Situation und wählt den einfachsten Weg der Präparation.

Wir setzen zunächst das Magenorgan mitsamt seinen Adnexen und den gastralen und benachbarten Lymphknotengruppen ab. Die weitere Exploration beginnt an den Lymphbahnen und Lymphknotengruppen im oberen retroduodenalen Bereich. Dabei orientiert man sich am Verlauf der A. gastroduodenalis, dem der A. pancreaticoduodenalis sowie am Abgang der A. gastroepiploica dextra. Sämtliche Lymphknoten werden entfernt. Im allgemeinen sind Metastasen in dieser Region selten (Abb. 9.25).

Kontrolliert werden A. und V. mesenterica superior in Höhe der unteren Pankreaskante. Dabei kann das Mesokolon nochmals inspiziert werden.

Der seitlich eröffnete Retroduodenalraum wird nach Lymphknoten überprüft. Dabei geht man auf der Ebene der V. cava inferior bis zum Pankreaskopf. Der Winkel zwischen Duodenum, Ductus choledochus sowie die Unterkante des Lig. hepatoduodenale mit dem Gallengang bis zum Ductus cysticus müssen dargestellt werden. In diesem Bereich sind gewöhnlich Lymphknoten lokalisiert; beim Magenkarzinom sind sie zwar selten infiltriert, gleichwohl sollten sie exstirpiert werden (Abb. 9.26).

Wichtigste Lymphknotenetappe ist die Region am und um den Truncus coeliacus. Die Präparation beginnt an der oft sichtbaren, immer palpablen A. hepatica communis. Serosa und bindegewebiger Überzug werden angehoben und mit der Schere bis auf die Adventitia eingeschnitten (Abb. 9.27).

Auf dieser Ebene geht man zunächst nach zentral in Richtung auf den Truncus coeliacus, dann nach distal zur A. hepatica propria. Änderungen der Arbeitswege sind möglich.

Bei der Präparation orientiert man sich schrittweise. Das über der Arterie liegende Gewebe durchtrennt man zunächst über der Vorderwand in kleinen angehobenen Gewebsportionen. Die Bindegewebshülle wird rundum abgelöst, und anliegende Lymphknoten werden entfernt (Abb. 9.27 und 9.28).

Die A. hepatica communis wird vorwiegend stumpf rundum mobilisiert.

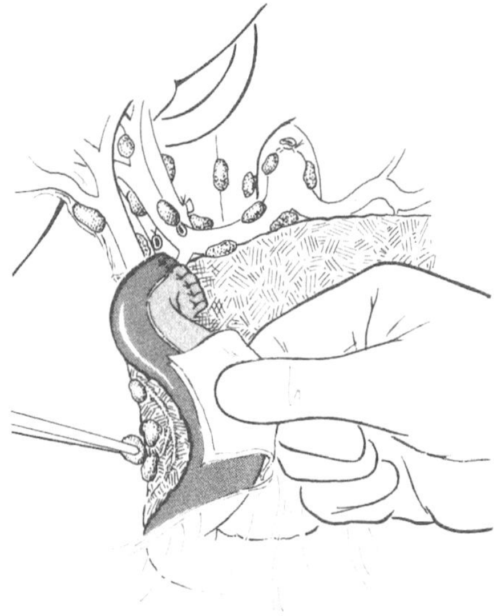

Abb. 9.25. Lymphadenoangioektomie. Aufsuchen und Exstirpation retroduodenaler pankreatischer Lymphknotengruppen sowie solcher zwischen A. hepatica propria und Ductus choledochus im dissoziierten Lig. hepatoduodenale

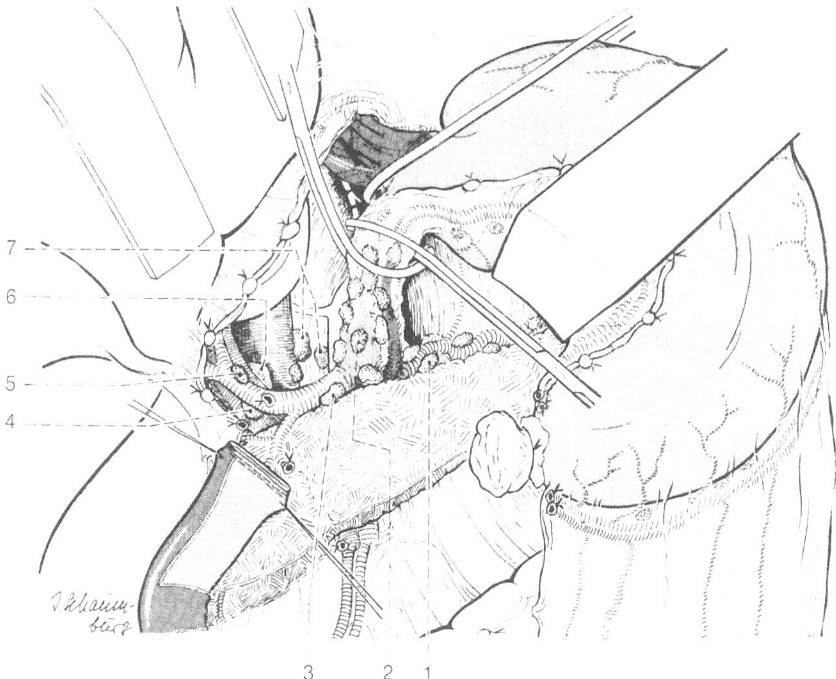

Abb. 9.26. Duodenum durchtrennt, der Magen nach oben lateral verlagert. Stamm der A. und V. gastrica sinistra sind angeklemmt. Einblick in den retrogastralen Raum

1 Nodi lymphatici (Nll.) pancreatici superiores. *2* Nll. coeliaci. *3* Nll. hepatici. *4* Nll. hepatici (Nodus foraminalis). *5, 6* Nll. hepatici (Nodus cysticus). *7* Nll. phrenici inferiores

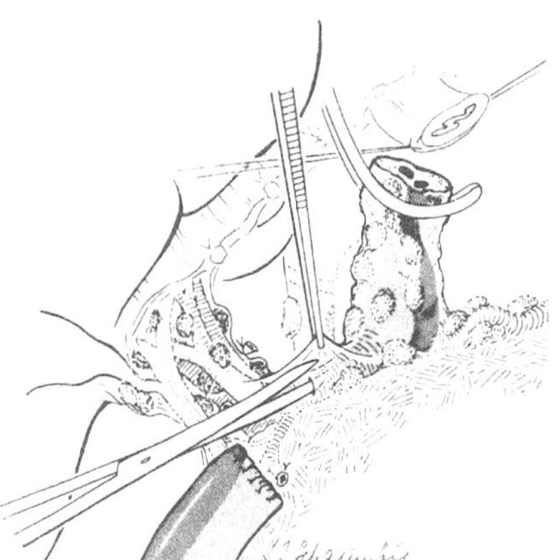

Abb. 9.27. Darstellen der A. hepatica communis, Freilegen der Schlagader durch Resektion des umhüllenden Binde-, Fett- und Lymphgewebes

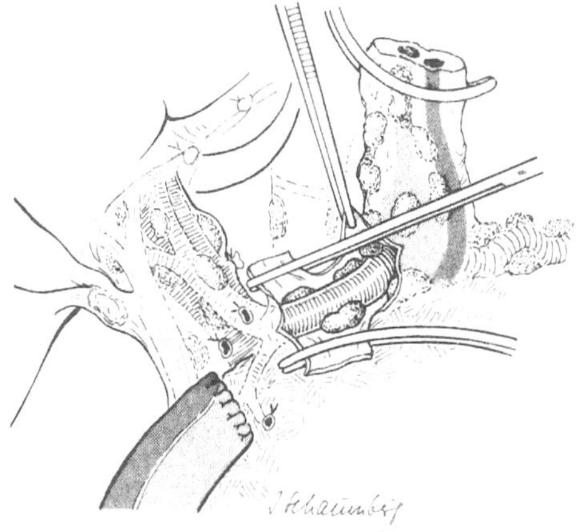

Abb. 9.28. Die Bindegewebshülle der A. hepatica ist abgesetzt, die darunterliegenden Lymphknoten sind dargestellt und werden entfernt. Die Lymphbahnen werden aufgesucht, angeklemmt, reseziert und die Stümpfe ligiert und zusätzlich verschorft

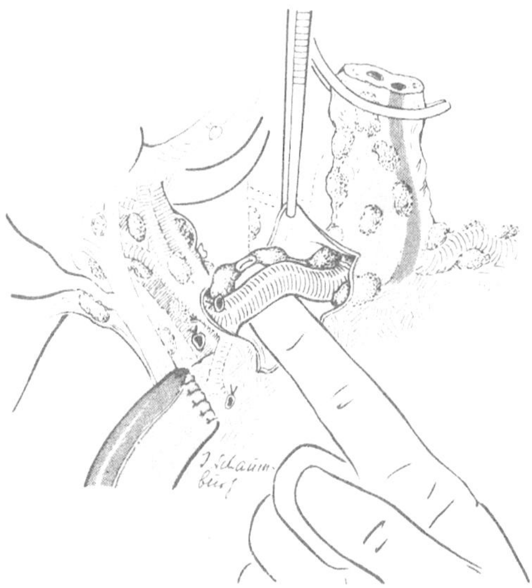

Abb. 9.29. Die A. hepatica communis ist rundum mobilisiert und bis auf die Adventitia skelettiert. Mit dem Finger kann der hinter und an der unteren Oberkante gelegene Lymphknotenstrang vorgeschoben und exstirpiert werden

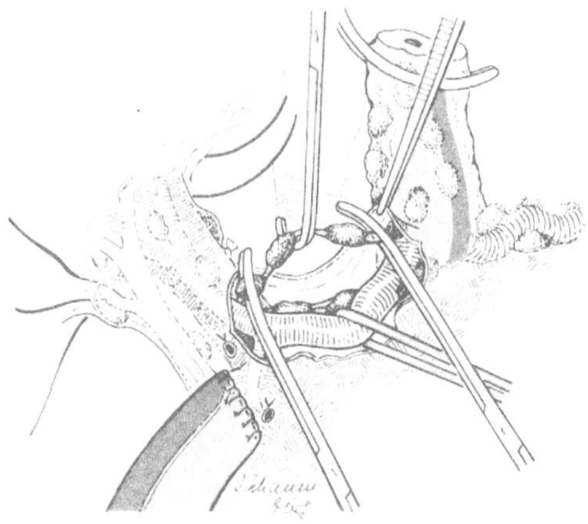

Abb. 9.30. Die A. hepatica communis ist angeschlungen und mäßig nach unten verzogen. Oberhalb verlaufende Lymphstränge sind freigelegt, mit Häkchen abgehoben und angeklemmt

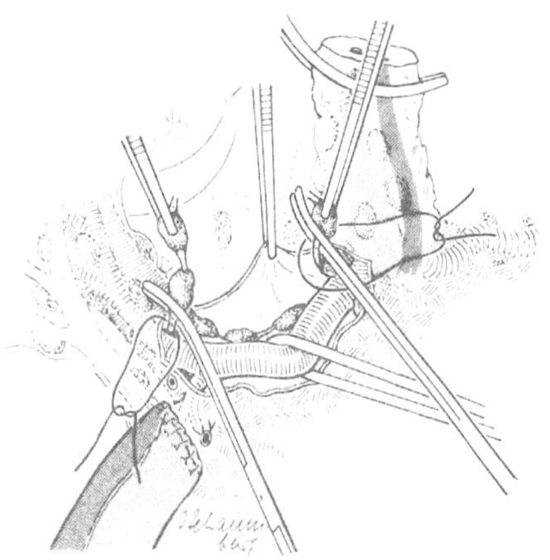

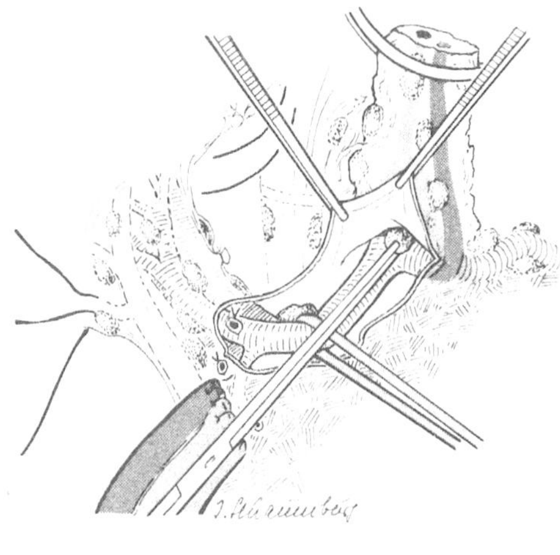

Abb. 9.32. Periarterielle Skelettierung in Richtung auf den Truncus coeliacus mit Freilegung des proximalen Teiles der A. lienalis; etwaige Lymphknoten werden entfernt

Der die Arterie unterfahrende Finger schiebt die an der Oberkante liegenden Lymphknoten und Lymphgefäßstränge zur Exstirpation heraus. Die A. hepatica communis wird angeschlungen und behutsam nach hinten angezogen (Abb. 9.29).

Bei sklerotisch verhärteten Gefäßen muß man mit größter Vorsicht vorgehen: Verletzungen der Gefäßwand, z.B. in Form von Einbrüchen arteriosklerotischer Plaques, müssen vermieden werden.

Die Lymphgefäßstränge werden abgelöst, seitlich abgeklemmt und entfernt (Abb. 9.30 und 9.31). Die Enden der Lymphgefäßstränge werden zunächst angeklemmt, dann weiter nach proximal und distal freipräpariert und schrittweise reseziert (Abb. 9.31).

Man kann die Präparation zunächst längs der A. hepatica propria oder (wie in Abb. 9.32) in Richtung auf den Truncus coeliacus fortführen. In kleinen Schritten werden A. hepatica communis und proximales Segment der A. lienalis freigelegt. Bei der Abzweigung beider Schlagadern muß man auf Krümmungen und unterschiedliche Tiefenlagen der Gefäße achten.

Zur Darstellung der A. gastrica sinistra und der V. coronaria ventriculi wird der gemeinsam ange-

◁ **Abb. 9.31.** Weitere Darstellung der periarteriellen Lymphgefäße und Lymphknoten mit Abklemmen, Resezieren und Ligieren

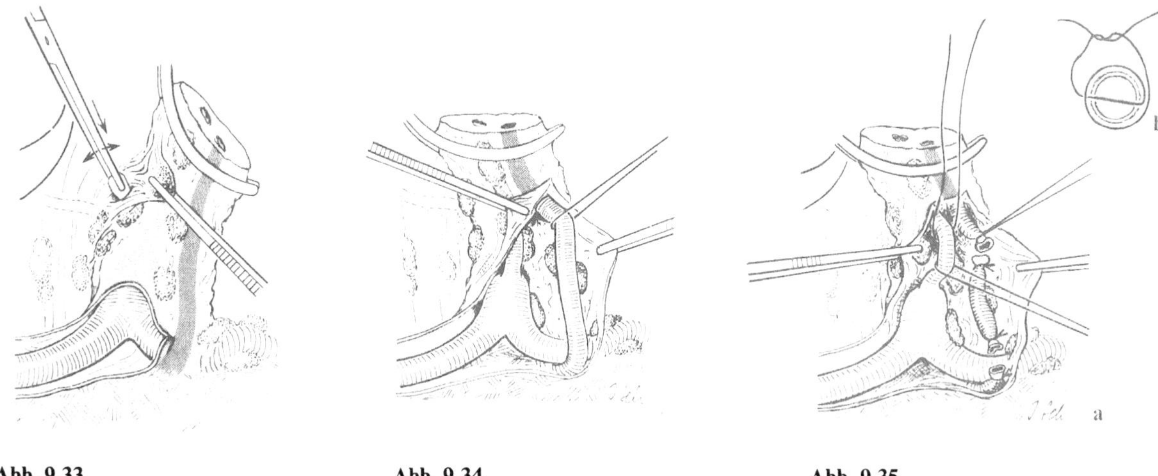

Abb. 9.33   **Abb. 9.34**   **Abb. 9.35**

Abb. 9.33. Darstellung von A. gastrica sinistra und V. coronaria ventriculi. Die Vene liegt hier vorn rechts. Zugang zur Arterie von lateral

Abb. 9.34. Darstellung der V. coronaria ventriculi; hier verläuft sie links der Arterie und kreuzt die A. lienalis. Die Blutader wird möglichst weit distal abgesetzt (s. auch Abb. 9.35)

Abb. 9.35. a Präparation der A. gastrica sinistra von vorn. Die V. coronaria ventriculi ist distal in Höhe der A. lienalis abgesetzt, der proximale Teil wird samt dem umgebenden Binde- und Lymphgewebe reseziert. **b** Die A. gastrica sinistra ist radikulär abgesetzt und der Stumpf durch Transfixation gesichert

klemmte Gefäßbindegewebsstrang (Plica gastropancreatica) angezogen. Variable arterielle Abzweigungen werden gesucht, präliminär doppelseitig ligiert und durchtrennt (Abb. 9.33).

Die Vene kann links (Abb. 9.34) oder rechts (Abb. 9.33) entlang der A. gastrica sinistra verlaufen. Aufliegende Serosa und Bindegewebe werden längs inzidiert und die Vene möglichst weit nach proximal, d.h. zur V. portae oder zur V. colica media hin, ligiert (Abb. 9.34).

Das Gefäß wird mitsamt dem umgebenden Lymph- und Bindegewebe reseziert. Fließt die V. coronaria ventriculi in die V. portae, wird sie bis nahe an die Mündung verfolgt und hier abgesetzt. Die A. gastrica sinistra liegt gewöhnlich direkt oder etwas seitlich hinter der V. coronaria ventriculi; sie wird herauspräpariert bis zum Abgang aus dem Truncus coeliacus und hier radikulär ligiert und abgesetzt (Abb. 9.35 a, b).

Den Gefäßstumpf sichert man durch eine Umstechung. Das oberhalb und um die A. gastrica sinistra und die V. coronaria ventriculi gelegene Binde- und Lymphgewebe wird von oben her stumpf mit dem Finger unterfahren (Abb. 9.36), seitlich angeklemmt und reseziert.

Den Truncus coeliacus legt man zunächst auf der Vorderwand, dann seitlich und rundum frei; sämtliches anliegende Binde- und Lymphgewebe wird entfernt. Bei diesem Manöver durchtrennt man den Plexus coeliacus und reseziert die medialen und lateralen Anteile (Abb. 9.37).

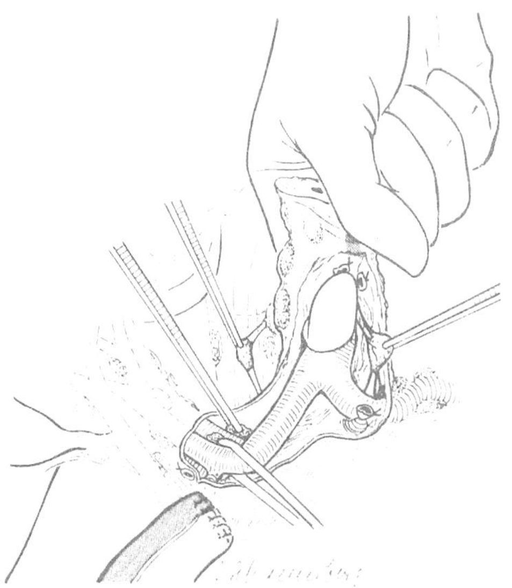

Abb. 9.36. Das oberhalb des Truncus gelegene Bindegewebe wird stumpf mit dem Finger unterfahren, beidseits angeklemmt und reseziert

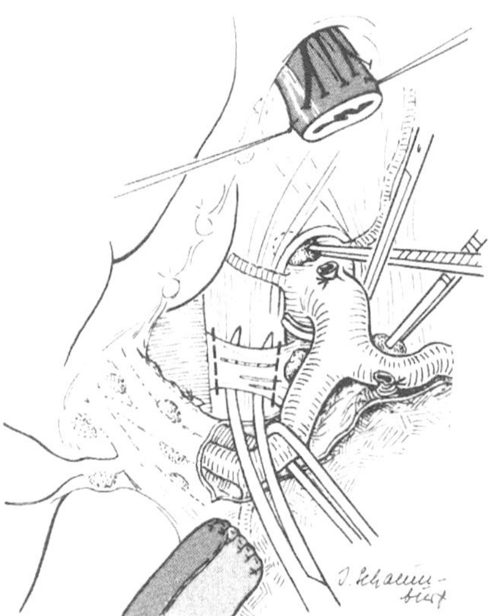

Abb. 9.37. Der Truncus coeliacus *(Klemme)* ist rundum frei-präpariert, sämtliches umgebende Binde-, Fett- und Lymph-gewebe ist entfernt. Dabei werden Teile des Plexus coeliacus reseziert (*gestrichelte Linie* am Rande der Overholt-Klemme)

Die Präparation wird nach oben auf die Vorder- und Seitenwände der Aorta abdominalis fortge-setzt. Dabei werden die hiatalen muskulären Zwerchfellschenkel seitlich der Aorta eingekerbt, so daß man die abdominalen Schenkel des Ductus thoracicus blockieren kann.

Nach oben durchtrennt man das Lig. arcuatum. In dieser Höhe trifft man gelegentlich auf verein-zelte, der Aorta aufliegende Lymphknoten, die entfernt werden (Abb. 9.38 a, b).

Nach Abschluß der Präparation an Truncus coeliacus und Aorta abdominalis kontrolliert man

nochmals die perivaskulären Lymphstränge längs der A. hepatica propria, der V. portae sowie des Gallengangs (Abb. 9.39).

Die A. hepatica wird erneut angeschlungen, rundum besichtigt und palpatorisch auf Lymphge-webe kontrolliert (Abb. 9.40). Indem man mit dem Zeigefinger der linken Hand in das Foramen Wins-lowi eingeht, kann man die längs der Oberkante der V. portae verlaufenden Lymphbahnen und Lymphknoten herausschieben und resezieren. Die Leberarterie wird dazu vorsichtig nach unten ver-zogen.

Einer subtilen Kontrolle bedürfen der Spalt zwi-schen Leberarterie und Gallengang und die hier lokalisierten Lymphknoten. Zu ihrer Entfernung wird sämtliches zwischen den Gefäßsträngen lie-gende Gewebe entfernt; arterielle und venöse Äste werden versorgt.

Abb. 9.38 a, b. Fortführen der Präparation auf die Aorta abdominalis zu. Unterfahren und Spreizen des Lig. arcua-tum (**a**)
1 Lig. arcuatum
Das Lig. wird durchtrennt (**b**); dabei können vereinzelte auf der Aorta liegende Lymphknoten entfernt und der Duc-tus thoracicus beidseits der Aorta blockiert werden (**a** *seit-lich gestrichelte Linie*)

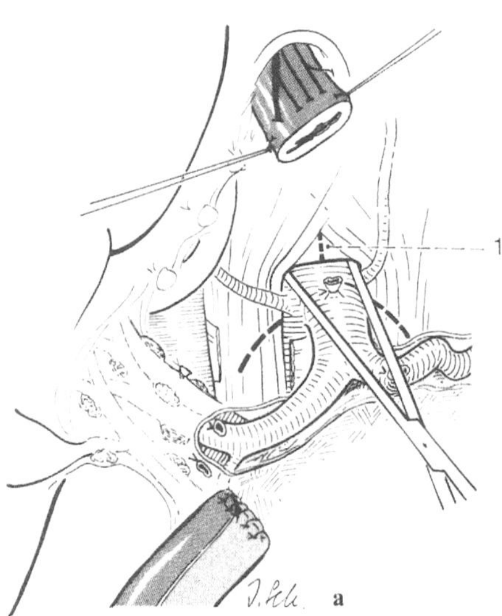

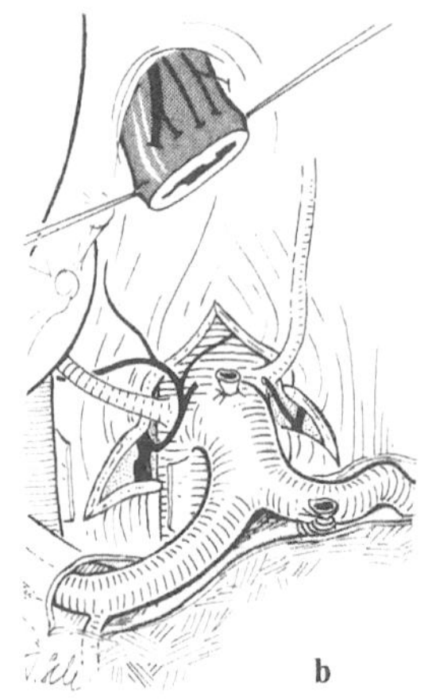

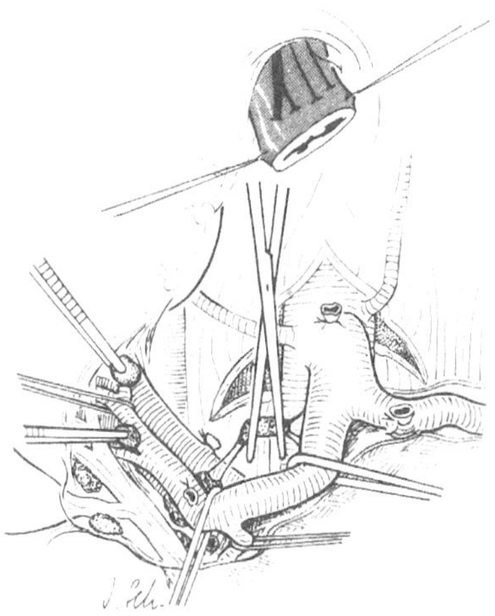

Abb. 9.39. Fortsetzung der Präparation an der A. hepatica propria sowie an der V. portae und am Ductus choledochus bzw. hepaticus

Erweiterte Gastrektomie

Gastrektomie, Lymphangio- und -adenektomie sowie Splenektomie können bei Infiltration der Magengeschwulst in die anliegenden Gewebe und Organe erweitert werden durch:
Resektion des linken Leberlappens,
Resektion von Pankreasschwanz und -korpus,
Resektion des Querkolons.

Resektion des linken Leberlappens

Der linke Leberlappen wird — sofern noch nicht erfolgt — durch Einkerben des Lig. triangulare hepatis bis zu den Vv. hepaticae mobilisiert (Abb. 9.41, s. auch Abb. 9.15, S. 97).

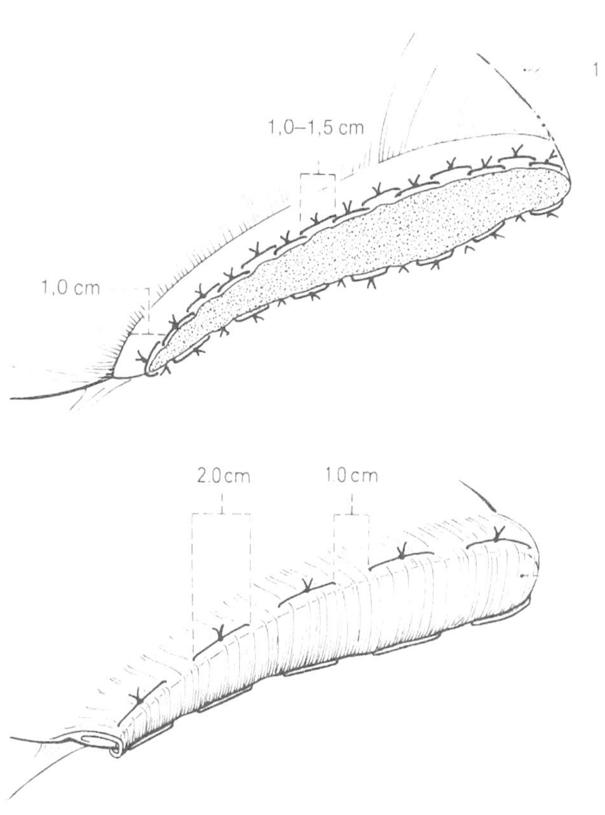

Abb. 9.41 a, b. Erweiterte Magenresektion. **a** Entfernung des linken Leberlappens. Der tumorös infiltrierte linke Leberlappen wird 1–2 cm neben dem Ansatz des Lig. teres hepatis abgesetzt (Einkerben der Kapsel, Fingerquetschmethode, präliminares Anklemmen der Gefäße und punktuelle Umstechungen). Versorgen der Resektionsfläche nur mit gezielten Umstechungen. **b** Decken der Leberwunde mit dem Lig. teres hepatis. Vermeiden gröberer, tief durchgreifender Nähte
1 Lig. falciforme hepatis

Abb. 9.40. Mit dem Zeigefinger der linken Hand geht man durch das Winslow-Foramen ein und schiebt die unter und neben der V. portae verlaufenden Lymphstränge zur Resektion nach oben heraus. Dabei werden die A. hepatica communis und propria nach unten verzogen

Die Resektionslinie orientiert sich an Sitz und Ausdehnung der Tumorinfiltration, gewöhnlich verläuft sie etwa 1–2 cm breit neben dem Ansatz des Lig. teres hepatis (Abb. 9.41 a).

Wird der linke Lappen total abgesetzt, stellt man den Leberhilus mit A. hepatica sinistra, den linken Ast der V. portae und den Ductus hepaticus ein. Gefäße und Gallengang werden abgeklemmt und nach proximal und distal ligiert.

Kann man längs des Lig. falciforme hepatis einen nahtfähigen Parenchymrand belassen, darf man auf die Blockaden der Hilusgefäße sowie die des Gallengangs verzichten.

Das Absetzen des linken Lappens erfolgt durch Einschneiden von Kapsel und oberflächlichem Parenchym mit dem Thermokauter.

Das Parenchym wird mittels der Fingerquetschmethode und präliminarer Abklemmung der Blut- und Gallengefäße, der Glisson-Dreiecke sowie der Lebervenen durchtrennt. Die genannten Gefäße bzw. Kanäle werden jeweils unmittelbar durch Umstechungen versorgt.

Die Resektionsfläche wird mit kräftigen durchgreifenden U-Nähten verkleinert und geschlossen. Mit dem von der Bauchdecke abgelösten Lig. falciforme hepatis kann man die Wundfläche decken. Das Operationsfeld wird mit einem Penrose-Drain abgeleitet (Abb. 9.41 a, b).

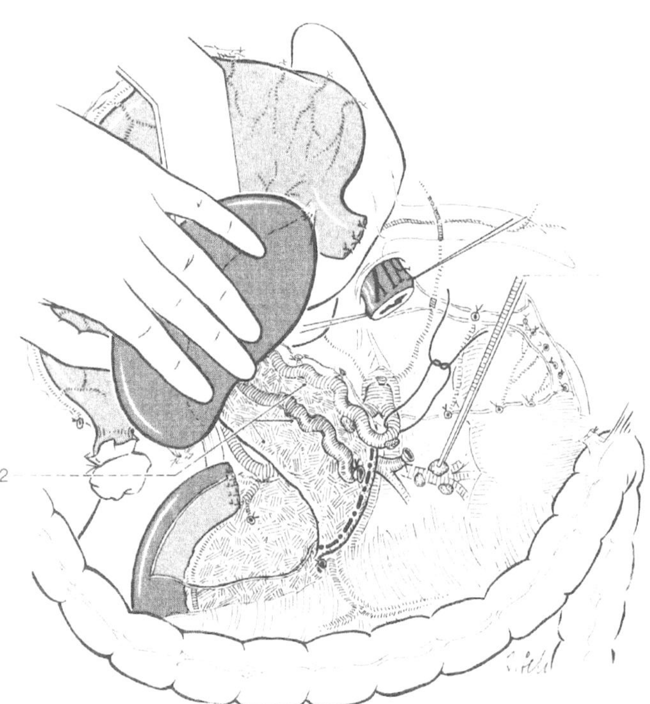

Resektion von Pankreasschwanz und -korpus

Verfahren der Wahl ist die linksseitige Hemipankreatektomie. Schwanz und Körper der Bauchspeicheldrüse werden von distal mobilisiert, die Drüse aus ihren seitlichen Adnexen gelöst und aus ihrem dorsalen Bett herausgebracht. A. und V. lienalis können supra-, intra- oder retropankreatisch verlaufen. Sofern man diese Hauptgefäße ausgemacht hat und sie respektiert, ist die Präparation problemlos. Die der Drüse anliegenden Lymphknotengruppen – meist nur spärlich vorhanden – werden mitsamt dem anliegenden Bindegewebe entfernt.

Bei der Kaudaresektion wird der proximale Rand keilförmig ausgeschnitten.

Der Ductus pancreaticus wird mit nichtresorbierbarer Knopfnaht geschlossen. Blutende Gefäße werden durch Transfixationsligaturen versorgt und das Parenchym mit durchgreifenden Nähten komprimiert und adaptiert. Bei nicht gestautem Pankreasgang ist eine solche Versorgung ausreichend. Steht bewegliches Mesokolon zur Verfügung, sollte man die Resektionsfläche damit abdecken. Ist die Resektion des Korpus indiziert, setzt man das Ablösen des Drüsenkörpers bis auf die Linie V. mesenterica superior–V. portae fort (Abb. 9.42).

Dieser Gefäßgrenze nähert man sich mit behutsamer Präparation und präliminarer Orientierung über den Verlauf der Vasa mesenterica inferiora.

Die V. mesenterica inferior kann ohne Schaden ligiert werden.

Die Versorgung von Ductus pancreaticus und Resektionfläche erfolgt wie oben angegeben (Abb. 9.43).

Abb. 9.42. Entfernung des Pankreasschwanzes. Bei Infiltration des Pankreasschwanzes wird dieser Teil der Drüse reseziert und die Milz obligat mitentfernt. Dabei kann man Milz und distales Pankreas en bloc (wie hier) oder getrennt aus dem retroperitonealen Bett überwiegend mobilisieren und herausluxieren. Das retropankreatische Lager ist gefäßfrei, an der Ober- und Unterkante des Pankreas wird das gefäßarme Bindegewebe portionsweise unterfahren, abgeklemmt und ligiert. Die V. mesenterica inferior kann proximal in die V. lienalis einmünden; diese Vene wird unterbunden
1 Exstirpation der Nll. renales. *2* Vasa lienalis; Pankreas

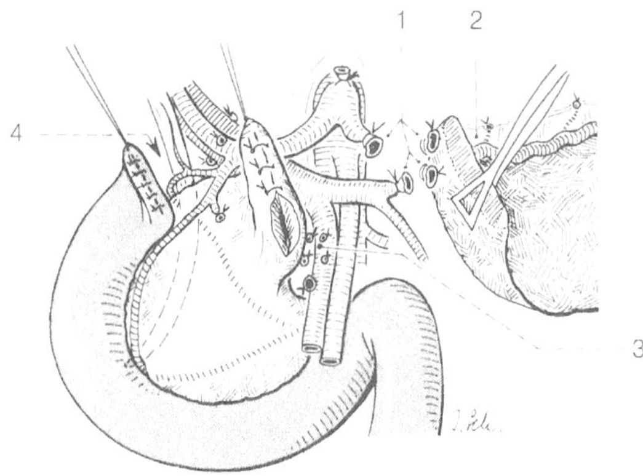

Abb. 9.43. Entfernung von Pankreasschwanz und -körper. Präparation der Drüse von lateral (vgl. Abb. 9.42). Die Resektionslinie verläuft in Höhe der Einmündung der V. mesenteria inferior in die V. portae. Die Resektion erfolgt keilförmig. Der Ductus pancreaticus wird durch eine Transfixationsligatur gesichert und das Parenchym mit durchgreifenden Überwendlings- oder auch U-Nähten geschlossen
1 A. lienalis, V. lienalis, durchtrennt. *2* Peritonealrand oberhalb der A. lienalis. *3* V. pancreatici (V. mesenterica superior), durchtrennt. *4* Zugang und Kontrolle des Pankreaskopfes

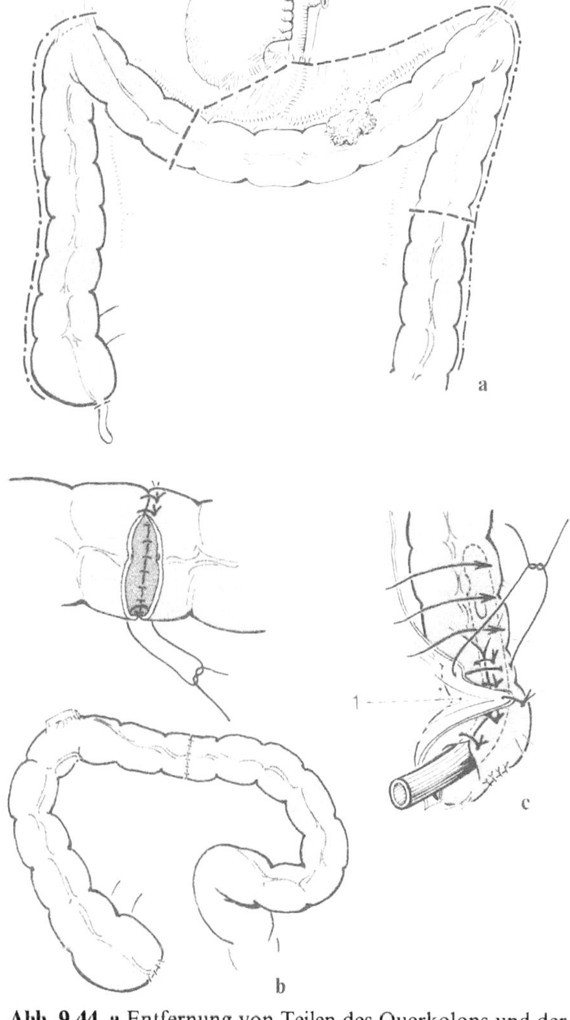

Abb. 9.44. a Entfernung von Teilen des Querkolons und der linken Flexur. Nach Mobilisation beider Flexuren erfolgt die Resektion des betroffenen Segments unter Respektierung distaler und proximaler Sicherheitszonen und unter keilförmiger Mitnahme des Mesokolons. **b** Terminoterminale Dickdarmanastomose. Keine Devaskularisation der Wundlefzen. Dichtgestochene Allschichtknopfnaht. **c** Zur Entlastung der Naht wird eine selbstheilende Zäkalröhrenfistel angelegt. Sicherung des Drainrohrs nach der Witzel-Methode. Extraperitonealisierung der Nahtregion durch Aufsteppen des parietalen Peritonealblattes. Ausführen des Drainrohrs durch eine gesonderte Stichinzision. Mit der Operation ist eine Appendektomie verbunden
1 Peritoneum parietale

Resektion des Querdarms

Der Querdarm wird in klassischer Weise unter Mitnahme – d.h. keilförmiger Exzision – des Mesokolons reseziert. Man beginnt mit der Mobilisation beider Flexuren (Abb. 9.44a).

Nach Festlegung der Resektionsgrenzen wird das Darmrohr entsprechend nach proximal und distal sparsam skelettiert.

Das Darmrohr wird durch Maschinennaht oder Klemme verschlossen und das tumorinfiltrierte Segment mitsamt dem zugehörigen Mesokolon abgesetzt.

Den Darm vereinigt man durch eine terminoterminale Darmanastomose mit dichtgestochener Allschichtknopfnaht. Der Defekt am Mesokolon wird durch Einzelnähte versorgt (Abb. 9.44b). Die Anastomose muß frei von jeglicher Spannung sein.

Zur Dekompression der Naht und des distalen Dickdarmrohrs legen wir eine selbstheilende Zäkalröhrenfistel an (Abb. 9.44c).

Duodenalstumpf

In Abhängigkeit von der Wahl des Ersatzmagens wird der Duodenalstumpf verschlossen oder zur Anastomose vorbereitet (s. S. 133).

Dokumentation

Alle Befunde müssen nach dem nachfolgend wiedergegebenen TNM-System dokumentiert werden (s. auch Abb. 9.3, S. 88).

Zur Präzisierung der Dokumentation und zur Kontrolle der Lymphadenektomie kann die japanische Nomenklatur beitragen (Abb. 9.45a–c).

TNM-System

a) Klinisch-chirurgische Klassifizierung – TNM

T Primärtumor

T is Nichtinvasives Karzinom (Carcinoma in situ)

T0 Primärtumor nicht nachweisbar

T1 Tumor auf die Mukosa oder Mukosa und Submukosa beschränkt, unabhängig von Ausdehnung und Lokalisation

T2 Tumor mit Infiltration der Muscularis propria bzw. Subserosa

T3 Tumor mit Infiltration der Serosa

T4 Tumor mit Infiltration von Nachbarorganen

Tx Tumorausdehnung nicht abschätzbar

N Regionäre Lymphknoten

N0 Kein Anhalt für Lymphknotenbeteiligung

N1 Lymphknotenbefall bis 3 cm Abstand vom Primärtumor entlang der kleinen und großen Kurvatur

N2 Lymphknotenbefall mehr als 3 cm vom Primärtumor entfernt, einschließlich der Lymphknoten entlang der A. gastrica sinistra, A. lienalis des Truncus coeliacus und der A. hepatica communis

N3 Befall der paraaortalen und hepatoduodenalen Lymphknoten und/oder anderer intraabdominaler Lymphknoten

Nx Lymphknotenbefall nicht abschätzbar

M Fernmetastasen

M0 Keine Fernmetastasen

M1 Fernmetastasen

Mx Fernmetastasen können nicht ausgeschlossen bzw. Ausdehnung der Metastasierung kann nicht beurteilt werden

b) Chirurgisch-histopathologische Klassifizierung – pTNM
pT Primärtumor

pT is Nichtinvasives Karzinom (Carcinoma in situ)

pT0 Histologisch kein Tumor im Präparat nachweisbar

pT1 Tumorinfiltration der Mukosa oder Submukosa ohne Befall der Muscularis propria

pT2 Tumorinfiltration der Muscularis propria oder der Subserosa

pT3 Tumorbefall der Serosa ohne Übergriff auf benachbarte Strukturen

pT4 Tumorbefall benachbarter Organe

pTx Tumorausdehnung ist nicht abschätzbar

pN Regionale Lymphknoten

(pN Einteilung entspricht der N-Klassifikation)

pM Fernmetastasen

(pM Einteilung entspricht der M-Klassifikation)

Weitere Dokumentationsmöglichkeiten: siehe spez. Literatur.

Intraoperative Komplikationen

Verletzungen der Gefäße

Im Rahmen der Gastrektomie können Verletzungen aller benachbarten Organe auftreten, am häufigsten sind solche der Gefäße (A. hepatica, A. und V. colica media, V. portae, A. und V. lienalis u.a.).

Die Versorgung richtet sich nach den Regeln der Gefäßchirurgie, d.h. man klemmt das Gefäß ab und schließt den Defekt mit feinster atraumatischer Gefäßnaht.

Im Rahmen der Lymphadenektomie können bei Verletzungen der Adventitia und bei sklerotischen Gefäßen Einbrüche und Aneurysmen resultieren.

Verletzungen der Leber

Einrisse am Leberparenchym mit oder ohne Blutungen werden zunächst durch Kompression versorgt, reicht dies zur spontanen Verklebung nicht aus, wird die Wunde mit gezielten Umstechungen versorgt; grobe durchgreifende Nähte sind komplikationsträchtig.

Verletzung des Gallengangs

Der Gallengang wird bei der Gastrektomie äußerst selten verletzt. Ein Leck wird durch primäre Naht mit feinsten resorbierbaren Knopfnähten versorgt.

Bei größeren Defekten empfiehlt es sich, zusätzlich eine T-Drainage oder eine Ableitung nach Voelcker einzubringen. Solche Schienungen schützen die Naht umittelbar und später vor einer Narbenstenose.

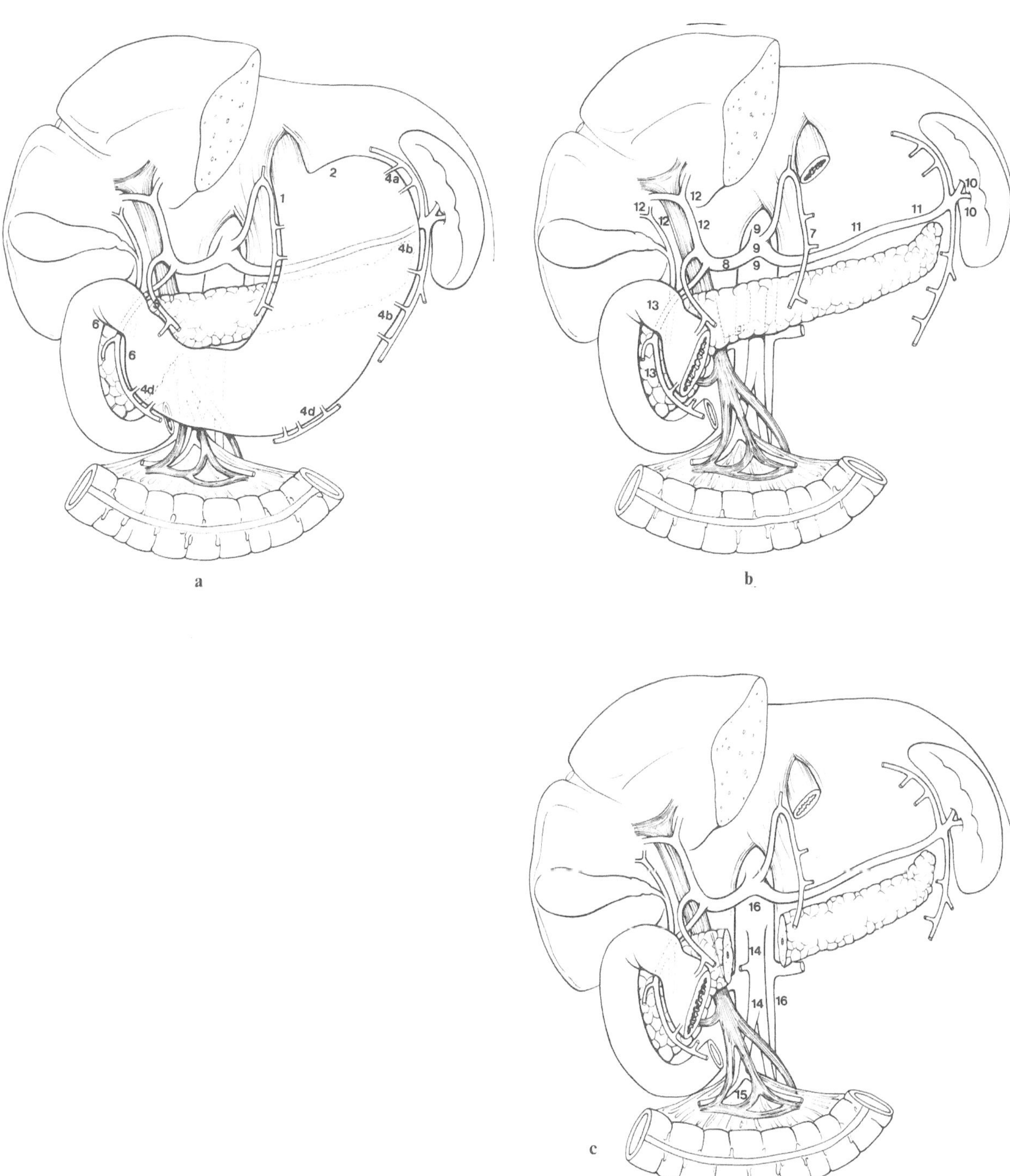

Abb. 9.45 a–c. Kompartimente I–III. Bezeichnung der Lymphknoten nach ihrer Lage. *1* rechts parakardial, *2* links parakardial, *3* kleine Kurvatur, *4* große Kurvatur, *4a* Aa. gastricae breves, *4b* A. gastroepiploica sinistra, *4d* A. gastroepiploica dextra, *5* kranial des Pylorus, *6* kaudal des Pylorus, *7* A. gastrica sinistra, *8* A. hepatica communis, *9* Truncus coeliacus, *10* Milzhilus, *11* A. lieanlis, *12* Lig. hepatoduodenale, *13* hinter den Pankreaskopf, *14* Mesenterialwurzel, *15* A. colica media, *16* Aorta abdominalis. (Nach Kajitani, Modifikation nach Siewert, 1985)

Verletzung des Pankreas

Bei Verletzung der Bauchspeicheldrüse werden Defekte oder Wundflächen mit feinen resorbierbaren Fäden übernäht, sofern möglich. Nahtregion und distaler Pankreas werden in eine Mesokolontasche gehüllt und in dieser Position mit Knopfnähten fixiert.

Verletzung der Milz

Soll die Milz belassen werden, kann es während der Operation zu Einrissen am Parenchym und/oder an den hilusnahen Blutadern kommen. Zur Reparation können parenchymatische Blutungen mit Infrarotkoagulatur, Klebstoff und durchgreifenden Nähten gestillt werden. Gefäßverletzungen werden gezielt umstochen. Nach Versorgung solcher Alterationen empfiehlt sich das Einlegen einer wenigstens 10minütigen Beobachtungs- bzw. Kontrollzeit. Bei anhaltenden oder rezidivierenden Blutungen sowie im Zweifelsfall wird splenektomiert.

Verletzungen der Pleura

Bei der Präparation und Mobilisation der terminalen Speiseröhre kann es zu Einrissen v. a. der linksseitigen Pleura sowie des Herzbeutels kommen. Der Defekt wird durch feine Knopfnähte geschlossen. Das vorsorgliche Anlegen einer Bülau-Drainage ist angezeigt.

Postoperative Komplikationen siehe S. 332.

Literatur

Beger HG, Bergemann W, Oshima H (1980) Das Magenkarzinom – Frühdiagnose und Therapie –. G. Thieme, Stuttgart, New York

Bünte H, Langhans P, Meyer H-J, Pichlmayr R (1985) Aktuelle Therapie des Magenkarzinoms. Springer, Berlin, Heidelberg, New York, Tokio

Devin R, Quilichini Fr, Henry J-F (1982) Chirurgie des tumeurs gastriques. In: Patel J, Leger L: Nouveau Traité de Technique Chirurgicale. Masson, Paris, New York, Barcelona, Milan, Mexico, Rio de Janeiro, p. 451

Dudley H (1983) Total gastrectomy for cancer. In: Rob's-Smith's: Operative Surgery, 1. Vol. 4. ed. Dudley H, Pories WJ, Carter DC, General Editor, Butterworth, London, p. 303

Fromm D (1983) Neoplasms of the Stomach. In: Fromm D: Gastrointestinal Surgery. Churchill Livingstone New York, Edinburgh, London and Melbourne, p. 325

Gütgemann A, Schreiber HW (1960) Die Chirurgie des Magenkarzinoms. G. Thieme, Stuttgart

Gütgemann A, Schreiber HW (1964) Das Magen- und Kardia-Karzinom. F. Enke, Stuttgart

Häring R, Franke H (1970) Gastrektomie und Kardiaresektion beim Magenkarzinom. G. Thieme, Stuttgart

Häring R (1983) Therapie des Magenkarzinoms. edition medizin Weinheim, Deerfield, Beach, Florida, Basel

Hermanek P, Giedl J (1983) Statistische Beurteilungsverfahren aus der Sicht der Pathologen. In: Häring R: Therapie des Magenkarzinoms. edition medizin Weinheim, Deerfield, Beach, Florida, Basel, p. 511

Holle ,Fr (1968) Spezielle Indikation und Technik der resezierenden Chirurgie bei Blastomen. In: Holle F: Spezielle Magenchirurgie, unter Mitarbeit von W. Hart und H. Büchner. Springer, Berlin, Heidelberg, New York, p. 607

Kajitani T (1950) Clinical classification of gastric cancer and its significance (japanisch). GANN 41:76

Kirkham JS (1985) Partial and Total Gastrektomie. In: Schwartz SI, Ellis H: Mainfot's Abdominal Operations 8. ed. Vol. I. Appletau Antury Crofts/Norwolk Connection, p. 839

Müller G (1985) Allgemeine Richtlinien für Chirurgie und Pathologie der japanischen Magencarcinomstudie. Chirurg 56:539–552

Nissen R (1937) Die transpleurale Resektion der Kardia. Dtsch. Z. Chir 249, 311

Nissen R (1950) Operationen am Ösophagus. G. Thieme, Stuttgart

Nissen R (1962) Operative Behandlung von Insuffizienz und Stenose der gastro-ösophagealen Anastomose nach Resektion. Bruns' Beitr. klin. Chir. 204, 4

Pichlmayr R, Meyer HJ, van Alste HW (1980) Die Gastrektomie als Standardoperation beim Magenkarzinom. In: Beger HG, Bergemann W, Oshima H: Das Magenkarzinom. G. Thieme, Stuttgart, New York, p. 238

Pichlmayr R, Meyer H-J (1983) Die Gastrektomie: Indikationen, Operationstechnik, Ergebnisse. In: Häring R: Therapie des Magenkarzinoms. edition medizin Weinheim, Deerfield, Beach, Florida, Basel, p. 265

Rohde H, Troidl H (1983) Das Magenkarzinom. Methodik klinischer Studien und therapeutische Ansätze. G. Thieme, Stuttgart, New York

Schreiber HW (1969) Chirurgische Eingriffe bei bösartigen Krankheiten des Magens. In: Baumgartl Fr, Kremer K, Schreiber HW: Spezielle Chirurgie für die Praxis Bd. II. G. Thieme, Stuttgart, p. 235

Schreiber HW (1985) Magen und Zwölffingerdarm. In: Kremer K, Kümmerle Fr, Kunz H, Nissen R, Schreiber HW: Intra- und postoperative Zwischenfälle Bd. II Abdomen. G. Thieme, Stuttgart, New York, p. 1

Siewert JR (1981) Magencarcinom. In: Allgöwer M, Harder F, Hollender LF, Peiper H-J, Siewert JR: Chirurgische Gastroenterologie Bd 1. Springer, Berlin Heidelberg New York, p 543

Takagi K (1983) Grundprinzipien verschiedener Formen und Grade der Lymphadenektomie bei Patienten mit Magenkarzinom. In: Rohde H, Troidl H: Das Magenkarzinom. Methodik klinischer Studien und therapeutische Ansätze. G. Thieme, Stuttgart, New York, p. 149

10 Kardiaresektion

H.D. Becker, K. Kremer und H.W. Schreiber

Allgemeines

Das Kardiakarzinom ist i. allg. ein Adenokarzinom, das seinen Ursprung in den Drüsen der Kardiaschleimhaut hat und im Wachstumsverhalten den Funduskarzinomen des Magens ähnelt. Abzugrenzen sind Plattenepithelkarzinome des distalen Ösophagus, die von oben in die Kardia einwachsen. Eine Sonderform stellt das Adenokarzinom im Endobrachyösophagus dar: eine Spätfolge der chronischen Refluxkrankheit. Dieser Tumortyp geht vom Zylinderepithel des Endobrachyösophagus aus und ist mehr den distalen Ösophagustumoren zuzuordnen.

Das therapeutische Prinzip besteht in der Exstirpation des Tumors mit den zugehörigen Lymphknotenstationen (ähnlich dem Magenkarzinom). Die Wiederherstellung der Kontinuität kann durch Ösophagoantrostomie oder bei Gastrektomie durch eine Ösophagojejunostomie erfolgen.

Alternativtherapie

Strahlentherapie

Endoskopische Intubation der Kardiastenose (selten operativ), evtl. Umgehungsanastomose.

Primär palliative Kardiaresektion sind nur selten indiziert.

Indikationen

Kardiakarzinome sollen, außer bei allgemeiner Inoperabilität, chirurgisch exstirpiert werden.

Kontraindikationen

Deutlich erhöhtes allgemeines Operationsrisiko (keine feste Altersgrenze). Tumor N2 M1 oder M2.

Vorbereitung

Hyperkalorische Ernährung, Atemtraining, Überprüfung der Lungenfunktion.

Kardiaresektion durch abdominothorakale Resektion mit rechtsseitigem Zugang zum Thorax

H.D. Becker

Lagerung: Linksseitenlage 45°, rechter Arm 90° abgewinkelt.
Narkose: Allgemeinnarkose.
Zugangswege: mediane Oberbauchlaparotomie, evtl. schräge Oberbauchlaparotomie, anterolaterale Thorakotomie 5.–6. ICR. Hilfrich ist die Verwendung von modernen Operationstischen, die eine Umlagerung des Patienten nicht mehr notwendig machen.

Technik

Der Eingriff beginnt immer durch mediane Oberbauchlaparotomie. Systematische Exploration des gesamten Abdomens, Einteilung des Abdomens in 4 Quadranten. Überprüfen der Leber und der Lymphknotenstationen im Bereich des Tripus Halleri, der A. hepatica, der A. linealis und der Mesenterialgefäße sowie im großen Netz. Lösen des linken Leberlappens mittels Durchtrennung des Lig. triangulare sinistra vom Zwerchfell bis fast zur Einmündung der linken Lebervene. Einschlagen des Leberlappens und Halten mit dem Leberhaken.

Anatomie der Kardiaregion. Arterielle Versorgung aus der A. gastrica sinistra. Die arterielle Versorgung des Ösophagus ist segmental (Abb. 10.1). Unteres Drittel durch Äste u. a. aus der 8. Interkostalarterie (Abb. 10.2 a–d).

Mittleres Drittel: Versorgung in Höhe der Überkreuzung der V. azygos (Abb. 10.3).

Oberes Drittel: Versorgung aus Ästen v. a. der A. thyreoidea inferior.

Die anatomischen Kenntnisse sind wichtig für die Festlegung der Resektionsgrenzen.

Lymphknotenstationen der Kardiaregion

Abfluß der Kardia in Richtung auf den Tripus Halleri, jedoch auch nach kranial paraösophageal (Abb. 10.4).

Zugangswege: mediane Oberbauchlaparotomie, anterolaterale Thorakotomie 5. ICR bei linksseitigem Zugang (Abb. 10.5).

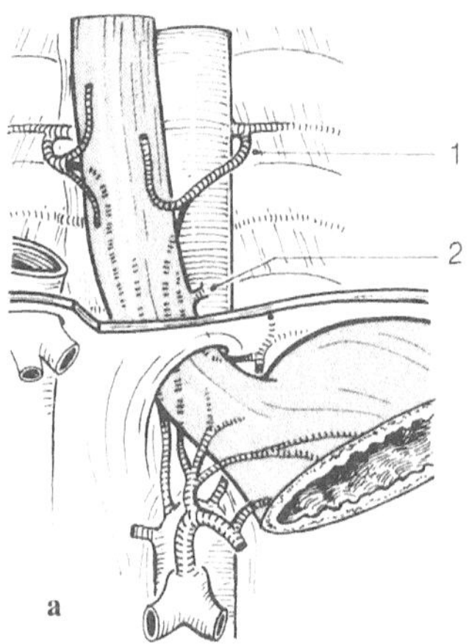

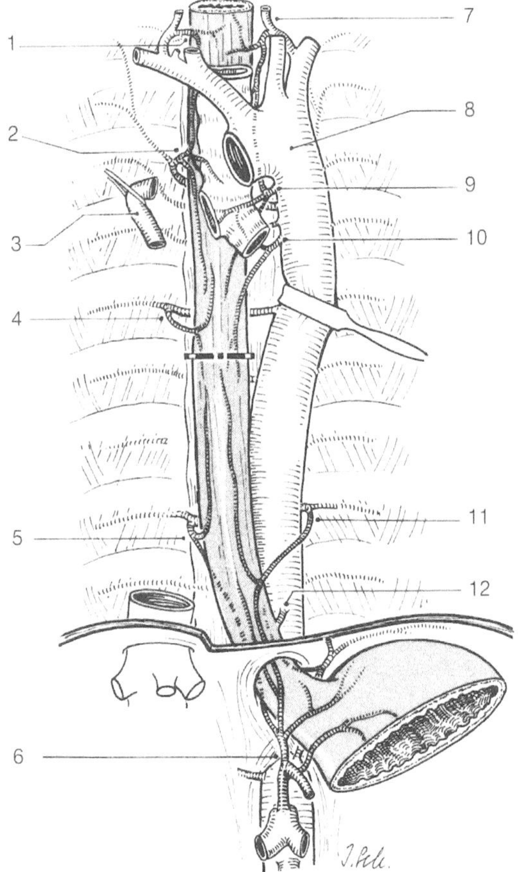

Abb. 10.1. Arterielle Versorgung der Speiseröhre, der Kardia und des proximalen Magens.
1 Rr. oesophagei aus der A. thyroidea inferior dextra. *2* Rr. oesophagei aus der 3. Interkostalarterie. *3* V. azygos. *4* R. oesophageus (5. Interkostalarterie). *5* R. oesophageus (8. Interkostalarterie). *6* Rr. oesophagei aus der A. gastrica sinistra. *7* Rr. oesophagei aus der A. thyroidea inferior sinistra. *8* Arcus aortae. *9* R. oesophageus aus der A. bronchialis superior sinistra. *10* R. oesophageus aus der A. bronchialis inferior sinistra. *11* R. oesophageus (8. Interkostalarterie). *12* R. oesophageus aus der Aorta thoracica

Abb. 10.2 a–d. Arterielle Versorgung.
a Rr. oesophagei aus der rechten und linken A. intercostalis 7–9 mit Anastomose zur A. gastrica sinistra; ein R. oesphageus aus der Aorta
1 Rr. oesophagei aus 7.–9. rechter und linker Interkostalarterie mit dorsaler Anastomose zur A. gastrica sinistra. *2* R. oesophageus aus der Aorta thoracica
b Rr. oesophagei aus der 7. Interkostalarterie; zwei Rr. oesophagei aus der Aorta
1, 2 R. oesophageus aus 7. Interkostalarterie. *3* R. oesophageus aus der Aorta thoracica
c, d Rr. oesophagei aus der rechten und linken 8. Interkostalarterie
1 Rr. oesophagei aus den 8. Interkostalarterien

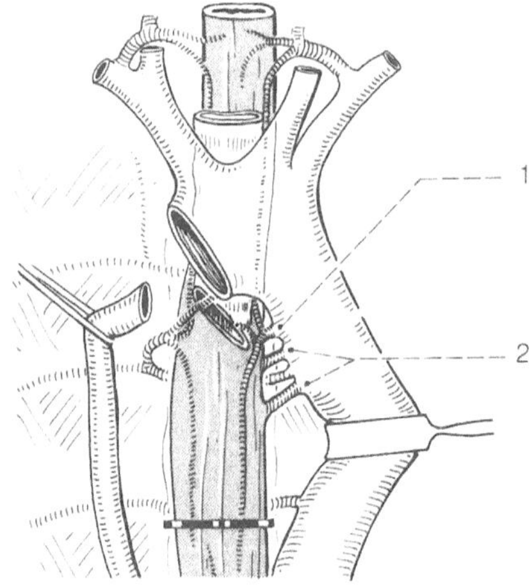

Abb. 10.3. Arterielle Versorgung. Zwei Rr. oesophagei entspringen direkt aus der Aorta in Höhe der V. azygos
1 A. bronchialis, Rr oesophageales. *2* 5. Interkostalarterie, R. bronchialis, Rr. oesophagealis

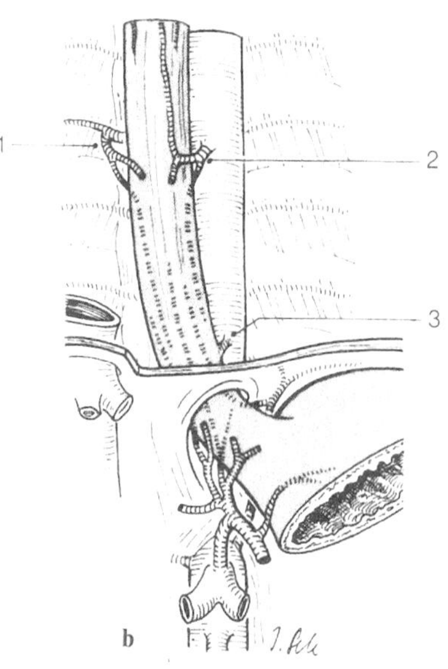

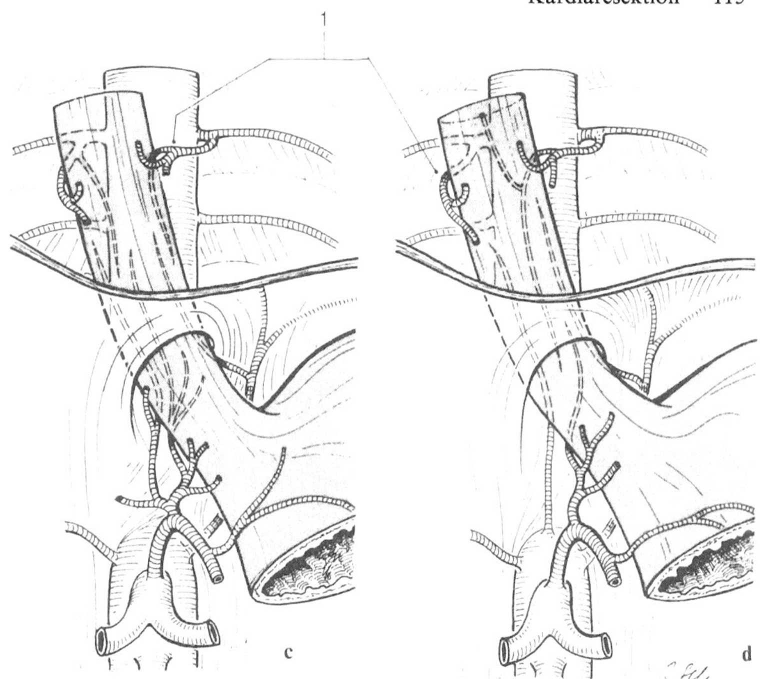

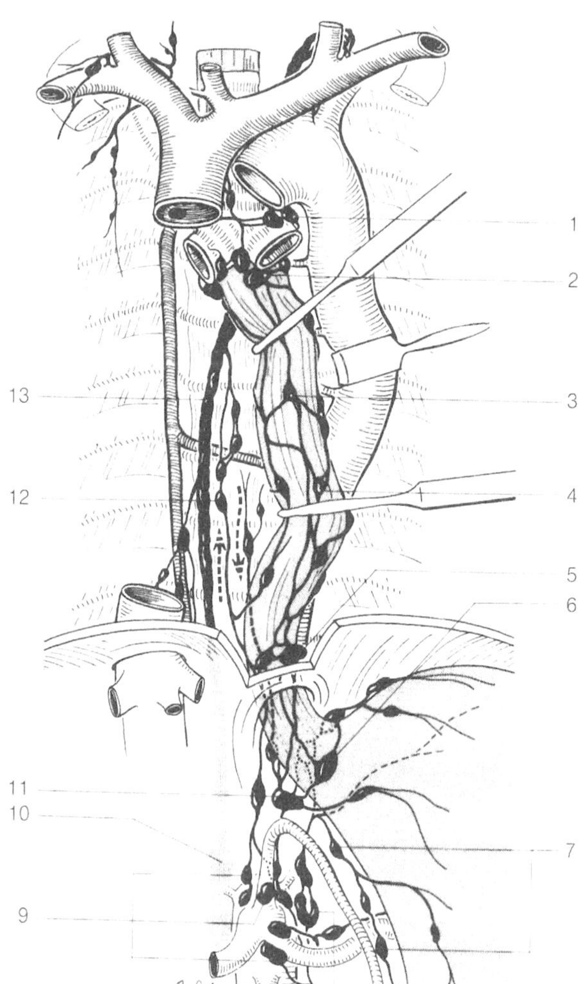

Abb. 10.4. Lymphknoten und Lymphbahnen des Ösophagus, der Kardiaregion und des proximalen Magens.
1 Nodi lymphatici (Nll.) tracheobronchiales superiores. *2* Nll. tracheobronchiales inferiores. *3* Nll. mediastinales anteriores. *4* Nll. juxtaoesophageales pulmonales. *5* Nll. phrenicae superiores. *6* Nl. des Anulus lymphaticus cardiae. *7* Nll. gastrici. *8* Nll. aortici laterales. *9* Nll. coeliaci. *10* Cisterna chyli. *11* Nl. des Anulus lymphaticus cardiae. *12* Nll. mediastinales posteriores. *13* Ductus thoracicus

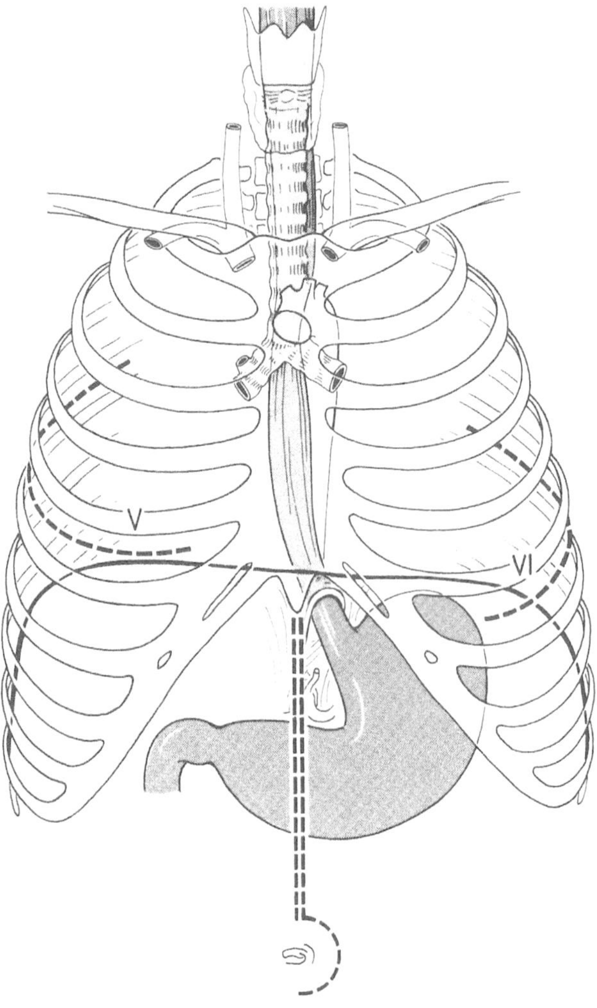

Abb. 10.5. Kardiaresektion. Lage der Brust- und Bauchwandinzision

Resektionsgrenzen

Die Resektion am Magen wird vom Angulus ventriculi zum Übergang zwischen A. gastroepiploica dextra und sinistra ziehend durchgeführt (Abb. 10.6). Bei größerem Tumor: totale Gastrektomie bzw. Verlängerung der Resektionslinie entlang der kleinen Kurvatur. Resektion am Ösophagus etwa $1^1/_2$ Querfinger unterhalb der Überkreuzung der V. azygos bei rechtsseitigem Zugang (Abb. 10.7a, b). So ist eine optimale arterielle Versorgung des proximalen Ösophagusanteils gegeben. Implantation des Ösophagus am Magen (Abb. 10.7b) zwischen 2 Gefäßarkaden näher an der großen Kurvatur. Deckung der Anastomose durch eine Plikatur aus dem Magenkorpus. Bei linksseitigem Zugang ähnliches Vorgehen ohne Plikatur (Abb. 10.8 a, b). Eine Pyloroplastik ist nicht notwendig, evtl. erfolgt eine submuköse Pylorektomie im Bereich der Vorderwand.

Abb. 10.6. Schematische Darstellung der Mobilisation des Magens sowie des Bulbus und der Pars descendens des Duodenums (Duodenum, Pars I und II)
A Inzision nach Kocher zur Mobilisation des Duodenums. *B* Durchtrennung des Omentum majus. *C* Ligatur und Durchtrennung der Vasa brevia sowie der A. und V. gastroepiploica sinistra. *D* Durchtrennung des Omentum minus. *E* Ligatur und Durchtrennung der A. gastrica posterior und dorsaler Vasa brevia. *F* Durchtrennung des Lig. gastrophrenicum

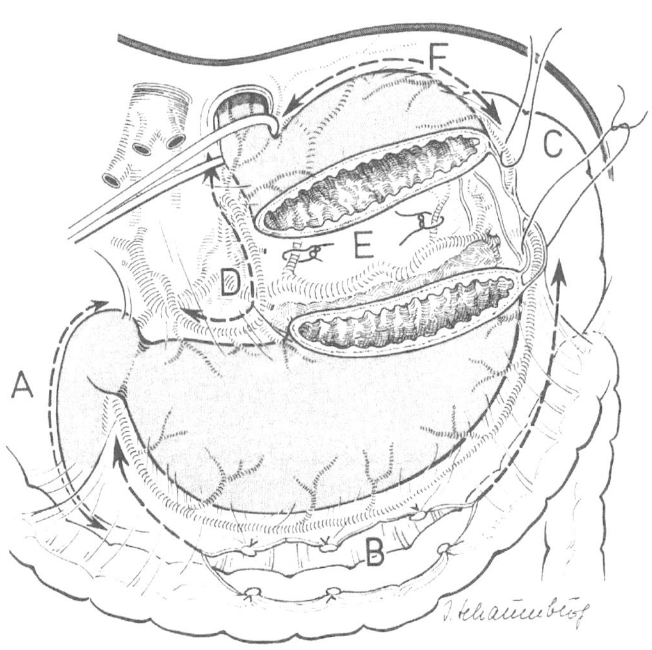

Abb. 10.7 a, b. Kardiaresektion von r
a Markierung der proximalen und di:
Resektionsgrenzen. **b** Lage der Ösopł
gastrostomie nach Deckung der Anas
mit Magenkorpusfalte

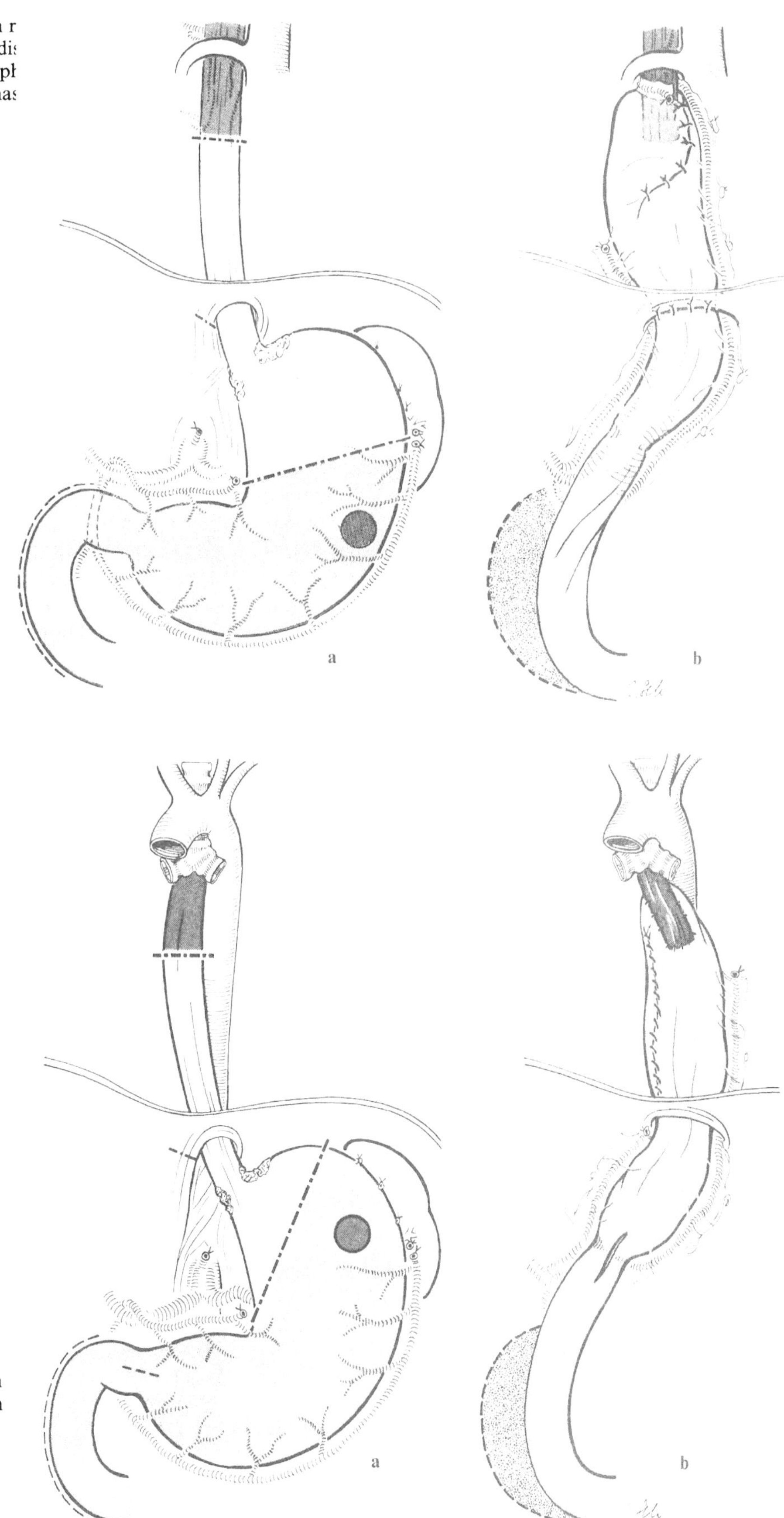

Abb. 10.8 a, b. Kardiaresektion von
links. **a** Markierung der proximalen
und distalen Resektionsgrenzen.
b Operationssitus nach Ösophagogastrostomie und Pyloromyotomie

Technik

Die einzelnen Arbeitsschritte am Magen und distalen Ösophagus sind in Abb. 10.6 dargestellt. Nach Feststellung der Operabilität (keine Lebermetastasen, keine anderen Organmetastasen) wird der Magen proximal nahe der kleinen Kurvatur unterhalb des Tumors gefaßt und das Omentum minus durchtrennt. Darstellung der A. gastrica sinistra und radikuläre Ligatur (Abb. 10.9). Skelettierung an der großen Kurvatur, beginnend am Übergang von A. gastroepiploica dextra zu sinistra. Fortsetzung der Skelettierung an der Kleinkurvatur bis zum Angulus. Hier Durchtrennung der A. gastrica dextra. Anschlingen des Ösophagus proximal des Tumors (Abb. 10.10). Bei großen Tumoren muß dieser Schritt zu einem späteren Zeitpunkt erfolgen. Jetzt Skelettierung der großen Kurvatur nach distal unter Erhaltung der Arkade der A. gastroepiploica dextra (s. Abb. 10.6). Ausgedehnte Mobilisation des Duodenums nach Kocher; das untere Duodenalknie muß freigelegt werden. Der Magen soll so weit mobilisiert sein, daß die A. gastroduodenalis sichtbar wird (Abb. 10.11). Einkerben der

Serosa über dem distalen Ductus choledochus und der A. hepatica. Skelettierung der kleinen Kurvatur bis zum Oberrand des Bulbus duodeni unter Erhaltung der A. gastrica dextra. Jetzt Hochklappen des gesamten Magens und Durchtrennung der retrogastrischen Verbindungen zum Oberrand des Pankreas. Skelettierung der Kardia von distal. Hilfreich kann das gleichzeitige Anziehen des distalen Ösophagus durch den Zügel sein. Weitere Mobilisation des distalen Ösophagus nach Einkerben der Hiatusschenkel (Abb. 10.12). Die Ligatur der den distalen Ösophagus versorgenden kleinen Arterien ist meist vom Abdomen her leicht möglich. Weitere stumpfe Präparation des Ösophagus nach kranial vom Abdomen her. Festlegen der Resektionslinie durch 2 Klammernahtreihen, die von der kleinen Kurvatur bis zum Übergang der A. gastroepiploica dextra in die A. sinistra an der großen Kurvatur führen (Abb. 10.13). Am Ende der abdominellen Operation ist der Magen frei beweglich (Abb. 10.14).

Dann Thorakotomie anterolateral 5. ICR rechts (Abb. 10.15). Spaltung der Serosa über dem dista-

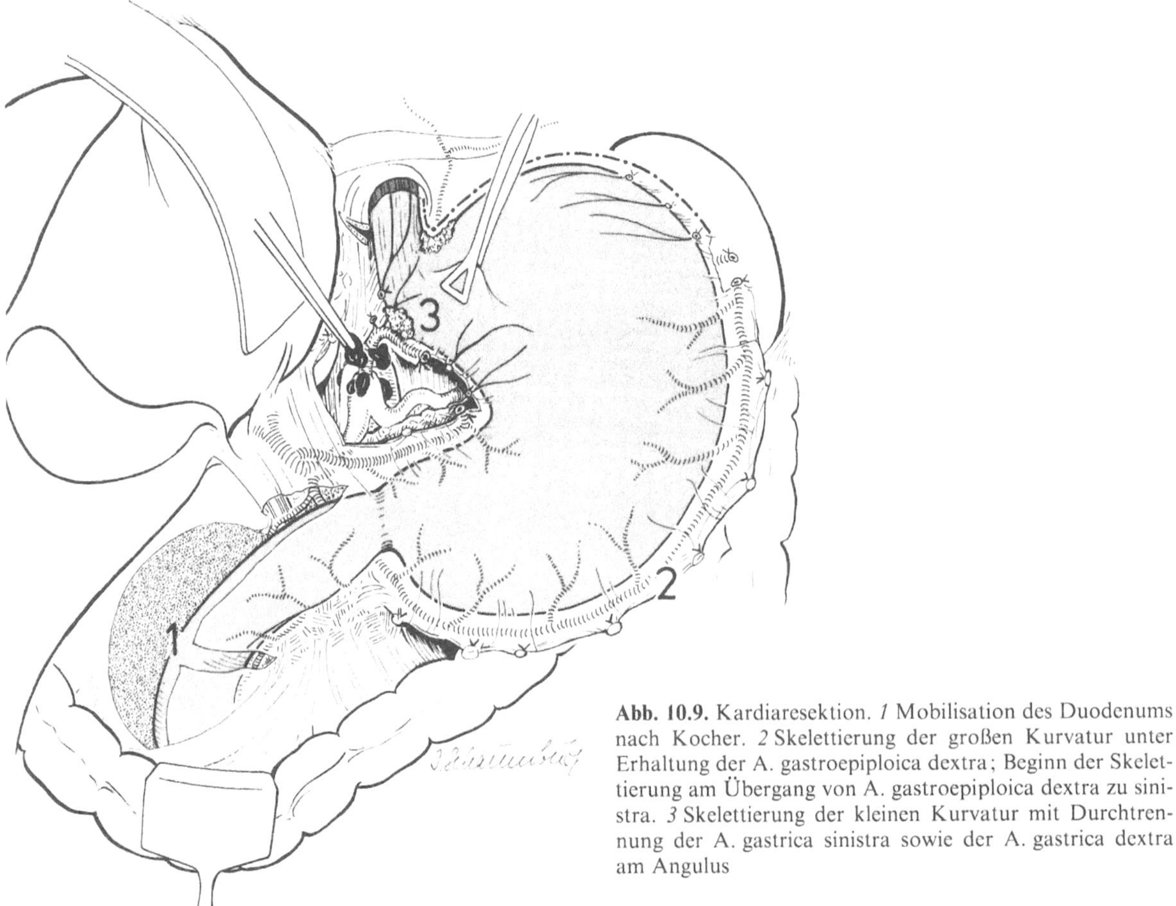

Abb. 10.9. Kardiaresektion. *1* Mobilisation des Duodenums nach Kocher. *2* Skelettierung der großen Kurvatur unter Erhaltung der A. gastroepiploica dextra; Beginn der Skelettierung am Übergang von A. gastroepiploica dextra zu sinistra. *3* Skelettierung der kleinen Kurvatur mit Durchtrennung der A. gastrica sinistra sowie der A. gastrica dextra am Angulus

Abb. 10.10. Kardiaresektion. *4* Anschlingen des Ösophagus.
5 Radikuläres Absetzen der A. gastrica sinistra

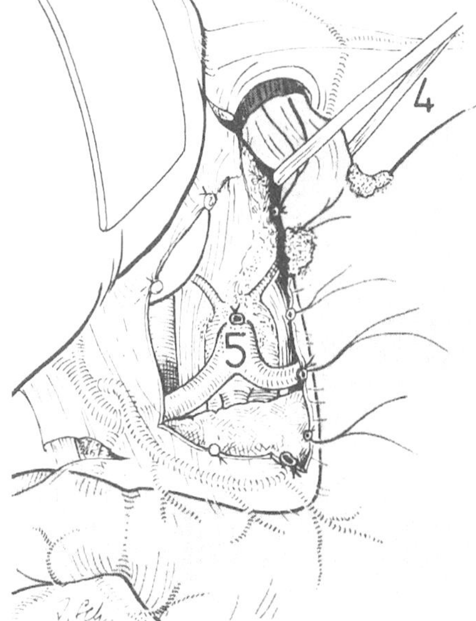

Abb. 10.11. Kardiaresektion. Mobilisation des Magens, bis
die A. gastroduodenalis sichtbar wird. Der Magen wird zur
weiteren Mobilisation des distalen Ösophagus hochgeklappt. Nach Durchtrennung der retrogastralen Verwachsungen erfolgt die Durchtrennung des Lig. gastrophrenicum
1 Lig. gastrophrenicum

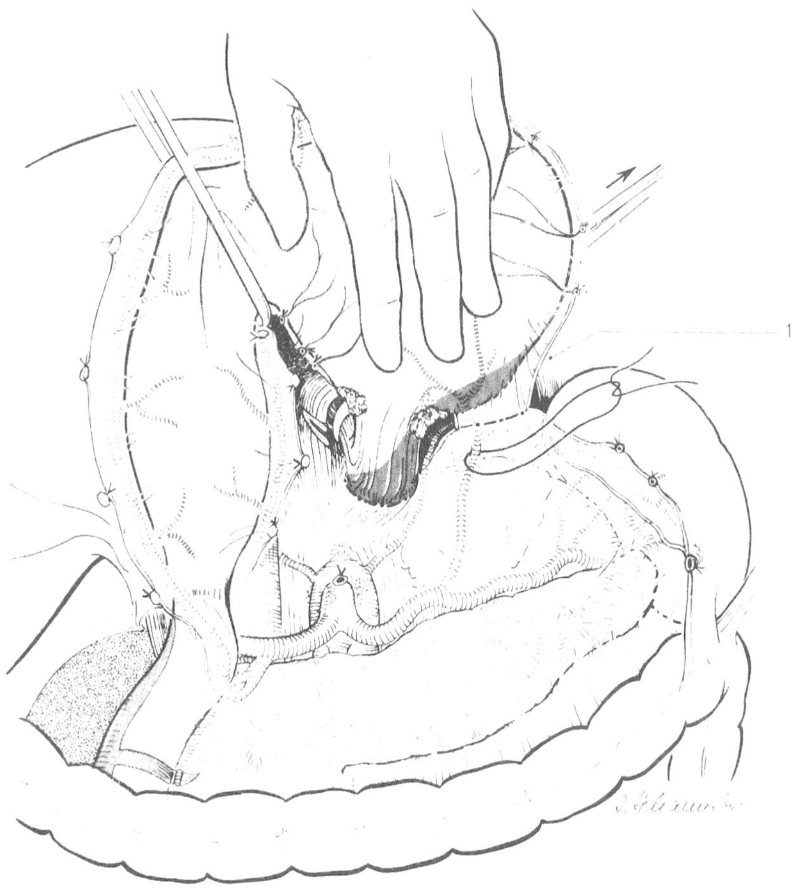

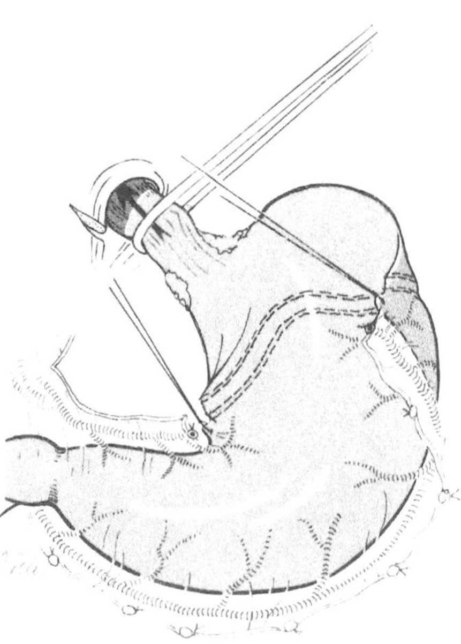

Abb. 10.12. Kardiaresektion. Stumpfe Präparation des Ösophagus nach kranial; Festlegung der Resektionsgrenzen durch Haltefäden und 2 Klammernahtreihen. Durch Zug am Ösophaguszügel wird die Mobilisation der Kardia erleichtert

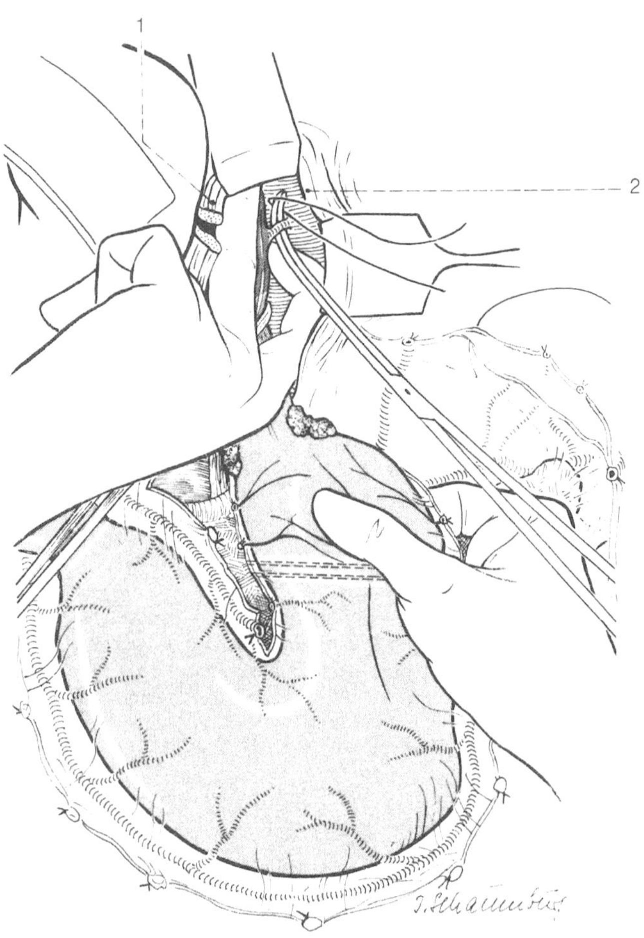

Abb. 10.13. Kardiaresektion. Ligatur und Durchtrennung eines R. oesophageus. Die Resektionsgrenze am Magen ist durch Klammernähte festgelegt
1 Crus dextrum partis lumbalis musculi diaphragmatis (inzidiert). *2* Aorta thoracica mit R. oesophageus

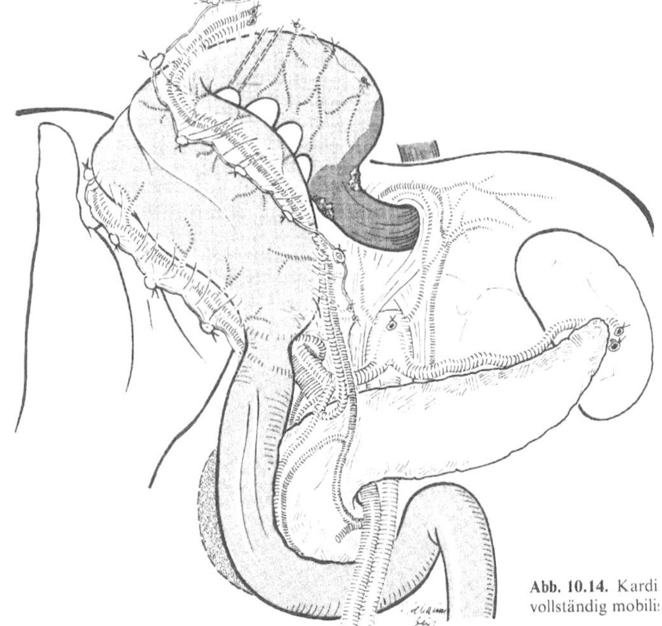

Abb. 10.14. Kardiaresektion. Magen und Duodenum sind vollständig mobilisiert

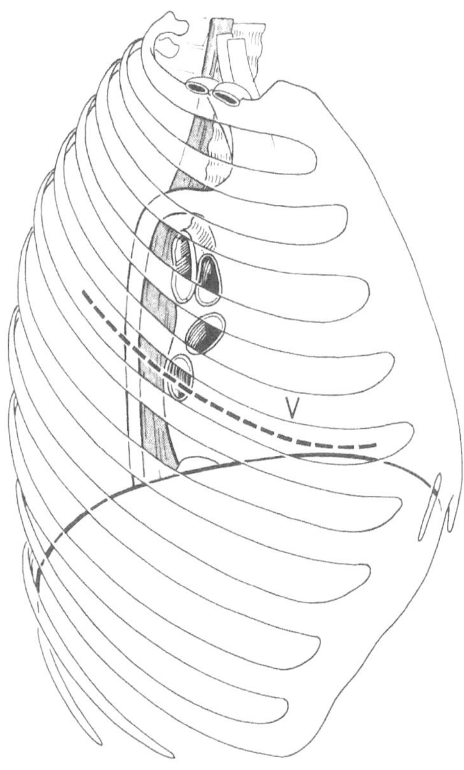

Abb. 10.15. Kardiaresektion (thorakal rechts), anterolaterale Thorakotomie im 5. ICR rechts

len Ösophagus. Ligatur der noch vorhandenen arteriellen Gefäße im Bereich des distalen Ösophagus. Schonung der V. azygos. Anschlingen des Ösophagus unmittelbar unterhalb der V. azygos. Schonung der hier eintretenden kleinen Arterien (s. Abb. 10.3). Die Resektionslinie soll etwa $1^1/_2$ Querfinger unterhalb der V. azygos liegen. Nachdem der gesamte distale Ösophagus befreit ist, Hochführen von 2 Haltefäden, die den distalen Magenanteil unterhalb der Resektionslinie halten (Abb. 10.16). Durch Zug an dem gesamten Präparat und an den Haltefäden wird jetzt der mobilisierte Magen in den Thorax hochgezogen (Abb. 10.17). Bei ausreichender Mobilisation des Duodenums gelingt dies meist ohne Schwierigkeiten. Überprüfung der Pulsation im Bereich der A. gastroepiploica dextra und A. gastrica dextra. Jetzt Absetzen des Magens zwischen den beiden Klammernahtreihen und Serosierung des distalen Magenanteils mittels fortlaufender Naht (Abb. 10.18). Das Präparat wird aus dem Thorax nach oben geschlagen, der distale Magenanteil jetzt hinter den Ösophagus gebracht und dieser mit 4–5 Situationsnähten auf der Vorderwand des

Magens fixiert. Ausschneiden eines etwa markstückgroßen Areals aus der Vorderwand des Magens zwischen 2 Gefäßarkaden näher an der großen Kurvatur (Abb. 10.19). Jetzt Absetzen des Ösophagus. Es empfiehlt sich, zunächst nur die Hinterwand des Ösophagus einzuschneiden. 4–5 seromuskuläre Einzelknopfnähte sind gelegt. Zweite Nahtreihe mit Rückstichnähten (in Anlehnung an Herzog), wobei der Knoten auf der Innenseite der Magenschleimhaut liegt (Abb. 10.20 a–d). Beim Einstechen wird viel Wand gefaßt, beim Rückstich erfolgt die Adaptation der Schleimhaut (10.20 b, d). Einbringen von 2 Sonden, wobei eine

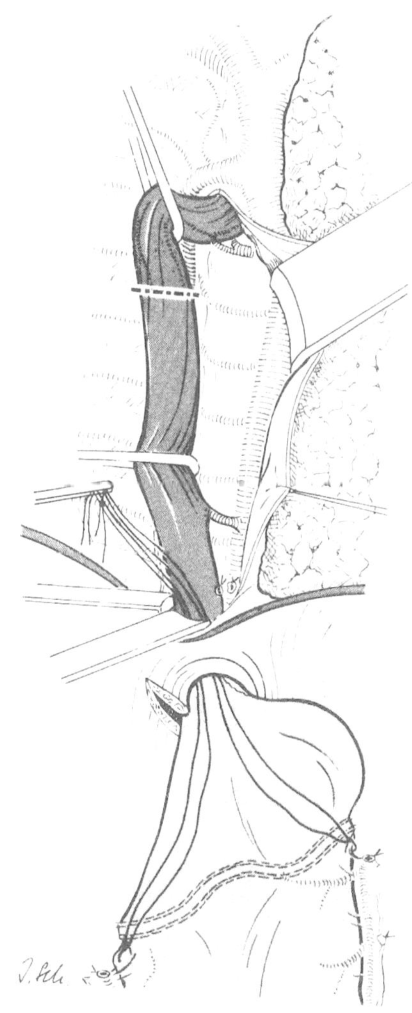

Abb. 10.16. Kardiaresektion (thorakal rechts). Anschlingen des Ösophagus unterhalb der V. azygos; die proximale Resektionslinie liegt etwa $1^1/_2$ Querfinger unterhalb der V. azygos. Hochführen der Haltefäden des distalen Magens

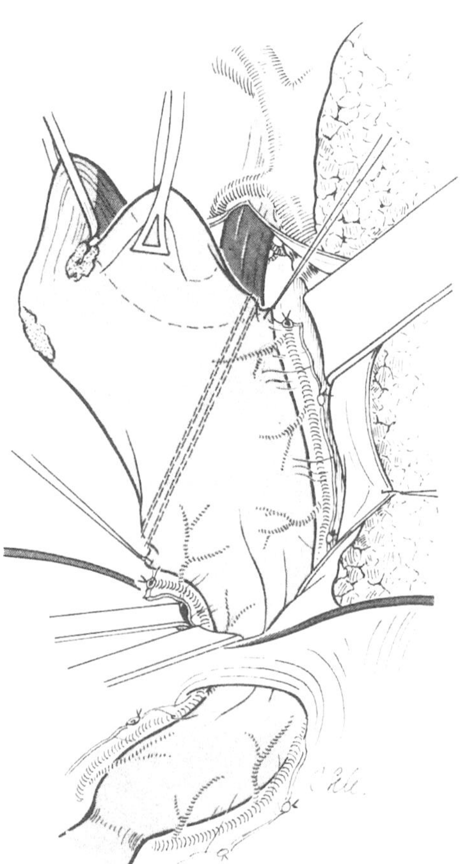

Abb. 10.17. Kardiaresektion (thorakal rechts). Verlagerung des mobilisierten Magens in die Thoraxhöhle

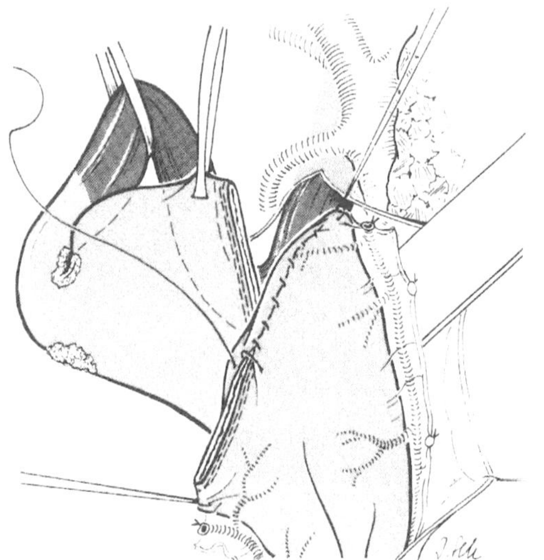

Abb. 10.18. Kardiaresektion (thorakal rechts). Absetzen des Magens zwischen den Klarmmernahtreihen und Serosierung der Absetzungsstelle mit fortlaufender Naht

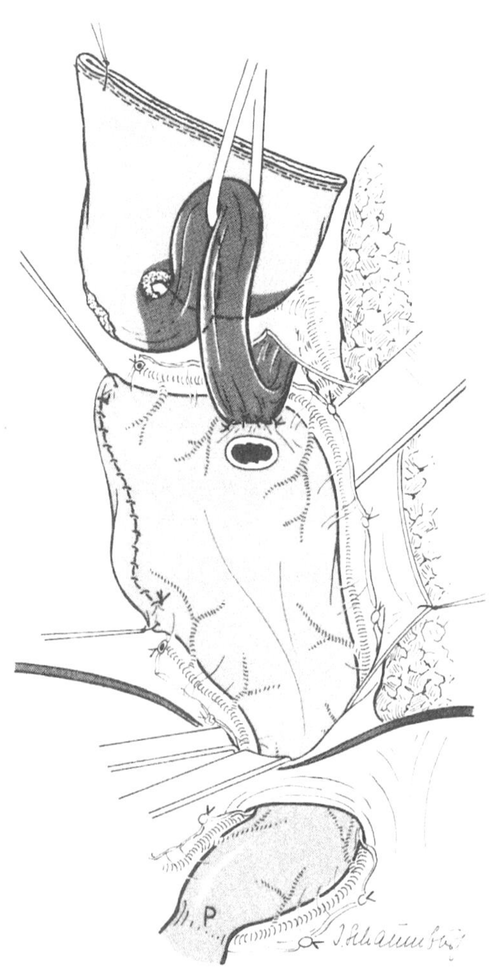

Abb. 10.19. Kardiaresektion (thorakal rechts). Fixation des Ösophagus mit 4–5 Nähten auf der Magenvorderwand. Exzision eines markstückgroßen Areals aus der Vorderwand für die Anastomose. Die Exzisionsstelle liegt zwischen 2 Gefäßarkaden und näher zur großen Kurvatur

Sonde weit ins Duodenum als Ernährungssonde vorgeschoben wird (Abb. 10.21 a, b). Fertigstellen der Vorderwand durch Albert-Nähte (Abb. 10.21 c, d). Es reichen für die Vorder- wie für die Hinterwand i. allg. 5–6 Einzelstiche.

Alternativ kann die Anastomose auch mit einem Nähapparat erstellt werden, durch eine Stichinzision im Magenantrum; Hochführen des Nähapparates ohne Klammerkopf. Durch eine zweite Stichinzision in der Vorderwand wird die Seele des Nähapparates vorgeschoben, der Klammerkopf aufgesetzt. Dieser wird in den distalen Ösophagus vorgeschoben und der distale Ösophagus durch eine Tabaksbeutelnaht unterhalb des Klammerkopfes fixiert. Durch „Feuern" des Nähapparates

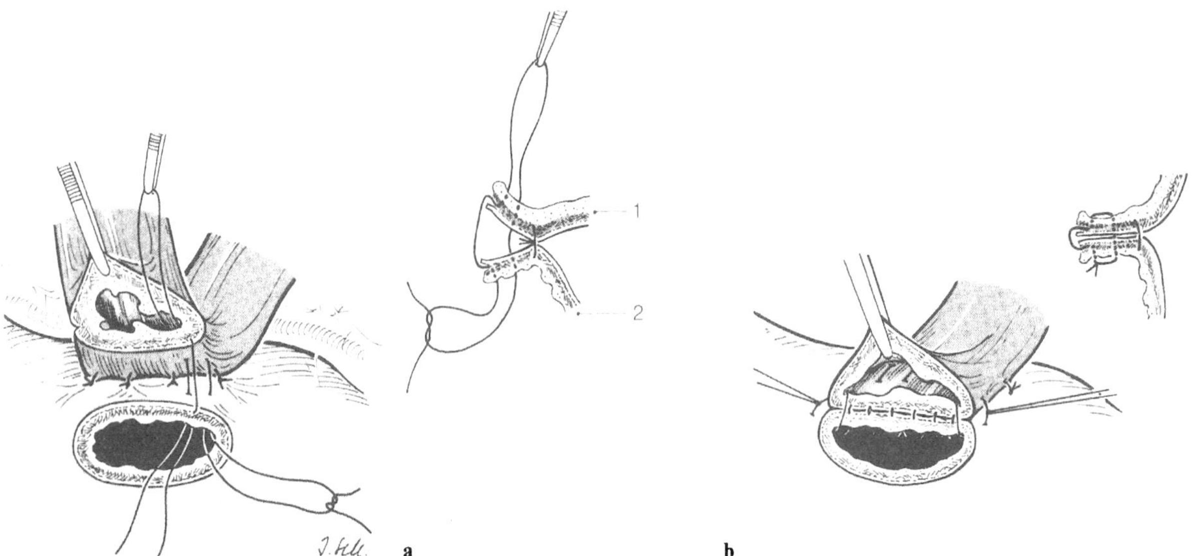

Abb. 10.20 a–d. Kardiaresektion (thorakal rechts).
a Inzision der Ösophagushinterwand und zunächst Naht der Anastomosenhinterwand. **b** Anastomosentechnik: Rückstichnähte nach Herzog (Polyglykolsäure, 3/0). **c** Nach Fertigstellung der Hinterwand Abtrennen des Präparates. **d** Fertige Hinterwand der Ösophagogastrostomie im Längsschnitt

1 Hinterwand des Ösophagus. *2* Hinterwand des Magens

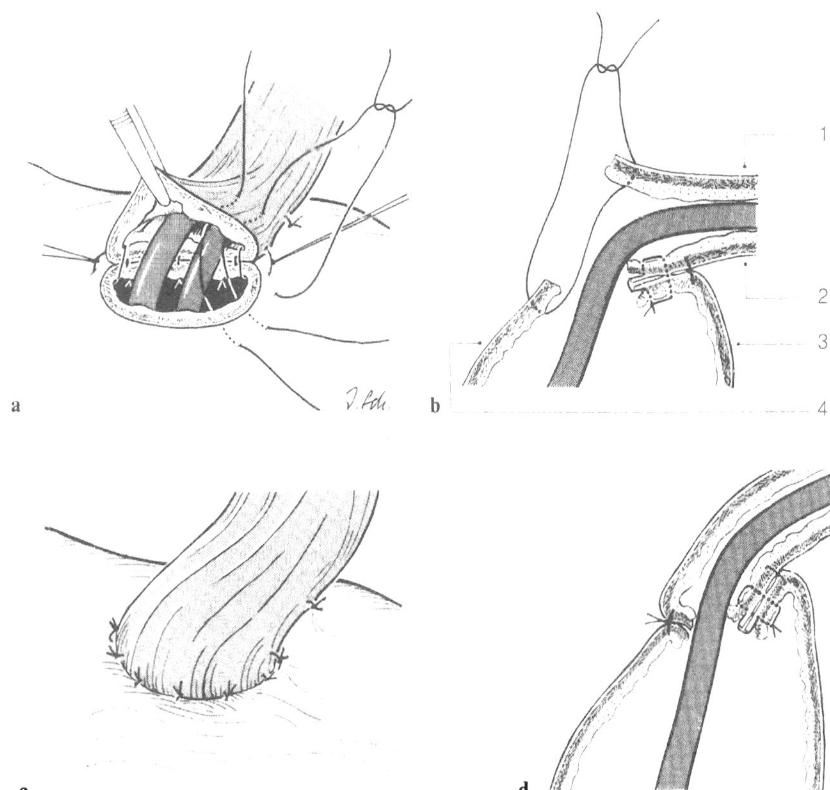

Abb. 10.21 a–d. Kardiaresektion (thorakal rechts). **a** Einbringen von 2 Sonden, 2 Vorderwandnähte sind ausgeführt. **b** Anastomosentechnik: einreihige Allschichtnaht nach Albert (Polyglykolsäure, 3/0). **c** Fertige Ösophagogastrostomie; in der Regel reichen jeweils 5–6 Nähte für Vorder- und Hinterwand. **d** Längsschnitt durch Ösophagogastrostomie mit liegender Sonde

1 Vorderwand des Ösophagus. *2* Hinterwand des Ösophagus. *3* Magenhinterwand. *4* Magenvorderwand

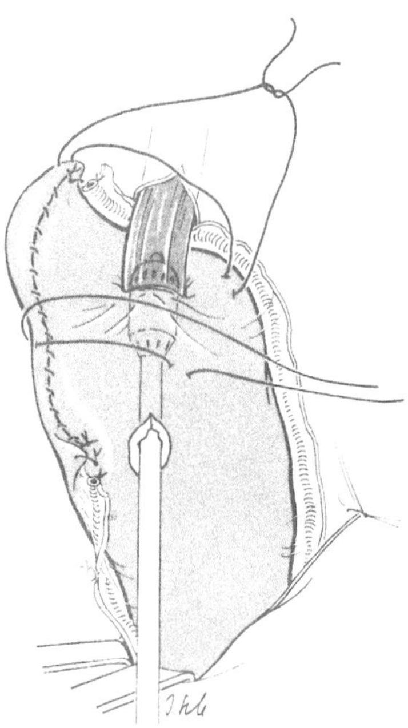

Abb. 10.22. Kardiaresektion (thorakal rechts). Maschinenanastomose mit Nähapparat EEA. Im Bereich des Magenantrums wird durch eine Stichinzision der Nähapparat ohne Klammerkopf hochgeführt. An der für die Anastomosen vorgesehenen Stelle wird die Seele des Nähapparates durch eine Stichinzision vorgeschoben, der Klammerknopf aufgesetzt und in den distalen Ösophagus vorgeführt; dieser wird am Klammerkopf mit einer Tabaksbeutelnaht fixiert. Decken der Anastomose mit einer Fundusfalte.

entsteht die Anastomose (Abb. 10.22). Sicherung der Naht durch Herumschlagen des überstehenden Fundusanteils (Abb. 10.23). Fixation mit seromuskulären Einzelnähten auf dem Magen.

Wichtig: Deckung der Anastomose. *Cave:* Die Durchblutung des umgeschlagenen Magenanteils muß beachtet werden. Eventuell Fixation durch 2–3 Aufhängenähte an der Vorderwand des Ösophagus bzw. unmittelbar unterhalb der V. azygos an der Pleura.

Drainage des Thoraxraumes durch 2 Drainagen (28–30 Ch.), eine an der Anastomose eine zweite im Sinus phrenicocostalis rechts.

Besonderheiten
Nachbeatmung meist etwa 24–48 h (unter Einschluß von CPAP-Atmung und unterstützter Spontanatmung). Beginn der duodenalen Sondenernährung nach Einsetzen der Darmperistaltik.

Röntgenkontrolle der Anastomose durch Gastrografin am 7. postoperativen Tag.

Bei Suffizienz: Beginn der peroralen Ernährung und Entfernung aller Drainagen.

Intraoperative Komplikationen
Blutungen aus den Arterien, Eröffnung der linksseitigen Pleurahöhle (immer Thoraxdrainage!), Verletzung von Milz und Pankreas.
Postoperative Komplikationen. Siehe S. 332.

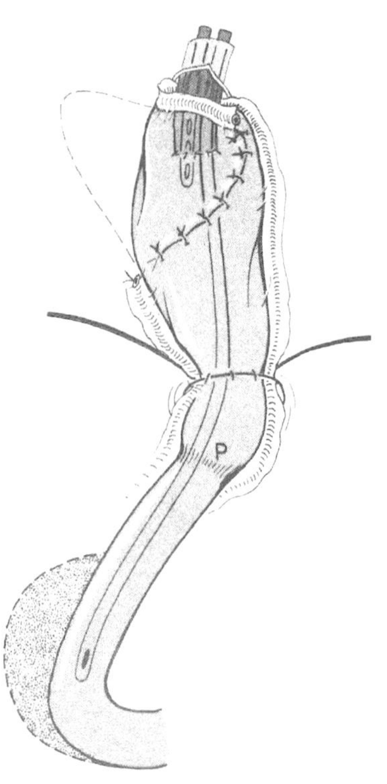

Abb. 10.23. Kardiaresektion (thorakal rechts). Die Ösophagogastrostomie ist mit einer Fundusfalte gedeckt (*P* Pylorus). Eine Sonde liegt im Duodenum zur frühzeitigen enteralen Ernährung. Eine weitere Sonde drainiert den Restmagen (Refluxverhütung)

Linksseitige transthorakale transdiaphragmale Kardiaresektion

K. KREMER und H.W. SCHREIBER

Allgemeines

Die linksseitige thorakale transdiaphragmale Kardiaresektion erfolgt unter 2 Indikationen:

1) in Kombination mit einem primär abdominellen Vorgehen (s. S. 113),
2) als ausschließlicher Zugangsweg ohne eigenen abdominellen Akt, wobei dieses Vorgehen in der Regel einen palliativen Charakter hat.

Das ausschließlich thorakale Vorgehen wird i.allg. auch von älteren Patienten gut toleriert.

Indikationen

Eine spezielle Indikation besteht beim bewußt palliativen Vorgehen, d.h. bei erheblicher Störung der Passage und fraglicher kurativer Radikalität, und dies auch in Kombination mit dem abdominellen Vorgehen. Die weiteren Indikationen entsprechen denen des rechtsseitigen Manövers.

Kontraindikationen.

Allgemeine Inoperabilität; respiratorische und kardiale Insuffizienz.

Lagerung: rechtsseitige Seitenschräglagerung.

Narkose: Allgemeinnarkose.

Zugangswege: linksseitige anterolaterale Thorakotomie im 6. oder 7. ICR.

Technik

Die Thoraxhöhle wird durch den 6. oder 7. ICR links eröffnet (Abb. 10.24). Nach Spaltung der parietalen Pleura werden eventuelle Verwachsungen gelöst, die Lunge nach oben verlagert und das engere Operationsfeld mit Tüchern abgegrenzt.

Erscheint der Zugang zu eng, d.h. der knöcherne Thorax auch bei schrittweiser Aufdehnung mit dem Rippensperrer zu starr und nicht ausreichend aufdehnbar, kann man ein etwa 2 cm großes Rippensegment jenseits des Halses der 6. oder 7. Rippe ausschneiden.

Die mediastinale Pleura wird zwischen Zwerchfell und Höhe der Lungenvenen längsgespalten und der darunterliegende Ösophagus in diesem Bereich stumpf mobilisiert.

Mediastinale Lymphknoten werden exstirpiert und zur histologischen Untersuchung gebracht. Der Ösophagus wird unterfahren, angeschlungen, und die proximale Tumorgrenze kontrolliert. Die linksseitige sehnige Zwerchfellkuppel wird inzidiert (*Cave:* Milz!).

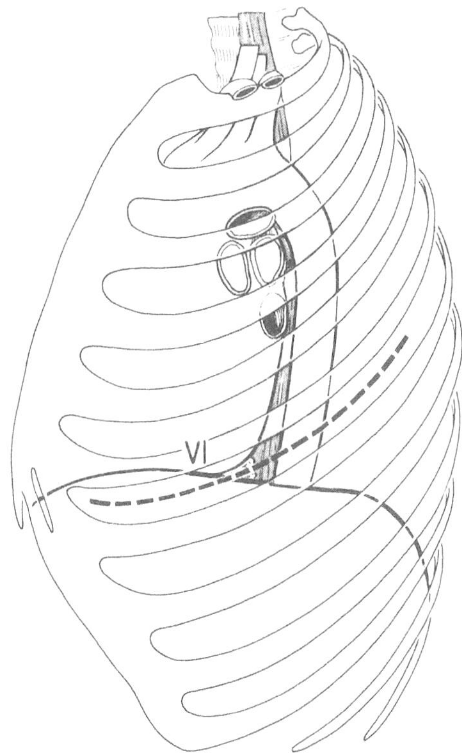

Abb. 10.24. Kardiaresektion (thorakal links), anterolaterale Thorakotomie im 6. ICR links

Das Zwerchfell wird in Richtung auf Ösophagus und Kardia durch den muskulären Teil durchtrennt. Blutende Gefäße müssen durch Umstechungen versorgt werden.

Der Magen wird im oberen Fundusbereich angeklemmt und thorakalwärts angespannt.

Die Präparation beginnt an der Großkurvatur mit dem schrittweisen Absetzen des Lig. gastrolienale bis in Höhe der gastroepiploischen Gefäßscheide. Dann wird der Magen unterfahren, das Omentum minus im subkardialen Bereich stumpf durchstoßen und im subkardialen Bereich angeschlungen. Unter Verziehung des proximalen Magens nach ventral oben geht man auf den Gefäßstiel der A. gastrica sinistra und V. coronaria ventriculi zu. Dabei muß man sich gelegentlich mit dem Tastbefund begnügen.

Die Gefäßsäule wird doppelt angeklemmt und durchtrennt. Der proximale Gefäßstumpf muß durch Umstechung gesichert werden, der distale wird ligiert.

Es folgt das Skelettieren der proximalen Kleinkurvaturseite sowie die Ausschneidung der Kardia aus dem Zwerchfellager.

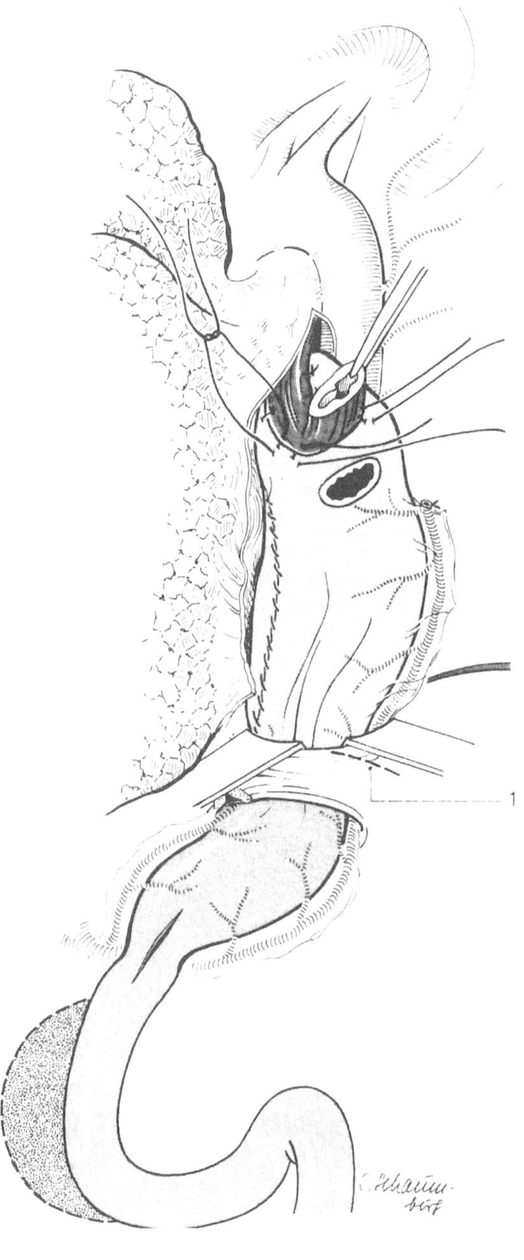

Nach Lösen retrogastraler Adhäsionen sowie der A. gastrica posterior ist die obere Magenhälfte vollends mobil.

Die Resektionsgrenzen werden durch Haltefäden markiert, und es erfolgt die Resektion des proximalen Magens in Form eines „umgekehrten Billroth I". Die Resektionslinie verläuft schräg vom äußeren Funduspol zum Angulus ventriculi (Abb. 10.25 a, b). Bei Klammernaht wird zusätzlich mit seromuskulären Knopfnähten gedeckt. Der Ösophagus wird etwa 2 Querfinger unterhalb

Abb. 10.25 a, b. Kardiaresektion (thorakal links). **a** Mit dem Klammernahtapparat Bildung des Magenschlauches und Resektion des Tumors. Der Magen wird mit Haltefäden ausgespannt. **b** Deckung der Klammernahtreihe mit seromuskulären Einzelnähten

Abb. 10.26. Kardiaresektion (thorakal links). Thorakoabdominelle Übersicht des thorakal verlagerten Magenschlauches. Die Anastomosenregion ist im Bereich der Magenvorderwand ausgeschnitten. Die erste Nahtreihe der Hinterwand ist gelegt. Pyloromyotomie
1 Inzision des Diaphragmas

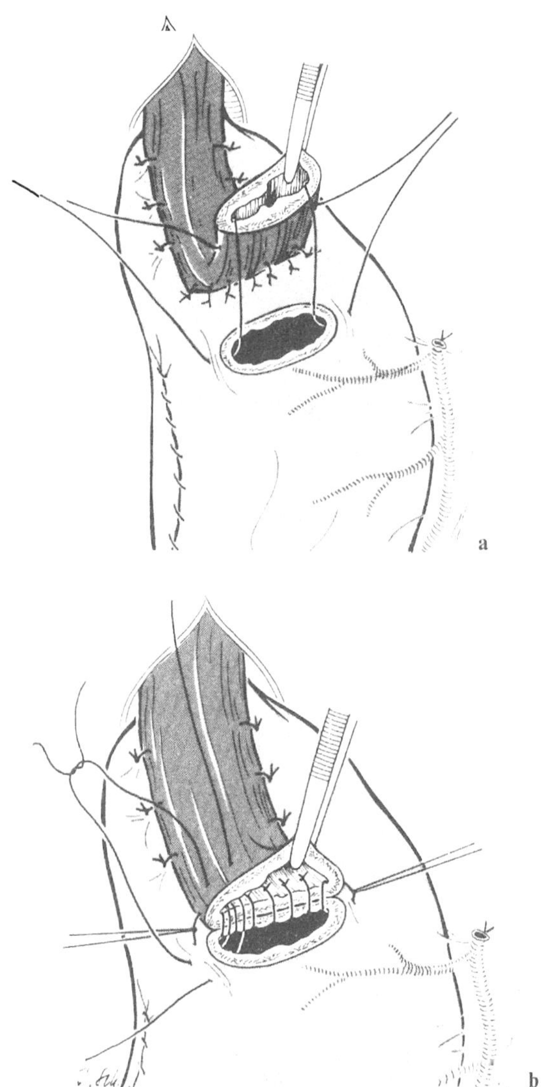

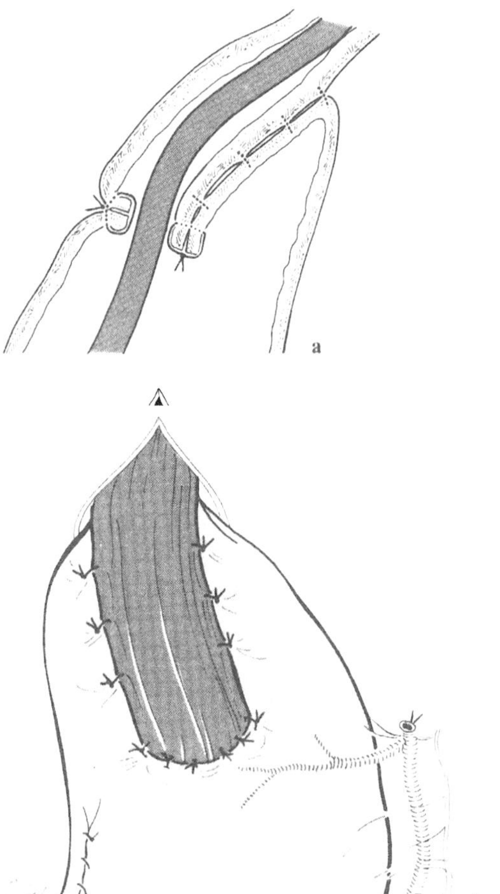

Abb. 10.28 a, b. Kardiaresektion (thorakal links). **a** Schematischer Längsschnitt durch die Anastomosenregion. **b** Situs nach Fertigstellung der Anastomose

Abb. 10.27 a, b. Kardiaresektion (thorakal links). **a** Der Ösophagus ist mit Einzelnähten an der Magenvorderwand fixiert. Anastomosentechnik: einreihige Allschichtknopfnaht nach Albert. Die seitlichen Vorwandnähte sind gelegt. **b** Die Anastomosenhinterwand ist fertiggestellt; die seitlichen Polfäden sind angespannt

der Lungenvenen durchtrennt. Eine erste Knopfnahtreihe erfolgt zwischen der Hinterwand des Ösophagus gut 3 cm oberhalb des Resektionsrandes und der Vorderwand des hochgezogenen Magens (Abb. 10.26). Magen und Ösophagus müssen ohne Zwang adaptiert werden, sonst muß der Magen nach distal weiter mobilisiert werden. Etwa 3 Querfinger unterhalb der Funduskuppe wird der Magen auf einer Distanz von 3 cm quer eröffnet; dies kann auch in Form einer ovalären Ausschneidung erfolgen (Abb. 10.27 a).

Es folgt eine dichtgestochene einreihige Allschichtknopfnaht zur Herstellung der Anastomose zwischen Speiseröhre und Magen. Jeder Stich muß unter klaren Sichtverhältnissen und unter Fassen aller Wandschichten erfolgen (Abb. 10.27 a, b). Die Anastomose kann auch mit einem Klammergerät (z.B. EEA) als Maschinennaht ausgeführt werden.

Nach fertiggestellter Anastomose überragt der Magenfundus den neuen Mageneingang.

Die neue Fundusblase füllt sich in Funktion mit Gas und wirkt als refluxverhütendes Pseudoventil (Abb. 10.28 a, b).

Nach Fertigstellung der Anastomose wird nach Möglichkeit eine Pyloromyoplastik durchgeführt. Unter gutem Zugang erfolgt dies tunlichst nach der Weber-Ramstedt-Methode, d.h. man begnügt sich mit der Einkerbung der Serosa und der Tunica muscularis.

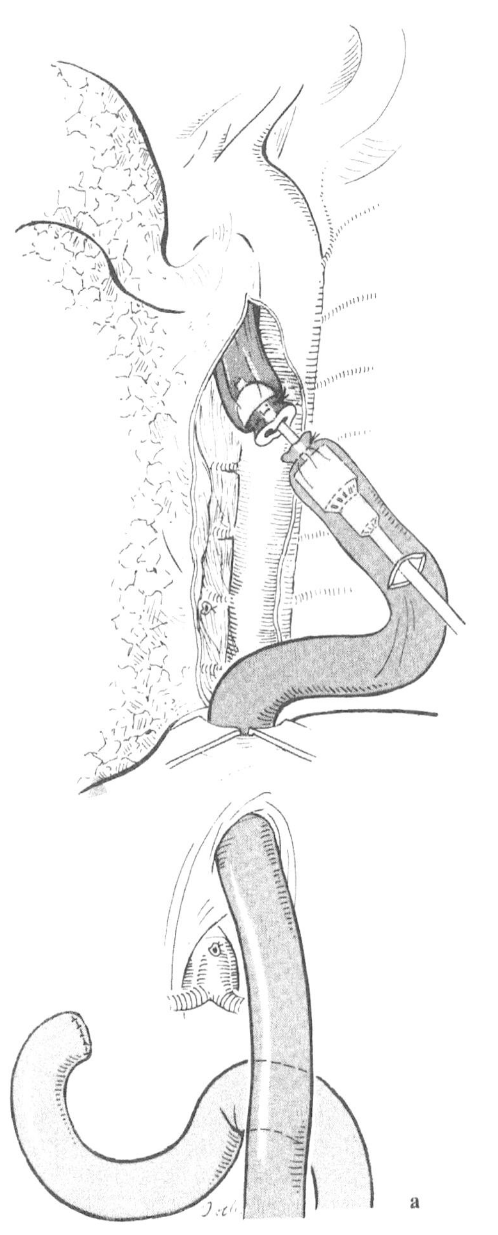

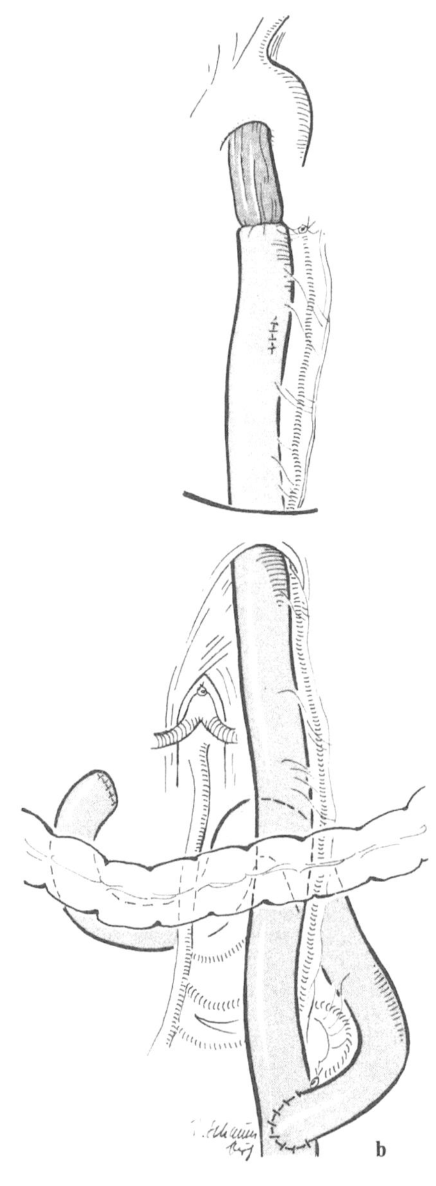

Abb. 10.29 a, b. Kardiaresektion und Gastrektomie (thorakal links).
a Thorakoabdominelle Übersicht: intrathorakale Ösophagojejunostomie mit einer nach Roux ausgeschalteten Dünndarmschlinge. Der Nähapparat EEA ist durch eine gesonderte Stichinzision eingeführt. Der Klammerkopf ist mit einer Tabaksbeutelnaht am Ösophagus fixiert, ebenso das Jejunalsegment. **b** Thorakoabdominelle Übersicht der intrathorakalen Ösophagojejunostomie mit einer nach Roux ausgeschalteten Dünndarmschlinge. Die Inzision zum Einführen des Nähapparates EEA ist verschlossen

Macht dies Schwierigkeiten, ist es besser, darauf zu verzichten.

Nach Kontrolle der Nahtverhältnisse und des Operationsfeldes kann man versuchen, das Omentum majus hochzuziehen und so die Anastomose zu drehen.

Eine Sicherung der Anastomose ist auch möglich durch das Auslösen eines gestielten parietalen Pleuralappens.

Das Zwerchfell wird mit kräftigen Knopfnähten verschlossen. Die Magenlichtung darf dabei nicht eingeengt werden. Die Magenwand wird zirkulär an den Zwerchfellring eingesäumt.

Nach Totalexstirpation des Magens wird die Kontinuität des oberen Gastrointestinaltrakts durch eine hochgezogene Jejunalschlinge wiederhergestellt. Meist wird die 2. Jejunalschlinge durchtrennt und der abführende Anteil nach Einkerben des Mesenteriums unter Erhaltung der Gefäßarkade durch den Zwerchfellschlitz nach oben gezogen (Abb. 10.29 a). Nach Anbringen von 2 Tabaksbeutelnähten am distalen Ösophagus und an der hochgezogenen Jejunalschlinge wird durch eine gesonderte Stichinzision der Nähapparat EEA bis in den Ösophagus vorgeschoben. Knoten beider Tabaksbeutelnähte und Adaptation von Ösophagus und Jejunum. Schießen der Anastomose. Nach Verschluß der Stichinzision auf dem Jejunum durch Einzelknopfnähte wird die zuführende Jejunalschlinge End-zu-Seit mindestens 40 cm distal der Ösophagojejunostomie End-zu-Seit durch eine zweireihige Anastomose eingepflanzt (Abb. 10.29 b).

Nach Legen einer Bülau-Drainage, die man doppelt oben und unten anbringen kann, und Kontrolle der aufgeblähten Lungen wird die Thoraxhöhle verschlossen.

Besonderheiten

Bei Verletzungen der Milz und unsicherer Blutstillung ist die Splenektomie indiziert. Ist das Magenorgan durch eine ausgedehnte Tumorinfiltration zum thorakalen Hochzug und zur Anastomose nicht geeignet, gibt es 2 Möglichkeiten:

1. Der distale Magen wird blind verschlossen.
2. Der ganze oder der distale Magen wird total entfernt und der Duodenalstumpf verschlossen.

Bei einer solchen Situation wird eine Jejunalschlinge oder ein Jejunalsegment (Abb. 10.29 a) hochgezogen und mit einem zirkulären Nähapparat (EEA) oder mit üblichen Knopfnähten mit der Speiseröhre anastomosiert (Abb. 10.29 b).

Intraoperative Komplikationen

Sie entsprechen denen nach rechtsseitiger Thorakotomie (s. S. 124).
Postoperative Komplikationen. Siehe S. 332.

Literatur

Burkhardt K, Peitsch W (1976) Therapie und Prognose der Kardiakarzinome. Chirurg 47:615–621
Gunnlangsson GH, Wychulis AR, Roland C, Ellis FH (1970) Analysis of the records of 1657 patients with carcinoma of the esophagus and cardia of the stomach. Surg Gynecol Obstet 130:997
Hattori T, Hamai Y, Ischii T (1925) A new procedure for transabdominal resection of esophago-cardial cancer and cervical anastomosis obviating thoracotomy. Jap J Surg 5:211–221
McDonald WC (1972) Clinical and pathologic features of the adeno-carcinoma of the gastric cardia cancer. Cancer 29:724
Papachriston DW, Fortner JG (1980) Adenocarcinoma of the gastric cardia. Ann Surg 192:58–64
Siewert JR, Peiper HJ (1976) Taktik und Technik in der operativen Behandlung des Cardia-Carzinoms. Chir Praxis 21:597–608
Siewert JR, Lepsien G, Peiper HJ (1977) Das Karzinom von Ösophagus und Kardia. Internist 18:451–462

11 Ersatzmagenbildung

Ch. Herfarth

„Die eingebürgerten Begriffe Magenersatz oder Ersatzmagen stehen wesentlich für das Kapazitätsvermögen plastischer Reparationen" (Schreiber 1978).

Allgemeines
Es ist zwischen partiellem und totalem Magenersatz zu unterscheiden. Der partielle Ersatz wird zur Erweiterung eines kleinen Restmagens gewählt. Die Notwendigkeit hierfür kann sich bei einem kleinen Magen von weniger als einem Drittel Fassungsvermögen ergeben. Die Indikationen für einen partiellen Magenersatz kommen beim großen kardianahen Ulkus in Betracht. Der totale Ersatz ist nach vollständiger Magenentfernung erforderlich. Die Indikation hierfür ist in der Regel bei bösartigen Erkrankungen des Magens, allgemeinen Präkanzerosen des Magens und dem Zollinger-Ellison-Syndrom gegeben.

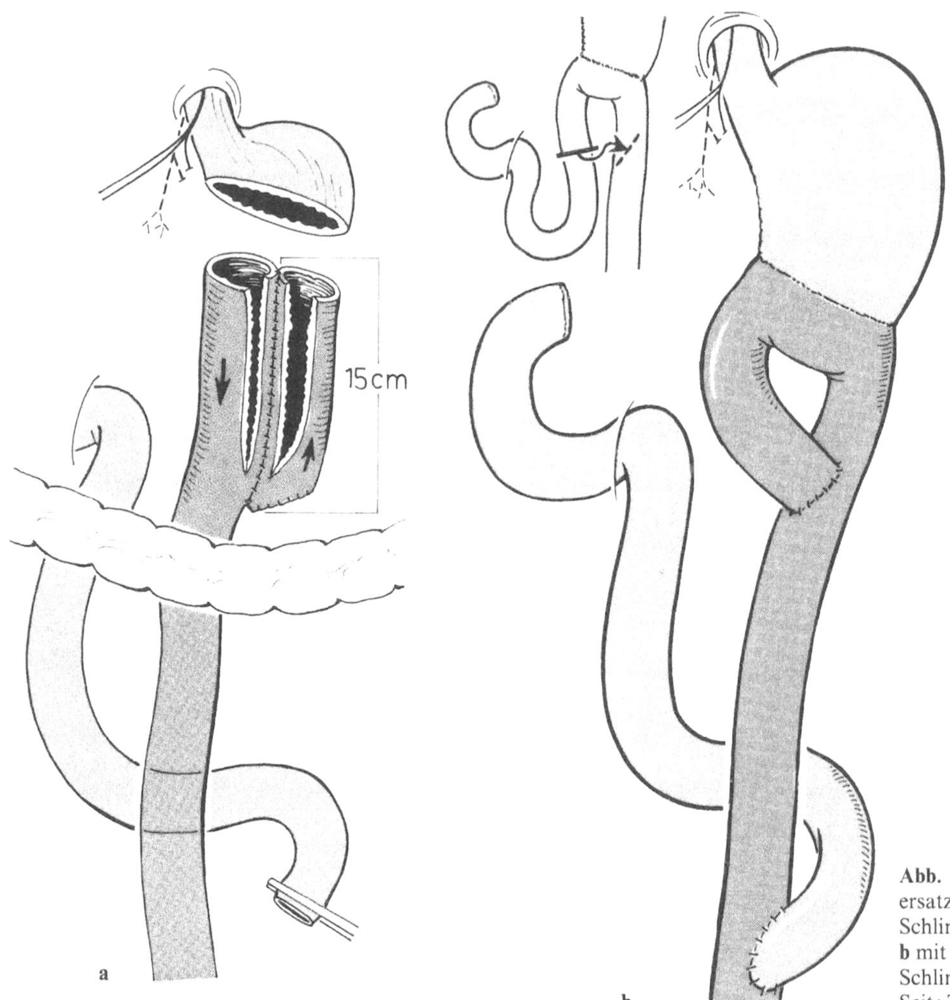

Abb. 11.1 a, b. Partieller Magenersatz: **a** durch doppelläufige Schlinge mit Roux-Konstellation, **b** mit Einleitung der zuführenden Schlinge in die ableitende (End-zu-Seit; Typ Tanner)

Abb. 11.2a, b. Partieller Magenersatz. Bildung einer Doppelschlinge (**a**) mit Anschluß (**b**) an das Duodenum End-zu-Seit (gleichzeitig Umwandlungsoperation)

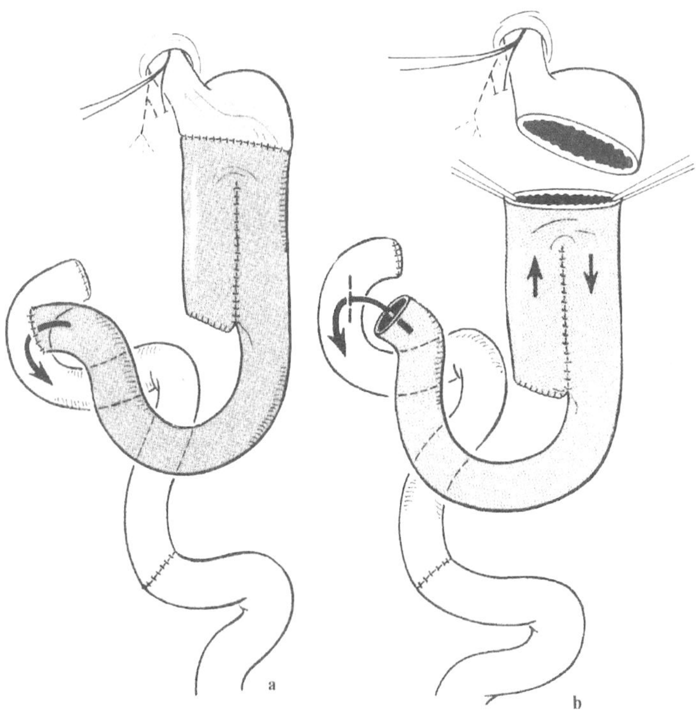

Partieller Magenersatz

Technik

- Stufenförmige Resektion nach distal,
- Überbrückung des Resektionsdefektes durch ein interponiertes Jejunalsegment,
- Erhaltung der Duodenalpassage oder Herstellung einer B-II-Situation.

Prinzipien. Es wird eine Doppelschlinge evtl. mit einem anisoperistaltischem Segment für die partielle Magenersatzbildung gewählt.

Methoden

1. Partielle Ersatzmagenbildung mit Roux-Anastomose, doppelläufig, gleichzeitig mit selektiv-gastraler Vagotomie (Abb. 11.1 a). Vereinfachung dieses Verfahrens durch Wiedereinleitung der zuführenden in die abführende Schlinge End-zu-Seit nach Ventrikulojejunostomie (Operation nach Tanner; Abb. 11.1 b).

2. Partielle Ersatzmagenbildung, doppelläufig, mit Wiederherstellung einer B-I-Situation, terminolateral (Abb. 11.2).

3. Ersatzmagenbildung nach der Methode von Poth durch Zwischenschaltung eines 10 cm langen anisoperistaltischen Segments oder eines 15 cm langen anisoperistaltischen Segments mit gleichzeitiger Seit-zu-Seit-Anastomose eines isoperistaltischen Segments (Abb. 11.3).

4. Partieller Magenersatz durch dreiläufige Beutelbildung im Sinne einer Roux-Konstellation (Abb. 11.4 a–e).

Die partiellen Magenersatzbildungen haben nur eine eingeschränkte Indikation, da in der Regel die einfache abführende Schlinge durch Lumenadaptation eine ausreichende Reservoirkapazität entwickelt. Die partiellen Magenersatzformen haben ihre Hauptindikation in der Behandlung des Dumpingsyndroms.

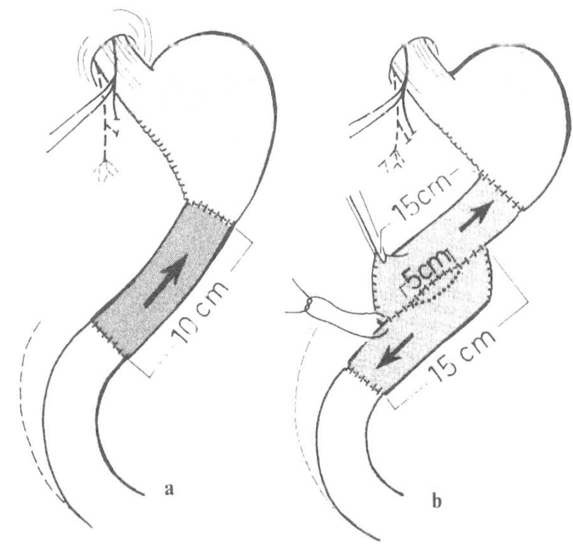

Abb. 11.3a, b. Partieller Magenersatz. **a** Zwischenschaltung einer anisoperistaltischen, 10 cm langen Schlinge (Methode nach Poth). **b** Zwischenschaltung einer an- und isoperistaltischen Schlinge mit Seit-zu-Seit-Anastomose zwischen den beiden 15 cm langen Schlingen

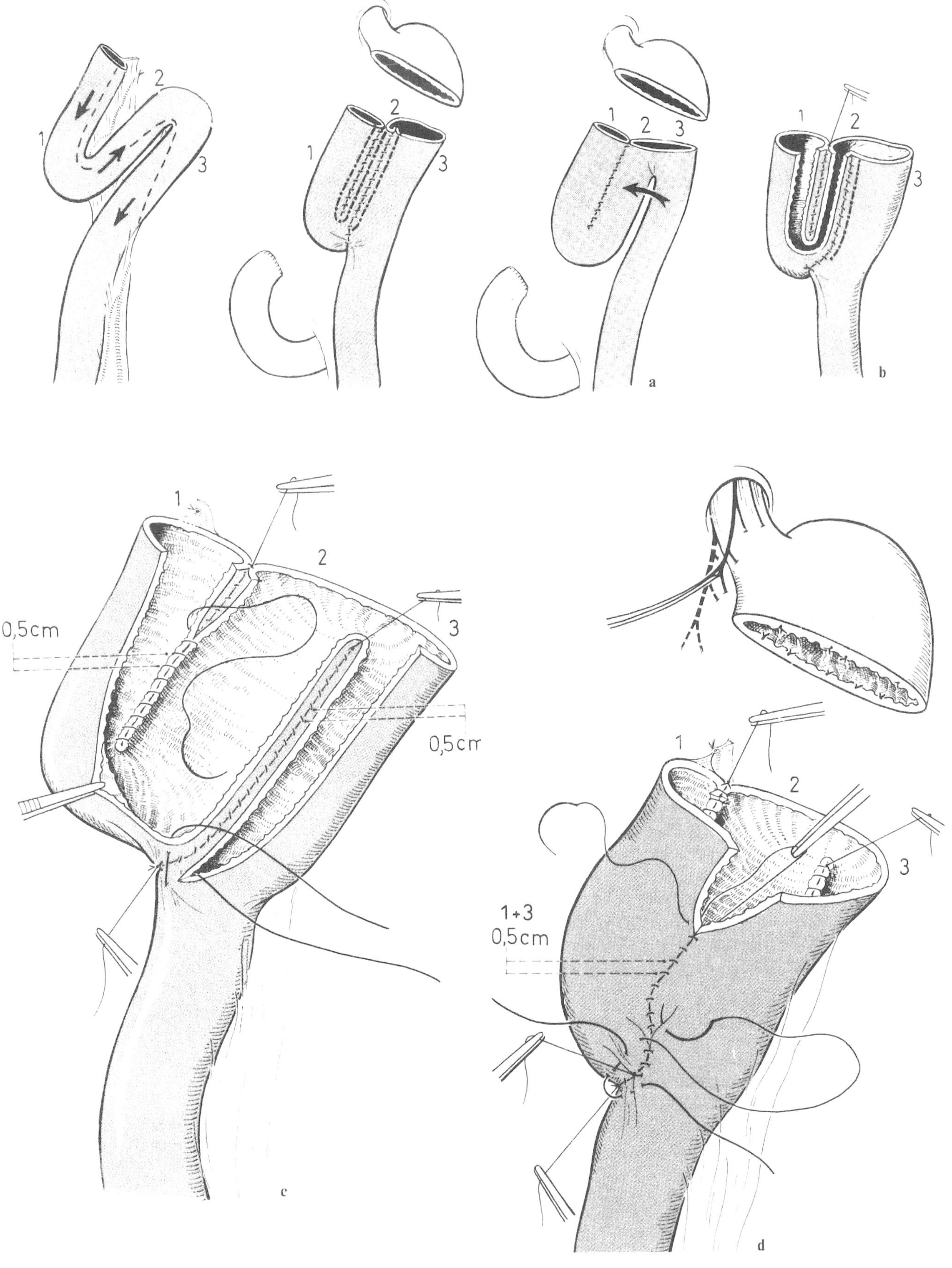
1
2
3
1
2
3
1
2
3
1
2
3
a
b
0,5cm
1
2
3
0,5cm
c
1+3
0,5cm
1
2
3
d

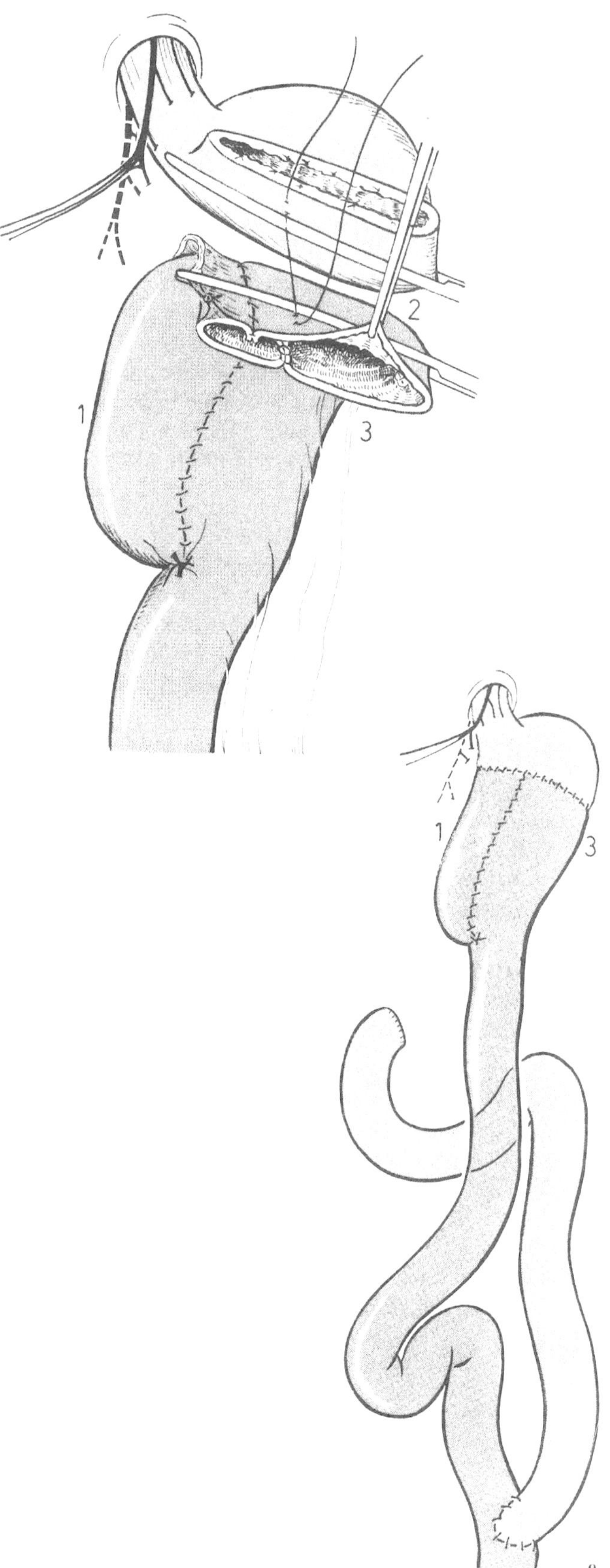

Abb. 11.4a–e. Partieller Magenersatz durch Dreifachschlingenbildung (Dünndarmbeutel). **a** Lagerung der Dünndarmschlinge mit fortlaufender seromuskulärer Naht zwischen den beiden Schlingen (–|–|–| Ansatz des Mesenteriums) **b** Aufklappen des Dünndarmbeutels durch Inzision jeweils lateral der fortlaufenden Naht zwischen 1. und 2. bzw. 2. und 3. Schlinge (*1–3* Schlingenanteile) (·–·– Inzisionslinien) **c** Nach Eröffnung des Dünndarmbeutels Komplettierung der Hinterwandnähte durch fortlaufende Allschichtnähte. **d** Vorderwandnaht durch invertierende Allschichtnaht, fortlaufend mit anschließender seromuskulärer Naht. **e** Anschluß des Dünndarmbeutels an den Magen

Totaler Magenersatz

Die Notwendigkeit zur Bildung eines totalen Ersatzmagens ergibt sich nach vollständiger Gastrektomie wegen Karzinom, Sarkom, Lymphosarkom, Zollinger-Ellison-Syndrom, Magenpolyposis, M. Ménétrier.

Verfahrenswahl.
Die zu erwartende individuelle Prognose des einzelnen Patienten muß mit in die Überlegungen zur Wahl der geeigneten Ersatzmagenbildung eingehen. Auch bei relativ kurzer Überlebenschance lohnt sich eine aufwendigere Ersatzmagenbildung, da sich der Patient schneller an den Zustand der Magenlosigkeit gewöhnt. Die Reservoirfunktion ist frühzeitig befriedigend und erleichtert auch in der kurzen Überlebensspanne die Nahrungsaufnahme. Eine möglichst einfache, d.h. auch schnell durchzuführende Magenersatzform soll v.a. bei hohem Operationsrisiko gewählt werden.

Voraussetzung für jede Ersatzmagenform ist bei ausreichend großer proximaler Sicherheitszone ein gut zugänglicher distaler Ösophagusstumpf. Das untere Speiseröhrenende muß für den operativen Eingriff spannungsfrei und gut durchblutet freiliegen. Ein adäquater abdomineller, evtl. kombiniertthorakaler Zugang ist daher erforderlich.

Ziele des Magenersatzes.
Mit Bildung einer neuen „Passagebrücke" zwischen Ösophagus und Intestinaltrakt wird eine Reihe von Zielen verfolgt:
- ausreichende Reservoirbildung, die möglichst von vornherein und nicht erst durch Adaptation gegeben ist;
- ausreichende Refluxverhütung aus dem Reservoir in den Ösophagus durch direkte Maßnahmen an der ösophagojejunalen Anastomose und indirekt durch eine tiefe Galleeinleitung.

– Die Duodenalpassage ist nicht unbedingt erforderlich, da die „gastrointestinalen Regelkreise" auch bei duodenalem Ausschluß durch enterohumurale Rückkoppelung ausreichend einsetzen.
– Die portionierte Entleerung ist nicht erreichbar, jedoch durch bestimmte operationstaktische Schritte teilweise zu ersetzen (anisoperistaltische Interposition, Jejunumbeutelbildung).

Operationstaktisch sind folgende Forderungen zu erfüllen:
– Das Verfahren sollte möglichst einfach durchzuführen sein.
– Die Sicherung der Naht zwischen Ösophagus und Darm ist entscheidend, da ein Nahtbruch an dieser Anastomose die gefährlichste Komplikation des Eingriffs darstellt.

Wahl des geeigneten Magenersatzes.
Grundsätzlich lassen sich zur Passageüberbrückung nach Gastrektomie 2 Verfahren unterscheiden. Die eine Methode stellt die Duodenalpassage im Sinne der „B-I-Situation" wieder her, während die zweite Form zur Ausschaltung des Zwölffingerdarmes führt („B-II-Situation"). Eine negative Auswirkung einer fehlenden Duodenalpassage läßt sich nicht beweisen, obwohl es naheliegt, eine Dissoziierung der Verdauungsvorgänge durch den Ausschluß des Duodenaldruchtritts anzunehmen. Humurale Regelkreise des oberen Jejunums übernehmen die Integration voll. Störungen des Kohlenhydratstoffwechsels durch Umstellungen der Insulinsekretion bleiben zwar physiologisch nachweisbar, sie werden jedoch klinisch nicht manifest.

Die früher angenommenen Folgen der Gastrektomie mit persistierender Steatorrhö, Hypo- und Dysproteinämie, erhebliche Reduktion des Körpergewichts, Eisenmangelanämie und Störungen der Leberpartialfunktionen treten nach einer Ersatzmagenbildung nicht auf; eine ausreichende Nahrungszufuhr muß also gewährleistet sein. Notwendig ist allein die Vitamin-B_{12}-Substitution. Die früher beobachteten Defektsyndrome im Sinne des agastrischen Syndroms sind auf mangelnde Nahrungszufuhr infolge schwerer Refluxösophagitis, durch verminderte Reservoirbildung oder Passagestörung zurückzuführen. Wird ein Defektsyndrom nach Gastrektomie wegen eines Karzinoms beobachtet, so ist in der Regel ein Tumorrezidiv hierfür verantwortlich. Nachuntersuchungen nach Gastrektomie zur Überprüfung der Funktion des Ersatzmagens sollten daher bei einem tumorrückfall-freien Patienten in ausreichend langem Abstand nach der Operation erfolgen. Der unerkannte Geschwulstrückfall kann das Ergebnis verfälschen.

Formen der Magenersatzbildung (Übersicht)

1) Methoden der Bildung einer Ösophagojejunostomie mit einer ausgeschalteten Jejunumschlinge im Sinne der B-II-Konstellation. Ausgang ist die Operation nach Schlatter (1897), der den Ösophagus mit einer antekolisch hochgezogenen Jejunumschlinge ohne Enteroanastomose verband. Bei den folgenden Verfahren wird stets eine Enteroanastomose zur Ausschaltung der mit dem Ösophagus verbundenen Schlinge angelegt (Abb. 11.5).

2) Verfahren, die eine orthograde isoperistaltische Interposition zwischen Ösophagus und Duodenum ermöglichen (B-I-Konstellation). Hierzu gehört auch die Interposition durch ein Kolonsegment. Die Einschaltung eines anisoperistaltischen Segments (Schrader 1972) soll die Passage verlangsamen (Abb. 11.6; Reservoirbildung durch verzögerten Transport!).

3) Reparative Operationen, die unter Ein- oder Ausschluß des Duodenums ein Reservoir zusätzlich mit einschließen. Das Reservoir wird durch eine breite Enteroanastomose der Jejunumschlinge entweder nach dem Grundprinzip der Schloffer-Operation (Erhaltung der zuführenden Schlinge!) oder der Ausschaltung nach Roux (tiefe Einleitung des zuführenden Jejunums, kein galliger Reflux!) durchgeführt.

Eine Wiederherstellung der Duodenalpassage mit gleichzeitiger Reservoirbildung ist möglich (Abb. 11.3).

4) Zur Verhinderung eines Refluxes in den Ösophagus sind verschiedene Plikationsformen sowohl bei der Dünndarm- als auch bei der Dickdarmanastomose möglich. Refluxverhütung fördert auch eine möglichst tiefe Einleitung, da die quälende Refluxsymptomatik an erster Stelle durch den biliären Rückfluß verursacht wird (s. auch S. 140).

Abb. 11.6. Übersicht der Magenersatzformen durch Zwischenschaltung einer isoperistaltischen Darmschlinge (B-I-Konstellation)

Abb. 11.7. Reparative Operationen unter Ein- oder Ausschluß des Duodenums mit Bildung eines Dünndarmbeutels durch lange Enterostomose

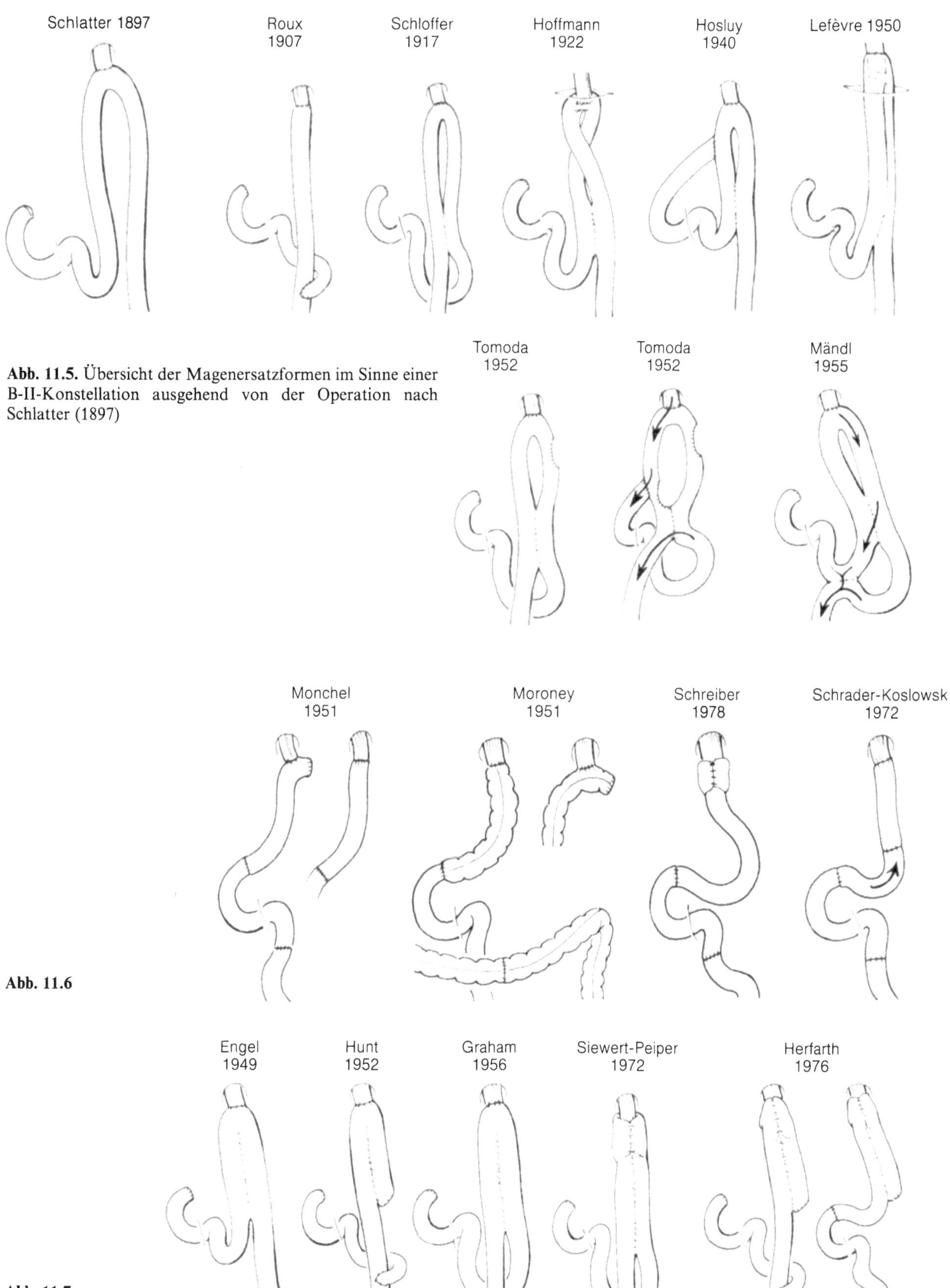

Abb. 11.5. Übersicht der Magenersatzformen im Sinne einer B-II-Konstellation ausgehend von der Operation nach Schlatter (1897)

Abb. 11.6

Abb. 11.7

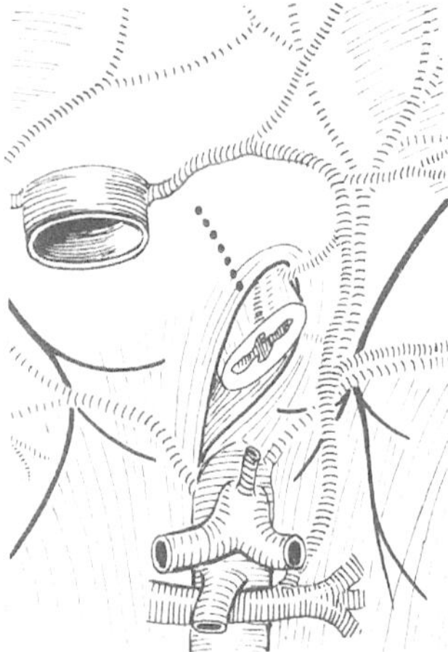

Abb. 11.8. Verlauf der Zwerchfellgefäße (Sicht von kaudal). Schnittrichtung für Spaltung des Zwerchfells zur besseren Darstellung des distalen Ösophagus nach links ventral (punktiert)

Operation

Lagerung: Rückenlage, Ausnahme beim kombiniert abdominothorakalen Vorgehen mit linksseitiger Thorakotomie durch den Rippenbogen bei kardianahem Tumorsitz. Unter diesen Bedingungen Halbseitenlage mit linksseitiger Elevation und Herausdrehen des linken Rippenbogens.

Voraussetzung für eine Magenersatzbildung. Ruhiges Operationsgebiet, d. h. Einsetzen eines Sperrers und eines Rippenbogenhalters (Rochard), gute Exposition des Ösophagus und Sicherung einer ausreichenden Durchblutung des Speiseröhrenendes. Bei nicht befriedigender spannungsfreier Exposition des distalen Speiseröhrenendes soll der Hiatus nach vorn inzidiert werden. Der Verlauf der Gefäßversorgung des Zwerchfells ist hierbei zu beachten (Abb. 11.8). Als Alternative kann von vornherein das kombinierte abdominothorakale Vorgehen mit Durchtrennung des linken Rippenbogens geplant werden.

Technik
für die Ersatzmagenbildung nach Abschluß der Gastrektomie

- Peinliche Überprüfung der Bluttrockenheit nach Gastrektomie, Lymphadenektomie und evtl. erweiterter Organentfernung.
- Sicherung des Ösophagusendes durch 2 Haltefäden oder eine weiche 90°-Winkelklemme (Satinsky-Klemme).

Alternative: Belassung des Magenpräparates am Ösophagus und Zug am Ösophagus allein durch das Magenpräparat. Hierbei wichtig: Abklemmen des aboralen zum Magen führenden Ösophagusendes mit einer 90°-Klemme (Verhinderung des Refluxes von Tumormaterial aus dem Magen in das Anastomosengebiet. Gefahr von Implantationsmetastasen!).

- Markierung der für die Ersatzmagenmethode notwendigen Dünndarmschlingen oder des entsprechenden Dickdarmabschnitts durch feine Gummizügel (Gefäßzügel).
- Darstellung der Gefäßanatomie des Mesenteriums oder des entsprechenden Kolonabschnitts, um eine möglichst radikuläre Präparation mit guter Mobilisation des entsprechenden Darmabschnitts zu gewährleisten.
- Herstellung des Mesokolonschlitzes für das retrokolische Hochziehen des Transponats (dieser Weg darf nicht beim örtlich palliativen Magenkarzinomeingriff gewählt werden!).
- Skelettierung des entsprechenden Darmsegments (falls erforderlich).
- Alle Schritte mit potentieller Kontamination (Durchtrennung und Anastomosen) oberhalb des Mesokolonschlitzes mit Abdeckung der Abdominalhöhle nach kaudal durch Tücher.
- Durchführung der Ösophagojejunostomie vor den weiteren aboralen Anastomosen. *Ausnahme* bei Beutel- bzw. Pouch-, d.h. Reservoirbildung. Es wird zunächst das Reservoir hergestellt, um danach die adäquate Anastomosenposition zum Ösophagus festzulegen.

Einzelne Verfahren. Im folgenden werden die einzelnen Verfahren der Magenersatzbildung geschildert. Exemplarisch werden die einfache Ösophagojejunostomie nach Graham mit einer ausgeschalteten Schlinge (Modifikationen der Ösophagojejunostomie), die terminoterminale und terminolaterale Anastomose nach dem Roux-Prinzip, die verschiedenen Formen der Interposition zwischen Ösophagus und Duodenum und die Magenreservoirform aufgeführt. In einem weiteren Abschnitt geben wir eine Übersicht der verschiedenen Plikaturen.

Ösophagojejunostomie mit ausgeschalteter Jejunumschlinge

Die Hauptdifferenz zwischen dem Verfahren nach Schloffer (1917) und Graham (1940) liegt in der Durchführung der Ösophagojejunostomie. Während nach Schloffer eine einfache End-zu-Seit-

Anastomose erfolgt, verbindet die Methode nach Graham die Ösophagojejunostomie gleichzeitig mit einer Plikatur zur Abdeckelung der Anastomose (Nahtsicherung!) und Refluxverhütung.

Vorgehen nach Graham. Es wird eine obere Jejunumschlinge ca. 50 cm unterhalb des Treitz-Bandes retrokolisch nach oben gezogen und mit 2 Haltefäden an den beiden Schenkeln des Hiatus oesophageus fixiert. Der Ösophagus wird in der Zwerchfellschlinge ausreichend mobilisiert. Das Ende der Speiseröhre wird dargestellt, indem es nach Absetzen des Magens mit einer 90°-Klemme gefaßt oder indem (bei Nichtdurchtrennung der Speiseröhre) der komplett freipräparierte Magen nach ventral kranial gezogen wird (Abb. 11.9a). Im Sinne einer Doppelung wird die Jejunumschlinge zwischen den beiden Haltefäden an der Hinterwand des Ösophagus durch 2–3 Einzelknopfnähte fixiert (Abb. 11.9b). Seromuskuläre Nähte werden im Bereich der Hinterwand des Ösophagus und der abführenden Jejunumschlinge mit anschließender Quereröffnung gesetzt (Abb. 11.9c). Die Hinterwandnaht erfolgt durch Einzelknopfallschichtrückstichnähte (Abb. 11.9 d–f); *Alternative:* adaptierende Rückstichnähte oder Allschichtrückstichnähte mit Mukosaadaptation. *Wichtig:* kräftiges Fassen der Submukosa, da sie die tragende Schicht darstellt! (Abb. 11.9g). Die Vorderwandnähte werden ebenfalls durch alle Schichten gelegt. Die Knoten liegen außen.

Die zuführende Schlinge wird in Form einer Duplikatur über die Vorderwand geführt und durch seromuskuläre Einzelknopfnähte mit der abführenden Schlinge verbunden (Abb. 11.9 h, i). Auf

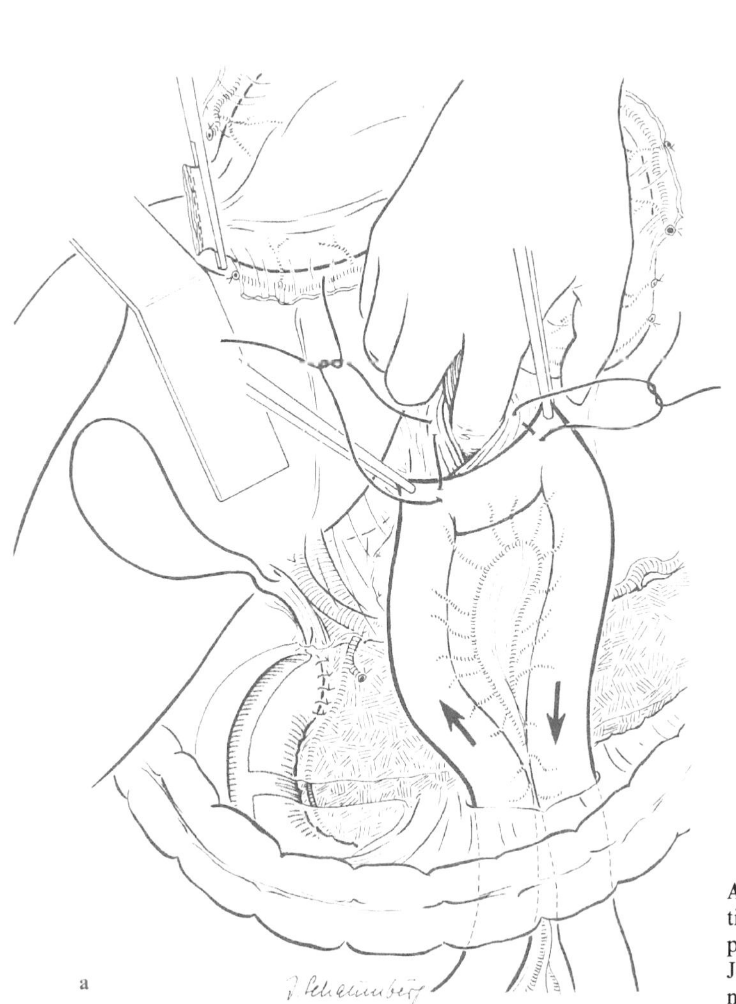

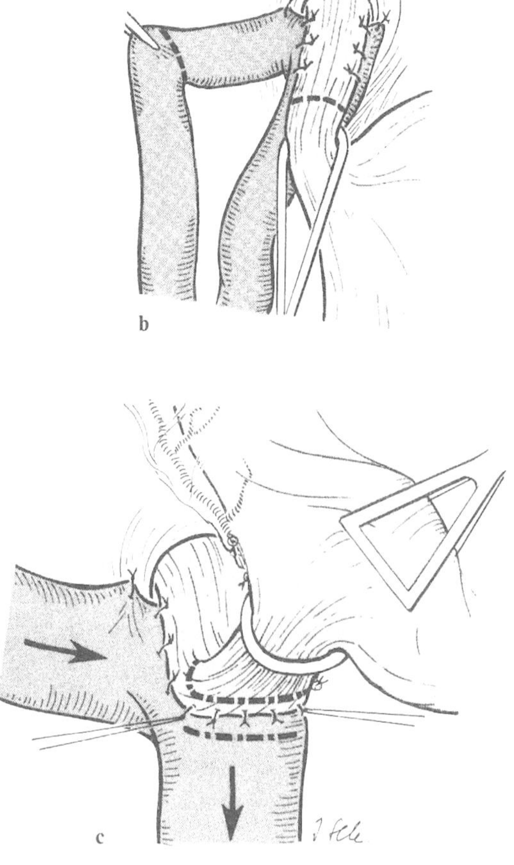

Abb. 11.9 a–i. Ersatzmagenbildung nach Graham. **a** Fixation der hochgezogenen Jejunumschlinge am Hiatus/Oesophagus. **b** Durchtrennung des Ösophagus und Inzision der Jejunumschlinge. **c** Lage der zu- und abführenden Schlinge nach Semiplikatur. **d–i** siehe S. 138

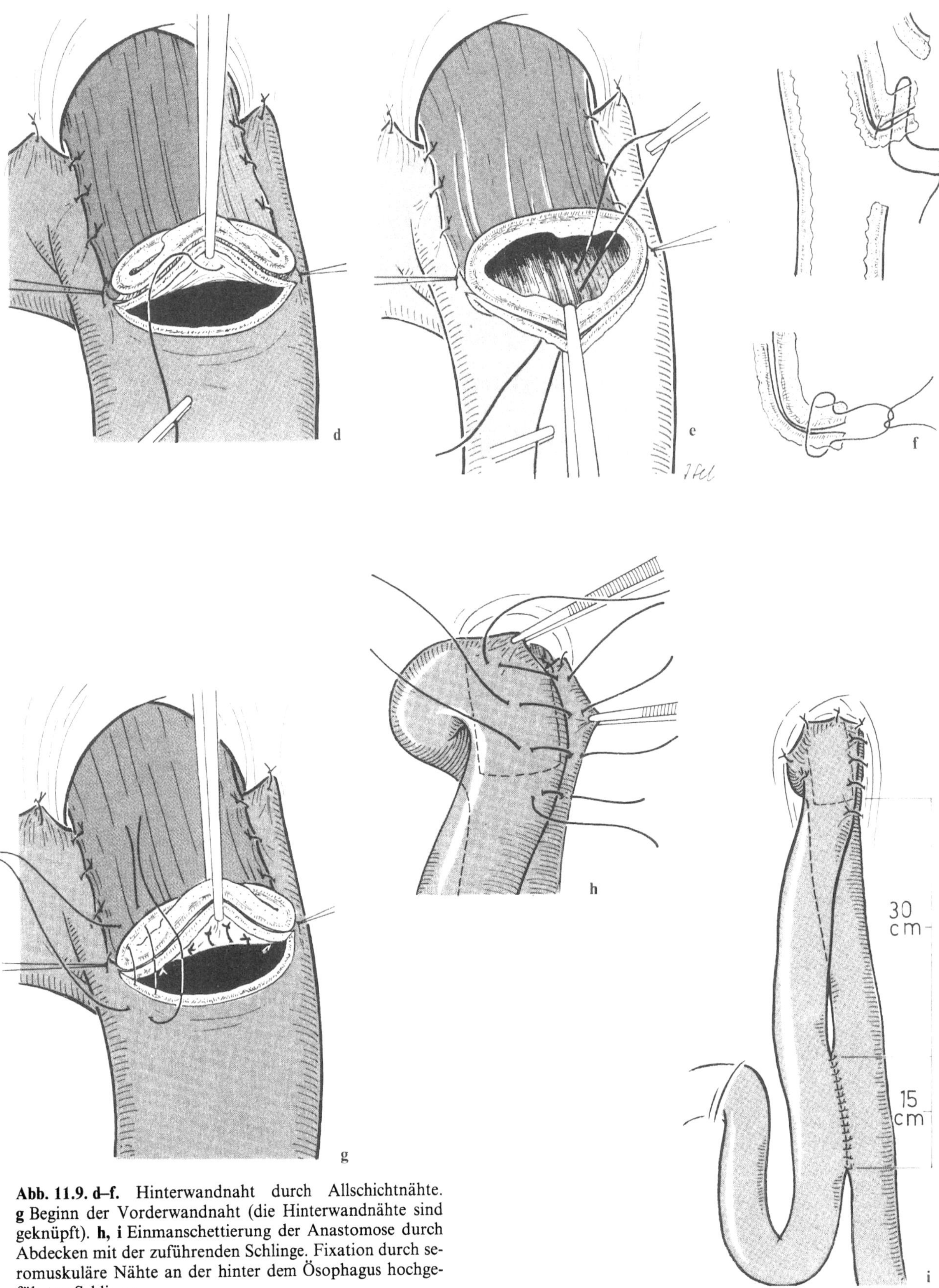

Abb. 11.9. d–f. Hinterwandnaht durch Allschichtnähte.
g Beginn der Vorderwandnaht (die Hinterwandnähte sind
geknüpft). **h, i** Einmanschettierung der Anastomose durch
Abdecken mit der zuführenden Schlinge. Fixation durch seromuskuläre Nähte an der hinter dem Ösophagus hochgeführten Schlinge

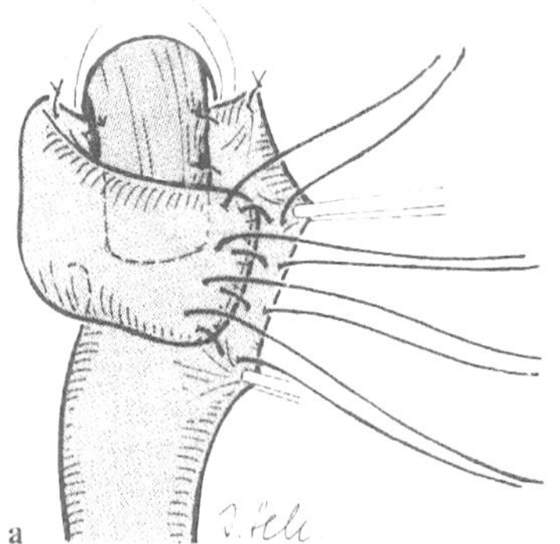 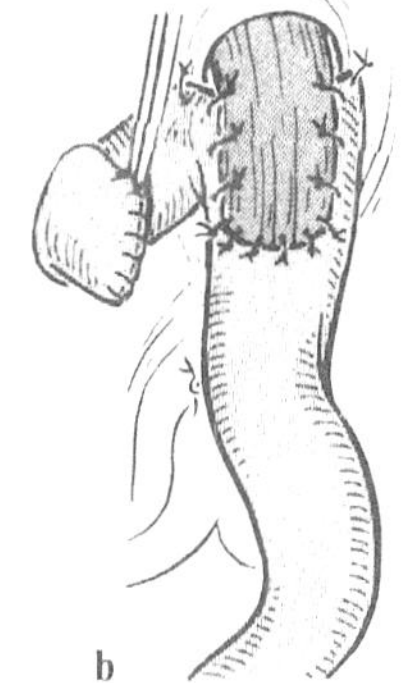 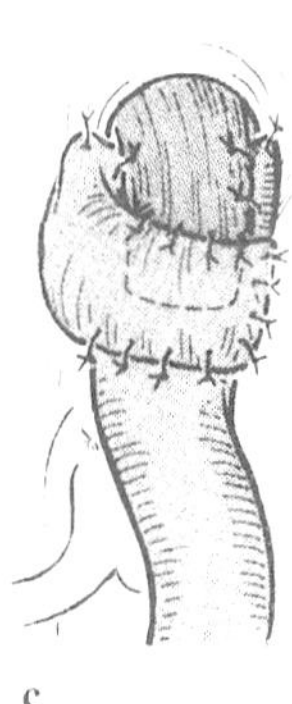

diese Weise wird die Anastomose durch eine vordere und eine hintere Plikatur vollkommen „eingewitzelt". Die Enteroanastomose erfolgt ca. 30 cm unterhalb der Ösophagojejunostomie durch Seit-zu-Seit-Anastomose (Länge ca. 15 cm); (Abb. 11.9 i). Alle Anastomosen können auch, je nach Situation, mit Klammerapparaten als Maschinennähte ausgeführt werden.

Modifikation. Es läßt sich die Form der Plikatur nach Graham auch bei einer End-zu-Seit-Ösophagojejunostomie mit einer ausgeschalteten Schlinge nach Roux durchführen (Abb. 11.10 a–c; vgl. auch Abb. 11.31 und 11.32).

Alternative. Die vordere Plikatur der zuführenden Schlinge über die Vorderwand der Ösophagojejunostomie (Nissen 1954; Abb. 11.11). (Die von Nissen zusätzlich angegebene Seit-zu-Seit-Anasto-

Abb. 11.10 a–c. Alternative der Graham-Anastomose bei blind endender Schlinge. **a** Anheften der hochgezogenen Dünndarmschlinge am distalen Ösophagus im Sinne einer Semiplikatur. **b, c** Anheftung der blind endenden Schlinge an der Semiplikaturschlinge und am Ösophagus zur Einmanschettierung der Anastomose

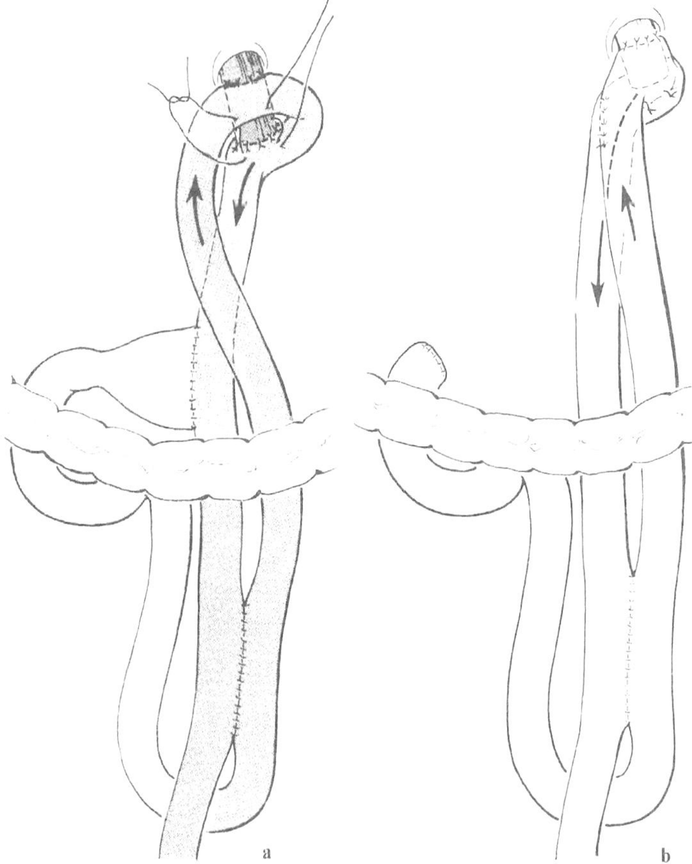

Abb. 11.11 a, b. Ersatzmagenbild nach Nissen. Semiplikatur der Ösophagusjejunostomie durch Abdecken der Anastomosenvorderwand mit der zuführenden Schlinge; Einleitung des Antrums in die abführende Jejunumschlinge (s. Text)

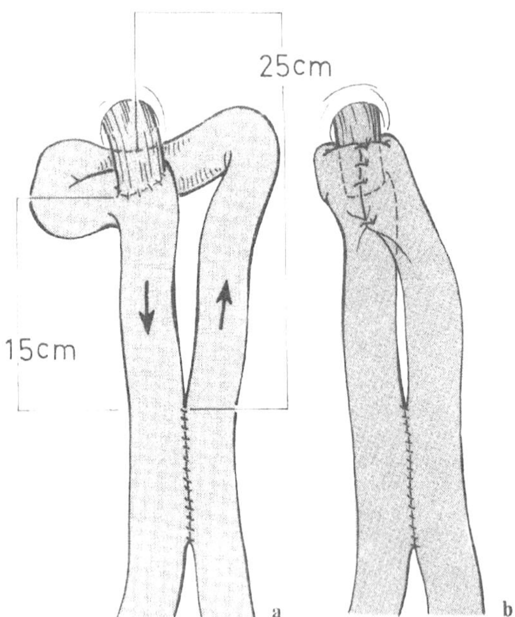

Abb. 11.12 a, b. Jejunoplikation bei Operation nach Schloffer mit Einmanschettierung der Ösophagojejunostomie

mose zwischen belassenem Antrum und abführender Jejunumschlinge hat sich nicht durchgesetzt, da keine vermehrte Reservoirbildung auftritt, außerdem ist der Eingriff beim Magenkarzinom aus onkologisch-chirurgischen Gesichtspunkten nicht ausreichend radikal.)

Alternative. Einfache Fältelung der zuführenden Schlinge um die Ösophagojejunostomie ohne zusätzliche Fixierung am Ösophagus im Sinne einer Plikatur (Abb. 11.12).

Ersatzmagenbildung mit ausgeschalteter Schlinge nach Roux

Die Anastomose erfolgt terminolateral oder terminoterminal. Die terminolaterale Anastomose ist vorzuziehen, da eine gleichzeitige Plikatur möglich ist (Schreiber; Abb. 11.10). Wichtig ist außerdem die tiefe Einleitung der galleführenden Jejunumschlinge mindestens 40 cm unterhalb der Ösophagojejunostomie (Abb. 11.13).

Abb. 11.13 a–c. Prinzip der Magenersatzbildung mit der Roux-Schlinge.
Alternative: **a** terminolaterale oder **b** terminoterminale Ösophagojejunostomie; Einführung der zuführenden Schlinge 40 cm unterhalb der Anastomose. **c** Alle Anastomosen wurden hier mit Klammergeräten als Maschinennähte ausgeführt

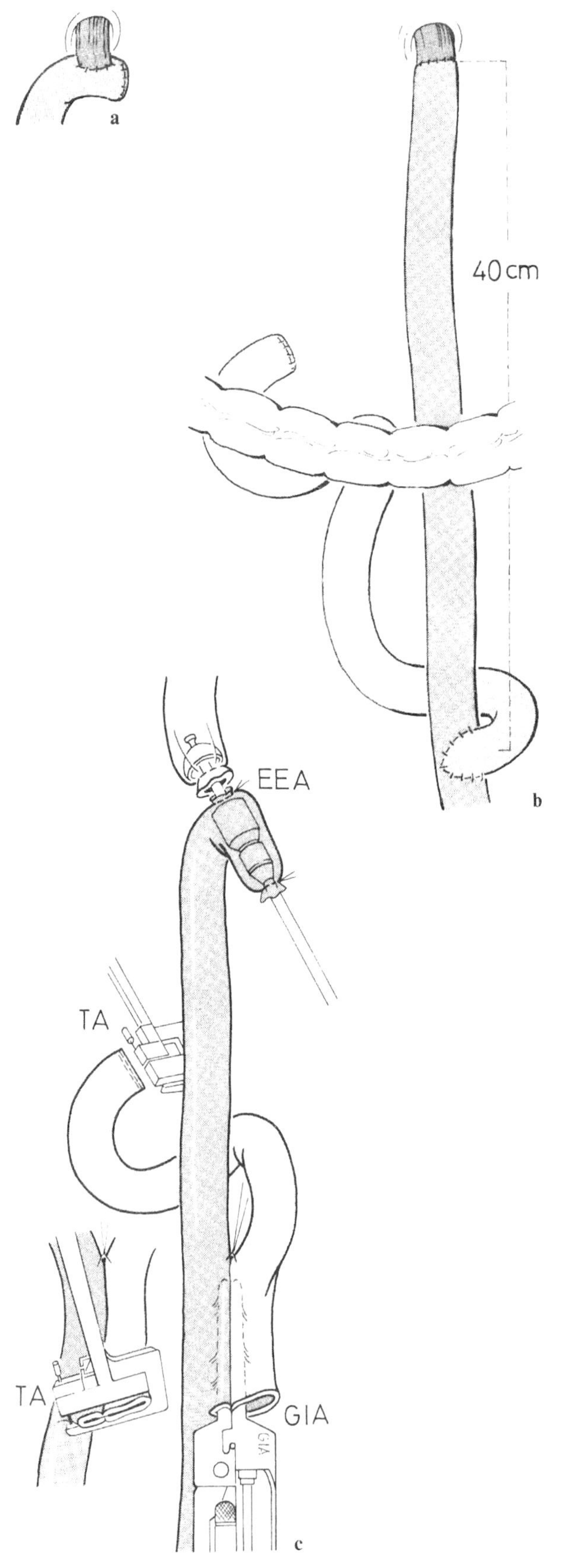

Abb. 11.14 a, b. Ersatzmagenbildung durch Dünndarminterposition mit **a** 15 cm und **b** 40 cm langem Interponat

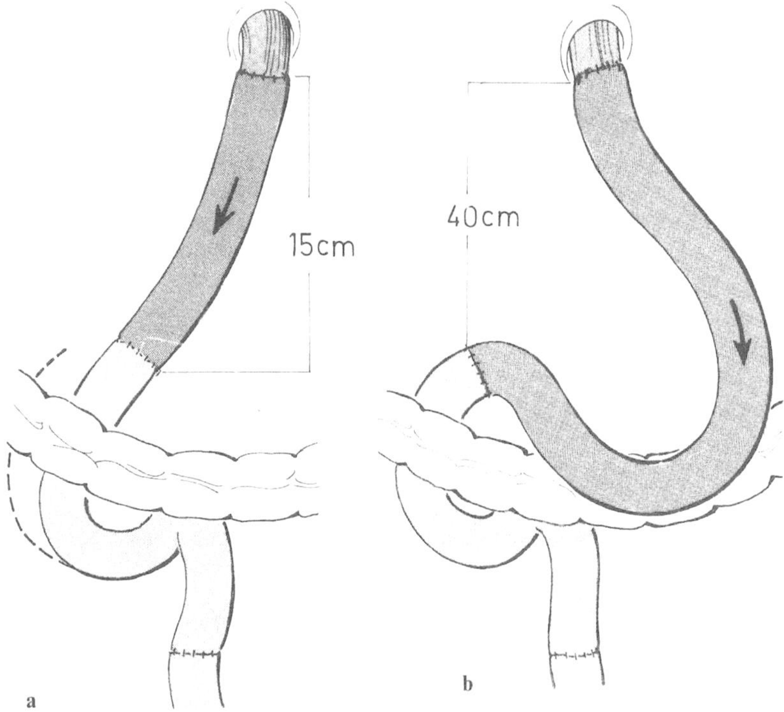

Ersatzmagenbildung durch Dünndarminterposition

Ein größeres Dünndarmsegment für die Interposition zwischen Ösophagus und Duodenum muß gewonnen werden. Während Longmire und Gütgemann die Länge der Schlinge zunächst mit 15 cm angaben, ist nach Schreiber die Länge von ca. 40 cm entscheidend (Abb. 11.14). Die Anastomose zwischen Ösophagus und Jejunum kann in Form einer End-zu-End- oder End-zu-Seit-Anastomose mit Jejunoplikation (Schreiber) erfolgen.

Folgende Faktoren sind zu beachten:
- isoperistaltische Position,
- spannungsfreie Lage,
- Nichttorquierung des mesenterialen Stiels,
- ausreichende Durchblutung und Erhaltung der Peristaltik durch mechanischen Reiz.

Alternative. Neben der Interposition eines isoperistaltischen Segments von 30 cm wird zusätzlich ein anisoperistaltisches Segment von 10 cm Länge eingefügt (Schrader et al. 1971). Ziel ist eine Verlangsamung der Passage, um auf diese Weise die Reservoirbildung des Interponats durch Dilatation zu erleichtern (Abb. 11.15). Die Gefahr des Verfahrens liegt in einer Vermehrung des jejunoösophagealen Refluxes. Die Methode ist daher nur unter ausgesprochen selektionierten Bedingungen zu empfehlen.

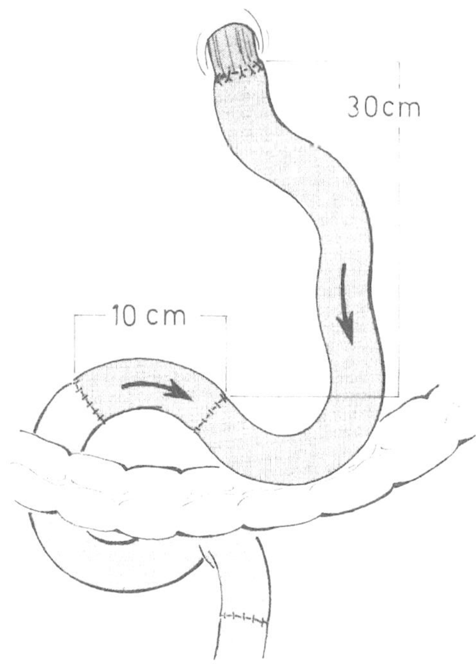

Abb. 11.15. Ersatzmagenbildung mit Interposition eines isoperistaltischen Dünndarmsegments von 30 cm mit einem anisoperistaltischen Segment von 10 cm Länge (Schrader 1972, Kieninger-Koslowski 1981)

Alternative. Koloninterposition, und zwar durch
Verwendung eines Colon transversum-Segments
oder eines rechtsseitigen Kolonsegments, ernährt
durch die A. colica media, oder eines linksseitigen
Kolonsegments, ernährt durch die A. colica sini-
stra (Abb. 11.16). Das Kolonsegment sollte eine
Länge von 30 cm haben. Eine End-zu-End- oder
End-zu-Seit-Anastomose ist möglich. Durch die
End-zu-Seit-Anastomose läßt sich eine Semiplika-
tion anwenden (s. S. 137).

Alternative. Als obsolet ist die direkte Ösophagoduodenostomie anzusehen. Die Insuffizienzrate ist
hoch (hohe Spannung im Bereich der Anastomose!), der Reflux von galligem Duodenalinhalt
in den Ösophagus ist häufig. Die gespannte
Schlinge erlaubt kaum eine Reservoirbildung
(Abb. 11.17).

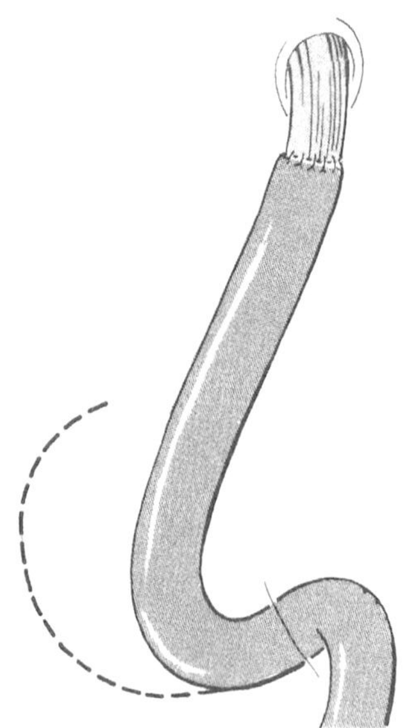

Abb. 11.17. Direkte Ösophagoduodenostomie nach ausreichender Mobilisierung des Duodenums

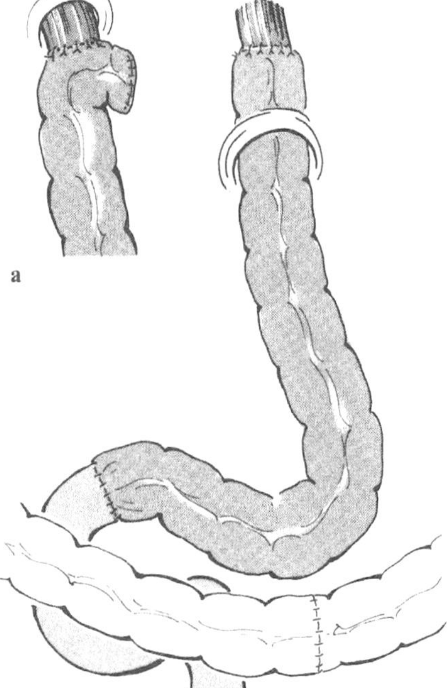

Magenersatzbildung mit gleichzeitiger Formung eines Reservoirs

Das Reservoir wird durch eine lange Enteroanastomose — wobei die zuführende Schlinge erhalten
bleibt oder wegfällt — möglich. Die erste Beschreibung eines derartigen Beutels (engl. „pouch") erfolgte durch Lawrence (Abb. 11.18). Vielfache
Modifikationen wurden angegeben: die Ersatzmagenbildung nach Lawrence mit einer Plikations-
modifikation (Herfarth) Ersatzmagenbildung mit
Jejunoplikation nach Siewert/Peiper und Verfahren unter Verwendung mechanischer Nähapparate
(Kremer).

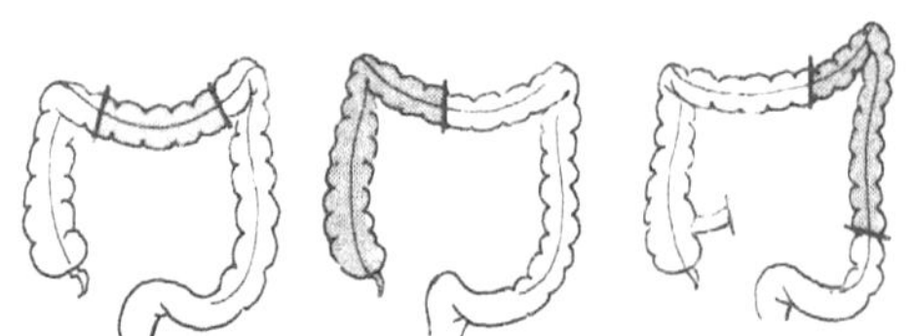

◁ **Abb. 11.16 a–c.** Interposition eines Dickdarmsegments mit
End-zu-Seit- oder End-zu-End-Anastomose. Das Segment
stammt entweder aus dem Transversum oder aus dem rechten Hemikolon (A. colica media als ernährende Arterie)
oder dem linken Hemikolon (A. colica sinistra als ernährende Arterie)

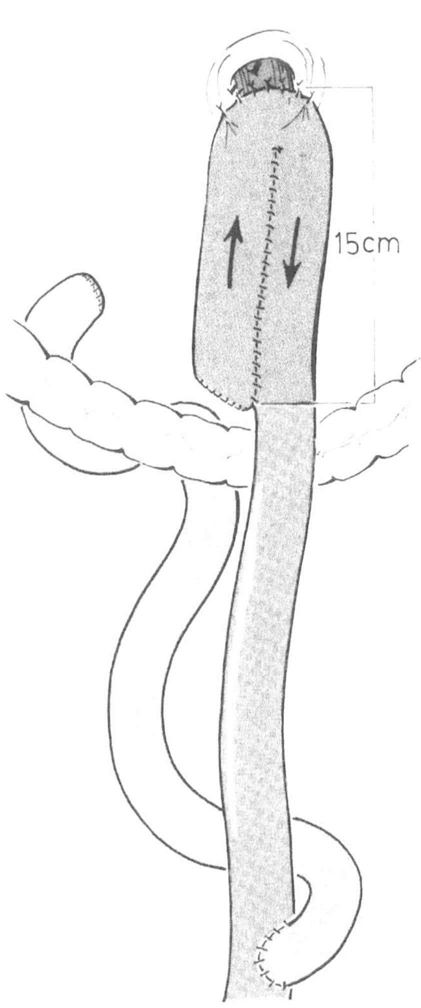

Abb. 11.18. Ersatzmagenbildung nach Lawrence mit Bildung eines Dünndarmbeutels durch 15 cm lange Enteroanastomose; Ableitung nach dem Roux-Prinzip

Ersatzmagenbildung mit Plikatur
(Modifikation des Verfahrens nach Lawrence)

Der Magen mit dem noch anhängenden Ösophagus wird nach ventral-kranial gezogen. Abklemmen des gastroösophagealen Übergangs durch eine 90°-Klemme (Abb. 11.19 a). Durch einen Schlitz im gefäßfreien Teil des Mesokolons wird eine obere Jejunumschlinge hochgezogen. Die Pouchbildung erfolgt oberhalb des Mesokolonschlitzes: Durchtrennung des Jejunums ca. 30 cm distal vom Treitz-Band (Nähapparat oder Handnaht; Abb. 11.19 b).

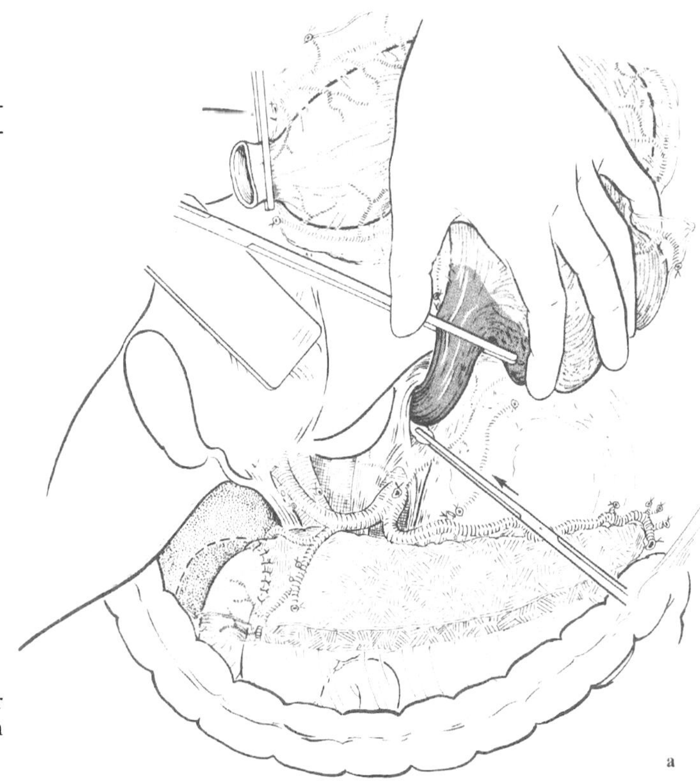

Abb. 11.19 a–d. Ersatzmagenbildung nach Lawrence in der Modifikation nach Herfarth. **a** Darstellung des distalen Ösophagus. **Abb. 11.19 b–d** siehe S. 144

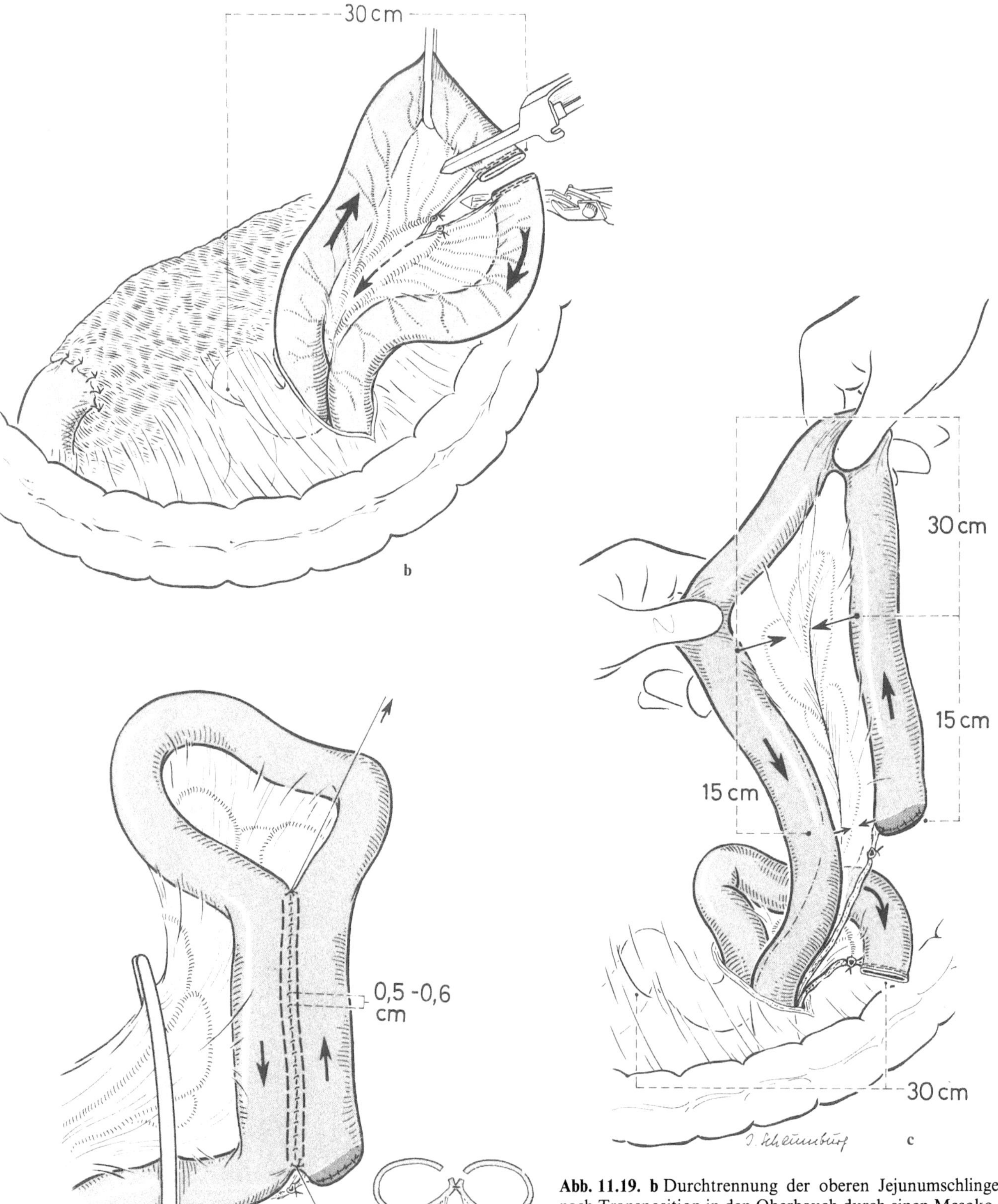

Abb. 11.19. b Durchtrennung der oberen Jejunumschlinge nach Transposition in den Oberbauch durch einen Mesokolonschlitz, ca. 30 cm unterhalb des Treitz-Bandes (Nähapparat oder Handnaht). **c** Vorbereitung der Dünndarmschenkel für die Bildung des Dünndarmbeutels (·—·— Ansatz des Mesenteriums). **d** Anlage der Hinterwandnaht fortlaufend seromuskulär (–|–|–| Inzisionen)

Darstellung der für die Beutelbildung zu verwendenden Jejunumschlinge durch eine freie Schlinge von ca. 50 cm Länge (Abb. 11.19c). Abdeckung der provisorisch verschlossenen zuführenden Jejunumschlinge während dieser Operationsphase. Zwischen den proximalen und den distalen 15 cm der Schlinge erfolgte eine Seit-zu-Seit-Jejunojejunostomie unter gleichzeitigem Abklemmen des Mesenterialstiels während der Anastomosennaht (Abb. 11.19d).

Die Anastomose erfolgt in fortlaufender Nahttechnik zweireihig a) seromuskulär, b) allschichtüberwendlich (resorbierbares Nahtmaterial, 3/0; Abb. 11.20a).

Die Ecknähte des Beutels werden über die Ecken ausgestochen, Vorderwand und Hinterwand miteinander verknüpft (Abb. 11.20b–f). Vorderwandnaht invertierend fortlaufend allschichtig mit anschließender seromuskulärer Naht (Abb. 11.20e, f).

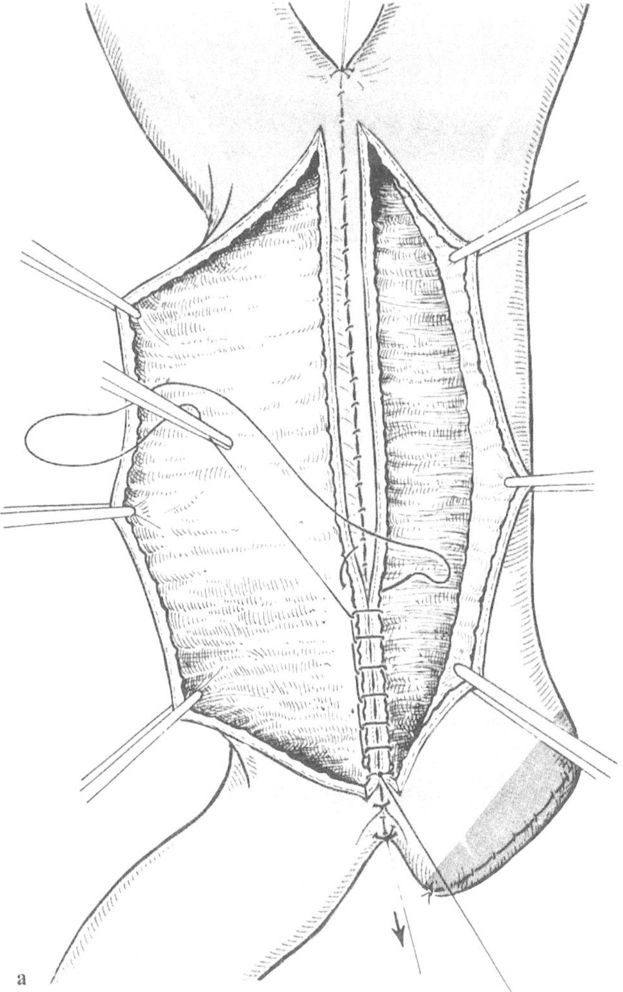

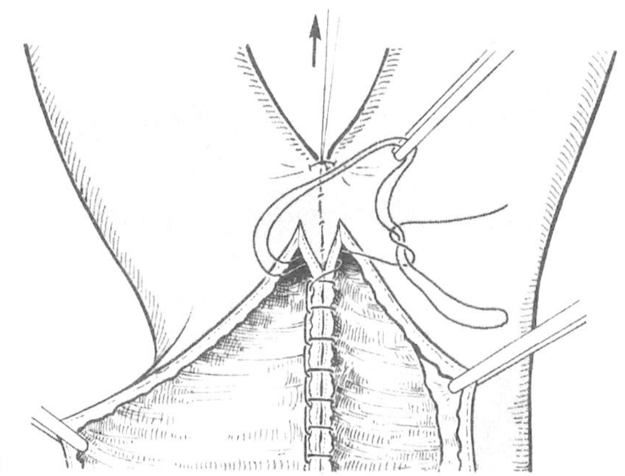

Abb. 11.20 a–f. Bildung des Dünndarmbeutels. **a, b** Komplettierung der Hinterwandnaht durch fortlaufende Allschichtnaht. **Abb. 11.20 c–g** siehe S. 146

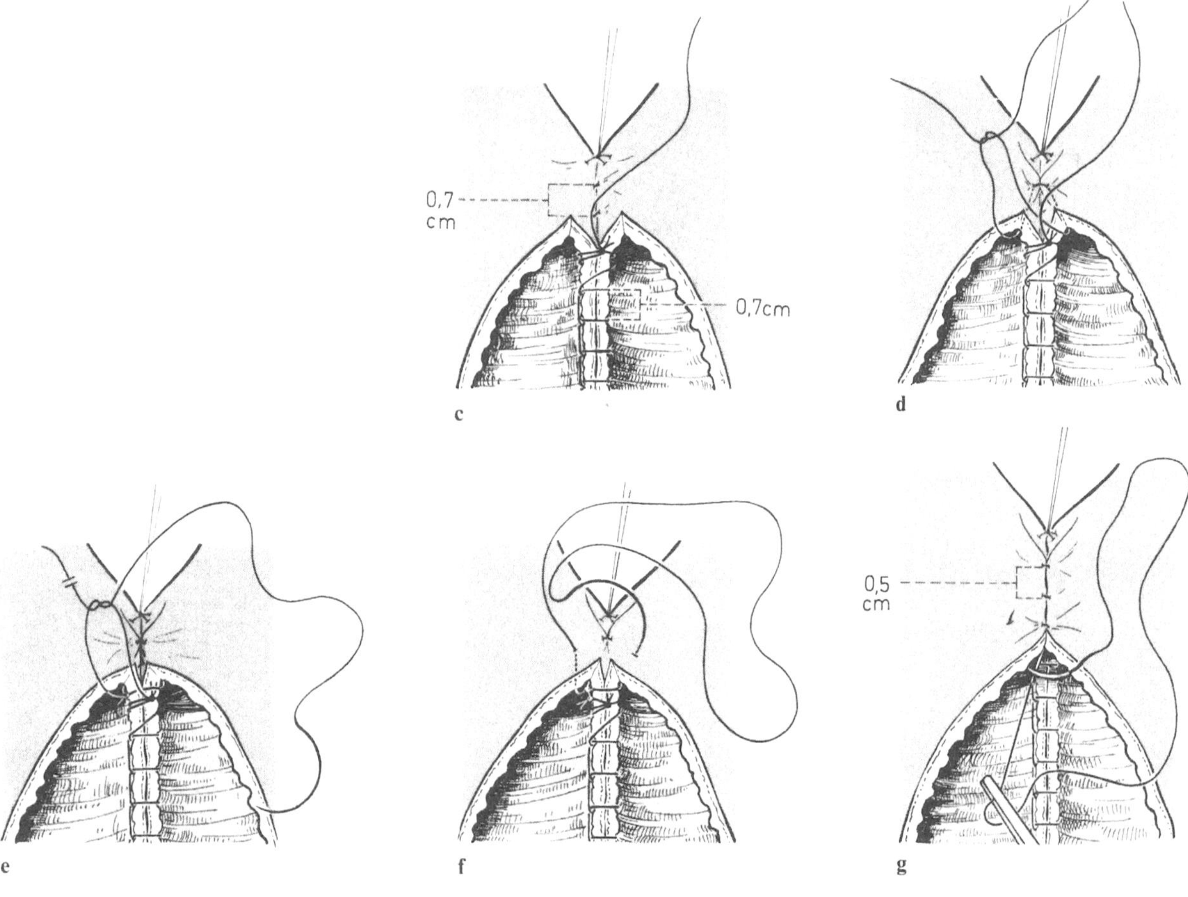

Durchführung der Ösophagojejunostomie End-zu-Seit zwischen der abführenden Schlinge und der frei verbleibenden Jejunumschlinge oberhalb der Enteroanastomose. Inzision der Vorderwand des Jejunums S-förmig über eine Strecke von 2,5 cm, Ecknähte durch Allschichtnaht (Abb. 11.21 a–c). Die Anastomose erfolgt in adaptierender Rückstichnaht (Abb. 11.21 d, e). Die Nähte werden zunächst gelegt, über die angespannten Fäden werden Jejunum und Ösophagus adaptiert und die Nähte geknüpft (Abb. 11.22 a–d); Vorderwandnaht in der gleichen Technik mit außenliegenden Knoten. *Alternative Nahttechnik.* Die Nahtvariante bezieht sich nur auf die Hinterwandnaht. Die Rückstichnaht wird in der Form gelegt, daß der Knoten auf der Mukosa des Jejunums liegt (Abb. 11.23 a–e).

Abb. 11.20. c–g Ecknaht bei der Bildung des Dünndarmbeutels; fortlaufende Vorderwandnaht

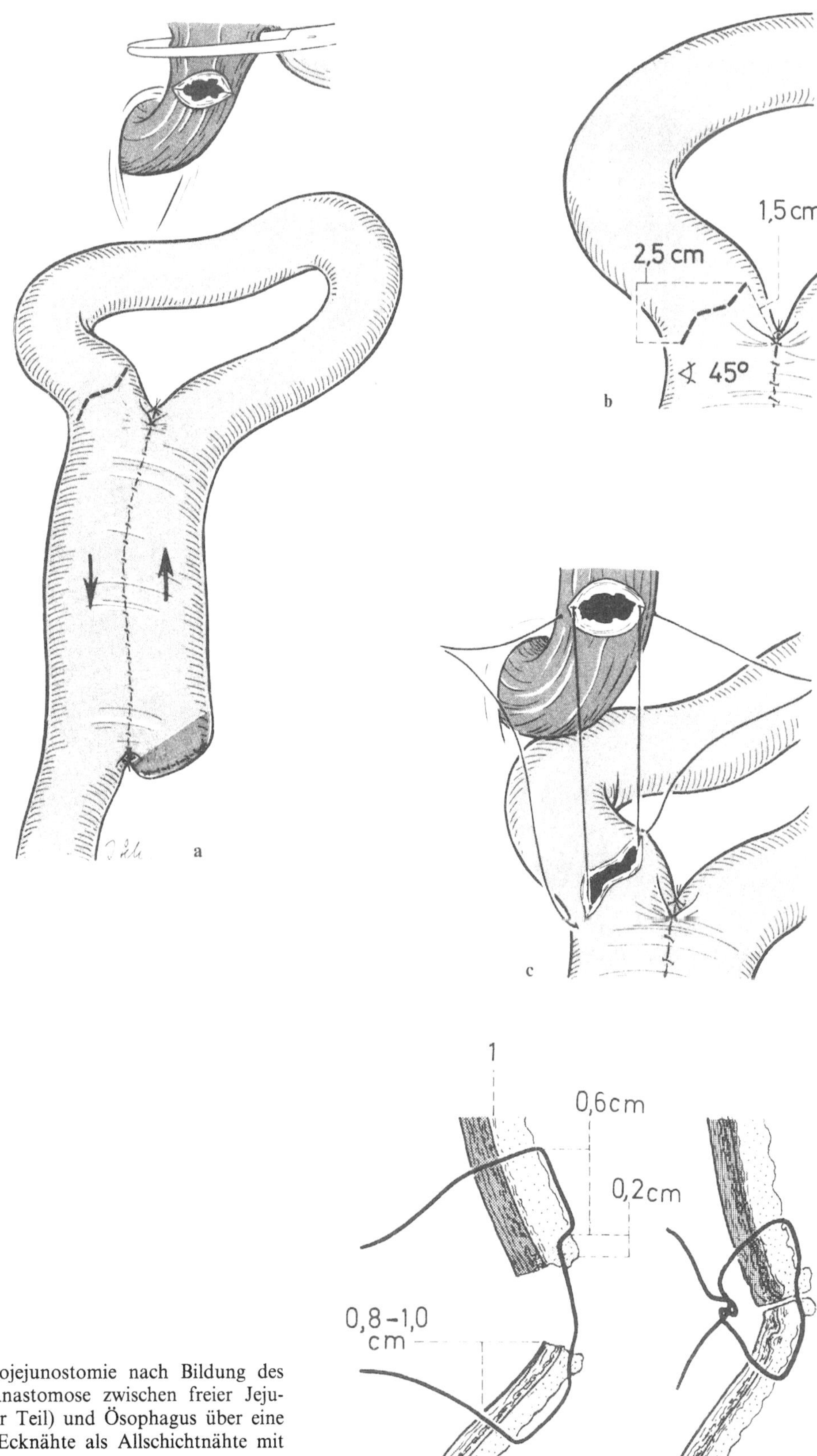

Abb. 11.21 a–e. Ösophagojejunostomie nach Bildung des Dünndarmbeutels. **a–c** Anastomose zwischen freier Jejunumschlinge (abführender Teil) und Ösophagus über eine S-förmige Inzision. **d, e** Ecknähte als Allschichtnähte mit Adaptation der Mukosa
1 Ösophagus. *2* Jejunum

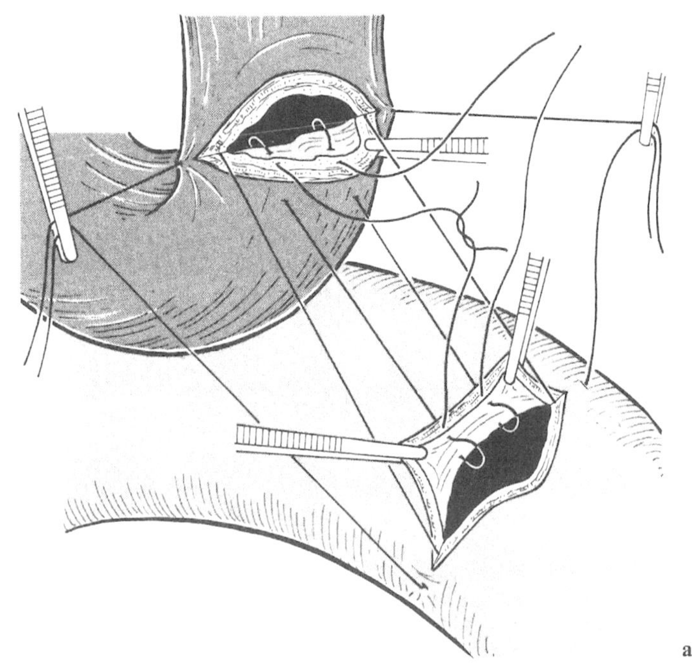

a

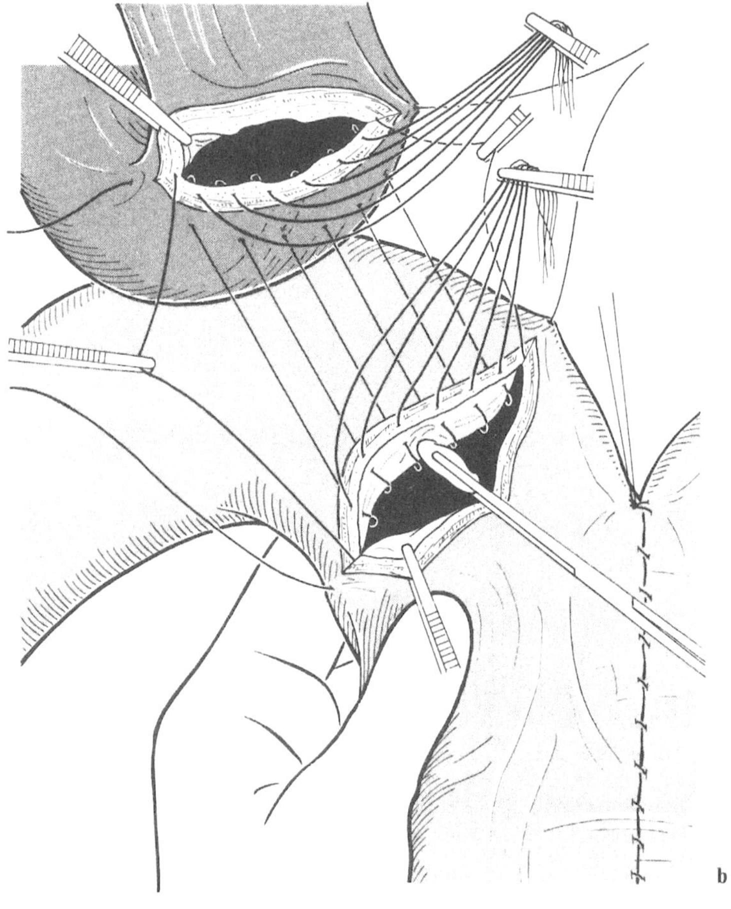

b

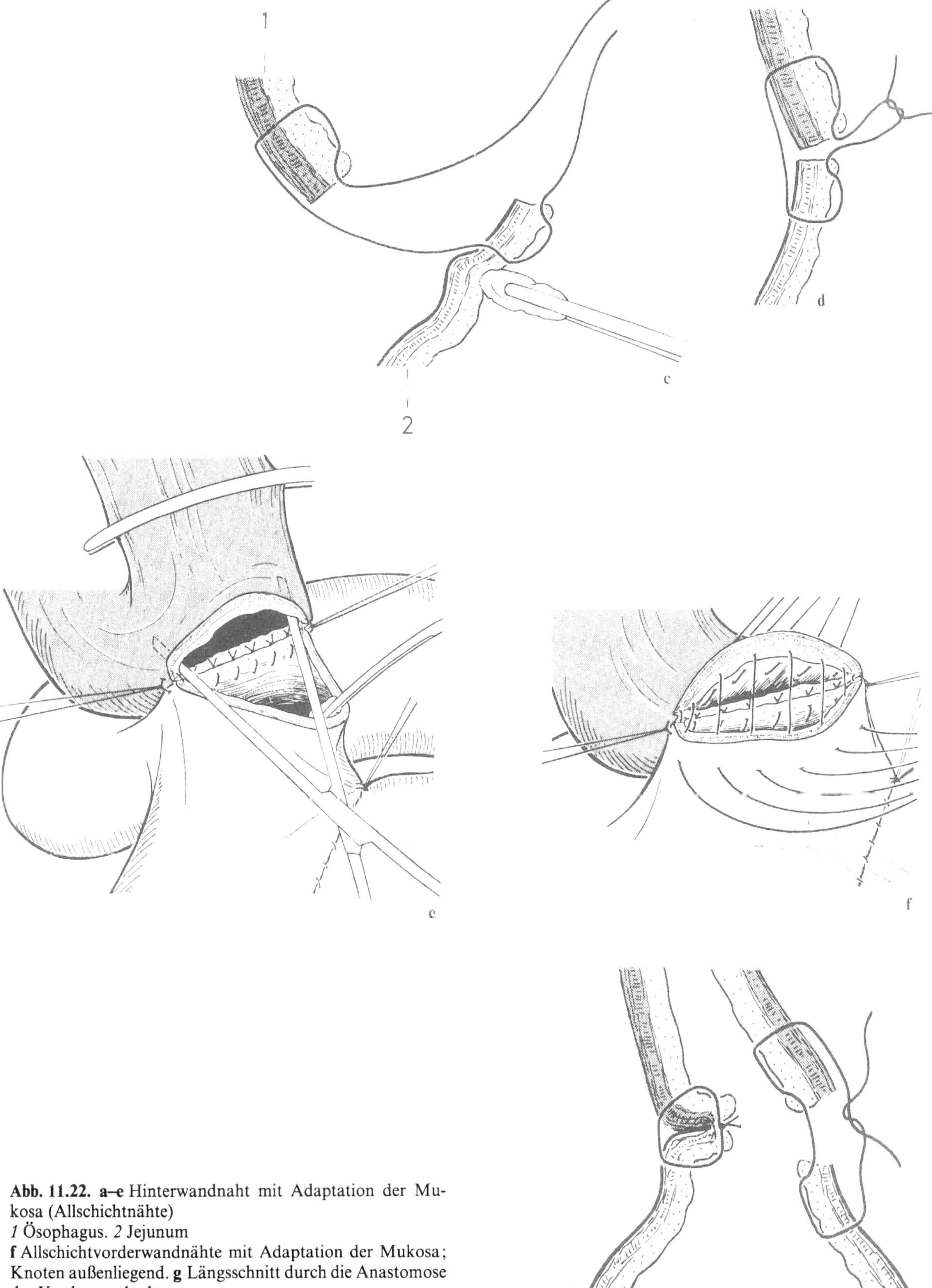

Abb. 11.22. a–e Hinterwandnaht mit Adaptation der Mukosa (Allschichtnähte)
1 Ösophagus. *2* Jejunum
f Allschichtvorderwandnähte mit Adaptation der Mukosa; Knoten außenliegend. **g** Längsschnitt durch die Anastomose der Vorderwandnaht

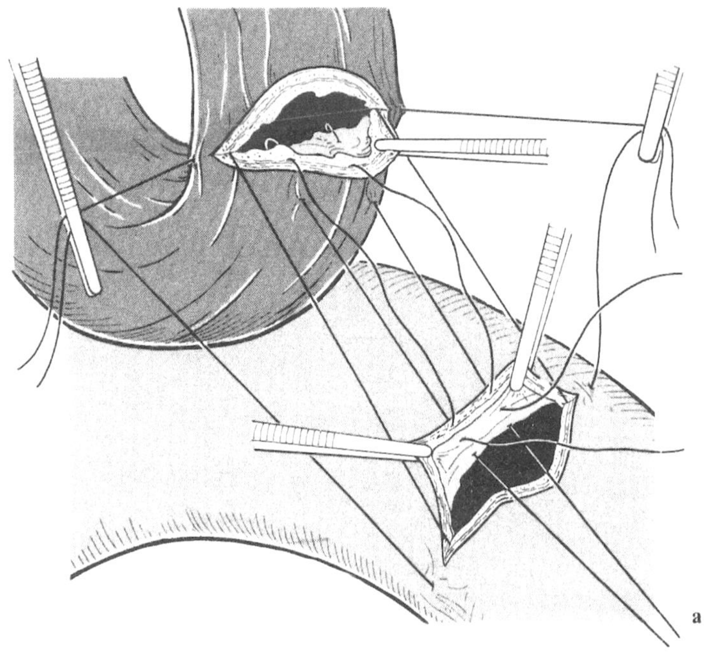

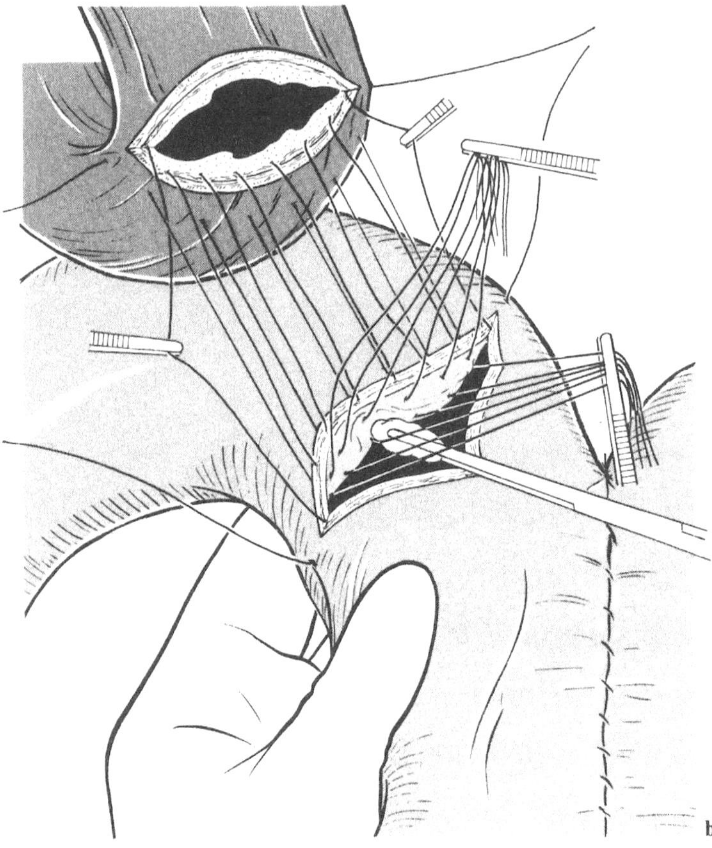

Abb. 11.23 a–g. Alternative der Naht der Ösophagojejunostomie: Rückstichnähte mit Legen des Knotens auf die Mukosa. **a–e** Legen der Hinterwandnähte. **f–h** Mukosaadaptierende Vorderwandnähte. **g** Längsschnitt durch die Anastomose bei Hinterwandnaht
1 Ösophagus. *2* Jejunum

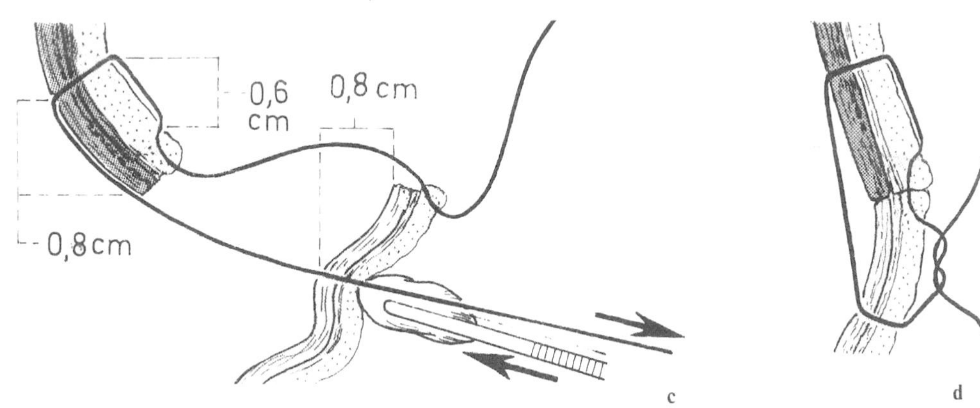
0,6
cm
0,8 cm
0,8 cm
c
d

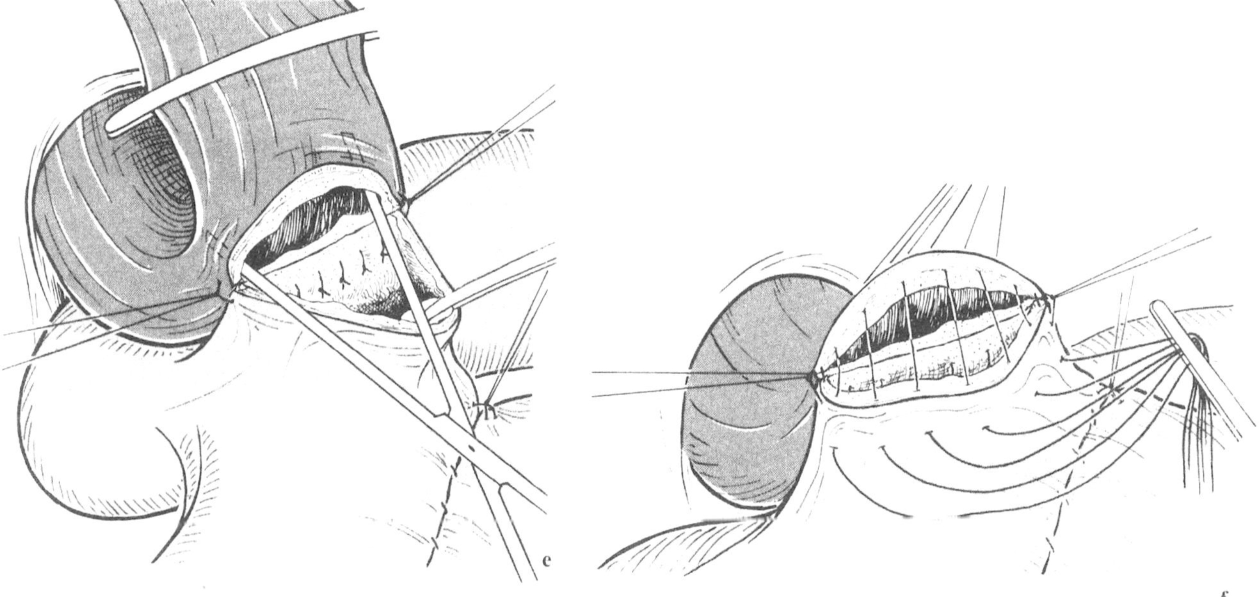
e
f

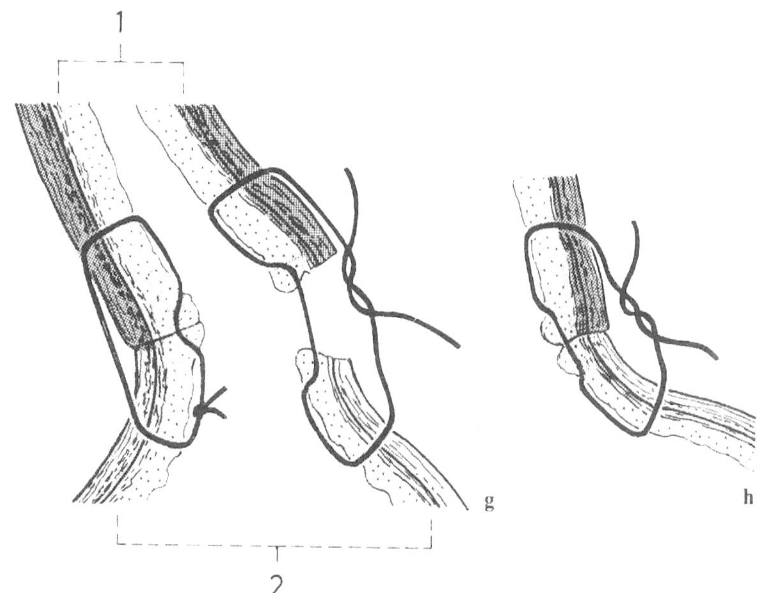
1
g
h
2

Plikatur

Die Plikatur erfolgt in Anlehnung an die Technik
von Graham, indem die freie Jejunumschlinge um
die Anastomose gelegt und in Form einer Plikatur
um die Anastomose gefaltet wird (Herfarth). Die
Plikation wird durch Nähte zwischen den beiden
Schlingenanteilen, die teilweise am Ösophagus fixiert werden, gehalten (Abb. 11.24a–c).

Die Antirefluxwirkung der Plikatur ist größten-
teils durch eine Ventilbildung zu erklären. Bei
Druckerhöhung im Bereich des Ersatzmagens
kommt es zur Kompression des distalen Ösophagus (Abb. 11.24d, e).

Abschließend wird die zuführende Jejunumschlinge, die während des Eingriffs abgedeckt war,
30 cm bis 40 cm unterhalb des Pouch End-zu-Seit
eingeleitet (Anastomosentechnik: Einzelknopfnaht, 4/0; Abb. 11.25).

*Eine Wiederherstellung der orthograden Duode-
nalpassage ist möglich.* Bei diesem Vorgehen ist

Abb. 11.24 a–e. Jejunoplikation bei Beutelbildung nach
Lawrence (Herfarth). **a** Legen der freien Jejunumschlinge
um die Anastomose. **b–d** Plikation der freien Jejunumschlinge um den Ösophagus. Fixation durch seromuskuläre
Nähte oder gleichzeitige Einbeziehung der Ösophagusmus-
kulatur (die letzte Naht faßt anstelle des Ösophagus die
Seromuskularis des Dünndarmbeutels). **e** Längsschnitt
durch die Ösophagojejunoplikation bei Ersatzmagenbildung
nach Lawrence
1 Ösophagus, *2* Plikatur durch die freie Jejunumschlinge,
3 Plikatur durch die freie Jejunumschlinge, *4* Lumen des Ersatzmagens

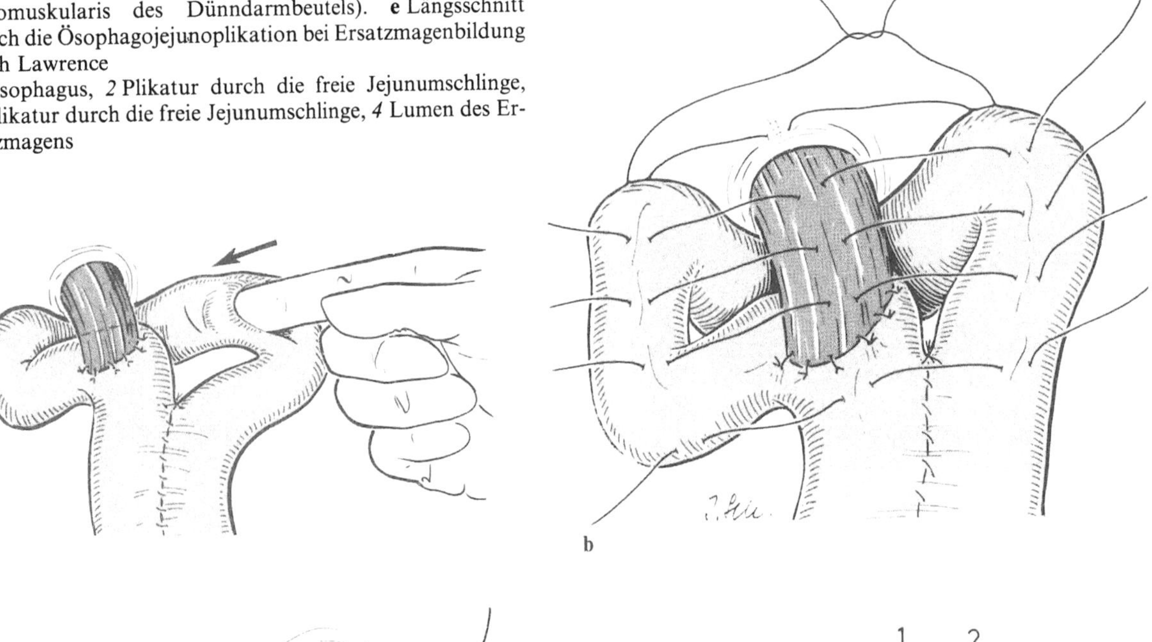

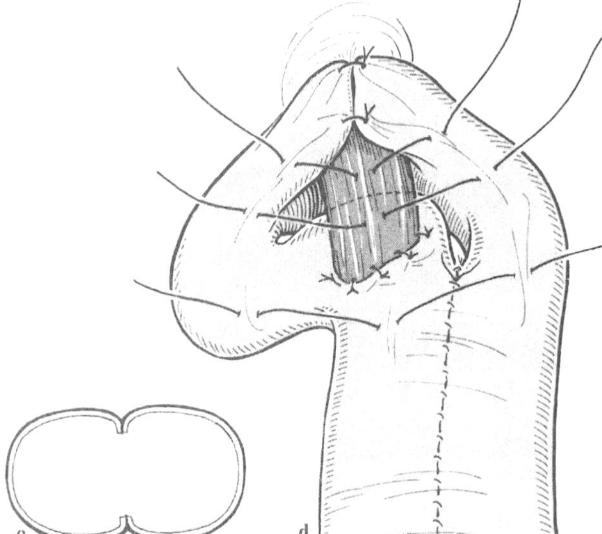

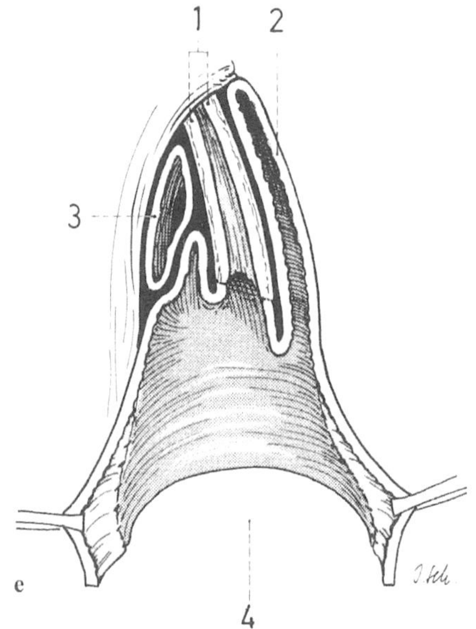

eine weitere Anastomose zwischen der ehemals zuführenden Jejunumschlinge und der distalen abführenden Jejunumschlinge End-zu-End erforderlich (Abb. 11.26).

Alternative. Operationsverfahren nach Lawrence/Hunt/Rodino. Es wird eine breite Enteroanastomose zwischen Ösophagus und abführender Schlinge bei Wegfall der freien oberen Jejunumschlinge und damit auch Wegfall einer Antirefluxplastik im Sinne einer Jejunoplikation gebildet. Dieses Verfahren erfolgt im Sinne einer Roux-Konstellation (s. Abb. 11.18).

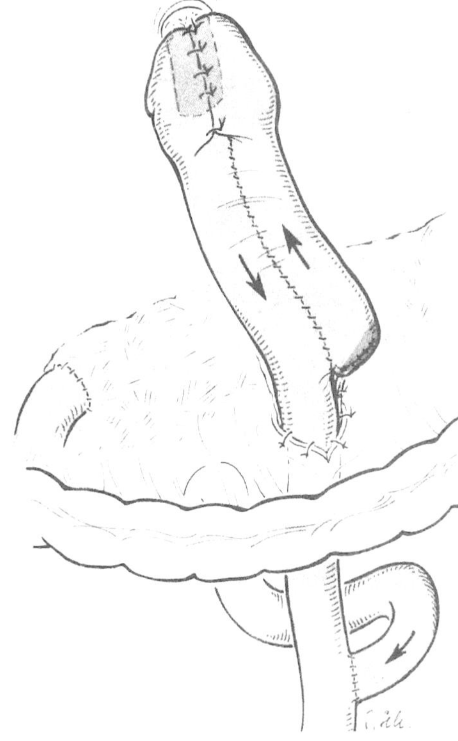

Abb. 11.25. Ersatzmagenbildung nach Lawrence mit Jejunoplikation

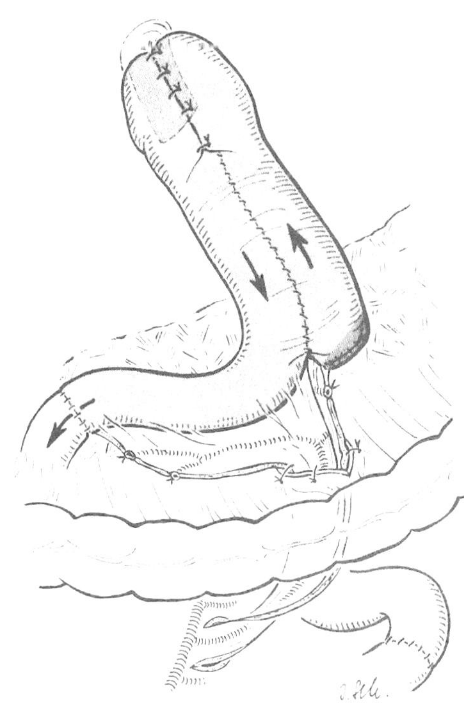

Abb. 11.26. Die gleiche Situation wie Abb. 11.25 mit orthograder Duodenalpassage

Alternative. Jejunoplication mit Ersatzmagenbildung nach Siewert/Peiper (Abb. 11.27): Die zuführende Schlinge wird nach Durchführung einer langen Enteroanastomose belassen (Prinzip nach Schloffer). Im Bereich der Vorderwand der Enteroanastomose erfolgt im oberen Anteil die Ösophagojejunostomie, so daß diese zwischen beide vereinigten Schlingen einmündet (Abb. 11.27a, b). Die Anastomose erfolgt in einreihiger Nahttechnik. Wesentlich erscheint die U-Naht in der Mitte der Hinterwand und Vorderwand, da hier der Ösophagus auf eine Vereinigung der zu- und abführenden Schlinge trifft (Abb. 11.27c, d). Die Plikation des Jejunums um die Anastomose ist einfach, da sich zu- und abführende Schlinge symmetrisch adaptieren lassen (Abb. 11.27e, f). Bei diesem Verfahren bleibt ein Reflux in den Pouch durch die Erhaltung der zuführenden Schlinge erhalten.

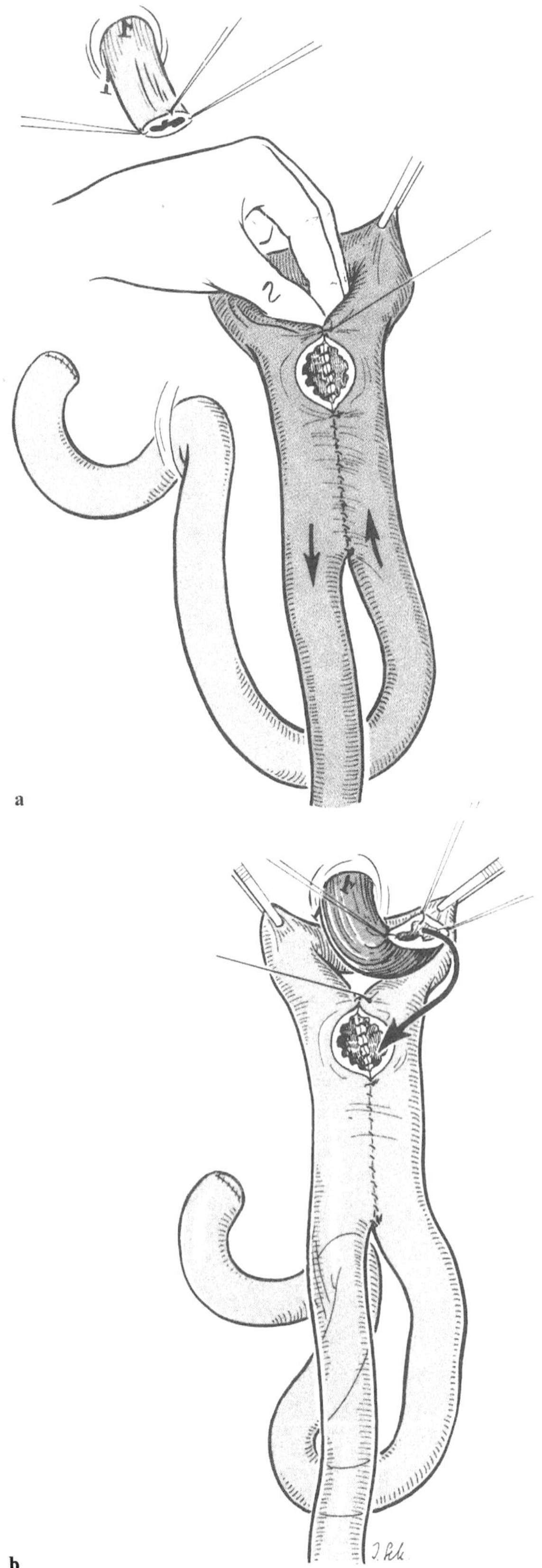

a

b

Abb. 11.27 a–f. Alternative: Jejunoplikation nach Siewert/Peiper (1972). **a** In eine lange Enteroanastomose (nach Schloffer) wird in den oberen Anteil die Ösophagojejunostomie gelegt. **b–d** Legen der Hinterwand- und Vorderwandnähte im Bereich der Dünndarmvereinigung (jeweils als U-Naht). **e, f** Komplettierung der Jejunoplikation durch symmetrisches „Einwitzeln" des Ösophagus

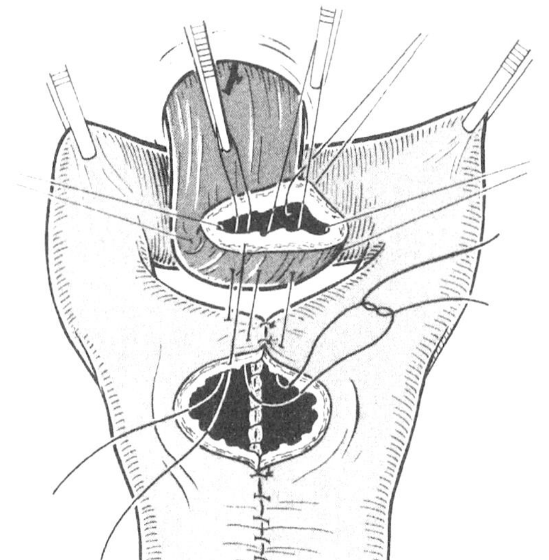

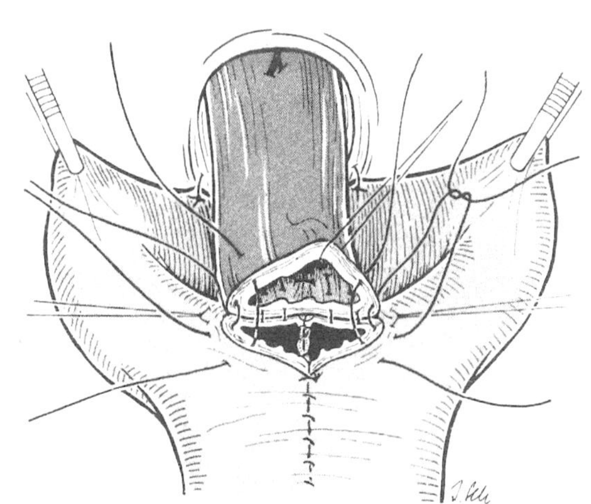

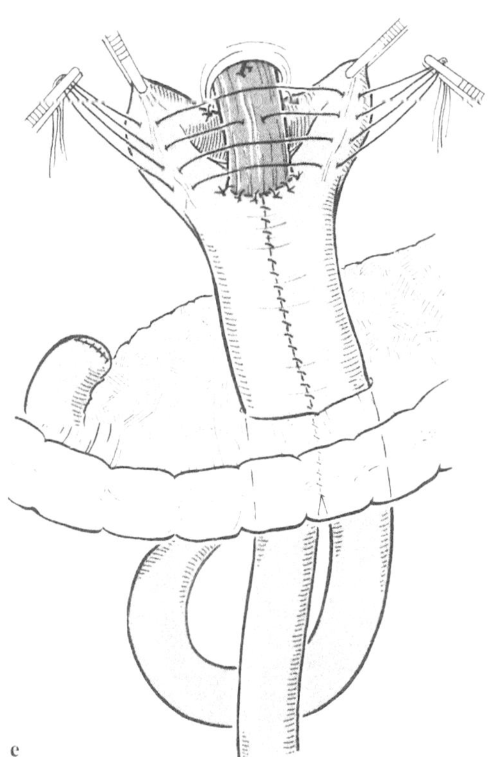

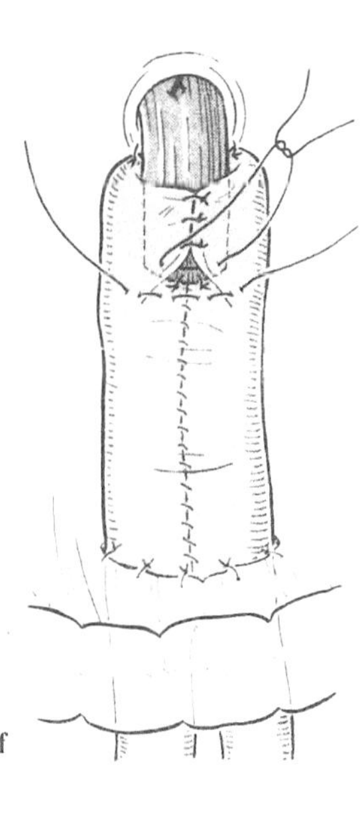

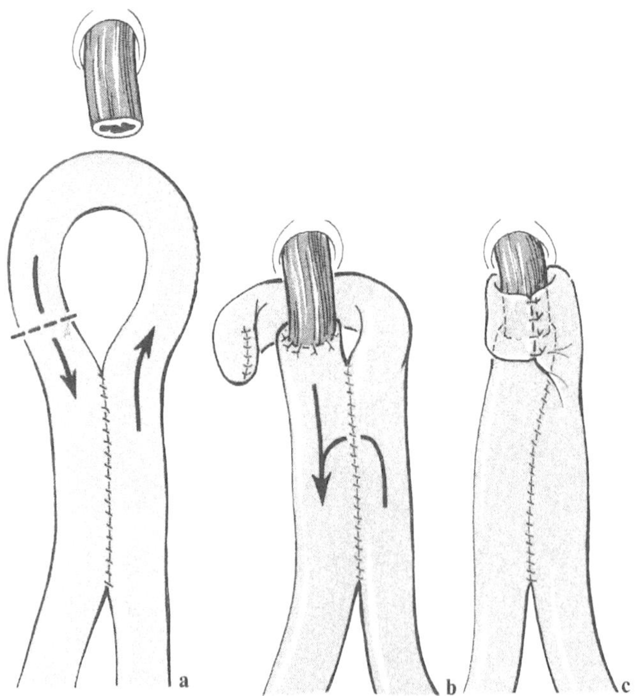

Abb. 11.28 a–c. Jejunoplikationsalternative. **a** Durchtrennung der freien Jejunumschlinge. **b, c** Einmanschettierung der Ösophagojejunostomie mit der blind endenden Jejunumschlinge (Kremer). Vorgehen mit dem Nähapparat möglich

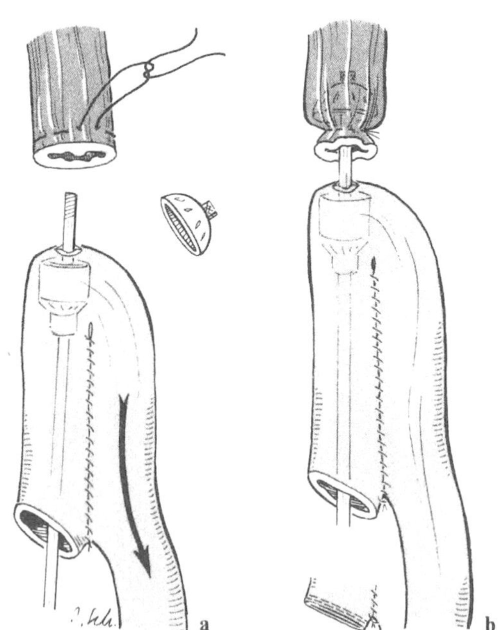

Abb. 11.29 a, b. Direkte Ösophagojejunostomie in einen Dünndarmbeutel (Lawrence) nach Kremer mit apparativer Nahttechnik

Alternative. Vorgehen mit mechanischem Nähapparat (Kremer; Abb. 11.28 a–c):
- Es wird eine breite Anastomose angelegt und im Bereich der freien oberen Jejunumschlinge kurz vor der Einmündung der abführenden Schlinge diese durchtrennt und eine End-zu-End-Anastomose zwischen Ösophagus und Jejunum durchgeführt. Dann ist eine Plikatur mit einer freien Jejunumschlinge um die Anastomose möglich.
- Das gleiche Verfahren läßt sich besonders einfach bei der Ersatzmagenbildung nach Lawrence anwenden (Abb. 11.29 a, b). Bei diesem Vorgehen wird auf eine Jejunoplikation verzichtet, sie ist jedoch bei Verlagerung der Anastomose ohne weiteres möglich.

Alternative. Ösophagojejunostomie durch mechanischen Nähapparat End-zu-End: Mit Hilfe des mechanischen Nähapparats ist eine End-zu-End- oder eine End-zu-Seit-Anastomose der Ösophagojejunostomie möglich (Abb. 11.30 a, b). Das Verfahren der End-zu-End-Anastomose ist wegen der obligaten Refluxmöglichkeit nicht empfehlenswert.

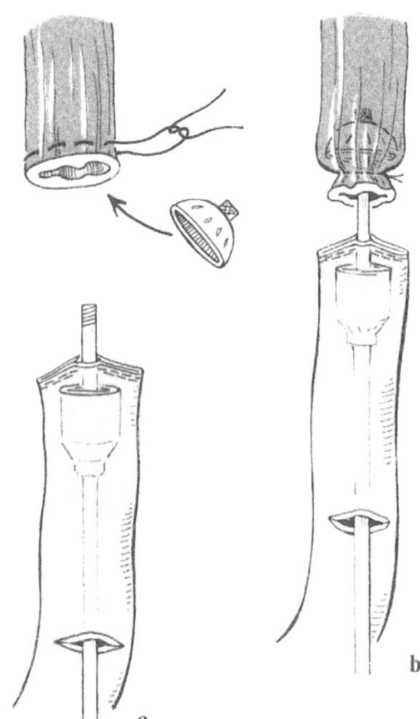

Abb. 11.30 a, b. End-zu-End-Ösophagojejunostomie mit dem Nähapparat

Modifikation der Antirefluxplastik nach Ersatzmagenbildung

Das Prinzip der Antirefluxplastik im Sinne der Sandwichmethode bzw. „Einwitzelung" wurde zuerst von Graham angegeben. Die Antirefluxplastik ist mehreren Modifikationen unterzogen worden. Voraussetzung für die Antirefluxplastik bleibt die End-zu-Seit-Anastomose. Während Graham bei der von ihm beschriebenen Methode das Jejunum am Ösophagus noch zusätzlich mit einer Reihe von Nähten fixiert, haben viele Plikationsformen als Grundprinzip das lockere Herumlegen einer blind endenden oder kontinuierlichen Jejunumschlinge ohne Fixation an der Speiseröhre. Bei der Jejunoplikation nach Schreiber wird das freie blinde Ende des Jejunums nach End-zu-Seit-Anastomose als Schlinge (10 cm) um Hinterwand und Vorderwand der Ösophagojejunostomie gelegt. (Abb. 11.31 a–e). Wichtig sind die fixierenden Nähte zwischen blinder und abführender Jejunumschlinge, um so die Plikatur zu erhalten.

Alternative. Die blinde Schlinge wird als 15 cm langes Dünndarmsegment hinter dem Ösophagus herum- und wieder zusammengeführt (Schreiber; Abb. 11.32 a–c).

Nach Ersatzmagenbildung durch ein Koloninterponat wird eine Semiplikatur durch das dorsal überstehende Koloninterponat erreicht (Abb. 11.33 a–e).

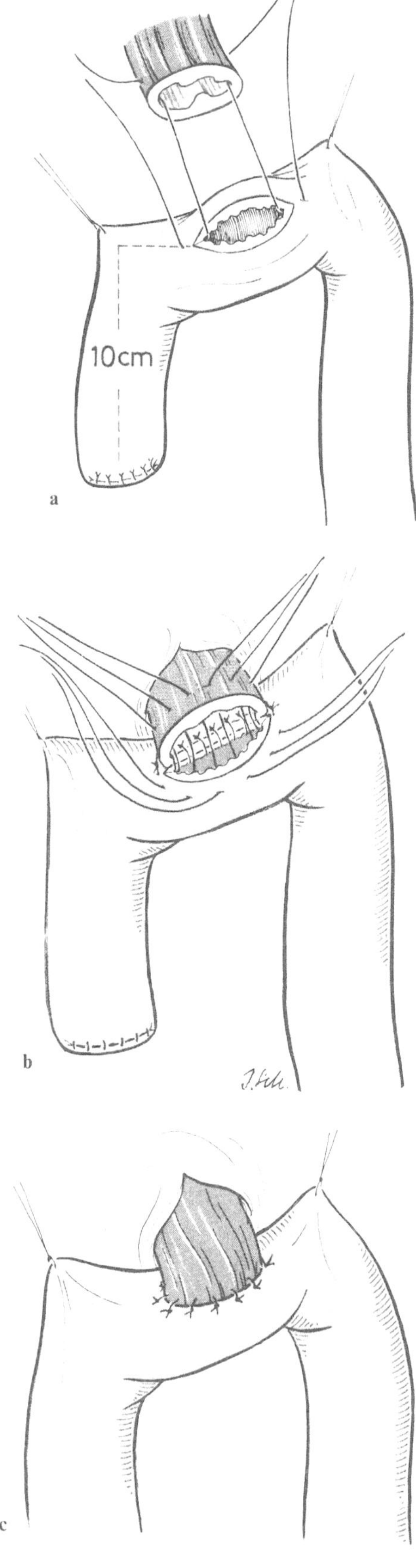

Abb. 11.31 a–e. Jejunoplikation bei End-zu-Seit-Anastomose (Schreiber). Bildung der Plikatur, indem das freie blinde Ende des Jejunums als Schlinge um Hinterwand und Vorderwand der Ösophagojejunostomie gelegt wird

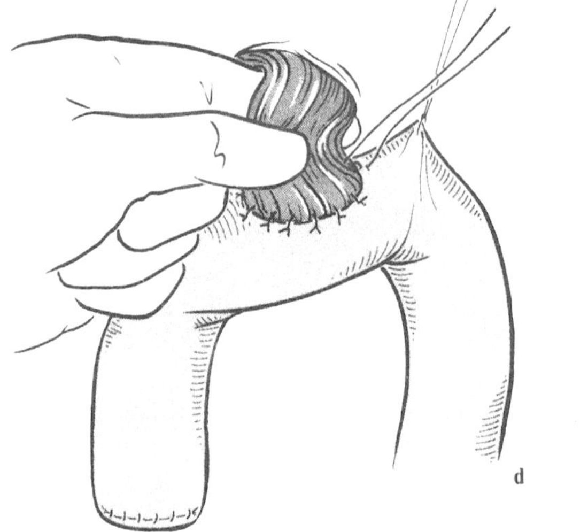

Abb. 11.31 d, e

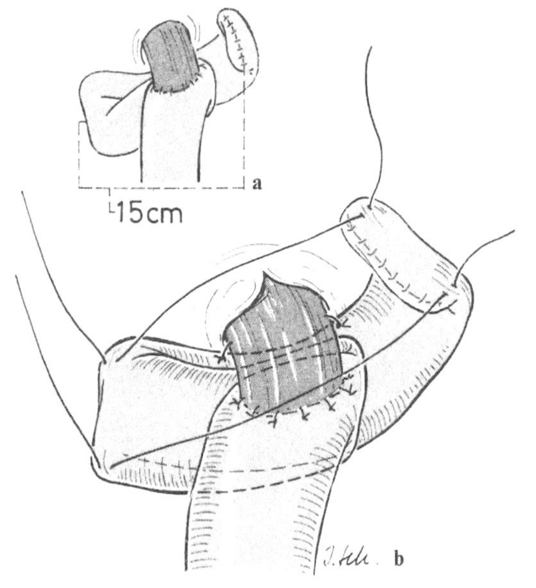

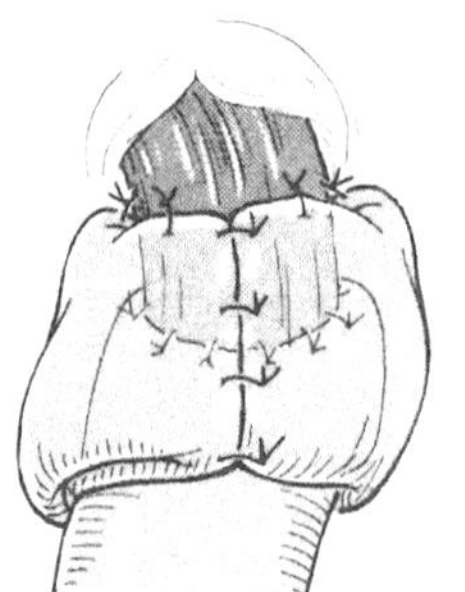

Abb. 11.32 a–c. Alternative: Die Dünndarmschlinge wird hinter die Ösophagojejunostomie herum- und wieder zusammengeführt (Schreiber)

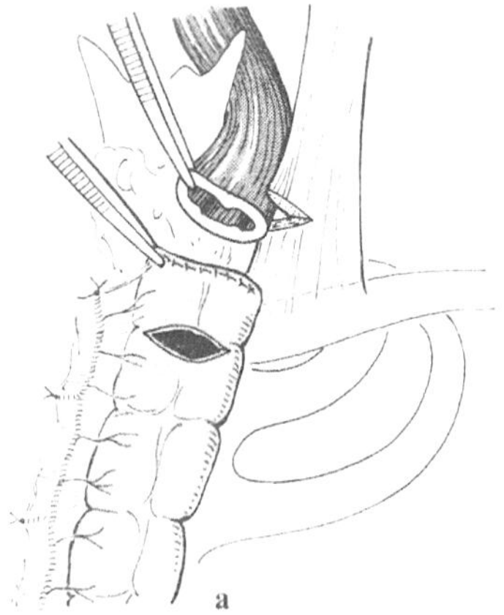
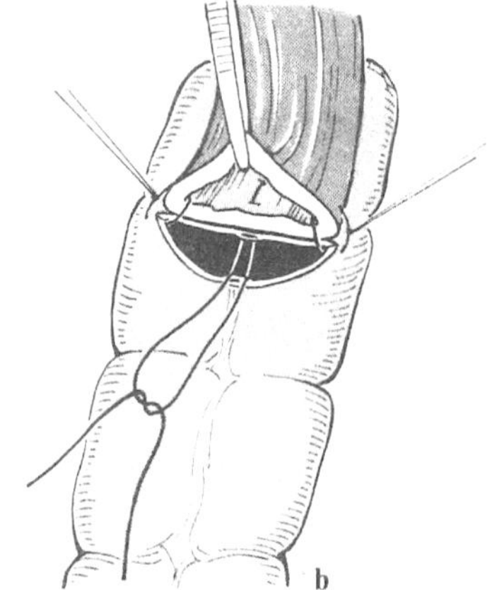
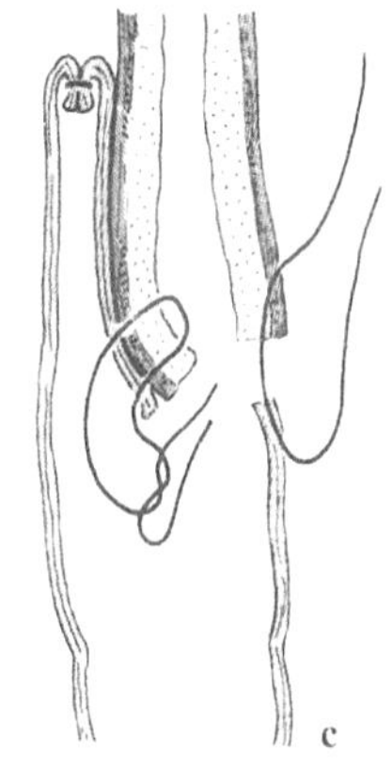
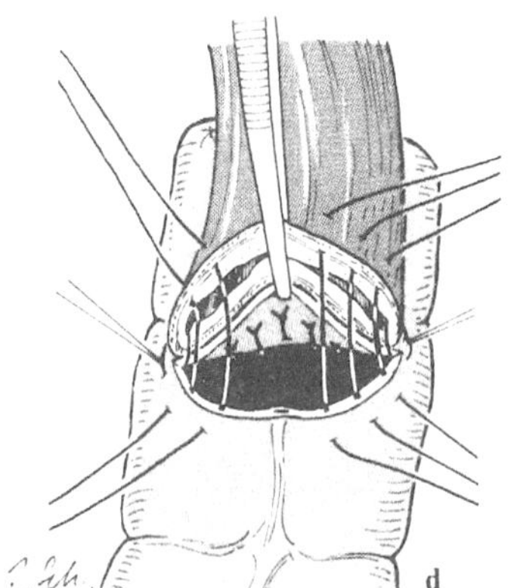
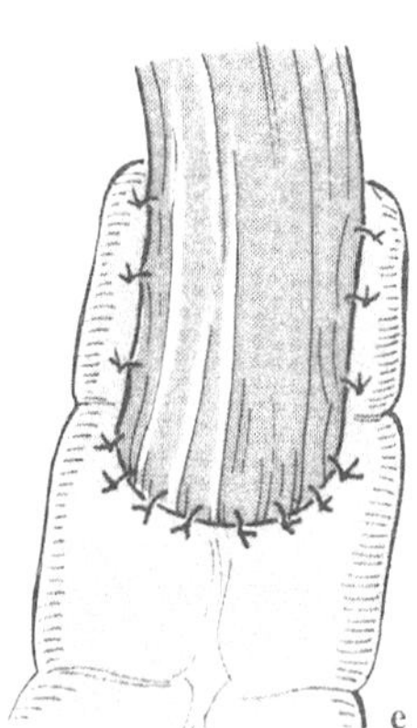

Abb. 11.33 a–e. Semiplikation bei Ösophagokolostomie. Bei End-zu-Seit-Anastomose wird das blinde Kolonende an die Hinterwand des Ösophagus adaptiert

Literatur

Gütgemann A (1952) Totale Gastrektomie beim Magenkrebs. Chirurg 21:474–479

Gütgemann A, Schreiber HW, Bernhard A (1963) Erfahrungen mit der totalen Gastrektomie. Langenbecks Arch Klin Chir 303:73–93

Herfarth Ch, Schlag P (1979) Gastric cancer. Springer, Berlin Heidelberg New York

Herfarth Ch, Mattes P, Merkle P (1980) Ersatzmagen nach Gastrektomie – ein berechtigter Begriff? In: Beger HG, Bergemann W, Oshima H (Hrsg) Das Magencarcinom. Thieme, Stuttgart, S 295–303

Hunt CJ (1952) Construction of food pouch from segment of jejunum as substitute for stomach in total gastrectomy. Arch Surg 64:601

Lawrence W (1962) Reservoir construction after total gastrectomy. Ann Surg 155:191–198

Longmire WP Jr, Beal JM (1952) Construction of a substitute gastric reservoir following total gastrectomy. Am Surg 135:637–641

Peiper HJ, Siewert R (1978) Magenersatz. Chirurg 49:81–88

Schrader CP, Koslowski L, Feine U, Konold P (1971) Vergleichende tierexperimentelle Untersuchungen über die Bildung eines Nahrungsreservoirs, seines Entleerungstyps und seiner Auswirkungen auf die Fettresorption. Langenbecks Arch Klin Chir 329:242–243

Schreiber HW (1966) Radikalität und pathophysiologische Gesichtspunkte bei der Resektion des Magencarcinoms. Langenbecks Arch Klin Chir 314:213–230

Schreiber HW, Eichfuß HP, Schumpelick V (1978) Magenersatz. Chirurg 49:72–80

Siewert JR, Meyer H, Peiper HJ (1976) Technik und Ergebnisse der Oesophago-Jejunoplicatio. Langenbecks Arch Chir 343:45–58

Siewert R, Peiper HJ, Jennewein HM, Waldeck F (1973) Die Oesophago-Jejunoplicatio. Chirurg 44:115–120

12 Palliativeingriffe beim nichtresektionsfähigen Magenkarzinom

C. HERFARTH und H.W. SCHREIBER

Allgemeines

Endoskopische Maßnahmen haben die chirurgischen Manöver erheblich eingeschränkt (Abb. 12.1).

Möglichkeiten endoskopischer Palliativmaßnahmen bei nichtresektionsfähigen stenosierenden Tumoren der distalen Speiseröhre und des proximalen Magens sind:

a) Ernährungssonde,
b) Bougierung,
c) Tumorverkleinerung durch
– Diathermie,
– Laser,
– Injektion von Zytostatika und sklerosierenden Substanzen,
d) Tubus,
e) perkutane Magensonde,
f) Tubus bei ösophagotrachealer Fistel.

Bei nicht kurativ angehbaren Krankheiten von Patienten im jugendlichen und mittleren Lebensalter konkurrieren auch heute noch operative Palliationen mit solchen endoskopischer Therapie.

Indikationen

Wiederherstellung der Passage von Speiseröhre, Magen, Zwölffingerdarm und Gallengang. Dabei gibt es auch vorsorgliche Anzeigen.
Notindikationen:
schwere oder rezidivierende Tumorblutung, Perforationen, Tumorjauchung.

Kontraindikationen

Allgemeine Inoperabilität; Abwägen der Risiken bei der Methodenwahl zugunsten des risikoärmsten Verfahrens.

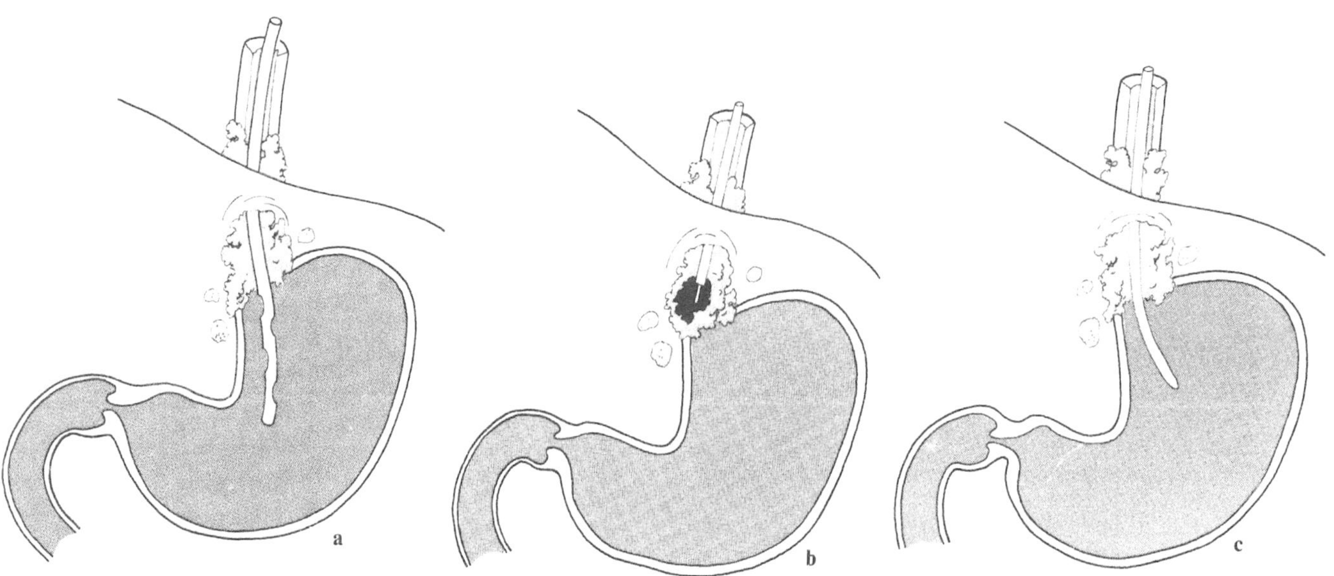

Abb. 12.1 a–g. Möglichkeiten endoskopischer Palliativmaßnahmen bei nicht resektionsfähigen stenosierenden Tumoren der distalen Speiseröhre und des proximalen Magens

Vorbereitung
Parenterale hochkalorische Alimentation (8–10 Tage).
Lagerung: Rückenlage.
Narkose: Allgemeinnarkose, Lokalanästhesie.
Zugangswege: bei vorausgegangener Operation durch den ersten Zugang, sonst durch linksseitigen Transrektalschnitt (bessere Wundheilung).

Technik

Umleitungsoperationen bei distalem Ösophagus und proximalem Magenkarzinom

Ösophagogastrostomie
Ausgiebige Mobilisation des proximalen Magens. In der Regel ist das Karzinom an der Kleinkurvaturseite lokalisiert, so daß man das Lig. grastrolienale bis über die gastroepiploische Gefäßscheide absetzen kann.

Die Magenhinterwand wird möglichst weit entfesselt. Man unterfährt den Stamm der A. gastrica sinistra und die V. coronaria ventriculi zunächst mit dem Finger und durchtrennt sie zwischen 2 Klemmen. Bei fortgeschrittenem Tumorwachstum ist dies nicht immer möglich. Es folgen Mobilisation der terminalen Speiseröhre und Einkerben des Zwerchfells nach oben oder links schräg (Abb. 12.2). „Hochbringen" und Adaptation des großkurvaturseitigen Magens an die Speiseröhre. Die Anastomose ist eine laterolaterale Verbindung

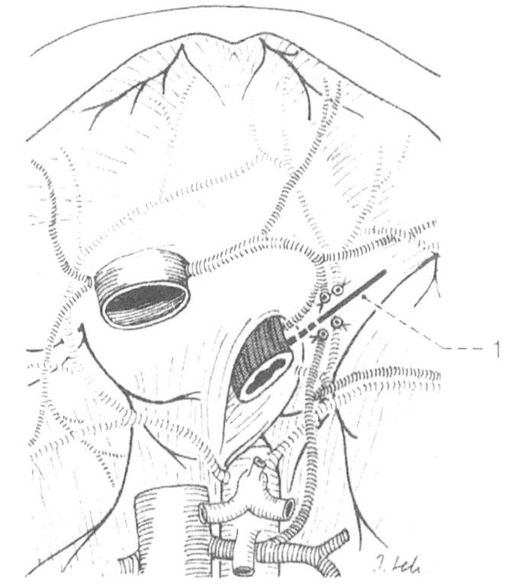

Abb. 12.2. Zwerchfellansicht von unten mit Gefäßen und N. phrenicus. Lage der Zwerchfellinzision zum Durchzug von Magen oder Dünndarm. Die Inzision kann gesondert im sehnigen Teil liegen, kann aber auch bis zum Hiatus oesophageus geführt werden. *1* Zwerchfellinzision

(Abb. 12.3–12.6) mit dichtgestochener einreihiger Allschichtknopfnaht (Abb. 12.4 a, b); sie kann in verschiedenen Modifikationen erfolgen (Abb. 12.4–12.8). Wichtig sind die spannungsfreie Lage sowie ein wenigstens 2 Querfinger breiter Abstand zur proximalen Tumorgrenze.

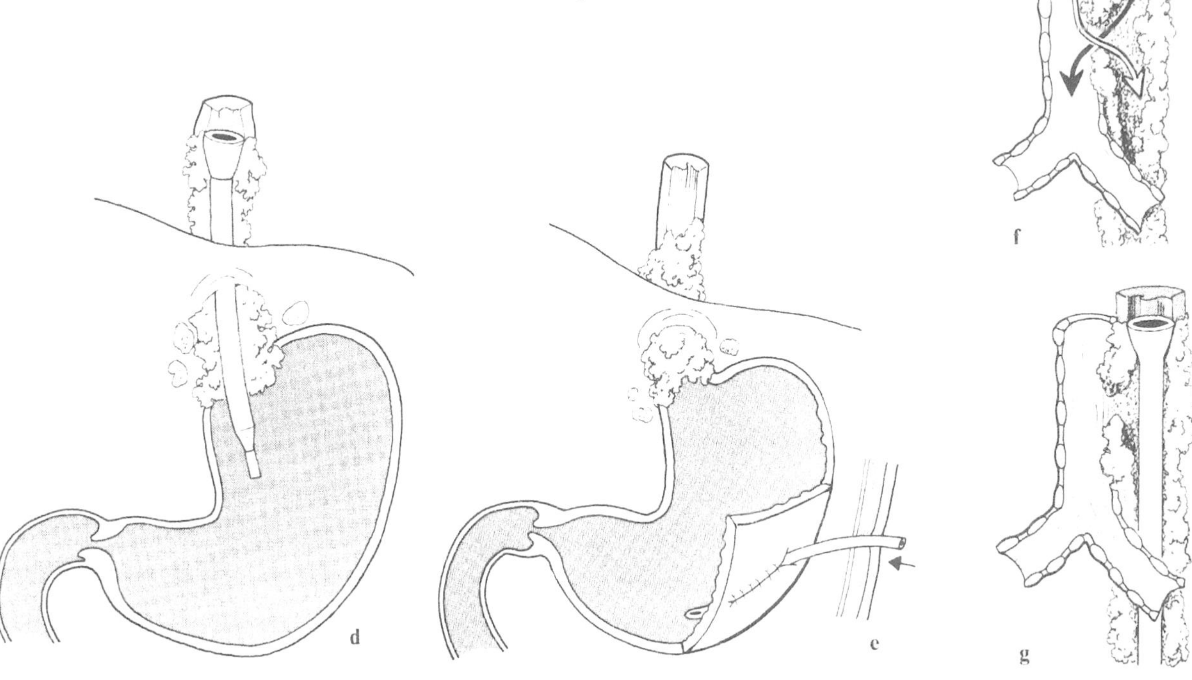

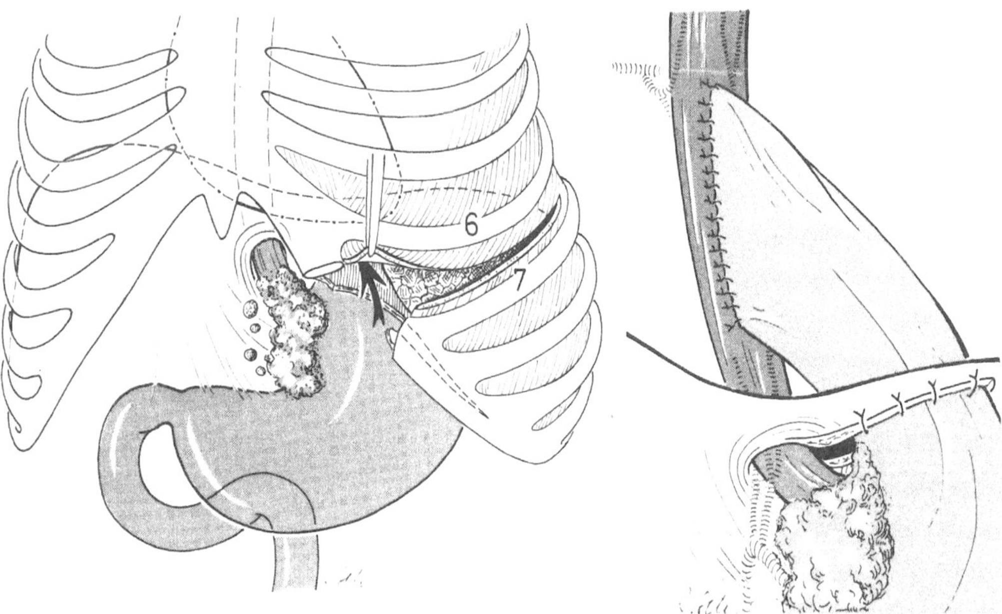

Abb. 12.3. Zugangsweg zur intrathorakalen Speiseröhre. Im 6. ICR wird die Brusthöhle eröffnet und auf dem Zwerchfell *(Pfeil)* präpariert

Abb. 12.5. Laterolaterale Ösophagogastrostomie. Situs nach fertiggestellter Anastomose. Zur Entlastung der Anastomose ist der Magen mit Nähten am Zwerchfell fixiert

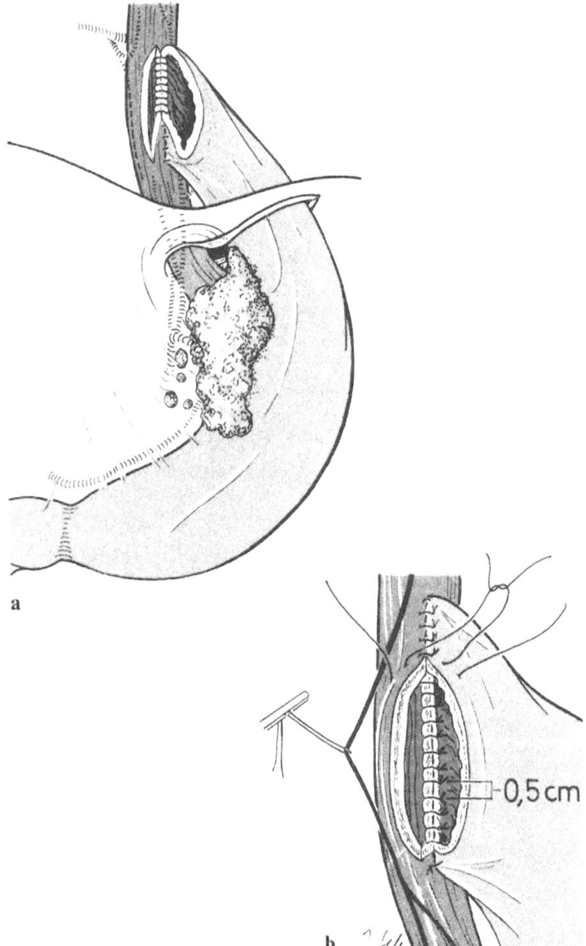

Abb. 12.4 a, b. Laterolaterale Ösophagogastrostomie. **a** Die Speiseröhre ist oral des Tumors inzidiert und der Magenfundus nach Mobilisation durch die Zwerchfellinzision an den Ösophagus herangebracht und eröffnet. Naht der Hinterwand mit allschichtiger Knopfnahttechnik. **b** Die Hinterwand der Anastomose ist fertiggestellt. Naht der Vorderwand in Allschichtknopfnahttechnik (Stichabstand 5 mm)

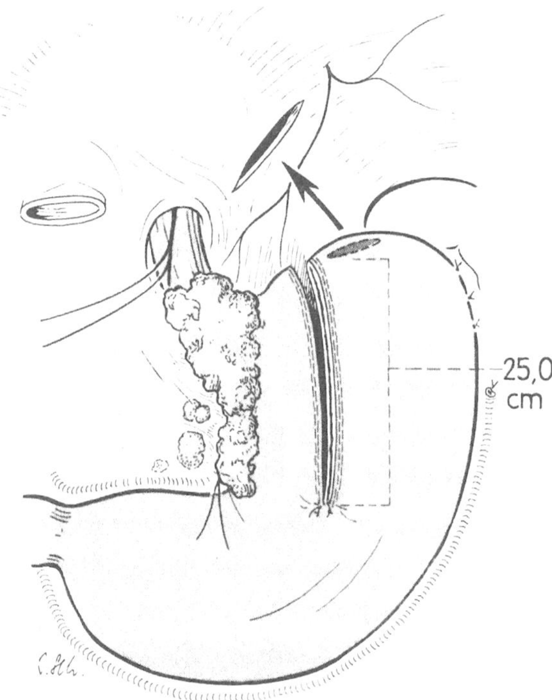

Abb. 12.6. Laterolaterale Ösophagogastrostomie. Mit dem Klammernähapparat wird ein Magenschlauch aus der Großkurvatur gebildet (Länge ca. 25 cm).
Pfeil: Lage der Fundusinzision und Durchzug durch eine gesonderte Inzision im sehnigen Teil des Zwerchfells

Abb. 12.7. Laterolaterale Ösophagogastrostomie. Der Magenschlauch ist mit der Speiseröhre anastomosiert und durch Nähte am Zwerchfell fixiert (*gestrichelte Linie:* Herzbeutelkontur)
1 N. phrenicus sinister

Der hochgezogene Magenanteil wird an den Lefzen der Zwerchfellinzision fixiert, so daß die Anastomose entspannt und ein späterer Prolaps von Eingeweide vermieden wird.

Die Mobilisation des Magens kann auch durch Abspalten des proximalen Fundus- und Großkurvaturteils durch Maschinennaht erfolgen. Die Inzision sollte ca. 25 cm lang sein (Abb. 12.6). Der so gebildete Schlauch kann durch einen aufgedehnten und durch Inzision erweiterten Hiatus oesophagicus oder durch eine gesonderte linksseitige Zwerchfellinzision an den intrathorakalen Ösophagus herangebracht werden (*Cave:* N. phrenicus sinister; Abb. 12.6 und 12.7).

Anastomosentechnik: dichtgestochene Allschichtknopfnaht oder Klammernaht.

Zur Entspannung der Naht wird der Großkurvaturschlauch am Zwerchfell durch Knopfnähte fixiert.

Umleitung durch Ösophagojejunostomie mit einer nach Roux ausgeschalteten Schlinge

Etwa 30–40 cm unterhalb des Treitz-Bandes wird ein Jejunalsegment nach Roux ausgeschaltet (Abb. 12.8). Das Darmrohr kommt retrokolisch durch eine gesonderte Inzision des Zwerchfells in die Thoraxhöhle. Die Öffnung muß so groß sein, daß die distale Speiseröhre ausreichend dargestellt werden kann.

Nahttechnik: dichtgestochene Allschichtknopfnaht. Einengen des Zwerchfellschlitzes auf die Kaliberweite des Darmrohrs und Fixation des Segments an den diaphragmalen Wundlefzen.

Koloninterposition

Es können auch rechtes, linkes oder Querkolon zur Umleitung verwendet werden (Abb. 12.9). Maßgebend für die Auswahl sind Größe und Beweglichkeit des Mesokolons sowie Gefäßsituation. Das ausgeschaltete Dickdarmsegment wird iso- oder anisoperistaltisch retrosternal bis zum Hals hochgeführt. Von einer linksseitigen Halsinzision aus wird der zervikale Ösophagus mobilisiert und terminoterminal, terminolateral oder laterolateral mit dem Dickdarm anastomosiert. Die zervikale Anastomose kann auch zu einem späteren Zeitpunkt durchgeführt werden.

Das aborale Kolon wird terminolateral mit dem distalen Magen, notfalls mit dem Duodenum oder dem Jejunum anastomosiert.

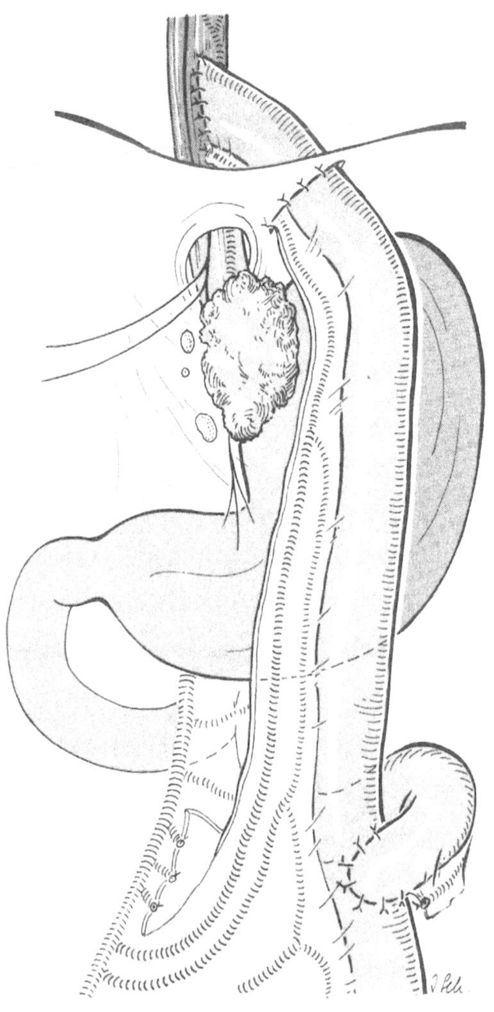

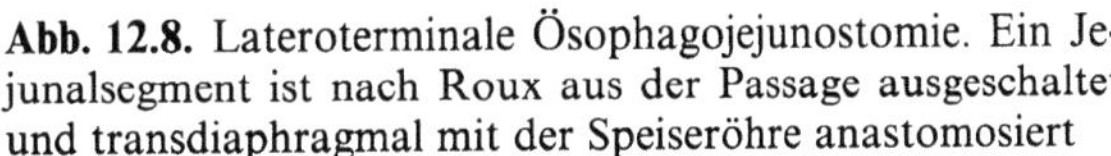

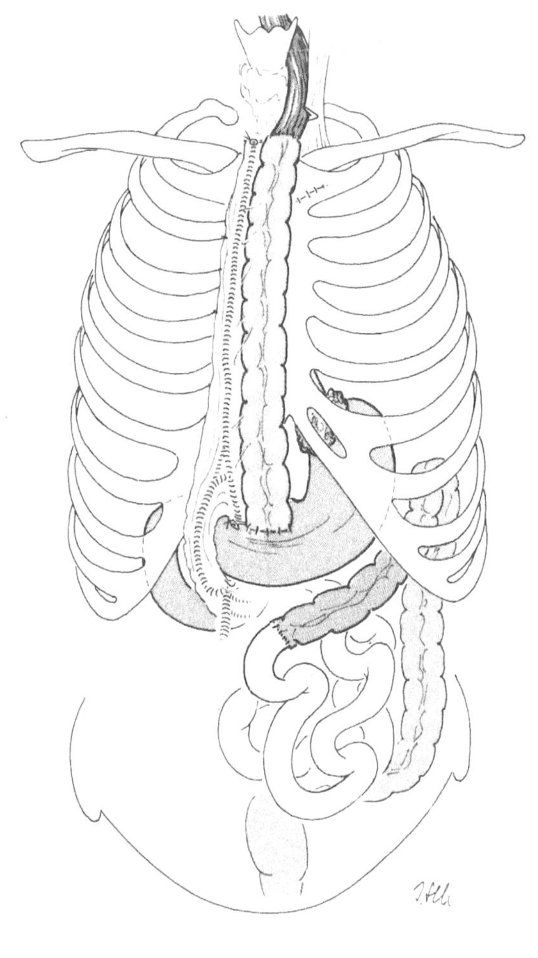

Abb. 12.8. Lateroterminale Ösophagojejunostomie. Ein Jejunalsegment ist nach Roux aus der Passage ausgeschaltet und transdiaphragmal mit der Speiseröhre anastomosiert

Abb. 12.9. Koloninterposition. Das rechte Hemikolon ist mobilisiert und mit seinem Gefäßstiel zum Hals verlagert. Lage des Interponates: antesternal. Die retrosternale Lage ist funktionell günstiger. Der linke M. sternocleidomastoideus ist zur Erweiterung des zervikalen Operationsfeldes an seinem medialen Rand eingekerbt. Zervikale Anastomose: lateroterminal oder terminoterminal. Am Magen wird das Kolon terminolateral anastomosiert. Das Interponat kann iso- oder anisoperistaltisch liegen

Chirurgische Anlage einer äußeren Ernährungsfistel

Chirurgische Gastrostomie
Siehe S. 29.
Chirurgische Jejunalfistel
Bei nicht resektionsfähigem Magentotalkarzinom und beim stenosierenden Tumor des distalen Magens kann der Nahrungsweg auf einem jejunalen Bypass erfolgen. Dazu wird ein Jejunalsegment ungefähr 30–40 cm aboral des Treitz-Bandes nach Roux ausgeschaltet (Abb. 12.10). Durch eine gesonderte Inzision der seitlichen Bauchwand kommt eine Ballonsonde in das Dünndarmsegment. Fixation des Schlauches nach dem Kader-Prinzip (Abb. 12.11 c).

Alternativ kann die Fistel mit einer kurzgeschlossenen oberen Jejunalschlinge angelegt werden (Abb. 12.11 a–c). Auswahl einer geeigneten Jejunalschlinge ca. 30–40 cm unterhalb des Treitz-Bandes. Nach Legen einer Tabaksbeutelnaht wird

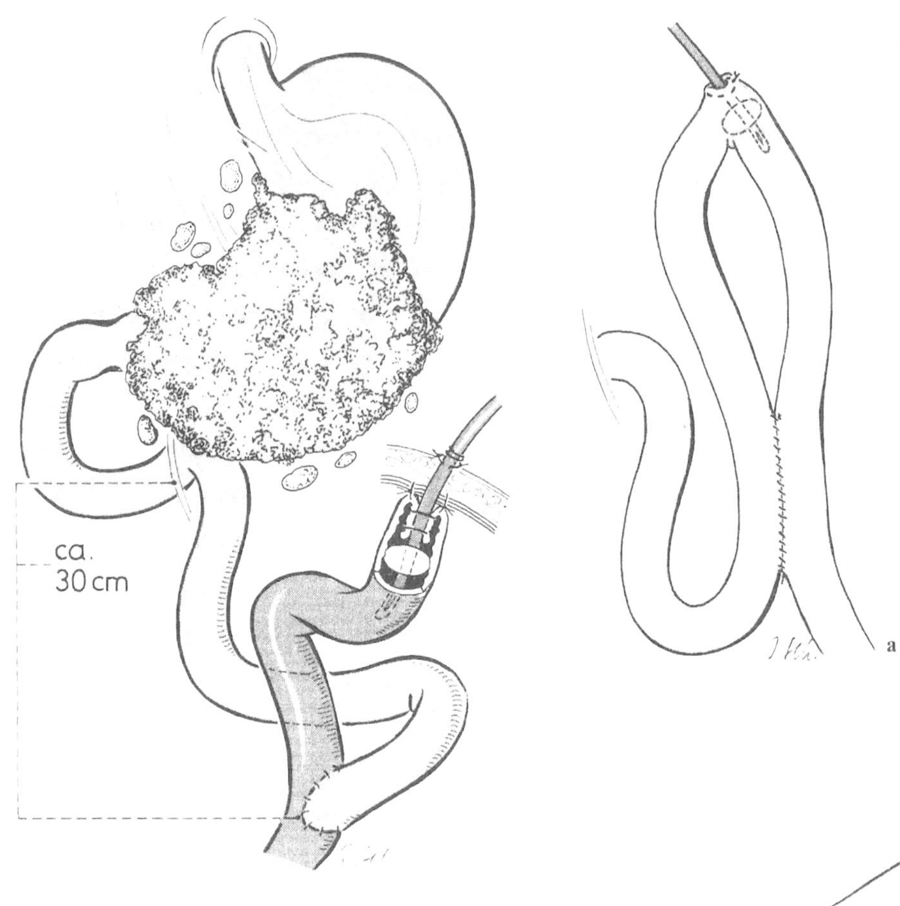

Abb. 12.10. Ernährungsfistel. Ein Jejunalsegment ist nach Roux ausgeschaltet; zur Ernährung wird eine Ballonsonde eingeführt. Die Schlinge wird am parietalen Peritoneum fixiert; die Ernährungssonde ist durch 2 Tabaksbeutelnähte gesichert und an der Haut fixiert (Übersicht im Schnitt)

eine Ballonsonde durch Stichinzision der seitlichen Bauchdecken in den aboralen Schenkel eingeführt. Knüpfen der Tabaksbeutelnaht und Decken der Enterostomie durch zusätzliche seromuskuläre Nähte (Abb. 12.11 a–e). Eine Braun-Enteroanastomose ist empfehlenswert. Die Haut wird mit Verfahren, die dem Kader-Prinzip ähnlich sind, fixiert und abgedichtet (Abb. 12.11 f).

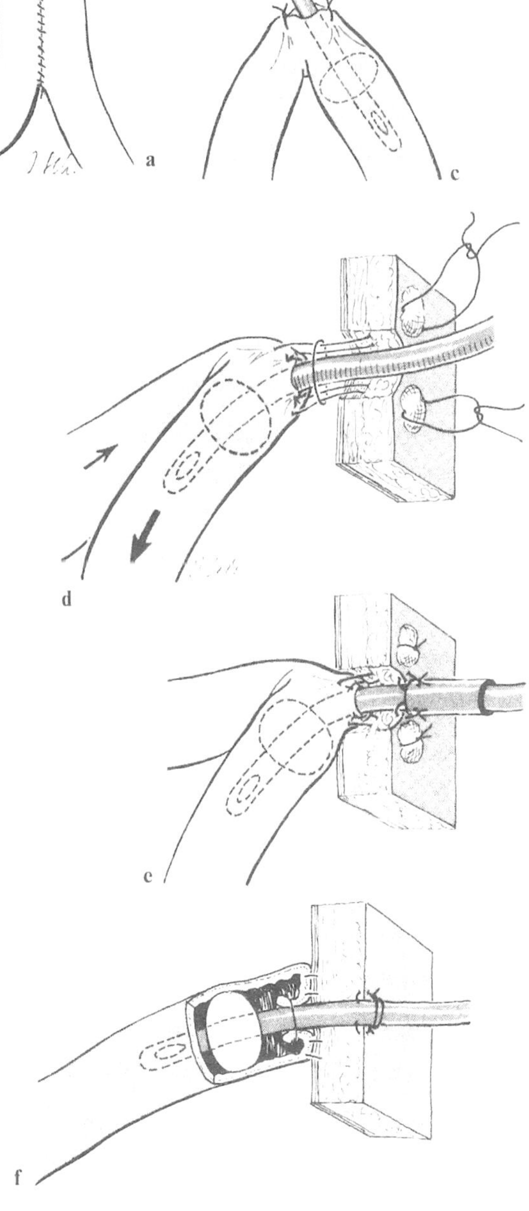

Abb. 12.11 a–f. Ernährungsfistel. Verwendung einer Jejunal- ▷ schlinge mit Braun-Enteroanastomose zur Ernährung (**a**). Eine Ballonsonde ist in den abführenden Schenkel eingebracht (**b**) und durch 2 Tabaksbeutelnähte (Kader-Prinzip) gesichert (**c**). Darstellung der Fixation der Jejunalschlinge an der Bauchwand (**d, e**). Ein nach Roux ausgeschaltetes Jejunalsegment wird sowohl am Peritoneum als auch an der Haut mit durchgreifenden Nähten fixiert (**f**)

Palliative Gastrektomie

Siehe S. 86.

Tubusimplantation

Die chirurgische Intubation tritt gegenüber der endoskopischen Plazierung in den Hintergrund. Sofern ein endoskopisches Einführen unmöglich ist, wird der Tubus mittels einer Gastrotomie (s. S. 22). eingeführt. Dabei kann es nützlich sein, einen Magenschlauch von unten nach oben zu führen, um so den Tubus nach unten durch die Tumorstenose zu ziehen.

Endoskopisch wird unter Durchleuchtungskontrolle ein Führungsdraht eingebracht. Mit dem Instrumentarium nach Eder-Poestow bougiert man die Stenose. Ein Tubus entsprechender Länge und entsprechenden Kalibers wird fest in den Tumor eingekeilt.

Komplikationen
Perforation, Drucknekrose, Blutung, Tubusluxation bzw. Dislokation, Bolusverschluß, Refluxösophagitis.

Besonderheiten
Das Aufdehnen der tumorös blockierten Kardiastenose erfolgt mit Hilfe von Thermo-, Kryo- oder Lasersonden oder durch Provokation von Nekrosebildungen durch sklerosierende Substanzen oder Zytostatika.

Palliative Gastroenterostomie beim distalen Magenkarzinom, beim Karzinom des Duodenums, der distalen Gallenwege sowie des Pankreaskopfes

Siehe S. 26.

Postoperative Komplikationen. Siehe S. 332.

Literatur

Celestin LR (1959) Permanent intubation in inoperable cancer of the oesophagus and cardia: A new tube. Ann R Coll Surg Engl 25:165

Drewe HW, Bircks W (1962) Einfache Palliativ-Operation beim inoperablen Cardia-Carcinom. Langenbecks Arch Klin Chir 301:280

Grewe HE, Kremer K (1960) Zur Problematik palliativer Eingriffe beim Magenkarzinom. Zentralbl Chir 85:1845

Häring R (1964) Eine neue Ösophagusendoprothese als Palliativmaßnahme beim inoperablen Ösophagus-Kardia-Karzinom. Chirurg 35:549

Hartog Jager FCA den, Berkel J, Tytgat GNJ (1981) Technique for endoscopic intubation of gastric cancer. In: Maercke YMF van, Moer EMJ van, Pelckmanns PAR (eds) Stomach diseases. Excerpta medica, Amsterdam Oxford Princeton

Heyrovsky H (1913) Casuistik und Therapie der idiopatischen Dilatation der Speiseröhe. Oesophagogastro-Anastomose. Langenbecks Arch Klin Chir 100:703

Kessler B, Wittrin G, Keferstein RD, Jost JO (1981) Die Thermosondenbougierung als Palliativeingriff bei bösartigen inkurablen Ösophagusstenosen. Zentralbl Chir 106:40

Rienhoff WF jr (1916) Intrathoracic esophagojejunostomia for lesions of the upper third of the esophagus. 5th Med J La Grange 39:928

Soehendra N (1981) Endoskopisches Tubuseinführen bei malignen Ösophagus- und Kardiastenosen. Dtsch Med Wochenschr 106:504

13 Selektiv-proximale Vagotomie mit Ulkusexzision beim Ulcus ventriculi

D. JOHNSTON

Allgemeines

Die selektiv-proximale Vagotomie (SPV), Parietal-zellvagotomie („highly selective vagotomy", „parietal cell vagotomy"), gilt z.Z. als die beste elektive Methode in der chirurgischen Behandlung des Ulcus duodeni. Dagegen ist die Anwendung der SPV in der Behandlung des chronischen Ulcus ventriculi noch nicht abschließend zu beurteilen, so daß hier auch heute noch die Billroth-I-Resektion das am häufigsten benutzte chirurgische Verfahren darstellt.

Vorteile der SPV gegenüber der Magenteilresektion sind: Erhaltung der Integrität des Magens mit ungestörter Funktion der Antrummotorik und des Pylorussphinkters; der Patient ist postoperativ in der Lage, größere Mahlzeiten zu sich zu nehmen: er leidet seltener unter Dumpingsymptomatik und hat in der Langzeitbeobachtung den besseren Ernährungszustand.

Das Ulcus ventriculi ist eine peptische Läsion. Eine SPV scheint daher sinnvoll; neben der erheblichen Reduktion der Sekretion von Säure und Pepsin wird gleichzeitig ein vermehrter duodeno-gastraler Reflux verhindert. Die partielle Gastrektomie reduziert zwar die Säure- und Pepsinsekretion, induziert jedoch einen größeren duodenogastrischen Reflux. Bei den meisten Patienten mit chronischem Ulcus ventriculi liegt die Säuresekretion im Normbereich, oder sie ist nicht wesentlich erniedrigt. Es ist also logisch, diese Patienten mit normaler Säuresekretion genauso wie ca. 60% der Ulcus-duodeni-Patienten zu behandeln, die ebenfalls mit ihrer Säuresekretion im Normbereich liegen. Mehrere Untersuchungen mit trunkulärer Vagotomie und Drainageoperationen bei chronischem Ulcus ventriculi haben gezeigt, daß die Langzeitrezidivrate bei ca. 10% liegt. Eine nicht unerhebliche Anzahl dieser Rezidive ist Folge einer inkompletten Vagotomie, so daß die Rezidivrate unter idealen Verhältnissen mit nahezu vollständiger Vagotomie nicht höher als ca. 6% liegen dürfte. Wenn man zudem in Erwägung zieht, daß die trunkuläre Vagotomie immer mit einer Drainageoperation kombiniert werden muß, die einen

Anstieg des Gallerefluxes in den Magen nach sich zieht; ist die Begründung für die SPV gegeben; sie reduziert die Säure- und Pepsinsekretion in gleichem Umfang wie die trunkuläre Vagotomie, und ist erheblich wirksamer in der Verhütung eines evtl. schädlichen Gallerefluxes in den Magen.

Es muß betont werden, daß auf diese Art nur das benigne Ulcus ventriculi behandelt wird. Obligat ist die präoperative Abklärung der Dignität des Ulkus durch Gastroskopie mit zahlreichen Biopsien sowie die Entnahme weiterer Biopsien mit Schnellschnittuntersuchung zum Zeitpunkt der Operation. Ich persönlich bevorzuge die totale Exzision des Ulkus, wenn dies technisch möglich ist, und gebe das Präparat in toto einem erfahrenen Pathologen zur Schnellschnittbeurteilung. Bei Lokalisation der Ulzera im Bereich des Pylorus und der Kardia kann die totale Exstirpation des Ulkus unmöglich sein.

Vorbereitung

Lagerung: Rückenlage.
Narkose: Allgemeinnarkose.
Zugangswege: oberer Medianschnitt, evtl. Verbreiterung nach unten links um den Nabel.

Technik

Verbesserung des Zugangs durch Verwendung eines selbsthaltenden substernalen Retraktors (Abb. 13.1). Nach Eröffnung der Bauchhöhle und Exploration wird der Tisch um ca. 15–20° gekippt, um das große Netz und die Darmanteile aus dem Operationsfeld zu bringen. Ein selbsthaltender Haken wird eingebracht und der linke Leberlappen nach rechts mobilisiert.

Intraoperative Exploration. Die intraabdominellen Organe werden insgesamt überprüft und das Ulkus inspiziert. Gelegentlich ist die Palpation schwierig, solange die Bursa omentalis nicht eröffnet ist. Flache akute Läsionen können erst nach Eröffnung des Magens durch eine Gastrotomie erkannt werden.

Die Verteilung der Äste des vorderen Vagus ist halbschematisch in Abb. 13.2 a dargestellt; chirur-

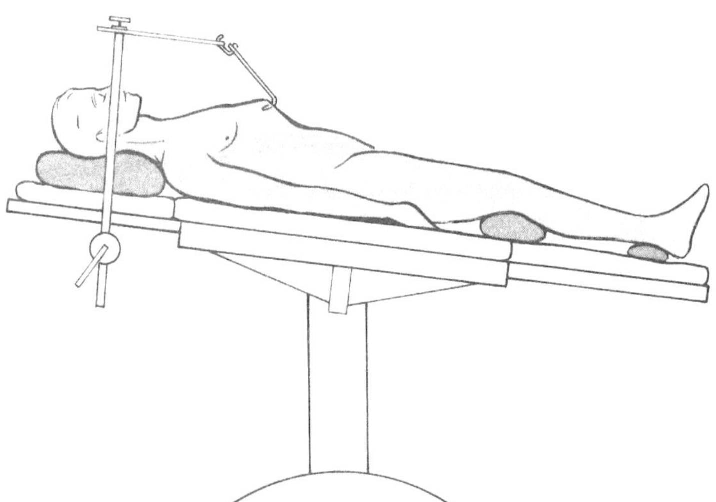

Abb. 13.1. Lagerung des Patienten. Erleichterung des Zugangs durch Verwendung eines selbsthaltenden substernalen Retraktors

gisches Vorgehen und Ausmaß der Denervation in Abb. 13.2 a, b. Der vordere Ast des Latarjet-Nervs muß im Bereich der kleinen Kurvatur zwischen der Kardia und dem Ulkus oder − falls möglich − zwischen der Kardia und der Incisura angularis vollständig durchtrennt werden.

Nächster Schritt ist die Spaltung des Lig. gastrocolicum unter Erhaltung der arteriellen gastroepiploischen Arkade entlang der großen Kurvatur. Dieser Zugang hat u. E. Vorteile gegenüber dem durch das kleine Netz. Eine Keilexzision des Ulcus

ventriculi an der kleinen Kurvatur ist nicht empfehlenswert, da so eine Gefährdung des Latarjet-Nervs entsteht und damit Antrummotilität und Magenentleerung erheblich gestört werden können.

Der Zugang zwischen Magen und Kolon ermöglicht eine gute Übersicht der Bursa omentalis; diese ist von Bedeutung, da die Ulkusregion häufig mit dem Pankreas zusammenhängt. Kongenitale Adhäsionen zwischen der Hinterwand des Magens und dem Pankreas werden durchtrennt, und bei einigen Fällen kann die fibröse Ulkusbasis ebenfalls scharf vom Pankreas abgetrennt werden. Liegt die Basis des Ulkus im Pankreas, sollte diese belassen und lediglich der Ulkusrand mit dem Skalpell oder dem elektrischen Messer reseziert werden. Zu diesem Zeitpunkt der Operation muß der hintere Latarjet-Nerv identifiziert werden.

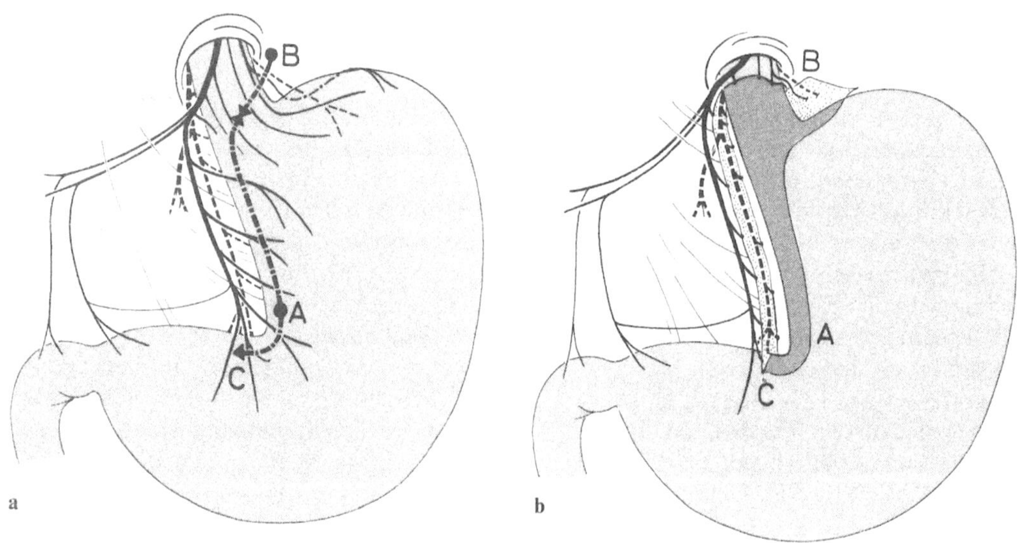

Abb. 13.2. a Schema des Verlaufs der vorderen Vagusäste. **b** Schematische Darstellung der Ausmaße der Denervation. (*A, B, C* Anhaltspunkte für die Arbeitsrichtung bei SPV)

Bei etwa 10% der Patienten mit chronischem Ulcus ventriculi ist eine SPV mit Ulkusexzision technisch unmöglich, z.B. bei sehr großen Ulzera, die in die Leber und das Pankreas penetrieren, oder bei Verbrauch des Magenantrums. Dann ist eine Resektion indiziert. Ist der Chirurg erfahren in der Technik der SPV beim Ulcus duodeni, kann er bei ca. 80–90% aller Patienten mit chronischem Ulcus ventriculi die gleiche Operation durchführen. Nahezu alle Patienten mit kleinen oder mittelgroßen Ulcera ventriculi können mit diesem Verfahren behandelt werden.

Gastrotomie und Ulkusexzision

Da die SPV die Durchblutung der kleinen Kurvatur reduziert, sollte die Gastrotomie nahe an die große Kurvatur gelegt und als longitudinale Inzision geführt werden; so weit wie möglich ist das Antrum zu schonen. Die Gastrotomie sollte in der distalen Hälfte des Magens liegen, da bei evtl. notwendig werdender Magenresektion die Resektionsgrenzen durch die bereits vorhandene Gastrotomie nicht zu weit nach proximal gelegt werden müssen.

Nach Absaugen des Magens durch eine Sonde führt der Operateur die linke Hand durch das gefäßfreie Areal im kleinen Netz an die kleine Kurvatur und schiebt das Ulkus nach vorn (Abb. 13.3). Kleine und mittelgroße Ulzera werden durch eine Zirkumzision in der intakten Magenschleimhaut etwa 5 mm vom makroskopisch sichtbaren Ulkusrand vollständig exzidiert (Abb. 13.4a). Hierzu verwendet man das elektrische Messer; der Schnitt geht durch die Schleimhaut bis in das fibröse Gewebe der Ulkusbasis. Kleinere Blutungen werden durch Koagulation gestillt. Eine derartige Exzision des Ulkus kann zu einer freien Perforation des Magens führen; in den meisten Fällen jedoch decken die ausgedehnten Vernarbungen den Defekt gegenüber der Peritonealhöhle ab (Abb. 13.4b).

Die Exzisionsstelle wird mit resorbierbaren Knopfnähten verschlossen. Die Nähte werden zunächst gelegt und dann geknotet (Abb. 13.4 c, d).

Der Operateur führt seinen Zeigefinger durch den Pylorus bis in die Pars descendens des Duodenums, um eine pyloroduodenale Stenose sicher auszuschließen. Bei stenotischem Segment wird dieses vorsichtig mit dem Finger oder mit Hegar-Stiften aufgedehnt. Ist die Stenose sehr fibrös und nicht aufdehnbar, sollte sie nach Art einer Duodenalplastik bzw. Pyloroplastik longitudinal inzidiert und quer verschlossen werden. Nächster Schritt ist der Verschluß der Gastrotomie mit resorbierbarern Knopfnähten. Die Dignität des Ulkus (oder Biopsien, falls das Ulkus nicht in toto exstirpierbar war) wird in der Zwischenzeit durch eine Schnellschnittuntersuchung abgeklärt.

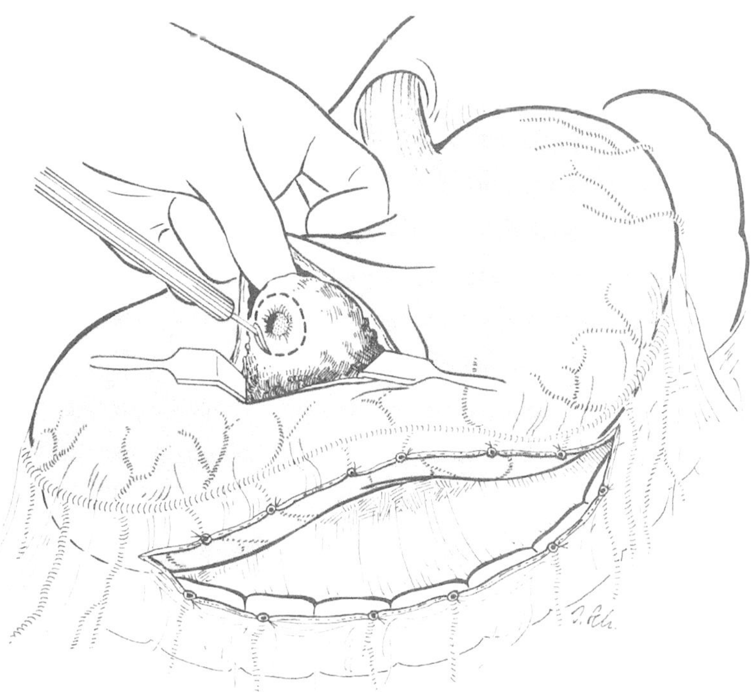

Abb. 13.3. Ulkusexzision. Hervorluxieren der das Ulkus tragenden Magenwand nach Gastrotomie

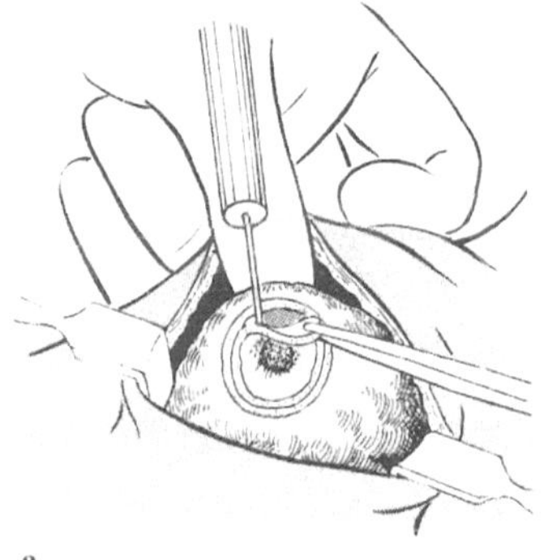

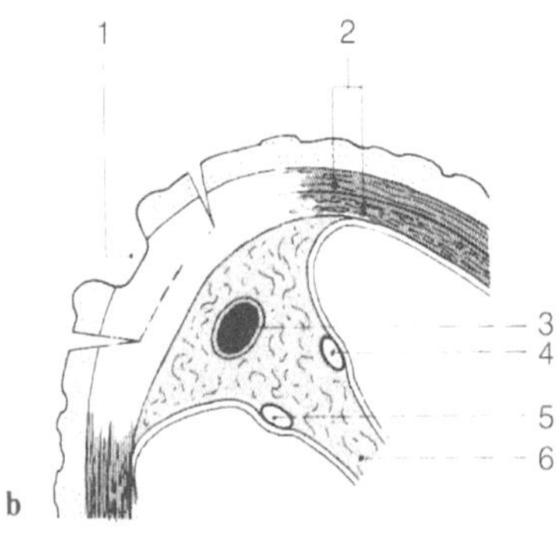

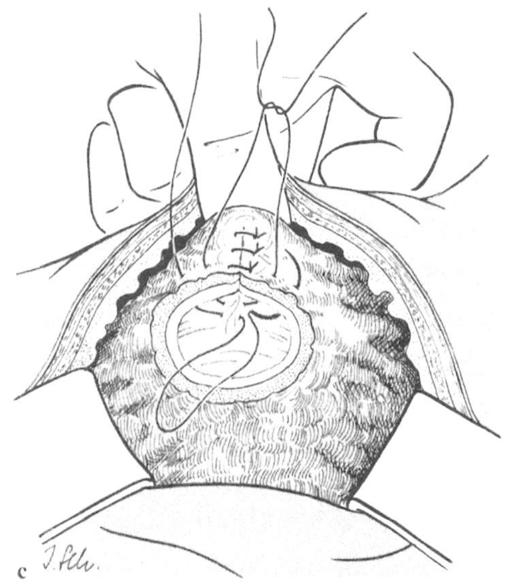

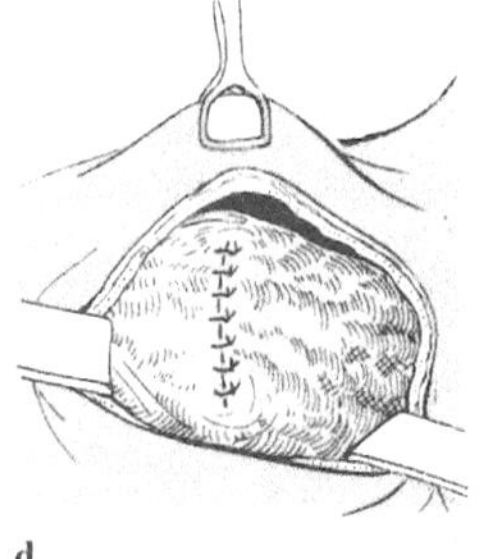

Selektiv-proximale Vagotomie

Die Durchführung der SPV wird beim chronischen Ulcus ventriculi gelegentlich erschwert durch fibröses Gewebe, das sich im Bereich des Omentum minus und der kleinen Kurvatur ausgebildet hat. Diese Probleme sind meist gering, wenn das Ulkus an der Inzisur oder im Bereich des Antrums lokalisiert ist; sie können bei höherer Lokalisation an der kleinen Kurvatur erheblich sein. Problemlos sind i. allg. kleine Ulzerationen. Der Chirurg sollte beachten, daß die Tunica mucosa vom Pylorus bis zum Ulcus ventriculi keine säuresezierenden Zellen mehr enthält. Patienten mit hochsitzenden Ulcera ventriculi haben eine niedrigere maximale Säuresekretion und eine kleinere Parietalzellzahl, so daß eine begrenzte SPV von der Höhe des Ulkus im Bereich der kleinen Kurvatur bis zur Kardia bei gleichzeitiger sorgfältiger Mobilisation und Skelettierung des distalen intraabdominellen Ösophagus ausreicht.

Wenn immer möglich, sollte die Vagotomie von der Kardia bis zur Inzisur des Angulus reichen. Zur Umgehung technischer Probleme bei ausgedehnten Verwachsungen im Bereich der kleinen Kurvatur kommt alternativ eine Durchstechung der Narbenstränge und Durchtrennung zwischen Ligaturen in Frage. Man kann auch unter Belassung des Narbengewebes eine Eröffnung des Magens an der kleinen Kurvatur mit Widerherstellung der kleinen Kurvatur vornehmen.

Beginnt bei der SPV wegen eines Ulcus duodeni die Operation im Bereich der Inzisur und wird die Skelettierung nach kranial fortgesetzt, ist es bei der SPV wegen Ulcus ventriculi häufig besser, mit der Dissektion etwa in der Mitte zwischen Inzisur und Kardia anzufangen und sie nach oben und unten fortzusetzen. Gelegentlich ist es vorteilhaft, zunächst die Skelettierung des Ösophagus vorzunehmen und dann die Vagotomie nach distal von der Kardia fortzusetzen.

Abb. 13.4. a Das Geschwür wird mit einem Sicherheitsabstand von 5 mm mit dem elektrischen Messer bis zur Ulkusbasis exzidiert. **b** Schematische Darstellung der Tiefenausdehnung der Ulkusexzision an der Magenwand
1 Ulkuskrater, *2* M. longitudinalis, M. circularis, *3* A. gastrica sinistra, *4* R. anterior des Latarjet-Nervs, *5* R. posterior des Latarjet-Nervs, *6* Omentum minus
c, d Verschluß des Defekts durch Knopfnähte

Technik

Die SPV erfolgt in 3 Schritten:
- Abtrennen des vorderen Anteils des kleinen Netzes von der kleinen Kurvatur (Abb. 13.5–13.7, 13.10),
- Abtrennen des hinteren Anteils des kleinen Netzes von der kleinen Kurvatur (Abb. 13.8 a, b),
- Skelettierung des intraabdominellen Ösophagus (13.9).

Kleine Kurvatur, vorderes Blatt

Die wesentlichen Schritte der Skelettierung sind in Abb. 13.5–13.7 dargetellt. Es besteht wenig Distanz zwischen der kleinen Kurvatur und dem vorderen Latarjet-Nerv; daher ist es besser, die noch intakten Gefäße kurvaturfern zu ligieren und vor Durchtrennung mit einer feinen Klemme den an der kleinen Kurvatur gelegenen Gefäßanteil zu fassen (Abb. 13.6b, c). Die Operation erfolgt in kleinen Schritten; es wird jeweils ein einzelnes Gefäß mit lockerem umgebendem Bindegewebe durchtrennt, falls nötig mit zusätzlicher Koagulation. Ich persönlich bevorzuge, die darüberliegende Serosa vor Durchtrennung der Gefäße zu inzidieren, denn so ist die Skelettierung weniger traumatisierend und der Abstand zwischen dem Magen und dem Latarjet-Nerv größer (Abb. 13.6a). Die Ligatur der noch intakten Gefäße auf der Seite des kleinen Netzes ist dem Fassen mit einer Klemme vorzuziehen, da auf diese Weise eine Blutung sicherer vermieden werden kann. Rutscht ein Gefäß aus einer Klemme, zieht es sich in das Fettgewebe

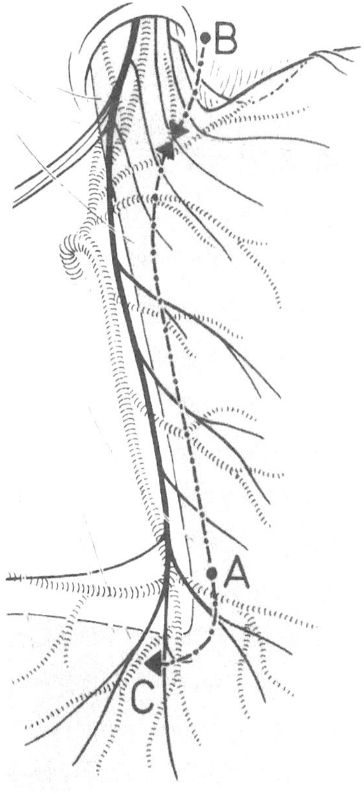

Abb. 13.5. SPV. Wesentliche Schritte der Skelettierung der kleinen Magenkurvatur

Abb. 13.6. a Inzision der Serosa. **b, c** Schrittweises Durchtrennen und Ligatur der Gefäße des vorderen Blattes des Omentum minus

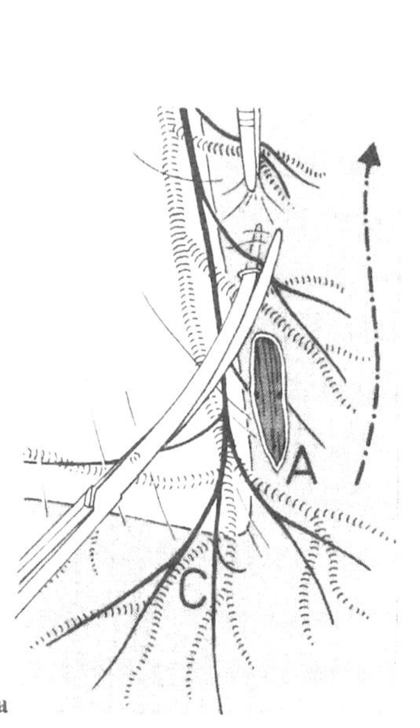

a

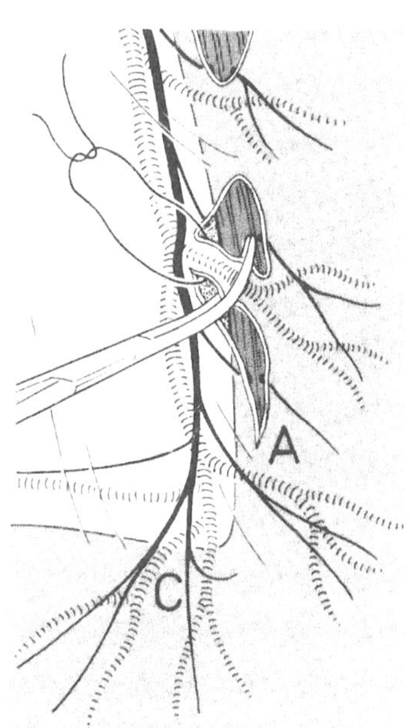

b

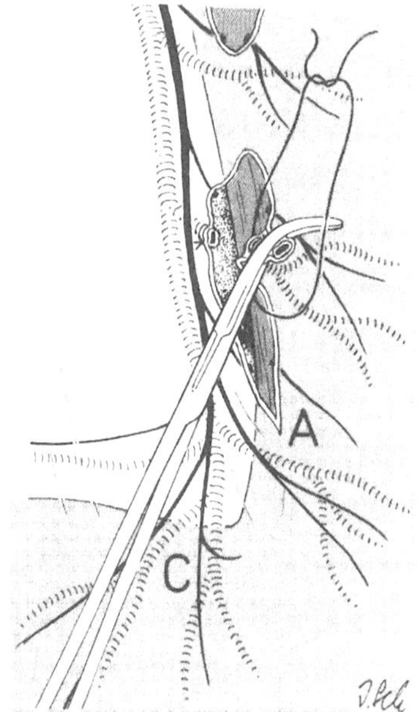

c

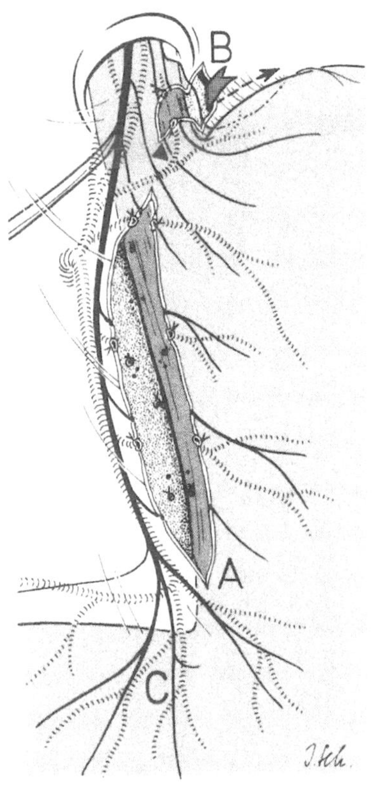

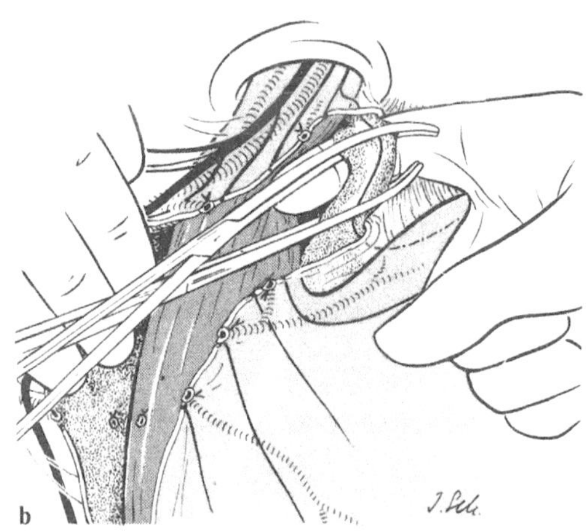

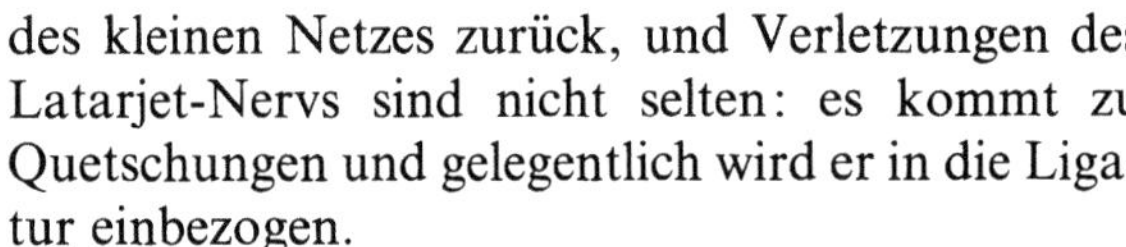

Abb. 13.7 a, b. Die Serosa über dem Ösophagus wird inzidiert; das links vom Ösophagus gelegene Gewebe wird durchtrennt

des kleinen Netzes zurück, und Verletzungen des Latarjet-Nervs sind nicht selten: es kommt zu Quetschungen und gelegentlich wird er in die Ligatur einbezogen.

Das vordere Blatt des kleinen Netzes wird so weit wie möglich in Richtung auf die Kardia durchtrennt (Abb. 13.5). Fortsetzung der Dissektion nach links über den Ösophagus bis zum His-Winkel. Der vordere Anteil des distalen Ösophagus wird in gleicher Weise durch Ligatur der intakten Gefäße und Klemmen des magennahen Anteils vorgenommen. Beachte in Abb. 13.8, wie die Serosa links vom Ösophagus angehoben, koaguliert und dann inzidiert wird. Der rechte Zeigefinger des Operateurs lädt dann links vom Ösophagus Fett, Lymphgefäße und Nervenfasern auf, die entlang der großen Kurvatur verlaufen (Abb. 13.7b). Das Gewebe wird doppelt mit Klemmen gefaßt, durchtrennt und ligiert (vgl. Abb. 13.6 und 13.7). 2–3 cm des Magenfundus werden skelettiert mit der Absicht, den sog. N. criminalis sicher zu durchtrennen.

Kleine Kurvatur, hinteres Blatt
Der Magen wird nach oben geschlagen; der Operateur geht in gleicher Weise am hinteren Blatt des kleinen Netzes vor; der Zugang erfolgt durch eine Lücke im Lig. gastrocolicum.

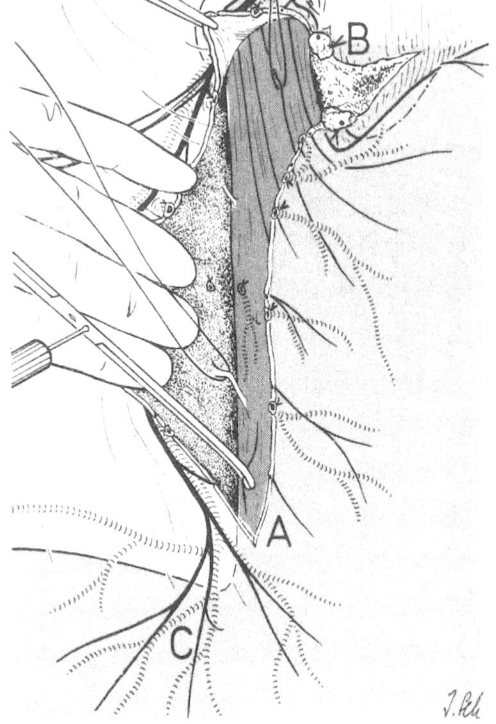

Abb. 13.8. Schrittweises Skelettieren des hinteren Blattes des kleinen Netzes

Sobald die kleine Kurvatur an einer Stelle ganz freigelegt ist, folgt die Durchtrennung aller übrigen Gefäße und Nerven. Nach distal wird die Skelettierung, wenn möglich bis zu einem Punkt unmittelbar oberhalb der Überkreuzungsstelle des Hauptastes des Latarjet-Nervs an der kleinen Kurvatur, fortgesetzt (Abb. 13.2 a). Dieser Punkt liegt gewöhnlich 5–7 cm proximal des Pylrous und entspricht in etwa der Incisura angularis. Da Entleerungsstörungen des Magens eine wesentliche Ursache für das Auftreten von Ulcera ventriculi darstellen, ist es wichtig, die vollständige Innervation des motorischen Antrums zu erhalten.

Skelettierung des Ösophagus
Dieser Abschnitt der Operation ist der technisch schwierigste und wichtigste Teil; bei inkompletter SPV werden belassene Nervenanteile fast ausschließlich im Bereich des Ösophagus gefunden. Man sollte daher keine Mühe scheuen, den Ösophagus in toto zu mobilisieren und alle Nerven und Blutgefäße, die den distalen Ösophagus auf einer Strecke von ca. 6 cm oberhalb des ösophagogastrischen Übergangs umgeben, zu durchtrennen. Dieses Vorgehen ist relativ einfach an der vorderen und linken Seite des Ösophagus; es ist schwieriger auf der rechten Seite und kann erhebliche Schwierigkeiten an der Hinterwand bereiten. Aus diesem Grunde sollte man ca. 30 min für diesen Operationsteil berechnen. Untersuchungen in den USA und in Skandinavien haben gezeigt, daß die distale Skelettierung von 1–2 cm des Ösophagus wenig Vorteile bringt. Eine Skelettierung von 5 7 cm ist absolut notwendig, um eine zuverlässige vollständige Vagotomie zu erzielen; wie sie im Insulintest und bei adäquater Reduktion der basalen und maximalen Säuresekretion aufgezeigt wird. Es ist wichtig, daß der gesamte Mesoösophagus entfernt wird, so daß longitudinale Muskelfasern ohne Nerven und Blutgefäße freiliegen. Die Muskulatur darf nicht verletzt werden und somit zu einer Eröffnung des Lumens führen. Einige Chirurgen plazieren zu diesem Zeitpunkt Haltefäden um die Vagusstämme. Rechtshänder sollten den Ösophagus mit der rechten Hand halten und das skelettierende Instrument (Pinzette oder Schere) in der linken Hand, so daß gleichzeitig beidhändiges Training erfolgt. Eine kräftige Magensonde im Ösophaguslumen stellt einen zusätzlichen Sicherheitsfaktor dar.

Technische Schwierigkeiten bieten Präparation und Absetzen der Gefäße sowie Nerven hinter und rechts vom Ösophagus (Abb. 13.9 a, b). Man geht dabei folgendermaßen vor: Der Assistent faßt den Magen relativ hoch an der kleinen Kurvatur und zieht ihn nach lateral. Der Operateur kann so die Äste der A. gastrica sinistra im Bereich der Kardia und des unteren Ösophagus identifizieren. Eine stumpfe gebogene Klemme unterfährt jedes Gefäß. Ligatur und Durchtrennung entsprechen dem oben angegebenen Vorgehen. Nachdem so Kardia und zwei Drittel des distalen Ösophagus skelettiert sind, wird der distale Ösophagus mit einem weichen Gummizügel umfahren und angezogen. Die übrigen Gefäße und Nerven kommen jetzt gut zur Darstellung, so daß sie leicht ligiert und durchtrennt werden können. Kleine Gefäße werden mit der Pinzette gefaßt, abgehoben und koaguliert. Die Vagusstämme liegen außerhalb des Operationsgebietes. Die Vagusstämme können nach Durchtrennung der Gefäße und Nerven entlang der kleinen Kurvatur weit nach lateral links vom Operateur gezogen werden.

Nach ausreichender Skelettierung des Ösophagus wird die dickere Magensonde entfernt; der Operateur umfährt den Ösophagus mit seiner rechten Hand und zieht ihn nach distal. Man sollte mindestens 3 Finger hinter den Ösophagus bringen können, während der Daumen auf der Vorderwand sitzt. Durch leichten Zug lassen sich weitere Gefäße und feine Nervenäste, besonders auf der rechten Seite identifizieren. Jeder Ast wird mit der Pinzette erfaßt, koaguliert und durchtrennt (Abb. 13.9 b). Für den Ösophagus besteht bei diesem Vorgehen keine Gefahr, vorausgesetzt, die Äste werden jeweils angehoben.

Nach Beendigung der Skelettierung liegt der gesamte distale Ösophagus frei (Abb. 13.10). Bei gleichzeitig bestehender Refluxösophagitis kann eine kleine Fundusmanschette an den Ösophagus geheftet werden (Abb. 13.11). Der Schlitz im gastrokolischen Ligament wird nicht verschlossen. Eine feine Drainage kommt in den linken subphrenischen Raum. Die Linea alba wird mit einer kontinuierlichen Naht adaptiert; 1 g Ampicillinpuder wird vor dem Hautverschluß in die Wunde eingebracht.

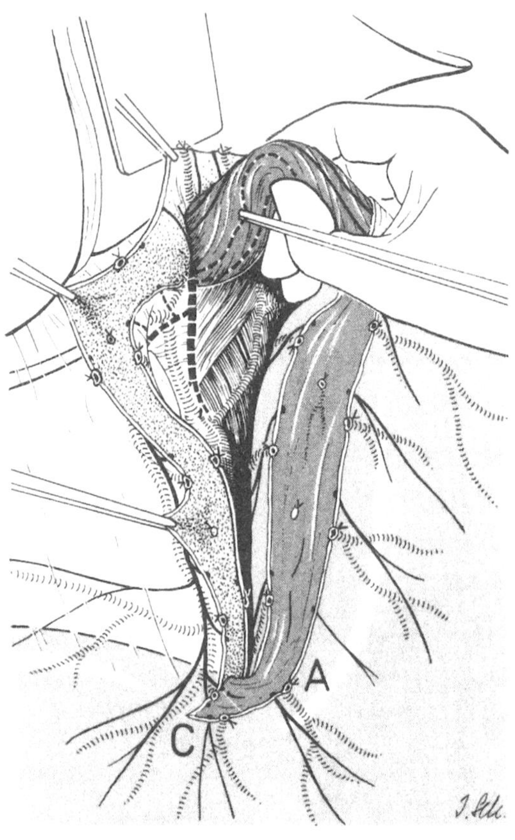

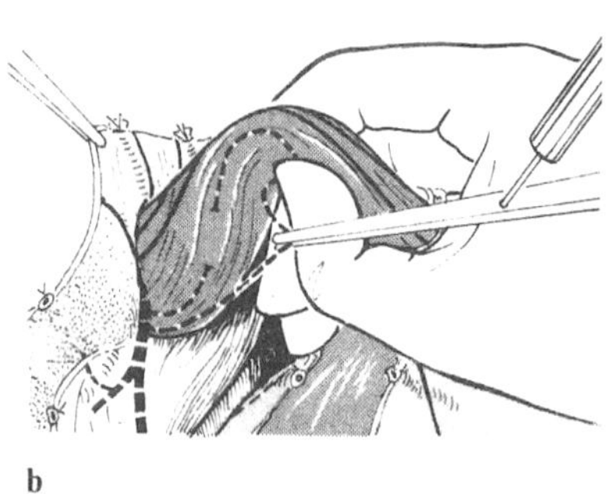

Abb. 13.9. a Mobilisierung des Ösophagus auf einer Länge von ca. 6 cm. **b** Elektrokoagulation von einzelnen Nervenästen und Durchtrennung

Besonderheiten

Durch eine Magensonde wird über 2 Tage nach der Operation stündlich eine Absaugung durchgeführt. Während dieser Zeit werden die Patienten parenteral ernährt. Der Operierte kann normalerweise Getränke am 3. oder 4. Tag zu sich nehmen, während eine leichte Diät am 5. Tag begonnen wird. Entlassung erfolgt zwischen dem 6. und 20. Tag nach der Operation.

Postoperative Komplikationen. Siehe Seite 332.

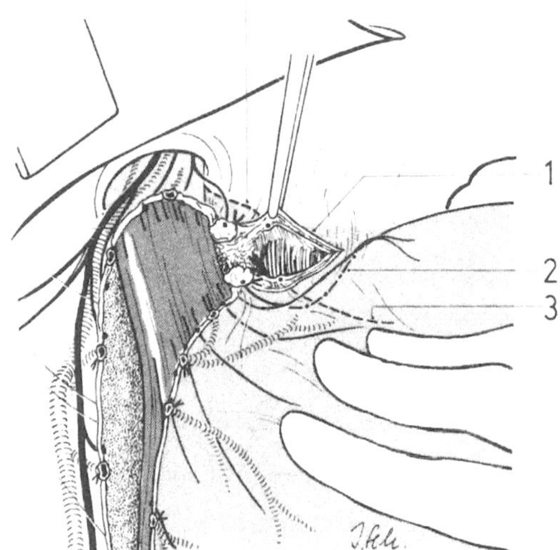

Abb. 13.10. Vollständige Skelettierung im Bereich des distalen Ösophagus
1 Lig. gastrophrenicum (inzidiert). *2* R. ad fornicem (plexus gastrici anterioris). *3* R. ad fornicem (plexus gastrici posterioris) („R. criminalis")

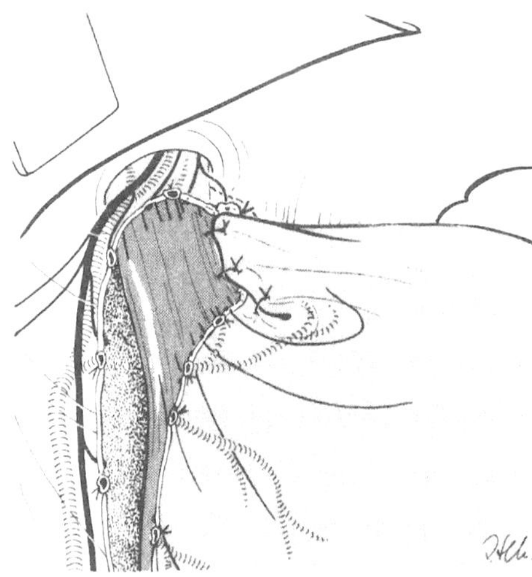

Abb. 13.11. Fixation eines Fundusanteils an den distalen Ösophagus bei gleichzeitiger Refluxösophagitis

Literatur

Becker HD, Lehmann L, Löhlein D, Schumpelick V, Troidl H (1982) Selektiv-proximale Vagotomie mit Ulcusexcision oder Billroth-I-Resektion beim chronischen Ulcus ventriculi. Chirurg 53:773–777

Duthie HL (in press) Billroth I gastrectomy compared with proximal gastric vagotomy. In: Baron JH, Alexander-Williams J (eds) Vagotomy in modern surgical practice. Butterworths, London

Holle F, Bauer H (1974) SPV and pyloroplasty in ulcer disease. In: Holle F, Anderson S (eds) Vagotomy, latest advances with special reference to gastric and duodenal ulcer disease. Springer, Berlin Heidelberg New York, pp 198–205

Johnston D (1980) Treatment of peptic ulcer and its complications. In: Taylor S (ed) Recent advances in surgery, vol 10. Livingstone, Edinburgh, p 355

Johnston D, Humphrey CS, Smith RB, Wilkinson AR (1972) Treatment of gastric ulcer by highly selective vagotomy without a drainage procedure: An interim report. Br J Surg 59:787–792

Johnston D, MacDonald RC, Axon ATR (1982) Elective vagotomy for gastric ulcer. Highly selective vagotomy with ulcer excision. In: Baron JH, Alexander-Williams J, Allgower M, Muller C, Spencer J (eds) Vagotomy in modern surgical practice. Butterworths, London, pp 197–201

Oi M, Oshida K, Sugimura S (1959) The loxation of gastric ulcer. Gastroenterology 36:45–56

Pichlmayr R, Löhlein D, Kujat R (1982) Vagotomy or partial gastric resection as elective treatment for gastric ulcer. In: Baron JH et al. (eds) Vagotomy in modern surgical practice. Butterworths, London, pp 205–212

Reid DA, Duthie HL, Bransom CJ, Johnson AG (1982) Late follow-up of highly selective vagotomy with excision of ulcer compared with Billroth I gastrectomy for treatment of benign gastric ulcer. Br J Surg 69:605–607

14 Selektiv-proximale Vagotomie mit ösophagealer und ventrikulärer Myotomie

H.W. SCHREIBER und V. SCHUMPELICK

Indikationen

Eine selektiv-proximale Vagotomie (SPV) ohne Drainageoperation ist indiziert beim unkomplizierten Ulcus duodeni mit intaktem Pylorus und ausreichender Kaliberweite des Pyloruskanals.

Zirkuläre ösophageale und segmentäre ventrikuläre Myotomie sollen die Vagotomie vervollständigen und eine geringere Rate an Rezidivgeschwüren gewährleisten.

Vorbereitungen

Da Magen und Duodenum bei dieser Operation nicht eröffnet werden, ist eine endoskopische Sicherung der Diagnose obligat.
Lagerung. Rückenlagerung.
Narkose. Allgemeinnarkose
Zugangsweg. Oberer Medianschnitt.

Technik

Die SPV erfolgt analog dem auf S. 167 dargestellten technischen Verfahren.

Darüber hinaus durchtrennt man die oberflächlichen längs- bzw. schrägverlaufenden Muskelfasern der terminalen Speiseröhre. Voraussetzung ist eine sehr ausgiebige Mobilisation dieses Segments über 5–7 cm (Abb. 14.1).

Bei der Skelettierung bzw. Entfesselung des Ösophagus wird die Vollständigkeit der vorausgegangenen SPV nochmals überprüft.

Unter Anspannen von Magen und Speiseröhre wird die dünne oberflächliche Muskellage mit

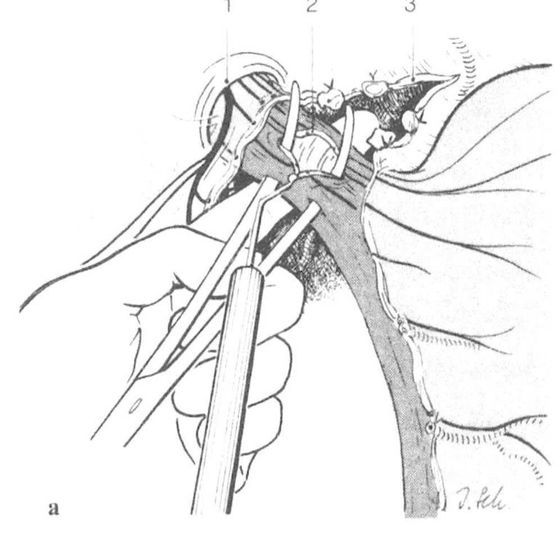

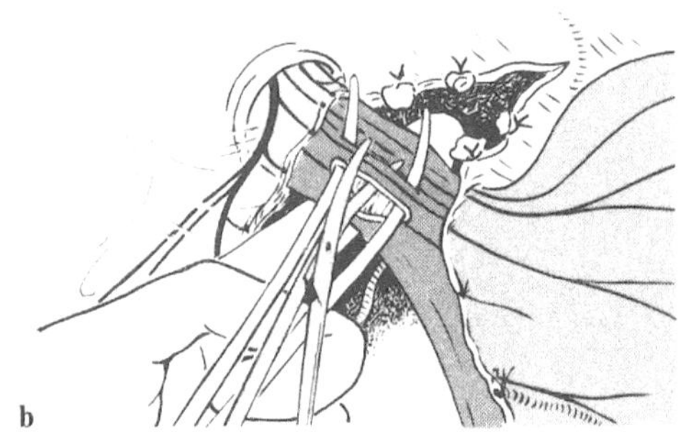

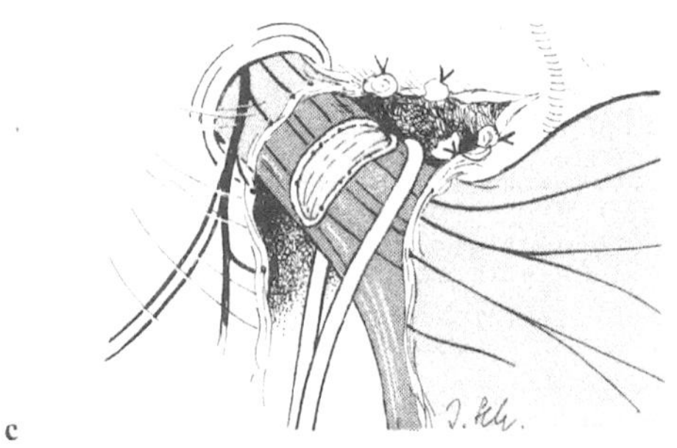

Abb. 14.1 a–c. SPV mit ösophagealer und ventrikulärer ▷
Myotomie. Die terminale Speiseröhre ist rundum mobilisiert
und mit einem Zügel angeschlungen. Es wird sorgfältig eine
dünne, oberflächliche Muskellage mit einer Overholt-
Klemme angehoben. Die Muskellagen werden mit dem elektrischen Messer (**a**) oder mit der Schere (**b**) durchtrennt.
Die Myotomie an der Ventralfläche des Ösophagus ist fertiggestellt (**c**)
1 Truncus vagalis anterior. *2* M. longitudinalis oesophagi,
durchtrennt. *3* Lig. gastrophrenicum

einer feinen Klemme behutsam unterfahren, angehoben und mit der Schere in kleinen Portionen durchtrennt (Abb. 14.2 a, b). Blutungen sind selten. Sie werden unmittelbar durch Elektrokoagulation oder durch Umstechungen mit feinstem resorbierbarem Nahtmaterial versorgt.

Man beginnt die Myotomie an der Vorderseite, dreht die Speiseröhre nach rechts und links heraus und gelangt so an die Hinterwand. Die Inzisionen müssen jeweils unter klaren Sichtverhältnissen erfolgen. Die Wunde wird abschließend durch eine vordere Hemifundoplikation gedeckt (Abb. 14.4 S. 178).

An der Incisura ventriculi schneiden wir oberhalb des sog. Krähenfußes die Seromuskularis in einer Ausdehnung von je etwa 2 cm beidseits der Magenkante ein. In der Tiefe geht man bis auf die Ebene der Tela submucosa. Die Wunde wird durch feine seromuskuläre Knopfnähte (resorbierbarer Faden) gedeckt (Abb. 14.3 a–e). Abschließend schützen wir die Kleinkurvaturkante durch eine fortlaufende Reserosierung von oben nach unten (Abb. 14.4).

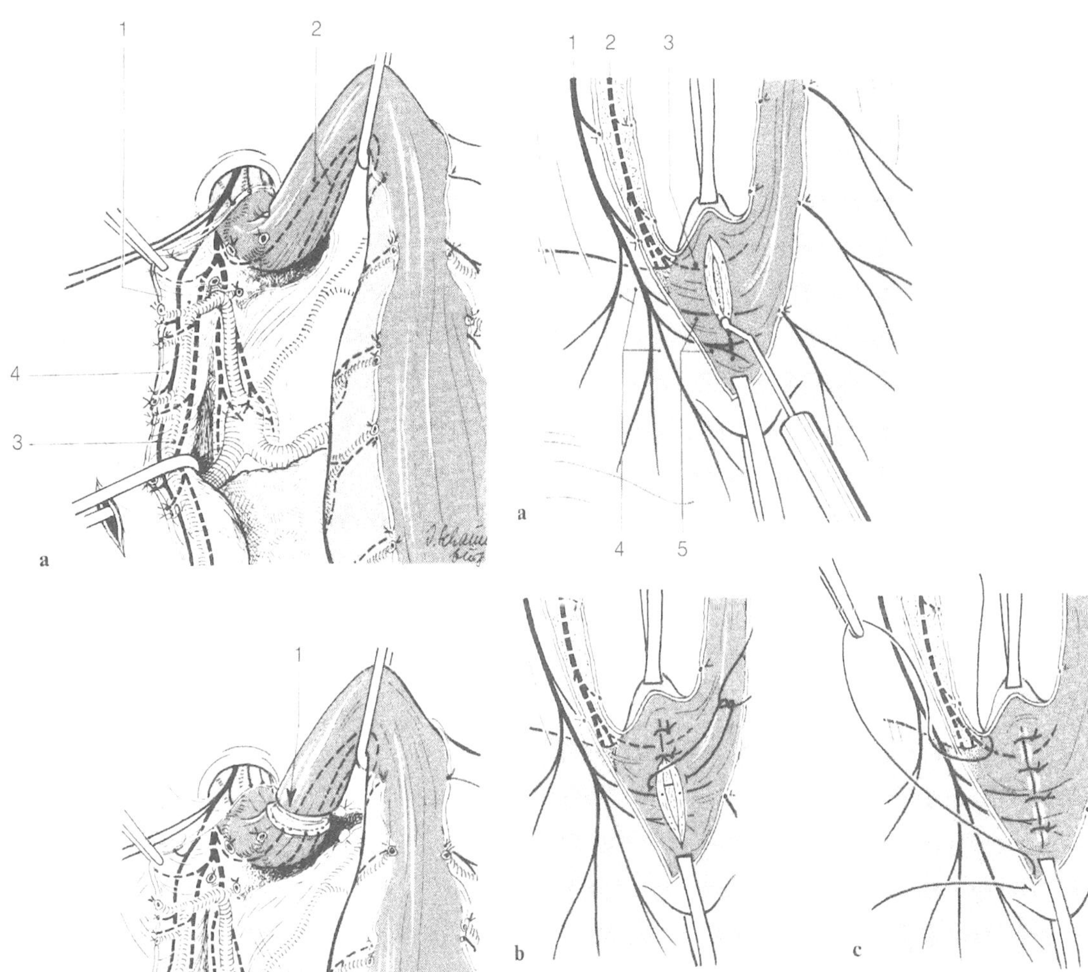

Abb. 14.2 a. Aufsicht auf die Speiseröhre von dorsal. Die Speiseröhre ist angeschlungen, Rr. criminales sind sichtbar
1 A. gastrica sinistra, *2* Rr. ad fornicem (trunci vagalis posterioris; „Rr. criminales". *3* R. antralis posterior (trunci vagalis posterioris). *4* R. antralis anterior (trunci vagalis anterioris). **b** Die Myotomie an der Dorsalfläche der Speiseröhre ist fertiggestellt, die zirkuläre Myotomie somit vollständig
1 Durchtrennte longitudinale Muskulatur

Abb. 14.3 a–c. An der Incisura angularis ventriculi wird oberhalb des sog. Krähenfußes die Seromuskularis in einer Ausdehnung von je etwa 2 cm beidseits der Magenkante eingeschnitten (**a, b**). Verschluß der Wunde durch feine seromuskuläre Knopfnähte (**c**)
1 R. antralis anterior (trunci vagalis anterioris). *2* R. antralis posterior (trunci vagalis posterioris). *3* R. recurrens posterior (Ast des „Krähenfußes" aus dem R. antralis posterior). *4* Rr. recurrentes anteriores (Äste des „Krähenfußes" aus dem R. antralis anterior). *5* vorderer „Krähenfuß"

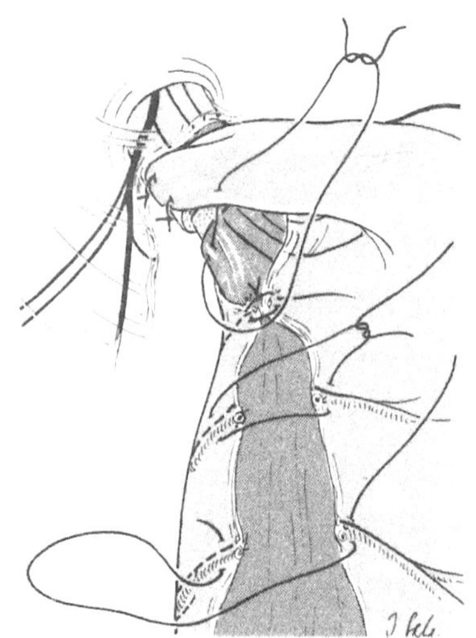

Abb. 14.4. Die Myotomiewunde wird durch eine vordere Hemifundoplikation gesichert, die kleine Kurvatur reserosiert

Besonderheiten

Sind Zugang und anatomische Situation schwierig, ist es besser, auf die zirkuläre Myotomie zu verzichten.

Intraoperative Komplikationen

Wichtigste Komplikation ist die Eröffnung der Speiseröhrenlichtung noch bedrohlicher das Übersehen eines solchen Defekts.

Bei entsprechendem Verdacht wird eine wäßrige Blaulösung instilliert. Ein Leck wird unmittelbar durch feine Knopfnähte geschlossen und dieser Bereich durch eine klassische Fundoplikation gesichert. An der Vorderseite genügt die Hemifundoplikation. Analoges gilt für Störungen bei der ventrikulären Myotomie, deren Versorgung leichter und auch sicherer möglich ist.

Postoperative Komplikationen. Siehe S. 332.

Literatur

Hedenstedt S (1976) Selektive proximale Vagotomie. In: Burge H, Farthmann EH, Grassi G, Hedenstedt SB, Hollender LF, Schreiber HW, Tanner NC (Hrsg) Vagotomie. Indikationen, Taktik, Technik, Komplikationen, Ergebnisse, Kommentare. Thieme, Stuttgart, p 109ff

15 Technik der nichtresezierenden Ulkuschirurgie

F. Holle

Allgemeines

Spezielle Diagnostik

Jede richtige Operation setzt eine vorherige funktionsdiagnostische Analyse des Einzelfalls voraus. Das hier bewährte Diagnostikregime besteht aus:

Anamnese, ambulante Untersuchung, Kontaktgespräch

Röntgenstandard-Magen-Darm-Passage, Ulkuslokalisation, pathologische Wandveränderung, Passagegeschwindigkeit

Ösophagogastroduodenoskopie
Ulkuslokalisation, Mukosaveränderungen, Stufenbiopsie, Ulkusbiopsie, Beobachtung von Motilität, Stenosen und Refluxen

Sekretionsanalyse
Azidätsmessung basal und nach Stimulation mit Pentagastrin und Insulin; Gastrinbestimmung 3mal basal oder/ und nach Provokation durch Fütterung, Sekretin, Kalziuminfusion (die beiden letzteren zum Nachweis gastrinbedingter Sekretionsanomalien)

Motilitätsbestimmung
Durch nichtinvasive szintigraphische Kontrolle der Passage
  orthograd: Ösophagus → Magen,
    Magen → Pylorus → Duodenum
  Refluxe retrograd: Duodenum → Magen,
    Magen → Ösophagus

Psychotests
Nach Vereinbarung mit Psychologen oder/und Psychiater bei psychischen Auffälligkeiten in der Anamnese und im Kontaktgespräch; Abgrenzung von Fällen mit dominierendem Neurotizismus

Klinikkonferenz
Indikationsstellung und Aufklärung in Anwesenheit des Patienten; Abgrenzung von Sonder- und Problemfällen.

Mit Hilfe dieses Diagnostikregimes lassen sich 5 Regelfälle für eine funktionsbezogene Verfahrenswahl aufstellen.

(Siehe Indikationen und Verfahrenswahl, S. 180)

Die Entwicklung der Technik der Methode und ihr Einfluß auf die Magenfunktionen

Eine klinisch brauchbare proximale Denervierung des Magens wurde von der eigenen Arbeitsgruppe auf der Basis von Beobachtungen an Fundektomien im Tierexperiment bis 1960 entwickelt (Abb. 15.1).

Eine proximale Magenresektion mit Durchtrennung aller vagalen Verbindungen zum Gesamtmagen ist zugleich die radikalste Form der proximalen Denervierung. Nur von einer ähnlich radikalen Denervierung kann eine 100%ige Säurereduktion erwartet, d.h. Nullsekretion hergestellt (sog. Nullregel, S. 135, 144) werden. Nach Fundektomie sistiert die Säureproduktion nahezu vollständig. Dies gilt jedoch nur für die interdigestive Phase. Nach Fütterung tritt eine Funktionsstörung der antropylorischen Region in Erscheinung.

Sie geht mit Magendilatation und Retention größerer Saftmengen einher, welche noch erhebliche Säurekonzentrationen enthalten. Der Eingriff verändert demnach die Säuresekretion in ambivalenter Weise, in Abhängigkeit vom jeweils herrschenden Funktionszustand. Dieses Phänomen schien zweckdienlich zu sein für die gewünschte Korrektur der Säuresekretion. Zu lösen blieb noch das Problem der Motilitätsstörung am antropylorischen Übergang, welche der proximalen Denervierung folgt. Die Lösung fand sich in der Kombination von Schonung der Antruminnervation mit der Schwächung der Muskulatur des antropylorischen Endsegments durch eine Muskelreduktionsplastik.

Erst durch die Kombination beider Maßnahmen wird die Fundektomie klinisch brauchbar. Diese Beobachtungen ließen sich auf die Zwecke der nichtresezierenden Ulkuschirurgie am Menschen übertragen. Es wurde auf die proximale Resektion verzichtet und im übrigen so operiert, als solle eine Fundektomie bei Schonung der Antruminnervation und mit entleerungsverbessernder Pyloroplastik vorgenommen werden. Damit war das

Indikationen und Verfahrenswahl

---

1. Ulcus duodeni; nichtresezierende Standardtechnik (95–98%)
   a) Sekretion: Basalsäure ↑, PAO ↑↑, Pepsinogen I ↑↑
      Gastrin: basal →, postprandial ↑
   b) Motilität: Passage ↑↑ (↓ bei Stenose)
   c) Technik: adäquate selektive proximale Vagotomie + form- und funktionsgerechte Pyloroplastik
                 (I submukös)
                 (II offen + Ulkusexzision)
                 (III Pylorektomie + Gastroduodenostomie)
     „Schwieriges Duodenum": (IV Pylorektomie + End-zu-End-Gastrojejunostomie mit Y-förmiger J-Jejunostomie)
   Diagnose: Vagale Hypersekretion/(Pylorusstenose). Regelfall bei Ulcus duodeni

---

2. Ulcus ventriculi, nichtresezierende Standardtechnik (~50%)
   a) Sekretion: Basalsäure ↓, PAO →, Pepsinogen I ↑↓
      Gastrin: basal → ↑, postprandial ↑
   b) Motilität: Passage ↓
   c) Technik: selektiv-proximale Vagotomie (SPV) + Ulkusexzision lokal (Schnellschnitt), submuköse Pyloroplastik
                (*cave:* Antruminnervation!)
   Diagnose: Regelfall bei Ulcus ventriculi

---

3. Ulcus duodeni; primäre Resektion (1–2%)
   a) Sekretion: Basalsäure ↑↑, PAO ↑, Pepsinogen I ↑↑
      Gastrin: basal ↑↑, postprandial ↑↑↑, Kalziuminfusion/↑↑↑
      Histologie: G-Zellen + + +
   b) Motilität: Passage ↑↑
   c) Technik: selektive Vagotomie + 30%-Resektion + (Gastrojejunostomie + Fußpunktanastomose), auch SPV!
   Diagnosen: Hyperaktives Antrum, duodenogastraler Reflux, häufige Antrumgastritis, gastroösophagealer Reflux, häufige Ösophagitis

---

4. Ulcus ventriculi; primäre Resektion (50%)
   a) Sekretion: Basalsäure ↓, PAO → ↓, Pepsinogen I ↑ → ↓
      Gastrin: basal → ↑, postprandial ↑↑
   b) Motilität: ↓ (∅ bei Atonie, Spontandenervation)
      Histologie: Malignitätsverdacht oder -beweis
   c) Technik: Ulcus ventriculi (distal): SPV + 25%-Resektion + Gastroduodenostomie
                Ulcus ventriculi (medial): selektive Vagotomie + 50–70%-Resektion + Gastrojejunostomie + Fußpunktanastomose
   Diagnosen: Stase oder/und Malignität, duodenogastraler Reflux, Gastritis, gastroösophagealer Reflux, Ösophagitis

---

5. Ulcus multiplex bei Zollinger-Ellison-Syndrom (2–3‰)
   a) Sekretion: Basalsäure ↑↑↑, PAO ↑↑↑
      Gastrin: basal ↑↑↑, nach Sekretin oder Kalziuminfusion ↑↑↑
   b) Motilität: Passage ↑↑↑
   c) Histologie: glanduläre Hyperplasie im Fundus, Gastrinomnachweis
   d) Technik: totale Gastrektomie (+ Pankreatektomie, solitäre Tumorexstirpation, Ösophagojejunostomie nach Roux oder Longmire)
   Diagnose: Zollinger-Ellison-Syndrom

Stase, Gastritis und Ulcus ventriculi

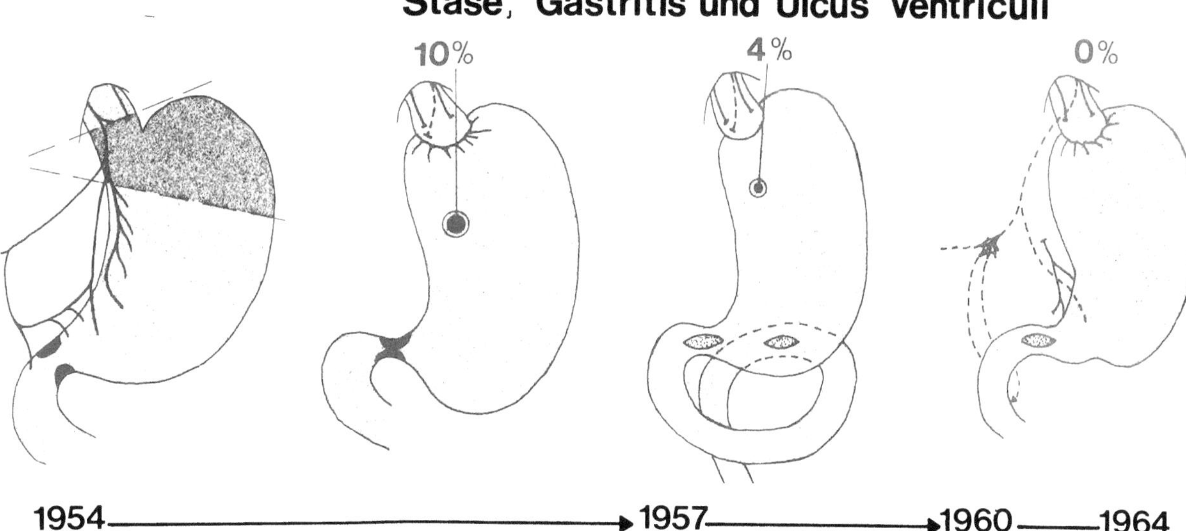

Abb. 15.1. Beobachtungen an Fundektomien. (Nach Holle u. Heinrich 1960)

wissenschaftstheoretische Modell gefunden, welches sich auf das Ulcus duodeni (UD) wie auf das Ulcus ventriculi (UV) anwenden läßt (vgl. Abb. 15.4–15.6).

Die klinischen Beobachtungen und Funktionsuntersuchungen waren ermutigend. Die Methode wurde als (adäquate) selektiv-proximale Vagotomie (a-)SPV bezeichnet und nach einer Reihe von nicht genauer definierten, aber klinisch überzeugenden Fällen in den klinischen Gebrauch übernommen und ab 01.01.1964 fortlaufend dokumentiert. Das Modell wurde klinisch-experimentell am Menschen und im Tierversuch einer konsequenten Prüfung bezüglich einer Reihe von hochgradig relevanten Parametern unterzogen (Säurereduktion, Gastrinproduktion, Magenpassage, Endoskopie und Biopsie).

Als wichtigste Effekte der Methode ließen sich ermitteln:
- durch SPV eine Säurereduktion um 75–80% (basal),
- durch a-SPV eine Säurereduktion um 85–100% (basal),
- eine Herabsetzung der Rezidivhäufigkeit durch Anwendung einer a-SPV um das 15fache gegenüber einer inadäquaten SPV,
- ein Konstantbleiben der Säurereduktion über 5 Jahre,
- die Abnahme der Wanddicke der Fundus-Korpus-Mukosa sowie der Belegzellen um mehr als 70% für UD und UV,
- eine Konstanz auch dieses Effekts über 5 Jahre,
- die diagnostische Verwendbarkeit der Gastrinbestimmung für die Abgrenzung von Fällen mit gastrinabhängiger Sekretionsanomalie,
- die Konstanz des Plasmagastrins im normalen Magen,
- ein simultaner Anstieg von Säure und Gastrin nach Fütterung,
- eine Verringerung der Gastrinproduktion durch zusätzliche Drainageoperation nach a-SPV,
- die Brauchbarkeit eines Gastrinprofils nach Fütterung mit halbfestem Probemahl zur diagnostischen Erfassung der Gastrinkapazität,
- eine Möglichkeit der Simultanbestimmung von Gastrinproduktion und Motilität (Magenentleerung und Reflux) zur Erfassung der Relation beider Funktionen,
- die Brauchbarkeit des Fütterungstests für die Verfahrenswahl bei Rezidiven; häufig genügt die Revagotomie; bei extremer Reaktion ist die Antrektomie angezeigt,
- die Wichtigkeit der intakten motorischen Funktion des Antrums,
- die Bedeutung der diagnostischen Erfassung von Funktionsstörungen der Magenpassage insbesondere nach a-SPV,
- die Möglichkeit, einer Passagebehinderung in der antropylorischen Region durch eine form- und funktionsgerechte Muskelreduktionsplastik des antropylorischen Endsegmentes vorzubeugen,
- das Vorkommen von Störungen der Kardiapassage nach zu weit nach kranial ausgedehnter Denervierung des abdominalen Ösophagus,

– die Bedeutung einer wiederholten röntgenologischen und szintigraphischen Kontrolle der
postoperativen Ösophagus-Magen-Duodenum-
Passage; sie kommt innerhalb von 11–21 Tagen
in Gang; medikamentöse Hilfe mit Hyoscin-N-
butylbromid oder Metoclopramid kann bei län-
gerdauernder Insuffizienz der Peristaltik nötig
werden,

– nach 2- bis 3wöchiger Adaptationsfrist in der
Regel zeitgerechtes und refluxfreies Arbeiten
von Kardia und Pyloroplastik.
Das Gelingen der Plastik des Pförtnermuskels
liegt in der Hand des Operateurs und hängt von
dessen plastisch-chirurgischer Erfahrung und
seinem technischen Können ab.

Anatomie und das Prinzip a-SPV und ff-Pyloroplastik

Ohne genaue Kenntnis der Gefäßverläufe und der
Verteilung der autonomen Nerven sowie der Muskulatur läßt sich nichtresezierende Ulcuschirurgie
nicht realisieren (Abb. 15.2). Für einen in der

Abb. 15.2. a Vagale Innervation und arterielle (= sympathische) Versorgung in der Magen-Duodenum-Pankreaskopf-
Region (— ventrale Versorgung aus dem Truncus nervi
vagi sinister; ---- dorsale Versorgung aus dem Truncus
nervi vagi dexter). Die sympathische Innervation folgt dem
Verlauf der arteriellen Gefäße und des Ductus choledochus
(nach Loeweneck). **b** Häufigste Variationen der Vagusver-
teilung in Kardiahöhe (nach Hrabal). LLL = *inkonstantes*
Vorkommen bzw. Verläufe der Vagusäste

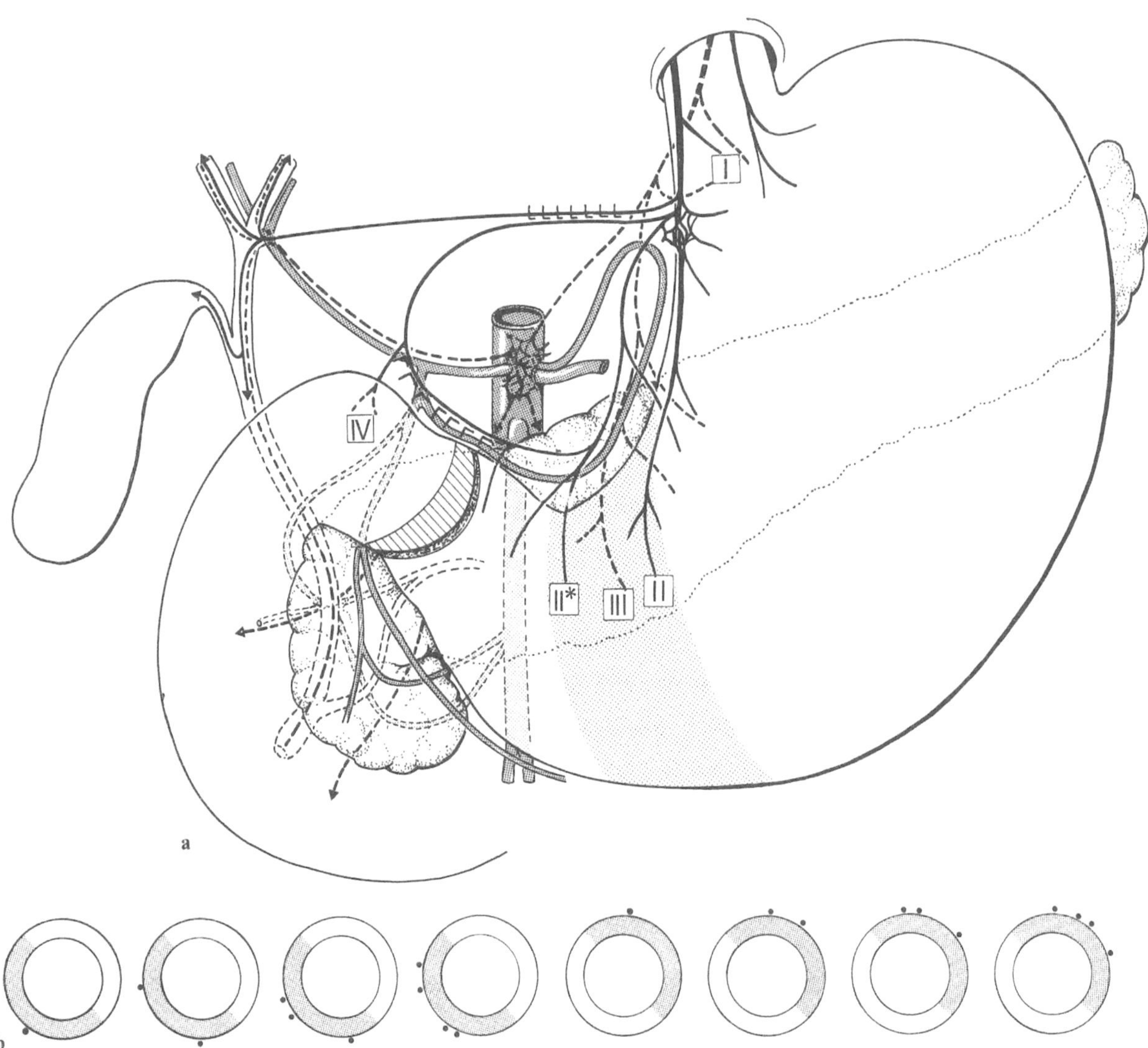

Technik der resezierenden Verfahren ausgebildeten Chirurgen verlangt diese Prämisse eine Erweiterung seiner Taktik von einer organamputierenden zu einer organerhaltenden Technik. Nicht nur das Organ selbst, sondern auch dessen Durchblutung und Innervation müssen berücksichtigt werden. Die Operationstaktik trägt außerdem den Charakter der individualisierenden und auf Grundsätzen der Wiederherstellungschirurgie beruhenden Manipulation. Die sympathische Innervation, welche den arteriellen Gefäßverläufen folgt, sowie die variablen Verläufe der vagalen Nerven erfordern ständig die volle Aufmerksamkeit des Operateurs. Seine Aufgabe ist es, das Verteilungsmuster der Nerven in jedem Einzelfall zu analysieren und dementsprechend die Technik der Dissektion einzurichten. Der Operateur muß sich der Tatsache bewußt sein, daß außer den extragastralen Nerven auch die intramuralen Plexus über zahlreiche Neuropeptide die Funktionen des Magen-Darm-Kanals regeln.

Es hat sich außerdem gezeigt, daß nicht nur die Eintrittsstellen der sog. „Grenzäste" der Schonung bedürfen, sondern auch die in ihrer Umgebung liegenden Zonen „regions of interest" sind, welche Berücksichtigung verdienen (Abb. 15.3). Sie breiten sich im Bereich der Grenzasteintrittsstellen aus. Ihre Konsequenzen für die Technik sind erst teilweise bekannt. Jedenfalls sollten sie nicht grobmechanisch deformiert werden.

Anatomie der extrinsischen vagalen Innervation

Nach Loeweneck erfolgt die Innervation (vgl. Abb. 15.2) über

1) kraniale, ventrale und dorsale Rr. gastrici zum Magenfundus; die an der Kardia am weitesten kranial gelegenen Äste sind die „kranialen", ventralen und dorsalen „Grenzäste" I ;
2) mehrere nach kaudal ziehende Rr. gastrici zum Korpus (ventral/dorsal).
3) Zum Antrum zieht ein proximal gelegener „proximaler Grenzast II " ventral; ferner ein auffallend kräftiger, weiter nach kaudal ziehender R. gastricus, der „distale Grenzast II*" ventral. Zwischen proximalem und distalem Grenzast breitet sich der sog. „Krähenfuß" mit seiner „region of interest (B)" aus (vgl. Abb. 15.3). Auf der Mukosaseite koinzidiert diese Region mit der „Übergangszone", innerhalb welcher das typische Fundus-Korpus-Drüsenepithel in das der Pylorusdrüsen übergeht.
4) Von den dorsal gelegenen Rr. gastrici ist der am weitesten nach kaudal an das dorsale Antrum heranziehende und im Übergangszonenbereich eintretende kaudale „dorsale Grenzast III " der wichtigste Bezugspunkt auf der Dorsalseite.
5) Der ventrale Plexus hepatopyloricus, welcher in der Höhe der Kardia nach rechts in Richtung Leberpforte und Pylorus zieht, gibt einen ventralen Grenzast zum Pylorus ab IV .

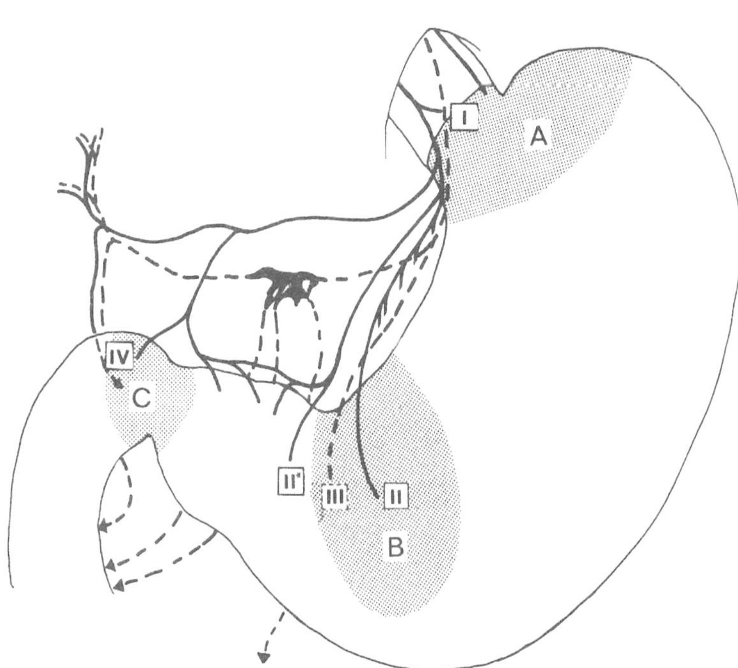

Abb. 15.3. „Regions of interest" am Magen: *A* an Kardia und subkardial, *B* am „Krähenfuß" und in der Korpus-Antrum-Übergangszone bis zur Majorseite, *C* im antropylorischen Übergang bis zum Bulbus und in die Pars I des Duodenums hinein

6) Auf der Dorsalseite bilden Äste aus dem Ganglion coeliacum den dorsalen Plexus hepaticus, welcher der A. hepatica folgt und als Plexus choledochus den Ductus choledochus absteigend bis zur Papille und aufsteigend bis in die Leberpforte begleitet. Außerdem folgen mehrere Äste aus dem Ganglion coeliacum dem Verlauf der Aa. gastropancreaticoduodenalis ventralis und dorsalis. Sie treten in ihrem Verlauf in die Konkavität des Duodenums sowie in den Pankreaskopf und Pankreaskörper ein.

Schließlich unterteilt die sog. Übergangszone den Gesamtmagen in einen proximalen „Säuremagen" und einen distalen „Muskel-Gastrin-Magen".

Die a-SPV wird so sorgfältig wie möglich bis auf ca. 3 mm an die typischen Grenzasteintrittsstellen ⊡, II*, III heranpräpariert. Auf diese Weise werden proximaler und distaler Magenteil funktionell voneinander getrennt. Wenigstens die genannten 3 Grenzäste müssen erhalten bleiben, wenn die Motorik des Mageneingangs intakt bleiben und das Antrum seine motorischen und hormonalen Regelfunktionen in Kürze wiedergewinnen soll. Die Schonung der Region C, welche minorseitig am Pylorus und Bulbus duodeni gelegen

ist und vorwiegend von minorseitig versorgt wird, ist speziell für die Taktik und Technik der Pyloroplastiken und der Ulkusexzisionen bedeutungsvoll. Eine zu weit gehende Abtragung oder Denervierung wirkt sich auf die Duodenalmotilität nachteilig aus (Pendelperistaltik, duodenogastraler Reflux, Duodenalstenose). Es gibt Hinweise, daß analoge Störungen den ganzen Dünndarm betreffen, wenn das Ganglion coeliacum entfernt wird.

Das Prinzip „a-SPV"

Mit der „a-SPV"-Präparation des Magens verfügt die Magenchirurgie über ein Mittel, zahlreiche Probleme magenerhaltend zu lösen. Es erlaubt z. B. die Anastomose des Gesamtmagens mit jedem beliebigen Dünn- und Dickdarmabschnitt. Es ist ferner in der Situation des „schwierigen Duodenums" oder bei Pankreatokephalektomie eine

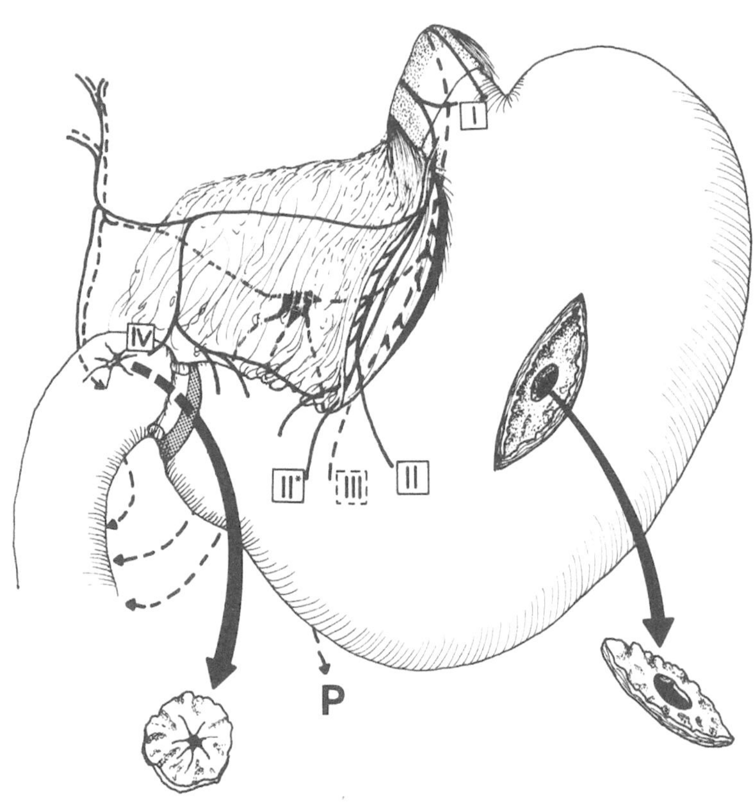

Abb. 15.4. Das praktische Modell der nichtresezierenden Ulkuschirurgie: der SPV- bzw. a-SPV-präparierte Magen und die typischen Zugangswege für die Exzision des Ulcus duodeni und des Ulcus ventriculi bzw. zur ff-Pyloroplastik

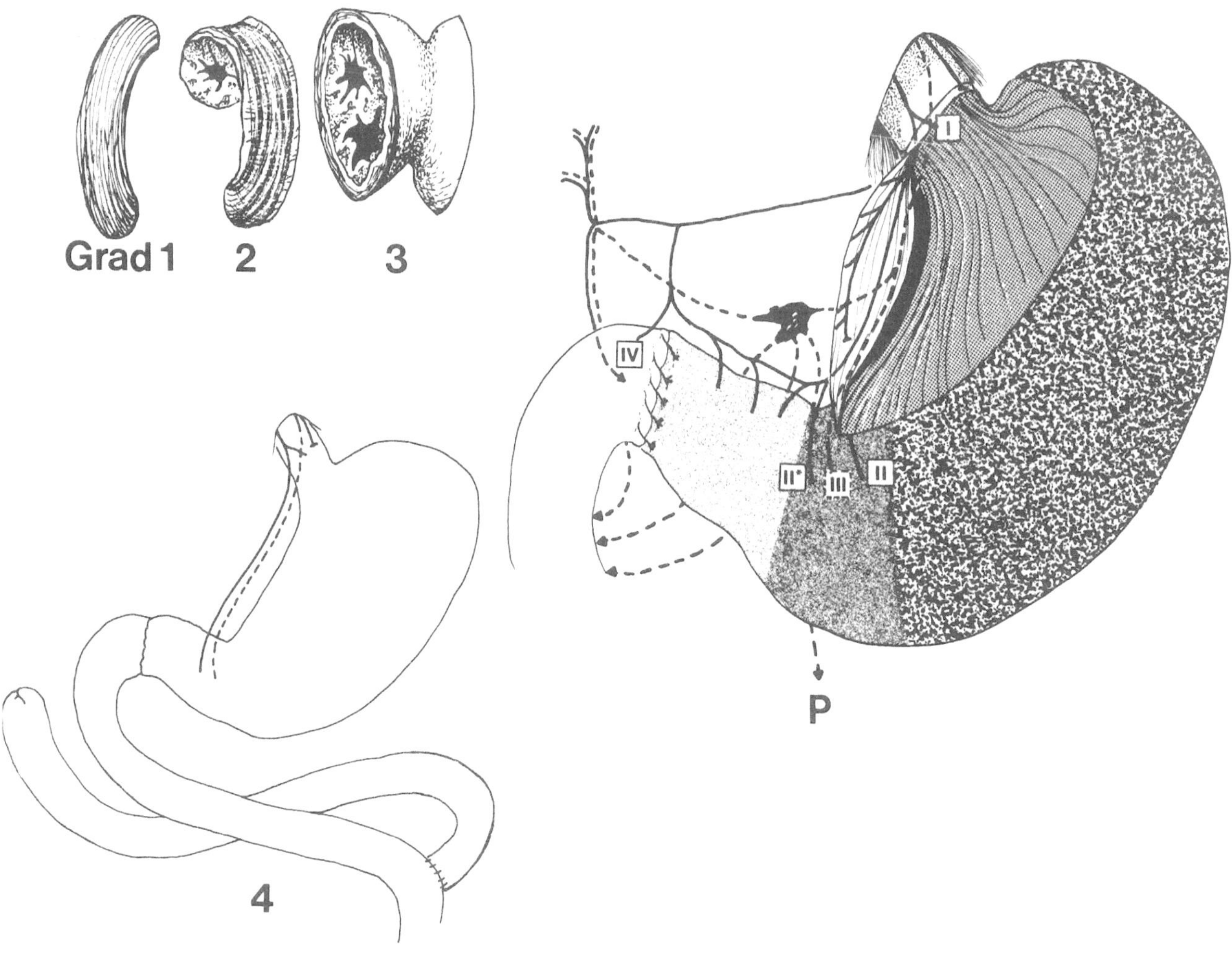

Abb. 15.5. Modell der Technik bei Ulcus duodeni (s. Text)

brauchbare Hilfe. In der Ulkuschirurgie ist letztere Anwendung eher selten.

Das praktische Modell der nichtresezierenden chirurgischen Therapie zeigt Abb. 15.4.[1] Es unterliegt jeweils auf den Einzelfall bezogenen Abwandlungen, welche durch die verschiedenen Schwierigkeitsgrade der ulzerogenen Deformitäten hervorgerufen sind.

---

1 In diesem Zusammenhang gab L.R. Dragstedt dem Autor am 29.10.1974 folgenden Kommentar:
„At the present time I'm recommending the procedure that you do as the one that is most likely to give a good result in the hands of a skilled surgeon in towns throughout the world ranging in population from 10000 to 100000 and upwards" (L.R. Dragstedt, PHD M.D., Research Professor of Surgery and Professor of Physiology, Emeritus).

Modell der Technik bei Ulcus duodeni (Abb. 15.5)

1. *Grad:* a-SPV + submuköse ff-Pyloroplastik (sm. Py).
   Wiederherstellung: Seromuskularisnaht der Pyloromyektomie.
2. *Grad:* a-SPV + Ulkusexzision über offene ff-Pyloroplastik (o-Py).
   Wiederherstellung: Naht aller Wandschichten (Nahttechnik vgl. Abb. 15.17).
3. *Grad:* a-SPV + Ulkusexzision + Pylorektomie (Pyek).
   Wiederherstellung: Gastroduodenostomie (End-zu-End)

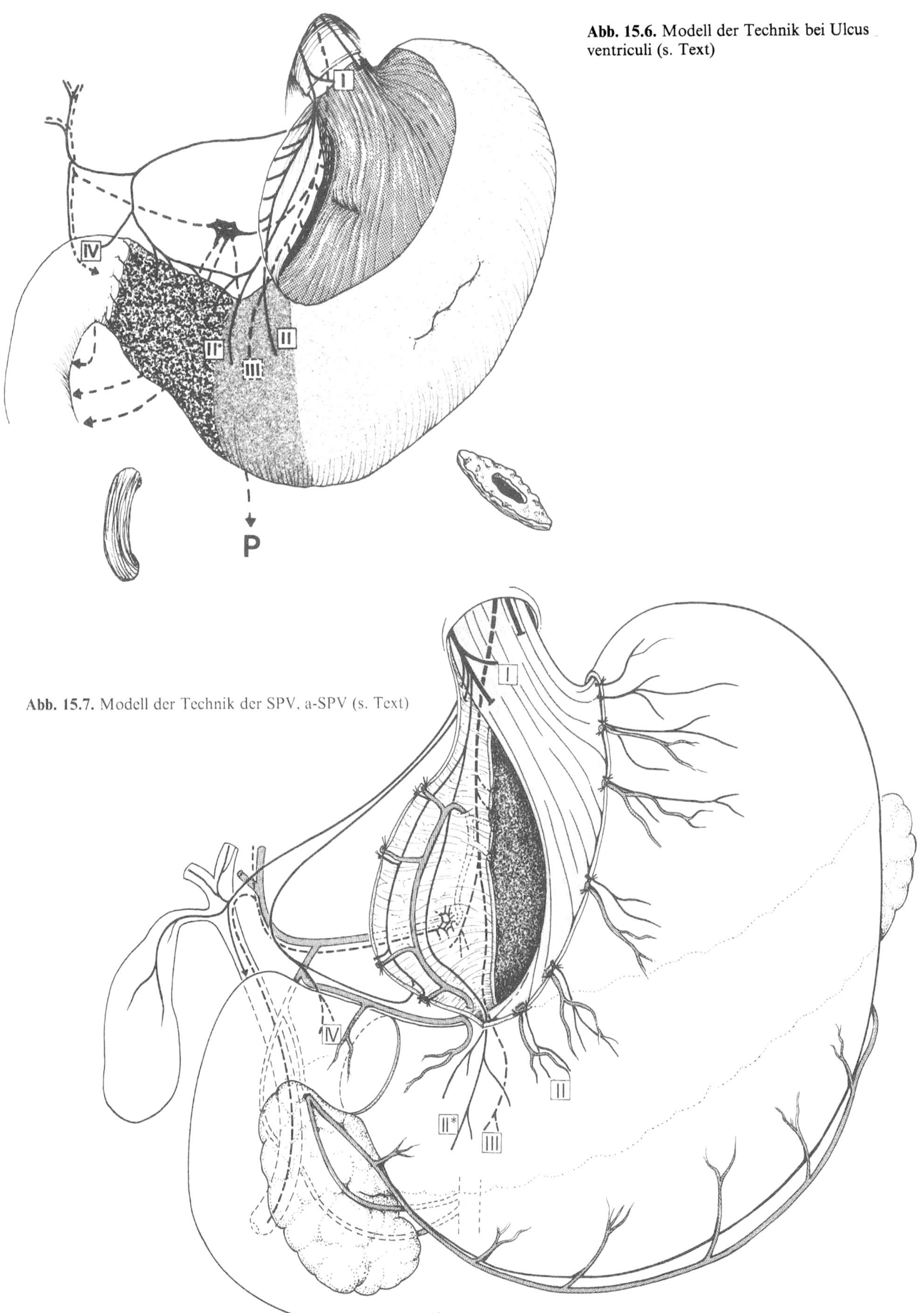

Abb. 15.6. Modell der Technik bei Ulcus ventriculi (s. Text)

Abb. 15.7. Modell der Technik der SPV, a-SPV (s. Text)

4. Grad (bei ausgedehnter Penetration, Stenose und Narbenbildung, Situation des „schwierigen Duodenums"):
a-SPV + Ulkusexzision über erweiterte Bulbopylorektomie (vgl. Abb. 15.4, 15.18b und 15.19a).
Wiederherstellung: Gastrojejunostomie (End-zu-End) + Jejunojejunostomie (End-zu-Seit Y) + Duodenalblindverschluß (Pyek, GJ, JJY).

Modell der Technik bei Ulcus ventriculi (Abb. 15.6)
Bei Ulkus in der Region von Angulus bis Kardia wird eine SPV + Ulkusexzision über Längsgastrotomie + submuköse ff-Pyloroplastik vorgenommen.
Wiederherstellung: Mukosa-Muskularisnaht des Ulkusexzisionsdefekts, Seromuskularisnaht der Pyloromyektomie, fortlaufende Naht aller Wandschichten der Gastrotomie.

Die nichtresezierende Methode kann das resezierende Vorgehen ersetzen
– in 98% ($\pm$ 2–3%) der Fälle von Ulcus duodeni,
– in 50% ($\pm$ 3–4%) der Fälle von Ulcus ventriculi.

Technik der selektiv-proximalen Vagotomie (SPV) und der adäquaten selektiv-proximalen Vagotomie (a-SPV) [1]
(Abb. 15.7)

Zugangswege: obere mediane Laparotomie mit Abtragung des Xyphoids. Selten ist Schnitterweiterung nach kaudal durch Linksumschneidung des Nabels erforderlich. Durchtrennung von Lig. teres und Lig. falciforme, um die Leber ventral aus diesen Verbindungen zu lösen und Einrisse des Organs bei der Aufspreizung der Bauchdecke mittels eines Bauchdeckenhalters zu vermeiden.

Taktische Gesichtspunkte
Das gesamte Abdomen wird inspiziert und palpiert. Dies geschieht schonend, damit es zu keinen Serosaverletzungen mit Blutaustritten kommt. Instrumentelle Maßnahmen werden erst nach Klärung der nervalen Versorgung des Magens vorgenommen. Besonderes Augenmerk gilt den „regions of interest" (vgl. Abb. 15.3):
A Mageneingang und Hiatus (Hiatushernie?),
B Magenmitte („Krähenfuß" und Grenzastverteilung),
C Magenausgang mit Duodenum; ferner Pankreas, Leber und Gallenblase sowie Gallen-

wege, Milz und Oberbauchgefäße. Lage und Größe des Ulkus und seine Beziehung zur Nachbarschaft (Penetration, Stenose, Malignitätsverdacht, regionäre Lymphknoten, Anzeichen von Komplikationen).

Praktische Anatomie der vagalen Innervation

Es gibt häufig Variationen. In jedem Einzelfall ist die exakte Analyse der Vagusanatomie notwendig (vgl. Abb. 15.8). Die Klärung des realen Falles muß behutsam und schrittweise stattfinden. Zunächst erfolgt die Identifikation der Verteilung der Vagusäste von der Kardia bis zum Duodenum auf der Ventralseite. Mit Vorrücken der Präparation wird sie von Akt zu Akt wiederholt. Bei fettreichem Abdomen und Zartheit der Nervenfasern ist Lupenbetrachtung notwendig. Das Spezialinstrumentarium (vgl. S. 152) enthält u.a. eine große Operationslupe und ein Vagotom für Elektrofeinstkoagulation.

Taktische Richtpunkte der Präparation (Abb. 15.8)
Der Startpunkt liegt in Höhe des Abganges des Plexus hepatopyloricus nach rechts.

I   kranialer Grenzast ventral (auch dorsal vorhanden)
- - - - - →I   Präparationsrichtung: Startpunkt → His-Winkel

II   kaudaler proximaler Grenzast ventral
II   Präparationsrichtung kraniokaudal von Startpunkt zur Eintrittsstelle Grenzast III (Ausdehnung der Vagotomie inadäquat = SPV)

II*   kaudaler distaler Grenzast ventral
← - - - - II* Präparationsrichtung: von kaudal proximal II nach distal II* (Ausdehnung der Vagotomie adäquat = a-SPV)

III   kaudaler Grenzast dorsal (Eintrittspunkt kommt erst im letzten Operationsakt zur Darstellung) (vgl. Abb. 15.10–15.13)

IV   pyloro-duodenaler Grenzast zur pyloro-duodenalen Region kommt ventral vom Plexus hepatopyloricus ventralis und dorsal aus dem Ganglion coeliacum (vgl. Abb. 15.13a und 15.15a–c); die übrige Duodenalinnervation erfolgt von dorsal über Äste aus dem Ganglion coeliacum. Von diesen wird auch das Dünndarmmesenterium innerviert.

---

1 Spezialinstrumentarium Fa. H.C. Ulrich, Ulm (Holle)®.

Die Präparation (SPV, a-SPV) wird stets *vor* den die Magenwand direkt betreffenden oder eröffnenden Maßnahmen (Gastropexie, Gastrotomie, Pyloroplastik, Ulkusexzision) vorgenommen.

Wenigstens die Nerveneintrittspunkte I, II*, III müssen stets geschont werden, wenn die Funktionen der Kardia und des Antrums intakt bleiben sollen. Auch in der Region IV sollte die Schonung der neuralen Elemente soweit irgend möglich berücksichtigt werden. Bei ausgedehnteren Ulkusexzisionen oder Pylorektomien wird dies nicht immer gelingen; es kann erstaunlich viel gerettet werden, wenn die Innervation der intra- und postpylorischen Region bei der Präparation bewußt beachtet wird.

Technik bei SPV bzw. a-SPV (vgl. Abb. 15.7 und 15.8)

Abb. 15.8. Taktische Richtpunkte der Präparation (Lupenkontrolle unerläßlich; s. Text)

1. Akt. Die Präparation muß in kraniokaudaler Richtung erfolgen! Sobald die Lage der ventralen Eintrittspunkte der Grenzäste (III, II*) ausgemacht ist, werden in 3 mm Abstand schwarze Interimsnähte zur Markierung angelegt. Der Startpunkt liegt in Kardianähe am Abgang des Plexus hepatopyloricus nach rechts. Sein subhepatischer Verlauf im Omentum minus in Richtung Leberpforte ist nach Abheben der Leber leicht erkennbar. Am Startpunkt wird die Serosa durch eine 2 cm lange Inzision eröffnet und so die Teilungsstelle des Truncus ventralis nervi vagi freigelegt.

Den Nerv hebt man mit rechtwinkligem Nervenhäckchen an und streckt ihn dadurch. So wird der subseröse Verlauf der oberflächlichen Rr. gastrici ventrales zum Fundus leichter erkennbar.

Darauf beginnt die Dissektion der proximalen Rr. gastrici nebst Gefäßen zum Magenfundus und deren beidseitige Einzelligatur mit nichtresorbierbarem Nahtmaterial (00-Seide). Die Präparation überquert ventral die Kardia in Einzelschritten nach links bis in den His-Winkel. Dieser wird mit Stieltupfer auseinandergedrängt, so daß alle in den

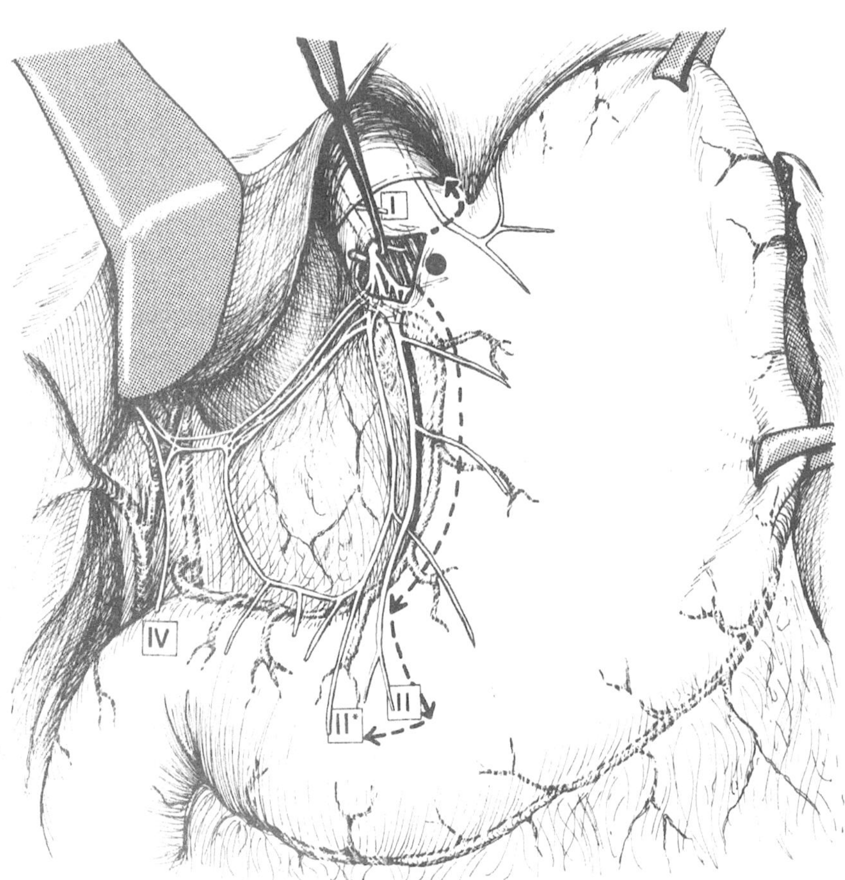

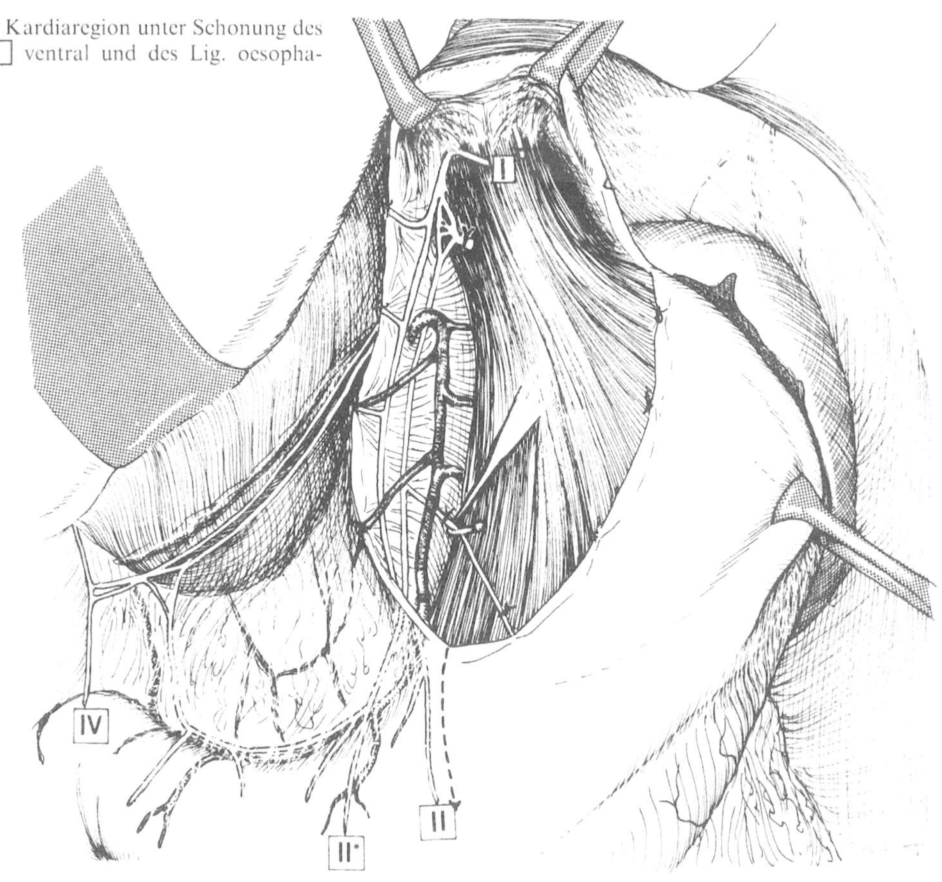

Abb. 15.9. Dissektion der Kardiaregion unter Schonung des kranialen Grenzastes ⬚I⬚ ventral und des Lig. oesophagophrenicum

Winkel ziehenden Nebenstämme des N. vagus erfaßt, ligiert und durchtrennt werden können. Die Präparation dringt bis auf die Muskulatur des lateralen Zwerchfellschenkels vor.

2. Akt (Abb. 15.9). Fast immer sind außer den beiden Hauptstämmen auch (bis zu 6) Nebenstämme vorhanden (vgl. Abb. 15.2b). Die Kardia wird zunächst von links her mobilisiert, weil von dort kaum Nerveneintritte in den abdominellen Ösophagus erfolgen. Von rechts hingegen treten ein oder mehrere kleine kraniale Grenzäste ⬚I⬚ in beinahe horizontaler Richtung ventral und dorsal in den Ösophagus ein. Sie haben für die Kardiamotilität Bedeutung. Sie werden von der kleinen A. oesophagica caudalis begleitet. Zunächst ist nur die Freilegung der Ventralseite möglich. Dort ist auf die Umschlagfalte des Lig. oesophagophrenicum zu achten. Sie dient der Präparation als Orientierungslinie für ihre kraniale Begrenzung, welche nicht überschritten werden soll. Eine Verletzung der Umschlagfalte kann pleurale Reizergüsse zur Folge haben. Sollte sie unbemerkt bleiben oder ihre Nahtversorgung unterlassen werden,

kann sich ein Pneumothorax und ein Pyopneumothorax entwickeln.

Die kranialen Grenzäste haben für die Säurereduktion keine Bedeutung; denn sie erreichen die B-Zell-tragende Mukosa nicht, sondern dienen vorwiegend der Versorgung der Kardiamuskulatur. Bevor im Kardiabereich weiter präpariert wird, wendet man sich bei der Präparation vom Startpunkt längs der kleinen Kurvatur nach kaudal absteigend der Isolierung der ventralen Rr. gastrici zum Fundus und Korpus zu und ligiert und durchtrennt diese. Man hebt zunächst auf den Markierungspunkt ⬚II⬚ ab. Dort angelangt, ist die kleine Kurve zugänglicher und mobiler geworden und der Plexus gastricus ventralis in zweiter Schicht freigelegt. Die in dieser Schicht zum Korpus ziehenden Fasern können einzeln elektrisch durchtrennt werden. Mit Insichtkommen der dorsalen Gefäße zur kleinen Kurvatur ist die Ablösung des ventralen Blattes beendet. Die stets subserös verlaufenden Grenzäste lassen sich nunmehr voll überblicken und auf Intaktheit kontrollieren; desgleichen der Bogen der A. gastrica sinistra und

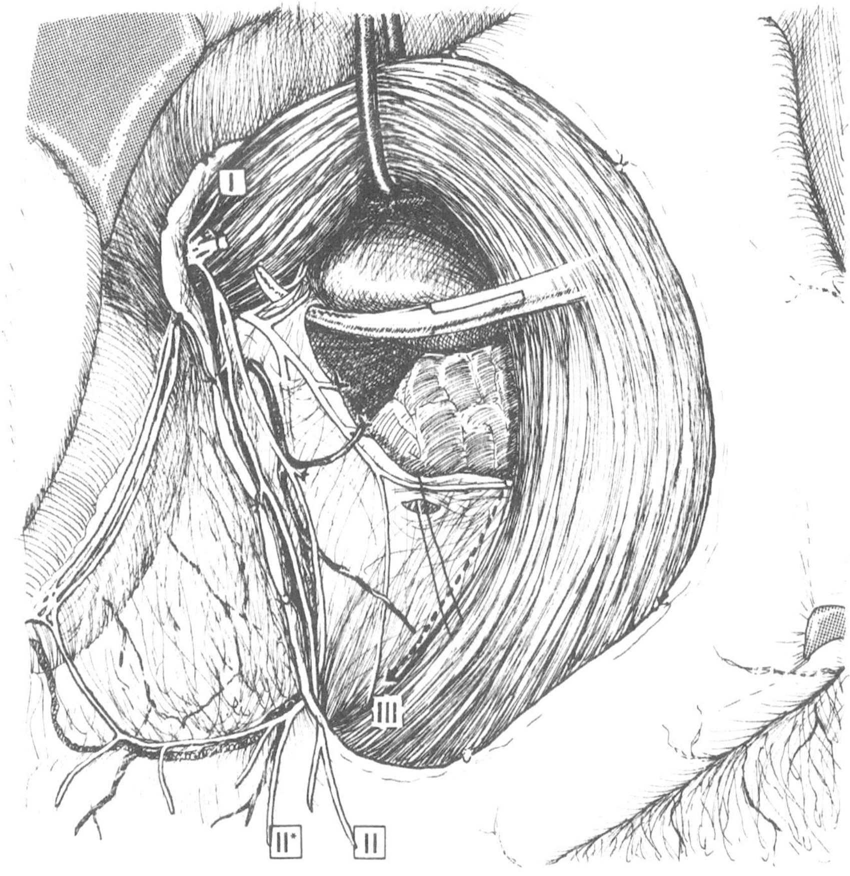

Abb. 15.10. Anschlingen der ringsum mobilisierten Kardia und Darstellung der kranialen Grenzäste ⟦I⟧ dorsal sowie des dorsalen Blattes des Omentum minus. In ihm verläuft der dorsale Grenzast ⟦III⟧, der geschont werden muß

deren Äste zur Dorsalseite. Zwischen zwei dorsalen Gefäßen wird das hintere Blatt gefenstert, womit die Bursa omentalis eröffnet ist. Nach kranial wird die Präparation bis in die Höhe des ventralen kranialen Grenzastes auch dorsal hinaufgeführt, jedoch nicht höher. Sobald der Ösophagus in dieser Höhe ringsherum freigelegt ist, wird er mit dem tastenden Finger nach ventralwärts abgehoben und nach Sicherstellung des Truncus dorsalis nervi vagi, der in situ belassen wird, mit einer seiner Krümmung entsprechenden Klemme (z. B. Nierenstiel- oder Spezialklemme) umfahren. Die Klemme führt ein weiches Gummirohr um den Ösophagus. An diesem Zügel kann er schonend gestreckt und hin und her geführt werden, um die Durchtrennung der von dorsal kommenden Nerven zum His-Winkel und zum Fundus unter Sicht vornehmen zu können. ⟦I⟧ dorsal wird geschont.

3. Akt (Abb. 15.10). Die Präparation des dorsalen Blattes wird nach kaudal analog der Ventralseite ausgeführt. Dabei ist auf den dorsalen kaudalen Grenzast ⟦III⟧ zu achten. Er bleibt nur intakt, wenn die Ablösung des dorsalen Blattes unmittelbar an der Magenwand erfolgt; denn der Nerv liegt wandnahe und läuft Gefahr, in die Ligaturen zu geraten, wenn sie weit fassend als Massenligaturen angelegt werden. Durch Einsetzen eines Langenbeck-Hakens wird der Fundus angehoben. Der Überblick über die Bursa omentalis und die Dorsalseite des Magens ist nun frei, so daß Adhäsionen mit dem Pankreas versorgt werden können; ebenso die Rr. gastrici dorsales zum His-Winkel und nach oben bis zum Eintritt des kranialen dorsalen Grenzastes (⟦I⟧ dorsal). Parallel zum freigewordenen Rand des Dorsalblattes zieht der dorsale kaudale Grenzast ⟦III⟧ zum Antrum herab. Der Truncus dorsalis nervi vagi bleibt nach wie vor unberührt, um seine Äste zum Ganglion coeliacum und Pankreas nicht zu schädigen. Auch dorsal sind Nebenstämme des Vagus nicht selten (vgl. Abb. 15.2b). Sie können durch ihr geringeres Kaliber und den ösophagusnahen Verlauf vom Truncus dorsalis nervi vagi unterschieden werden. Übersehene Nebenstämme haben die Persistenz eines säuresezernierenden Areals im dorsolateralen Fundus zur Folge. Die SPV wird dann inadäquat sein. Aus dem gleichen Grunde ist es ratsam, 1–2 Arkaden der Vasa brevia zu ligieren. Mit ihnen können noch vagale Fasern zum Fundus verlaufen.

Eine weiter nach kaudal reichende vagale Versorgung entlang der großen Kurvatur ist höchst selten. Durch SPV und a-SPV könnte sonst unmöglich ein so hoher Prozentsatz völliger basaler und insulinstimulierter Säureausschaltung erzielt werden.

4. Akt (Abb. 15.11). Sobald der proximale Magen auch dorsal bis etwa in Angulushöhe freigemacht ist, erfolgt seine Derotation, d.h. seine axiale Drehung, so daß die kleine Kurvatur nach ventral gelangt. Man faßt dazu die Hinterwand mit nicht traumatisierenden Allis-Klemmen und zieht die Hinterwand nach rechts. Durch das Rotationsmanöver werden die Endverläufe der 3 Grenzäste

[II], [II*] und [III] sowie ihre Eintrittsstellen in die Antrumwand zugänglich. Wiederholte Kontrolle durch Lupenbetrachtung ist in diesem Akt angezeigt. Je nachdem wie die präoperative Säuretestung ausfällt, kann die Dissektion auf der Ventralseite nur bis zum proximalen Grenzast [II] vorgenommen werden (= SPV). Bei Ulcus ventriculi genügt diese einfache SPV in der Regel. Bei Ulcus duodeni mit gesicherter Hypersekretion soll die Säurereduktion die „Nullregel" erfüllen. Dazu muß die Präparation bis zum Eintritt des distalen Grenzastes [II*] fortgeführt und der Grenzast [II] ligiert und durchtrennt werden. Der dorsale Grenzast [III] soll stets intakt bleiben. Sein Verlust bedeutet eine Motilitätsstörung der dorsalen Antrumwand mit Aussackung und Atonie derselben, was zu mangelhafter Clearance der Mukosa in diesem Abschnitt führt.

Abb. 15.11. Derotation des mobilisierten proximalen Magens zur Darstellung der Eintrittstellen der distalen Grenzäste [II] [II*] [III]

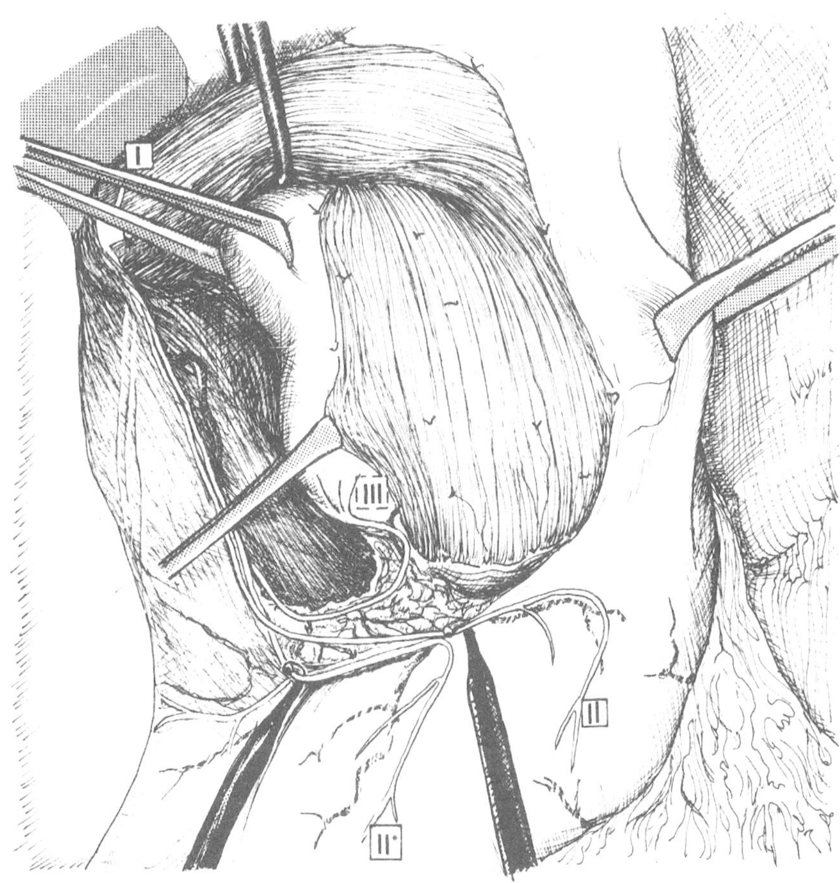

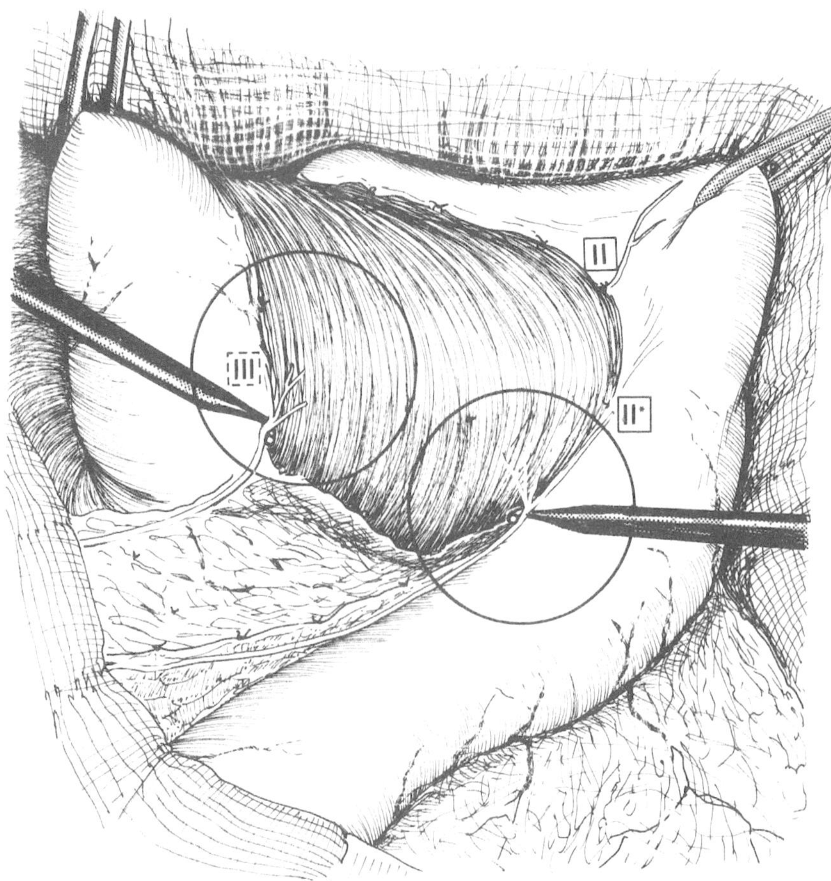

Abb. 15.12. Mikrodissektion der Grenzäste ⟦II*⟧ und ⟦III⟧ nach Durchtrennung des Grenzastes ⟦II⟧. Erst durch diesen Schritt wird optimale Säurereduktion erreicht. (Lupenbetrachtung erforderlich!)

5. Akt (Abb. 15.12). Unter ständiger Lupenkontrolle wird die Mikrodissektion bis 3 mm an die Eintrittsstellen ⟦II*⟧ und ⟦III⟧ herangeführt (a-SPV). Die Nerventeintrittsstellen dürfen nicht traumatisiert werden. Man verwendet am besten isolierte Kunststoffhäkchen (Fa. Ulrich, Ulm). Im Bereich des Netzansatzes zwischen dem ventralen ⟦II*⟧ und dorsalen ⟦III⟧ Grenzast eintretende Nerven und Gefäße von mikroskopischer Größenordnung sollten noch abgetragen werden, sofern sie erkennbar sind. Die Denervierung der kleinen Kurvatur kann evtl. nach distal noch etwas fortgesetzt werden, doch darf die Denervierungszone einen Abstand von 4 cm vom Pylorus nicht unterschreiten. Dies gilt besonders bei Fällen von Pylorektomie. Außerdem ist zu bedenken, daß die Antrektomie unvermeidbar wird, wenn mehr als einer der 3 dista-

len Grenzäste bei der Präparation lädiert wurden (z. B. ⟦II⟧+⟦II*⟧, ⟦II⟧+⟦III⟧, ⟦II*⟧+⟦III⟧). Die nichtresezierende Methode verliert bei so weitgehendem Verlust der Grenzäste jede Aussicht auf Erfolg.

Andererseits ist die SPV nur dann adäquat, wenn sie innerhalb der geschilderten Grenzen so gründlich wie möglich durchgeführt wurde. Gelingt dies, so wird eine solche a-SPV die effektivste Form aller Vagotomievarianten sein. Seit 1970 hat sich an der Chirurgischen Poliklinik München die geschilderte Standardtechnik voll bewährt. Die schrittweise vorrückenden Erfahrungen wurden seit 1964 in zahlreichen Arbeiten, Vorträgen, Operations- und Röntgenkinofilmen und in Operationsseminaren demonstriert. Der Vorschlag erlangte, was die SPV und a-SPV betrifft, weltweite Verbreitung. Die weitere, ebenfalls von Beginn an erkannte Tatsache, daß eine SPV/a-SPV so lange eine halbe Maßnahme ist, als sie nicht, analog zur Fundektomie, mit einer form- und funktionsgerechten Drainagemaßnahme am Pylorus kombiniert wird, ist auch heute noch nicht zum Allgemeingut geworden.

Das Warum und Wie einer form- und funktionsgerechten Pyloroplastik[1]

In dieser Frage besteht eine auffällige Kohärenz zwischen der Unvollständigkeit einer Antrektomie ohne Vagotomie mit der einer SPV ohne Drainage; denn in beiden Fällen werden die potentiellen ulzerogenen Faktoren nur teilweise behoben. Im Falle der alleinigen SPV betrifft die Operation nur die vagal stimulierte Säureproduktion; im Falle der alleinigen Antrektomie werden nur die Gastrinproduktion und die Passagestörung beseitigt. In der Tat war in der Vor-SPV-Ära die Eliminierung von Gastrin und Passagestörung nur durch eine 40–60% distale Resektion realisierbar. Heute steht fest, daß es möglich ist, durch SPV, a-SPV und durch die Zutat einer form- und funktionsgerechten Pyloroplastik einen hinsichtlich seinem Säure-Gastrin- und Passageverhalten gestörten Ulkusmagen in einen annähernd normal funktionierenden Magen umzuwandeln. Es ist auch für jeden Chirurgen verständlich, daß die Maßnahme der Drainageverbesserung nach den Regeln der plastischen Chirurgie, d.h. form- und funktionsgerecht, ausgeführt werden muß. Sowohl die Resektion als auch die konventionellen Pyloroplastiken [nach Heineke/Mikulicz (1886, 1888), Finney (1902), Jaboulay (1892), Weinberg (1956) u.a.] verstoßen gegen diesen Grundsatz. Reguläre Funktion kann erreicht werden, wenn der Muskelbau der antropylorischen Region und ihre Innervation und Gefäßversorgung zur Grundlage des operativen Vorgehens erhoben werden und form- und funktionswidriges Operieren vermieden wird (Abb. 15.13a). Nach früheren und neueren sowie eigenen Beobachtungen ist das muskuläre Endsegment des antropylorischen Kanals als „Torhüter" der Magenentleerung aufzufassen. Es proportioniert den Mageninhalt in der Schlußphase der Durchmischung, indem es Boli bestimmter Größe abteilt und in den Bulbus duodeni befördert. Dies geschieht durch konzentrische Kontraktionen, welche langsam von oral nach aboral vorrücken. Die Geschwindigkeit und Stärke der Propulsions-

wellen ist sehr verschieden. Ein Zusammenhang mit der extragastralen Innervation besteht mit hoher Wahrscheinlichkeit; denn nach Eingriffen am N. vagus kommt es zu Bewegungsstörungen in der Pylorusregion, welche nach der Nahrungsaufnahme manifest werden und bei der weit nach distal fortgeführten a-SPV eine Entleerungsstörung mit Retention der festen Nahrungsbestandteile bewirken. Die Häufigkeit des Vorkommens einer derartigen Dysfunktion war schon Dragstedt bei trunkulärer Vagotomie bekannt und für ihn Veranlassung, die Retention durch eine Gastroenterostomie zu bessern. In der nichtresezierenden Methode wird das gleiche Problem auf physiologischere Weise durch eine „form- und funktionsgerechte Pyloroplastik" gelöst. Je nach Schweregrad der postulzerösen Veränderungen kommen verschiedene Modifikationen der Ausführung in Frage. Sie beruhen, was die Muskulatur anlangt, auf den Hinweisen und Arbeiten von Farthmann, Loeweneck, Stelzner, Torgersen sowie auf der Berücksichtigung der Innervation und des Vorhandenseins eines gastralen und duodenalen Sphinkters (Abb. 15.13 b–d).

Submuköse form- und funktionsgerechte Pyloroplastik (sm. ff-Py), Grad 1

Die sm. ff-Py besteht aus einer Muskelreduktionsplastik im Bereich des antropylorischen Übergangs. Durch eine oral-konvexe, die Seromuskularis bis in den submukösen Raum hinein durchtrennende Inzision wird der M. sphincter pylori gastrici in der Zona hypomuscularis (vgl. Abb. 15.13 b–d) ohne Eröffnung der Mukosa in Richtung von der Major- zur Minorseite stumpfscharf herauspräpariert (Abb. 15.14 a, b). Die sehr viel schwächere Muskularis des M. sphincter pylori duodeni wird zurückgelassen. Die klinische Erfahrung sowie das makroskopisch-anatomische Bild (Abb. 15.13 c) und der mikroskopische Querschnitt des gastroduodenalen Übergangs (Abb. 15.13 d) zeigen, daß der M. sphincter pylori gastrici (äußerer Sphinkter) und der M. sphincter pylori duodeni (innerer Sphinkter) minorseitig durch Gefäß- und nervenführendes Bindegewebe durchsetzt sind, was der Eintrittstelle der Nerven entspricht. Ihre Innervation ist unterschiedlich (vgl. Abb. 15.13 a). Sie erfolgt für den M. sphincter pylori gastrici aus dem Plexus hepaticus ventralis. Der M. sphincter pylori duodeni wird aus dem Plexus hepaticus dorsalis versorgt. Die sm. ff-Py

---

1 In diesem Zusammenhang gab L.R. Dragstedt dem Autor am 29.10.1974 folgenden Kommentar:
  „At the present time I'm recommending the procedure that you do as the one that is most likely to give a good result in the hands of a skilled surgeon in towns throughout the world ranging in population from 10000 to 100000 and upwards" (L.R. Dragstedt, PHD M.D., Research Professor of Surgery and Professor of Physiology, Emeritus).

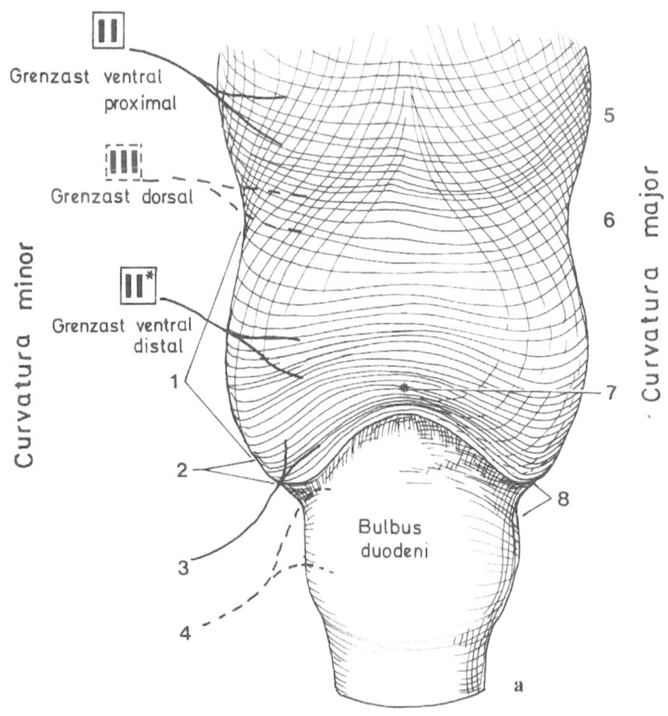
II
Grenzast ventral
proximal
III
Grenzast dorsal
II*
Grenzast ventral
distal
Curvatura minor
Curvatura major
1
2
3
4
5
6
7
8
Bulbus
duodeni
a

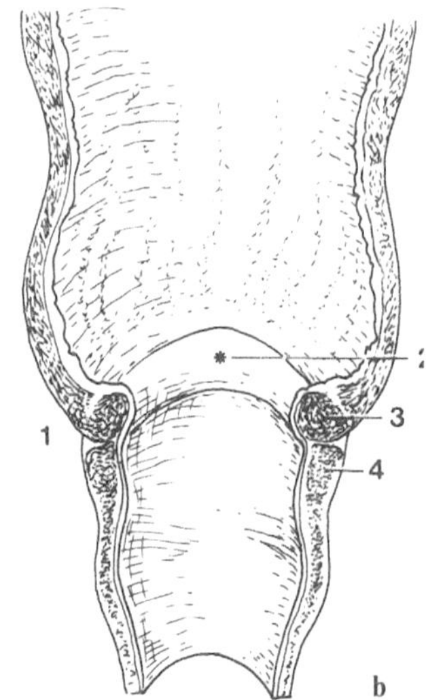
1
3
4
b

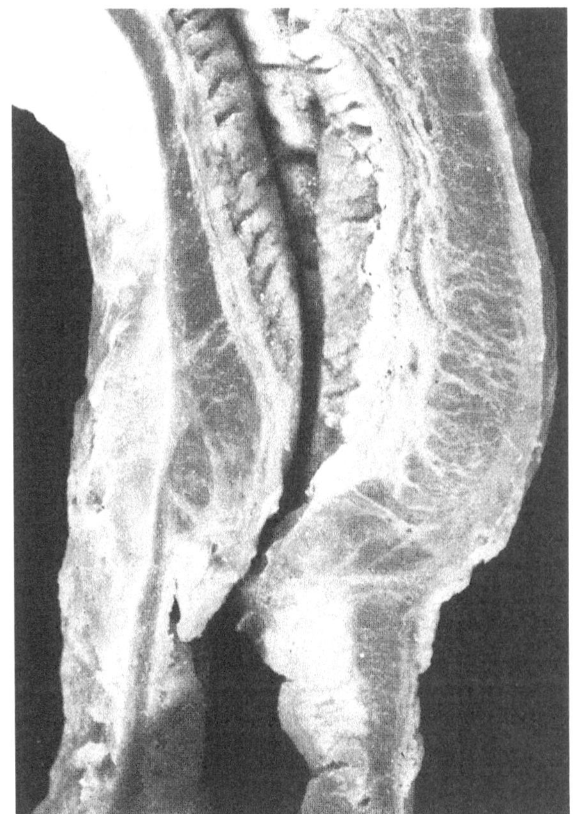

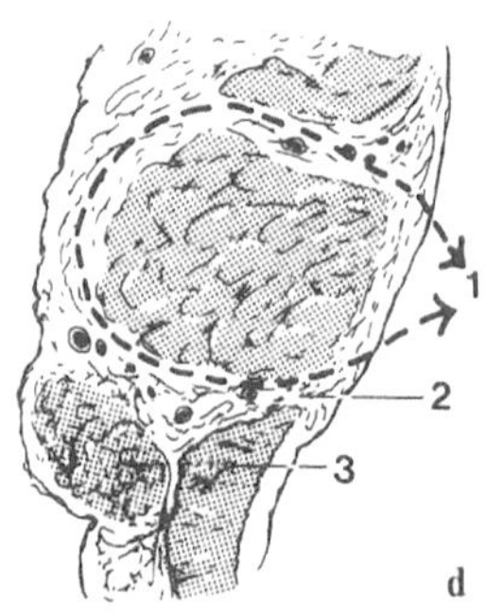
1
2
3
d

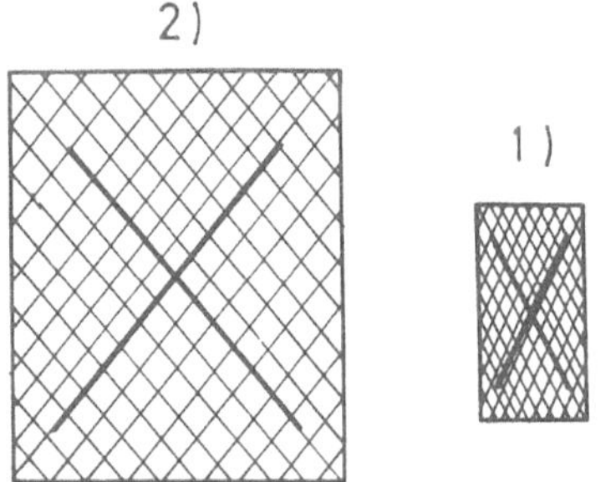

Abb. 15.13 a–e. Modell des Muskelbaus der gastroduodenalen Region. **a** Muskelfaserverlauf und Innervation
1 Canalis antri. *2* M. sphincter pylori gastrici. *3* plexus hepaticus ventralis. *4* Plexus hepaticus dorsalis. *5* M. sphincter antri. *6* M. sphincter intermedius. *7* Torus pylori. *8* M. sphincter pylori duodeni.
b Längsschnittschema der gastroduodenalen Region
1 Sulcus hypomuscularis. *2* Torus pylori. *3* M. sphincter pylori gastrici. *4* M. sphincter pylori duodeni.
c Präparat (Längsschnitt) der gastroduodenalen Region (nach Loeweneck): Teilung der beiden Sphinkteren durch Bindegewebe im Sulcus hypomuscularis. **d, e** Schema der gastroduodenalen Region bei Lupenvergrößerung. *Gestrichelte Pfeillinie* umkreist die Muskelmasse des M. sphincter pylori gastrici, wie sie durch eine form- und funktionsgerechte Muskelreduktionsplastik entfernt werden soll
1 M. sphincter pylori gastrici. *2* Zona hypomuscularis. *3* M. sphincter duodeni

ist demnach eine Muskelreduktionsplastik des terminalen Endsegments des Antrums an der Vorderwand. In diesem Endbereich sind die Muskelfasern dreidimensional am stärksten durchflochten, so daß sie makroskopisch als homogene Masse glatter Muskulatur erscheinen (Abb. 15.13 c, d). Umfang und Masse, dementsprechend auch die Kontraktionskraft, unterliegen starken individuellen Schwankungen. Der Operateur beurteilt diese Unterschiede durch Inspektion und Palpation und schätzt die Pylorusweite und seine Elastizität durch „Pinchgriff". Von seinen Feststellungen in Verbindung mit den diagnostischen Befunden (Röntgen, Szintigramm, Retentionssymptome) macht er es abhängig, wie weit er die Muskelreduktion auszudehnen hat. Ausgehend von einer majorseitigen Inzision in den M. sphincter pylori gastrici und durch schrittweises Eindringen in die Muskelmasse wird der M. sphincter pylori gastrici bandförmig (Abb. 15.14 b) ausgelöst und minorseitig quer durchtrennt. Durch die Exzision wird in der Regel zwischen 110–180° des ventralen Umfangs entfernt (Abb. 15.14 b). Der Muskelschnitt blutet aus den Gefäßen der hypomuskulären Zone (Abb. 15.13 d). Ihre Elektrokoagulation reicht

Abb. 15.14 a–c. Submuköse form- und funktionsgerechte Pyloroplastik (sm. ff-Py), Grad 1

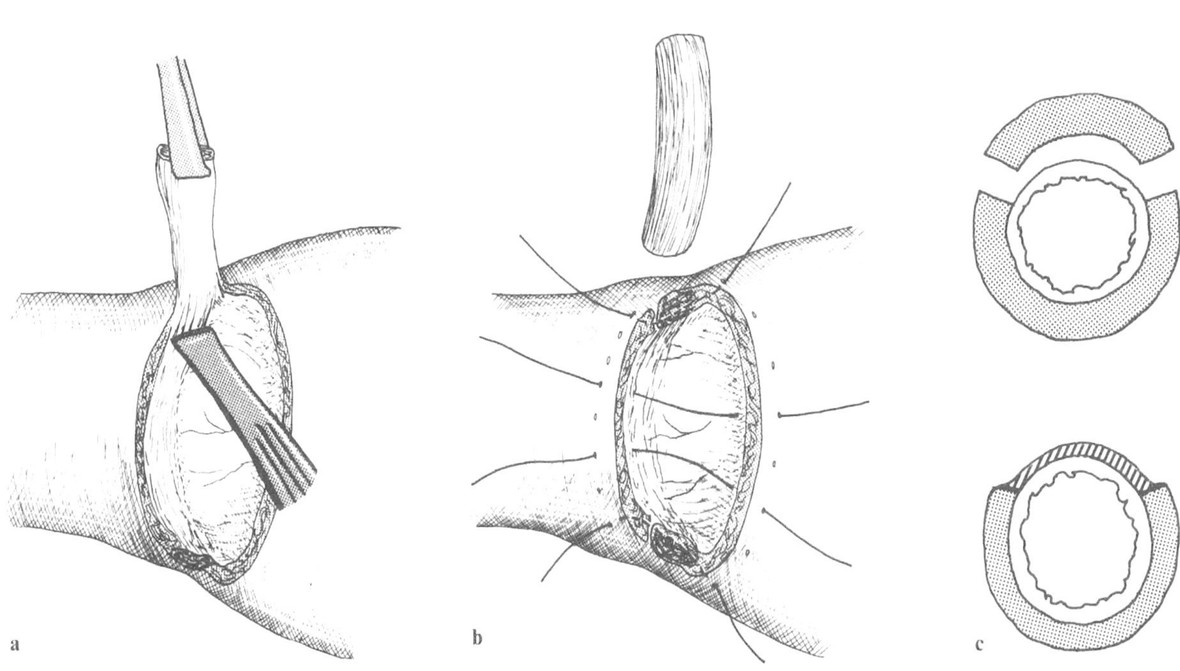

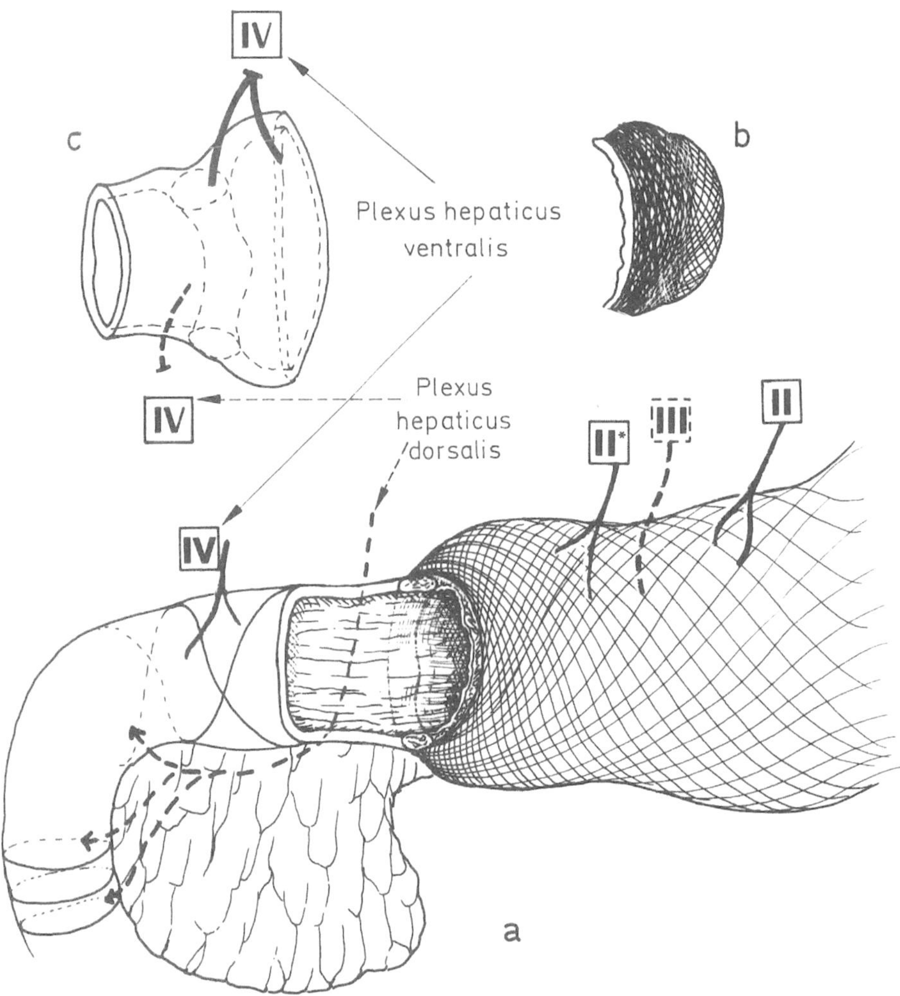

aus. Die spontane Eröffnung der Mukosa bei der Präparation ist ein Zeichen für das Vorhandensein narbiger Residuen nach chronischer erosiver Gastritis oder nach älteren oder frischen Ulzera. Die Mukosa sollte in diesen Fällen nicht verschlossen werden, ohne daß das Innere des Pyloruskanals und des Bulbus offen revidiert wurde. Nicht selten finden sich bis dahin nicht erkannte Erosionen oder Ulzera. Bleibt die Mukosa intakt, so wird der Seromuskularisrand des Antrums mit dem des M. sphincter pylori duodeni durch Einzelnähte exakt vereinigt. Der geschwächte Muskelquerschnitt des M. sphincter pylori gastrici wird damit auf den M. sphincter pylori duodeni adaptiert und der Ringmuskel auf diese Weise wieder hergestellt (vgl. Abb. 15.14 b). Dadurch bleibt auch die Vorderwand voll funktionsfähig. Nach exakter Adaptation kommt es zur Heilung ohne Narbendeformitäten.

Abb. 15.15 a–c. Offene form- und funktionsgerechte Pyloroplastik (o-ff-Py), Grad 2. Das Areal IV rückt in den Vordergrund des Interesses. Es wird sowohl aus dem ventralen als auch aus dem dorsalen Plexus hepaticus versorgt und hat für das Duodenum und den gesamten Dünndarm Schrittmacherfunktion. (Lupenkontrolle!)

Offene form- und funktionsgerechte Pyloroplastik (o-ff-Py), Grad 2, bei Ulcus duodeni in loco typico

Nach vorausgegangener a-SPV erfolgt der Zugang über die gleiche oral-konvexe Inzision der präpylorischen Muskulatur wie bei der sm. Py, jedoch mit Eröffnung der Mukosa. Alle Prämissen bezüglich Nerven- und Gefäßversorgung gelten wie oben. In den Mittelpunkt des Interesses rückt jetzt die Innervation des Duodenums (IV) und der kleinen Kurvatur des Antrums, dessen Innervation sowohl über den Grenzast II*, als auch über den R. anastomoticus unversehrt bleiben muß (Abb. 15.16 a), wenn ein solcher vorhanden ist.

Nach Eröffnung des Lumens wird ein gebogenes Kunststoffbougie (Hegar 8–21) nach oral und aboral zur Prüfung der Lumenweite eingeführt (Abb. 15.16 b). Erstreckt sich die intrapylorische Stenose nach oral, so werden alle Wandschichten der Ventralseite des antropylorischen Endsegments von majorseits nach minorseits soweit exzidiert (Abb. 15.15 a, b), daß das antrale Lumen für Hegar 19 gut eingängig ist. Auch muß das orale Lumen frei von Narben oder entzündlichem, ulzerogenem Gewebe sein. Analog wird eine nach aboral in den Bulbus hineinreichende Stenose auf liegendem Bougie soweit geöffnet und von Narbengewebe befreit, bis sich auch nach aboral ein Hegar-19-Bougie bequem einführen läßt. Im Falle des Ulcus duodeni liegt es minorseitig an der Bulbusbasis bis Bulbusmitte, es wird entweder im Zusammenhang mit dem Pylorusexzidat entfernt (Abb. 15.16 b) oder es wird bei tiefgehender Pene-

tration gesondert exterritorialisiert. Dazu ist schichtweises Vordringen bis in die subseröse Schicht bzw. bis auf die Pankreaskapsel erforderlich. Die ventralen und die oralen Anteile der Duodenalinnervation IV (vgl. Abb. 15.16 a, b) treten dann in unmittelbarer Nähe des Ulcus duodeni minorseitig in die Duodenalwand ein. Durch anatomiegerechtes Präparieren können sie wenigstens teilweise geschont werden. Wichtig ist, vom Bulbus nicht voreilig zuviel Material zu opfern, sondern mit Hilfe des Bougie das aborale Lumen so übersichtlich offen zu halten, daß das Ulcus in toto, aber so sparsam als möglich, entfernt wird. Penetriert das Ulcus bis in die Nähe des dorsalen Plexus entlang der A. gastroduodenalis ventralis, so befindet man sich in unmittelbarer Nähe der Teilung der Arterie in ihren ventralen und dorsalen

Abb. 15.16. a Bei der Eröffnung des präpylorischen Antrumlumens im Rahmen der o-ff-Py, Grad 2, ist die Schonung des Grenzastes II* und der retroduodenal zum Areal IV verlaufenden Nervenäste aus dem Ganglion coeliacum zu berücksichtigen (Lupenkontrolle!)
1 R. anastomoticus (inkonstant). *2* Ganglion coeliacum. (Abb. 15.16 b, c s. S. 198)

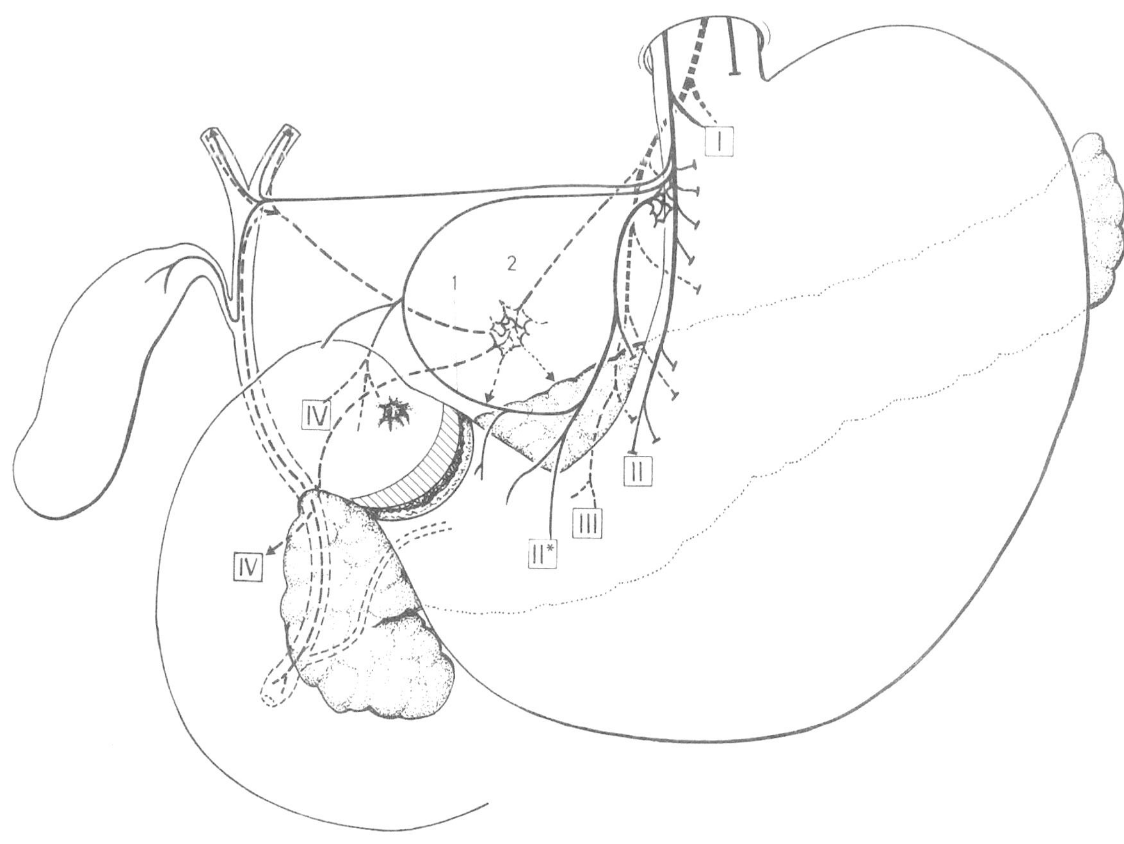

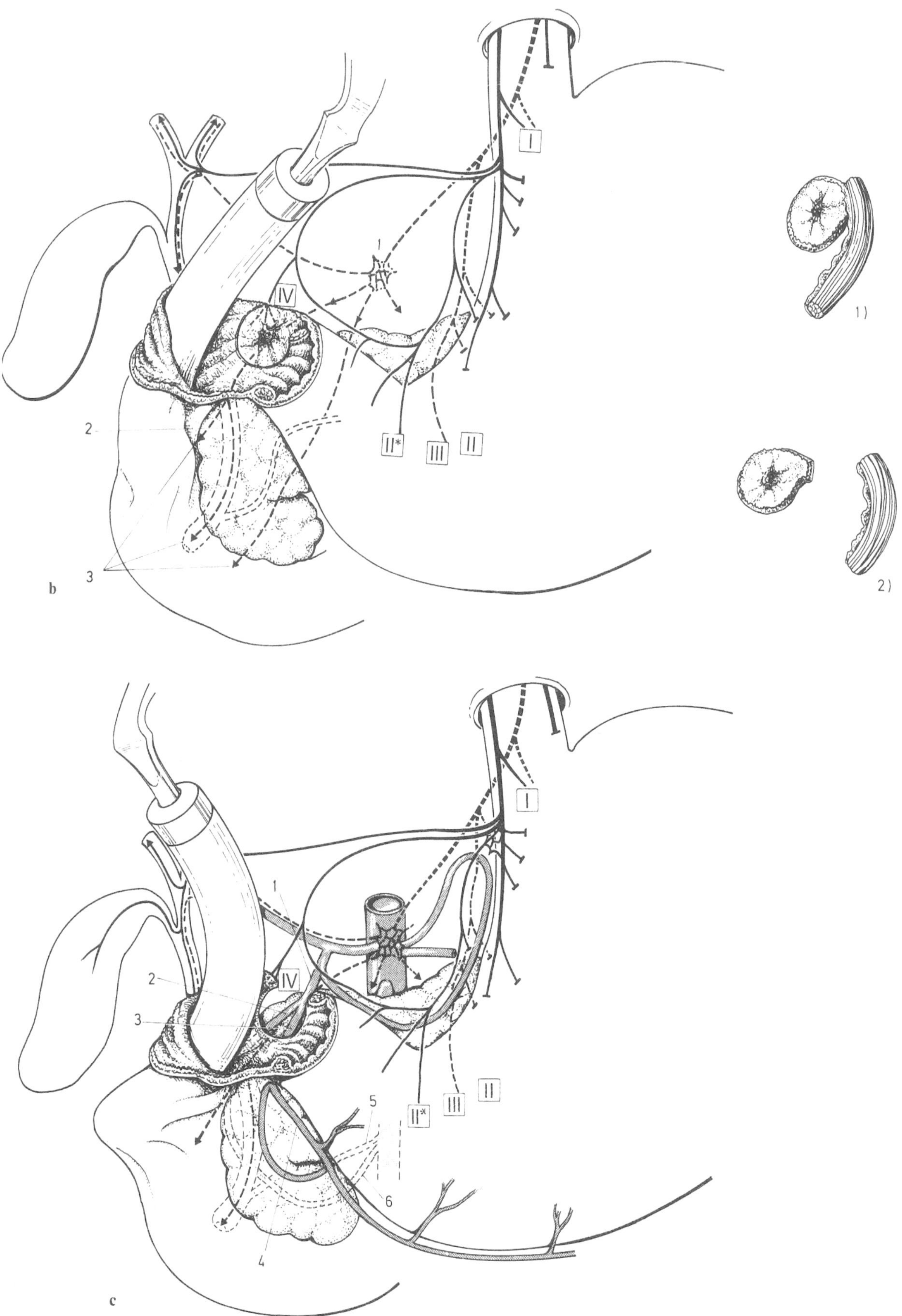

b
c
I
II
III
II*
IV
1
2
3
4
5
6
1)
2)

Ast. Gefäße und Innervation sollten dort geschont bleiben. Die Exzidate sind der histologischen Routineuntersuchung (Ulkusnachweis, Karzinomausschluß, Gefäßarrosion) und ggf. vorher vereinbarten Spezialuntersuchungen zuzuführen.

Abb. 15.16 c zeigt die Situation nach Torusabtragung der Vorderwand der antropylorischen Region und nach Ulkusexzision. Die Hinterwand des Bulbus steht zur Hälfte. Der Exzisionsdefekt reicht bis auf die Pankreaskapsel. Die Ränder des Defekts sind gut durchblutet und verschieblich. Die Innervation aus dem vorderen Plexus ⟦IV⟧ des Bulbus ist intakt geblieben. Einzelne dorsale Äste aus dem Ganglion coeliacum sind freigelegt und treten, den Aa. gastroduodenalis ventralis und dorsalis folgend, in die Duodenalwand von dorsal und in den Pankreaskopf ein. Die Aa. gastroduodenalis superior anterior und posterior sind in diesem Fall in den pathologischen Prozeß nicht einbezogen. Sind dennoch Blutungszeichen vorhanden, so stammen sie meist aus ihren Seitenästen zum Duodenum (Aa. rectae). Da sie sehr kurz sind und die Blutung durch Elektrokoagulation nur unvollkommen gestillt werden kann, ist es im Zweifelsfall ratsamer, die A. gastroduodenalis superior anterior und die A. pancreaticoduodenalis am Ort der Wahl zu ligieren (vgl. Abb. 15.18 b).

Abb. 15.16. b Das Ulkus und die von ihm hervorgerufenen Deformitäten (Stenose, Narbe) sollen einerseits weitgehend entfernt werden, andererseits soll die Innervation der Areale ⟦II*⟧ und ⟦IV⟧ intakt bleiben. Die Ulkusexzisate können en bloc mit dem Resektat des Antrumsegmentes (1) oder getrennt voneinander (2) gewonnen werden
1 Ganglion coeliacum. 2 Ductus choledochus. 3 dorsale Innervation aus dem Plexus hepaticus dorsalis
c Nach der Ulkusexzision läßt sich der Verlauf der Aa. gastroduodenalis ventralis und dorsalis und der sie begleitenden Nerven beurteilen und dokumentieren. (Lupenkontrolle! Im Falle stärkerer Blutung vgl. Abb. 15.18 b)
1 A. gastroduodenalis (Stamm). 2 A. gastroduodenalis posterior anterior. 3 A. gastroduodenalis ventralis. 4 A. gastroepiploica dextra. 5 A. pancreaticoduodenalis anterior. 6 A. pancreaticoduodenalis posterior

Nahttechnik (Abb. 15.17 a–c)
Für die Rekonstruktion der antrobulboduodenalen Verbindung darf nur voll innerviertes und gut durchblutetes Material des Antrums bzw. des Bulbus duodeni verwendet werden (vgl. Abb. 15.16 c). Bei größerem Hinterwanddefekt nach Ulkusexzision (Abb. 15.17 b: *I, II, III*) wird dieser zuerst mittels innenliegender Einzelknopfnähte in 1 cm Abstand adaptiert. Von den Nähten erfassen einige alle Wandschichten so tief, daß sie bis in den dorsalen Torusbereich bzw. die Pankreaskapsel zu liegen kommen. Sie haben für wasser- und gasdichten Verschluß nach dorsal zu sorgen. Nachlässige Naht- und Knüpftechnik kann hier verhängnisvoll werden, weil sie eine Nahtinsuffizienz nach dorsal verursachen kann. Aus ihr entwickeln sich längere Zeit unentdeckt bleibende Abszeßhöhlen mit Penetration ins Pankreas oder in die Gefäße, wo sie Arrosionsblutungen hervorrufen können. Bei der röntgenologischen oder endoskopischen Entdeckung werden sie oft mit Rezidivgeschwüren verwechselt und geben zu Fehlschlüssen bezüglich der weiteren Therapie Anlaß. Die Naht zwischen dem freien Rand der Vorderwandmuskulatur des Antrums bzw. des Bulbus duodeni (vgl. Abb. 15.17 a, b) muß zuverlässig invertierend adaptiert und gas-/ wasserdicht sein. Bewährt hat sich eine Technik mit folgender Stichfolge der Einzelnähte (*1–6*):

Einstich am Antrum
- (majorseits beginnend) Seromuskularis,
- Mukosa;
Rückstich am Duodenum
- durch alle Wandschichten,
- deckende Seromuskularisnaht,
- Knüpfen (erst nach Legen aller Fäden).

Wo die Naht nicht komplett serosiert hat, können einige Seromuskularisnähte mit Seide dazwischengelegt werden. Für die durchgreifenden Nähte eignet sich Dexon. Es soll so dünn wie möglich sein. Der Faden ist vorher auf Reißfestigkeit zu prüfen. Da die Fäden verschieden stark ausfallen, verlasse man sich nicht auf die angegebene Nummer. Es ist ratsam, die Nahttechnik mehrmals am Modell oder am Tier zu üben.

Die fertige o-ff-Py (Abb. 15.17 c) soll beim Erwachsenen die Weite von Hegar 19 besitzen, d.h. für den „Pinchgriff" gut durchgängig sein. So ausgeführt, wird diese Pyloroplastik innerhalb von 3 Wochen ihre aktive Funktion aufnehmen, d.h. aktiv öffnen und schließen, und eine zeitgerechte, proportionierte Entleerung bei weitgehender Refluxfreiheit gewährleisten.

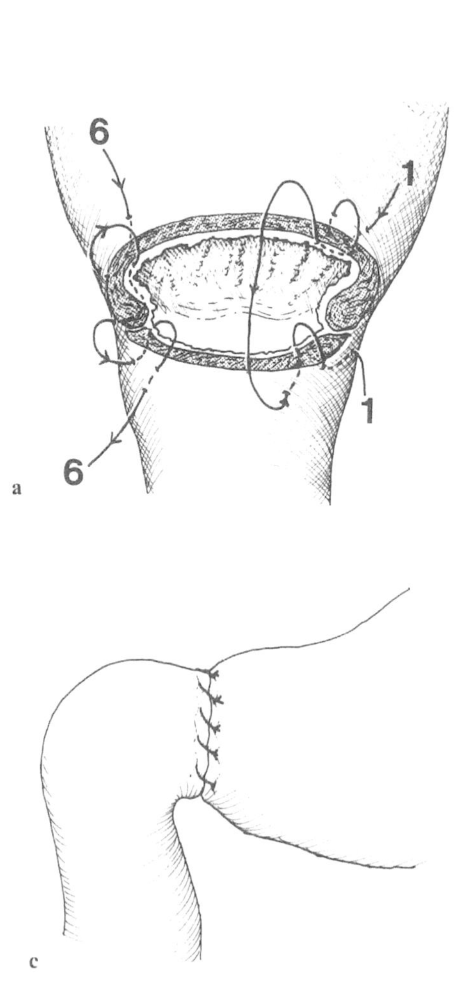

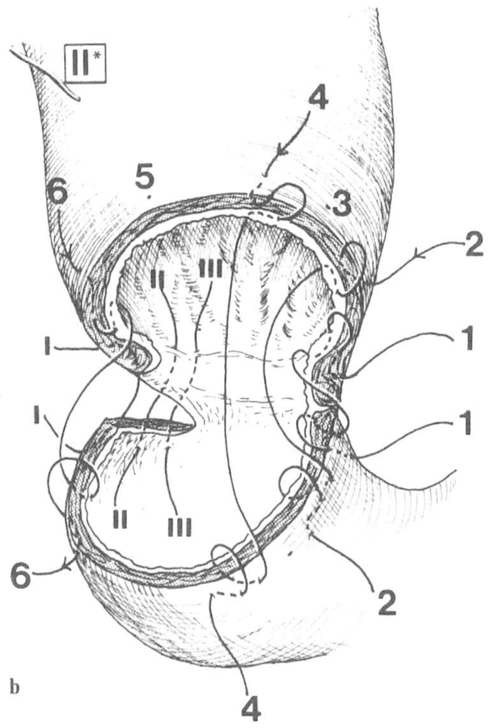

Abb. 15.17 a–c. Nahttechnik. Einzelknopfnaht zweischichtig, invertierend und serosierend. **a** Bei reinem Vorderwanddefekt werden 4–6 Einzelnähte gelegt. Stichfolge bzw. Fadenverläufe: *1–6*. **b** Bei partiellem oder komplettem Hinterwanddefekt wird dieser mit einfachen, alle Wandschichten durchgreifend erfassenden Einzelnähten (I, II, III, …) verschlossen. Die Nähte müssen nach der Mukosaseite, also innenliegend, geknüpft werden.
Der Verschluß der Vorderwand erfolgt wie bei **a** (Fadenfolge *1–6*). **c** Serosierende Naht. Die Anastomose soll für „Pinchgriff" (Hegar 19) ohne Druck durchgängig sein

Form- und funktionsgerechte Pylorektomie (ff-Pyek), Grad 3 (vgl. Abb. 15.18 a–c)

Eine erweiterte offene Pyloroplastik oder die Entfernung der ganzen Zirkumferenz des antropylorischen Übergangs ist indiziert bei fortgeschrittenem, penetrierendem und/oder stenosierendem Ulcus duodeni, evtl. mit Beteiligung von Nachbarorganen. Probleme können entstehen z. B. durch

a) Penetration in die Gallenblase oder langgestreckte Stenose im Bereich des Pylorus und Bulbus duodeni (vgl. Abb. 15.18 a),
b) Penetration in den Pankreaskopf und die Aa. gastroduodenalis anterior und posterior und in den Ductus choledochus (vgl. Abb. 15.18 b).

Abb. 15.18 a–c. Form- und funktionsgerechte Pylorektomie (ff-Pyek), Grad 3. **a** Die Gallenblasenpenetration (mit Stenose) erfolgt meist in die Duodenalvorderwand. Die Innervation des Areals IV kann sowohl ventral wie dorsal erhalten werden
1 Plexus hepaticus ventralis. *2* Plexus hepaticus dorsalis.
b Stenose oder/und Arrosionsblutung. Betroffen ist der antropylorische Übergang und die A. gastroduodenalis anterior, seltener die A. gastroduodenalis posterior; sehr selten der Ductus choledochus oder/und der Ductus pancreaticus. Wegen des dichten Netzes arterieller Kollateralgefäße ist es bei *großer* Blutung erforderlich, Ligaturen aus nichtresorbierbarem Nahtmaterial kranial am Stamm der A. gastroduodenalis und kaudal vor ihrer Verzweigung in die gastroepiploica und pancreaticoduodenalis anterior zu legen. Eine aus der A. pankreaticoduodenalis posterior stammende Restblutung läßt sich durch lokale Umstechung der Blutungsquelle stillen
1 kraniale Ligatur. *2* kaudale Ligatur.
c Resektat bei ulzerogener Pylorusstenose mit Penetration, vgl. auch Abb. 15.15 c

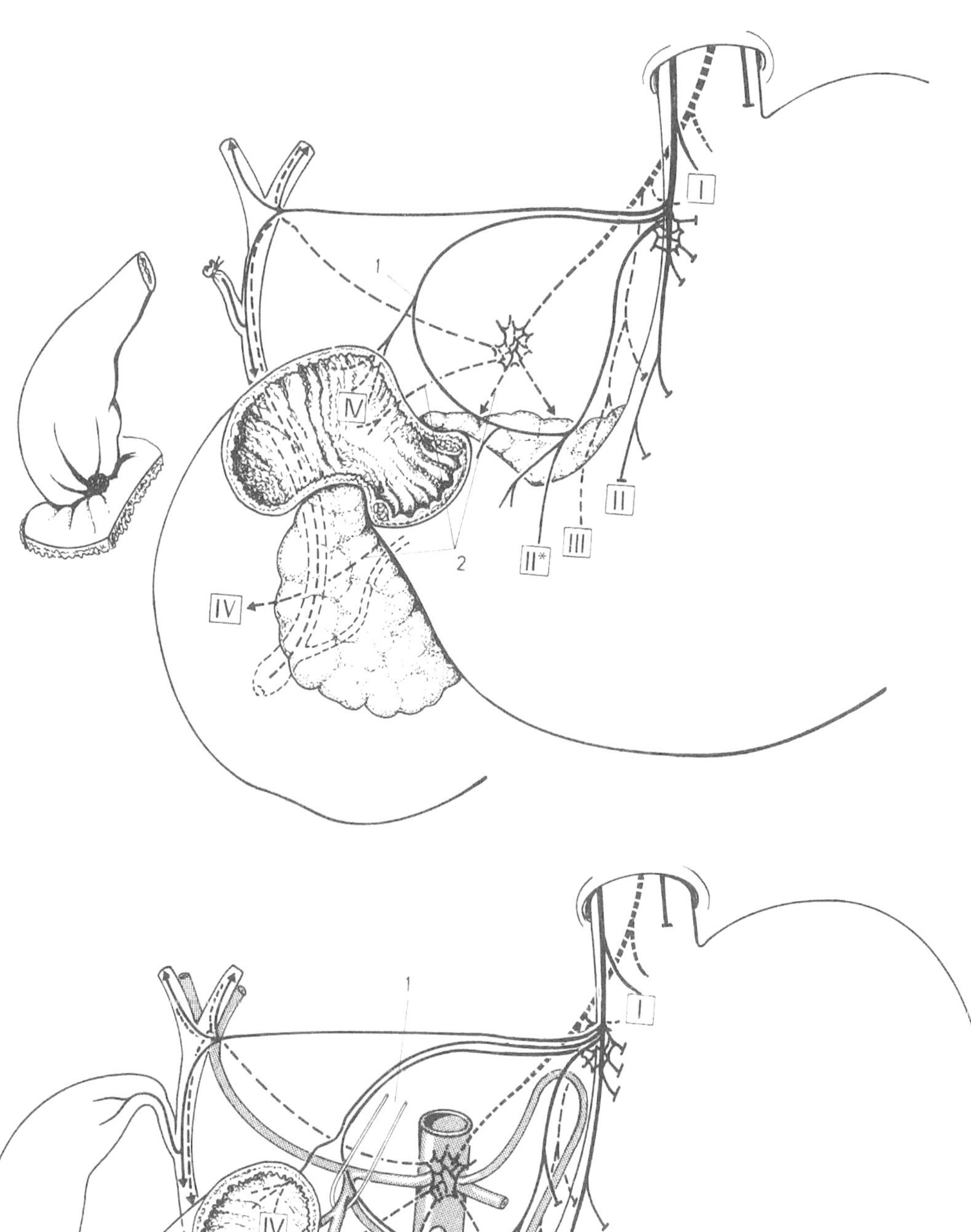

a

b

Obwohl die ff-Pyek strenggenommen keine Pyloroplastik mehr ist, sondern eine Minimalresektion, werden ihre Varianten der nichtresezierenden Ulkuschirurgie zugezählt, weil sie meist aus Folgezuständen nach Ulkuspenetration hervorgehen und magenerhaltend nur in Kombination mit einer SPV/a-SPV ausgeführt werden können. Ohne diese Voraussetzung stenosiert eine Pyek immer. Die Varianten der Pyek stellen die Extreme der magenerhaltenden Eingriffe dar, wie sie durch Ausnutzung des „Prinzips a-SPV" konkretisiert werden können. Auf diese Weise läßt sich eine beträchtliche Zahl funktionstüchtiger Mägen erhalten.

Ulkuspenetration in die Gallenblase mit Duodenalstenose (Abb. 15.18 a)
Üblicher Zugang; Einführung von Pyloroplastikbougies zur Feststellung der Ausdehnung der Stenose und zu ihrer Erweiterung; Isolierung der Gallenblase und Freilegen des Penetrationsbezirks; Cholezystektomie mit Sondierung und intraoperativer Cholangiographie, evtl. T- oder Lahey-Drainage des Ductus choledochus; ovaläre Anfrischung des Bulbuslumens und Abtragung von Bulbusnarben. Bei Übergang der Ulzerationen auf die Bulbushinterwand (häufig!) muß auch dort bis auf die Pankreaskapsel mobilisiert werden. Bei den gesamten Mobilisationsmaßnahmen, insbesondere bei der Abtragung des Pylorus und des Ulkusbezirks ist auf die größtmögliche Schonung der Gefäß-Nerven-Versorgung am Duodenum (IV) und am Antrum (II, II*, III) zu achten. Die angiographische Kontrolle einer eventuellen Mitbeteiligung der Aa. gastroduodenalis cranialis ventralis und dorsalis sowie des Ductus choledochus und des Ductus pancreaticus ist unerläßlich; hinzu kommt bei auffallend „hochsitzender Papille" die intraoperative Sondierung und Pankreatikographie. Oft handelt es sich nicht um die Vater-Papille, sondern um die Mündung des Ductus Santorini. Ist letzteres der Fall und der normale Abfluß über den Ductus Wirsungiani gesichert, kann der Ductus Santorini bedenkenlos durch Naht verschlossen werden. Je nach Ausdehnung des kallösen Narbengewebes nach oral wird das antropylorische Endsegment stärker reduziert werden müssen als bei der o-ff-Py (vgl. Abb. 15.15 a–c). Die bindegewebige Verankerung des dorsalen Torus an der Pankreaskapsel soll aber erhalten bleiben; denn sie fixiert den Pylorus nach dorsal, was für seine Verschlußfunktion bedeutungsvoll ist. Zu Verlust gegangene Nervenstrukturen sollen erkannt und protokolliert werden. Das orale und aborale Magen-Darm-Lumen wird auf Hegar 19 eingestellt und konzentrisch End-zu-End anastomosiert. Die Nahttechnik entspricht der oben angegebenen (Abb. 15.17 b). Die beendete Antroduodenalanastomose soll für den „Pinchgriff" durchgängig und spannungsfrei sein und von ventral gesehen der Abb. 15.17 c entsprechen.

Pylorektomie bei Arrosionsblutung (Abb. 15.18 b)
Eine Pyek ist indiziert bei Ulcus duodeni mit Penetration in die Aa. gastroduodenalis und/oder pancreaticoduodenalis ventralis und/oder dorsalis. Dies gilt besonders für Fälle von akuter großer Blutung, welche gegenüber einer initialen intensiven Schocktherapie einschließlich Anwendung von H_2-Rezeptorenblockern und Somatostatin über mehrere (bis zu 6) Stunden refraktär blieb. Zugang und Beseitigung der Stenose (vgl. Abb. 15.18 b) erfolgen durch anatomiegerechte Dissektion der Stenose- und der ulkustragenden antropylorobulbären Zone. In der Regel geschieht dies unter Exzision der gesamten Zirkumferenz des antropylorischen Endsegments und des Bulbus bis zu seiner Mitte.

Bei akuter vitaler Blutung hält man sich im Prinzip an die gleiche Taktik; jedoch wird nach rascher präpylorischer Eröffnung und Aufdehnung der Stenose sofort bis zur Blutungsstelle vorgegangen und diese durch Kompression mit Finger, Präparierstiel o.ä. provisorisch gestillt. Nach massiver Auffüllung des Kreislaufs und Beherrschung des Entblutungsschocks folgt die bulbopylorische Pyek gemäß obiger Beschreibung (vgl. Abb. 15.18 b).

In dieser Weise lassen sich die „regions of interests" für die Innervation des Antrums und Duodenums sichern und auch akute Notfälle nichtresezierend beherrschen. Nach Durchtrennung der antroduodenalen Verbindung und Entfernung des ulkus- und stenosetragenden Abschnitts wird die Blutungsquelle lokalisiert und anatomisch definiert. Typischerweise betrifft sie die A. gastroduodenalis ventralis cranialis in ihrem retrobulbären Abschnitt zwischen Bulbusmitte und Minorseite. Ihre elektive Versorgung besteht in einer kräftigen Seidenligatur der A. gastroduodenalis ventralis cranialis in ihrem Stammbereich (vgl. Abb. 15.18 b). Außerdem muß die A. pancreaticoduodenalis anterior, welche vor dem Pankreaskopf nach kaudal zieht, kranial von ihrer Teilungsstelle in einen kaudalen zum Duodenum Pars III ziehenden Endast und in den bogenförmig vor dem Pankreaskopf der A. mesenterica cranialis zustrebenden R. communicans (ebenfalls mit kräftiger Seide) ligiert werden. Bei tiefer Ulkuspenetration ist zu bedenken, daß auch die A. gastroduodenalis posterior superior mit betroffen sein kann. In solchen Fällen ist es ebenfalls nötig, die A. gastroduodenalis anterior superior bereits im Stammbereich dicht distal ihres Abgangs aus der A. hepatica zu ligieren. Wegen der schlechten Zugänglichkeit der dorsalen arteriellen Pankreasarkade wird man sich mit den Ligaturen der vorderen Gefäße und evtl. zusätzlichen Umstechungen begnügen müssen. Eine medikamentöse Therapie mit H_2-Blockern (evtl. kombiniert mit Somatostatin) sollte in schweren, nachblutungsgefährdeten Fällen postoperativ bis zur völligen Stabilisierung des Kreislaufs und Erreichen eines symptomlosen klinischen Status fortgeführt werden. Die abschließende Gastroduodenostomie folgt dem Modus der Abb. 15.17b, c. Ein ähnliches Vorgehen wie in Abb. 15.16b, c, kommt bei akuter Perforation des Ulcus duodeni in Betracht. Freilich schränkt das Alter der Perforation und die Ausdehnung einer Peritonitis die Indikation zur primären definitiven nichtresezierenden Verfahrenswahl in vielen Fällen ein. Es ist besser, sich in Zweifelsfällen auf die einfache Ulkusübernähung zu beschränken und den definitiven Eingriff auf eine 2. Sitzung zu verschieben. Bis dahin ist die Diagnostik zu komplettieren (vgl. oben S. 132).

Liegt nach der Pyek ein sehr kurzes („schwieriges") Duodenum und ein ausgedehnter Defekt zwischen Antrum und Duodenum vor, darf die direkte Gastroduodenostomie nicht erzwungen werden; die Defektüberbrückung mittels Jejunum ist notwendig. Dazu empfiehlt es sich, von den Möglichkeiten einer „mobilen Anastomose" und deren Modifikationen Gebrauch zu machen (Grad 4; vgl. Abb. 15.5).

Die Indikation zur Defektüberbrückung mit Jejunum stellt sich, wenn nach Pyek die Direktvereinigung des Antrums mit dem Duodenum technisch zu riskant ist. Die Distanz der beiden Lumina kann einerseits durch ein zu kurzes Duodenum, andererseits durch die Kürze des innervierten Restantrums bedingt sein. Am häufigsten ist es aber die Korpulenz, welche eine spannungsfreie, zuverlässige Anastomosierung verhindert, weil die Lumina nach beiden Seiten weit auseinandergewichen sind. In logischer Übertragung des Prinzips „a-SPV" auf die Situation des „schwierigen Duodenums" können „mobile Anastomosen" durch Ma-

gen-Jejunum-Anastomosierung in mehreren Varianten hergestellt werden.

„Mobile Anastomose" nach ff-Pyek (für Fälle von „schwierigem Duodenum")
a) Modifikation 1 (klinisch erprobt; Abb. 15.19a).
Sie besteht aus
1) a-SPV,
2) Ulkusexzision mit Stenosebeseitigung durch Pyek,
   Blindverschluß des Duodenums,
3) Gastrojejunostomie (End-zu-End),
4) Jejunojejunostomie (End-zu-Seit-Y).

Das an der Chirurgischen Poliklinik München 1982 inaugurierte Verfahren erfordert (wie alle übrigen) Rücksichtnahme auf die Innervation des Antrums, des Duodenums und des Pankreas.

Abbildung 15.19a zeigt den Situs postoperativ. Die Korrektur und die Anastomosierungsweise liefern einen Magen, der formal und funktionell optimal ist. Das Magenreservoir bleibt praktisch vollständig erhalten. Es ist säurefrei im Nüchternzustand und liefert ausreichend Säure bei Nahrungsaufnahme. Das innervierte Antrum entleert zeitgerecht proportioniert und ist weitgehend refluxfrei; denn die Ableitung des innervierten Duodenums erfolgt in eine tiefere Jejunumschlinge. Die Y-Jejunojejunostomie soll von der Gastrojejunostomie etwa 25–35 cm entfernt sein.
b) Modifikation 2 (klinisch erprobt; Abb. 15.19b).
Bei technisch schwierigen Fällen (abgelaufene Peritonitis, Verwachsungen des Oberbauchs, Korpulenz), bei welchen die Modifikation 1 zu zeitraubend und zu riskant wäre, kommt die Modifikation 2 in Betracht. Maßgebend für die Verfahrenswahl ist das Mißverhältnis zwischen Länge bzw. Kürze von Duodenum und Antrum. Modifikation 2 eignet sich für Fälle mit genügend langem Duodenum, aber sehr kurzem innerviertem Antrum. Die Überbrückung des Defekts erfolgt deshalb mittels einer langen oberen Jejunumschlinge. Sie wird retrokolisch durch einen Mesokolonschlitz hochgeführt, und zwar in der Reihenfolge: zuführende Schlinge minorseitig, abführende Schlinge majorseitig anlagern und an der freien Seite mit dem Antrumlumen End-zu-Seit anastomosieren. Außerdem erfolgt Tabaksbeutelverschluß des Duodenums und Fußpunktanastomose der zu- und abführenden Jejunumschlinge.
c) Modifikation 3 (klinisch erprobt; Abb. 15.19c).
In Fällen von umgekehrtem Mißverhältnis, d.h. bei innerviertem Antrum von ausreichender Länge, hingegen sehr kurzem Duodenum, das

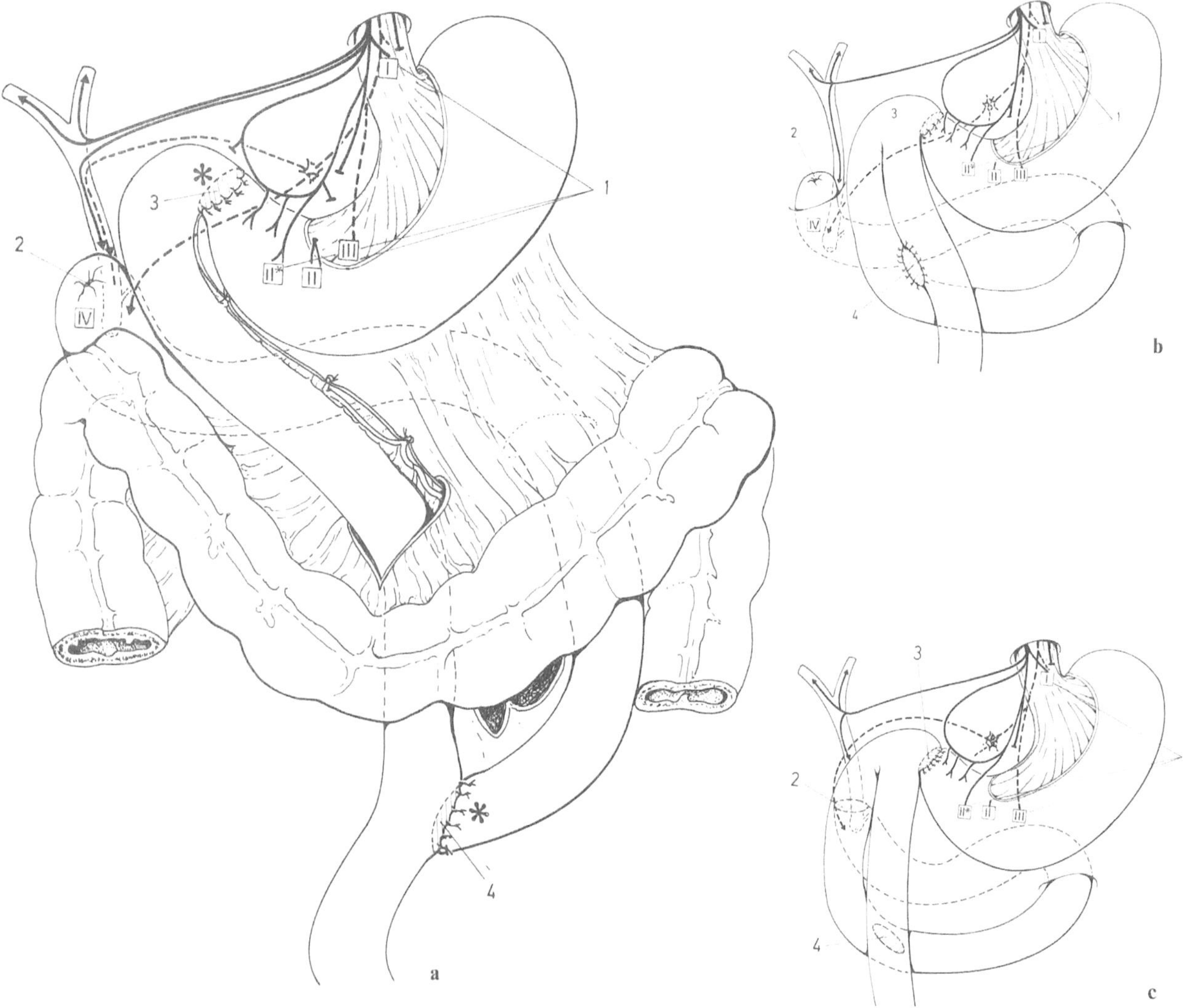

Abb. 15.19 a–c. „Mobile Anastomose" nach ff-Pyek (s. Text). **a** Modifikation 1: Das magenerhaltende Verfahren darf nur verwendet werden, wenn Gewißheit über die Erhaltung der Innervation der Areale $\boxed{\text{I}}$ $\boxed{\text{II*}}$ $\boxed{\text{III}}$ $\boxed{\text{IV}}$ vorliegt. **b** Modifikation 2: für Fälle von schwieriger Defektüberbrückung nach Pyek mit langem Duodenum und sehr kurzem innerviertem Antrum. **c** Modifikation 3: für Fälle von kurzem Duodenum und ausreichend langem Antrum. (Die Operationsakte werden aus taktischen Gründen in der angegebenen Reihenfolge *1–4* ausgeführt)

wegen der Nähe der Vater-Papille nicht blind verschließbar ist, wird die Modifikation 3 verwendet. Nachdem das Duodenallumen offengelassen werden muß, erfolgt die Defektüberbrückung mittels einer retrokolisch hochgeführten langen oberen Jejunumschlinge, deren zuführender Schenkel zunächst zu einer Duodenojejunostomie (End-zu-Seit; *2*), sodann zu einer Gastrojejunostomie (End-

zu-Seit; *3*) und deren abführender Schenkel zu einer Jejunojejunostomie (Seit-zu-Seit) als Fußpunktanastomose (*4*) verwendet werden.

Ulcus ventriculi

Nichtresezierendes Verfahren

Auch für das Ulcus ventriculi gilt der Grundsatz: „Keine Ulkuschirurgie ohne selektive Vagotomie."

Da bei Ulcus ventriculi eine geringere Säureproduktion vorherrscht als bei Ulcus duodeni, ist hier eine einfache SPV zwischen den Grenzästen $\boxed{\text{I}}$, $\boxed{\text{II}}$, $\boxed{\text{III}}$ in der Regel ausreichend. Die Indikation für nichtresezierendes Vorgehen ist gegeben unter folgenden Bedingungen:

– keine Schädigung der Antruminnervation durch Ulkuspenetration in das kleine Netz oder durch Narbenbildung, welche die Antruminnervation betrifft.
– Malignitätsausschluß durch intraoperative Schnellschnittdiagnose.
– Bewegliche Magenwand im Bereich des Ulkus.

Wo diese Voraussetzungen nicht erfüllt sind oder wenn über sie ernsthafte Zweifel bestehen, ist das resezierende Verfahren vorzuziehen (vgl. Abb. 15.21 a, b).

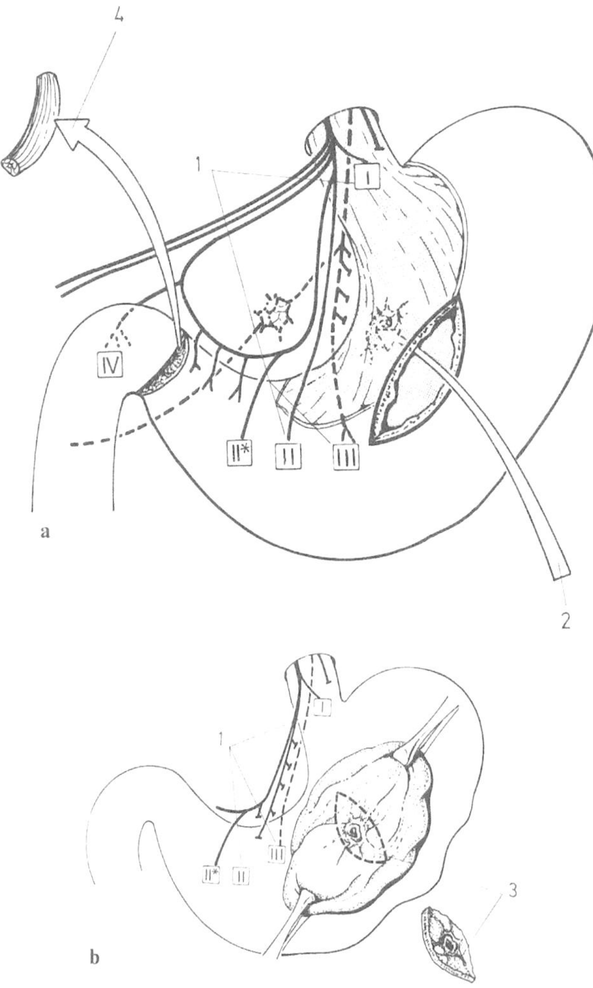

Abb. 15.20 a, b. Nichtresezierendes Vorgehen (Regelfall) beim Ulcus ventriculi. Der Eingriff erfolgt in der Reihenfolge: *1 SPV* bis II III ; *2 Gastrotomie* in der Längsrichtung der motilitätsneutralen Korpusvorderwand; *3 Ulkusexzision* (**b**) über die Gastrotomie nach Vorlagerung der ulkustragenden Hinterwand; *4 sm Py.* Bei Spontaneröffnung des Lumens Weiterführung der Pyloroplastik nach dem Modus einer o-ff-Py, Grad 2 (vgl. Abb. 15.15 a, b)

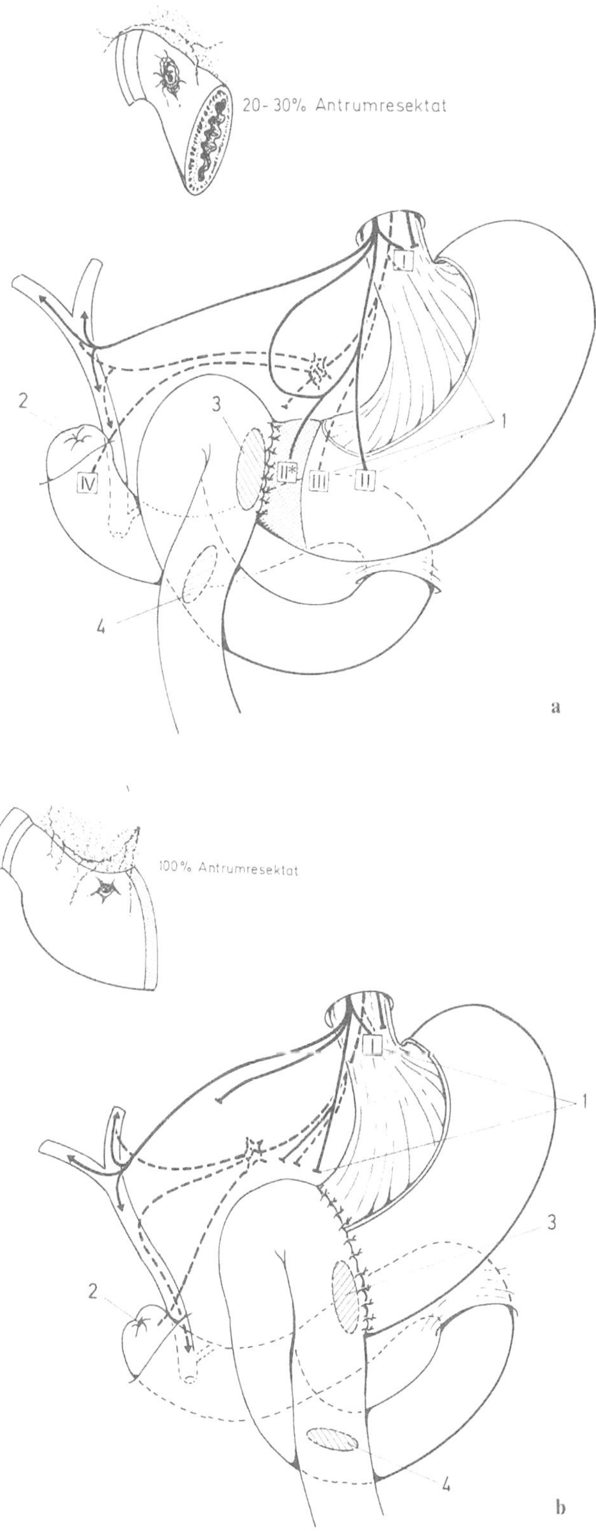

Abb. 15.21 a, b. Resezierendes Vorgehen bei Ulcus ventriculi (UV). **a** Bei UV distale: SPV + 20–30% distale Resektion + Gastrojejunostomie als mobile Anastomose. **b** Bei UV mediale: SV + 40–60% distale Resektion + Gastrojejunostomie als immobile Anastomose; Magenstumpf völlig denerviert. *1–4* siehe Text S. 206

Technik

Die nichtresezierende Operation wird in 4 Akten ausgeführt (Abb. 15.20 a, b):

- SPV (*1*).
- Gastrotomie ausreichender Länge (*2*) oberhalb des M. sphincter antri, der Verlaufsrichtung der Längsmuskulatur folgend.
- Ulkusexzision (*3*) (sofortige Schnellschnittdiagnose!). Bei flachen Ulzera intramurale, bei tiefen und kallösen Ulzera totale Exzision, welche alle Wandschichten betrifft.
- Mukosanaht bzw. Naht aller Schichten des Ulkusbettes. Bei durchgreifenden Nähten der Hinterwand, *cave:* dorsaler Grenzast Ⅲ.
- sm. Py (*4*) (vgl. Abb. 15.14 a, b).
  Exzidat zur histopathologischen Untersuchung nach Einbettung zum definitiven Malignitätsausschluß (auch Beurteilung der neuralen Plexus o.ä.).

Resezierendes Verfahren

Die Häufigkeit der resezierenden Maßnahmen bei Ulcus ventriculi beträgt ca. 50%. Da auch sie eine SPV/SV benötigen, werden sie hier kurz aufgeführt. Sie sind indiziert bei

Ulcus ventriculi distale mit Zerstörung der distalen Antruminnervation (Abb. 15.21 a).
Technik: SPV (1) + „kleine" (20–30%) distale Resektion + Gastrojejunostomie (3) (EzS) + FA (4) + Duodenalblindverschluß (2). Bei Erhaltung einer ausreichenden Antruminnervation bleibt die Anastomose mobil.
Ulcus ventriculi mediale mit Zerstörung der gesamten Antruminnervation oder Malignitätsverdacht (Abb. 15.21 b).
Technik: SV (1) + „große" (40–60%) distale Resektion + Gastrojejunostomie (EzS) (3) + FA (4) + Duodenalblindverschluß (2). Es resultiert eine immobile klaffende Anastomose mit allen Nachteilen einer solchen.

Als Ausnahme gilt für Ulcus ventriculi und/oder Ulcus duodeni bei funktionsdiagnostisch nachgewiesener hochgradiger G-Zellhyperplasie die Verfahrenswahl der „kleinen" oder „großen" distalen Resektion. Die Entscheidung, welcher der beiden Möglichkeiten der Vorzug zu geben ist, hängt von den Möglichkeiten ab, die antrale Innervation zu schonen; im Zweifel entscheidet man sich für die größere Resektion.

Zollinger-Ellison-Syndrom

Bei Zollinger-Ellison-Syndrom (2–3‰ der Fälle) (Abb. 15.22) ist die Totalresektion indiziert, wenn multiple Gastrinome und multiple Ulzera sowie die pathognomonischen Nachweise durch Sekretin, Kalziuminfusion oder Fütterungstest eindeutig sind. Handelt es sich um diffuse Gastrinome in den Oberbauchorganen (Pankreas, Leber, Milz), so ist die lokale Entfernung einzelner Geschwülste auch die durch Leberteilresektion sowie durch partielle oder subtotale Pankreatektomie weitaus weniger erfolgversprechend als die totale Entfernung des „Erfolgsorgans Magen".

Teilresektionen des Magens (z.B. subtotale distale oder proximale Resektion) genügen nicht, da entsprechend der exzessiven Gastrinüberproduktion der gesamte Zellapparat der Magenmukosa sich im Zustand höchstgradiger Überfunktion befindet. Der Gesamtmagen muß entfernt werden, wenn zuverlässige Beschwerdefreiheit und Befreiung vom vitalen Komplikationsrisiko erzielt werden soll. Hier gilt in besonderem Maße, daß — wie schon eingangs angedeutet — eine Dauertherapie mit H_2-Rezeptorenblockern keine echte Alternative ist. Sie bringt vielmehr beträchtliche Gefahren mit sich.

Wie gegen das chronisch rezidivierende Ulcus duodeni die a-SPV + ff-Pyloroplastik die Methode der Wahl ist, so ist bei Zollinger-Ellison-Syndrom durch diffuse Gastrinome die Totalresektion die einzige verlässliche Kausaltherapie.

Magentotalresektion

Diese wird in üblicher Weise durchgeführt (Abb. 15.22). Stellt sich nach der Magenentfernung das Pankreas als von Tumormassen durchsetzt heraus, empfiehlt sich die intraoperative Schnellschnittuntersuchung des Tumormaterials zum Ausschluß von Malignität. In solchen Fällen erhebt sich die Frage der zusätzlichen totalen Pankreatektomie. In der Regel wird man sich auf die kaudale $^2/_3$-Resektion des Pankreas beschränken können, weil dort die Tumordurchsetzung des Pankreas am dichtesten ist und im Falle von Malignität der Tumor sich ohnehin nicht an die Organgrenzen hält. Auch bei der Totalresektion des Magens und der subtotalen Resektion des Pankreas sollte auf größtmögliche Schonung der dorsalen hepatoduodenalen Innervation geachtet werden. Die dorsale Innervation zum Choledochus–Duo-

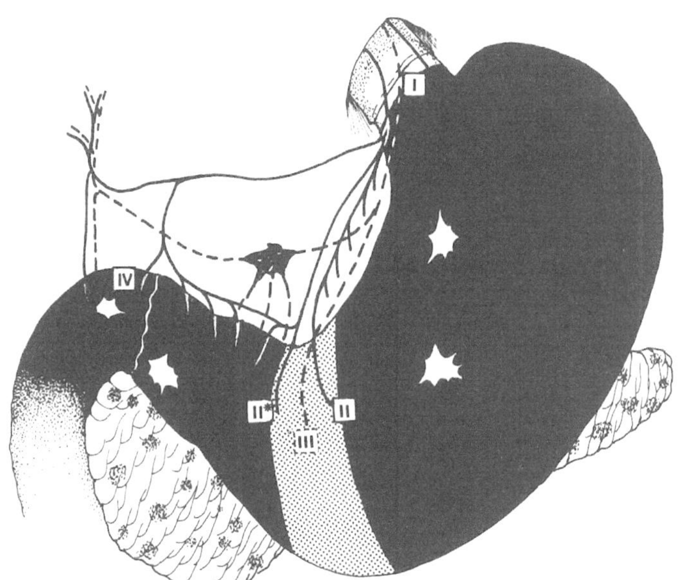

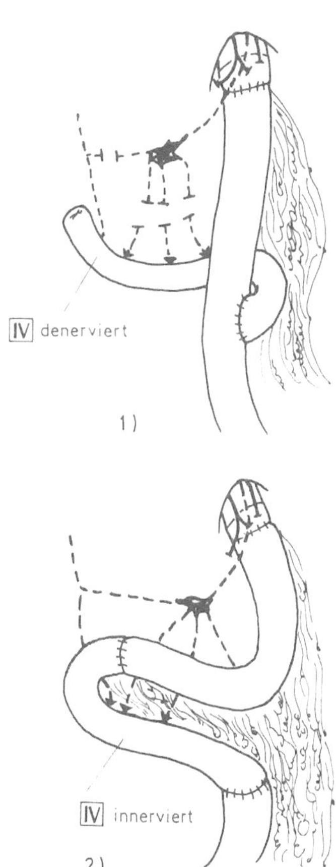

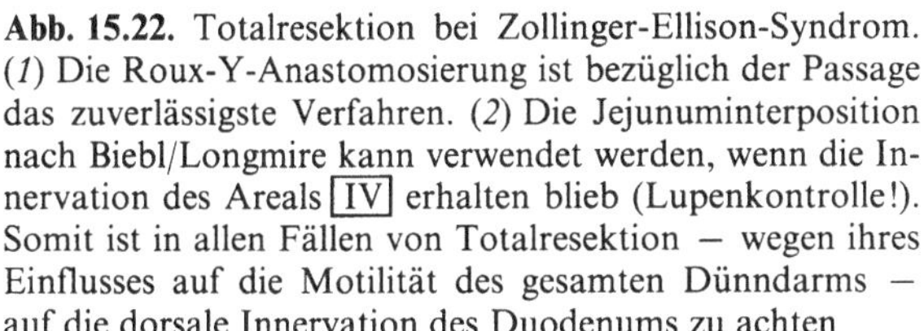

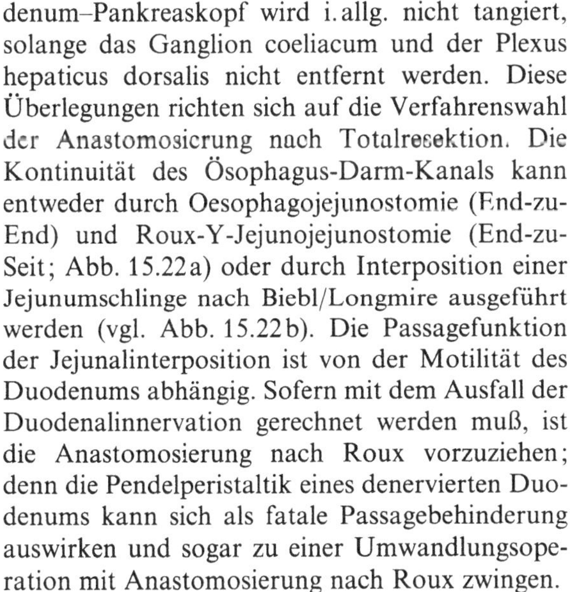

Abb. 15.22. Totalresektion bei Zollinger-Ellison-Syndrom.
(*1*) Die Roux-Y-Anastomosierung ist bezüglich der Passage
das zuverlässigste Verfahren. (*2*) Die Jejunuminterposition
nach Biebl/Longmire kann verwendet werden, wenn die Innervation des Areals ⎡IV⎤ erhalten blieb (Lupenkontrolle!).
Somit ist in allen Fällen von Totalresektion — wegen ihres
Einflusses auf die Motilität des gesamten Dünndarms —
auf die dorsale Innervation des Duodenums zu achten

denum–Pankreaskopf wird i.allg. nicht tangiert,
solange das Ganglion coeliacum und der Plexus
hepaticus dorsalis nicht entfernt werden. Diese
Überlegungen richten sich auf die Verfahrenswahl
der Anastomosierung nach Totalresektion. Die
Kontinuität des Ösophagus-Darm-Kanals kann
entweder durch Oesophagojejunostomie (End-zu-
End) und Roux-Y-Jejunojejunostomie (End-zu-
Seit; Abb. 15.22a) oder durch Interposition einer
Jejunumschlinge nach Biebl/Longmire ausgeführt
werden (vgl. Abb. 15.22b). Die Passagefunktion
der Jejunalinterposition ist von der Motilität des
Duodenums abhängig. Sofern mit dem Ausfall der
Duodenalinnervation gerechnet werden muß, ist
die Anastomosierung nach Roux vorzuziehen;
denn die Pendelperistaltik eines denervierten Duodenums kann sich als fatale Passagebehinderung
auswirken und sogar zu einer Umwandlungsoperation mit Anastomosierung nach Roux zwingen.

Zusammenfassung

- Chirurgie des peptischen Gastroduodenalge-
  schwürs ohne selektive Vagotomie ist überholt.

- 95% ($\pm$2–3%) der Gastroduodenalulzera können nichtresezierend operiert werden.
- 5% ($\pm$2–3%) bedürfen der Kombination von
  selektiver Vagotomie mit einer Resektion. Letztere ist in ungefähr 50% der Fälle von Ulcus
  ventriculi erforderlich.
- 2–3‰ bedürfen einer totalen Resektion wegen
  Zollinger-Ellison-Syndroms aufgrund diffuser
  Gastrinome.
  Eine medikamentöse Alternative mit einer Effizienz von vergleichbarer Zuverlässigkeit und Sicherheit quo ad vitam ist bisher nicht bewiesen.
- Das praktische Modell der Methode (vgl.
  Abb. 15.4, S. 138) besteht aus der Kombination
  einer (adäquaten) selektiv-proximalen Vagotomie (a-SPV) mit einer obligatorischen, graduell
  modifizierten form- und funktionsgerechten Pyloroplastik (ff-Py) sowie einer Ulkusexzision bei
  erhöhtem Risiko durch Deformität (Stenose)
  oder vitale Komplikation (Blutung, Malignität,
  langdauernde Ulkuspersistenz).
- Die Methode soll nur bei sicher nachgewiesenem
  Ulkusleiden angewendet werden.
- Dazu sind die Kriterien eines Diagnostikregimes
  vollständig zu berücksichtigen, welches die

hochgradig relevanten Parameter der individuellen Sekretions-Motilitäts- und Deformitätsanomalien erfaßt.

- Die Indikation zu operativem Vorgehen hängt vom Schweregrad der ermittelten Störfaktoren ab.
- Eine derartig individualisierende Diagnostik, Selektion, Verfahrenswahl und Operationstechnik ist die Voraussetzung für eine erfolgreiche Anwendung.
- Die Rate persistierender Ulzera und echter Rezidive ist der sicherste Prüfstein für die Leistungsfähigkeit der Methode innerhalb einer Klinik (s. Abb. 15.23a, b).
- Ein beweiskräftiges Urteil über die Effizienz der Methode nach Anwendung durch Chirurgen verschiedener Kliniken kann nur durch langjährige Erfahrung und entsprechende retrospektive sowie umfassende prospektive Studien erbracht werden. Die bisher vorliegenden eigenen Resultate (vgl. Tabellen 15.1–15.3) beweisen allerdings schon jetzt die prinzipielle Richtigkeit der nichtresezierenden Methode für das benigne, chronisch rezidivierende, peptische Gastroduodenalulkus. Die Methode ist der bisher letzte Anpassungsschritt der chirurgischen Ulkustherapie an die Gegebenheiten der Pathophysiologie des Leidens.

Postoperative Komplikationen. Siehe S. 332.

Resümee. Der Nachweis eines echten Ulkusleidens sollte so *frühzeitig* und vollständig wie möglich (vgl. S. 132) erfolgen. Ist die Diagnose gesichert, sollte die nichtrezesierende Operation so *frühzeitig* wie möglich angeschlossen werden.

Tabelle 15.1. Anteil der SPV mit Pyloroplastik an der Gesamtzahl der Vagotomien, die in der Zeit vom 01.01.1964 bis 01.03.1980 an der Chirurgischen Poliklinik der Universität München wegen Gastroduodenalulkus durchgeführt wurden. (Nach Holle u. Holle 1980)

Ulkusoperation	n (gesamt)	SPV + Py	
		n	%
Gastroduodenalulkus total	1605	1456	(91)
Elektive Operationen	1454	1338	(92)
Dringliche Operationen	151	118	(78)
Duodenalulkus total	1318	1246	(95)
Elektive Operationen	1202	1149	(96)
Dringliche Operationen	116	99	(85)
Magenulkus total	287	210	(73)
Elektive Operationen	252	189	(75)
Dringliche Operationen	35	21	(60)

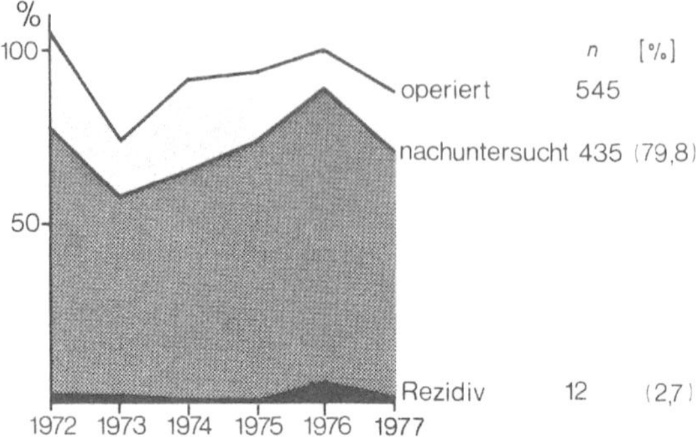

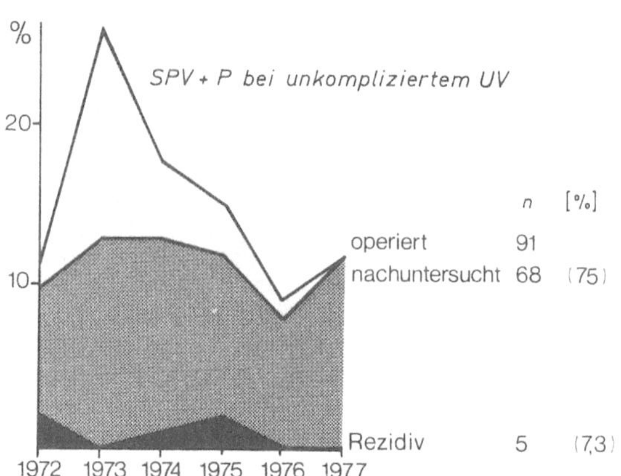

Abb. 15.23 a, b. Ergebnisse nach a-SPV/SPV mit Pyloroplastik (P) bei unkompliziertem Ulcus duodeni (UD) und Ulcus ventriculi (UV). (Chirurgische Universitätspoliklinik München, 1972–1977)

Literatur

Amdrup E, Andersen D, Hostrup H (1975) The Aarhus county vagotomy trial. Chir Gastroenterol 9:189–193

Bauer H (1980) Nichtresezierende Ulcuschirurgie. Springer, Berlin Heidelberg New York

Bauer H, Arnold R, Track NS, Creutzfeld W, Holle F (1977) Einfluß der selektiven proximalen Vagotomie mit und ohne Pyloroplastik auf die basale und postprandiale Gastrinfreisetzung bei Ulcus duodeni Patienten. Klin Wochenschr 53/20:214

Burge H (1976) Vagotomie. Thieme, Stuttgart

Cox AG, Spencer J, Tinker J (1969) Clinical results rewied. In: Cox AG, Alexander-Williams J (eds) After vagotomy. Butterworth, London, pp 119–130

Dragstedt LR (1945) Vagotomy for gastro-duodenal ulcer. Ann Surg 122:973

Emås S (1980) Nichtresezierende Ulcuschirurgie, Vergleich verschiedener Operationsverfahren. In: Bauer H (Hrsg)

Tabelle 15.2. Klinische Gesamtresultate (Angaben in %) bei SPV mit Pyloroplastik wegen Gastroduodenalulkus (Chirurgische Poliklinik der Universität München; nach Holle 1977)

Ulkusoperation	Morta-lität	Rezidiv	Dumping-syndrom	Säurereduktion		Funktionelle Resultate		
				BAO	MAO	gut (Visick I/II)	befriedi-gend	schlecht
Duodenalulkus	0,5	2,7	1	91	71	89,4	6,3	4,3
Magenulkus (inkl. Antrektomie)	1,1	2,1	18	93	92	82,2	11,1	6,7
Gastroduodenalulkus	0,6	1,6	2,2	90	75	88,2	7,2	4,6

Tabelle 15.3. Resultate (unkomplizierte Ulcera duodeni; Angaben in %)

Vagotomieart	n (gesamt)	Leta-lität	Rezidiv	Diarrhö	Dumping-syndrom	Visick I/II	Literatur
Trunkuläre Vagotomie + Pyloroplastik	4362	0,6	5,5	20,9	11,5	70,0	Cox et al. 1969
Trunkuläre Vagotomie + Gastroenterostomie	2164	1,0	3,6	16	9,2	80,0	Cox et al. 1969
Trunkuläre Vagotomie + Anastomose	1725	1,0	1,0	14,9	17,4	90,1	Cox et al. 1969
Selektive Vagotomie + Pyloroplastik	220	0	8,6 (6,0–9,2)	16,9 (15,0–19,5)	22,9 (14,5–34,0)	84,1 (83,2–85,0)	Amdrup et al. 1975 Miguel 1974
Selektive Vagotomie + Anastomose	671	0,6 (0–0,9)	0,9 (0–1,2)	13,0	10,0	92,0	Harkins u. Nyhus 1969, Nyhus u. Wastell 1977, Reifferscheid 1972
Selektiv-proximale Vago- tomie + Pyloroplastik	1118	0,3 (0–0,5)	2,3 (1,5–3,6)	2,6	2,2	81,0 (63,0–88,2)	Nyhus u. Wastell 1977, Lehmann et al. 1976
Selektiv-proximale Vagotomie	1334	0,3 (0–0,5)	5,2 (0–6,7)	3,7 (1,9–5,0)	4,1 (2,0–6,0)	87,0 (85,0–88,0)	Johnston 1974, Liavag u. Roland 1976, Zumtobel et al. 1977
Adäquate selektiv-proxi- male Vagotomie + form- und funktionsgerechte Pyloroplastik	1149	0,5	2,7	1	1	89,4	Holle u. Holle 1980

Nichtresezierende Ulcuschirurgie. Springer, Berlin Heidelberg New York

Farthmann EH (1973) Die Faserstruktur der Muscularis propria des menschlichen Magens. Bau, Funktion und klinische Bedeutung. Thieme, Stuttgart (Gastroenterologie und Stoffwechsel, Bd 3, S 1–36)

Frick H, Loeweneck H (1977) Morphologische Grundlage der selektiven proximalen Vagotomie. Labirint 95–102

Greenall MJ, Lyndon PJ, Goligher JC, Johnston D (1975) Long term effect of highly selective vagotomy on basal and maximal acid output in man. Gastroenterology 68:1481–1425

Griffith CA, Harkins HN (1957) Partial gastric vagotomy. Gastroenterology 32:96

Heltzel W, Reiser S, Frey K, Holle F (1982) Mobile Magen-Dünndarm-Anastomose, 59. Tgg Vgg Bayr Chir Juli 1982 MMW 124/46:22–24

Holle F (1968) Spezielle Magenchirurgie. Springer, Berlin Heidelberg New York, S 500–509

Holle F (1970) Form- und funktionsgerechte Chirurgie des Gastro-Duodenal-Ulcus. Ergeb Chir Orthop 54:1–44

Holle F (1976) Die nichtresezierende Chirurgie des Gastro-Duodenal-Ulcus. MMW 118/24:767–798

Holle F (1977) Invited commentary. Results with the method of a-SPV and Pyloroplasty. World J Surg 1/1:26–27

Holle F, Heinrich G (1960) Die subdiaphragmatische Fundektomie (Radikale Entfernung des Ulcus sub- und intrakardiale). Langenbecks Arch Klin Chir 293:396

Holle F, Andersson S (1974) Vagotomy. Springer, Berlin Heidelberg New York

Holle F, Holle GE (1980) Vagotomy and Pyloroplasty. Springer, Berlin Heidelberg New York

Holle GE (1985) Die Pathophysiologie der Ulcuskrankheit. Kongreßband der 102. Tagung d Deutschen Gesellschaft für Chirurgie. Springer Berlin Heidelberg New York Tokyo

Holle GE (im Druck) Clinical aspects of the innervation of the gastrointestinal system. Autonom Nerv Syst

Holle GE, Auerbach U, Hoeck H, Holle F (1983) Longterm examination of the antrum mucosa after selective proximal vagotomy and pyloroplasty in gastroduodenal ulcer. American College of Surgeons. 69th Annual Clinical Congress, Oct. 1983 (to be published 1985, Surg Gynecol Obstet)

Hollender LF (1970) Die selektive proximale Vagotomie. Springer, Berlin Heidelberg New York

Hrabal R (1974) Der Verlauf der Nn. vagi an der Pars abdominalis der Speiseröhre. Med Dissertation, München

Jaffé BM, Clendinnen BC, Clarke RJ, Williams JA (1974) The effect of selective proximal gastric vagotomy on serum gastrin. Gastroenterology 66:944

Johnston D (1974) Highly selective vagotomy. Gut 15:784–757

Lehmann L, Klein HD, Kern E (1976) Ergebnisse der selektiven proximalen Vagotomie mit Pyloroplastik an 464 Patienten. Langenbecks Arch Klin Chir 340:179–190

Leisner B (1980) Nuklearmedizinische Entleerungs- und Refluxmessung des Magens. In: Bauer H (Hrsg) Nichtresezierende Ulcuschirurgie. Springer, Berlin Heidelberg New York

Liavag J, Roland M (1976) A six year material of proximal gastric vagotomy. Scand J Gastroenterol 11 [Suppl 38]:60–61

Loeweneck H, Lüdinghausen M van, Mempel W (1967) Die vagale Mageninnervation. MMW 109:1754–1762

Londong W (1981) Untersuchungen zur Gastrindiagnostik und zur Pharmakotherapie der peptischen Ulcuskrankheit. Habilitationsschrift, München

Miguel J (1974) Late results of bilateral selective vagotomy and pyloroplasty for d. u. (5–9 years follow up). Br J Surg 61:264–270

Muller C, Martinoli S (1985) Die proximal selektive Vagotomie in der Behandlung der gastroduodenalen Ulcuskrankheit. Springer Berlin Heidelberg New York Tokyo

Nyhus L, Wastell C (1985) Surgery of the stomach and duodenum, 4th edn. Little & Brown, Boston

Ormsbee HS, Bass P (1976) Gastro-duodenal motor gradients in the dog after pyloroplasty. Am J Physiol 230/2:389–397

Pavlov IP, Schumova-Simanovskaja E (1889) Innervation der Magendrüsen beim Hund. Zentralbl Physiol 3:113

Reiser SB, Holle GE (1982) Motor and electrical activity of the gastro-duodenal junction before and after submucous pyloroplasty. World J Surg 6:2

Schumpelick V (1981) Selektive proximale Vagotomie. Inn Med 8:239–247

Stelzner F (1980) Die Anatomie der Pylorusregion. In: Bauer H (Hrsg) Nichtresezierende Ulcuschirurgie. Springer, Berlin Heidelberg New York, S 42–44

Stelzner F, Lierse W, Henrich M (1981) Die Myoarchitektur des Pylorus. Langenbecks Arch Klin Chir 354:237–244

Thompson JC, Lowder WS, Peurifoy JT, Swierczek JS, Rayford PL (1978) Effect of selective proximal and truncal vagotomy on gastric acid and serum responses to a meal in duodenal ulcer patients. Ann Surg 188:431–438

Torgersen J (1942) Muscular build and movement of stomach and duodenal bulb. Acta Radiol [Suppl] 45

16 Selektiv-gastrale Vagotomie

E. Amdrup

Allgemeines

Selektiv-gastrale Vagotomie (SGV; Synonym: selektiv-totale gastrale Vagotomie, STV) heißt totale parasympathische Denervierung des Magens bei intakter extragastraler Innervation von Leber, Gallengängen, Pankreas, Dünndarm, rechtem Kolon etc. Ebenso wie die trunkuläre Vagotomie verändert die SGV die Motilität des Magens. Daher muß die SGV grundsätzlich mit einem Drainageverfahren (Pyloroplastik, Gastroduodenostomie oder Gastrojejunostomie) kombiniert werden (s. S. 35, 50, 230).

Operiert wird in folgenden Schritten (vgl. Abb. 16.4 a, b):

1) Durchtrennung des Omentum minus einschließlich der vorderen und hinteren gastralen Nervenäste,
2) Skelettierung des Omentum minus vom proximalen Magen und vom distalen Ösophagus oberhalb der oben bezeichneten Durchtrennungslinie,
3) Skelettierung des Ösophagus mit Durchtrennung aller Nervenfasern über dem Ösophagus und im periösophagealen Gewebe.

Indikationen

Elektiv: Persistierendes oder rezidivierendes therapierefraktäres Ulcus duodeni; therapierefraktäres präpylorisches Ulcus ventriculi; Ulcus ad pylorum. Nach SGV präpylorischer Ulzera sollen Rezidive häufiger sein als bei Ulcera duodeni. Die SGV plus Antrektomie ist dabei möglicherweise das bessere Verfahren.
Akute Indikationen: Ulcus duodeni oder Ulcus ad pylorum bzw. präpylorisches Ulcus, kompliziert durch
1) Pylorusstenose, 2) massive Blutung, die durch Elektro- bzw. Laserkoagulation nicht beherrscht werden kann, und evtl. 3) Perforation bei Patienten mit langer Ulkusanamnese.

Die SGV ist im Vergleich zur selektiv-proximalen Vagotomie (SPV) häufiger mit einem Postvagotomiesyndrom belastet, Rezidive sind dagegen seltener.

Kontraindikationen

Hohes Alter und chronische Herz-Lungen-Leiden sind relative Kontraindikationen. In diesen Situationen kann eine Langzeittherapie mit H_2-Antagonisten eine echte Alternative darstellen.

Vorbereitung

Sicherer Nachweis des Ulkus. Bei unsicherer radiologischer Darstellung sowie bei präpylorischer und pylorischer Lokalisation können zusätzlich eine Endoskopie und Biopsie vorgenommen werden. Es besteht keine Übereinstimmung darüber, inwieweit die präoperativen Untersuchungen der Säuresekretion des Magens eine Grundlage für die Wahl des Operationsverfahrens darstellen. Die Indikation zur Bestimmung der Serumgastrinkonzentration sollte weit gestellt werden (besonders bei wiederholter Perforation, atypischer Ulkuslokalisation, multiplen Ulzera, Diarrhöen).

Bei Pylorusstenose wird eine Magensonde zum Spülen und Absaugen gelegt.

Lagerung: Rückenlage, leichte Oberkörperhochlagerung bewirkt Absinken des Darms zum Becken hin und besseren Zugang zur Kardiaregion (Abb. 16.1).

Narkose: Allgemeinnarkose.

Zugangswege: Bogenförmige Inzision im Bereich des rechten Oberbauchs etwa parallel zum Leberrand. Der linksseitige Paramedianschnitt, der in einen rechtsseitigen Transrektalschnitt übergeht, erlaubt den besten Überblick über die Kardiaregion (Abb. 16.2). Die Inzision muß ganz nach links oben zwischen Xiphoid und linkem Rippenbogen geführt werden. Jeder Millimeter macht die Operation leichter! Beim Medianschnitt kann die Übersicht bei sehr tiefem und adipösem Abdomen erschwert sein, bei großem linken Leberlappen kann es dabei notwendig werden, den Leberlappen zu mobilisieren.

Ein selbsthaltender, rippenhebender Sperrer in den gängigen Modifikationen kann die Operation erheblich erleichtern (Abb. 16.3 a, b).

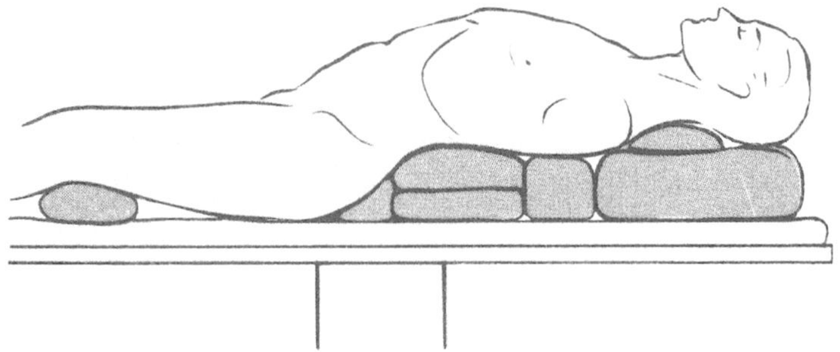

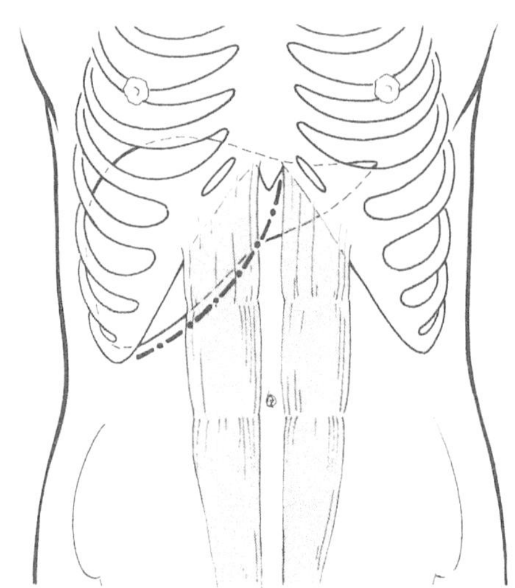

Abb. 16.1. Der Patient wird mit leicht erhöhtem Oberkörper gelagert, so daß der Processus xiphoideus der höchste Punkt ist. Durch Sandsäcke unter der kaudalen Thoraxhälfte wird die Kardia nach vorn ins Operationsfeld gedrückt

Abb. 16.2. Linksseitiger paramedianer Schnitt, der in den Winkel zwischen den Processus xiphoideus und an den linken Rippenbogen reicht und als gebogener, rechtsseitiger, transrektaler Schnitt fortgesetzt wird

Technik

Nach palpatorischer und makroskopischer Exploration der Peritonealhöhle werden Magen und Duodenum sorgfältig untersucht; bei vielen Patienten, die eine H_2-Antagonistentherapie hinter sich haben, lassen sich große Ulzera nur selten palpieren. Bei unerwarteten präpylorischen Veränderungen, die nicht zuvor durch endoskopische Biopsie abgeklärt werden konnten, müssen eine Gastrotomie mit Biopsie und ein histologischer Schnellschnitt durchgeführt werden.

Die Vagusäste sind die einzigen nichtelastischen Strukturen des Omentum minus. Bei kräftigem Zug nach distal am Magen erscheinen die Nerven wie gespannte Saiten. Mit der Zeigefingerkuppe kann man die großen Nervenstränge in ihrem Verlauf vom Hiatus oesophageus bis zum Antrum fühlen und auch feinere Äste exakt lokalisieren.

In der Mitte des Omentum minus ist ein fettarmer avaskulärer Bezirk, durch den man den Lobus

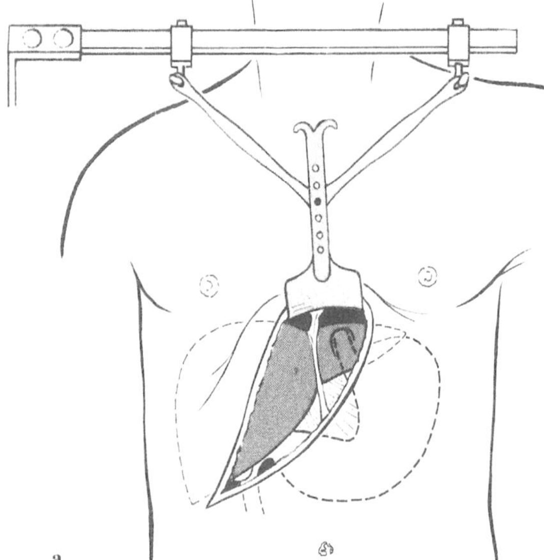

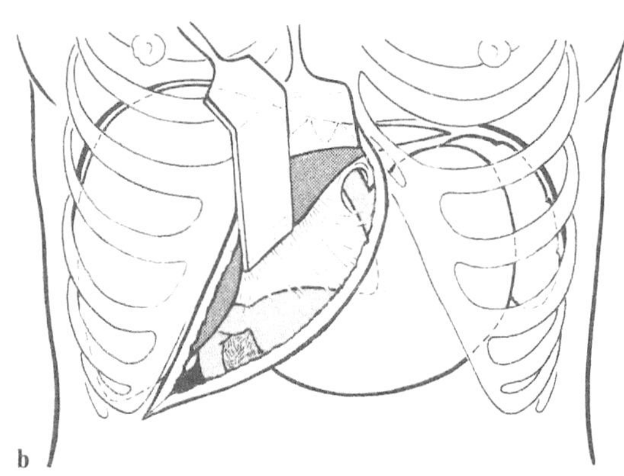

◁ **Abb. 16.3. a** Ein rippenhebender selbsthaltender Haken wird eingesetzt, der unmittelbar unterhalb des Zwerchfells liegt. **b** Die Leber wird durch einen breiten, kräftigen, rechtwinkligen Haken zur Seite gehalten, so daß die Kardiaregion frei und übersichtlich ist

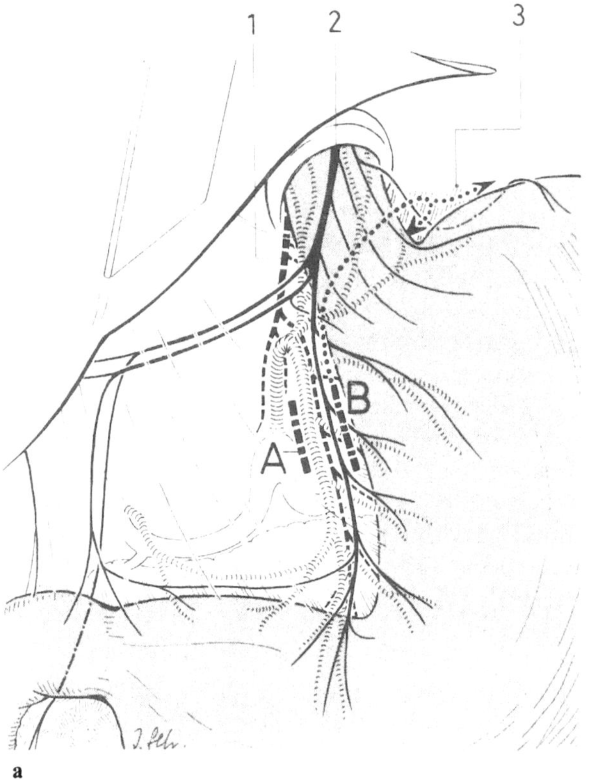

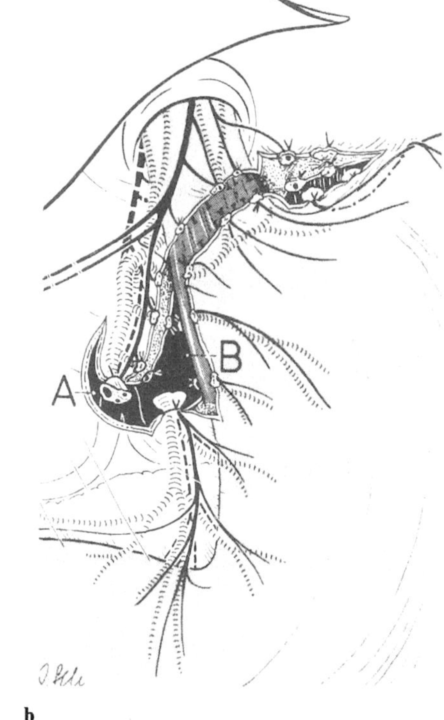

Abb. 16.4 a, b. Strategie der SGV. **a** Das Omentum minus wird im Bereich *A* durchtrennt. Die eigentliche Skelettierung beginnt im Bereich *B*
1 Truncus vagalis posterior. *2* Truncus vagalis anterior. *3* Lig. gastrophrenicum.
b Endzustand der Skelettierung und der durchgeführten Vagotomie

Abb. 16.5. Durch Öffnung im avaskulären Bereich des ▷ Omentum minus (*A* in Abb. 16.6) wird der Zeigefinger bis zur Hinterwand des Magens geführt. Verwachsungen werden stumpf gelöst

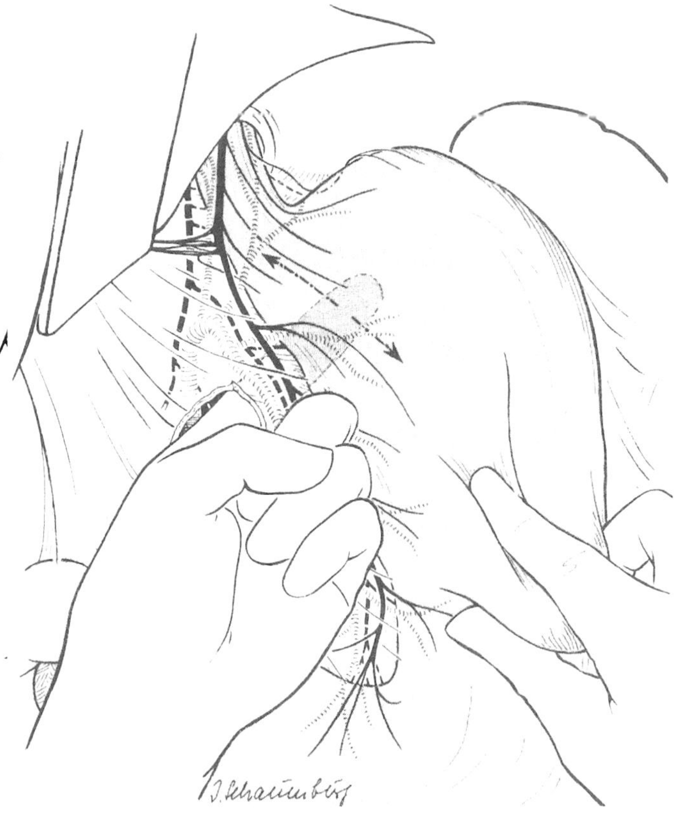

caudatus der Leber sehen kann. An dieser Stelle wird das Netz durchtrennt (Abb. 16.4 a, Punkt A; Endzustand Abb. 16.4 b) und ein Finger durch das Loch hinter das Omentum bis zur Magenhinterwand geführt. Die oft recht ausgedehnten retroperitonealen Verwachsungen löst man durch Fingerdissektion (Abb. 16.5). *Cave:* Der Finger muß mit Sicherheit auf der Magenhinterwand gleiten und nicht in das Omentum minus bohren!

Der Finger wird nach oben geführt, bis er die A. gastrica sinistra erreicht. Einige Zentimeter unterhalb werden Magen und Omentum minus angehoben. Die Serosa auf der Vorderseite der klei-

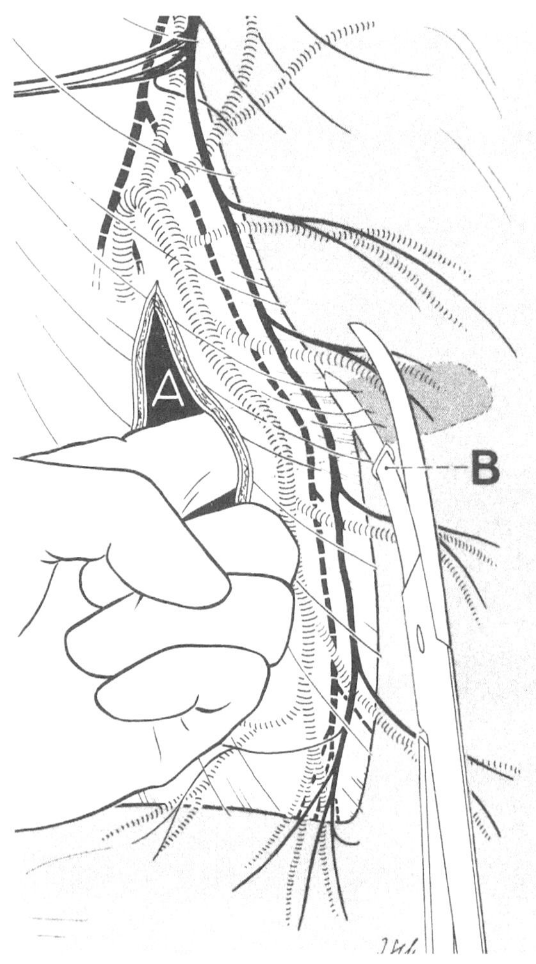

Abb. 16.6. Der Finger hinter dem Magen drückt diesen nach vorn. Im Bereich *B* wird auf der Magenvorderwand das Peritoneum inzidiert. Es ist wichtig, auf der Magenvorderwand und nicht im kleinen Netz zu inzidieren, damit ein ausreichender Abstand zum N. vagus gewahrt bleibt

nen Kurvatur wird mit der Schere indiziert (Abb. 16.6, Punkt B). Für die weitere Skelettierung ist es wichtig, daß die Serosainzision auf der Vorderseite der kleinen Kurvatur durchgeführt wird (Abb. 16.7 a, b). Durch diese Technik erhält man einen Sicherheitsabstand zum R. anterior und zum R. posterior des N. vagus, die in diesem Bereich dicht an der Magenwand liegen können.

Die Schere wird von vorn nach hinten in den Spalt zwischen Magen und Omentum minus eingeführt, bis sie die an der Magenhinterwand liegende Fingerspitze der linken Hand erreicht. Die Schere wird gespreizt; der linke Zeigefinger kann von hinten nach vorn zwischen Magen und Omentum minus nach vorn geführt werden. Als nächstes erfolgt die Durchtrennung des Omentum minus zwischen Klemmen (Abb. 16.8). Der distale Anteil wird ligiert. Die obere Klemme wird zur besseren Handhabung des Omentum minus vorerst belassen (Abb. 16.9). Ein Haltefaden an der kleinen Kurvatur kann hilfreich sein.

Es ist jetzt möglich, in das avaskuläre Gebiet zwischen vorderem und hinterem Blatt des Omentum minus zu blicken. Die Venen, die vom Magen zum kleinen Netz verlaufen, werden zwischen

Abb. 16.7 a, b. Schematische Darstellung der kleinen Kurvatur. **a** Anatomie der kleinen Kurvatur im Querschnitt
1 Omentum minus. *2* A. gastrica sinistra. *3* R. gastralis posterior (R. posterior des Latarjet-Nervs). *4* Tunica muscularis ventriculi. *5* R. gastralis anterior (R. anterior des Latarjet-Nervs). *6* V. gastrica sinistra (V. coronaria ventriculi).
b Schematisches Vorgehen bei der Vagotomie. Eingehen auf der Magenvorderwand. Die Durchtrennung der Gefäße und der Vagusfasern erfolgt dicht an der Magenwand
▽

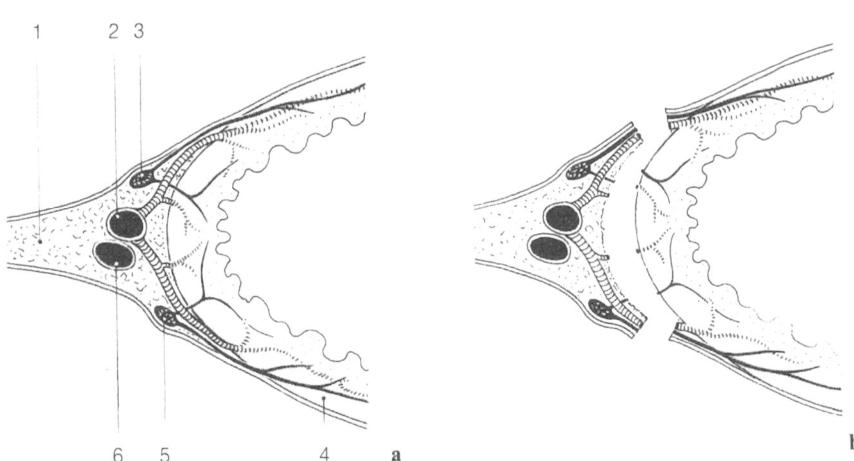

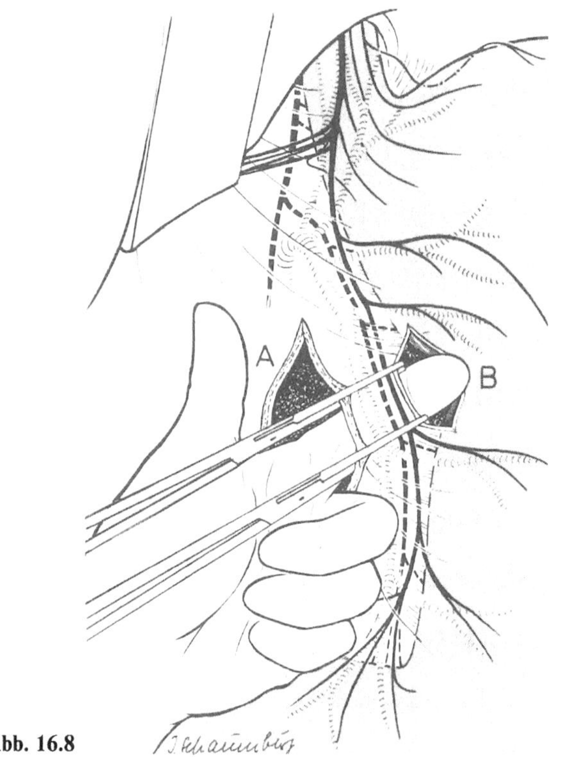

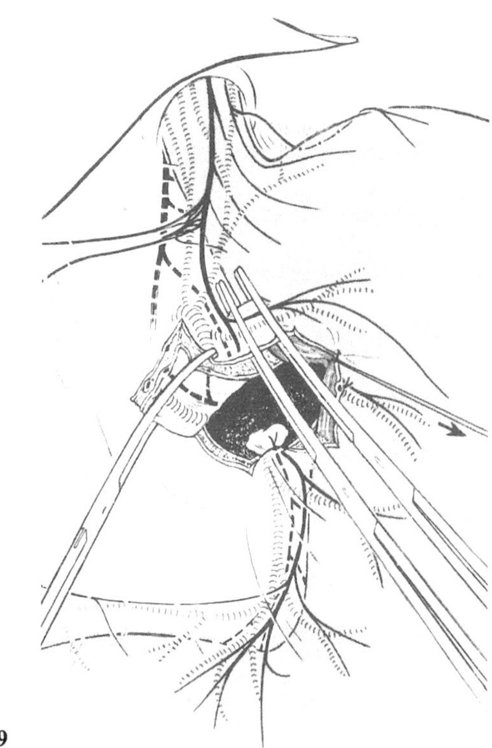

Abb. 16.8

Abb. 16.9

Abb. 16.8. Der Finger wird von hinten in den Spalt (*A–B*) zwischen Magen und Omentum minus vorgeschoben. Das Omentum wird zwischen 2 kräftigen Klemmen durchtrennt

Abb. 16.9. Die untere Klemme ist versorgt, die obere bleibt zur besseren Handhabung des Omentum minus. Ein Haltefaden zieht an der kleinen Kurvatur des Magens. Danach wird das Omentum minus schrittweise vom Magen skelettiert. Die Klemmen erfassen zunächst das vordere Blatt

Abb. 16.10. Durch eine gespreizte Klemme wird das hintere ▷ Blatt nach vorn gehoben und danach zwischen Klemmen durchtrennt

Abb. 16.10

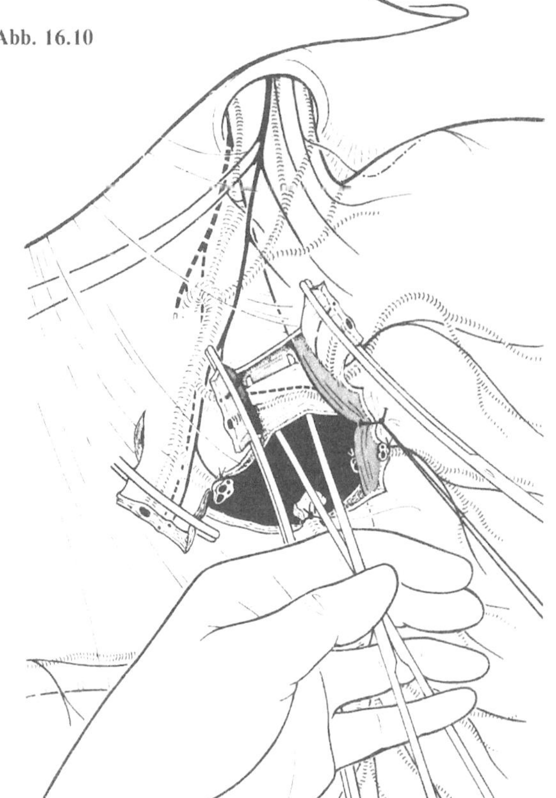

Klemmen durchtrennt, zunächst im Bereich des vorderen (Abb. 16.9), dann in dem des hinteren Blattes. Mit einer schlanken Klemme, deren Branchen so weit wie möglich gespreizt werden, wird das Gewebe mit seinen Gefäßen und Nerven von hinten nach vorn gehoben (Abb. 16.10).

Die Skelettierung wird nach proximal fortgesetzt, bis der distale Ösophagus durch seine typische Muskulatur identifiziert werden kann. Es folgt die Skelettierung auf der Vorderseite des Ösophagus in Richtung auf den His-Winkel. Vorgehen analog wie oben angegeben. Durch Zug nach

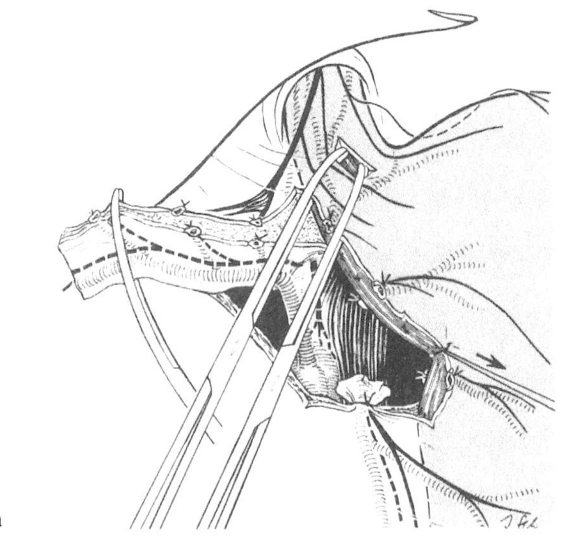

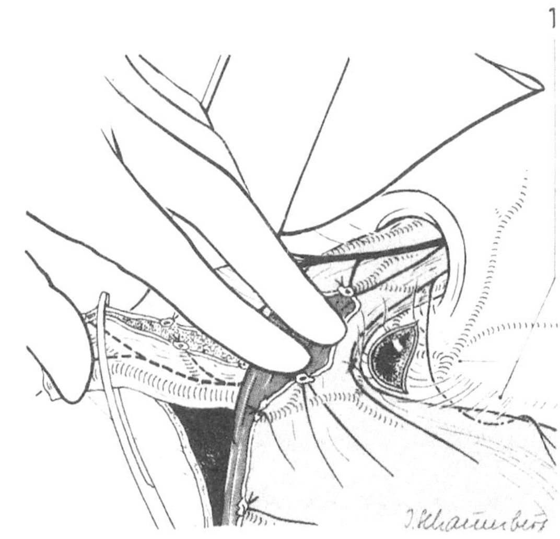

Abb. 16.11 a b. Skelettierung der Vorderseite des Ösophagus. **a** Ist der Ösophagus erreicht, erfolgt zunächst noch periösophageale Skelettierung nach kranial, danach Durchtrennung des Gewebes auf der Ösophagusvorderwand. **b** Linkslateral des Ösophagus wird das Lig. gastrophrenicum zum Unterfahren des Ösophagus eingekerbt
1 Lig. gastrophrenicum, A. phrenica inferior mit abzweigender A. oesophagea

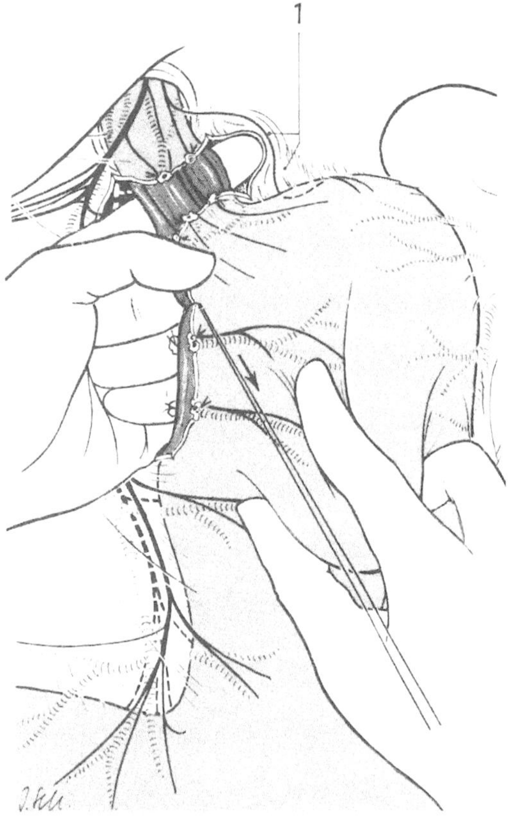

rechts an der noch am Omentum minus sitzenden Klemme kann eine Verletzung des großen vorderen Vagusastes vermieden werden (Abb. 16.11 a, b).

Sobald der Ösophagus vorn und rechts freipräpariert ist, wird der linke Zeigefinger hinter dem Ösophagus nach vorn durch das avaskuläre Gewebe im Bereich des His-Winkels geführt. Dabei werden die Nerven, die nach unten zum Fundus ziehen, nach links abgeschoben, besonders der sog. N. criminalis (Abb. 16.12). Den Ösophagus schlingt man mit einem Zügel an und zieht ihn kräftig nach rechts. Die Skelettierung nach links geht bis zur Kuppe des Magenfundus. Dabei wird das periösophageale Gewebe mit Gefäßen und Nerven durchtrennt und ligiert. Durch distalen Zug am Magen können diese Nerven, die oft sehr kräftig sind, deutlich palpiert werden (Abb. 16.13).

Danach werden die Nerven, die dicht auf der Ösophaguswand liegen, mit kleinen Nervenhäkchen isoliert, angeschlungen und mit der Schere durchtrennt (Abb. 16.14 a, b). Der Ösophagus kann sowohl auf der Vorder- als auch auf der Hinterwand so gedreht werden, daß alle Nerven darstellbar sind. Auch diese dünnen Stränge können deutlich palpiert werden, wenn am Magen kräftig nach distal gezogen wird. Ist der letzte Nerv durch-

Abb. 16.12. Liegt die Vorderseite des Ösophagus frei, wird ein Finger hinter dem Ösophagus bis zum avaskulären Gewebe im Bereich des His-Winkels geführt. Es empfiehlt sich, einen dicken Schlauch in den Ösophagus einzulegen, damit die Hinterwand nicht verletzt wird. Danach wird der Ösophagus angezügelt
1 Lig. gastrophrenicum. R. ad fornicem (plexus gastrici anterioris; „R. criminalis")

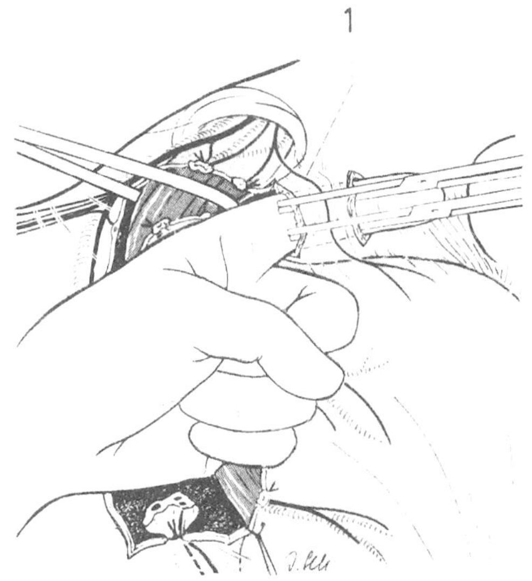

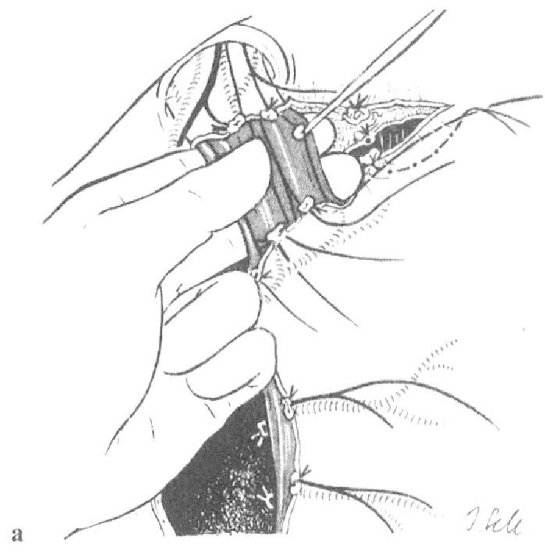

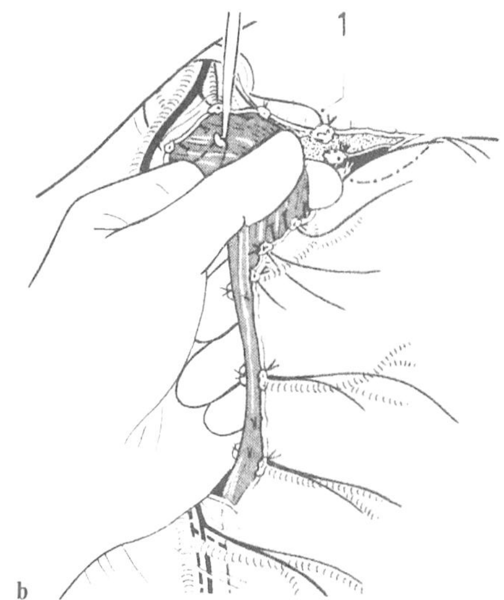

Abb. 16.13. Durch Zug des Ösophagus nach rechts läßt sich das Lig. gastrophrenicum leicht skelettieren und durchtrennen, u.a. auch der R. criminalis
1 R. ad fornicem (plexus gastrici anterioris; „R. criminalis")

Abb. 16.14 a, b. Sorgfältige Durchtrennung kleiner Vagusfasern. **a** Die Vagusfasern werden mit feinen Nervenhäkchen aufgesucht, angehoben und durchtrennt. **b** Durch den Zügel oder durch 2 Finger kann der Ösophagus nach vorn und seitlich gezogen werden ▷
1 Rr. ad fornicem (plexus gastrici anterioris und posterioris) mit dem Lig. gastrophrenicum durchtrennt

trennt, wird der elastische Ösophagus plötzlich länger. Wichtiger als eine Skelettierung über eine bestimmte Zentimeterdistanz ist, daß der Ösophagus vollständig mobilisiert wird; man muß ihn gut nach allen Seiten drehen und mit dem Zügel auch nach vorn ziehen können (Abb. 16.15 a, S. 218). Auch hier noch verbliebene Nervenäste des Truncus posterior des N. vagus werden in gleicher Weise durchtrennt (Abb. 16.15 b, S. 218).

Besonderheiten
Es gibt zahlreiche Variationen bei der Durchführung der SGV. Einige Autoren benutzen Hämoclips anstelle der Durchstechungsligaturen, andere führen erst die gesamte vordere Dissektion durch, bevor in gleicher Weise das hintere Blatt angegangen wird. Noch andere isolieren den Ösophagus zu einem sehr frühen Zeitpunkt.

Das wichtigste ist das Endergebnis: Der Ösophagus muß frei und mobil sein, unter Zug eine bedeutende Elastizität aufweisen und das gesamte periösophageale Gewebe durchtrennt sein. Die

Skelettierung muß im Bereich des Fundus bis nahe an den oberen Milzpol herangehen.

Die SGV muß durch eine Drainageoperation ergänzt werden (s. S. 230).

Intraoperative Komplikationen
Verletzung des Ösophagus. Gravierend ist die Läsion des Ösophagus mit Eröffnung des Lumens. Dies kann besonders dann entstehen, wenn der Finger zu früh hinter dem Ösophagus durchgeführt wird, bevor die Skelettierung den His-Winkel erreicht hat. Bei einer solchen Verletzung wird die Operation zunächst wie geplant fortgesetzt. Magen und Ösophagus werden durch den Zügel nach vorn gehoben und die Läsion durch Knopfnähte verschlossen und die Naht durch eine lockere Fundoplikation gedeckt (s. S. 243). Postoperativ muß

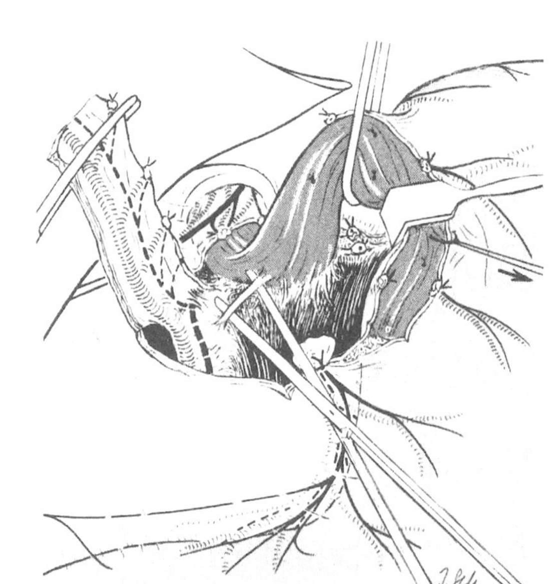

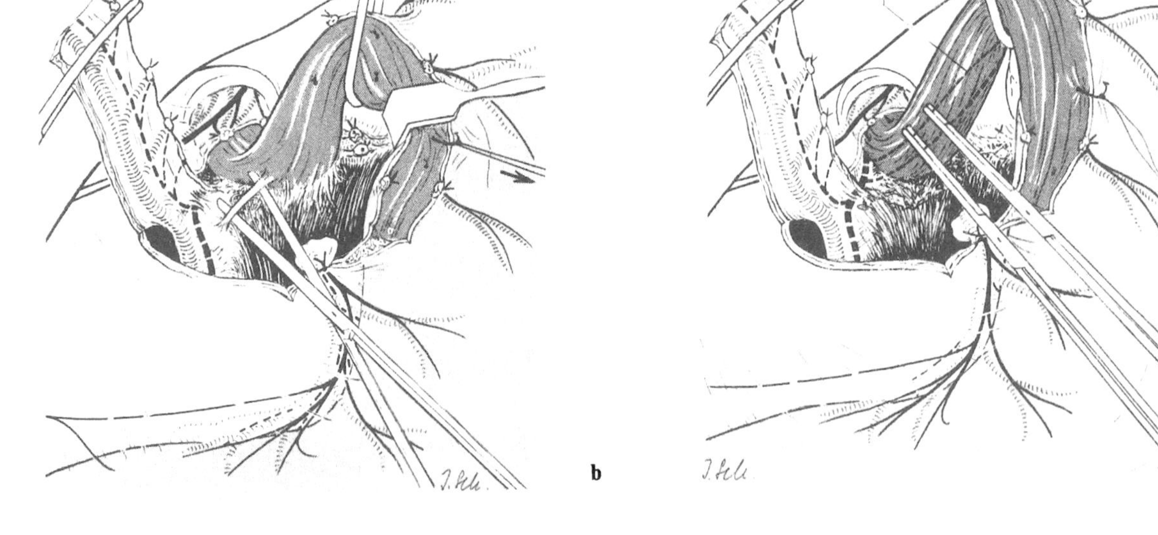

Abb. 16.15 a, b. Skelettierung im Bereich der Hinterwand des Ösophagus. **a** Durch den Zügel wird der Ösophagus weit nach vorn gezogen. Kleine Gefäße werden durchtrennt. **b** Feine, unmittelbar der Muskulatur aufliegende Vagusfasern werden zwischen Klemmen durchtrennt
1 R. ad fornicem (plexus gastrici posterioris; „R. criminalis")

der Magen durch eine doppelläufige Sonde für 6–8 Tage drainiert werden.

Milzläsion. Meist handelt es sich um oberflächliche Einrisse der Kapsel, die durch Kompression, Naht, Gewebekleber oder Elektrokoagulation zum Stehen gebracht werden können. Selten ist eine Splenektomie notwendig. Der Gefäßstamm wird ligiert und am Hilus durchtrennt. Es ist daher wichtig, die Durchblutung des Magens zu überprüfen, da (allerdings selten) Ernährungsstörungen auftreten können.

Postoperative Komplikationen. Siehe S. 332.

Literatur

Amdrup E (1973) Techniques of vagotomy. In: Cox AG, Alexander-Williams J (eds) Vagotomy on trial. Heinemann, London, pp 113–119

Amdrup E, Clemmesen T, Andreassen J (1967) Selective gastric vagotomy. Technic and preliminary results. Am J Dig Dis 12:351

Grassi G (1976) Selektive totale Vagotomie. In: Burge H et al. (Hrsg) Vagotomie. Thieme, Stuttgart, S 76–82

Griffith GA (1960) Gastric vagotomy vs. total abdominal vagotomy. Arch Surg 81:781

Schreiber HW (1976) Kombinierte Magenoperation. In: Burge H et al. (Hrsg) Vagotomie. Thieme, Stuttgart, S 139–173

17 Thorakale Vagotomie

R. Pichlmayr und L. Lehr

Allgemeines

Die Durchtrennung der Nn. vagi in ihrem thorakalen Abschnitt ist eine trunkuläre Vagotomie (TV). Diese entspricht nicht den heutigen Forderungen nach einer in der Pathophysiologie des Ulcus-pepticum-Leidens bestmöglich angepaßten chirurgischen Therapie. Sie kann deshalb nur zur Anwendung kommen, wenn einerseits andere chirurgische Verfahren mit höheren Risiken oder größeren Nebenwirkungen verbunden sind und andererseits die TV ausreichende Erfolgsaussichten bietet. Beides trifft für die chirurgische Behandlung eines Ulcus pepticum jejuni nach Billroth II bzw. eines Ulcus pepticum duodeni nach Billroth I generell zu, wobei u.a. das hohe Morbiditäts- und Letalitätsrisiko von Magennachresektionen hervorzuheben ist. Die thorakale supradiaphragmale TV erscheint somit heute als die Therapie der Wahl dieses Leidens bei risikobelasteten Patienten, ist aber auch eine geeignete Behandlungsform bei Patienten ohne spezielle Risikofaktoren.

Indikationen (Abb. 17.1)

● Ulcus pepticum jejuni nach B-II-Magenresektion, gleichgültig ob mit ante- oder retrokolischer GE oder Roux-Y-Anastomose;

● Anastomosenulkus nach B-I-Magenresektion [*nicht* anwendbar beim Ulcus pepticum jejuni nach einfacher GE ohne Magenresektion (Antrektomie), da hierbei hohe Rezidivrate].

Vorteile

● Unberührtes, präparativ einfaches Operationsfeld;

● niedriges Operationsrisiko auch bei gravierenden allgemeinen Risikofaktoren und lokal erschwerenden intraabdominellen Verhältnissen wie voroperierte Ulkusperforationen, durch Anastomosen- oder Duodenalstumpfinsuffizienz komplizierte Voroperationen, Ulkuspenetration oder portale Hypertension.

Abb. 17.1 a–c. Indikationen. **a** Billroth II, **b** Roux-Y-Anastomose, **c** Billroth I

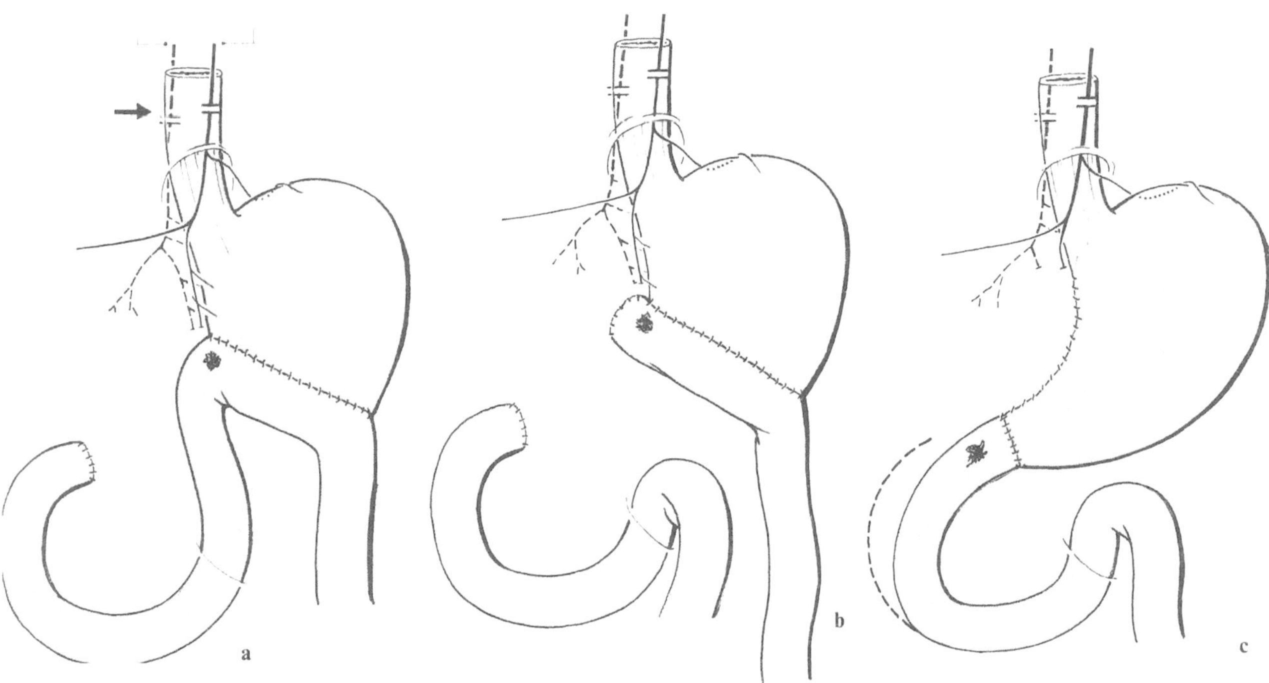

Kontraindikationen
- Ulkusperforation;
- akute Ulkusblutung, die direkt chirurgisch versorgt werden muß;
- klinisch manifeste, narbig fixierte Magenausgangsstenose (alternativ ggf. zweizeitiges Vorgehen mit thorakaler Vagotomie und später transabdomineller Erweiterungsplastik).

   keine Kontraindikationen sind:
- großer Magenrest;
- Antrumrest an der kleinen Kurvatur des Magenrestes;
- am Duodenalstumpf verbliebener Antrumrest.

Vorbereitung
- Karzinomausschluß (Gastroskopie mit Probeexzision);
- Ausschluß eines Zollinger-Ellison-Syndroms (Serumgastrinbestimmung, ggf. zusätzliche Provokationstests);
- Ausschluß eines primären Hyperparathyreoidismus (Serumkalzium und Parathormonbestimmung);
- Thoraxröntgen.

Noch nicht gesichert ist die Indikationsstellung, wenn eine gastrokolische Fistel vorhanden ist, evtl. aber auch hier zweizeitiges Vorgehen zur Risikominderung.

Lagerung: Seitenlage rechts, ggf. auch links mit leichter Abknickung, den obenliegenden Arm nach vorn gezogen und auf einer Armstütze befestigt.

Narkose: Allgemeinnarkose.

Zugangswege: posterolaterale Thorakotomie links im Bett der 8. Rippe ohne Rippenresektion. Die Thorakotomie ist auch rechts möglich und indiziert bei Vorerkrankungen bzw. -operationen, die eine Obliteration des linken Pleuraspalts erwarten lassen.

Technik
- Hautschnitt beginnend in der Höhe des 6. Brustwirbeldornfortsatzes in der Mitte zwischen Dornfortsatz und Skapularand, im Verlauf leicht

Abb. 17.2. Zugangsweg durch linksseitige posterolaterale Thorakotomie im Bett der 8. Rippe
1 M. serratus anterior. *2* M. latissimus dorsi. *3* M. trapezius. *4* M. rhomboideus

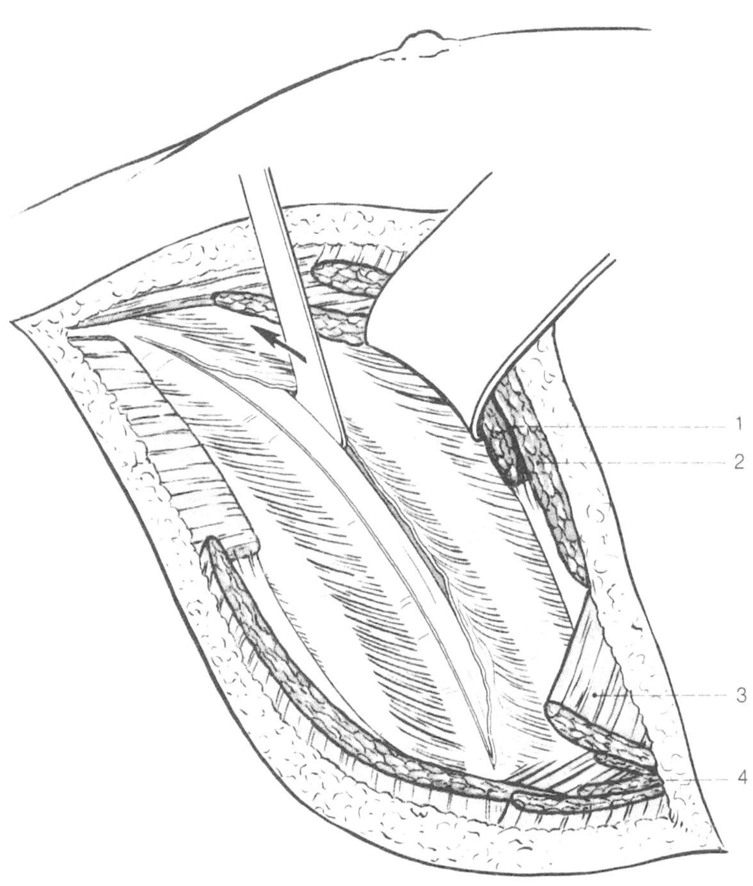

S-förmig gebogen, zunächst paravertebral absteigend, dann 2–3 Querfinger breit unter der Schulterblattspitze nach vorn, um in der Richtung der Rippen in der vorderen Axillarlinie auszulaufen.

● Durchtrennung der Muskelschichten mit dem elektrischen Messer (Abb. 17.2).

● Hochziehen des Schulterblattes mittels Haken und Eingehen mit der Hand in den Raum zwischen Schulterblatt und Brustwand, so daß man die Rippen von oben her abzählen kann. Die erste Rippe wird durch die Klavikula verdeckt, somit entspricht die oberste tastbare Rippe anatomisch der zweiten.

● Aufsuchen der 8. Rippe und Eröffnung des Brustkorbs in ihrem Bett. Dazu zuerst Einschneiden des Periosts mit dem elektrischen Messer entlang der Mitte ihrer Fläche über die gesamte freigelegte Länge. Blutstillung durch Elektrokoagulation. Danach Ablösen des Periosts von der oberen oder unteren Kante und der Rippenhinterfläche mit dem Raspatorium in der Faserrichtung der Interkostalmuskeln (Abb. 17.2). Schließlich Einschneiden des hinteren Periostschlauches zugleich mit der Pleura in der Mitte des Rippenbettes unter Schonung nach kranial bzw. kaudal liegenden Gefäß-Nerven-Bündels.

● Einsetzen eines oder zweier Rippensperrer und, zur Vermeidung von Rippenfrakturen, langsames, schrittweises Aufschrauben, bis die gewünschte Einsicht erreicht ist.

● Weghalten des unteren Lungenlappens nach kranial.

● Durchtrennung des Lig. pulmonale.

● Längsinzision der Pleura mediastinalis über dem Ösophagus direkt oberhalb des Zwerchfells (hier sind die Nn. vagi am ehesten als isolierte Stämme anzutreffen). Abpräparieren der Pleura mediastinalis von dem darunterliegenden lockeren medialstinalen Bindegewebe einige Zentimeter nach ventral und dorsal.

● Stumpfes Umfahren des Ösophagus einschließlich mediastinalem Bindegewebe mit dem vorsichtig palpierend-dissezierenden Finger (Abb. 17.3 und 17.4). Das Anschlingen auch des periösophagealen Bindegewebes ist nötig zur Sicherstellung einer kompletten Vagotomie, denn nicht immer laufen alle Nervenfasern nahe am Ösophagus. Die Vagushauptstämme am Ösophagus und evtl. weitere Nervenfasern im periösophagealen Fettgewebe sind − als sich saitenartig ausspannende dünne Stränge − besser zu tasten als zu sehen. Der linke Vagushauptstamm liegt ventral, der rechte dorsal.

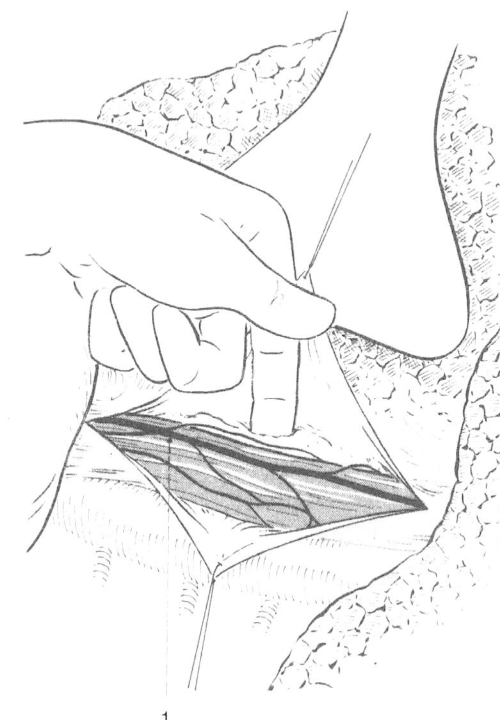

Abb. 17.3. Stumpfe Präparation des Ösophagus mit dem Finger; Darstellung des Truncus vagalis anterior
1 Truncus vagalis anterior

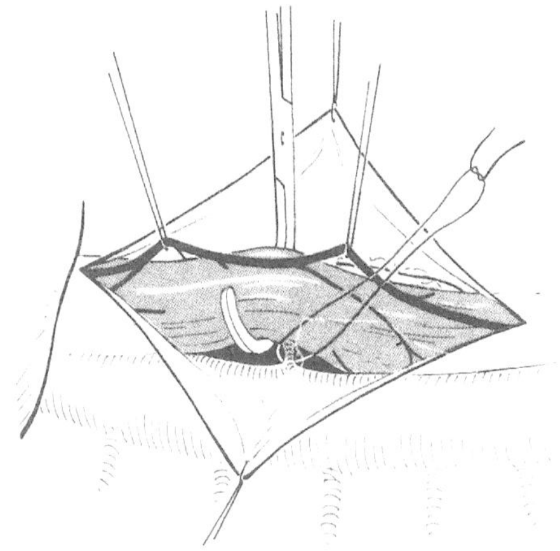

Abb. 17.4. Unterfahren des Ösophagus, Anschlingen des Truncus vagalis anterior; Unterbringung eines R. oesophageus aus der Aorta thoracalis

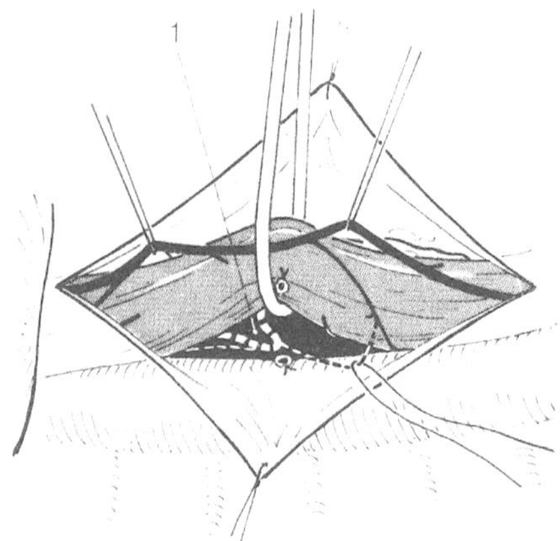

Abb. 17.5. Anschlingen des Ösophagus, Darstellen des Truncus vagalis anterior und posterior
1 Truncus vagalis posterior

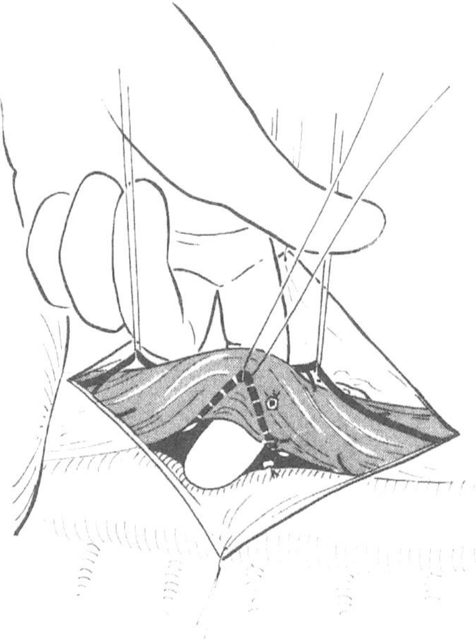

Abb. 17.6. Durch Herausdrehen der Ösophagushinterwand wird der Truncus vagalis posterior dargestellt und beide Vagusstämme mit einem Faden angeschlungen

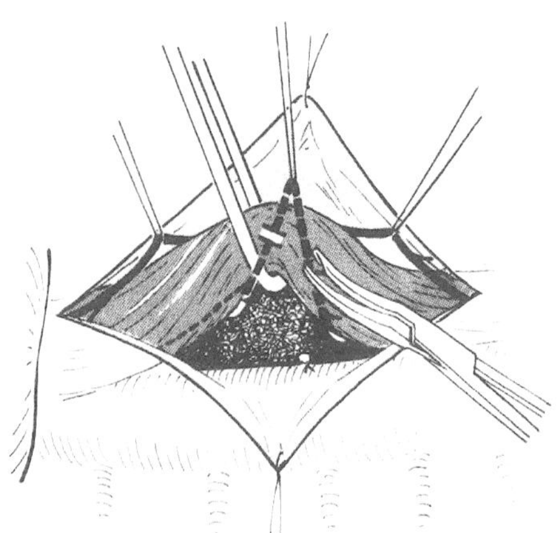

● Isolierung und Präparation der beiden Vagusstämme auf eine kurze Strecke nach proximal und distal, sodann Anschlingen (Abb. 17.5 und 17.6). Dabei ist auf (oft direkt der Ösophaguswand aufliegende) Querverbindungen zu achten, die durch Elektrokoagulation zerstört werden. Schließlich wird ein 2–3 cm langes Stück aus jedem Stamm zwischen Hämoclips oder Ligaturen reseziert (Abb. 17.7 und 17.8). Zur Verifizierung der Nervendurchtrennung kann das Präparat histologisch untersucht werden.

● Elektrokoagulation von im periösophagealen Bindegewebe identifizierbaren Nervenfasern (Abb. 17.9 und 17.10). Eine Dissektion der Ösophaguswand mit dem Ziel, auch intramural verlaufende Vagusfasern zu durchtrennen, erscheint nicht nötig und könnte risikoreich sein.

● Offenbelassen der Pleura mediastinalis und Drainieren des Operationsgebietes über eine Thoraxdrainage.

● Beseitigung von Atelektasen, indem der Anästhesist auf manuelle Beatmung übergeht und die Lungen bläht, ggf. vom Operateur unterstützt durch vorsichtige Massage des Lungengewebes.

● Wahlweise gegen postoperative Wundschmerzen: transpleurales Setzen einer Interkostalblokkade mit Depots eines Lokalanästhetikums dorsal im 7.–9. ICR oder Periduralkatheter mit Carbosthäsin- oder Morphininfusion.

● Luftdichter Thorakotomieverschluß in tpischer Weise mit Perikostalnähten oder durch U-Nähte mit PGS, Stärke 2, die zunächst die Lefze des abgelösten Periost-Pleura-Schlauches erfassen, dann parallel zur Rippe die Interkostalmuskulatur des nächst tieferen ICR auf etwa 1 cm fassen, um dann wieder zur Pleura-Periost-Lefze zurückzukehren (Abb. 17.11). Zunächst werden alle Nähte im Abstand von ca. 1 cm vorgelegt, dann die Rippen mit dem Approximator einander angenähert und die Fäden geknotet, wobei sich der Pleura-Periost-Saum über die unterhalb gelegene Rippe schiebt.

● Schichtweiser Verschluß der durchtrennten Muskulatur mit Polyglykolsäurefaden, Stärke 1, beginnend am lateralen Rand des M. serratus anterior, der die tiefste Schicht darstellt.

● Subkutannaht.

● Hautnaht, z. B. fortlaufend.

Abb. 17.7. Zwischen Hämoclips wird aus dem hinteren Hauptstamm ein ca. 2–3 cm langes Stück reseziert

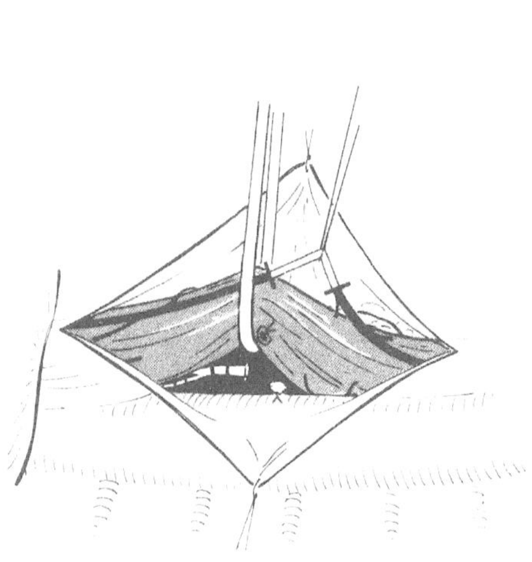

Abb. 17.8. Der Truncus vagalis posterior ist durchtrennt und teilreseziert; am vorderen Hauptstamm sind die Resektionsgrenzen markiert

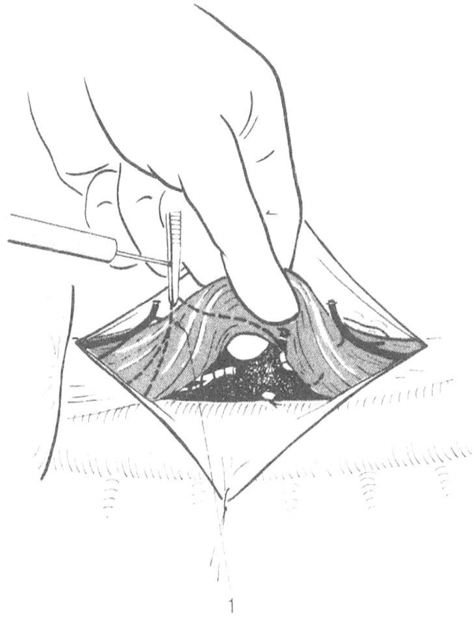

Abb. 17.9. Kontrolle der 4 Vagusstümpfe; Elektrokoagulation von einzeln verlaufenden Vagusfasern
1 R. ad fornicem (plexus gastrici posterioris; „R. criminalis")

Gefahren

- Stärkere mechanische Traumatisierung des Ösophagus;
- Elektrokoagulation an der Ösophaguswand (nur mit der Pinzette hochgezogene Nervenfasern dürfen elektrokoaguliert werden).

Die palpatorische Beurteilbarkeit der individuell in Stärke und Festigkeit stark unterschiedlichen Ösophaguswand wird erleichtert, wenn im Lumen des Ösophagus eine Magensonde liegt.

Entfernung der Magensonde am 1. postoperativen Tag und Förderung des Ingangkommens der Magen-Darm-Tätigkeit durch Metoclopramidgaben.

Intraoperative Komplikationen

In der Regel sind keine Komplikationen zu erwarten.

- Gegebenenfalls bei Ösophagusperforation: adaptierende Nähte der Ösophaguswand und Abdecken mit Pleura.
- Pneumothorax: Kontrolle des eingelegten Thoraxdrains, evtl. erneute Pleuradrainage, z.B. nach Monaldi im 2. ICR in der Medioklavikularlinie.
- Hämatothorax: typische Pleuradrainage dorsal bzw. frühzeitig Rethorakotomie (in erster Linie ist an eine Blutung aus den Interkostalgefäßen zu denken).

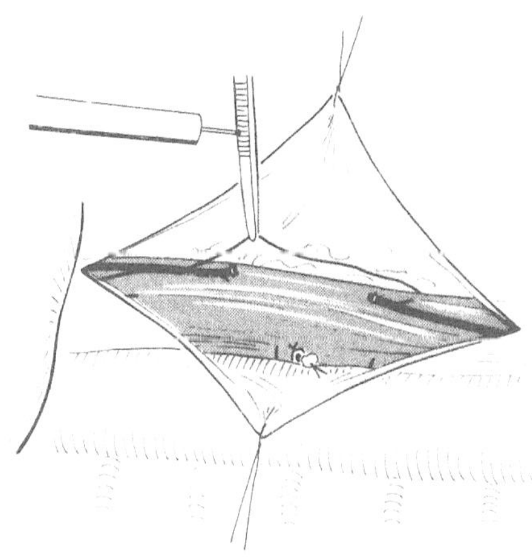

Abb. 17.10. Elektrokoagulation von im periösophagealen Bindegewebe identifizierten Nervenfasern

- Stärkerer Wundschmerz mit Beeinträchtigung der Atmung: Periduralkatheter mit Morphin- oder Carbosthäsininfusion.
- Verdacht auf Ösophagusläsion: Ösophagusgastrografinschluck.

Postoperative Komplikationen, s. S. 332.

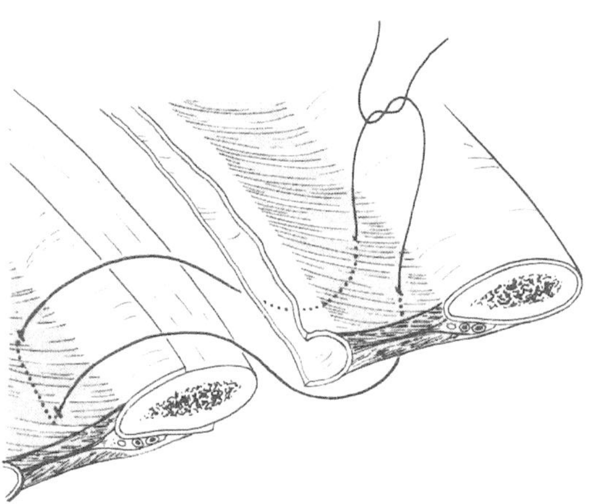

Abb. 17.11. Verschluß der Thorakotomie. Die Lefze des Periost-Interkostalmuskel-Pleuraschlauches wird mit U-Nähten an der Interkostalmuskulatur des nächst tieferen Interkostalraums fixiert

Literatur

Grotelüschen B, Reichel K, Pichlmayr R (1974) Die transthoracale Vagotomie zur Behandlung des Ulcus pepticum jejuni. Chirurg 45:462

Kieninger G, Koslowski L, Kummer D, Breucher G (1980) Anastomosenulcus nach BI-Magenresektion — Transthorakale Vagotomie als Verfahren der Wahl (Kongreßbericht). Langenbecks Arch Chir 352:523

Lehr L, Pichlmayr R (1981) Die Behandlung des Rezidivulcus nach Magenresektion durch thorakale Vagotomie. Chirurg 52:247

Lehr L, Pichlmayr R (1982) Low risk thoracic vagotomy for anastomotic ulceration. World J Surg 6:93

Lehr L, Tidow G, Huchzermeyer H, Mariß P, Pichlmayr R (1979) Der präoperative Nachweis von Antrumschleimhaut bei Patienten mit peptischem Ulcus nach Magenresektion — Indikation zur Nachresektion? Langenbecks Arch Chir [Suppl] 351:103

Pichlmayr R, Lehr L (im Druck) Transthorakale Vagotomie. 127. Tagung der Vereinigung Nordwestdeutscher Chirurgen. Berlin 1981. Zentralbl Chir

18 Trunkuläre Vagotomie

H.D. Becker

Allgemeines

Die trunkuläre Vagotomie (TV) führt zu einer totalen vagalen Denervation des Magens. Die Vagusdurchtrennung erfolgt unterhalb des Zwerchfells, indem alle das Abdomen in der Umgebung des Ösophagus erreichenden Vagusfasern aufgesucht und durchtrennt werden (Abb. 18.1). Wegen der vagalen Denervation des Magenantrums muß die TV mit einer Drainageoperation kombiniert werden.

Indikationen

Die Indikation zur TV wird selten gestellt. Unerwünschte Nebenwirkungen werden durch selektive Vagotomien weitgehend vermieden. Indikationen sind beim Primäreingriff: schwierige anatomische Verhältnisse die eine STV oder SPV unmöglich oder unsicher machen; dies gilt für das komplizierte Ulcus duodeni und für das komplizierte Ulcus ventriculi. Zur Einsparung von Operationszeit und zugleich zur Vermeidung aufwendiger Techniken kann eine TV erwogen werden beim blutenden oder perforierten Ulcus duodeni.

Beim Rezidivulcus und beim Ulcus pepticum jejuni hat die TV eine gute empfehlenswerte Indikation (s. S. 219).

Vorbereitung

Vor Beginn der Operation wird eine dicke Magensonde gelegt, die das Lumen des Ösophagus ausfüllt und das Umfahren des Ösophagus erleichtert.
Lagerung: Rückenlage.
Narkose: Allgemeinnarkose.
Zugangswege: oberer Medianschnitt.
Transrektalschnitt oder schräger Querschnitt im Oberbauch. Der Processus xiphoideus muß gelegentlich umschnitten werden. Die Inzision nach distal kann um den Nabel herum verlängert werden. Hilfreich ist das Einbringen eines selbsthaltenden Rippenbogenhakens mit relativ schmaler Valve.

Abb.18.1. Anatomische Übersicht der Vagusfasern im Bereich des terminalen Ösophagus und des proximalen Magens. Der *Pfeil* markiert die Höhe der Anzügelung der Speiseröhre. Links, relativ weit vom Ösophagus entfernt, findet sich ein R. criminalis

Technik

Systematische Exploration des gesamten Abdomens. Überprüfung des Lokalbefundes. Lösen des linken Leberlappens vom Zwerchfell mittels Durchtrennung des Lig. triangulare sinistrum und Einschlagen des Leberlappens. Halten mit einem Leberhaken. Überprüfung der Anatomie des N. vagus (s. auch Abb. 1.10 und 1.13 a, b, S. 10 und 12).

Aufsuchen des vorderen Vagusastes subdiaphragmal. Die Durchtrennung des N. vagus muß oberhalb des Abgangs der Rr. hepatici erfolgen (Abb.18.2). Abdecken der Milz mittels Bauchtuch. Leichter Zug des Magens nach distal. Durchtrennung der Serosa an der linken Seite des Ösophagus sowie der Rr. oesophagei der A. phrenica inferior im Lig. gastrophrenicum (Abb.18.3). Durchtrennung des Peritoneums rechts der Speiseröhre etwas oberhalb der Kardia. Hinter dem Ösophagus wird jetzt mit dem rechten Zeigefinger eingegangen und, unter Schonung der Hinterwand, der Ösophagus unterfahren (Abb.18.4). Durch Einführen eines

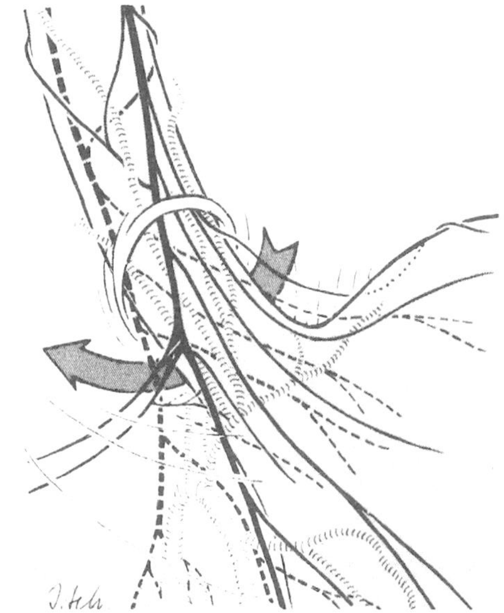

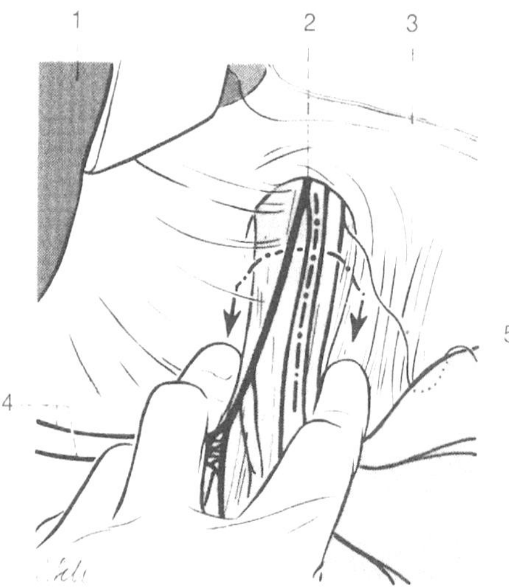

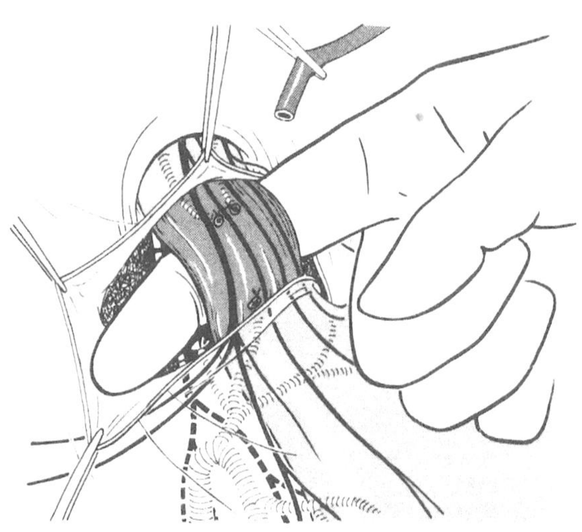

Abb.18.2. Anspannen des terminalen Ösophagus mit der Hand nach unten *(Pfeile)*. Der linke Leberlappen ist nach Einkerben des Lig. triangulare hochgeklappt. Die *gestrichelte Linie* stellt die Durchtrennungslinie des N. vagus dar
1 linker Leberlappen. *2* Truncus vagalis anterior. *3* Anheftungsbereich des Lig. triangulare. *4* Rr. hepatici. *5* R. ad fornicem (plexus gastrici anterioris)

Abb.18.4. Nach Durchtrennung des Peritoneums vorsichtiges Unterfahren des Ösophagus

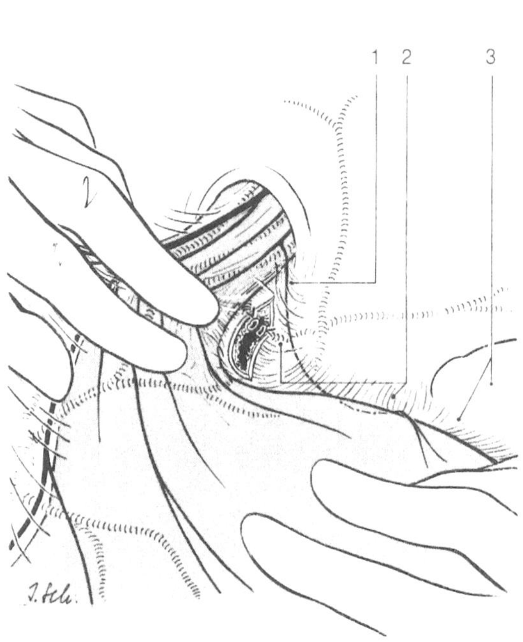

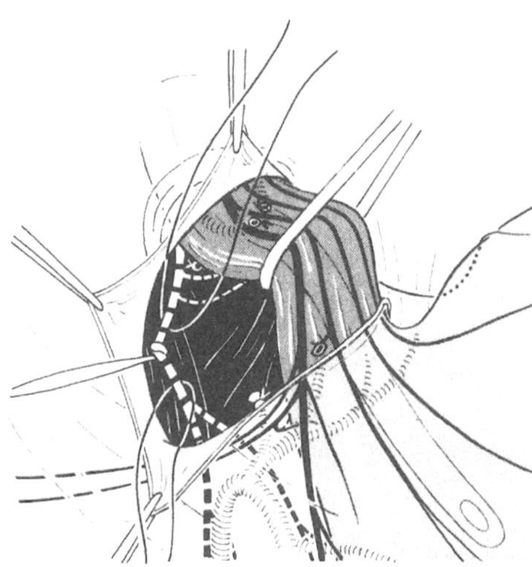

Abb.18.5. Der mit einer dicken Sonde geschiente, gut palpable Ösophagus wird angeschlungen und nach links gezogen. Der Truncus vagalis posterior ist nach kranial und kaudal mit einem Faden angeschlungen. Der hintere R. gastralis spannt sich an

Abb.18.3. Eingehen im Lig. gastrophrenicum mit Durchtrennung einer evtl. dort verlaufenden Arterie
1 R. ad fornicem (plexus gastrici anterioris). *2* R. oesophageus (A. phrenica inferior sinistra); Lig. gastrophrenicum. *3* Milz, Lig. gastrolienale

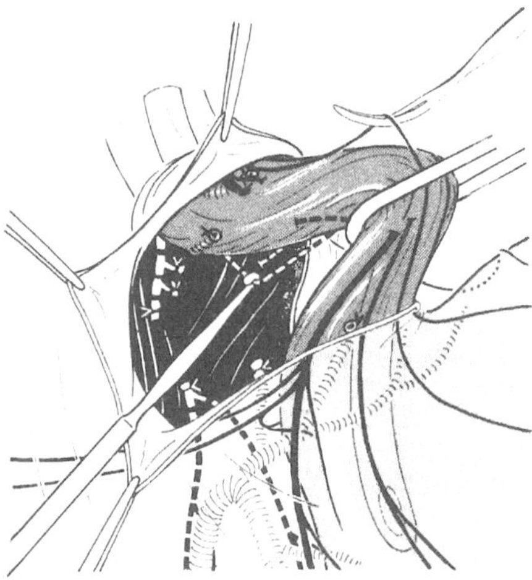

Abb.18.6. Der Truncus vagalis posterior ist auf einer Länge von 2–3 cm reseziert, der untere R. gastralis ist durchtrennt. Ein mittlerer R gastralis ist mit einer Hakensonde gefaßt. Der Truncus vagalis anterior ist ebenfalls durchtrennt. Ein weiterer vorderer Ast ist vor der Durchtrennung angehoben

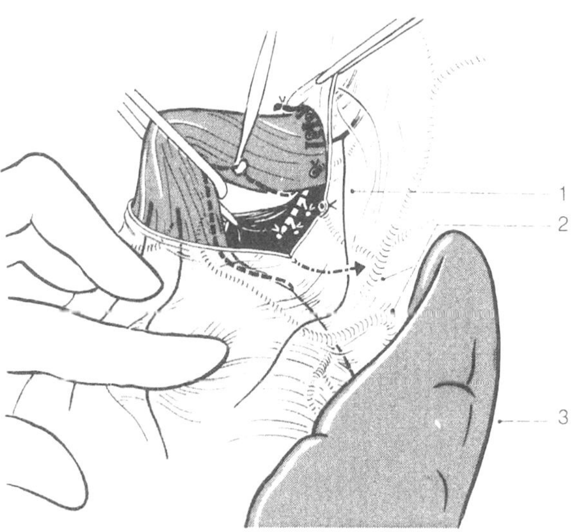

Abb.18.7. Der Ösophagus wird nach rechts vorn gezogen. Jetzt erfolgt die Darstellung eines links hinten gelegenen Vagusastes. Der *Pfeil* deutet auf die weitere Durchtrennung des Lig. gastrophrenicum hin, wobei der R. criminalis durchtrennt werden kann
1 R. ad fornicem (plexus gastrici anterioris). *2* A. gastrica posterior im Lig. gastrophrenicum; A. gastrica inferior. *3* Milz

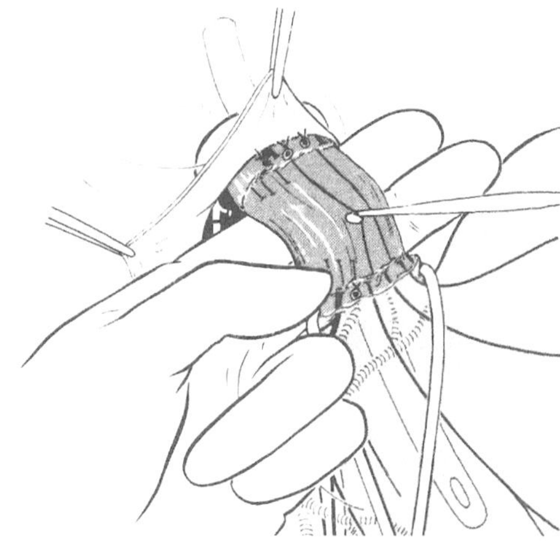

Abb.18.8. Kleine oberflächliche und intramurale Vagusäste werden einzeln dargestellt und durchtrennt. Die Speiseröhre wird dabei mit 2 Fingern unterfahren und angespannt

2. Fingers und Mobilisation auch von rechts entsteht ein ausreichend großer Raum, so daß der Ösophagus angeschlungen werden kann. Der Ösophagus wird nach vorn und links gezogen (Abb.18.5). Hierdurch gelingt die Darstellung der großen Vagusäste, die hinter dem Ösophagus liegen. Teilweise können die Vagusäste besser palpiert werden. Der Truncus vagalis wird gefaßt, doppelt ligiert und durchtrennt bzw. distal und proximal mittels Clips gefaßt und durchtrennt. Vorziehen eines großen Vagusastes durch Häkchen, dann Ligatur und Durchtrennung der abgehenden Vagusäste (Abb.18.6).

Der Ösophagus muß weit nach links und vorn gezogen werden, damit die gesamte Hinterwand gut übersichtlich ist und alle Vagusfasern gesehen bzw. palpiert werden können. Danach systematisches Absuchen des distalen Ösophagus an der Vorderseite und nach links zur Erfassung auch kleiner Vagusäste. Das Lig. gastrophrenicum wird weiter nach links durchtrennt, um einen evtl. vorhandenen R. criminalis sicher zu erreichen (Abb.18.7).

Cave: Milz und evtl. große A. gastrica posterior.

Bei Durchtrennung der Vagusfasern auf der Ösophagusvorderwand wird der Ösophagus am besten mit 2 Fingern unterfahren und nach vorn gedrückt. Kleine Äste werden entweder scharf durchtrennt oder koaguliert (Abb.18.8). Am Ende der Vagotomie gefäß- und nervenfreies Areal von ca. 6 cm im Bereich des distalen Ösophagus. Er-

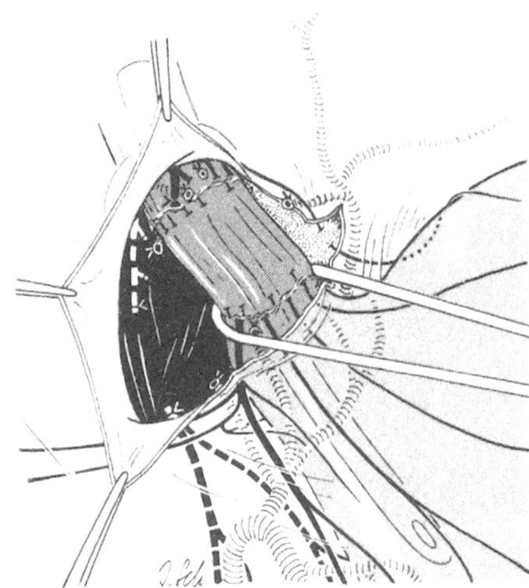

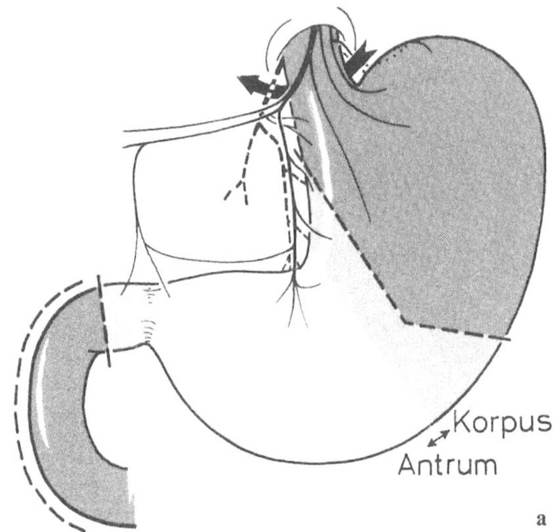

Abb.18.9. Alle Vagusfasern sind durchtrennt. Überprüfung der Vollständigkeit der Vagotomie

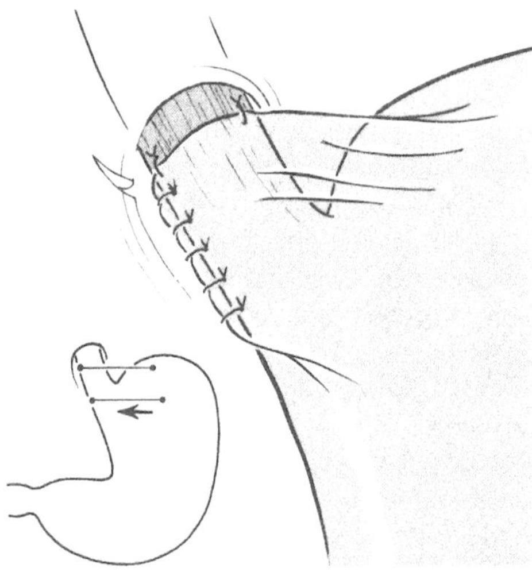

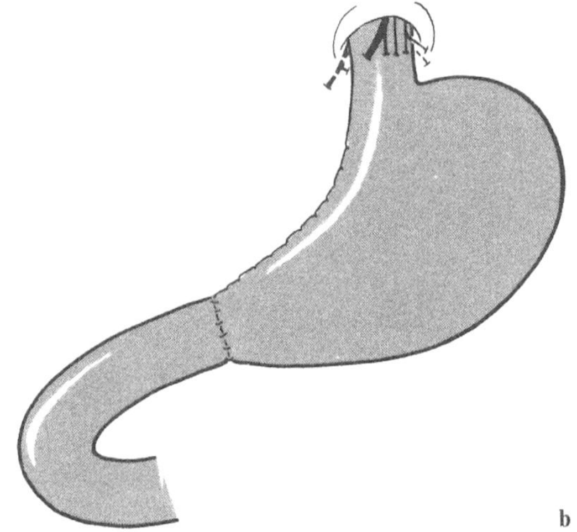

Abb.18.10. Bei evtl. vorhandener Kardiainsuffizienz wird der Magenfundus mit Knopfnähten an der lateralen Wand des abdominellen Ösophagus fixiert (vordere Hemifundoplikation)

Abb.18.11 a, b. „Combined operation". Antrektomie mit B-I-Resektion in Kombination mit TV (Mobilisation des Duodenums nach Kocher, Gastroduodenostomia oralis partialis inferior termino-terminalis)

neute Überprüfung der Vollständigkeit der Vagotomie (Abb.18.9, S. 228). Eventuelle Semifundoplikation durch Fixation der Fundusvorderwand durch Einzelknopfnähte an der rechten Kante des Ösophagus.

Besonderheiten

Besonders schonendes Unterfahren des Ösophagus. Daher ist die intraluminale dicke Sonde (Ch. 30–36) besonders wichtig. *Cave:* Ösophagusläsion. Bei vorhandener Läsion: Darstellung, Übernähung des Defekts und Deckung mittels Fundoplikation.

Sogenannte „combined operation" nach Harkins; dabei TV wie oben beschrieben und Billroth-I-Resektion oder Antrektomie mit Roux-Y-Anastomose (Abb.18.11 a, b).

Intraoperative Komplikationen

Verletzung des terminalen Ösophagus bzw. der Kardiaregion, Blutung aus Magen- und Ösophagusarterien, Milzverletzungen, evtl. Pneumothorax bei weitem Eingehen in das untere Mediastinum.

Postoperative Komplikationen, s. S. 332.

Literatur

Burge H (1960) Vagotomy in the treatment of peptic ulceration. Postgrad Med J 36:2

Cox AG (1973) The outcome of truncal vagotomy and a drainage procedure. In: Cox AG, Alexander-Williams J (eds) Vagotomy on trial. Heinemann, London, pp 67–83

Harkins HM, Chapman MD, Nyhus LM, Condon RE, Stevenson JK, Jesseph JE (1962) Combined operations: Vagotomy, antrectomy and gastroduodenostomy. Arch Surg 85:936

Herrington JL (1963) Antrectomy — vagotomy for duodenal ulcer: A fifteen year appraisal. NY State J Med 63:2489

Hollender LF (1976) Trunkuläre Vagotomie. In: Burge H et al. (Hrsg) Vagotomie. Thieme, Stuttgart, S 44–75

Weinberg JA (1954) Vagotomy and ploroplasty in the treatment of duodenal ulcer-surgical aspects. Am J Gastroenterol 21:296

19 Pylorusdrainage

L.F. HOLLENDER und D. KELLER

Allgemeines

Drainageverfahren des Pylorus oder Pyloromyoplastik bedeuten Spaltung oder auch die Umgehung des Pylorussphinkters. Ziele sind die Erweiterung des Magenausgangs und eine bessere Entleerung des Organs.

Vorteile: Die Pyloromyoplastik ist eine wenig aufwendige Methode. Sie erhält die Duodenalpassage und damit die Stimulierung der duodenalen, biliären und pankreatogenen Sekretion. Es werden die direkte Inspektion eines stenosierenden, blutenden oder perforierten Ulkus und seine eventuelle Exzision ermöglicht.

Die Gastrojejunostomie ist im Vergleich dazu ein Eingriff von längerer Dauer mit folgenden Nachteilen:

- Das „duodenopankreatische Labor" des Verdauungstraktes wird mehr oder weniger ausgeschaltet,
- Die direkte Kontrolle der pathologischen Veränderungen ist nicht möglich.
- Manipulationen unterhalb des Mesokolons sind unumgänglich.

Hingegen hat die Gastrojejunostomie gegenüber der Pyloroplastik den *Vorteil,* immer realisierbar und reversibel zu sein.

Nachteile: Welche Art von Pyloroplastik man auch verwendet, jede Methode führt zu einem geringgradigen duodenogastralen Reflux.

Indikationen

Absolute Indikationen. Trunkuläre oder selektive Vagotomie, akute ulzeröse oder vernarbte hochgradige Stenose des Bulbus duodeni, Hypertrophie des Pylorusringes, organischer Pylorusspasmus.

Relative Indikationen. Ulkus mit mäßiggradig ausgeprägter Pylorusstenose. Selektiv-proximale Vagotomie.

Kontraindikationen

Pathologische Veränderungen (z.B. narbige Sklerose) an Antrum, Pylorus und Bulbus duodeni mit Gefährdung der anatomischen Nahtlager,

ausgedehnte subhepatische Verwachsungen, die den Zugang zum Pylorus und Duodenum erschweren,

chronische Pankreatitis im Kopfbereich mit Kompression,

große Duodenaldivertikel,

Pancreas anulare,

aortomesenterialer Duodenalverschluß.

Vorbereitung

Präoperative Maßnahmen

- Kinematographie des Magens und Duodenums ergibt bei Grenzfällen Informationen über die Dauer der Passage und Dehnungsmöglichkeiten des Pyloruskanals.
- Mit Endoskopie und Biopsie sollten neoplastische Veränderungen ausgeschlossen werden.
- Korrektur des Eiweiß-, Wasser- und Elektrolythaushaltes.
- Bei Elektiveingriffen an Patienten mit sehr enger Stenose ist eine präoperative Magenausspülung angezeigt.
- Transanale Magensonde.

Lagerung: Rückenlage.

Narkose: Allgemeinnarkose, Periduralanästhesie oder Lumbalanästhesie, (selten) Lokalanästhesie.

Zugangswege: mediane, rechtsseitige para- oder transrektale Inzision; oberer rechtsseitiger transversaler Zugang oder rechter Rippenbogenrandschnitt (Abb. 19.1).

Vorteile des transrektalen Zuganges: Gute Heilungstendenz und geringe Neigung zu Platzbauch und Narbenbruch; keine Beeinträchtigung der Thoraxbeweglichkeit, keine Atemdepression; geringe Schmerzhaftigkeit.

Technik

Es stehen zahlreiche Methoden zur Verfügung. Man sollte jeweils das Verfahren wählen, das technisch einfach ist, eine breite Passage von mindestens 4 cm Weite gewährleistet und das Risiko der Nahtinsuffizienz auf ein Minimum reduziert, d.h. daß man die Voraussetzung zu einer spannungsfreien Naht mit gesunden Lefzen schafft.

Nach Exploration des lokalen Situs wird das engere Operationsfeld mit Tüchern abgegrenzt. Die Spitze der Magensonde sollte etwa 10 cm oral vom Pylorus liegen.

Unabhängig von der jeweiligen Technik sind folgende Maßnahmen empfehlenswert (Abb. 19.2):

- Durchtrennung des kleinen Netzes 4–6 cm vom Pylorus aufwärts,
- Mobilisation des Duodenums nach Kocher bis zum duodenalen Knie,
- Spalten des Lig. gastrocolicum über 4–6 cm im Pylorusbereich.

Zur Blutstillung empfehlen wir die Verwendung eines feinen Elektrokauters in der Tela submucosa und die Durchtrennung der Tunica muscularis und serosa in einer Schicht. Die Nähte aus langsam resorbierbarem Nahtmaterial (z.B. Polyglykolsäure) liegen 4–5 mm auseinander.

Im Zweifelsfall sollte die Dichtigkeit der Anastomose mit Methylenblau geprüft werden.

Bei Deckung der Anastomose mit großem Netz darf die Manschette nicht zirkulär um den Pylorus gelegt werden (*Cave:* Stenose!), sondern nur die Nähte bedecken. Nach Fertigstellung der Naht werden Durchgängigkeit und Kaliberweite der Anastomose palpatorisch überprüft (s. Abb. 19.3f., S. 232). Das Lumen soll wenigstens 4 cm weit sein. Zur Kontrolle stülpt der Daumen die Duodenalwand durch die neu geschaffene Öffnung, der 2. und 3. Finger dienen vom Antrum aus als Widerlager.

Pyloromyoplastik nach Heineke-Mikulicz, Weinberg

Technik

Der Sphinkterring wird zwischen Daumen und Zeigefinger fixiert. Mit zwei Haltfäden oder Babcok-Klemmen markiert man die seitlichen Pole des Pylorus (Abb. 19.3a, S. 232).

Die transmurale Inzision mit dem Pylorus als Zentrum läuft an der Vorderwand des Antrums und Duodenums. Die Länge des Schnittes sollte 6–8 cm betragen. Die Inzision beginnt im Antrum. Unter visueller Kontrolle wird der Sphinkter gespalten und der Schnitt über die Vorderseite des Duodenums verlängert. Die Inzision soll jenseits des Pylorus in das gesunde Gewebe hineinreichen. Unter Zug an den Haltefäden oder (Babcock-) Klemmen wird die Inzision rautenförmig erwei-

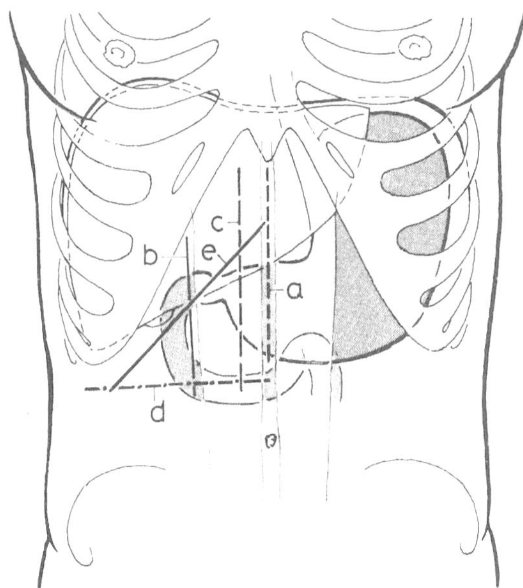

Abb. 19.1. Pyloromyoplastik. Zugangswege: *a* Medianschnitt, *b* Pararektalschnitt, *c* Transrektalschnitt, *d* Transversalschnitt, *e* Rippenbogenrandschnitt

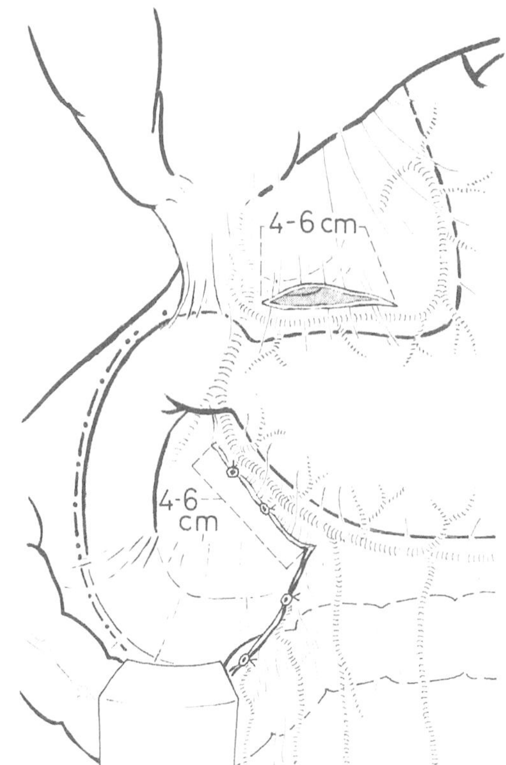

Abb. 19.2. Prinzip der Mobilisation des Pylorus. Durchtrennung des kleinen Netzes 4–6 cm vom Pylorus aufwärts; Mobilisation des Duodenums nach Kocher; Durchtrennung des Lig. gastrocolicum über 4–6 cm

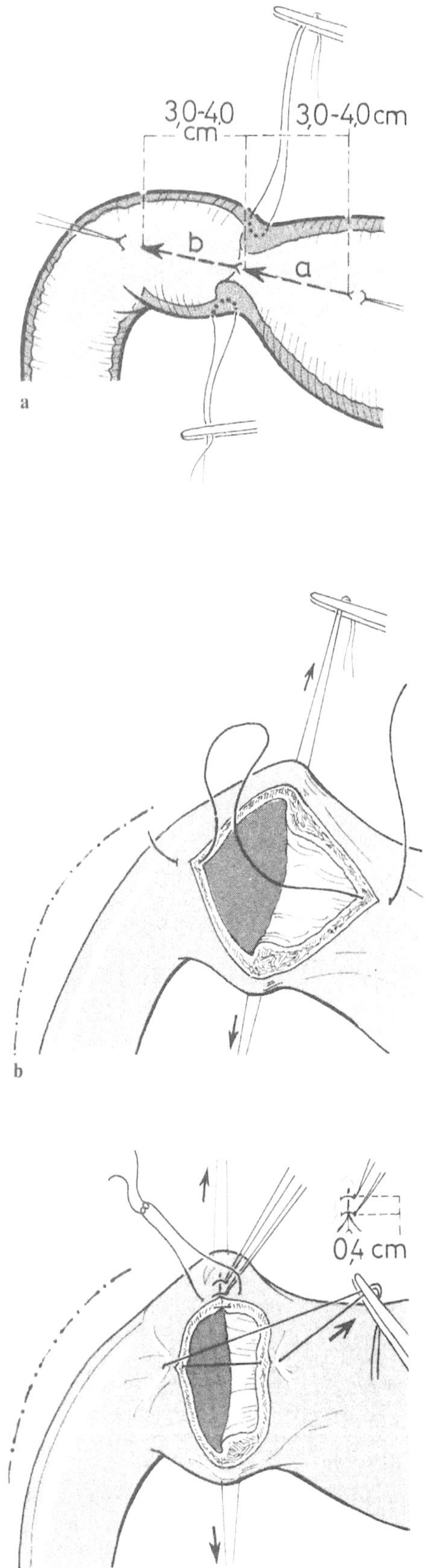

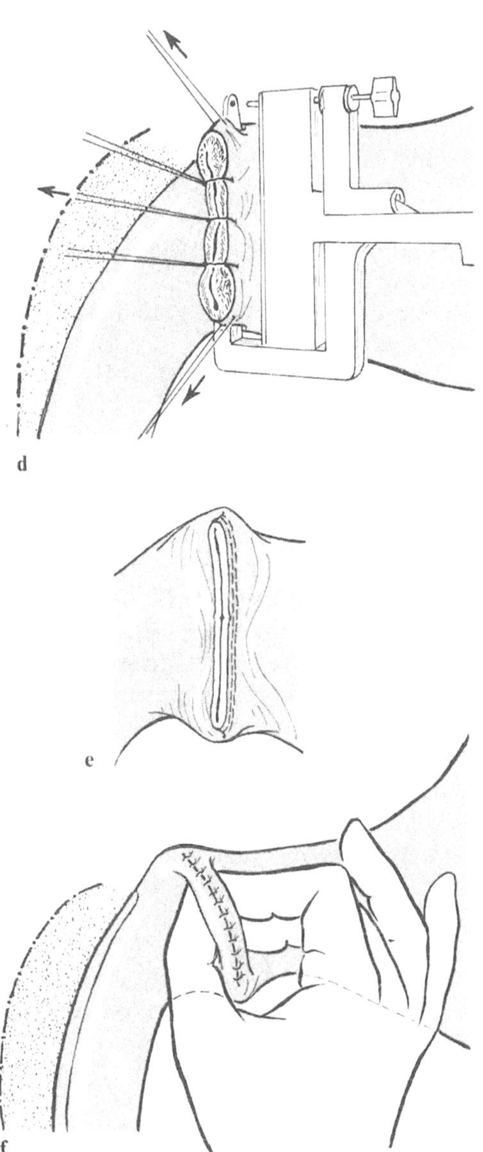

Abb. 19.3 a–f. Pyloromyoplastik (Heineke-Mikulicz, Weinberg). **a** Nach Anlage von 4 Haltefäden Längsinzision jeweils 3–4 cm oralwärts und aboralwärts vom Pylorus. **b** Erleichterung der symmetrischen Annähung der Wundlefzen durch Anlegen einer Naht in der Mitte. **c** Querer Wandverschluß durch einreihige Knopfnähte (Nahtabstand 4 mm). **d, e** Mit Nähapparat: Legen von Haltefäden; durch Zug an den Haltefäden verwandelt sich der Längsschnitt in einen Querschnitt; Ansetzen des Nähapparates TA 55. **f** Prüfung der Durchgängigkeit

tert. Die Knopfnähte folgen in Längsrichtung von oben nach unten; dabei nähern sich die lateralen Ecken progressiv und lassen sich in der Mitte vereinigen (das Anlegen einer Naht in der Mitte erleichtert die symmetrische Annäherung der Inzisionsränder). Der Wundverschluß erfolgt ein- oder zweireihig nach Heineke und Mikulicz und einreihig nach Weinberg. Wir empfehlen die submuköse einreihige Einzelknopfnaht in 4 mm Abstand (langsam resorbierbarer feiner Faden). Bei unsicheren Nahtverhältnissen wird eine äußere peritoneale Zieldrainage gelegt (Abb. 19.3 b, c).

Vorteil: technische Einfachheit.

Nachteile: Häufig bilden sich kleine Wülste an beiden Enden der Anastomose. Bei überlanger Inzision steht die Naht in der Mitte unter Spannung.

Maschinelle Pyloromyoplastik nach Heineke-Mikulicz

Technik

Die transmurale Inzision mit dem Pylorus als Mittelpunkt läuft an der Vorderwand von Antrum und Duodenum. Nach Anspannen durch Klemmen oder Haltefäden wird der Schnitt rautenförmig geführt; einen dritten Haltefaden legt man in die Mitte der Raute. Durch Zug an diesen Fäden verwandelt sich der Längsschnitt in einen Querschnitt. Der Nähapparat TA 55 wird auf die Schnittfläche dieser queren Inzision gesetzt und das Lumen mit den Metallklammern verschlossen (Abb. 19.3 d–e).

Vorteil: technische Einfachheit.

Nachteile: Verfahren nicht anwendbar bei vernarbtem Gewebe.

Pyloromyoplastik nach Jaboulay

Technik

Zunächst wird das Antrum inzidiert. Die Schnittlinie verläuft in 1 cm Abstand parallel zur großen Kurvatur. Am oberen Duodenum geht man ebenso vor; dabei ist die Lage des Ulkus zu beachten.

Der anatomische Kanal des Pylorus wird durch eine laterolaterale Antroduodenostomie ausgeschaltet. Die Anastomose erfolgt durch eine einreihige seromuskulär-submuköse oder Allschichtknopfnaht in 4 mm Seitenabstand (langsam resorbierbarer Faden; Abb. 19.4 a–c).

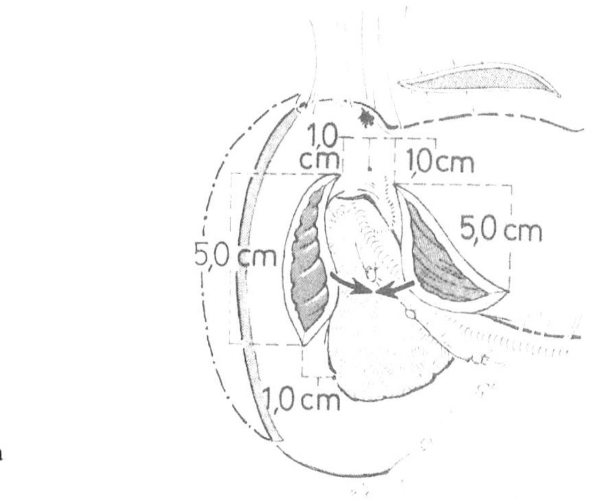

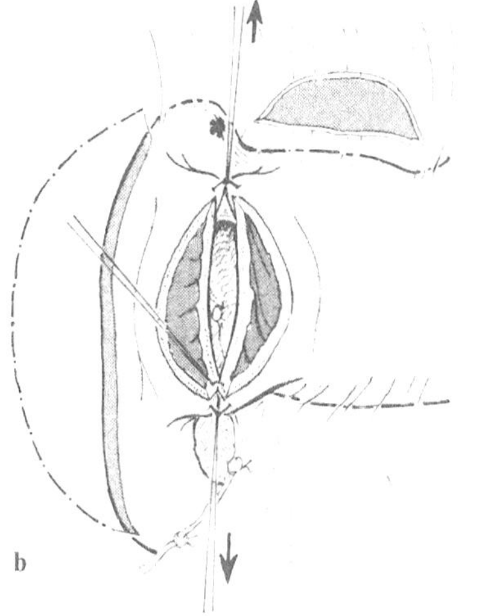

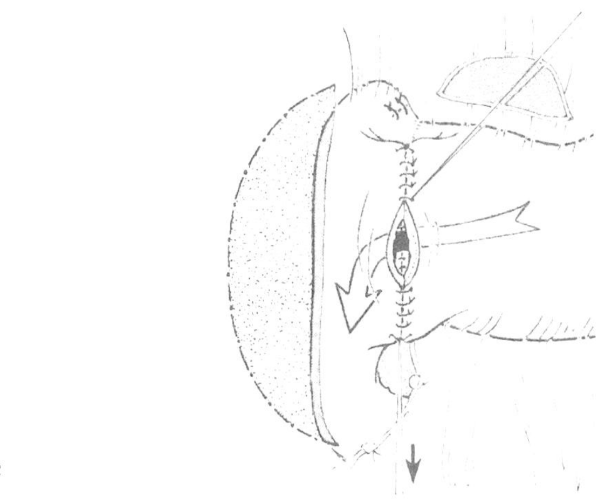

Abb. 19.4 a–c. Pyloromyoplastik (Jaboulay). **a** Mobilisation des Duodenum nach Kocher; getrennte Inzisionen des Antrums und der Duodenalwand. **b** Anastomose im Sinne einer Antroduodenostomie in einreihiger Knopfnahttechnik (Hinterwandnaht). **c** Vorderwandnaht in gleicher Nahttechnik; Darstellung des Speiseflusses

Vorteil: Verhütung eines galligen Refluxes.
Nachteile: Der Pylorus ist nach oben und mehr nach rechts verlagert, dies hat jedoch keine funktionellen Folgen; evtl. vorhandenes Ulkus wird belassen.

Abb. 19.5 a–c. Pyloromyoplastik (Finney). **a** Mobilisation des Duodenums nach Kocher; Lage der Inzision, die den Pylorus mit durchtrennt, nach Legen von Haltefäden. **b** Bildung der Antropyloroduodenostomie in einreihiger Nahttechnik (Hinterwandnaht). **c** Vorderwandnaht in gleicher Nahttechnik; Darstellung des Speiseweges

▽

Pyloromyoplastik nach Finney

Die Technik unterscheidet sich von der vorhergehend erwähnten Methode durch den erweiterten Schnitt, der den Pylorusring miterfaßt.

Technik

Prinzip ist die Bildung einer breiten Antrum-Pylorus-Duodenum-Anastomose. Durch eine hufeisenförmige Inzision wird der Pylorus in seiner oberen Konvexität vollständig durchtrennt (Abb. 19.5 a). Linker Schnittrand am Duodenum und rechte Antrumlefze bilden die Hinterwand der Anastomose

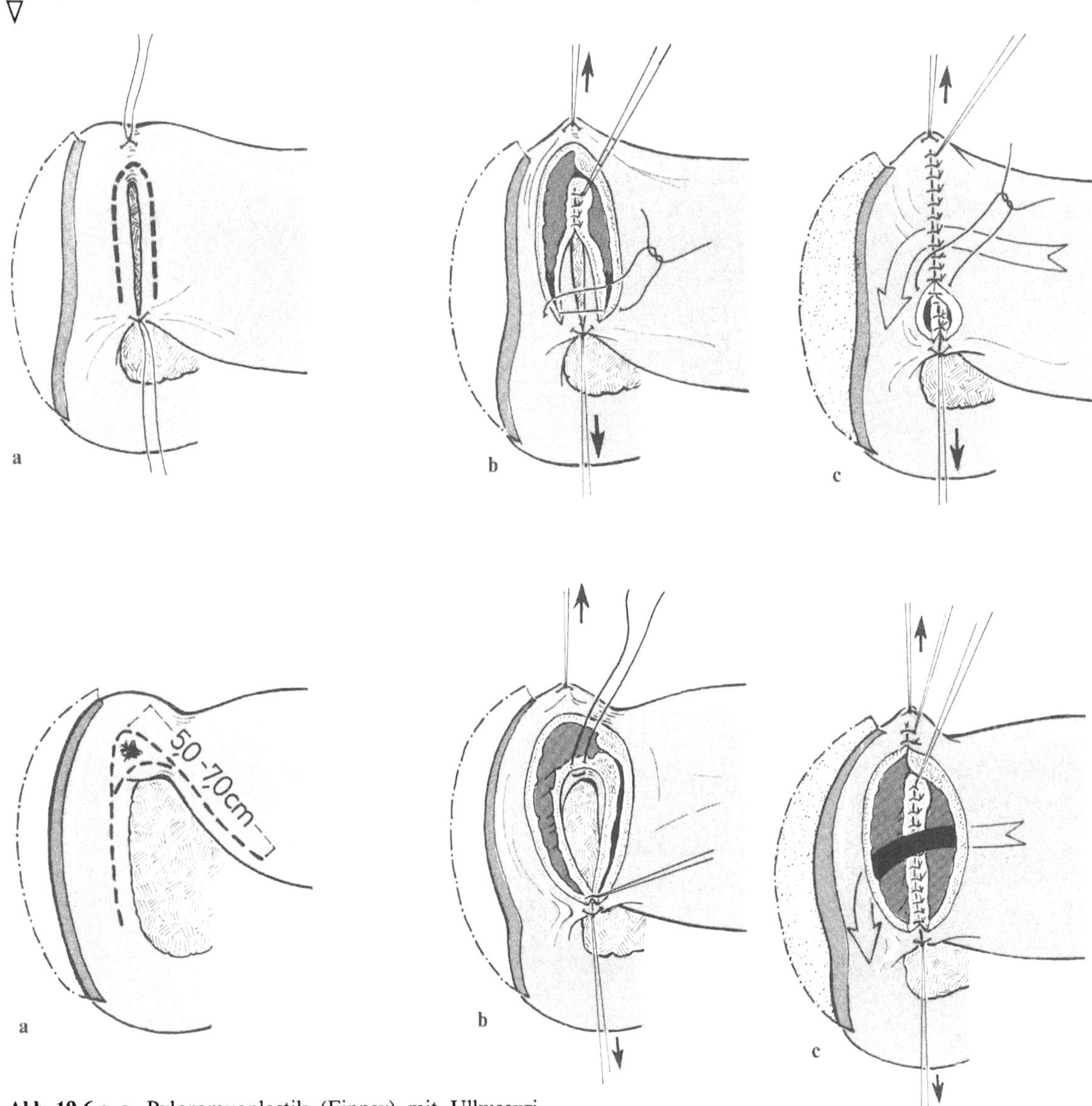

Abb. 19.6 a–c. Pyloromyoplastik (Finney) mit Ulkusexzision. **a** Mobilisation des Duodenums nach Kocher; Lage der Inzision mit Einbeziehung des Ulkus. **b** Antropyloroduodenostomie (Hinterwandnaht). **c** Fertigstellung der Hinterwand; Vorderwandnaht

(Abb. 19.5 b). Die Vorderwand entsteht durch das Zusammennähen des rechten Duodenalrandes mit der Lefze der linken Antruminzision (Abb. 19.5 c). Die so entstandene Vorwölbung an der Hinterwand soll den gastroduodenalen Transit verlangsamen. Der Effekt ist nicht unumstritten.

Besonderheiten

Trifft man auf ein Vorderwandulkus, wird es in die Exzision miteinbezogen (Abb. 19.6 a–c).

Maschinelle Pyloromyoplastik nach Finney

Technik

Das Prinzip der maschinell ausgeführten Pyloromyoplastik nach Finney besteht darin, daß eine breite Antrum-Pylorus-Duodenum-Anastomose gebildet wird. Der (GIA-)Apparat wird über eine Inzision in Höhe des Pylorus eingeführt, er faßt die Duodenal- und Antrumwand. Durch Schließen des Apparates bildet sich die doppelreihige Anastomose bei intaktem Pylorus (Abb. 19.7 a, b). Die Einführungsstelle wird manuell mit submukösen Einzelnähten verschlossen. Gelegentlich kann auch der TA 30 verwendet werden.

Vorteile: Erheblich verkürzte Operationsdauer, für ältere Patienten vorteilhaft.

Da die septische Phase der Operation durch die kleine Öffnung des Lumens auf ein Minimum reduziert wird, sind infektiöse Komplikationen selten. Die Anastomose heilt besser, da die Durchblutung nur minimal beeinträchtigt wird. Der glatte Schnitt des intestinalen Gewebes reduziert die Heilungsdauer und gewährleistet eine schnellere Normalisierung des Transits und eine bessere Funktion der Anastomose (Abb. 19.7 c). Die Standardisierung der Operationstechnik ist von großer Wichtigkeit. Die Naht der Anastomose und der Verschluß des Intestinums sind sehr viel weniger vom Geschick des Chirurgen abhängig, als dies bei den üblichen manuell ausgeführten Anastomosen der Fall ist. Durch die doppelreihige Anastomose in B-Form werden eine maximale Wasser- und Gasundurchlässigkeit sowie eine gute Blutstillung an den Schnitträndern erreicht, ohne eine Ischämie des Gewebes zu provozieren.

Bis auf die Voraussetzung, daß der Chirurg eine ausreichende Erfahrung mit dem automatischen Nähapparat haben soll, gibt es *keine nennenswerten Nachteile.*

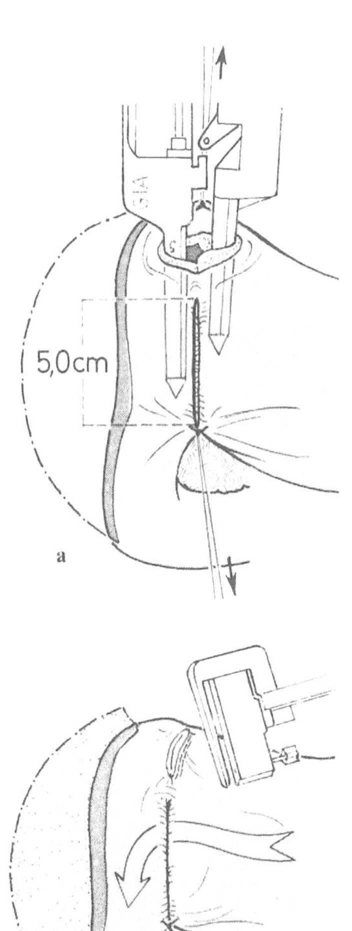

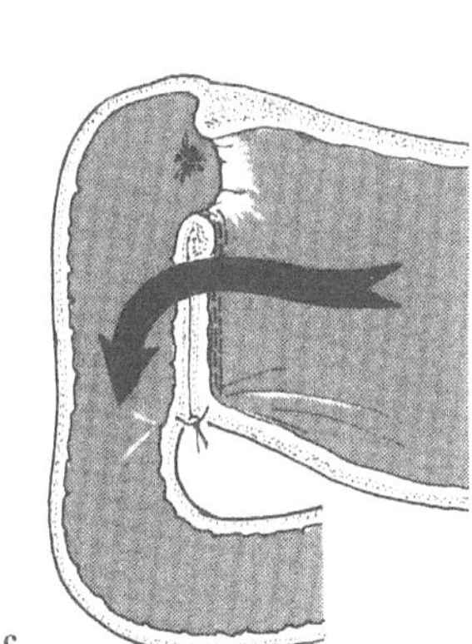

Abb. 19.7 a–c. Pyloromyoplastik (Finney) — Maschinennaht. **a** Mobilisation des Duodenums nach Kocher; durch eine Naht wird die Ausdehnung der Antropyloroduodenostomie bestimmt. Nach Inzision im Pylorusbereich: Einführen des Nahtapparates GIA und Fertigstellung der Anastomose. **b** Verschluß der Pylorotomie mit dem Nähapparat TA 30. **c** Darstellung des Speiseflusses im Schnitt

Pyloromyoplastik mit Exzision von Gewebe — Pyloroplastik nach Aust, Willenegger, Holle

Technik
Bei der Technik nach Aust wird ein Teil der Pylorusvorderfläche extramukös exzidiert (Abb. 19.8 a). Bei Willenegger und Holle wird der Muskel in seiner Gesamtheit entfernt. Die Exzision von Gewebe kann entweder senkrecht oder in Längsrichtung erfolgen (Abb. 19.8 b, c). Die Serosa wird durch Knopfnähte in horizontaler Richtung adaptiert.

Vorteil: Keine Eröffnung des Lumens.

Nachteil: Es gelingt bei der Exzision des Pylorus nicht immer, die Schleimhaut zu schonen.

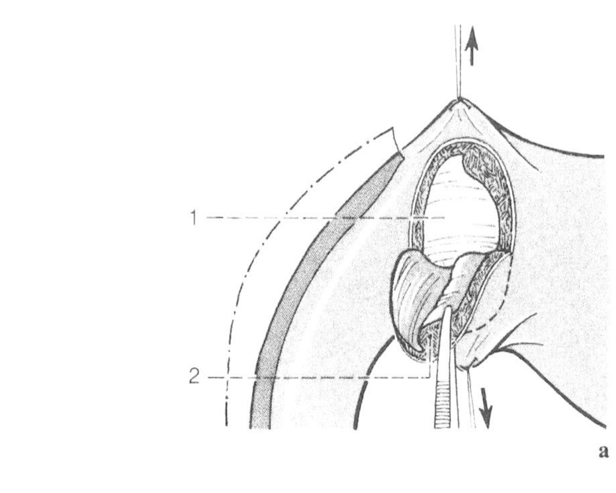

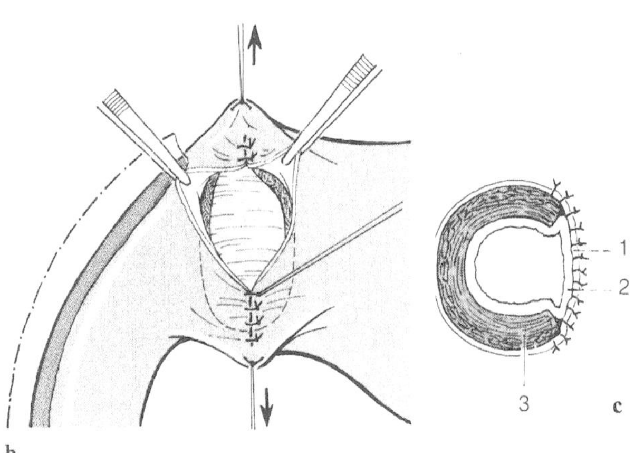

Abb. 19.8 a–c. Pyloromyoplastik (Aust, Willenegger, Holle). **a** Quere extramuköse Exzision der vorderen Pylorusmuskulatur zwischen Haltefäden.
1 Tunica mucosa. *2* Tunica muscularis.
b Querer Nahtverschluß der Serosa über der Schleimhaut mit Knopfnähten. **c** Querschnitt nach Fertigstellung der Pyloromyoplastik
1 Serosa. *2* Mukosa. *3* Tunica muscularis

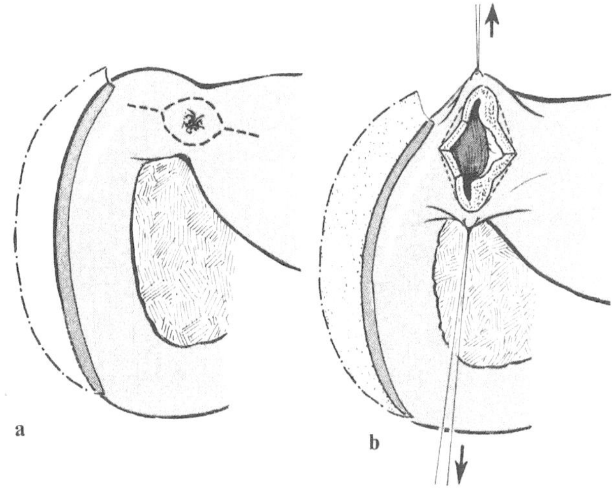

Abb. 19.9 a, b. Pyloromyoplastik (Wangensteen). **a** Mobilisation des Duodenums nach Kocher; Längsinzision mit zentral gelegener ovalärer Exzision des intrapylorisch gelegenen Ulkus. **b** Quere Vernähung unter Angleichen der entstandenen 4 kleinen Läppchen

Pyloromyoplastik nach Wangensteen

Technik
Beim Ulkus im vorderen Pylorusbereich wird zunächst das absteigende Duodenalrohr von lateral mobilisiert; dann schneidet man das Ulkus aus und verlängert den Schnitt achsengerecht magen- und duodenalwärts um etwa 2 cm.

Der Wundverschluß erfolgt quer mit einer dichtgestochenen Allschichtknopfnaht (Abb. 19.9 a, b).

Vorteil: Exzision des Ulkus und breite Pyloromyoplastik.

Keine Nachteile.

Pyloromyoplastik nach Hollender

Technik
Der Schnitt ist sanduhrförmig und läuft über das Antrum und Duodenum, wobei das Ulkus und ein Teil des Pylorusringes entfernt werden. Verschluß mit extramukösen Einzelknopfnähten (Abb. 19.10 a–c).

Vorteile: Das Geschwür und ein Teil des Pylorus werden gleichzeitig entfernt. Keine Taschenbildung.

Nachteil: Das Verfahren ist nur für median oder paramedian gelegene, nicht zu breite Ulzera geeignet.

Abb. 19.10 a–d. Pyloromyoplastik (Hollender). **a** Mobilisation des Duodenums nach Kocher; nach Legen von Haltefäden sanduhrförmige longitudinale Exzision an Antrum, Pylorus und Duodenum. **b** Annähung der Wandlefzen durch 2 Haltenähte. **c, d** Querer Nahtverschluß in einreihiger Knopfnahttechnik

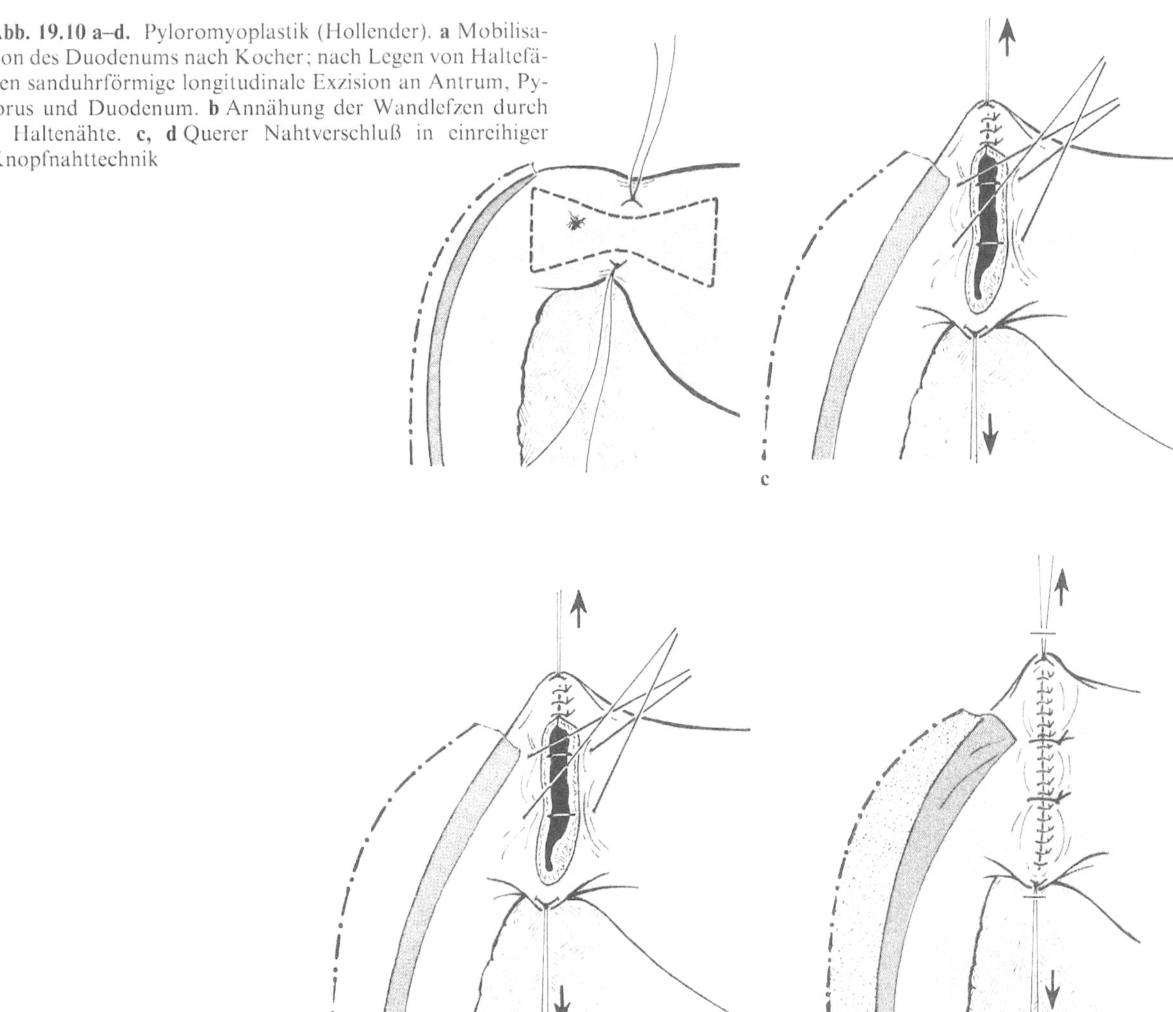

Resektion des Pylorus (Antroduodenostomie)

Bei narbigem Verbrauch der pylorischen Zirkumferenz oder des proximalen Duodenalsegments wird die Pylorusregion reseziert und eine terminoterminale Antroduodenostomie durchgeführt.

Technik

Nach lateraler Mobilisation des absteigenden Duodenums werden das untere Antrum und das proximale freie Duodenum rundum mobilisiert. Das krankhaft veränderte Segment wird reseziert. Einreihige klassische End-zu-End Anastomose oder maschinelle Naht. Längsinzision der vorderen Antrumwand ca. 5 cm oberhalb des antralen Resektionsringes.

Durch die Antrotomie wird der zirkuläre Nähapparat (EEA; Abb. 19.11 a) eingebracht und der Kopf in das Duodenum vorgeschoben.

Nach Schluß der antralen und duodenalen Tabaksbeutelnaht wird die Klammernahtreihe geschlossen. Die Maschinennaht kann durch seromuskuläre Knopfnähte gesichert werden.

Die Inzision der Magenvorderwand wird durch Nähapparat (Abb. 19.11 b) bzw. ein- oder zweireihige Knopfnähte geschlossen.

Intraoperative Komplikationen

Mit guten Kenntnissen der Anatomie, einer kritischen Bewertung der lokalen Verhältnisse und einer peinlich genauen chirurgischen Technik tauchen intraoperative Probleme selten auf. Ausnahmsweise kommt es vor, daß die lokale Vernarbung und Sklerose erst am geöffneten Duodenum erkannt werden. Bei diesen Fällen soll die Inzision wieder verschlossen und eine breite Gastroenterostomie neu angelegt werden. Selten ist man gezwungen, eine Billroth-II-Resektion mit Verschluß des Duodenums durchzuführen.

Die Gallenblase kann mit der Vorderseite des Pyloruskanals verklebt sein, oder die Präparation wird durch eine reaktionelle akute Cholezystitis erheblich erschwert. Im Zweifelsfall wird cholezystektomiert.

Postoperative Komplikationen, s. S. 332.

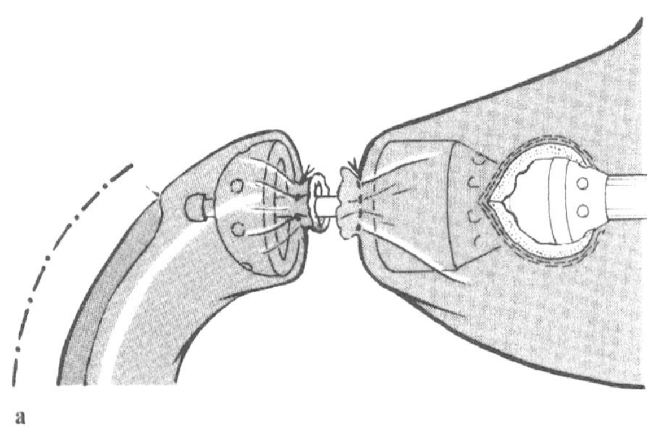

a

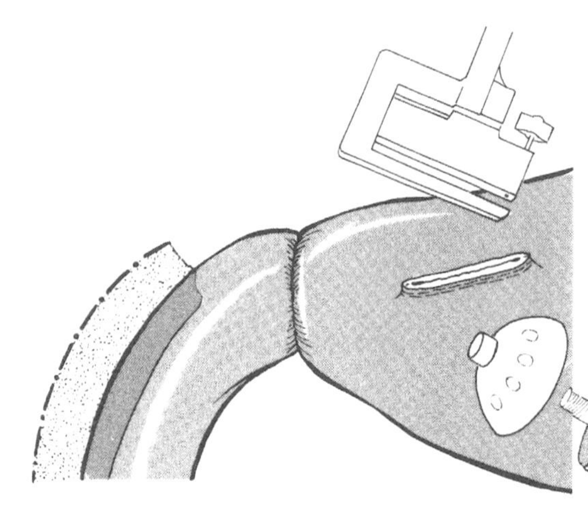

b

Abb. 19.11 a, b. Resektion des Pylorus (Antroduodenostomie). **a** Nach Pylorusresektion wird durch eine Inzision im distalen Magen der Nähapparat (EEA) eingebracht. Der Kopf wird durch eine Tabaksbeutelnaht am Duodenum fixiert; eine weitere Tabaksbeutelnaht sichert den Nähapparat im Antrum. **b** Die Antroduodenostomie ist fertiggestellt; die Anastomose ist verschlossen. Nach Entfernung des Nähapparates wird der Anastomosenring auf Vollständigkeit geprüft

Literatur

Allgöwer M, Hegglin J (1966) Magenresektion versus Pyloroplastik und Vagotomie. MMW 108:305

Aust JB (1963) A new technique for pyloroplasty. Surgery 53:309

Barbier J (1964) La pyloroplastie. Expérimentation animale et chirurgie humaine. Thèse Médecine, Paris

Finney JMT (1902) A new method of pyloroplasty. Bull Johns Hopkins Hosp 13:155

Gosset A, Loewy G (1932) Duodéno-sphinctérotomie antérieure. J Chir (Paris) 40:641

Hollender LF (1976) Trunkuläre Vagotomie. In: Burge H, Farthmann EH, Grassi G, Hedenstedt SB, Hollender LF, Schreiber HW, Tanner NC (Hrsg) Vagotomie. Thieme, Stuttgart, S 44

Horsley JS (1926) Surgery of stomach and small intestine. Appelton, New York

Jaboulay M (1892) La gastro-entérostomie, la jéjuno-duodénostomie, la résection du pylore. Arch Prov Chir (Paris) 1:1

Judd ES (1922) Excision of ulcer of the duodenum. Lancet 42:381

Lagrot F, Gréco J, Lavergne F (1959) La vagotomie associée à l'antroduodénostomie prépylorique dans le traitement de l'ulcère duodénal. Arch Mal Appar Dig 48:957

Mikulicz J (1888) Zur operativen Behandlung des stenosierenden Magengeschwüres. Arch Klin Chir 37:79

Moschel DM, Walske BR, Neumayer F (1958) A new technique of pyloroplasty. Surgery 44:813

Quist G, Fox JA (1969) Mucosal pyloroplasty. Br J Surg 56:172–177

Richardson HH (1899) Three cases of pyloroplasty for stricture of the pylorus. Boston Med Surg J 141:537

Wangensteen OH (1958) A critique of operations for peptic ulcer. Postgrad Med 23 (1958) 466

Weinberg JA (1954) Vagotomy with pyloroplasty in the treatment of duodenal ulcer — surgical aspects. Am J Gastroenterol 21:296

M. Rothmund und J. Gröninger

Allgemeines

Mit Hilfe der anatomischen Rekonstruktionsverfahren versucht man, die normale Anatomie des ösophagogastrischen Übergangs wiederherzustellen oder nachzuahmen. Zu den anatomischen Rekonstruktionsverfahren gehören die

- Hiatusplastiken (nach Allison, Sweet, Welch, Harrington/Madden),
- Gastropexien (nach Nissen, Boerema),
- Antirefluxoperationen (nach Lortat-Jacob, Fundophrenikopexie nach Kümmerle).

Von Bedeutung sind heute nur noch die Gastropexien bei paraösophagealen Hernien und die Antirefluxoperationen bei weniger fortgeschrittenen Stadien der Refluxkrankheit des Ösophagus. Die Hiatusplastiken haben an Bedeutung verloren.

Fundophrenikopexie

Indikationen

Antirefluxoperationen sind indiziert bei Patienten mit Stadium I–III der Refluxkrankheit des Ösophagus. Sie kommen in Frage, wenn die hier an erster Stelle stehenden konservativen Therapiemaßnahmen nicht effektiv waren und der Leidensdruck der Patienten groß ist.

Je nach chirurgischer Schule können Antirefluxoperationen anstelle der Gastropexien auch bei paraösophagealen Hernien angewandt werden.

Von den Antirefluxoperationen soll v.a. die Fundophrenikopexie dargestellt werden, die in der eigenen Klinik bevorzugt wird. Die Operation führt unter strenger Indikationsstellung bei etwa 80% der Patienten zu einer Besserung der Beschwerden.

Vorbereitung

● Ösophagogastrobulboskopie, zur Feststellung des Stadiums der Refluxkrankheit und zum Ausschluß anderer Erkrankungen von Speiseröhre, Magen und Duodenum.

● Röntgenkontrastdarstellung von Ösophagus und Magen zur Darstellung der Beziehung zu Nachbarorganen und von Formveränderungen des ösophagogastrischen Übergangs.

● Manometrie zur Dokumentation der Motilitätsstörung des Ösophagus und des Ausmaßes der Insuffizienz des unteren Ösophagussphinkters.

● Anstelle von oder zusätzlich zur Manometrie: ph-Metrie zur quantitativen Erfassung des pathologischen Refluxes.

Eine Antirefluxoperation sollte nur dann durchgeführt werden, wenn nach endoskopisch-makroskopischen Kriterien eine Refluxkrankheit (Stadium I–III) und eine Inkompetenz des unteren Ösophagussphinkters (bzw. ein pathologischer Reflux) vorliegt und durch konservative Maßnahmen keine Besserung der Beschwerden des Patienten zu erzielen ist.

Lagerung: überstreckte Rückenlagerung bei leichter Schrägstellung des Patienten in der Längsachse (Kopf erhöht, Beine gesenkt).

Narkose: Allgemeinnarkose.

Zugangswege: Zugang über einen Oberbauchmittelschnitt und Einsetzen eines selbsthaltenden Kardiahakens (Rochard-Haken).

Technik

● Schienung des Ösophagus durch Einführen einer dicken Magensonde (Ch. 26–28) durch den Anästhesisten.

● Herunterziehen des Magens mit der Hand nach kaudal.

● Zurückhalten des linken Leberlappens nach kranial und rechts mit einem langen, überzogenen Haken.

● Abdrängen der Milz und der linken Kolonflexur mit einem Bauchtuch (Abb. 20.1 a).

Schlitzeinengung

● Reposition der Hiatusgleithernie durch weiteren Zug nach kaudal *ohne* Eröffnung des peritonealen Überzugs über dem abdominellen Ösophagus.

● Identifikation des abdominellen Ösophagus

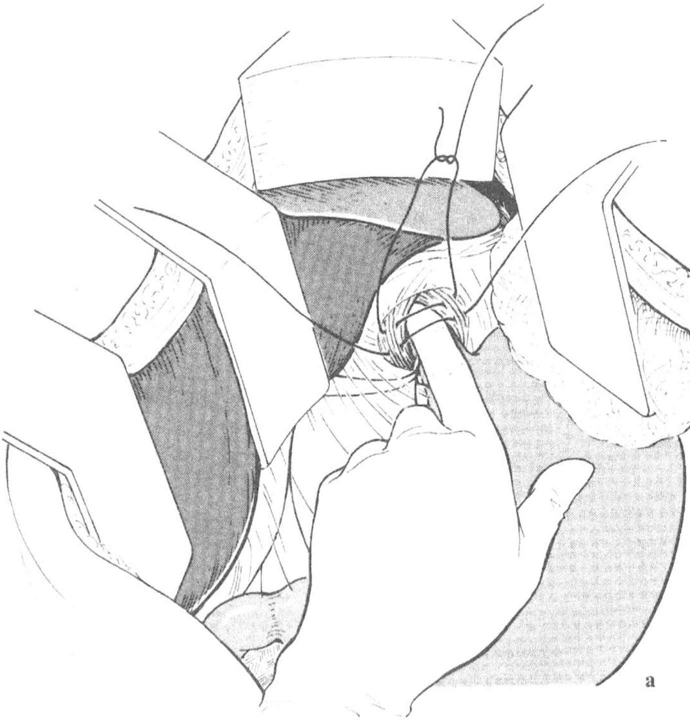

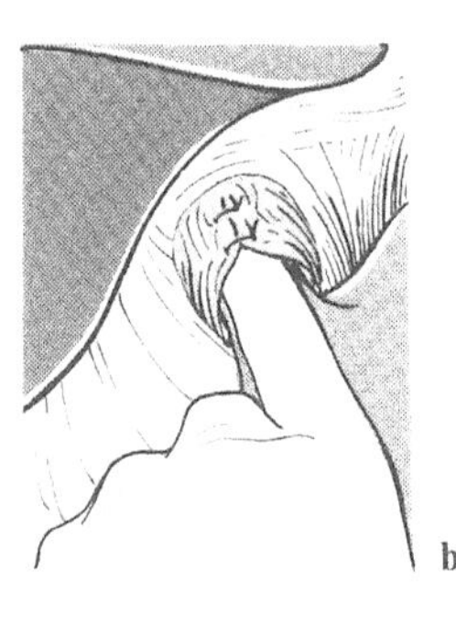

Abb. 20.1 a, b. Antirefluxoperation (Hiatoplastik). **a** Darstellung des Hiatus oesophageus: Fassen beider Zwerchfellschenkel durch 2 Seidennähte über dem Finger, der auf dem mit einer Sonde geschienten Ösophagus liegt. **b** Kontrolle der Weite des Hiatus oesophageus mit dem Zeigefinger

(mit Magensonde geschient) und des Hiatus oesophageus.

● Fassen beider Zwerchfellschenkel durch 2–3 Seidennähte (Abb. 20.1 a).

● Knoten der gelegten Fäden; eine optimale Einengung des Hiatus oesophageus ist erreicht, wenn der Zeigefinger des Operateurs über dem geschienten Ösophagus gerade noch die verbliebene Lücke ausfüllt (nicht zu sehr einengen!).

Durch die Nähte wird eine vordere Hiatusschlitzeinengung und eine Verlagerung des Ösophagus nach dorsal erreicht (Abb. 20.1 b).

Fundophrenikopexie

● Der Magenfundus wird in einer nach links und ventral ansteigenden Linie an das Zwerchfell angenäht.

● Die erste Naht sollte unmittelbar (0,5–1 cm) neben den abdominellen Ösophagus gelegt werden.

● Es folgen 4–5 weitere Seidennähte im Abstand von 1–2 cm, wobei die Abstände am Zwerchfell etwas größer gewählt werden sollten als am Fundus (Abb. 20.2). Hiermit wird eine Ausspannung des Fundus erreicht.

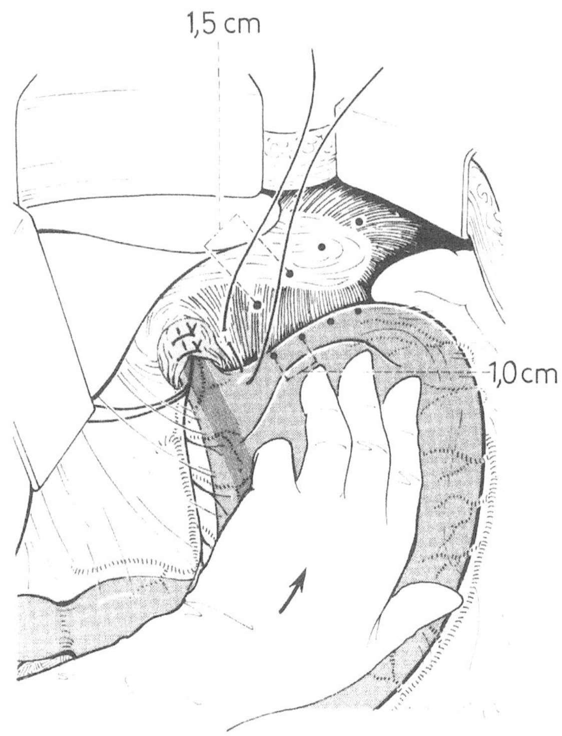

Abb. 20.2. Fundophrenikopexie. Legen der Nähte. Die Nahtlinie verläuft am Zwerchfell nach links ventral

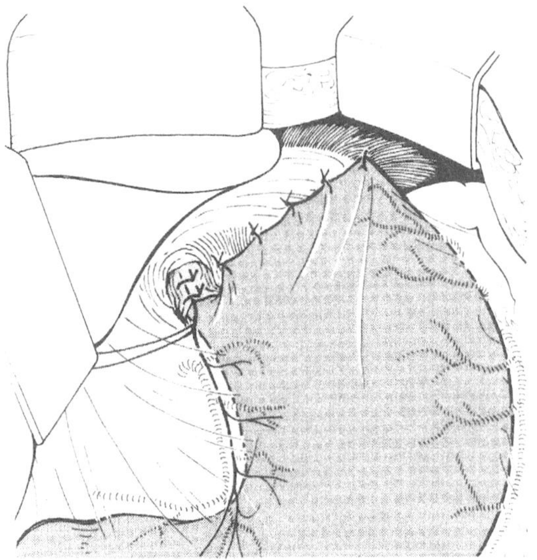

Abb. 20.3. Fundophrenikopexie. Der Magenfundus ist durch die Nähte am Zwerchfell fixiert und ausgespannt

• Die Pexierung des Fundus am Zwerchfell ist beendet, wenn die Milz vom Operateur gerade noch gesehen werden kann (Abb. 20.3).
• Die dicke Sonde wird gegen eine dünnere nasogastrale Sonde ausgetauscht und die Bauchdecke verschlossen.

Intraoperative Komplikationen

Der Vorteil der Operation liegt in der einfachen Handhabung und darin, daß eine Verletzung des Ösophagus ausgeschlossen ist. Sehr selten sind intraoperativ oder unmittelbar postoperativ folgende Komplikationen möglich: Milzverletzung, Pleuraerguß links, passagere Phrenikusreizung.

Im Falle einer Persistenz oder eines Rezidivs des symptomatischen Refluxes ohne Besserung durch konservative Therapie, (bei ca. 6%) ist eine erneute Laparotomie notwendig mit Aufhebung der Fundophrenikopexie und Anlage einer Antirefluxplastik (Fundoplikation).
Postoperative Komplikationen s. S. 243.

Operation nach Lortat-Jacob

Technik

Prinzipiell geht man ähnlich wie bei der Fundophrenikopexie vor; im Unterschied dazu wird das Peritoneum über dem abdominellen Ösophagus eröffnet und dieser zirkulär mobilisiert. Der Hiatus oesophageus wird von dorsal her durch zwei bis drei Nähte eingeengt (Abb. 20.4 a) und damit

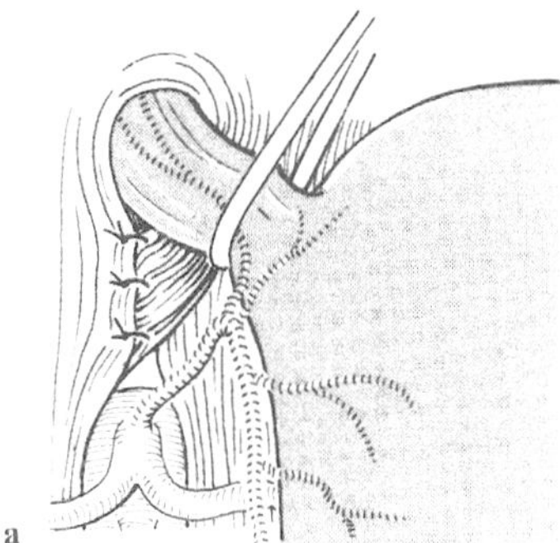

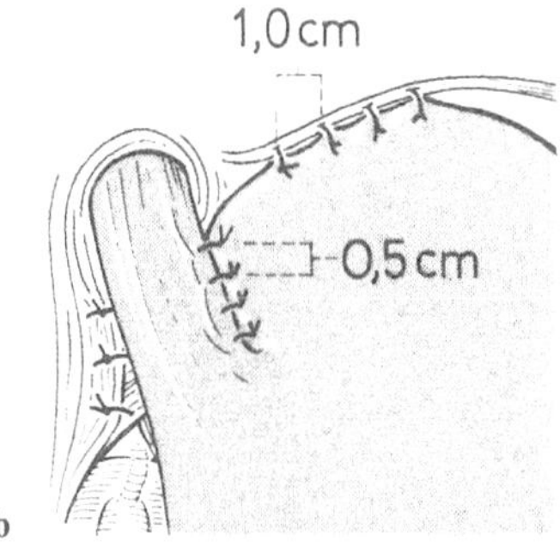

Abb. 20.4 a, b. Operation nach Lortat-Jacob. **a** Der abdominelle Ösophagus wird mobilisiert, der Hiatus von dorsal eingeengt. **b** Der Magenfundus wird zunächst an den abdominellen Ösophagus fixiert und dann am Zwerchfell angenäht

der Ösophagus nach ventral verlagert (hintere Hiatusschlitzeinengung). Der Fundus wird zunächst an den abdominellen Ösophagus angenäht, so daß eine Überkorrektur des His-Winkels entsteht; dann wird der Fundus am Zwerchfell angeheftet (Abb. 20.4 b).

Gastropexien

Allgemeines

Praktische Bedeutung hat heute nur noch die Gastropexie nach Nissen in einer neueren Modifikation.

Indikationen

Der Eingriff ist ausschließlich bei paraösophagealen Hernien indiziert. Er verbietet sich bei Refluxkrankheit der Speiseröhre und bei Hiatusgleithernie.

Vorbereitung

Lagerung: Rückenlage.
Narkose: Allgemeinnarkose.
Zugangsweg: Oberbauchmittelschnitt.

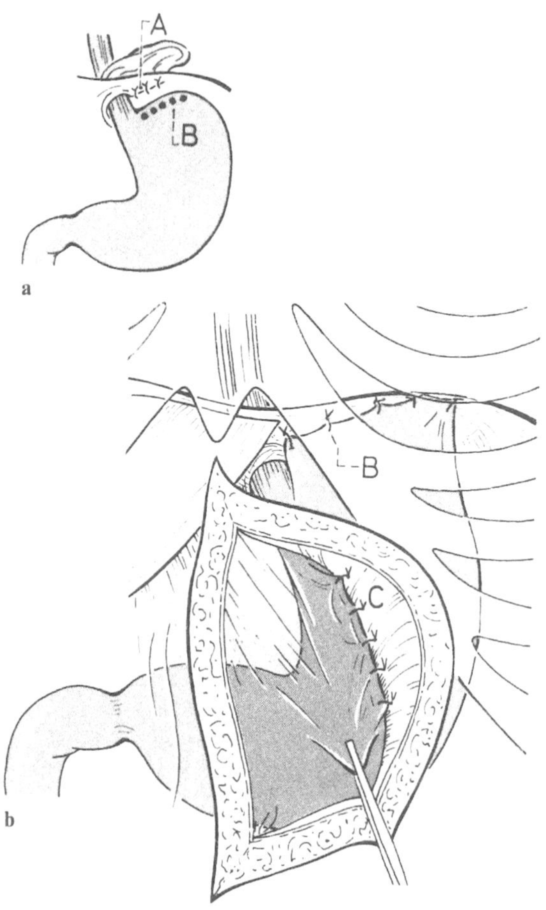

Abb. 20.5 a, b. Gastropexie nach Nissen. **a** Der abdominelle Ösophagus wird freigelegt, der Hiatus von lateral eingeengt. **b** Der Magenfundus wird am dorsalen Teil des Zwerchfells fixiert. Der Magenkorpus wird an das vordere Bauchwandperitoneum angeheftet. Die Nahtlinie verläuft schräg entsprechend der Ösophagusachse von der kleinen zur großen Kurvatur. (*A* Hiatuseinengung von lateral her; *B* Fundophrenikopexie; *C* Korpoventropexie entlang der Ösophagusachse)

Technik

Der abdominelle Ösophagus wird freigelegt und angeschlungen, anschließend der Fundus aus dem Mediastinum gezogen. Der Hiatusschlitz wird von lateral her durch Einzelknopfnähte eingeengt (Abb. 20.5 a), dann wird der Fundus wie bei der Fundophrenikopexie nach links-lateral, jedoch am dorsalen Teil des Zwerchfells fixiert (Abb. 20.5 b). Als letzter Schritt folgt die Korpoventropexie, d. h., die Anheftung der Korpusvorderwand an das vordere Bauchwandperitoneum in einer von der kleinen Kurvatur kranial zur großen Kurvatur (etwa an die Antrum-Korpus-Grenze) verlaufen-

den Linie (Abb. 20.5 b). Verwendet wird ein feiner, nichtresorbierbarer Faden zur Einzelnaht.

Intraoperative Komplikationen

Wichtigste Störung ist die Ösophagusperforation. Das Leck wird direkt mit feinen Knopfnähten geschlossen. Eine Deckung kann mit einem gestielten peritonealen Lappen oder auch mit einer Fundusfalte erfolgen.

Selten sind Verletzungen der Milz. Man versucht Einrisse mit Lichtkoagulation, Gewebekleber oder Naht (oder beidem kombiniert) zu versorgen. Gelingt dies nicht, wird splenektomiert. *Postoperative Komplikationen*, s. S. 332.

Besonderheiten

Für keines der anatomischen Rekonstruktionsverfahren liegen kontrollierte Studien zur Sicherung des therapeutischen Effekts vor. Am eigenen Krankengut wurden ausführliche Nachuntersuchungen nach Fundophrenikopexie durchgeführt (Manometrie, Endoskopie und Biopsie, Röntgenuntersuchung).

Literatur

Allison PR (1951) Reflux esophagitis, sliding hiatal hernia and the anatomy of repair. Surg Gynecol Obstet 92:419–431

Boerema WJ (1969) Anterior gastropexy, a simple operation for hiatus hernia. Aust NZ J Surg 39:173–179

Grönninger J, Rothmund M (1981) Anatomische Rekonstruktionen. In: Blum AL, Siewert JR (Hrsg) Refluxtherapie. Springer, Berlin Heidelberg New York

Höhle KD, Kümmerle F (1972) Eine neue Methode zur Behandlung von Hiatushernien durch Fundopexie und Hiatuseinengung. Langenbecks Arch [Chir Forum, Suppl] 169:255

Lortat-Jacob JL, Fékété F, Blanc L, Maillard JN, Richard CA (1966) Récidives et prétendues récidives des hernies hiatales. Arch Mal App Dig 55:7–15

Madden JL (1956) Anatomic and technical considerations in the treatment of esophageal hiatal hernia. Surg Gynecol Obstet 102:113–120

Nissen R, Pfeiffer R (1968) Zwerchfellhernien. Huber, Bern

Nissen R, Rosetti M, Siewert R (1981) Fundoplicatio und Fundophrenicopexie bei Refluxkrankheit und Hiatushernie. 2. Aufl. Thieme, Stuttgart New York

Sweet RH (1952) Esophageal hiatus hernia of the diaphragm. The anatomical characteristics, technic of repair, and results of treatment in 111 consecutive cases. Ann Surg 135:1–17

Welch CE (1967) Surgery of the stomach and duodenum. Saunders, Philadelphia

21 Antirefluxplastiken

G. Feifel und J. Witte

Allgemeines

Die präoperative endoskopische Sicherung sowie ggf. bioptische Überprüfung der Diagnose Reflux-ösophagitis ist unverzichtbar. Auf die besonderen differentialdiagnostischen Schwierigkeiten zur Sicherung der Benignität sei hingewiesen. Der Erkennung eines Endobrachyösophagus, der maligne entarten könnte, kommt mehr Bedeutung zu als allgemein angenommen.

Eine Operationsindikation zur Antirefluxplastik besteht vor allem in den endoskopischen Stadien III (zirkuläre Erosionen) und IV (Ulkus, peptische Stenose). In aller Regel geht der Operation ein konservativer Behandlungsversuch (H_2-Rezeptorenblocker), evtl. Bougierung bei Stenose voraus.

Fundoplikation nach Nissen/Rossetti

Allgemeines

Die refluxverhütende Wirkung einer Klappenbildung mit Magenwand um den terminalen Ösophagus (Valvuloplastik) beruht auf dem hierdurch geschaffenen Ventilmechanismus und möglichen funktionellen Eigenschaften der Funduswand. Bei der Fundoplikation nach Nissen/Rossetti wird die Vorderwand des Magenfundus zirkulär um die Kardia geführt, die hierdurch komplett eingehüllt wird. Das kräftige Crus mediale des Zwerchfells umschließt den Hiatus oesophageus, dessen Vorderwand 0,5–1 cm und dessen Hinterwand 1–2 cm lang ist (Abb. 21.1).

Darstellung des Bruchsacks einer Hiatusgleithernie in seiner Ansicht von ventral (Abb. 21.2) und lateral. Der Bruchsack reicht ventral bis an die Kardia, d.h. eine Verlagerung nach mediastinal ist möglich. Dorsal bleibt die Umschlagfalte normalerweise intraabdominal.

Vorbereitung

Eine radiologische Kontrastdarstellung von Speiseröhre und Magen empfiehlt sich zur Erfassung von Begleiterkrankungen und zur Dokumentation. Weiterführende Funktionsanalysen bleiben Einzelfällen mit schwieriger Zuordnung und wissenschaftlichem Interesse (Erfolgskontrolle) vorbehalten.

Spezielle Richtlinien zur Prämedikation und Narkoseführung sind nicht erforderlich, außer wenn eine zusätzliche Vagotomie bei Ulkuskrank-

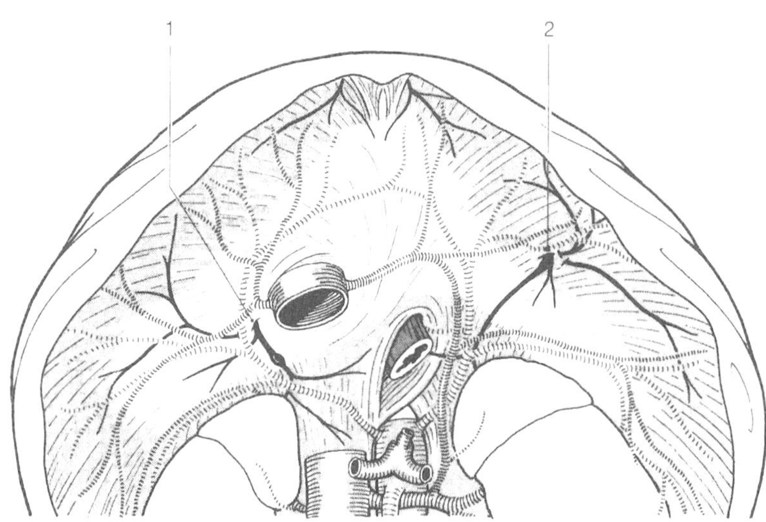

Abb. 21.1. Diaphragma von kaudal; Darstellung der Zwerchfellzwinge, der Blutgefäße und der Nn. phrenici. (Nach Netter 1963)
1 N. phrenicus dexter. *2* N. phrenicus sinister

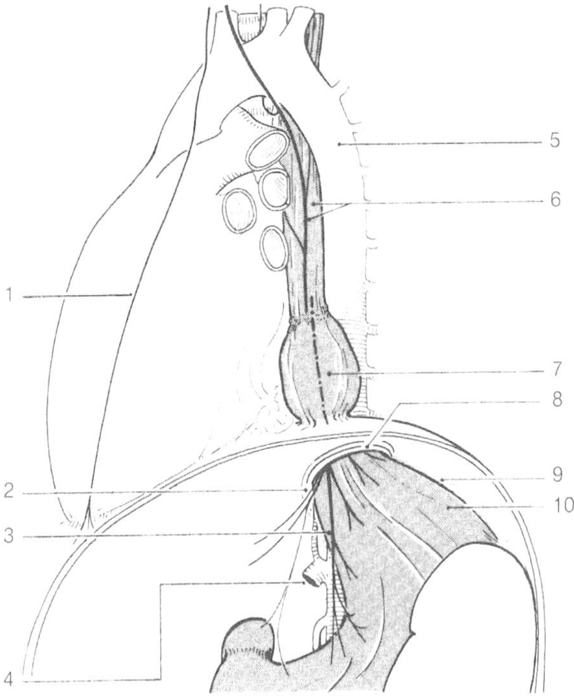

Abb. 21.2. Thorakoabdominelle Darstellung einer axialen Hiatushernie von ventrolateral (— · — · — ·) Inzision des Bruchsacks)
1 N. phrenicus. *2* Rr. hepatici. *3* R. anterior (des Latarjet-Nervs). *4* Truncus coeliacus. *5* Aorta thoracalis. *6* Ösophagus; N. vagus. *7* Bruchsack (mit Inzisionslinie). *8* Hiatus oesophageus (erweitert). *9* Lig. gastrophrenicum. *10* Magen

heit mit dem Elektrotest nach Burge überprüft werden soll (keine Anticholinergika). Magensonde.

Lagerung: Rückenlage mit betonter Lordose.
Narkose: Allgemeinnarkose.
Zugangswege: Medianschnitt im Oberbauch; alternativ: Subkostalschnitt links mit bogenförmiger Erweiterungsmöglichkeit nach rechts. Einsetzen des Rochard-Hakens.

Technik
Inspektion und Palpation der Bauchhöhle (Begleiterkrankungen).

Darstellen der Kardia-Fundus-Region. Bessere Übersicht u. U. durch Einkerben des Lig. triangulare hepatis.

Reposition der Gleithernie nach abdominal.

Präliminares Lösen evtl. vorhandener Adhäsionen mit der Milz. Minutiöses Mobilisieren des Magenfundus unter Durchtrennung der oberen Vasa brevia (Ligaturen) bzw. des Lig. gastrophrenicum (Abb. 21.3).

Anspannen der peritonealen Umschlagfalte links und an der Vorderwand der Kardia nach Identifizierung der Speiseröhre durch eingelegtes dickes Schlundrohr (Ch. 36–40). Quere Inzision an der Vorderwand mit Übergang parallel zum terminalen Ösophagus links. Stumpfes Abschieben der

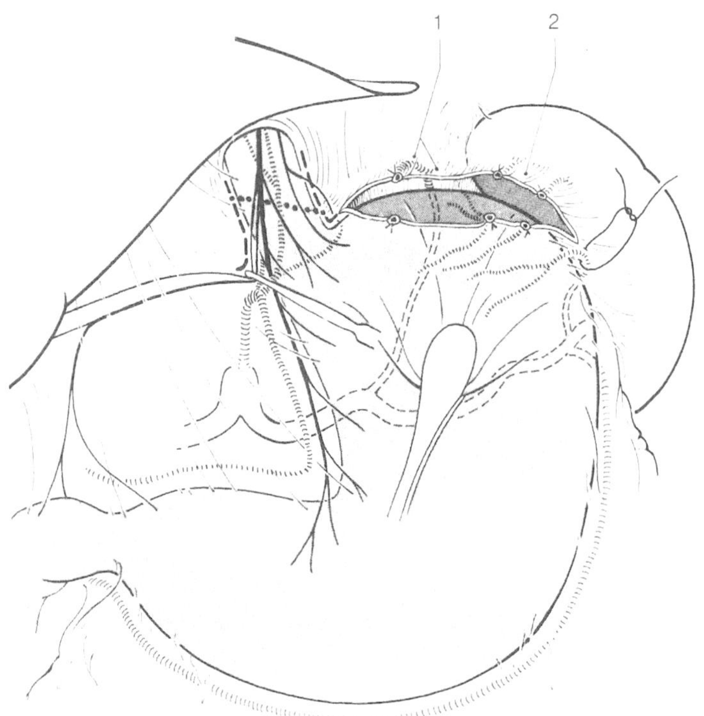

Abb. 21.3. Fundoplikation. Mobilisation des Ösophagus und Skelettierung der Incisura cardiaca und der Fundus-Fornix-Kante (*gestrichelte Linie:* Inzisionsführung auf der Ösophagusvorderwand)
1 A. gastrica posterior (im durchtrennten Lig. gastrophrenicum). *2* Lig. gastrolienale

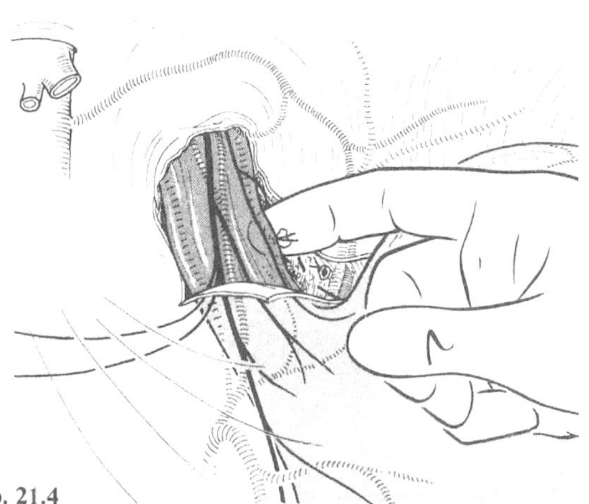

Abb. 21.4

Abb. 21.4. Die Membrana phrenicooesophagea ist nach kranial geschoben. Mit dem Finger wird der Ösophagus stumpf mobilisiert

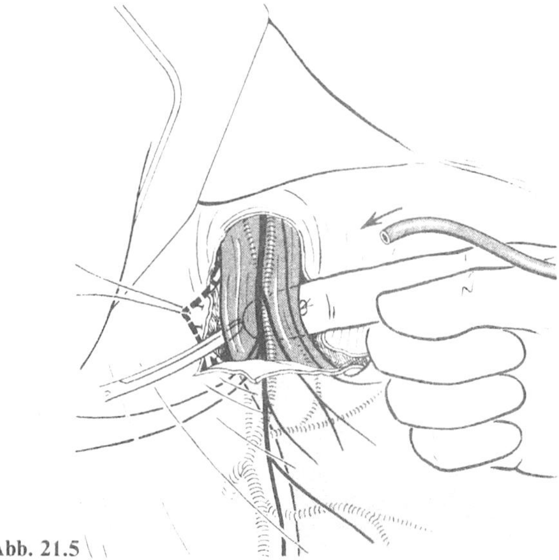

Abb. 21.5

Abb. 21.5. Darstellung und Schonung des Truncus vagalis posterior und der Rr. hepatici.
Umfahren des terminalen Ösophagus mit dem Zeigefinger von links. Einführen einer Overholt-Klemme hinter dem Ösophagus unter Fingerschutz; Anzügeln der Speiseröhre (Pfeil)

Abb. 21.6. Die Speiseröhre ist angezügelt; stumpfe Erweiterung der Lücke bis auf 2 Fingerstärken; der Zügel wird dabei nach kaudal gezogen

Abb. 21.7. Die Fundusmanschette wird mit ihrer Vorderwand hinter der Speiseröhre durchgezogen und auf der rechten Seite mit 2 weichen Klemmen gefaßt

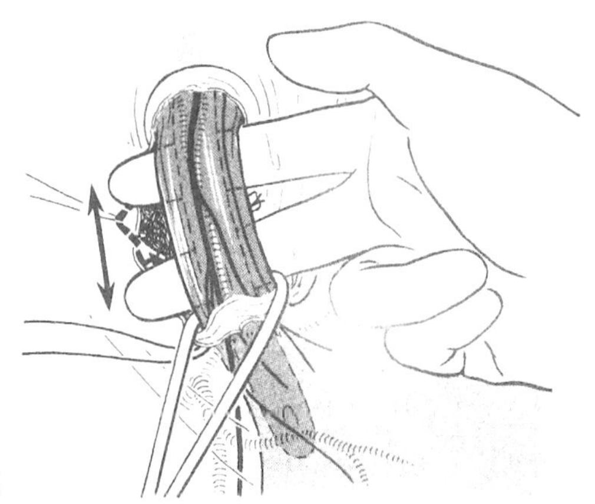

Abb. 21.6

Membrana phrenicooesophagea nach kranial (Abb. 21.4).

Inzision der Pars densa des kleinen Netzes oberhalb der Rr. hepatici (*Cave:* atypische Leberarterie bzw. subdiaphragmale Venen).

Umfahren der Kardia mit Zeigefinger von links nach rechts. Der hintere Vagusstamm wird geschont, ggf. durch Anschlingen. Umfahren der Ösophagushinterwand mit Instrument unter Fingerschutz. Durchziehen eines Zügels um den Ösophagus (Abb. 21.5).

Stumpfes Erweitern der Lücke mit 2 Fingern, bis diese leicht beweglich durchgeführt werden können, unter Zug der Kardia nach kaudal (Abb. 21.6).

Aufnehmen der Vorderwand des Fundusdaches mit rechtem Mittelfinger und Durchführen der Manschette, die mit ihrer Vorderwand an die Dorsalseite der Speiseröhre gelegt wird. Übernahme der Manschette mit 2 weichen Klemmen auf der rechten Seite (Abb. 21.7).

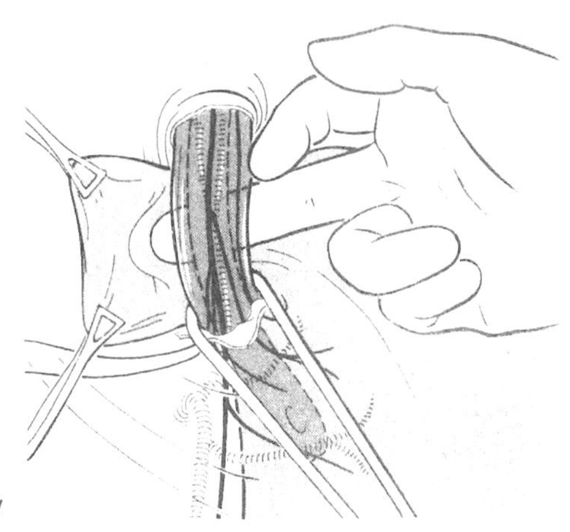

Abb. 21.7

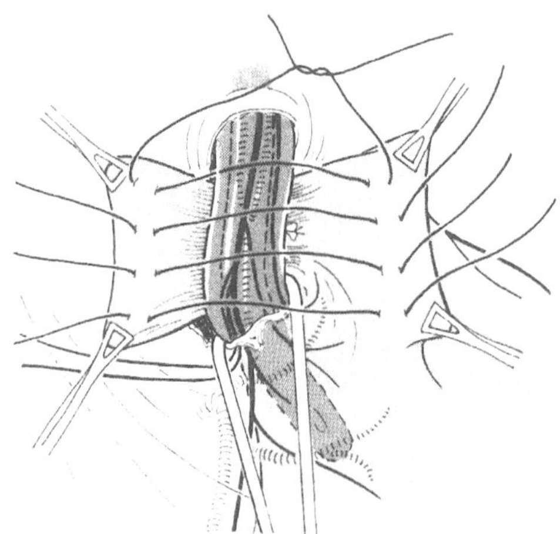

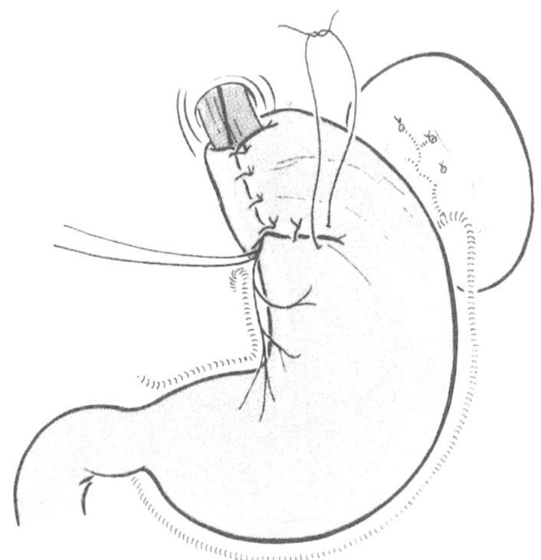

Abb. 21.8. Legen von 3–4 Einzelnähten (Seide 2/0) über einer den Ösophagus armierenden dicken Magensonde

Abb. 21.11. Verankerung des distalen Manschettenrandes mit Einzelnähten an der Magenvorderwand

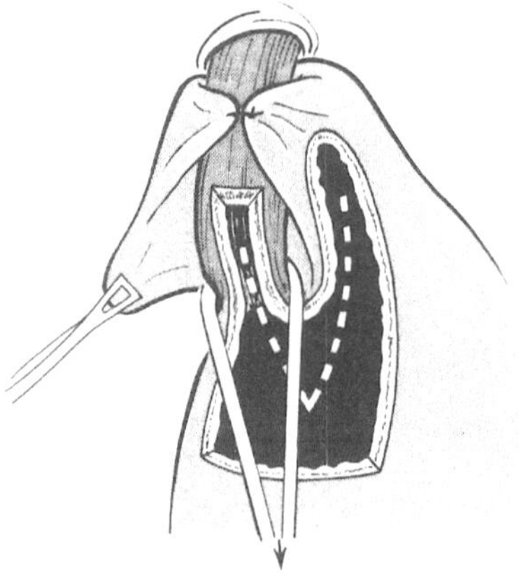

Abb. 21.9. Durch kontinuierlichen Zug am Ösophaguszügel nach kaudal wird ein neuer His-Winkel gebildet. (Nach Nissen und Rossetti 1963)

Legen von 3–4 Einzelknopfnähten von kranial nach kaudal in Klöppeltechnik (Nahtmaterial nicht resorbierbar, atraumatisch).

Die Lokalisation der Einstiche richtet sich nach der optimalen Manschettenweite (Abb. 21.8 und 21.9). Diese ist erreicht, wenn die fertige Manschette zwischen Ösophagus (dicke Sonde) und ihrer Hinterwand mühelos umgriffen werden (Abb. 21.10). Verankerung des distalen Manschettenrandes mit 2 Knopfnähten an der Magenvorderwand (gleiches Nahtmaterial; Abb. 21.11).

Drainage für 1–2 Tage bei evtl. Sickerblutungen im Präparationsgebiet.

Intraoperative Komplikationen
Verletzungen der Milz.

Ösophagus-Kardialäsion: Übernähung, atraumatisch, resorbierbar, zweireihig. Nahtsicherung durch Fundusmanschette gegeben.

Verletzungen des Magens: zweireihige Übernähung.

Postoperative Komplikationen
Bei zu enger Manschette mit schwerwiegender Passagestörung und „gasbloat syndrome" (Abb. 21.12 a). Reoperation. Das Lösen der Manschette ist technisch immer schwer, eine Neuanlage der Fundusmanschette oft nicht möglich. *Alternative:* Angelchick-Prothese (s. S. 248).

Partielle Nahtinsuffizienz (Abb. 21.12 b) mit erneuter Refluxösophagitis stellt zunächst keine Indikation für eine Operation dar. Konservativer Behandlungsversuch.

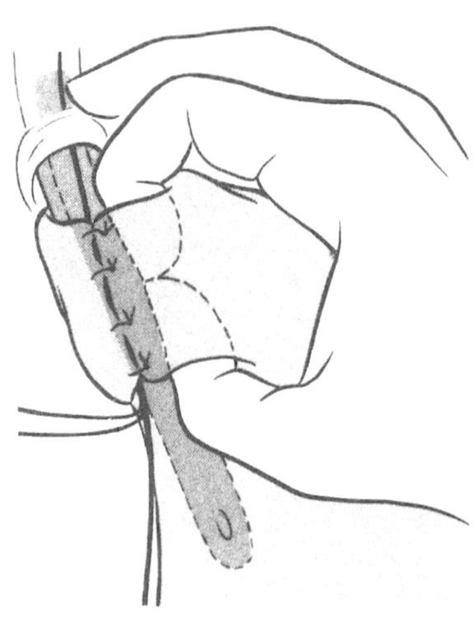

Abb. 21.10. Überprüfen der Manschettenweite. Die Manschette muß spannungsfrei und mühelos mit Daumen und Zeigefinger umgriffen werden können. (Nach Nissen et al. 1981)

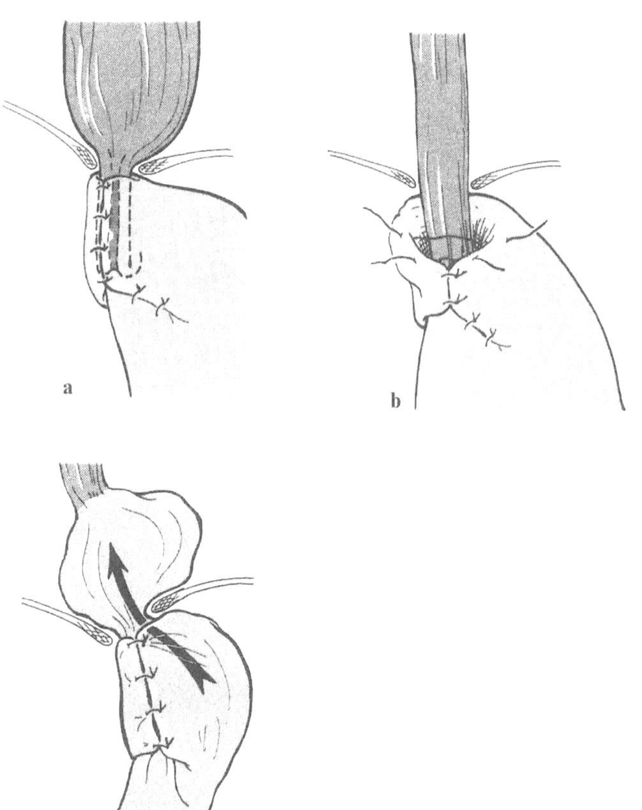

Abb. 21.12 a–c. Komplikationen. **a** Stenose durch zu enge Manschette. **b** Partielle Lösung der Manschette. **c** Teleskopphänomen durch fehlende oder insuffiziente Verankerung der Manschette an der Magenvorderwand. Erneuter Reflux durch *Pfeil* gekennzeichnet. (Nach Siewert u. Blum 1981)

Komplette Manschettenlösung mit Refluxösophagitis (Stadium III und IV) erfordert nach konservativem Behandlungsversuch meist eine Reoperation mit Verschluß der Manschette oder Angelchick-Prothese (s. S. 248).

Das Teleskopphänomen (Abb. 21.12 c) infolge primär fehlender oder insuffizienter Verankerung der Manschette an der Magenvorderwand macht beim Auftreten von Symptomen eine Reoperation notwendig. Technisch anspruchsvolle Manschettenlösung. Neuanlage oft nicht möglich. *Alternative:* Angelchick-Prothese (s. S. 248).

Besonderheiten
Peptische Stenose. Kardia immer unterhalb der Stenose und meist von abdominal erreichbar und mobilisierbar. Unter Umständen Erweiterung des Hiatus oesophageus. Präoperativ ggf. intraoperativ Bougierung, anschließend Fundoplikation (s. S. 243).

Nur selten ist primär thorakales Vorgehen indiziert. Rechte Halbseitenlage, Standardthorakotomie 7. ICR links lateral zur Anlage der Fundusmanschette bei ausgeprägtem sekundären Brachyösophagus. Verfahren nur selten indiziert. Ergebnisse unbefriedigend. Bei konsequenter konservativer Therapie Operation in der Regel vermeidbar.

Hemifundoplikation

Allgemeines
Semizirkuläre Manschettenbildung mit Polsterwirkung, deren langfristige Refluxverhütung unterschiedlich beurteilt wird.

Indikation
Refluxösophagitis Stadium III und IV.
Lagerung, Narkose, Zugangswege, s .S. 244.

Technik
Darstellen der Kardia-Fundus-Region.
Reposition der Hiatusgleithernie.
Fassen der Magenvorderwand des Fundus mit Einzelknopfnähten in Klöppeltechnik von kranial nach kaudal. Nahtmaterial atraumatisch, nicht resorbierbar.
Fixierung rechtslateral am Ösophagus. Die untere Naht kommt am Magen zu liegen; die Manschette ist zusätzlich minorseitig mit 2 Knopfnähten fixiert (Abb. 21.13).

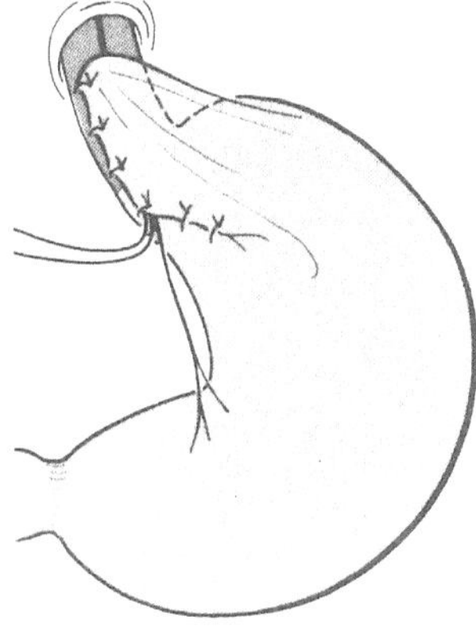

Abb. 21.13. Hemifundoplikation. Fixation einer vorderen Fundusfalte rechtslateral am Ösophagus

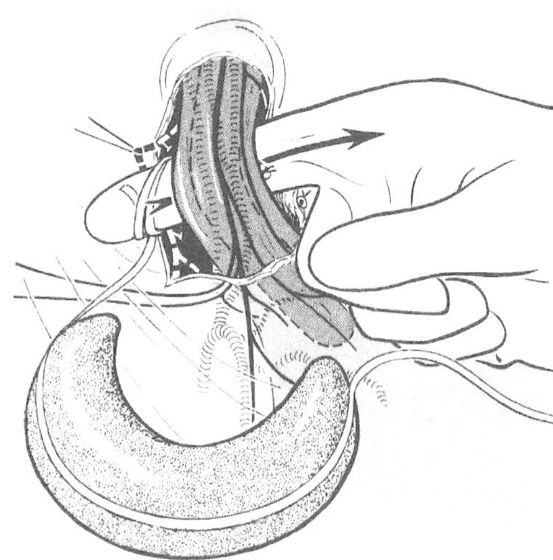

Abb. 21.14. Antirefluxprothese nach Angelchick. Mobilisation des terminalen Ösophagus unter Schonung der Vagusäste

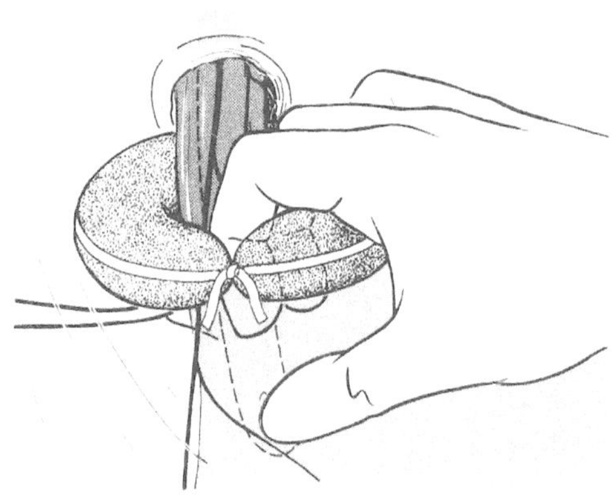

a

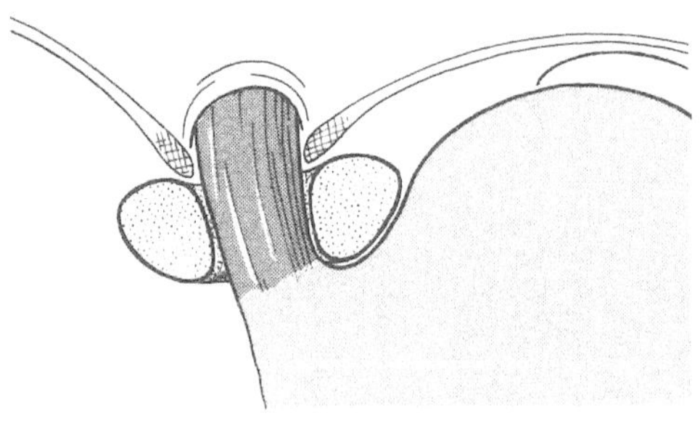

b

Abb. 21.15 a, b. Antirefluxprothese nach Angelchick. **a** Die Prothese ist herumgeführt und geknotet. Überprüfung des lockeren Sitzes. **b** Längsschnitt durch die Kardiaregion nach Plazierung der Prothese

Besonderheiten

Widersprüchliche Literaturangaben zur technischen Durchführung der Semifundoplikation. *Beispiel:* kragenförmige Plikatur der Fundusvorderwand mit dem Ösophagus.

Antirefluxprothese nach Angelchick:

Allgemeines

Refluxbarriere durch Silikonprothese, wahrscheinlich durch Neutralisation eines erhöhten intragastralen Druckes.

Indikation

Refluxösophagitis Stadium III und IV bei Patienten mit deutlich erhöhtem Risiko. Alternativverfahren bei Korrekturoperationen nach Valvuloplastiken.
Lagerung, Narkose, Zugangswege, s. S. 244.

Technik

Darstellen der Kardia-Fundus-Region. Die Fundusmobilisation entfällt. Reposition der Gleithernie.
Mobilisierung der Kardia, s. S. 244.

Kardia retroösophageal unter Schonung der Vagusäste 3 cm freipräparieren (Abb. 21.14).

Anschlingen der Kardia mit Zügel (s.S. 245).

Plazieren der Prothese zirkulär um die Kardia. Knoten der Haltebänder 2- bis 3fach. Digitale Überprüfung des lockeren Sitzes der Prothese (Abb. 21.15 a). Keine zusätzliche Prothesenfixation (Abb. 21.15 b).

Intraoperative Komplikationen

Dislokation der Prothese mit notwendiger Relaparotomie beschrieben.

Antirefluxplastik nach Hill

Allgemeines

Abdominale Ventilbildung aus der Funduswand mit ca. 220° Umhüllung der Kardia und zusätzlicher dorsaler Pfeilernaht.
Indikation, s. S. 243.
Lagerung, Narkose, Zugangswege, s. S. 244.

Darstellung der Kardiaregion.

Reposition der Gleithernie. Inzision der peritonealen Umschlagfalte. Fundusmobilisation und Anschlingen der Kardia (s. S. 244, 245).

Darstellen des Crus mediale und der präaortalen Faszie (Abb. 21.16).

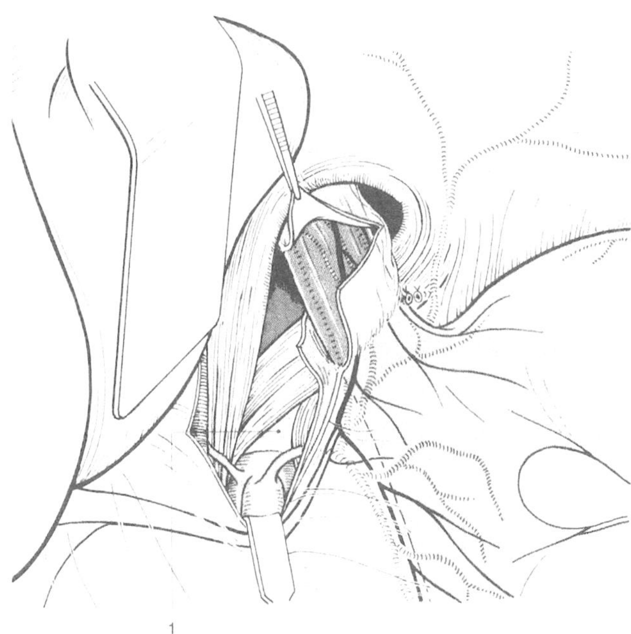

Abb. 21.16. Antirefluxplastik nach Hill. Nach Reposition der Gleithernie ist die peritoneale Umschlagfalte inzidiert. Darstellung der Zwerchfellzwinge und der präaortalen Faszie
1 präaortale Faszie

Dorsale Hiatusraffung (Pfeilernaht) durch 2–4 Einzelknopfnähte (atraumatisch, nichtresorbierbares Nahtmaterial 21.17).

Bildung eines Widerlagers durch Anheften der gastroösophagealen Übergangszone (vorderer und hinterer Schnittrand) mit 3 Einzelknopfnähten (atraumatisch, nichtresorbierbar) von kranial nach kaudal an die präaortale Faszie (Abb. 21.18 und 21.19).

Alternativ können die Knopfnähte im Crus dexter verankert werden.

Während des Knüpfens und als Abschlußkontrolle: Überprüfung der Kardiaweite mit dem Zeigefinger.

Besonderheiten
Der Inaugurator der Methode betont die Bedeutung einer intraoperativen Manometrie als unmittelbare Erfolgskontrolle.

Darstellung des fertiggestellten Widerlagers (Abb. 21.19).

Abschließend Anheften der Funduswand an das Zwerchfell (Gastropexie) mit Knopfnähten (atraumatisch, nichtresorbierbar (Abb. 21.20 a, b).

Drainage des Präparationsgebietes.

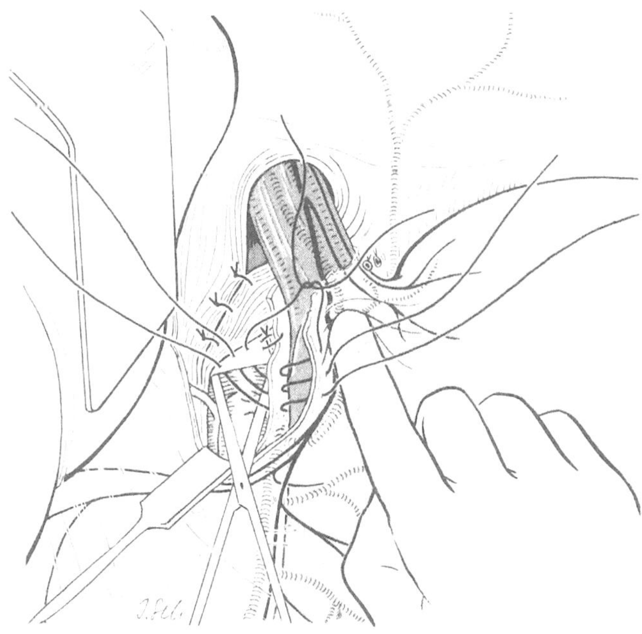

Abb. 21.17. Dorsale Hiatusraffung durch 2–4 Einzelnähte. Nach Eingehen mit einer Overholt-Klemme auf der Aorta und Spreizen wird die präaortale Faszie dargestellt. Mit dem Finger wird die Weite des Hiatus überprüft

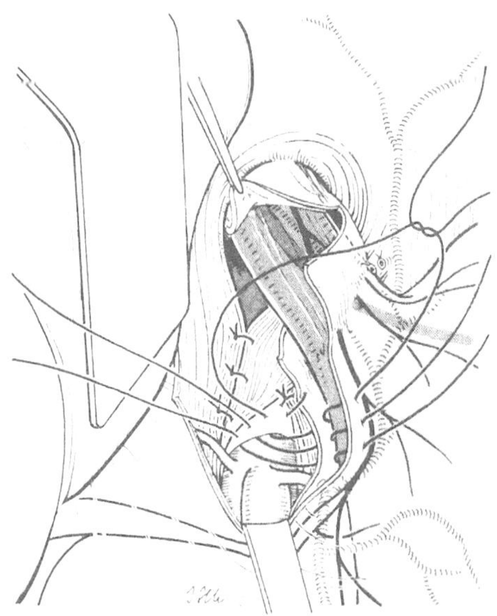

Abb. 21.18. Anheften der gastroösophagealen Übergangszone an die präaortale Faszie mit Einzelnähten

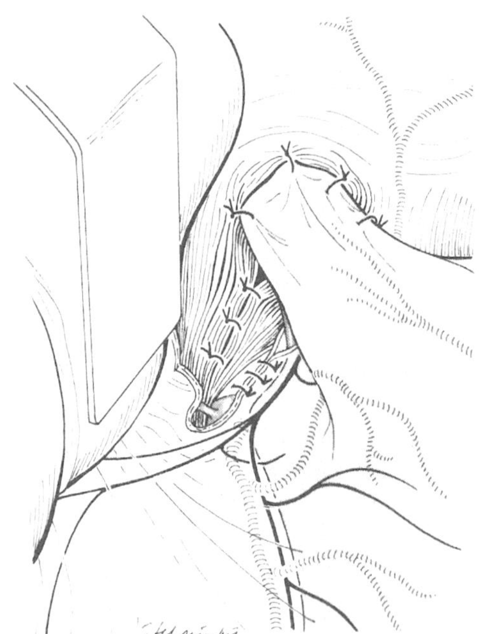

Abb. 21.19. Situs nach Fertigstellung der dorsalen Pfeilnaht und Fixation der ösophagogastralen Übergangszone an der präaortalen Faszie

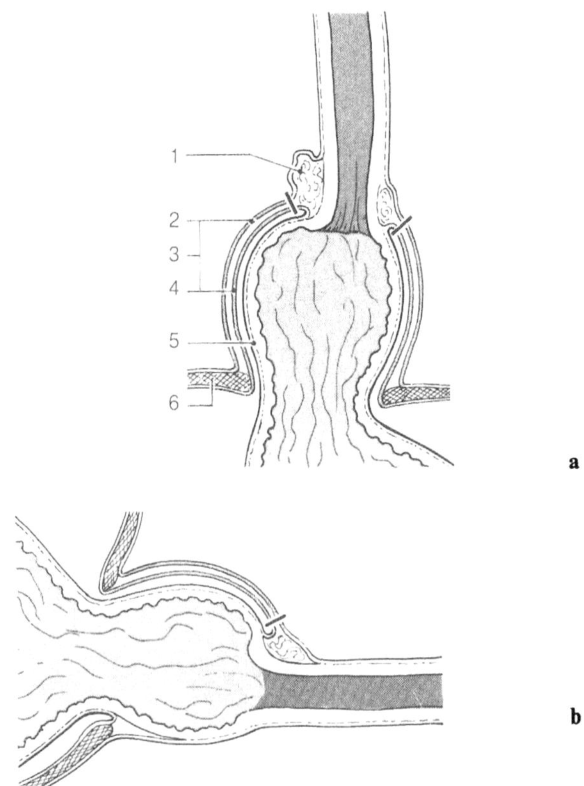

Abb. 21.21 a, b. Antirefluxplastik nach Belsey (Mark IV). Längsschnitt durch den ösophagogastralen Übergang. **a** Frontalschnitt. Markierung der Inzisionslinien von Pleura mediastinalis und Peritoneum
1 Fettgewebe. *2* Pleura mediastinalis. *3* Bruchsack. *4* Peritoneum parietale. *5* Magenwand. *6* Diaphragma
b Sagittalschnitt

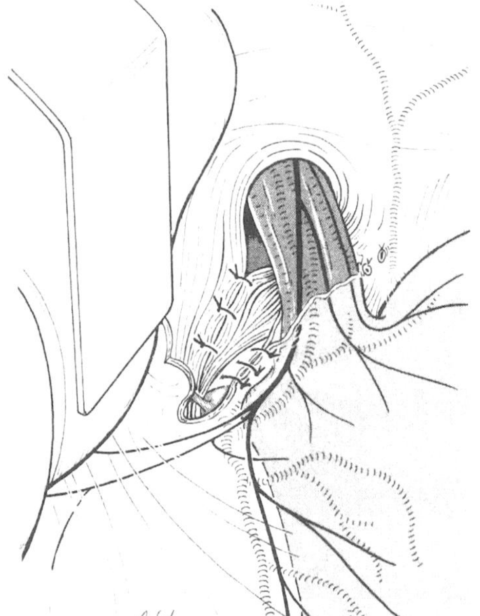

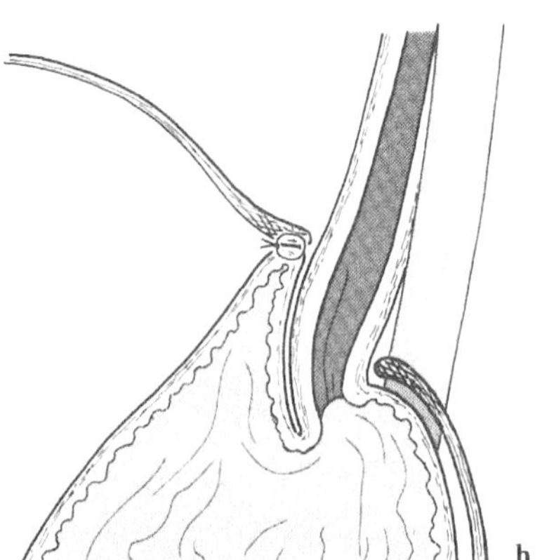

Abb. 21.20. a Anheften der Funduswand an das Zwerchfell. **b** Schematische Linksseitenansicht

Antirefluxplastik nach Belsey (Mark IV):

Allgemeines
Die in Abb. 21.21 a, b dargestellten Bruchsackverhältnisse sind zum Verständnis der Operationstechnik nach Belsey (Mark IV) von besonderer Bedeutung.

Transthorakale kragenförmige Valvenbildung des Magens mit 270° Einhüllung des terminalen Ösophagus.

Indikation
Refluxösophagitis Stadium III und IV.
Narkose: Allgemeinnarkose.
Lagerung: Halbseitenlage rechts.
Zugangswege: laterale Standardthorakotomie, 7. ICR links.

Technik
Durchtrennung des Lig. pulmonale links (Ligaturen).

Längsinzision der Pleura mediastinalis parallel zum Ösophagus bis in Hilushöhe.

Digitales Auslösen der Speiseröhre und deren Anschlingen.

Anklemmen des Bruchsacks und Darstellen des gastroösophagealen Übergangs nach Abpräparation des häufig anzutreffenden Fettgewebes (Abb. 21.22).

Anheben von Ösophagus und Bruchsack, bis die Zwerchfellschenkel sichtbar sind, 2–3 dorsale Pfeilernähte in Klöppeltechnik mit Einzelknopfnähten (atraumatisch, nichtresorbierbar), die erst nach Fertigstellung der Antirefluxplastik geknüpft werden dürfen, da später das Legen dieser Naht nicht mehr möglich ist (Abb. 21.23).

Eröffnung des Bruchsacks durch Längsspaltung der Pleura mediastinalis und des Peritoneum parietale, ausgehend von der Ventralseite der Speiseröhre (Abb. 21.24).

Nach Eröffnung des Bruchsacks liegt der Magenfundus frei. Von den 3 zur Erstfixierung der Manschette notwendigen Nähten wird die mittlere (b_1) streng ventral im Sinne einer Matratzennaht wie folgt gestochen: 3 cm distal der Kardia werden ca. 0,5 cm Funduswand gefaßt, die ausgestochene Nadel faßt dann 2 cm oberhalb der Kardia 0,5 cm Ösophagusgewebe (Muskulatur); dann Änderung der Stichrichtung um 180° und im Abstand von 0,3 cm mit analogen Rückstichen. Klöppeltechnik. Nahtmaterial atraumatisch, nicht resorbierbar (Abb. 21.25).

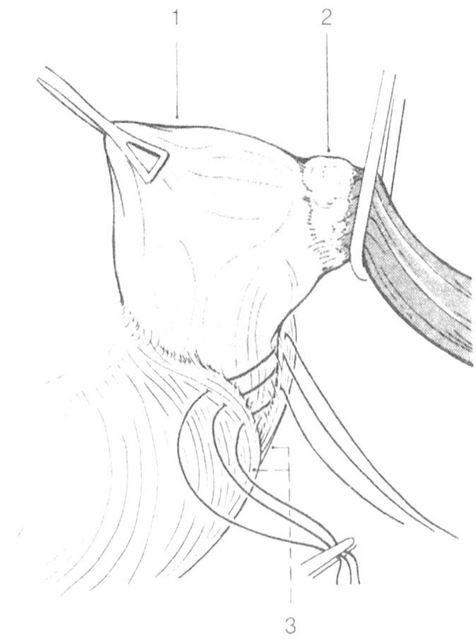

Abb. 21.22. Nach Mobilisierung und Anschlingen des Ösophagus Darstellung des Bruchsacks in situ, 3 dorsale Pfeilernähte sind gelegt
1 Bruchsack. *2* Fettgewebe. *3* Crura diaphragmatica

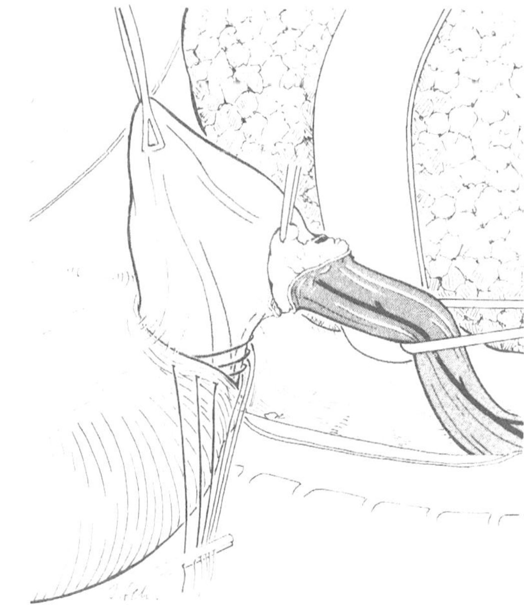

Abb. 21.23. Anklemmen des Bruchsackes und Darstellen des ösophagogastralen Überganges. Das periösophageale Fett wird abpräpariert. Die 3 dorsalen Pfeilernähte werden erst zuletzt geknüpft

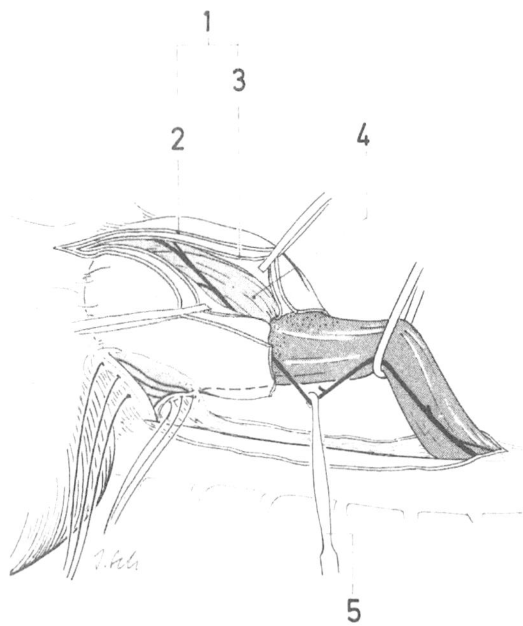

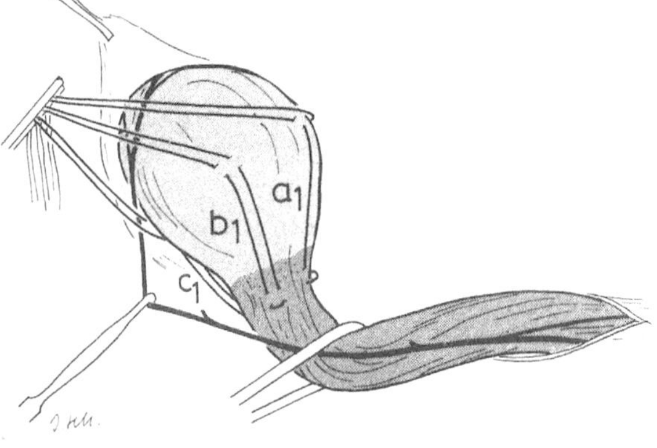

Abb. 21.26. Rechts und links von der ventralen Naht (b_1) wird in gleicher Technik eine weitere Naht (a_1) und (c_1) gelegt

Abb. 21.24. Der Bruchsack wird durch Längsspaltung von Pleura mediastinalis und Peritoneum eröffnet. Der Truncus vagalis anterior ist angeschlungen
1 Bruchsack. *2* Pleura mediastinalis. *3* Peritoneum pariteale. *4* Magenwand. *5* Truncus vagalis anterior (mobilisiert)

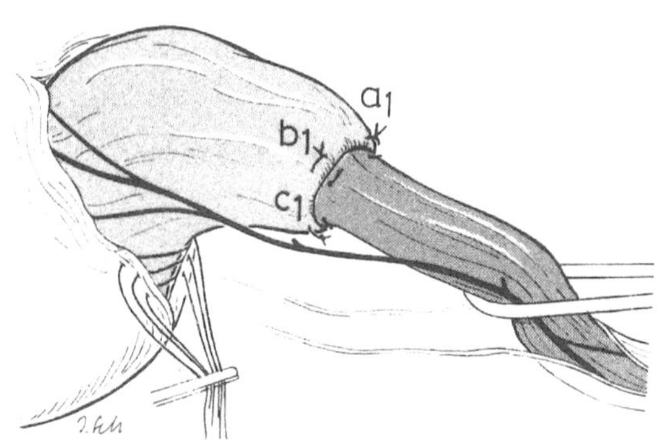

Abb. 21.27. Ergebnis nach Knüpfen der 1. Nahtreihe (a_1, b_1, c_1)

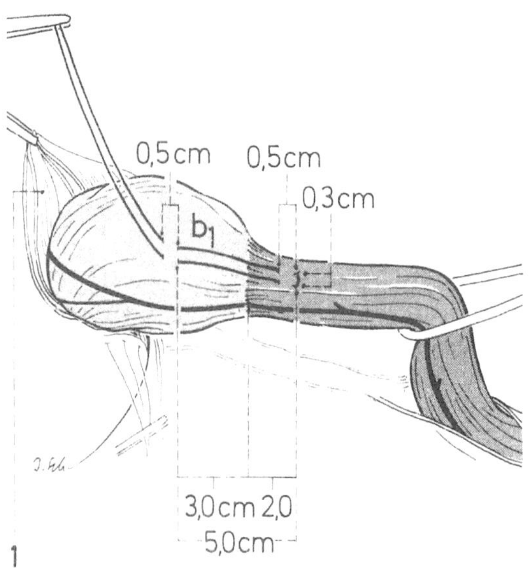

Abb. 21.25. Legen der ersten mittleren Naht (b_1) zur Fixierung der Manschette
1 Bruchsack (abpräpariert)

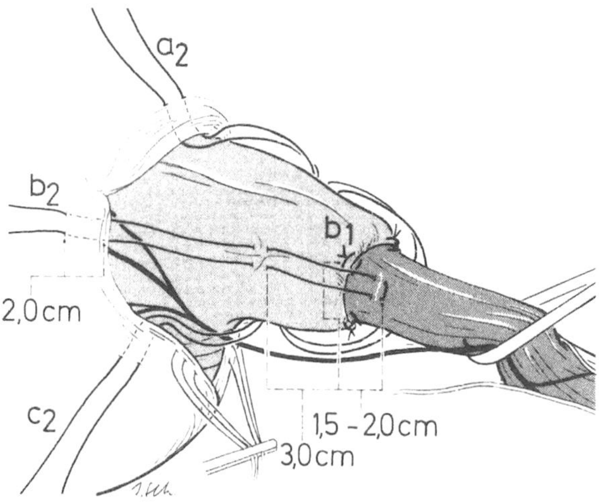

Abb. 21.28. Zur Komplettierung der Manschette wird eine weitere Nahtreihe mit 3 Einzelnähten gelegt (a_2, b_2, c_2)

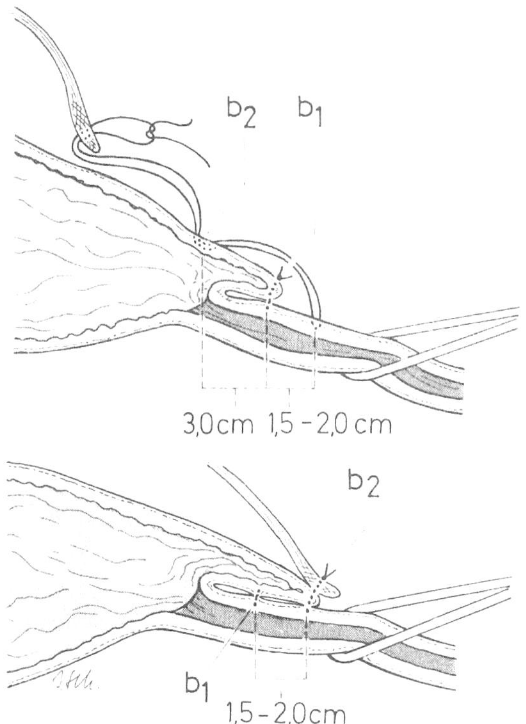

Abb. 21.29. a Längsschnitt durch die Kardiaregion nach Knüpfen der 1. Nahtreihe und Legen der 2. Nahtreihe. **b** Längsschnitt durch die Kardiaregion nach Fertigstellung der Valvuloplastik

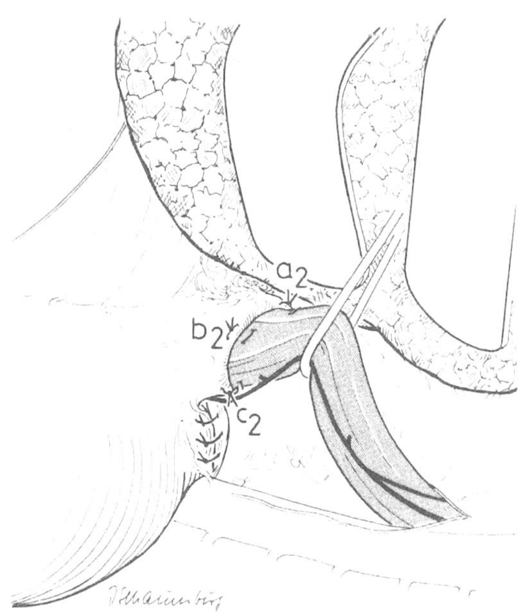

Abb. 21.30. Fertigstellung der Valvuloplastik mit dorsaler Pfeilernaht des Hiatus oesophageus (s. auch Abb. 21.22)

Rechts und links der ventralen Naht (b_1; gleiche Stichtechnik und gleiches Nahtmaterial): Legen von 2 weiteren Nähten (a_1 und c_1) ventral der Vagusstämme (Abb. 21.26).

Knüpfen der 1. Nahtreihe (a_1, b_1, c_1 in Abb. 21.27).

Zur Komplettierung der Manschette: weitere Nahtreihe mit 3 Knopfnähten und gleichem Material. Zuerst wird die Naht b_2 gelegt: 2 cm vom Schnittrand des Bruchsacks entfernt einstechen, dann 3 cm unter der 1. geknüpften Nahtreihe Fassen von 0,5 cm Funduswand und 1,5–2 cm oberhalb der geknüpften 1. Nahtreihe, wie bei Abb. 21.25 beschrieben, Verankerung am Ösophagus und analoge Rückführung (Abb. 21.28).

In gleicher Weise wie die Naht b_2 werden die Nähte a_2 und c_2 ventral der Vagusstämme gelegt.

Nahtführung und ihre Auswirkung nach dem Knüpfen ergeben die gewünschte Manschette mit Verschluß des eingangs eröffneten Bruchsacks (Abb. 21.29 a, b).

Abschließend Knoten der Pfeilernähte zum Teilverschluß des Hiatus (Abb. 21.30).

Thoraxdrainage.

Besonderheiten

Wird die Mark-IV-Operation zur Refluxprophylaxe nach Oesophagokardiomyotomie durchgeführt, entfallen die Nähte b_1 und b_2.

Intraoperative Komplikationen

Intraoperatives Ausreißen der Nähte an der Ösophaguswand. Deshalb wird die Modifikation Mark V unter Verwendung von Teflonplättchen für alle Stichlokalisationen verwendet.

Teilweise oder komplette Manschettenlösung. Bei entsprechender Symptomatik evtl. transthorakales Einlegen der Angelchick-Prothese.
Postoperative Komplikationen, s. S. 332.

Literatur

Angelchick JP, Cohen R (1979) A new surgical procedure for the treatment of gastroesophageal reflux and hiatal hernia. Surg Gynecol Obstet 148:246

Baue AE (1980) The Belsey Mark V Procedure. The Annals of Thoracic Surgery, Vol. 29, Nr. 3, 265–269

Baue AE, Belsey RHR (1967) The treatment of sliding hiatus hernia and reflux esophagitis by the Mark IV technique. Surgery 62:396

Belsey R (1977) Mark IV repair of hiatal hernia. World J Surg 1/4:475

Brand LD, Eastwood IR, Martin D, Carter WS, Pope CE (1979) Esophageal symptoms, manometry and histology before and after antireflux surgery. Gastroenterology 76:1393

Blum AL, Siewert R (1977) Refluxkrankheit. Internist 18:423

Bushnin FL, Wenstein CL, Parker TH, Woodward ER (1977) Nissen funcoplication for reflux peptic esophagitis. Ann Surg 185:672

Hess W, Liechti R (1978) Gleithernien und Refluxkrankheit. Springer, Berlin Heidelberg New York

Hill LD (1967) An effective operation for hiatal hernia: An eight year appraisal. Ann Surg 166:681

Netter FH (1963) The Ciba-collection of medical illustrations. Digestive system, vol 3/part II: Lower digestive tract. Ciba, Basel

Nissen R, Rossetti M (1963) Chirurgie der Kardia. Ciba-Symposium (Basel), Bd 11, Heft 5/6, S 123

Nissen R, Rossetti M, Siewert JR (1981) Refluxkrankheit. In: Nissen R, Rossetti M, Siewert JR (Hrsg) Fundoplication und Gastropexie bei Refluxkrankheit und Hiatushernie. Thieme, Stuttgart, S 45

Orringer MB, Skinner DB, Belsey RHR (1972) Long-term results of the Mark IV operation for hiatal hernia and analyses of recurrences and their treatment. J Thorac Cardiovasc Surg 63:25

Pearson FG, Langer B, Henderson RD (1971) Gastroplasty and Belsey hiatus hernia repair. J Thorac Carciovasc Surg 61:50

Siewert JR, Blum AL (1981) Postoperative Syndrome nach Antirefluxeingriffen. In: Allgöwer M, Harder R, Hollender LF, Peiper JH, Siewert JR (Hrsg) Chirurgische Gastroenterologie. Springer, Berlin Heidelberg New York, S 321

Siewert JR, Jennewein HM, Waldeck F, Peiper HJ (1975) Experimentelle und klinische Ergebnisse der Fundoplicatio. Langenbecks Arch Chir 338:1

Witte J, Feifel G (1981) Erfolgskontrollen nach chirurgischer Therapie. In: Refluxtherapie. Blum AL, Siewert JR (Hrsg) Springer-Verlag, Berlin Heidelberg New York, 509–517

22 Eingriffe an Magen und Kardia bei Ösophagusvarizen

H.D. BECKER

Allgemeines

Neben den endoskopischen Behandlungsmethoden (Sklerosierung), rein konservativ-medikamentösen Behandlungsversuchen und den verschiedenen Modifikationen der portosystemischen Shuntoperationen gibt es eine Vielzahl von Operationen, die unter dem Überbegriff der Sperroperationen zusammengefaßt werden. Diese Operationsverfahren stehen teilweise in Konkurrenz zu den übrigen Behandlungsmethoden, werden meist jedoch erst nach Versagen der übrigen Methoden bzw. bei bestimmten seltenen Situationen angewandt.

Wirkungsprinzip der Sperroperationen

Bei den sog. Sperroperationen kommt es zu einer Unterbrechung zwischen dem Abflußgebiet V. azygos/obere Hohlvene und dem Pfortadersystem (Abb. 22.1). Dieses wird erreicht durch Kompression oder Verödung der Varizen (Abb. 22.2 a, b) sowie durch eine Unterbrechung der azygoportalen Kollateralen. Beide Operationsprinzipien werden bei einigen Verfahren miteinander kombiniert.

Indikation zur Sperroperation

Eine klare Indiaktionsstellung zu den verschiedenen Behandlungsmethoden beim Pfortaderhochdruck kann zum jetzigen Zeitpunkt nicht gegeben werden. Statistisch relevante Untersuchungen, die den Vergleich verschiedener Methoden beinhalten, existieren nicht.

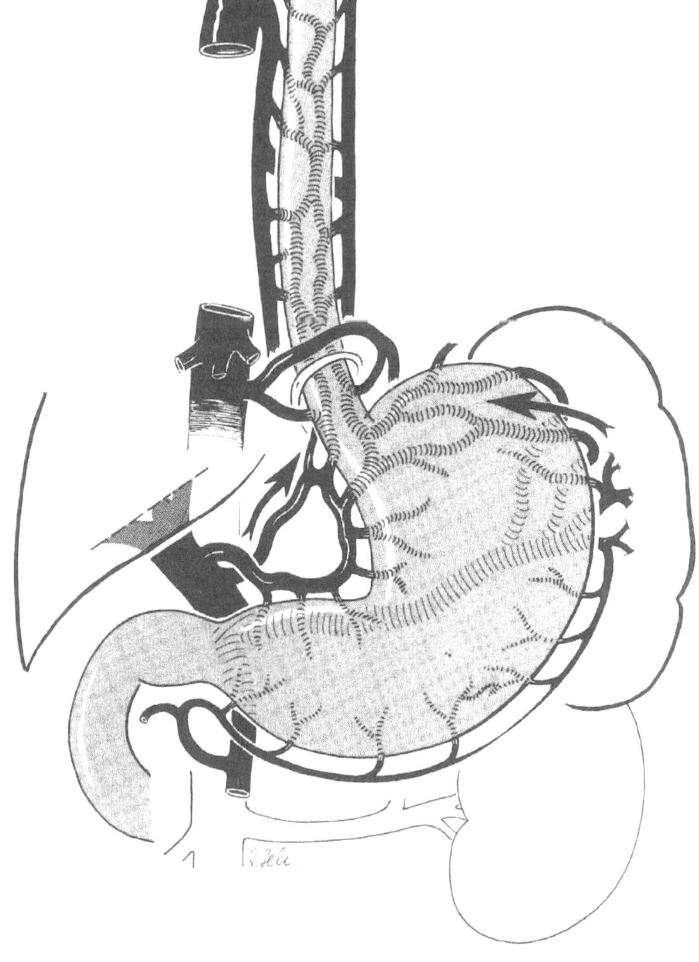

Abb. 22.1. Portosystemischer Umgehungskreislauf. Verbindung zwischen Pfortader und V. azygos bzw. oberer Hohlvene

Die *Vorteile* einer Sperroperation bestehen vor allem darin, daß sie

von jedem erfahrenen Operateur durchgeführt werden können,

zu einer sicheren Blutstillung im distalen Ösophagus und Fundus führen,

keine Eröffnung von Ösophagus und Magen beinhalten,

eine annehmbare Operationsdauer von nicht mehr als 2 h erfordern,

keine Erschwerung der Shuntoperationen bewirken und

die Pfortader-Leber-Durchblutung nicht beeinflussen.

Die *Nachteile* der Sperroperationen bestehen meist in einer nicht definitiven Beseitigung der portalen Hypertension, so daß Varizen- und Blutungsrezidive möglich sind. Sie sind erschwert bei vorausgegangener gegebenenfalls nachfolgender endoskopischer Sklerosierung.

Eine *Indikation* zur Sperroperation besteht daher, wenn

eine effektive sofortige Blutstillung erwünscht wird,

die Nachteile einer Shuntoperation vermieden werden sollen,

ein Shunt technisch nicht möglich ist, oder eine periphere distale portale Hypertension besteht.

Besonders effektiv kann die Methode bei Fundusvarizen sein, wenn eine Fundoplikation erfolgt.

Vorbereitung

Lagerung: Rückenlage.
Narkose: Allgemeinnarkose.
Zugangsweg: oberer Medianschnitt.

Technik

Einsetzen eines selbsthaltenden Rippensperrers. Zunächst Inspektion des Oberbauches. Hierbei lassen sich meist im kleinen Netz die großen Venenstämme der V. coronaria ventriculi tasten, die in Richtung zur Kardia ziehen (Abb. 22.1, 22.2). Bei der von uns angewandten sog. transmuralen Ösophagusvarizenumstechung mit Fundoplikation Beginn der Skelettierung etwa in Höhe der Mitte der großen Kurvatur, wobei zunächst innerhalb der Gefäßarkade begonnen wird (Abb. 22.3). Die Skelettierung wird dann bis zum Magenfundus und zum distalen Ösophagus fortgesetzt (*cave:* Verletzung der Milz).

Im kleinen Netz wird in einem gefäßfreien Areal inzidiert und über dem Finger die V. coronaria ventriculi ligiert oder umstochen (Abb. 22.4).

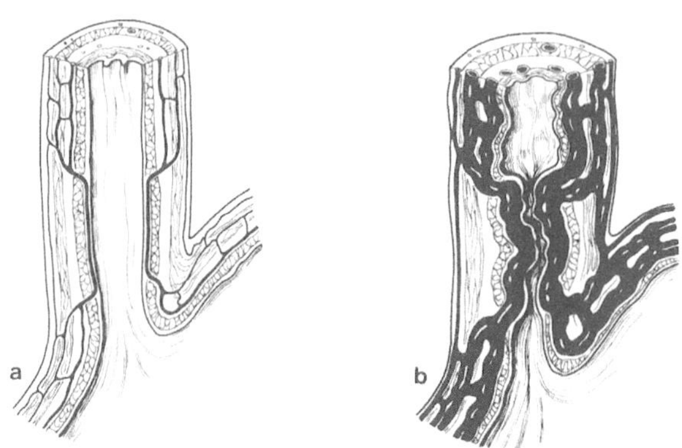

Abb. 22.2 a, b. Intramuraler Venenverlauf im distalen Ösophagus. **a** Normalzustand, **b** Zustand bei portaler Hypertension mit erweiterten Venen der distalen Speiseröhre und des Magenfornix. (Nach Stelzner u. Lierse)

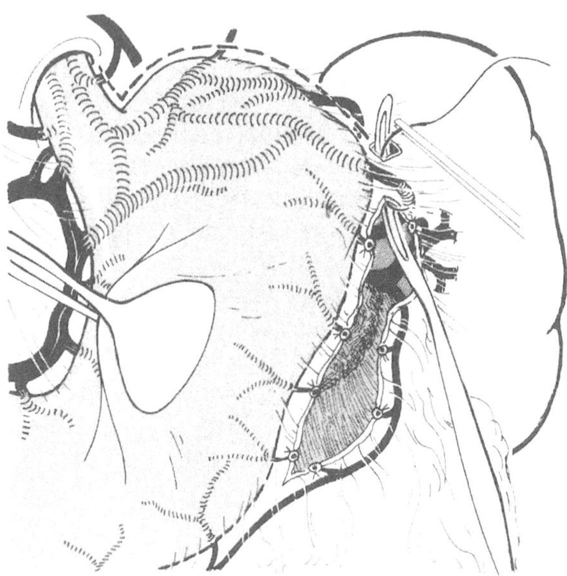

Abb. 22.3. Beginn der Skelettierung des Magenkorpus-Fundus-Bereichs (*Cave:* Verletzungen der Milz)

Häufig ist eine doppelte Umstechungsligatur notwendig. Danach vorsichtige Präparation des distalen Ösophagus, wobei meist die vorderen Vagusäste mit durchtrennt werden. Der Ösophagus wird dann mit dem Finger umfahren und angeschlungen (Abb. 22.5). Ist der Ösophagus auf einer Strecke von 5–6 cm gut zu übersehen, wird eine dicke Schlundsonde bis in den Magen vorgeschoben (Abb. 22.6 a); danach werden 3–4 Reihen transmuraler Umstechungsnähte mit nichtresorbierbarem Nahtmaterial (2/0) gelegt. Die Umstechung erfolgt so, daß zunächst bis auf das

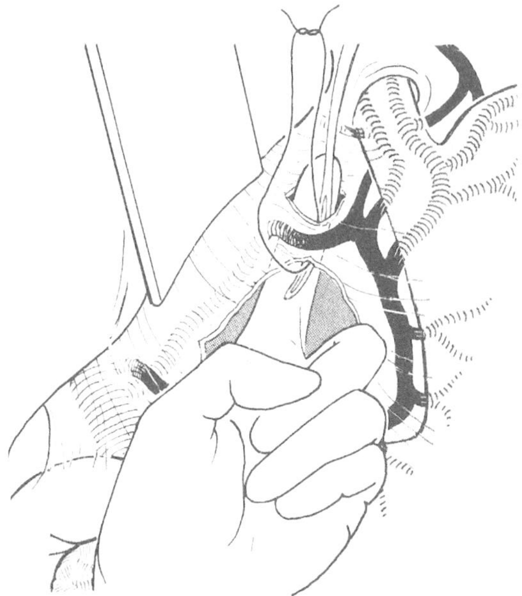

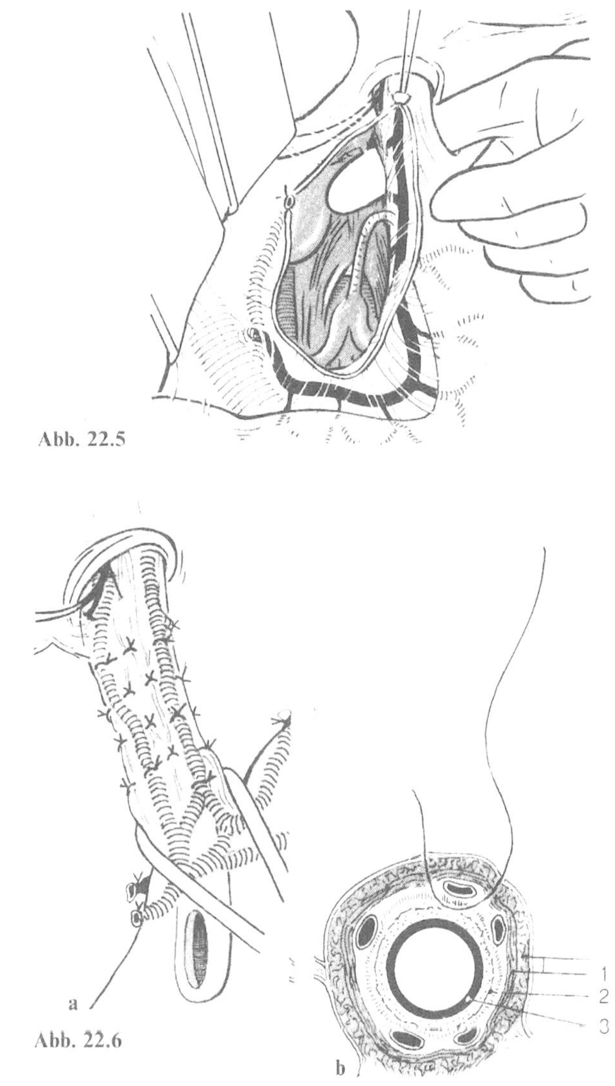

Abb. 22.5

Abb. 22.6

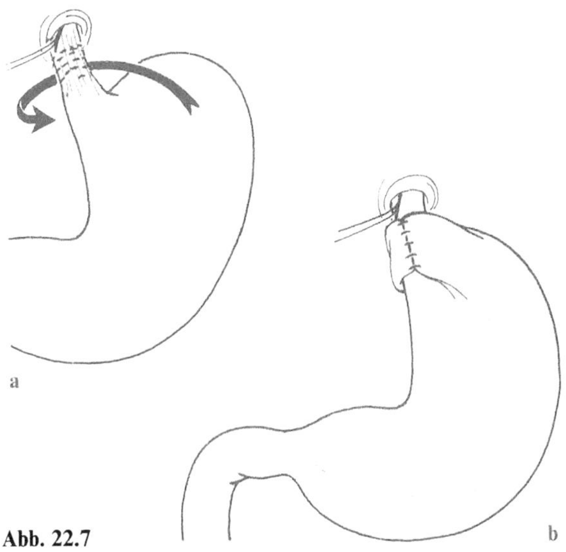

Abb. 22.7

Abb. 22.4. Ligatur der V. coronaria ventriculi unter Fingerführung

Abb. 22.5. Stumpfes Umfahren des Ösophagus nach Einlegen eines dicken Magenschlauches

Abb. 22.6 a, b. Transmurale Ösophagusvarizenumstechung.
a Insgesamt werden transmural 4 Nahtreihen gelegt, die
dachziegelartig gegeneinander versetzt werden. **b** Technik
der transmuralen Umstechung. Zunächst wird bis auf den
Gummischlauch vorgestochen, die Nadel etwas zurückgezo-
gen und dann um die große Vene herum ausgestochen
1 Muskularis. *2* Mukosa. *3* Gummischlauch

Abb. 22.7 a, b. Anlegen einer typischen Fundoplikation

Schlundrohr vorgestochen und dann, nach gering-
gradigem Zurückziehen, wieder ausgestochen wird
(Abb. 22.6 b). So werden die großen submukösen
Gefäße umstochen. Insgesamt werden zirkulär 3–4
Reihen von Einzelknopfnähten gelegt, so daß
insgesamt ca. 30 Umstechungen erfolgen
(Abb. 22.6 a).

Zum Schutz des distalen Ösophagus und zur
Kompression von evtl. vorhandenen Fundusvari-
zen wird eine Fundoplikation (s. S. 243) angelegt
(Abb. 22.7 a, b).

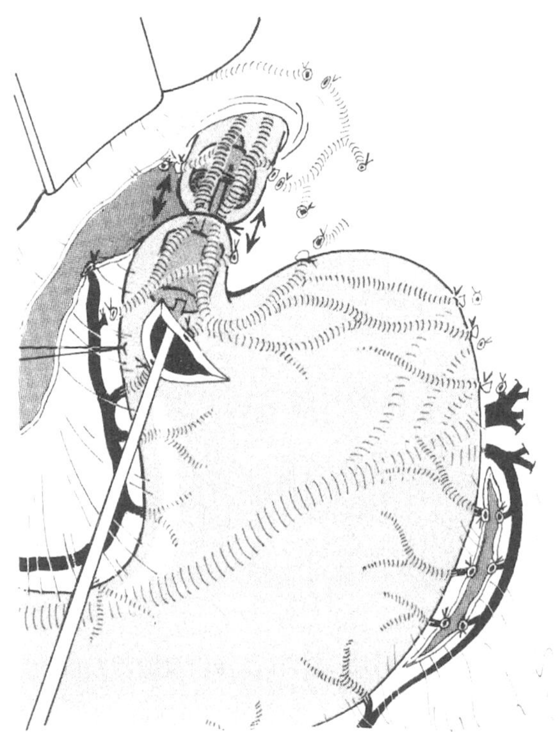

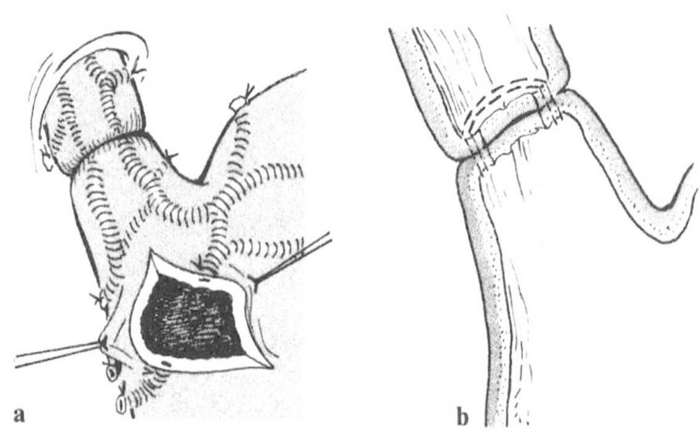

Abb. 22.9 a, b. Zustand nach maschineller Dissektion im terminalen Ösophagus. **a** Die Varizen sind durch die Dissektion unterbrochen. **b** Schnitt durch die Dissektion des Ösophagus

Abb. 22.8. Maschinelle Oesophagusdissektion. Inzision im oberen Magendrittel. Erstellung der maschinellen Ösophagusanastomose zur Dissektion über einem geknoteten Faden

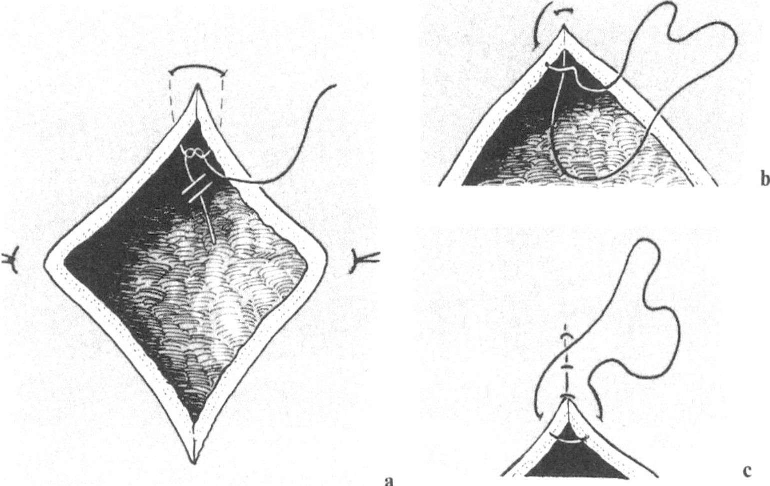

Abb. 22.10 a–c. Verschluß der Gastrotomie. **a** Beginn der einstülpenden fortlaufenden Naht. **b** Die Naht erfolgt von innen nach außen, wobei die Mukosa ausgespart wird. Es ist wichtig, exakt in der Submukosa einzustechen, um die hier verlaufenden größeren Venen zu ligieren. **c** Der 2. Stich erfolgt von außen nach innen

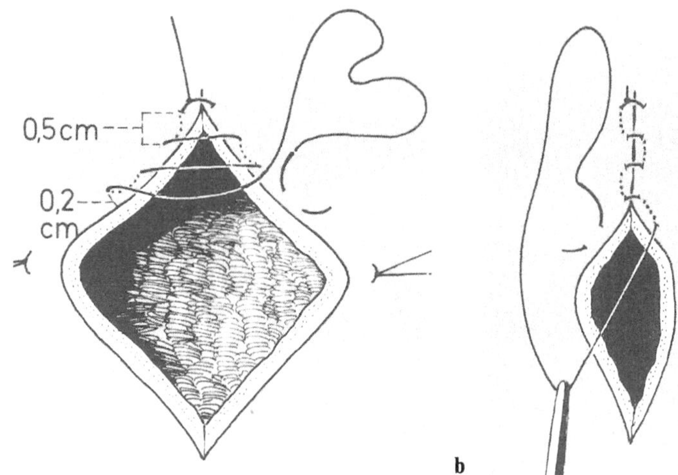

Abb. 23.11 a, b. Verschluß des Magens durch fortlaufende Conell-Naht. **a** Durch Stechen bis auf die Submukosa werden die in der Wand verlaufenden Venen verschlossen. **b** Durch Zug am Faden adaptiert sich die Wunde

Alternative Methode

Die transmurale Umstechung kann auch mit dem EEA-Nähapparat durchgeführt werden. Hierbei geht man nach einer im oberen Magendrittel gelegenen queren Inzision mit dem Nähapparat ein; die Inzision sollte möglichst zwischen den Venenstämmen liegen. Ist der Ösophagus ausreichend mobilisiert, wird um den Ösophagus ein einzelner Seidenfaden gelegt (Stärke 0) und fest geknotet (Abb. 22.8). Durch Adaptation des Nähapparates und Feuern der Klammernahtreihe werden die intramural verlaufenden Venenplexus unterbrochen (Abb. 22.9 a, b). Die Inzision am Magen wird durch eine exakt gelegte fortlaufende invertierende 1. Nahtreihe verschlossen (Abb. 22.10 a–c und 22.11 a, b), die durch seromuskuläre Einzelknopfnähte gesichert wird. Eine Deckung durch Fundoplikation ist bei Fundusvarizen indiziert, sonst nicht.

Postoperative Komplikationen. Siehe S. 332

Literatur

Becker HD (1982) Umstechungen und andere lokale Maßnahmen bei Oesophagusvarizen. In: Siewert JR, Blum AL, Farthmann EH, Lankisch PG (Hrsg) Notfalltherapie. Springer, Berlin Heidelberg New York S 149–162

Cooperman AM, Herman RE (1977) Ligation procedures in the management of portal hypertension. Surgery 81:382

Hassab MA (1967) Gastroesophageal decompression and splenectomy in the treatment of esophageal varices in bilharzial cirrhosis. Surgery 61:169

Koyama K, Takagi Y, Onchi K, Sato K (1980) Results of esophageal transection for esophageal varices. Am J Surg 139:204

Lassrich MA, Prévôt R (1983) Röntgendiagnostik des Verdauungstraktes bei Kindern und Erwchsenen, 2. Aufl. Thieme, Stuttgart

Rinecker H, Danck N (1975) Operative Behandlung blutender Oesophagusvarizen durch eine subkardiale Blutsperre mittels transmuraler maschineller Klammerung. Chirurg 46:87

Siewert JR, Becker HD (1979) Transmurale Varizenumstechung und Fundoplicatio als Notoperation der akuten Oesophagusvarizenblutung. Chirurg 50:82

Sugiura M, Futagawa S (1973) A new technique for treating esophageal varices. J Thorac Cardiovasc Surg 66:677

23 Eingriffe am Magen bei Fettsucht

H.V. Villar

Allgemeines

Krankhafte Fettsucht heißt: mindestens das Doppelte des Normal- oder Idealgewichts (gemessen an Körpergröße, Geschlecht und Gewichtstabelle).

Indikationen

Die Indikation zur chirurgischen Therapie stellt sich bei über 5 Jahre gehendem therapieresistentem, qualifiziertem Versuch zur Gewichtsreduktion. Kritische Zurückhaltung ist empfehlenswert, ein Konsilium mit Internisten und Psychosomatikern nützlich (s. S. 213).

Wichtig ist eine vollständige Aufklärung über die Risiken des operativen Eingriffs. Die Letalität beträgt in unserem Krankengut 0,5% ($n = 22$).

Andere Komplikationen — wie Insuffizienz der Plastik, Pouchperforation, Ruptur der Kammerreihe, Verschluß des Stomas, Splenektomie und Wundinfektion — sind in 0,5–4,5% der Fälle aufgetreten.

Kontraindikationen

Unzureichende konservative und psychosomatische Vorbehandlung. Eine Kontraindikation sehen wir im erfolgreichen Versuch mit einem endoskopisch intragastral plazierten Ballon.

Vorbereitung

Lagerung: Rückenlage mit leichter Kippung des Fußendes um 15°.
Narkose: Allgemeinnarkose.
Zugangswege: oberer Querschnitt (Abb. 23.1 a); zur besseren Übersicht wird ein Wilkinson-Retraktor verwendet (Abb. 23.1 b).

Technik

Magenplastik

Nach Darstellung des Magens wird die subkardiale Kleinkurvatur unter Respektierung der antralen Vagusfasern (Latarjet-Nerv) skelettiert sowie das proximale Lig. gastrolienale mit den Rr. gastricae breves abgesetzt.

Mobilisierung der Magenhinterwand und Lösen eventueller Verwachsungen zur Pankreasvorderfläche.

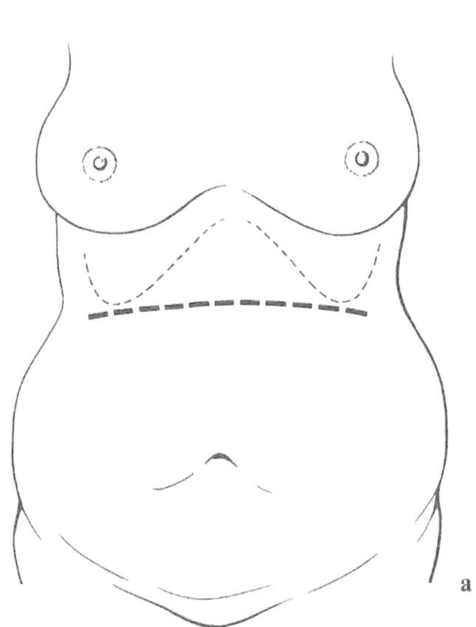
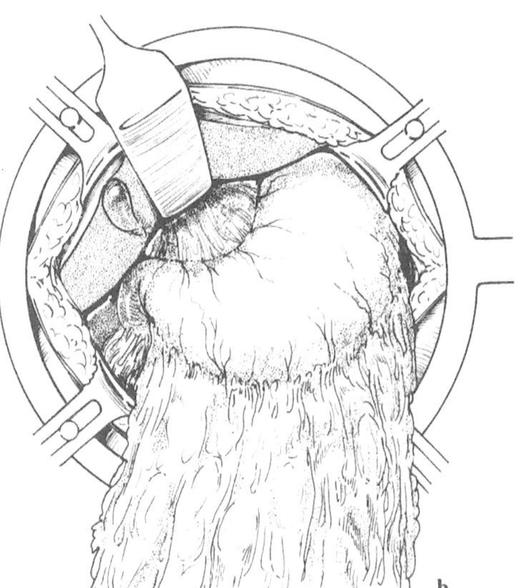

Abb. 23.1 a, b. Eingriffe am Magen bei Fettsucht. **a** Zugangsweg. **b** Operationssitus nach Einsetzen des Wilkinson-Retraktors

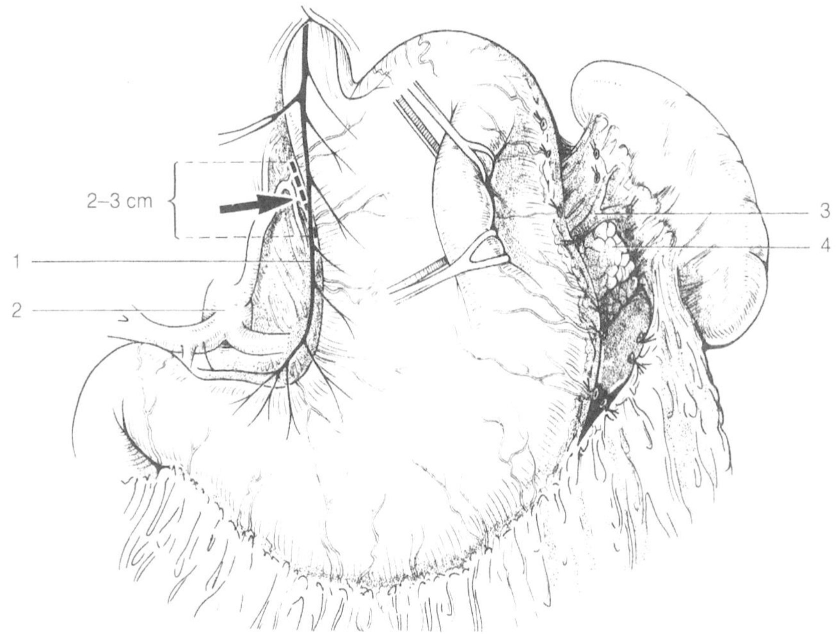

Abb. 23.2. Magenverkleinerung. Nach Skelettierung der
großen Kurvatur: Lösen von Verwachsungen zwischen Magenhinterwand und Pankreas. Die große Kurvatur wird
dazu mit Babcock-Klemmen gefaßt
1 Truncus vagalis anterior und Latarjet-Nerv. *2* A. coeliaca.
3 A., V. lienalis. *4* Pankreas(schwanz)

Die Übersicht wird durch Fassen der Großkurvaturseite mit Babcock-Klemmen erleichtert
(Abb. 23.2). Nach dem Unterfahren und Anschlingen des proximalen Magens (Abb. 23.3) wird
zu dessen partieller Blockade der Klammerapparat
TA 90 (Klammergröße 4,5) so vorbereitet, daß die
Klammern ein wenig aus dem Magazin vorgeschoben werden; 2 Klammern der hinteren Reihe und
eine Klammer der Vorderreihe werden dann entfernt, so daß eine 0,8 cm große Lücke entsteht
(Abb. 23.4 a).

Als nächster Schritt werden die Klammern wieder in ihre ursprüngliche Lage zurückgeschoben,
und der Klammerapparat wird mit den Magazinen
geladen (Abb. 23.4 b).

Der Klammerapparat TA 90 wird jetzt vorsichtig am Magen plaziert, wobei der Zügel als Leitschiene beim Durchtritt durch die Lücke an der
kleinen Kurvatur dient. Es ist darauf zu achten,
daß das Gefäßnervenbündel an der kleinen Kurvatur nicht verletzt wird (Abb. 23.5).

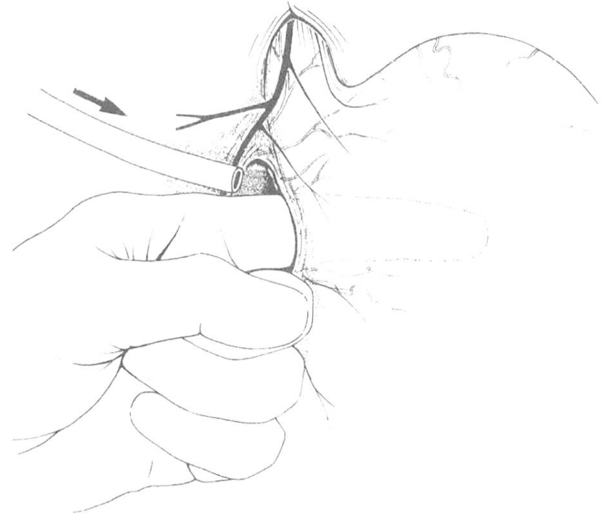

Abb. 23.3. Durch eine Lücke zwischen dem Gefäß-Nerven-
Bündel und Magenwand wird der Magen mit einem Robinson-Katheter angeschlungen

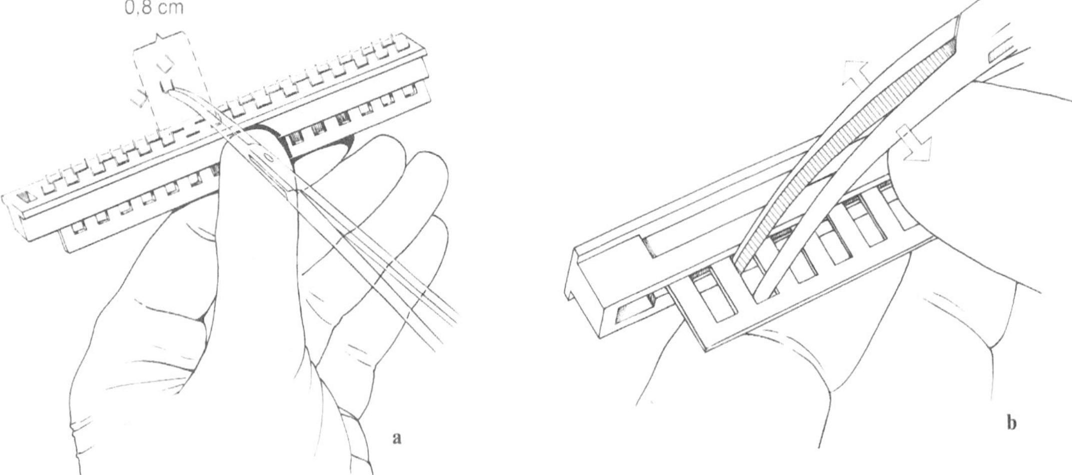

Abb. 23.4 a, b. Vorbereiten des Klammerapparates TA 90.
Nach Entfernung von 3 Klammern wird eine 0,8 cm große
Lücke geschaffen

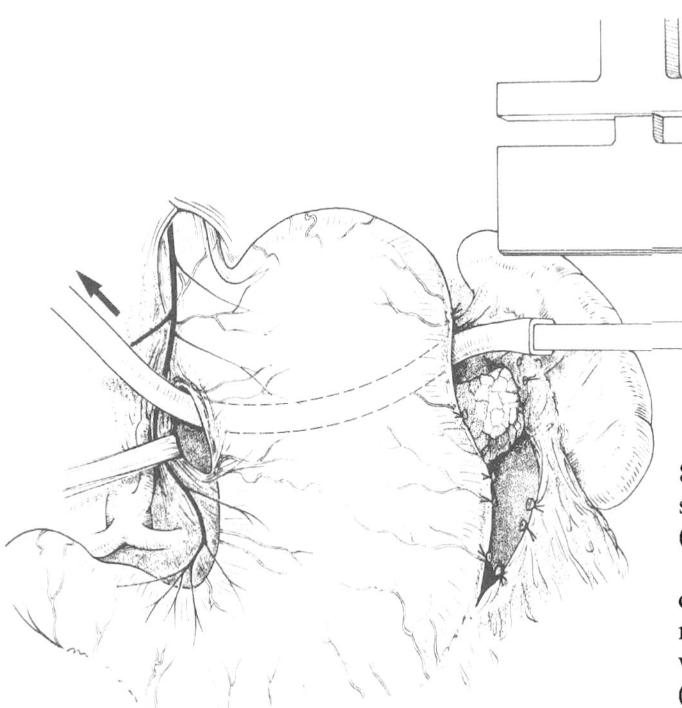

Abb. 23.5. Plazierung des Klammerapparates am Magen.
Der Robinson-Katheter dient als Leitschiene (*Cave:* Gefäß-
Nerven-Bündel an der kleinen Kurvatur!)

Der Nähapparat TA 90 muß mit dem Rücken
in den oberen linken Quadranten zeigen, um einen
ausreichend kleinen Pouch zu garantieren. Gleichzeitig wird der Magen nach unten gezogen. Der
proximale Magenanteil muß 30–60 ml fassen.
Nachdem die Nahtreihe gelegt ist, wird durch die
8 mm große Lücke in der Nahtreihe eine Magensonde in den unteren Magenanteil vorgeschoben
(Abb. 23.6).

Die Klammernahtreihe wird mit durchgreifenden Seidennähten (3/0) oder auch mit Polyglykol-
nähten (3/0) gesichert, wobei Vorder- und Hinterwand in ihrer ganzen Dicke erfaßt werden
(Abb. 23.7). Auf diese Weise läßt sich eine Ruptur
der Klammernahtreihe sicher verhindern.

Die Modifikation der Magenbypassoperation
nach Alden wird in ähnlicher Weise vorgenommen
wie die Magenverkleinerungsoperation. Vor Anlegen der Naht werden keine Klammern aus dem
Magazin entfernt (Abb. 23.8 a). Die Gastrojejunostomie wird zweireihig in typischer Weise angelegt,
wobei der Durchmesser des Stomas 12 mm betragen darf. Eine Braun-Enteroanastomose soll den
Gallereflux in den proximalen Magenrest verhindern. Als Alternative kann eine nach Roux ausge-

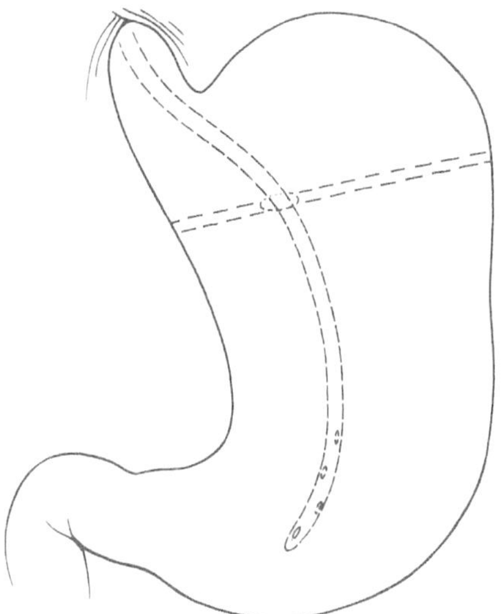

Abb. 23.6. Die Magensonde wird durch die 8 mm große Lücke in der Nahtreihe im unteren Magenanteil plaziert

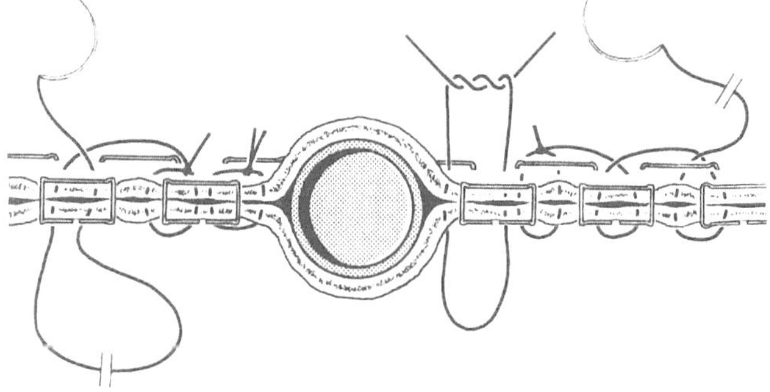

Abb. 23.7. Sicherung der Klammernahtreihe mittels durchgreifender Nähte. Magenvorder und -hinterwand werden allschichtig gefaßt

schaltete Schlinge zur Anlage der Gasterojejunostomie verwendet werden (Abb. 23.8 b).

Die ursprünglich von Mason angegebene Gastroplastik wird heute kaum noch angewandt, da zu häufig Dilatationen des Stomas auftraten und so eine ausreichende Gewichtsreduktion nicht zu erzielen war (Abb. 23.9). Von der großen Kurvatur wird in Richtung kleine Kurvatur eine Durchtrennung des Magens vorgenommen, wobei der proximale Magenrest 60–80 (bis 100) ml betragen dürfte. An der kleinen Kurvatur wird ein 8–10 mm breites Areal für den Übertritt der Speise vom proximalen zum distalen Magendrittel belassen.

Die klassische Methode des Magenbypass nach Mason beinhaltet die vollständige Durchtrennung

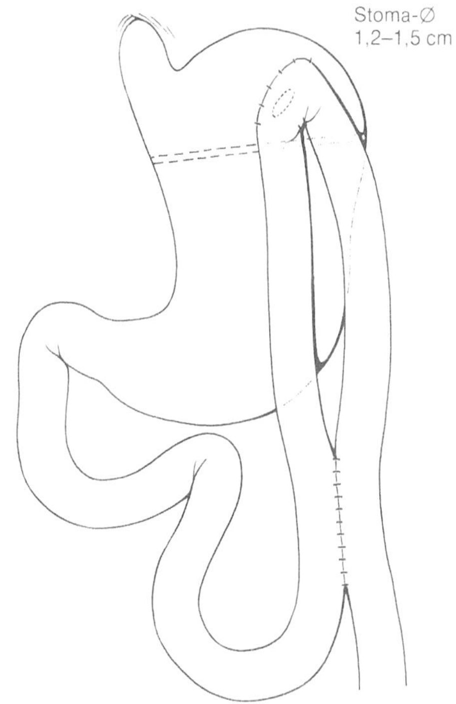

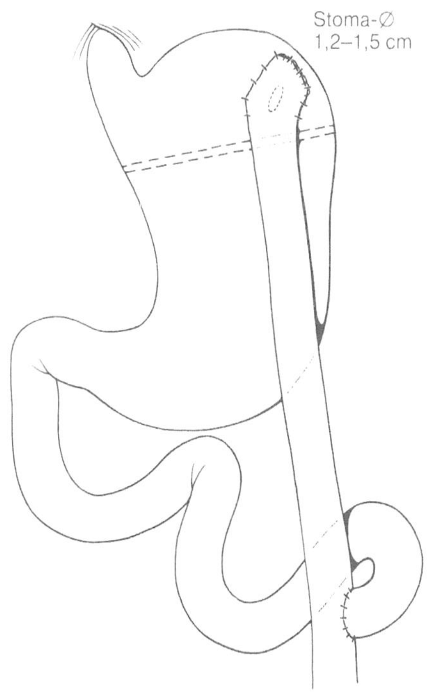

Abb. 23.8 a, b. Magenbypass. **a** Verschluß des proximalen Magens mit Klammerapparat TA 90. Anlage einer Gastrojejunostomie und Braun-Enteroanastomose **b** Modifikation nach Roux

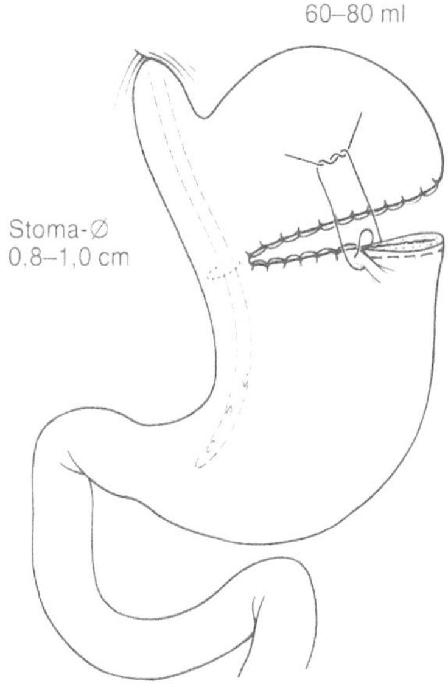

Abb. 23.9. Gastroplastik nach Mason

des Magens (Abb. 23.10 a). Hierbei wird in ähnlicher Weise vorgegangen wie bei der oben beschriebenen Verkleinerungsoperation. Der proximale Magenanteil soll ein Volumen von 60–80 ml fassen können. Eine Braun-Enteroanastomose wird zur Verminderung des Gallerefluxes zusätzlich angelegt. Besser ist die Durchführung einer nach Roux ausgeschalteten Dünndarmschlinge (Abb. 23.10 b). Der Durchmesser der Anastomose darf 1,2–1,5 cm betragen. Ein besonderes Problem stellen bei dieser Operation Insuffizienzen im Bereich der Gatrojejunostomie dar, die wohl aufgrund einer verminderten Durchblutung im oberen Magenanteil entstehen können.

Besonderheiten

Da bei extrem adipösen Patienten Infektionen der Wunde häufig sind, ist besondere Sorgfalt auf den Verschluß des Abdomens zu legen. Zunächst werden an beiden Seiten der langen queren Inzision mit kräftigem resorbierbarem Nahtmaterial Peritoneum und M. transversus abdominis gefaßt.

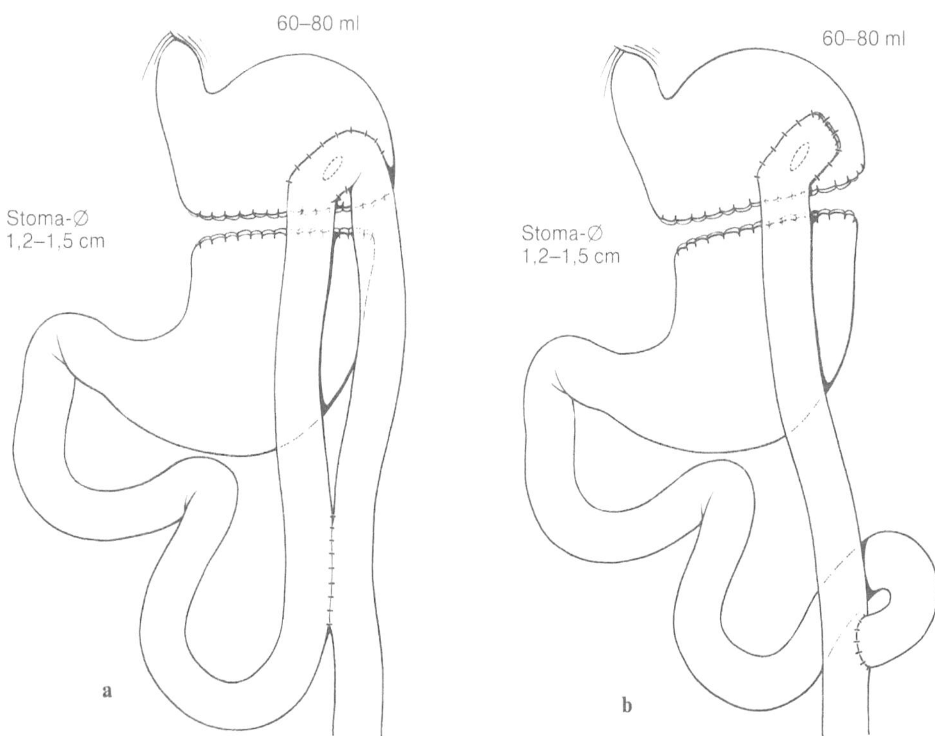

Abb. 23.10 a, b. Magenbypass nach Mason. Durchtrennung des proximalen Magens und Anlage einer Gatrojejunostomie mit Braun-Enteroanastomose (**a**), oder Anlegen einer nach Roux ausgeschalteten Dünndarmschlinge (**b**)

Eine 2. Naht in der Ecke der Wunde faßt die Rektusfaszie und den M. obliquus externus. Danach wird mit starkem, nichtresorbierbarem Material die Linea alba gefaßt.

Zwischen den Eckfäden und dem kräftigen Faden der Linea alba werden mit fortlaufender Naht zunächst das Peritoneum, danach die hintere Rektusfaszie sowie die vordere Rektusfaszie vereinigt. Eine subkutane Naht entfällt. Verschluß der Haut in typischer Weise. Eine Antibiotikaprophylaxe ist nicht obligatorisch. Die Magensonde kann meist nach 36 h entfernt werden. Die Patienten erhalten Flüssigkeiten nach 72 h.

Intraoperative Komplikationen
Verletzungen der Milz, Verletzungen der antralen Vagusfasern bei Skelettierung der Kleinkurvatur; technische Störungen bei der Verwendung des Klammerapparates. Eine behutsame Präparation schützt vor solchen Störungen, eine Überprüfung des Nähapparates vor den „Launen" der Technik.

Postoperative Komplikationen, s. S. 332

Literatur

Buchwald H, Moore RB, Varco RL (1974) Surgical treatment of hyperlipidemia. Circulation 5:1
Mason EE, Ito C (1969) Gastric bypass. Ann Surg 170:329
Mason EE, Printen KJ, Hartfort CE, Boyden WC (1975) Optimizing results of gastric bypass. Ann Surg 182:405
Payne JH, DeWind L, Schwab DE, Kern WH (1973) Surgical treatment of morbid obesity. Sixteen years of experience. Arch Surg 106:432
Scott HW, Dean RH, Harrison JS, Gluck F (1977) Results of jejunoileal bypass in two hundred patients with morbid obesity. Gynecol Obstet Surg 145:661

Kommentar
Th. Effenberger

Unser derzeitiges Verfahren der Wahl ist die endoskopische Einbringung eines Ballons in den Magen. Erst nach Versagen dieser Möglichkeit sowie auch der diätetischen, medikamentösen und psychosomatischen Verfahren kann man eine Magenoperation erwägen.

24 Eingriffe am Duodenum (außer Papilla Vater)

H.W. SCHREIBER

Verletzungen

Allgemeines

Häufigste Verletzunsarten des Duodenalrohrs sind das stumpfe oder scharfe Bauchtrauma, iatrogene Alterationen bei endoskopischen und chirurgischen Manövern an der Papille, am terminalen Choledochussegment sowie intraluminäre eingeklemmte penetrierende oder perforierende Fremdkörper oder Konkremente (physikalische oder chemische Schädigungen sind selten).

Von außen kommende direkte Perforationen sind in der Regel problemlos zu erkennen. Schwieriger erfaßbar sind retroperitoneal gerichtete Schäden.

Diagnostische Bedeutung haben die anatomisch unterschiedlichen Positionen des Duodenums (Abb. 24.1 a–f). Verletzungsfolgen können anfänglich klinisch stumm verlaufen. Dies gilt für inkomplette oder gedeckte komplette Einrisse, v.a. bei solchen der Hinterwand.

Leitsymptome sind: ein intra- oder perimurales Hämatom mit und ohne Störung der Passage, eine umschriebene, selten diffuse Peritonitis mit ödematöser oder phlegmonöser Infiltration der weiteren Umgebung.

Indikationen

Nachweis und Verdacht einer Verletzung der Duodenalwand bzw. adäquates Trauma, bei entsprechenden Prellmarken am Oberbauch und klinischer Manifestation, extra- oder intraluminärer Blutung, Peritonismus oder Peritonitis.

Vorbereitung

Entleeren von Magen und Zwölffingerdarm durch Sonde; Schockbekämpfung, evtl. diagnostische Peritoneallavage.
Lagerung: Rückenlage.
Narkose: Allgemeinnarkose.
Zugangswege: Bei unsicherer Diagnose und bei Verdacht auf Polytrauma: oberer Medianschnitt mit der Möglichkeit großzügiger Erweiterung nach unten.

Bei entsprechender Anamnese und gesicherter Diagnose (z.B. bei iatrogener Verletzung): oberer Querschnitt.

Technik

Bei unklarer Lokalisation der Verletzung: Makroskopische und palpatorische Exploration des gesamten Duodenalrohrs.

Man beginnt am oberen freien Segment, löst das Lig. gastrocolicum sowie das Lig. duodenoco-

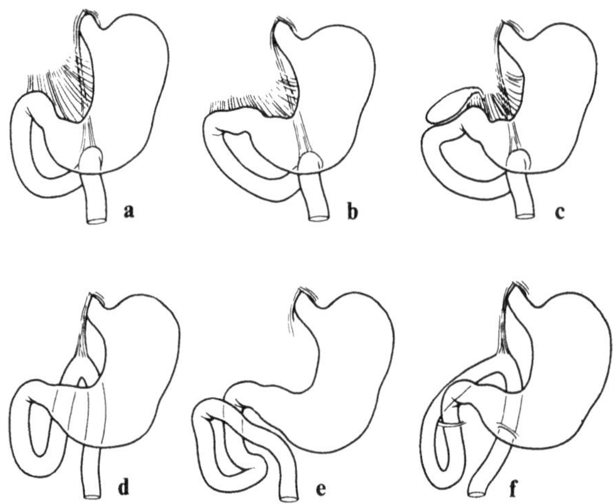

Abb. 24.1 a–f. Schematische Darstellung der variablen Fixationsverhältnisse durch das Lig. hepatogastricum und das Lig. hepatoduodenale sowie einige Lage- und Verlaufsvarianten (aus Lassrich u. Prévôt 1983). **a** Normalbefund. Das Antrum steigt zum Pylorus und Bulbus hin an. Breitflächige Fixation durch Lig. hepatogastricum und hepatoduodenale. Normales Treitz-Band. **b** Fast horizontaler Verlauf des Bulbus duodeni und des obersten Teils des Duodenums I bei kurzem Lig. hepatoduodenale. **c** Abflachung des oberen Duodenalknies durch die anliegende Gallenblase. **d** Abnormer Hochstand der Flexura duodenojejunalis mit Ausbildung eines spitzen Winkels durch ein kurzes Treitz-Band. **e** Abnormer schleifenartiger Duodenalverlauf, wie er beim Mesenterium ileocolicum commune beobachtet wird. Die Flexura duodenojejunalis ist nicht ausgebildet. **f** Abnormer Duodenalverlauf im Sinne eines Duodenum inversum

licum, kontrolliert die Vorderwand des absteigenden Rohrs und mobilisiert ausgiebig von lateral über die Knieregion hinaus. Dabei kann man die Hinterwand herausdrehen und mitsamt dem retroduodenalen Ductus choledochus tast- und sichtbar machen.

Die weitere Exploration erfolgt von der Flexura duodenojejunalis aus nach oben. Einkerben des Treitz-Bandes und Kontrolle des distalen Segments bis zum Eintritt in die aortomesenteriale Gefäßschere (s. S. 2, 3). Wichtig ist die Kontrolle des sehr variablen gefäßführenden Mesoduodenums.

Leitwege der Verletzung sind Ödeme, Hämatome, extraluminäre Blutansammlungen und Austritt von Darminhalt.

Kleinere Verletzungen werden durch ein- oder zweireihige dichtgestochene Knopfnähte mit feinem resorbierbarem Nahtmaterial unmittelbar versorgt. Sicherung der Naht durch Dekompression der proximal gelegenen Abschnitte mit einer Sonde für die Dauer von ca. 4–6 Tagen.

Bei ausgedehnten Verletzungen, schwieriger Zugänglichkeit und erschwerter Korrekturmöglichkeit muß man das Duodenum reparieren und zusätzlich zeitweilig durch eine Gastroenterostomie oder definitiv durch eine distale Magenresektion und Gastrojejunostomie nach Billroth II entlasten bzw. endgültig ausschließen.

Bei umschriebenen schweren Verletzungen des distalen Duodenums oder solchen der Duodenojejunalflexur kann man das distale traumatisierte Segment resezieren und das proximale Duodenum aus der aortomesenterialen Gefäßgabel mitsamt dem Mesoduodenum auslösen und den Stumpf mit dem proximalen Jejunum terminoterminal im rechten Oberbauch wieder vereinigen (s. auch Abb. 24.7 a–e). Macht dies Schwierigkeiten, verfährt man wie oben angegeben und schließt das Duodenalrohr aus der Passage aus.

Eingeklemmte oder perforierende Fremdkörper sind bei systematischer Kontrolle des Duodenalrohrs meist tast- oder sichtbar. Nach Inzision der angrenzenden gesunden Duodenalwand und Entfernen des Fremdkörpers erfolgt der Wundverschluß durch zweireihige Allschichtknopfnaht.

Vielfältig sind die Ursachen einer Verletzung der hinteren Duodenalwand, z.B. der perforierende eingeklemmte präpapilläre Gallengangstein, Verletzungen des terminalen Ductus choledochus einschließlich solcher der hinteren Duodenalwand infolge endoskopischer oder chirurgischer Papillotomie, Papillenplastik, Neueinpflanzung des Ductus

choledochus nach Exzision des papillären Schließapparates, z.B. beim benignen Papillentumor, sowie Perforation nach Bougierung und infolge diagnostischer Sondierung oder Dilatation.

Die Darstellung solcher Leckagen erfordert eine ausgiebige Mobilisation des Duodenums von lateral. Das absteigende Duodenum muß dabei einschließlich Knieregion so mobil gemacht werden, daß es von der V. cava inferior abgelöst wird und die retroduodenalen Abschnitte mitsamt dem terminalen Ductus choledochus und der Papillenregion herausluxiert und sichtbar werden (Abb. 24.2 a). Sofern der Defekt nicht unmittelbar erkennbar ist, spritzt man mit einer dünnen Kanüle eine wäßrige Blaulösung in den Ductus choledochus.

Über eine quere Choledochotomie wird eine gut palpable Bougie transpapillär in die Duodenallichtung vorgeschoben. Das Leck wird mit feinsten resorbierbaren Knopfnähten geschlossen (Abb. 24.2 a, b).

Nach Einlegen eines dekomprimierenden T-Drains wird die Inzision am Ductus choledochus mit feinstem resorbierbarem Nahtmaterial verschlossen.

Bei einem größeren Leck, d.h. bei Gefahr einer Naht- oder Narbenstenose empfiehlt sich das transduodeno-transpapilläre Einlegen eines vielfach perforierten Redon-Schlauches, der die Galle unmittelbar ins Duodenum abfließen läßt.

Der Drain wird im Bereich des duodenalen Knies herausgeleitet, nach der Witzel- oder Kader-Methode abgedichtet und durch eine gesonderte Stichinzision durch die Bauchdecke geführt (Abb. 24.2 c). Die Drainage wird wenigstens 3 Monate (besser länger) belassen.

Bei der Perforation eines Gallenblasensteins ins Duodenum wird cholezystektomiert und das duodenale Leck durch eine dichte Knopfnaht verschlossen.

Intraoperative Komplikationen

Folgenschwerste Komplikation ist das Übersehen einer perforierenden Verletzung der Duodenalwand. Dies ist am häufigsten der Fall bei Alteration der peripapillären dorsalen Duodenalwand sowie im Bereich des terminalen Ductus choledochus.

Wichtigste Hilfen zum Auffinden sind die Rundumkontrolle des Duodenalrohrs, d.h. die ausgiebige Mobilisation und das Herausdrehen der duodenalen Hinterwand, sowie der Dichtigkeitstest mit wäßriger Blaulösung.

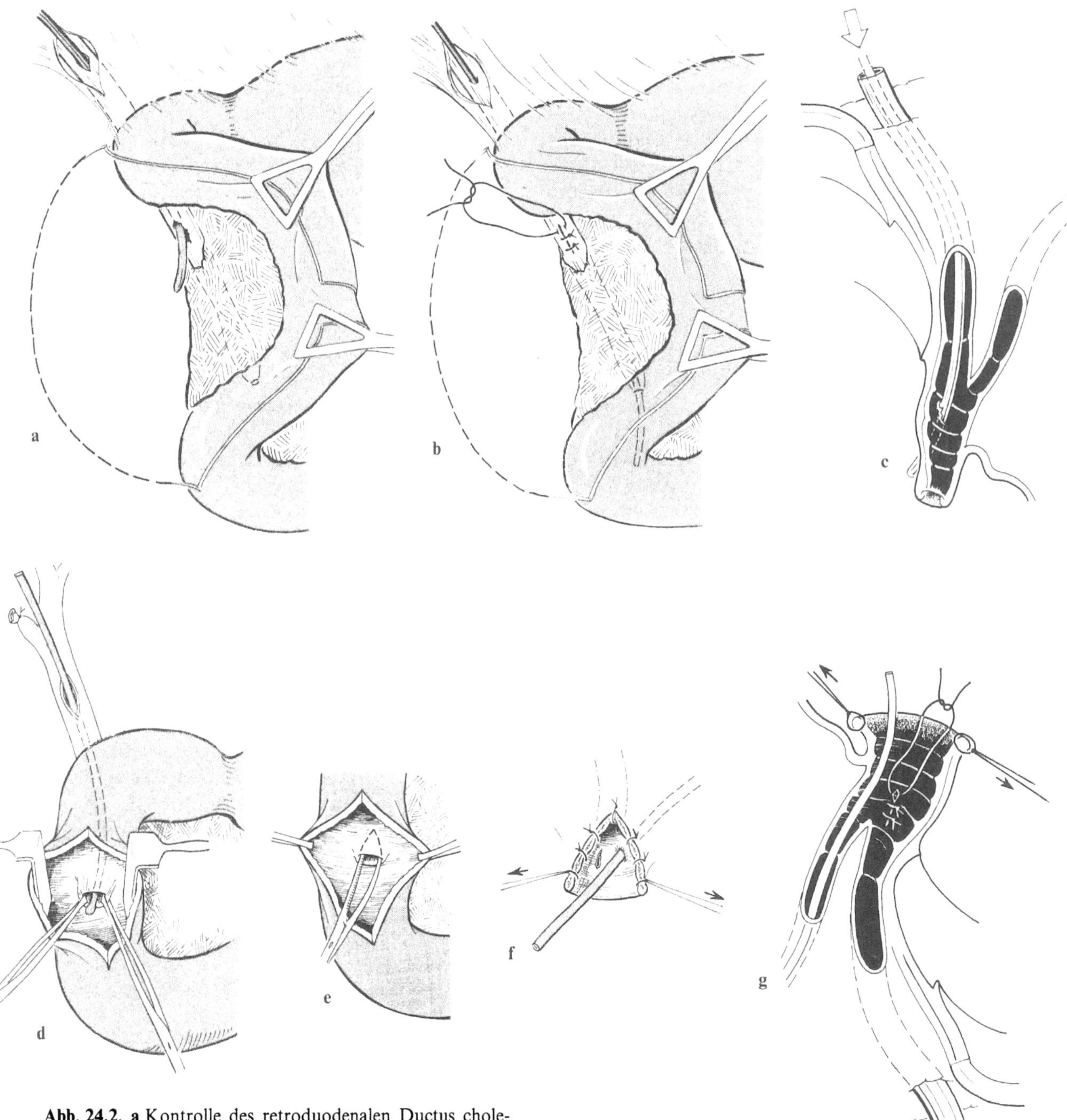

Abb. 24.2. a Kontrolle des retroduodenalen Ductus choledochus durch ausgiebige laterale Mobilisation und Herausdrehen des absteigenden Duodenalrohrs. Darstellen eines kleineren suprapapillären Defekts des Gallenganges. Ist das Leck nicht ohne weiteres sichtbar, spritzt man eine wäßrige Blaulösung zum Nachweis in den Ductus choledochus. **b** Über eine kleine quere Choledochotomie wird eine gut palpable Bougie in den Ductus choledochus und transpapillär in das Duodenum vorgeschoben. Unter Führung und Schutz dieser Bougie wird das Gallengangleck mit feinsten resorbierbaren Knopfnähten versorgt. Die Inzision am Ductus choledochus wird über einen T-Drain quer verschlossen. Der abführende Schenkel sollte über die Nahtstelle hinaus reichen. **c–g** Bei größeren, direkt reparablen Choledochusdefekten kann man Naht- und Kaliberweite (d.h. ausreichenden Gallefluß) durch einen transduodenalen, transpapillären Drain gewährleisten. Wir benutzen ein mehrfach perforiertes Drainrohr (z.B. Redon). Es wird in der Knieregion in die Duodenallichtung eingeführt und transpapillär in den Ductus hepaticus hinaufgeführt. Der Drain wird durch gesonderte Stichinzision aus der Bauchdecke herausgeleitet, die Drainsicherung erfolgt nach der Witzel- oder Kader-Methode. (**d** und **e** nach Hess et al. 1985)

Weitere Gefahren sind die schwierige Naht, d. h. die Naht unter Spannung, oder die unzureichende Erfassung allschichtiger Nahtlager.

Solche Fährnisse werden durch eine ausreichende Darstellung der verletzten Duodenalsegmente vermieden.

Postoperative Komplikationen, s. S. 332.

Divertikel

Allgemeines

Divertikel des Duodenums sind Prolapse der Tunica mucosa; sie kommen in der Ein- und Mehrzahl vor (Abb. 24.3 a–e).

Problematisch ist nicht die Diagnose, sondern die Feststellung des jeweiligen individuellen Krankheitswerts. Konkurrierend sind sämtliche häufigeren Krankheitsbilder des Oberbauchs auszuschließen, z. B. Ulcus ventriculi sive duodeni, Cholezystolithiase, Cholezystitis, Cholangiolithiase und Cholangitis, primäre oder sekundäre Papillenstenose und Pankreatitis.

Narkose: Allgemeinnarkose.

Lagerung: Rückenlage.

Zugangsweg: oberer Medianschnitt.

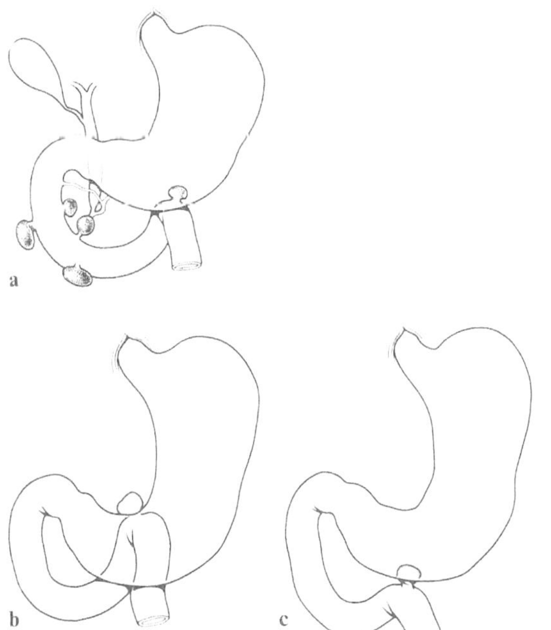

Abb. 24.3 a–c. Divertikel. Häufigste und wichtigste Lokalisationsformen. **a** Gesamtübersicht; **b, c** Divertikel an der Flexura duodenojejunalis mit möglichen differentialdiagnostischen Schwierigkeiten

Indikationen

Die Indikation wird zurückhaltend gestellt. Eindeutig ist die Anzeige zur Operation bei Blutung, Ulkus, Perforation, bei papillennahem Sitz und Störungen des Galleflusses, beim Verdacht auf eine maligne Geschwulst im Divertikel und beim Blindsacksyndrom.

Technik

Divertikel der Pars descendens duodeni werden grundsätzlich von lateral her angegangen (Abb. 24.4 a, S. 270; s. auch Abb. 6.2, S. 36). Der Weg von medial durch das Pankreas ist immer komplikationsträchtig. Ist die laterale Präparation schwierig, geht man transduodenal vor; der transduodenale Weg ist der Zugang der Wahl bei allen Divertikeln anderer Lokalisation, v. a. bei denen der papillären Region.

Wichtigste Akte der Versorgung sind die Resektion des Schleimhautsackes (Abb. 24.4 b) sowie der unter klarer Sicht dichtgestochene Nahtverschluß der Tunica muscularis. Sofern man diese Nahtlager nicht sehen kann, muß man sie tasten und so die Führung der Nadel kontrollieren (Abb. 24.4 c, 24.5). Die Duodenotomie wird mit einer zweireihigen Knopfnaht geschlossen. Größere Divertikel müssen reseziert, kleinere können eingestülpt werden.

Besonderheiten

Besonderheiten ergeben sich
- beim peripapillären Divertikel,
- bei Divertikulose,
- beim intraduodenalen oder intramuralen Divertikel bzw. Segel oder Membran,
- bei Choledochozele.

Trandduodenales Vorgehen beim *peripapillären Divertikel:* Ductus choledochus und pancreaticus sowie die Papille müssen vor Verletzungen und Stenosen, die unmittelbar durch die Naht oder später durch Narbenbildung entstehen können, geschützt werden. Dazu wird über eine Choledochotomie eine gut palpable Bougie über den Gallengang in die Duodenallichtung geführt (Abb. 24.5 a). Divertikel bzw. Fundus werden gefaßt, und die prolabierte Schleimhaut mit einer Klemme in die Lichtung gezogen (Abb. 24.5 b).

Bei liegender Bougie wird die Schleimhaut reseziert und die Duodenalwand allschichtig einreihig mit resorbierbaren Knopfnähten verschlossen (Abb. 24.5 e, f). Zur Identifizierung der muskulären Nahtlager orientiert man sich palpatorisch mit dem Finger (Abb. 24.5 d).

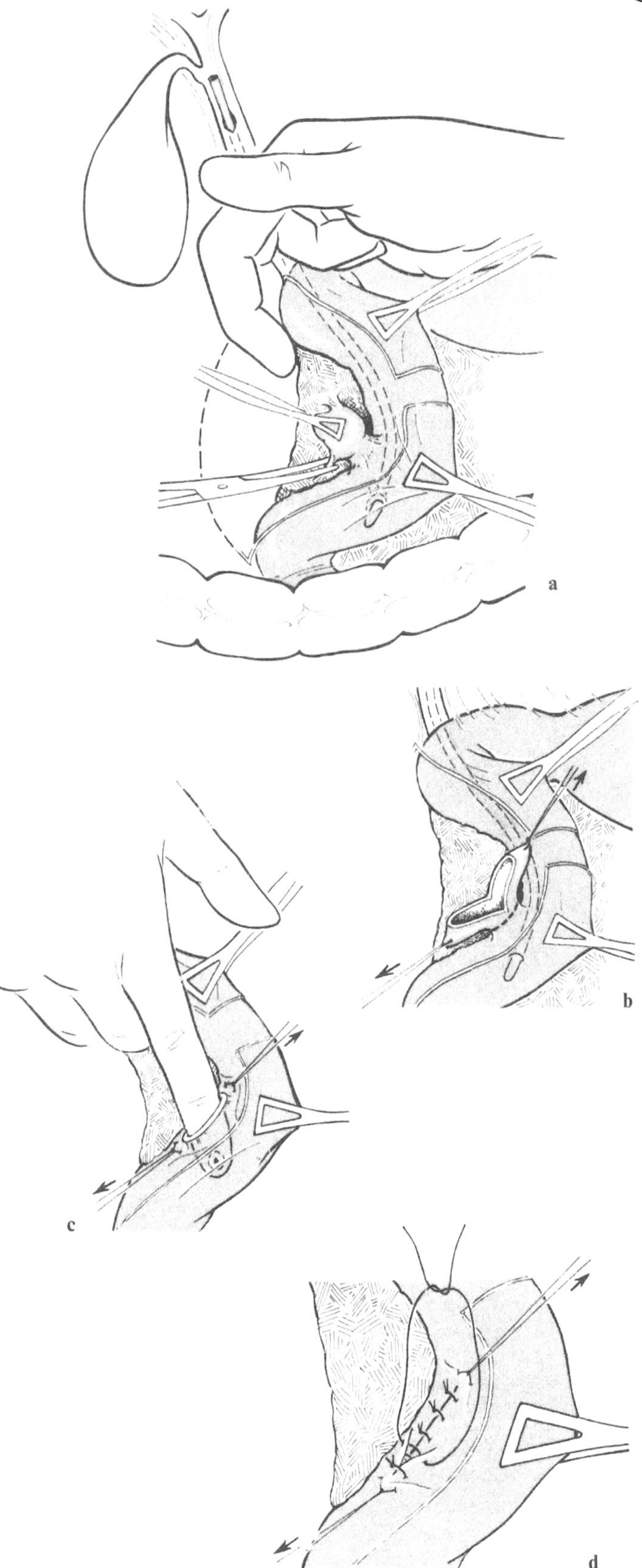

◁ **Abb. 24.4. a** Bei Lokalisation des Divertikels in der Pars descendens wird grundsätzlich von lateral her vorgegangen. Falls die laterale Präparation schwierig oder nicht möglich ist, geht man transduodenal vor. **b** Das Divertikel ist an seiner Basis abgesetzt. Palpatorisch orientiert man sich über die Lage und eventuelle Gefährdung der Papille und zugleich über das Nahtlager der Duodenalwand, d.h. die Tunica muscularis (**c**). Die äußere Duodenalwand wird mit zweireihiger Knopfnaht verschlossen (**d**)

Abb. 24.5 a–h. Bei papillennahen Divertikeln geht man ▷ transduodenal vor. Sofern man das Divertikel nicht sieht, kann man den muskulären Wanddefekt ertasten. Mit Hilfe einer Klemme wird der Divertikelfundus gefaßt (**a**) und in die Duodenallichtung (**b**) gezogen. Bei unmittelbarer Nachbarschaft der Papille wird vorsorglich eine gut sichtbare und tastbare Bougie durch eine Choledochotomie transpapillar vorgeschoben. Der Ductus pancreaticus wird mit einem Drain markiert (**c**). Palpatorische Identifikation des Muskelrandes (**d, e**), dichtgestochene einreihige Allschichtknopfnaht (**f**). Die Vorderwand wird durch eine zweireihige Knopfnaht (**g, h**) verschlossen
1 Divertikel

Bei der seltenen *Divertikulose* des Duodenums mit Krankheitswert, d.h. mit erheblichen Störungen der Passage, wird das Duodenum ausgeschaltet. Hierzu führt man eine distale Magenresektion durch und legt eine Anastomose nach Billroth II an.

Intramurale Divertikel werden zur genauen Lokalisation endoskopisch vermessen. Verfahren der Wahl ist die endoskopische Resektion. Ist dies nicht möglich, erfolgt eine Duodenotomie mit Längsinzision der vorderen Duodenalwand. Der Pylorus wird respektiert, d.h. man geht wenigstens 3 cm unterhalb ein. Die in die Lichtung ragende Schleimhautfalte wird am Ansatz reseziert und die Wunde durch eine dichtgestochene Schleimhautnaht verschlossen. Die Duodenotomie wird quer verschlossen (Abb. 24.5 g, h).

Zur Behandlung der *Choledochozele* mit Cholangitis oder Abflußstörung der Galle gibt es folgende Möglichkeiten: Bei kurzstreckigem, engem papillennahem Segment kann man endoskopisch eine Papillotomie versuchen. Erweist sich dieses Manöver klinisch wie funktionell (Kontrolle durch ERCP) als unzureichend, legt man transduodenal eine Papillenplastik mit Keilexzision des Sphinkterapparats und eine Schleimhautnaht an; dabei muß die Inzision den distalen Rand der Ektasie erreichen. Liegt die Choledochozele höher, wird

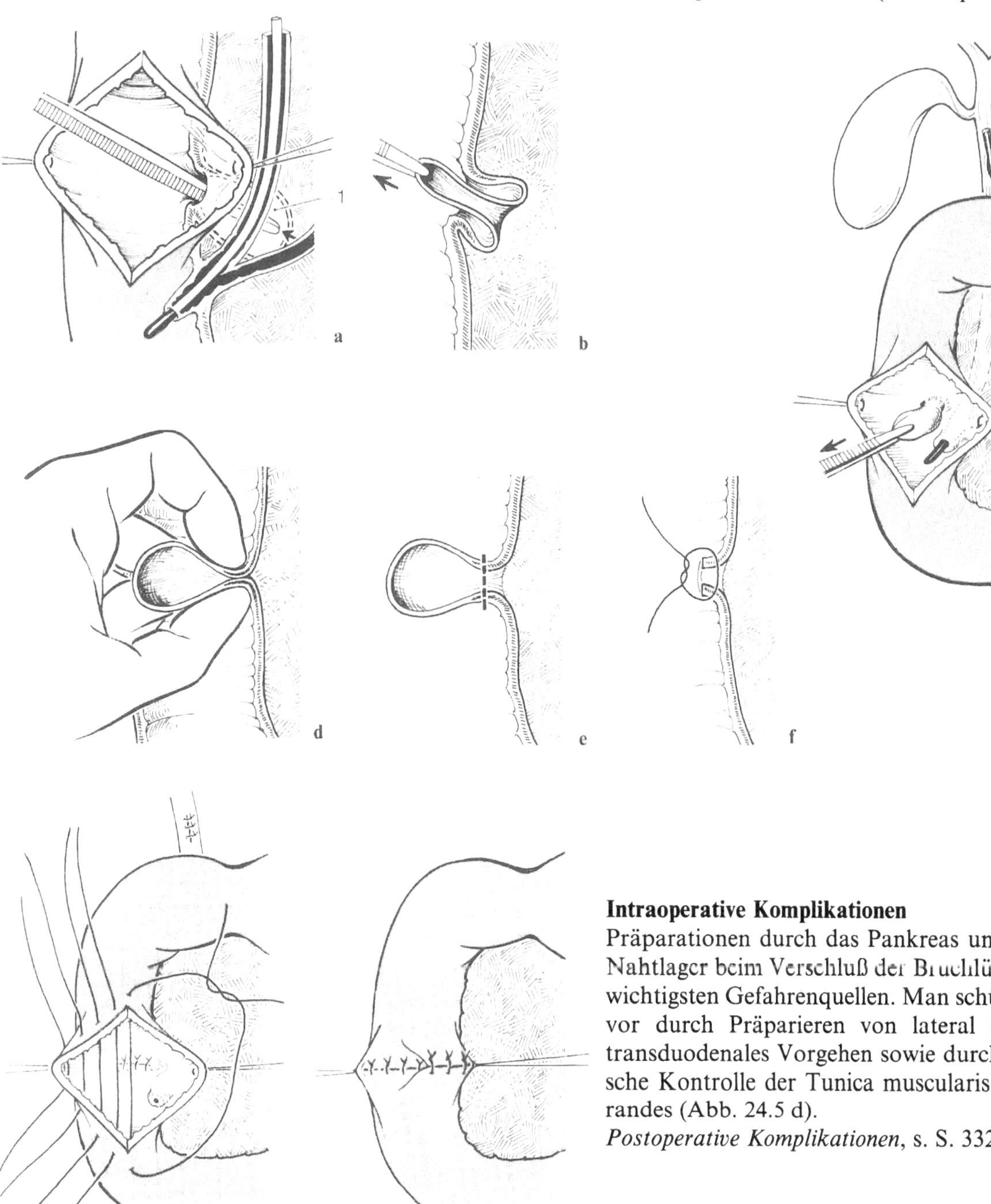

sie total reseziert, die Gallenblase exstirpiert und eine biliodigestive Anastomose mit einem isoperistaltisch angeschlossenen Y-Segment angelegt. Die Papille bleibt erhalten; der Stumpf des terminalen Ductus choledochus wird bis auf die Ebene der Duodenalwand reseziert und durch Naht verschlossen. So wird die biliäre Passage wiederhergestellt, und der Ductus pancreaticus bleibt intakt.

Intraoperative Komplikationen

Präparationen durch das Pankreas und unsichere Nahtlager beim Verschluß der Bruchlücke sind die wichtigsten Gefahrenquellen. Man schützt sich davor durch Präparieren von lateral oder durch transduodenales Vorgehen sowie durch palpatorische Kontrolle der Tunica muscularis des Bruchrandes (Abb. 24.5 d).

Postoperative Komplikationen, s. S. 332.

Arteriomesenterialer Duodenalverschluß

Allgemeines

Das Krankheitsbild führt zu einer anfallsweise auftretenden inkompletten oder kompletten Stenose der Pars horizontalis duodeni. Ursache ist eine Einklemmung des Duodenalrohrs zwischen Aorta abdominalis und A. mesenterica superior. Auslösend können sein: narbige Verziehungen im Bereich des Mesenteriums nach Pankreatitis oder Peritonitis sowie Schwund von Fettgewebe in der Gefäßschere.

Indikation

Kritische Indikationsstellung. Die Diagnose muß radiologisch und klinisch gesichert sein. Pathognomonisch ist die symptomatische Besserung in Knie-Ellbogen-Lage.

Narkose: Allgemeinnarkose.

Zugangswege: oberer Medianschnitt, oberer Querschnitt.

Technik

Zur chirurgischen Versorgung gibt es 2 Möglichkeiten:

1. Durchtrennung des proximalen Jejunums distal der Flexura duodenojejunalis (Abb. 24.6 a, b).

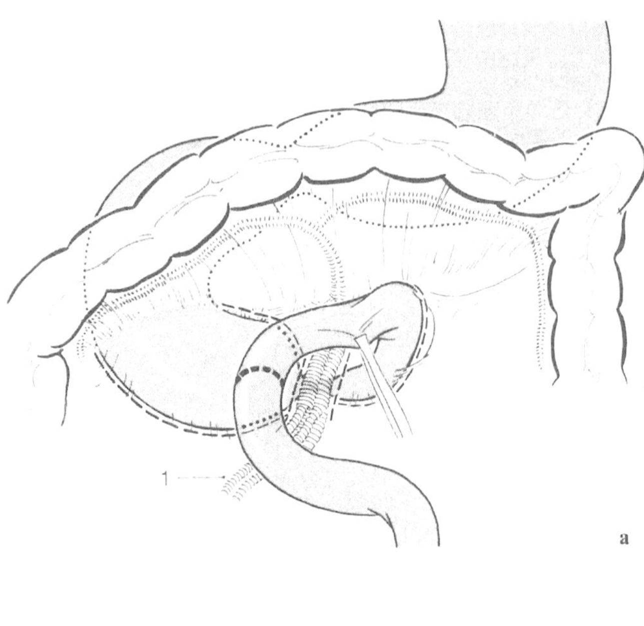

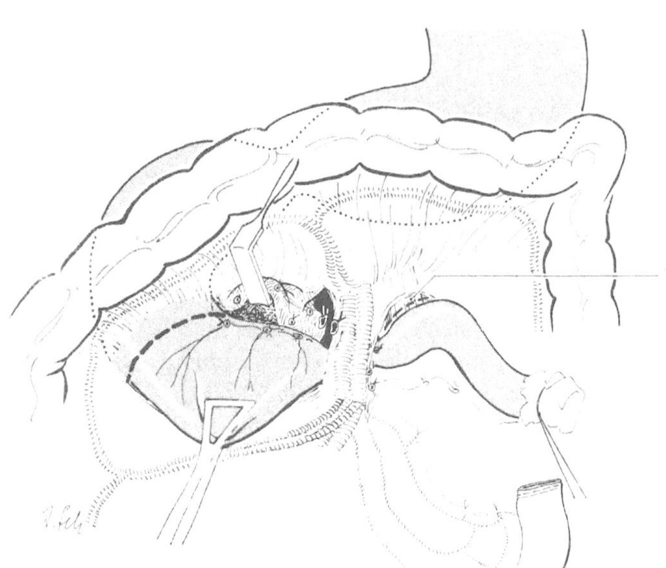

Herauslösen der Pars horizontalis duodeni aus der Arterienschere nach rechts seitlich. Im Bereich des duodenalen Knies wird das distale Duodenalsegment abgesetzt und der Duodenalstumpf mit dem proximalen Jejunum terminoterminal durch eine dichtgestochene Knopfnaht im Bereich des peripheren Duodenalrohrs sowie des Mesokolons anastomosiert. Die peritonealen Fenster werden geschlossen (Abb. 24.7 a–e).

2. Ausschaltung des Duodenums durch eine distale Magenresektion und Reparation nach Billroth II oder in Roux-Y-Form (Abb. 24.7 d).

Intraoperative Komplikationen

Bei Herauslösung des Duodenalrohres aus der Gefäßschere kann die Versorgung des Mesoduodenums Schwierigkeiten bereiten (Abb. 24.7 a). Blutungen können Sicht und Präparation erheblich erschweren. Deshalb hält man sich dicht am Darmrohr, setzt die meist nur schmale Darmwurzel in kleinen Portionen ab und versorgt sie durch Transfixationen. Weicht man von diesem Wege ab, kann auch die A. mesenterica superior gefährdet werden.

Postoperative Komplikationen, s. S. 332.

◁ **Abb. 24.6 a, b.** Arteriomesenterialer Verschluß des Duodenums.
a Mobilisation der Flexura duodenojejunalis, Inzision des Treitz-Bandes sowie Absetzen des Mesoduodenums (– – –); Durchtrennung des proximalen Jejunums
1 Vasa colica dextra.
b Das distale Duodenum wird beiderseits der Gefäßschere vollends skelettiert. Der unterhalb des Knies gelegene Teil wird mit der Klemme gefaßt
1 M. suspensorius duodeni (Treitz-Band)

Abb. 24.7. a Weitere Skelettierung des Duodenums beim Ar- ▷
teriomesenterialverschluß; Absetzen am Mesoduodenum.
b Auslösen des distalen Duodenalsegments aus der aortomesenterialen Gefäßgabel. Die Luxation erfolgt behutsam durch Schub und Zug.
1 Vasa colica dextra (Variante: über Duodenum III verlaufend).
c *Cave:* A. und V. mesenterica superior und eine noch abzweigende A. und V. colica dextra
d Nach adäquater Resektion des distalen Duodenalrohrs: terminoterminale Duodenojejunostomie mit dichtgestochener einreihiger Allschichtknopfnaht mit resorbierbarem Nahtmaterial. Reparation der Mesokolonwand sowie des parietalen Peritonealblatts im Bereich der Flexura duodenojejunalis
1 Plica duodenojejunalis superior *2* Recessus duodenalis
3 Plica duodenojejunalis inferior
e Ausschaltung des Duodenums durch eine distale Magenresektion, Durchtrennung des Treitz-Bandes. Passagewiederherstellung durch antekolische isoperistaltische Gastrojejunostomie (B II) und Anlage einer Enteroenteroanastomose

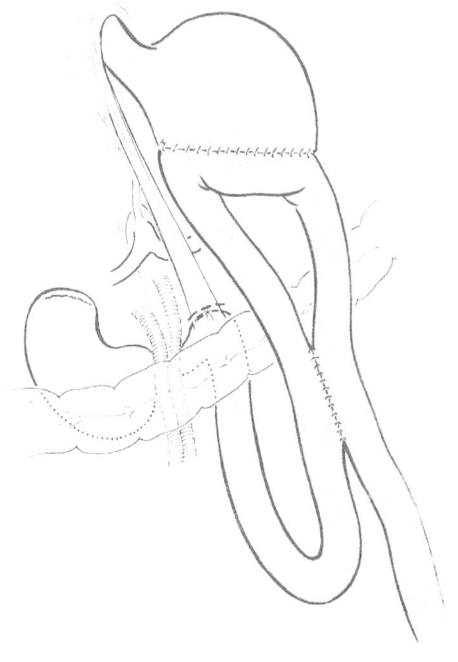

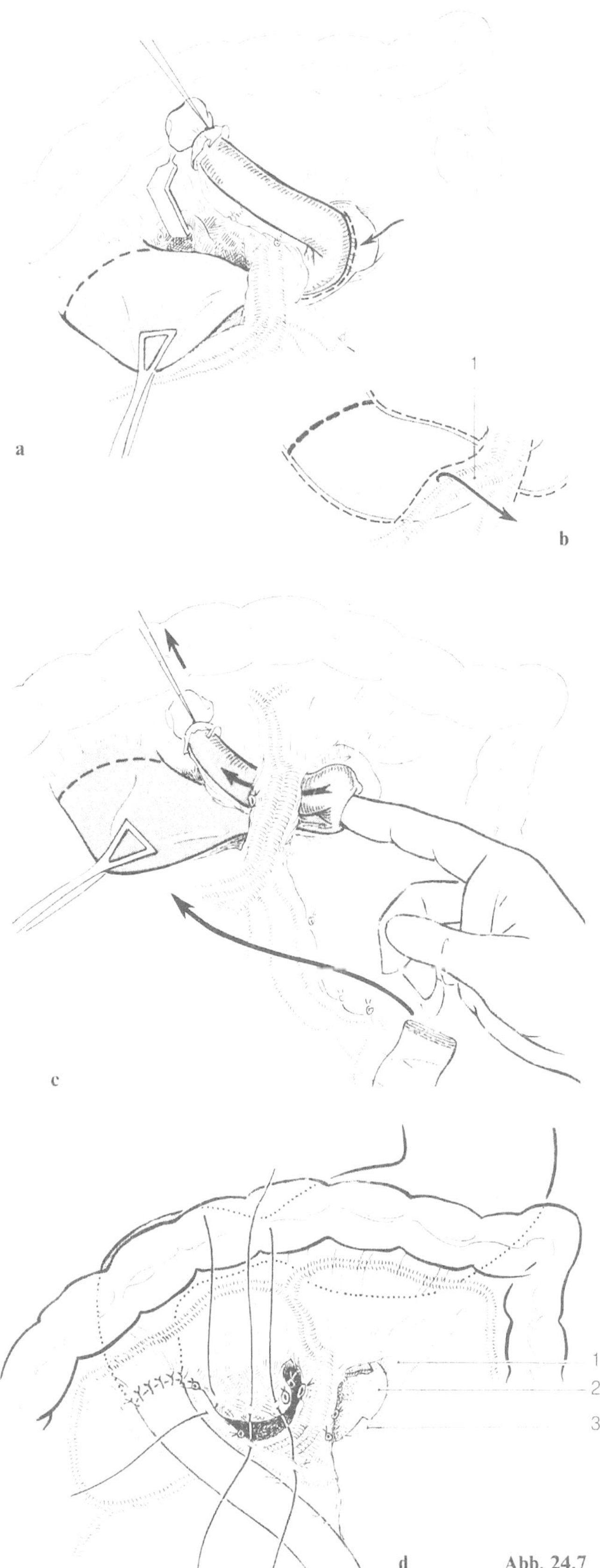

Abb. 24.7

Pancreas anulare

Allgemeines

Das Pancreas anulare ist eine Bindegewebs- oder Parenchymbrücke, die der vorderen Duodenalwand unterhalb der Papille aufliegt. Über lange Jahre stumm, kann es z.B. durch eine Pankreatitis oder Periduodenitis zu einer Engerstellung und damit zu einer Störung der duodenalen Passage kommen.

Indikationen

Indikation ist der inkomplette oder komplette duodenale Ileus.

Narkose: Allgemeinnarkose.

Lagerung: Rückenlagerung.

Zugangswege: oberer Medianschnitt, obere Querinzision.

Vorbereitung

Obligat ist die ERCP zum Nachweis oder Ausschluß eines Pankreasganges in der Brücke.

Technik

Das Lig. duodenocolicum wird abgelöst und das absteigende Duodenum ausgiebig von lateral und behutsam von medial her mobilisiert.

Sofern es sich lediglich um einen Bindegewebsstrang handelt, kann das der Duodenalwand aufliegende Band reseziert werden (Abb. 24.8 a).

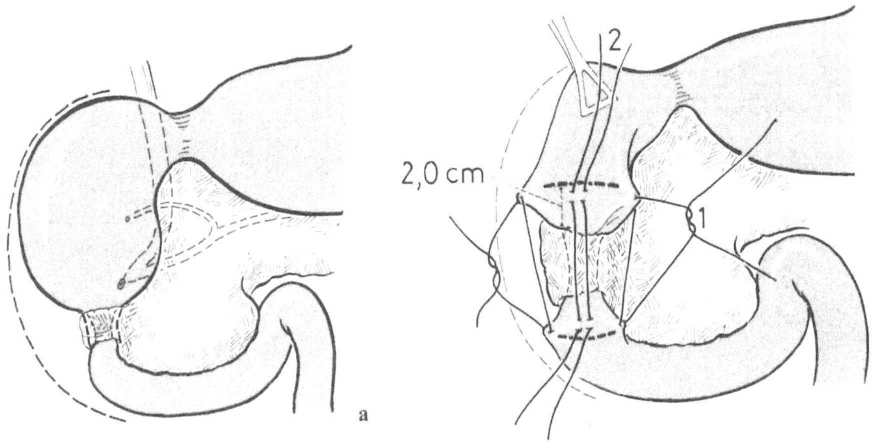

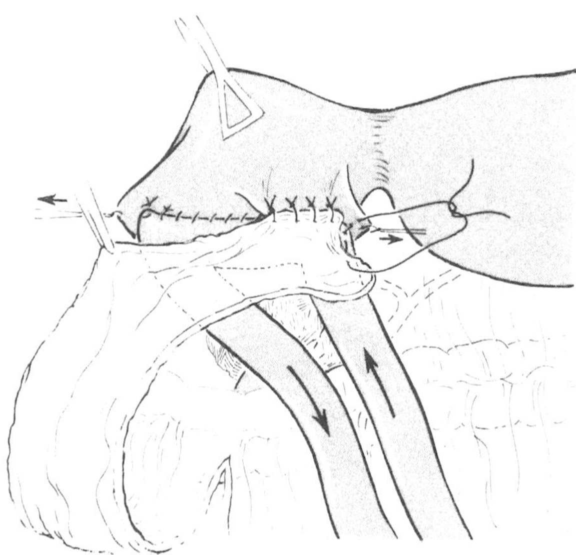

Abb. 24.8 a–f. Pancreas anulare. **a** Resektion eines Bindege-
websstranges über der vorderen Duodenalwand (*Cave:* Pankreasgang, Ausschluß durch ERCP obligat). **b** Laterolaterale Duodenoduodenostomie. Die Operation beginnt mit
einer ausgiebigen lateralen Mobilisation einschließlich der
Knieregion sowie dem Ablösen des Lig. duodenocolicum.
Man kann zunächst eine Hinterwandbrücke über das Pancreas anulare mit Hilfe von Knopfnähten bilden (*1, 2*). Inzision der duodenalen Vorderwand etwa 2 cm vom Ober- und
Unterrand des Pancreas anulare, sofern man die vorge-
nannte Naht legt, genügt ein Nahtrand von 1 cm. **c** Dichter
Schluß der duodenalen Hinterwandnaht. Inzision der Duodenalwand (– – –). **d** Einreihige Allschichtknopfnaht der
duodenalen Vorderwand. **e, f** Ausschalten des absteigenden,
stenosierten Duodenalsegments (hier: Ductus Santorini im
Pancreas anulare) durch eine antekolische isoperistaltische,
durch Enteroenteroanastomose kurzgeschlossene Duodenojejunostomie. Die Anastomose erfolgt mit dem Bulbus duodeni; die Achse kann je nach Größenverhältnissen quer oder
(in der Regel) schräg gestellt werden. Die Anastomosennaht
erfolgt mit dichtgestochener, einreihiger Allschichtknopfnaht mit resorbierbarem Nahtmaterial. Decken der Vorderwandnaht mit einem gesunden Netzzipfel

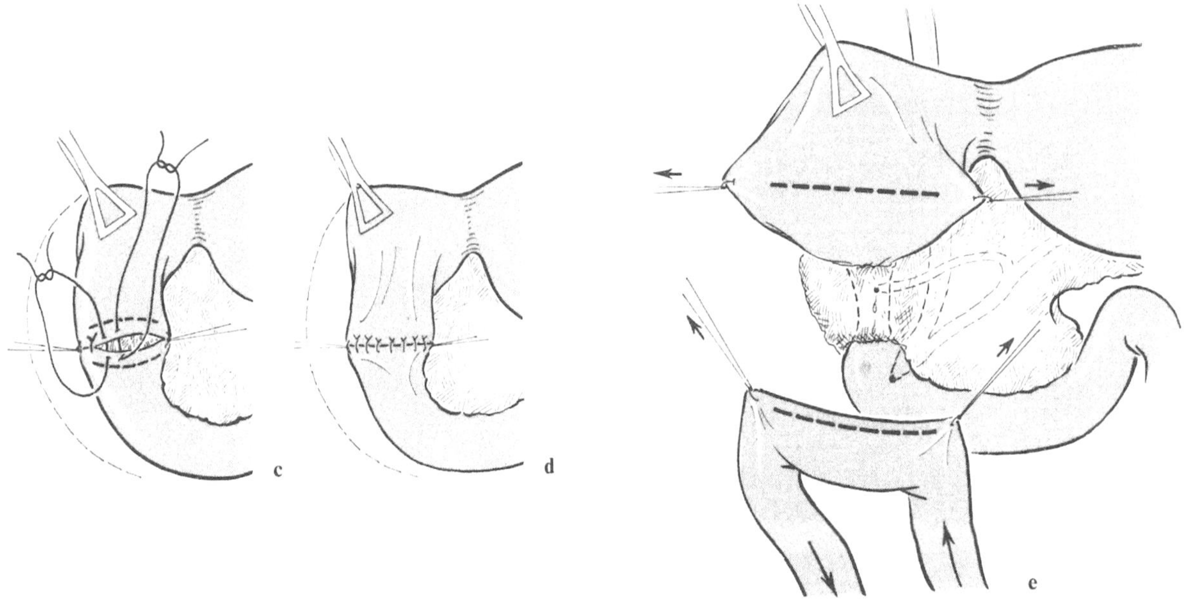

Liegt eine parenchymatöse Brücke mit oder ohne größerenGanganteil vor, gibt es 2 Möglichkeiten:

1) Verfahren der Wahl: vordere Duodenotomie mit Durchtrennung der duodenalen Vorderwand etwa 2 cm ober- und unterhalb des Pancreas anulare; Anastomosieren des Duodenalrohrs über der Brücke und dichtgestochene Allschichtknopfnähte (Abb. 24.8 b–d).

2) Ausschaltung der Duodenalpassage durch eine Duodenojejunostomie mit Braun-Fußpunktanastomose oder besser durch eine distale Magenresektion und eine Billroth-II-Anastomose (Abb. 24.8 e, f).

Intraoperative Komplikationen

Bei der Duodenoduodenostomie darf die Naht, v. a. die der Hinterwand, nicht unter Spannung stehen, weshalb das Duodenum ausgiebig zu mobilisieren ist.

Seltene, aber bedrohliche Komplikation: Durchtrennung eines Hauptastes des Ductus pancreaticus. Diese Störung vermeidet man durch präoperative ERCP und/oder durch Anwendung der Duodenoduodenostomie.

Postoperative Komplikationen, s. S. 332.

Literatur

Verletzungen

Barbier H (1961) Die stumpfen Duodenalverletzungen und ihre Behandlung. Zentralbl Chir 86:1563

Burrus GR, Howell JF, Jordan GL jr (1961) Traumatic duodenal injuries: analysis of 86 cases. J Trauma 1:96

Donovan AJ, Hagen WE (1966) Traumatic perforation of the duodenum. Am J Surg 11:341

Hess W, Cirenei A, Rohner A, Akovbiantz A (1985) Erkrankungen der Gallenwege und des Pancreas, Pathologie — Diagnostik — Therapie. Piccin, Padova

Morton JR, Jordan GL jr (1968) Traumatic duodenal injuries: review of 131 cases. J Trauma 8:127

Divertikel

Greenler J, Curtis C (1950) Duodenal diverticula. Arch Surg 60:1011

Heiss WH (1963) Zur Klinik und Therapie der Duodenaldivertikel. MMW 1:902

Juler GL, List JW, Stemmler EA, Connoly JE (1969) Perforating duodenal diverticulitis. Arch Surg 99:572

Kothe W, Nowalzny K, Albert H (1970) Probleme der Behandlung des Duodenaldivertikels. Zentralbl Chir 95:763

Lassrich MA, Prévôt R (1983) Röntgendiagnostik des Verdauungstraktes bei Kindern und Erwachsenen, 2. Aufl. Thieme, Stuttgart

McSherry CK, Glenn F (1970) Biliary tract obstruction and duodenal diverticula. Surg Gynecol Obstet 130:829

Munnell ER, Preston WJ (1966) Complications of duodenal diverticula. Arch Surg 92:152

Pimparkar BD (1966) Diverticulosis of the small intestine. In: Bockus HL (ed) Gastroenterology, Vol. II. Saunders, Philadelphia

Withcomb JG (1964) Duodenal diverticulum. Arch Surg 88:275

Arteriomesenteriale Duodenalkompression

Cimmino CV (1961) Arteriomesenteric occlusion of the duodenum: An entity? Radiology 78:828

Hearne JB (1966) Duodenal ileus with special reference to superior mesenteric artery compression. Radiology 86:305

Hülshoff T (1957) Arterio-mesenteriale Duodenalkompression. MMW 100:1353

Nugent FW, Braach W, Epstein H (1966) Diagnosis and surgical treatment of arteriomesenteric obstruction of the duodenum. J Am Med Assoc 196:1091

Puranik SR, Keiser RP, Gilbert MD (1972) Arteriomesenteric duodenal compression in children. Am J Surg 124:334

Thomas TV (1971) Arteriomesenteric compression of the duodenum. Int Surg 56:304

Pancreas anulare

Alexandre H (1970) Annular pancreas in the adult. Am J Surg 119:702

Kirschner P, Mangold G, Kümmerlc F (1974) Komplikationen bei Pancreas anulare und ihre Behandlung. Therapiewoche 24:1988

Linder FW, Fritsche P (1956) Das Pancreas anulare. Bericht über zwei operierte Fälle unter Berücksichtigung von 110 Veröffentlichungen der Weltliteratur. Langenbecks Arch Chir 283:428

Peiper HJ, Muller-Heubach E (1968) Das Pancreas anulare und seine chirurgische Behandlung. Langenbecks Arch Chir 320:322

Thomford W, Knight P, Pale W, Madura J (1972) Annular pancreas in the adult. Selection of operation. Ann Surg 178:159

25 Eingriffe bei Blutungen aus Magen und Duodenum

H.D. Becker, K.H. Schriefers, Th. Effenberger

Allgemeines

Häufigste Quelle der gastrointestinalen Blutung ist das blutende Ulkus duodeni, es folgen Erosionen, Angiodysplasien, das Ulcus ventriculi und Varizenblutungen.

Indikationen

Eine Indikation zur chirurgischen Blutstillung ist bei der anhaltenden oder rezidivierenden Blutung gegeben. Akut ist die Anzeige, wenn zur Aufrechterhaltung des Kreislaufs kontinuierlich 4 Blutkonserven notwendig sind.

Die Einteilung der Blutung erfolgt nach dem Forrest-Schema.

Häufig geht der chirurgischen Therapie ein endoskopischer Behandlungsversuch voraus. Solche Behandlungen sind bei der Mehrzahl der Blutungen erfolgreich, dürfen aber nicht, wenn keine Blutstillung erreicht wird, zu einer Verzögerung der Operation führen.

Streßblutungen sollten konservativ bzw. endoskopisch durch Unterspritzung behandelt werden. Noch besser ist es, sie durch entsprechende Prophylaxe zu vermeiden.

Behandlung der Varizenblutung (s. S. 255).

Vorbereitung

Lagerung: Rückenlage.
Narkose: Allgemeinnarkose.
Zugangswege: oberer Medianschnitt.

Technik

Chirurgische Exploration: Bei unklarer Blutungsquelle empfiehlt sich zunächst eine quere Inzision im Bereich des Antrums; von hier aus kann man sowohl den Magen als auch das proximale Duodenum einsehen. Bei einer Duodenalblutung erfolgt eine Längsduodenotomie unter Respektierung des Pylorus. Bei einer Blutung im proximalen Magen wird eine, obere quere Gastrotomie angelegt.

Intraoperative Komplikationen

Das Nichtauffinden einer Blutungsquelle und unzureichende operative Technik sind die wichtigsten Störungsquellen. Möglicherweise wird eine Blutung nicht entdeckt bei unzureichender Exploration von Magen und Duodenum, v.a. aber auch bei Abfall des systolischen Blutdrucks.

Bei der Ulkusblutung ist die Blutstillung durch bloßes Umstechen in Magen und Duodenum unzureichend. Beim blutenden Magenulkus ist die Resektion, beim Duodenalulkus Umstechung und Blockade der Arterien das Verfahren der Wahl.

Ein anamnestisch bekanntes Ulkusleiden ist nicht immer identisch mit der jeweils bestehenden Blutungsquelle.

Ein Ulkus muß als Blutungsquelle immer aktuell identifiziert werden. Man muß auch an die Möglichkeit eines blutenden Karzinoms denken und an die damit verbundene nötige Erweiterung der Operation.

Postoperative Komplikationen, s. S. 332.

Blutendes Ulcus duodeni

Durch die anatomischen Gegebenheiten müssen massive Blutungen v.a. bei Lokalisation im Bereich der Bulbushinterwand erwartet werden (Abb. 25.1). Eine Arrosion der A. gastroduodenalis kann innerhalb kurzer Zeit zu einem massiven Blutverlust führen. Blutungen im Bereich der Bulbusvorderwand sind meist weniger heftig.

Ist ein blutendes Ulcus duodeni verifiziert, wird eine Längsinzision im Bulbus duodeni unter Respektierung des Pylorus zwischen 2 Haltefäden durchgeführt (Abb. 25.2). Nach Eröffnung des Duodenums: zunächst Darstellung der Blutungsquelle und primäre Umstechung des meist an der Hinterwand gelegenen Ulkus (Abb. 25.2). Hierbei ist zu beachten, daß zahlreiche anatomische Variationen in diesem Gefäßbereich bestehen. Nachdem eine primäre Blutstillung durch direkte Umstechung des blutenden Gefäßes erzielt worden ist, wird weiter distal und proximal im Bereich der Hinterwand die A. gastroduodenalis umstochen (Abb. 25.3). Nun wird die A. gastroduodenalis außerhalb des Duodenums aufgesucht. Hierbei muß

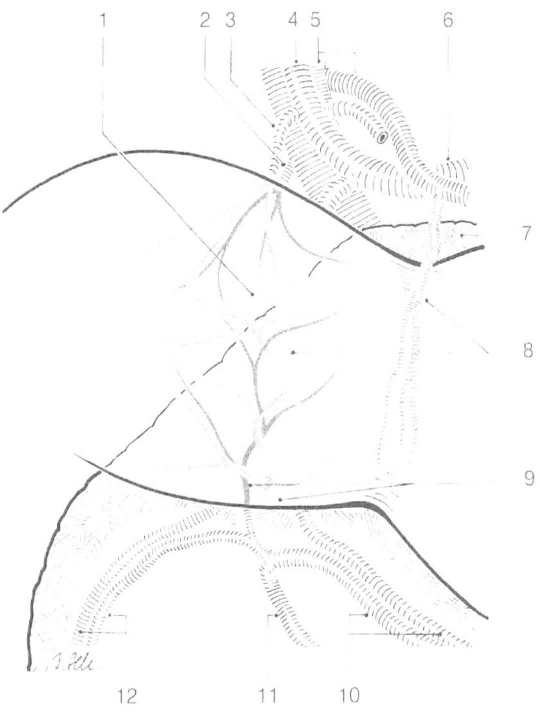

Abb. 25.1. Gefäßanatomie im Bereich der Bulbushinterwand. Neben der kaliberstarken A. gastroduodenalis entspringt eine Vielzahl von Gefäßen direkt aus der A. hepatica, die vor allem den Oberrand des Duodenums versorgen. Die Aufteilung der A. gastroduodenalis variiert stark
1 A. pancreaticoduodenalis posterior superior. *2* V. supraduodenalis. *3* A. supraduodenalis. *4* A. hepatica propria. *5* V. portae, V. coronaria ventriculi. *6* A. hepatica communis. *7* Pankreas. *8* A. und V. gastroduodenalis. *9* A. und V. infraduodenales. *10* Vasa gastroepiploica dextra. *11* V. gastroepiploica dextra. *12* A. und V. pancreaticoduodenales

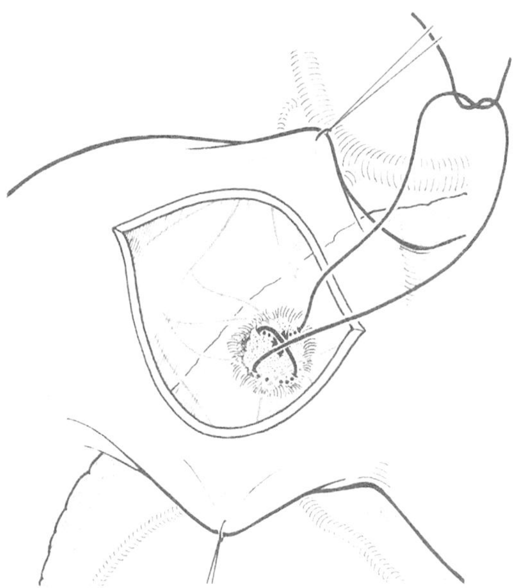

Abb. 25.2. Lokale Umstechung des blutenden Ulcus duodeni. Duodenotomie längs bis unmittelbar an den Pylorus reichend zwischen 2 Haltefäden. Lokale Umstechung des blutenden Gefäßes

das Peritoneum etwas distal des Pylorus zunächst oberflächlich durchtrennt werden (Abb. 25.4 a, b; häufig wird die A. gastrica dextra mit durchtrennt). Jetzt sucht man die A. hepatica communis auf und stellt den Abgang der A. gastroduodenalis dar. Dies kann technisch sehr schwierig sein bei abgelaufenem oder floridem Ulkus, jedoch nur die exakte Darstellung der A. gastroduodenalis verhindert die Rezidivblutung!

Die A. gastroduodenalis wird unterfahren und ligiert (Abb. 25.5); danach Ligatur der A. gastoepiploica am Unterrand des Duodenums (Abb. 25.6). Die Duodenotomie kann dann entweder quer oder häufig auch längs, zunächst durch eine fortlaufende Naht einstülpend, versorgt werden (Abb. 25.7 a–c). Durch eine zweite seromuskuläre Knopfnahtreihe (Polyglykol 3/0) gelingt

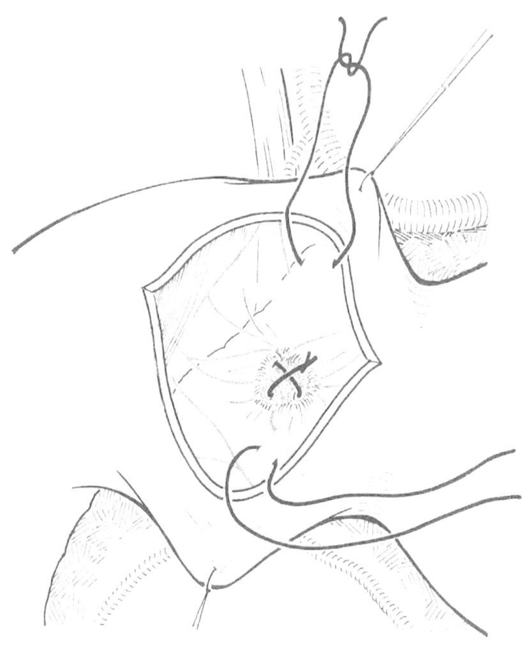

Abb. 25.3. Proximal und distal werden die zuführenden Gefäße transmural umstochen

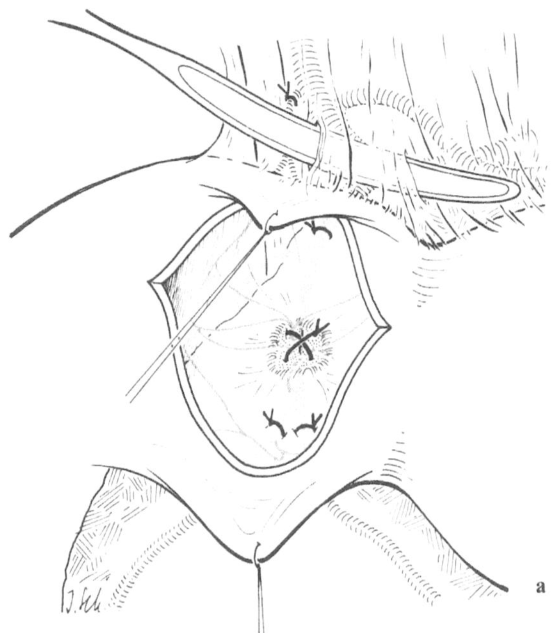

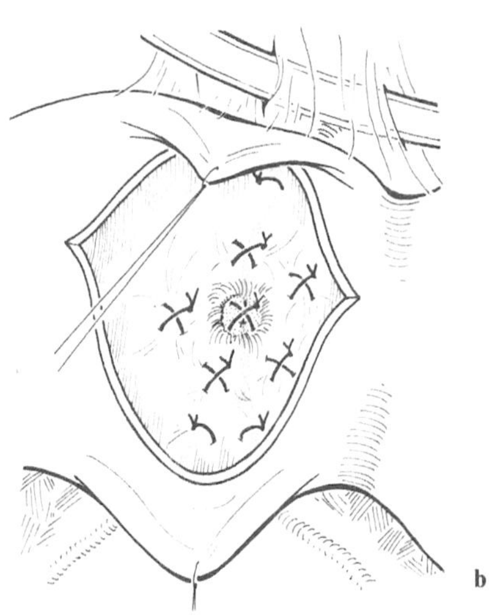

Abb. 25.4 a, b. Skelettierung des Abgangs der A. gastroduodenalis. Häufig kann hierbei die A. gastrica dextra nicht
erhalten werden

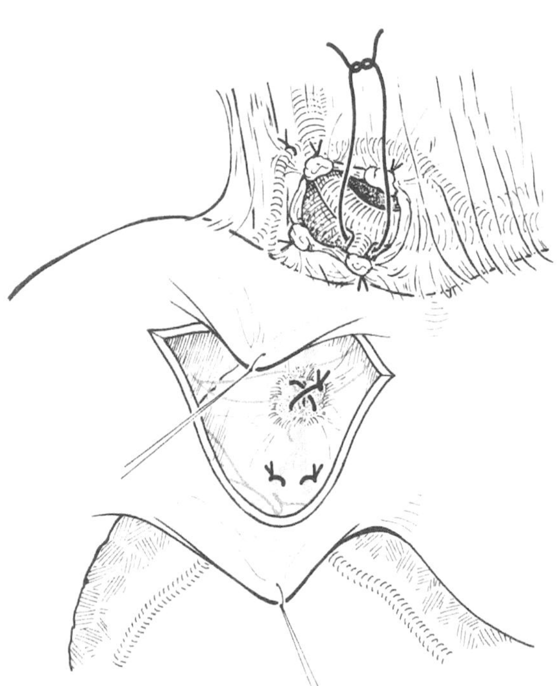

Abb. 25.5. Absolut notwendig ist die exakte Darstellung der
A. gastroduodenalis in ihrem Abgang von der A. hepatica

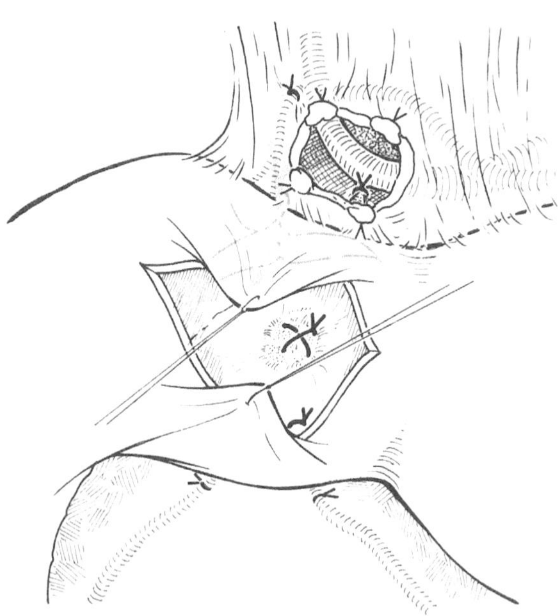

Abb. 25.6. Ligatur der A. gastroepiploica dextra und der
A. gastroduodenalis am Unterrand des Duodenums nach
Mobilisation

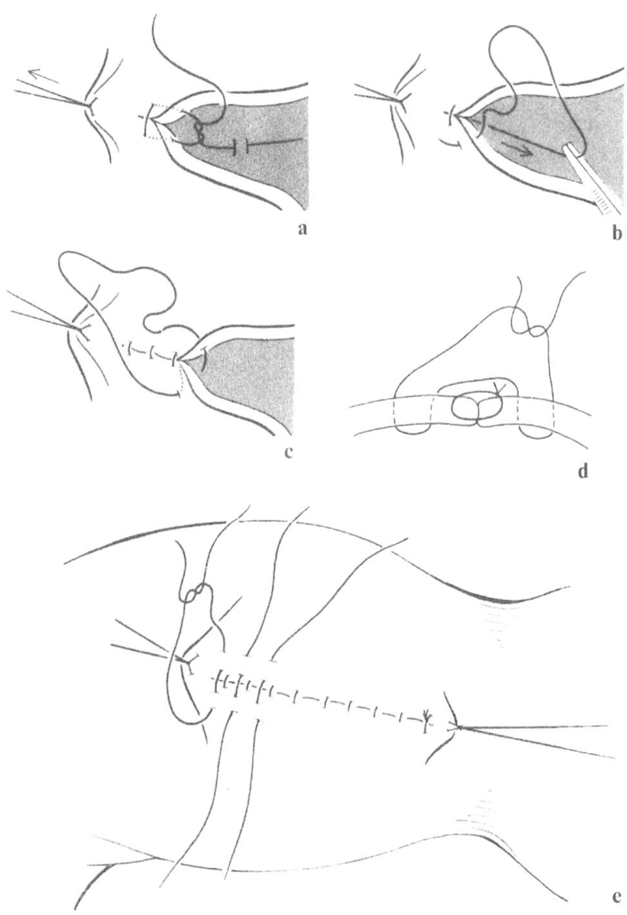

Abb. 25.7 a–e. Verschluß des Duodenums (längs). Fortlaufende einstülpende Naht.
Seromuskuläre Einzelknopfnähte über die fortlaufende einstülpende Naht. Querschnitt durch die verschlossene Duodenotomie (**d**)

meist ein sicherer Verschluß der Duodenotomie unter Erhaltung des Pylorus (Abb. 25.7 d, e). Eine Einengung des Duodenums tritt nicht auf, wenn die Inzision nicht bis in den Pylorus geführt wurde. Besteht jedoch bereits eine narbige Schrumpfung des Bulbus duodeni, ist meist eine quere Vernähung der Duodenotomie notwendig (Abb. 25.8 a–f). Hierbei empfiehlt sich die Anwendung einer einreihigen Nahtreihe in der Nahttechnik von Allgöwer (Abb. 25.8 a–c).

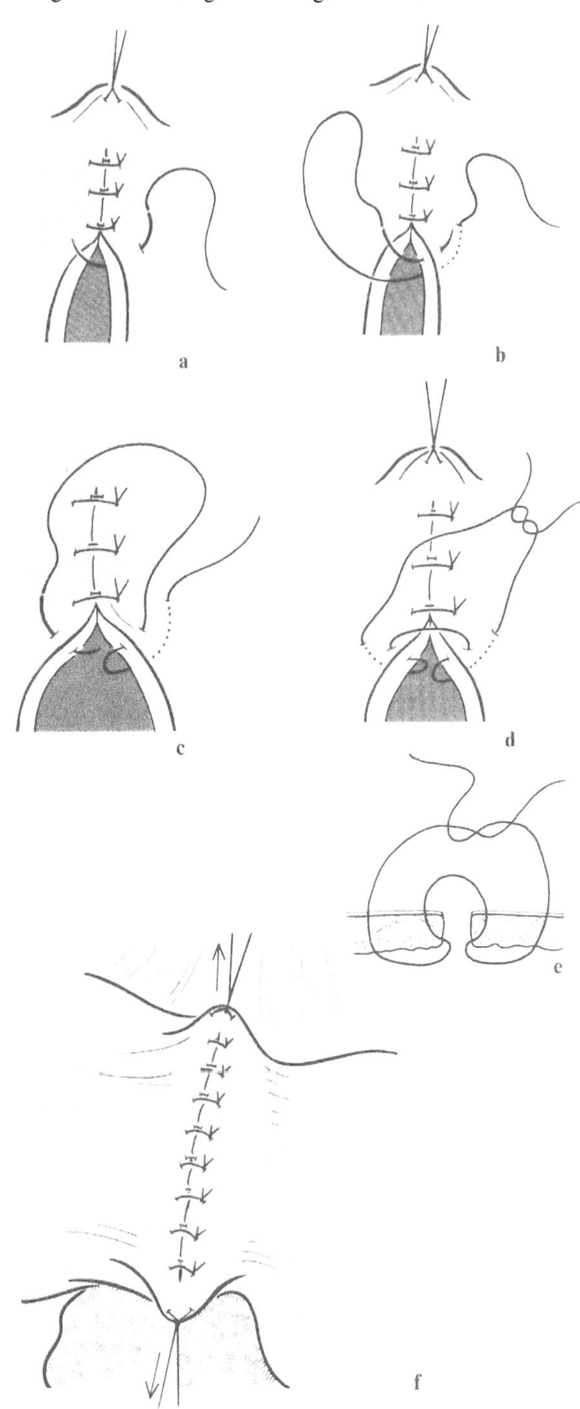

Abb. 25.8 a–f. Querer Verschluß der Duodenotomie. **a–d** Allgöwer-Nähte zum Verschluß der Duodenalinzision. Allschichtiges Einstechen ca. 0,5 cm vom Wundrand, Rückstich auf der gleichen Seite submukös; 0,2 cm vom Inzisionsrand wird eingestochen und submukös ausgegangen (**c**). Erneutes Einstechen vom Lumen her und allschichtige Naht 0,5 cm vom Wundrand. **e** Querschnitt durch die sog. Allgöwer-Naht. **f** Fertiggestellter einreihiger Verschluß der Duodenotomie. Häufig ist eine Mobilisation nach Kocher notwendig

Magenresektion bei blutendem Ulcus duodeni

Wird beim blutenden Ulcus duodeni eine Magen-
resektion vorgenommen, ist es notwendig, die Blu-
tungsquelle exakt zu versorgen (Abb. 25.9 a–d).
Rezidivblutungen sind sonst relativ häufig. Der
Duodenalstumpf sollte dabei in Anlehnung an die
Methode nach Nissen verschlossen werden.

Die Versorgung des Duodenalstumpfes kann
besondere Schwierigkeiten machen, wenn eine ausgedehnte Längsduodenotomie durchgeführt worden ist. Die Inzision sollte primär nicht zu weit
nach distal geführt werden. Zunächst wird das blutende Gefäß lokal umstochen, danach werden die
Gefäße außerhalb des Duodenums aufgesucht (s.
Abb. 25.5, 25.6, 25.9 a). Ist der Magen abgesetzt,
wird die Duodenalvorderwand durch Knopfnähte
an den Unterrand des Ulkus fixiert, wobei eine
Einstülpung der Duodenalvorderwand notwendig

wird (Abb. 25.9 b). Durch eine zweite Nahtreihe,
die durch den Oberrand des Ulkus und die Duodenalvorderwand verläuft, erfolgt jetzt eine Deckung
des Ulkus (Abb. 25.9 c). Es ist empfehlenswert, zur
Deckung des Duodenalstumpfes auch die Pankreaskapsel mitzuverwenden (Abb. 25.9 d).

Abb. 25.9 a–d. Duodenalstumpfversorgung bei blutendem
Ulcus duodeni. **a** Zunächst Versorgung des blutenden Gefäßes sowie Ligatur der zuführenden und abführenden Gefäße. **b** 1. Nahtreihe vereinigt distalen Rand des Ulkus und
einstülpend die Duodenalvorderwand. **c** 2. Nahtreihe nach
Mobilisation des Duodenums vereinigt proximalen Rand
des Ulkus und Duodenalvorderwand. **d** 3. Nahtreihe: zusätzliche Deckung durch Pankreaskapsel

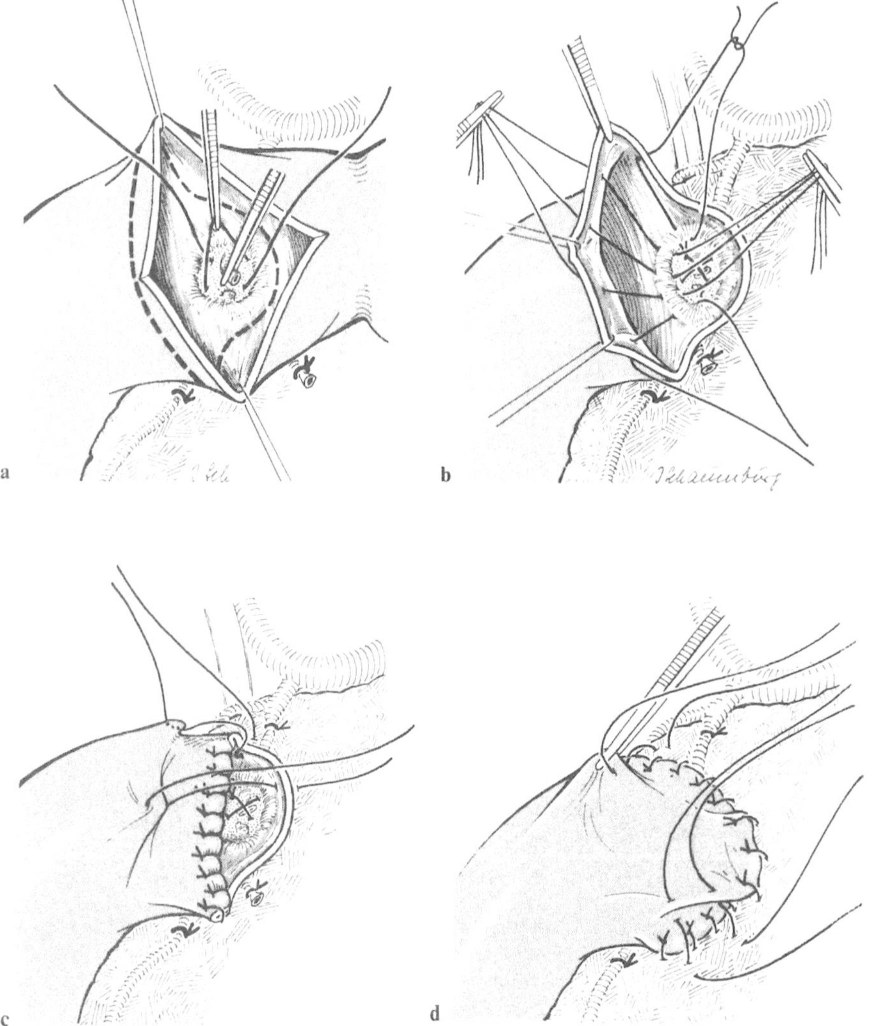

Blutendes Ulcus ventriculi

Beim blutenden Ulcus ventriculi gibt es 3 Behandlungsverfahren:

1) lokale Umstechung nach Ulkusexzision zur Verifizierung der Dignität des Prozesses (Abb. 25.10 a, b),
2) distale Magenresektion, meist mit Billroth-II-Gastrojejunostomie (Abb. 25.10 c),
3) Keilexzision des Ulkus (Abb. 25.10 d).

Auffinden und Präparation eines blutenden subkardialen Ulkus können schwierig sein. Es empfiehlt sich, im gefäßfreien Areal des kleinen Netzes einzugehen und zunächst durch Palpation das Ulkus zu lokalisieren (Abb. 25.11 a, b).

Außerordentlich schwierig kann das Lokalisieren eines Dieulafoy-Ulkus sein, bei dem kein wesentlicher Randwall zu tasten ist. Diese und andere seltene Blutungsquellen lassen sich erst nach Gastrotomie darstellen. Bei Lokalisation eines chronischen Ulkus im distalen Magen wird i. allg. eine Billroth-II-Resektion, häufig in der Roux-Y-Modifikation vorgenommen (s. S. 50, 71). Eine Billroth-I-Resektion ist auch möglich und wird von vielen Operateuren vorgezogen. Beim blutenden Ulkus in der proximalen Magenhälfte kann man stufenförmig resizieren und eine Billroth-I- oder Billroth-II-Operation anschließen. Bei hohem Operationsrisiko kann man v. a. beim subkardial gelegenen Ulkus eine lokale Ulkusexzision erwä-

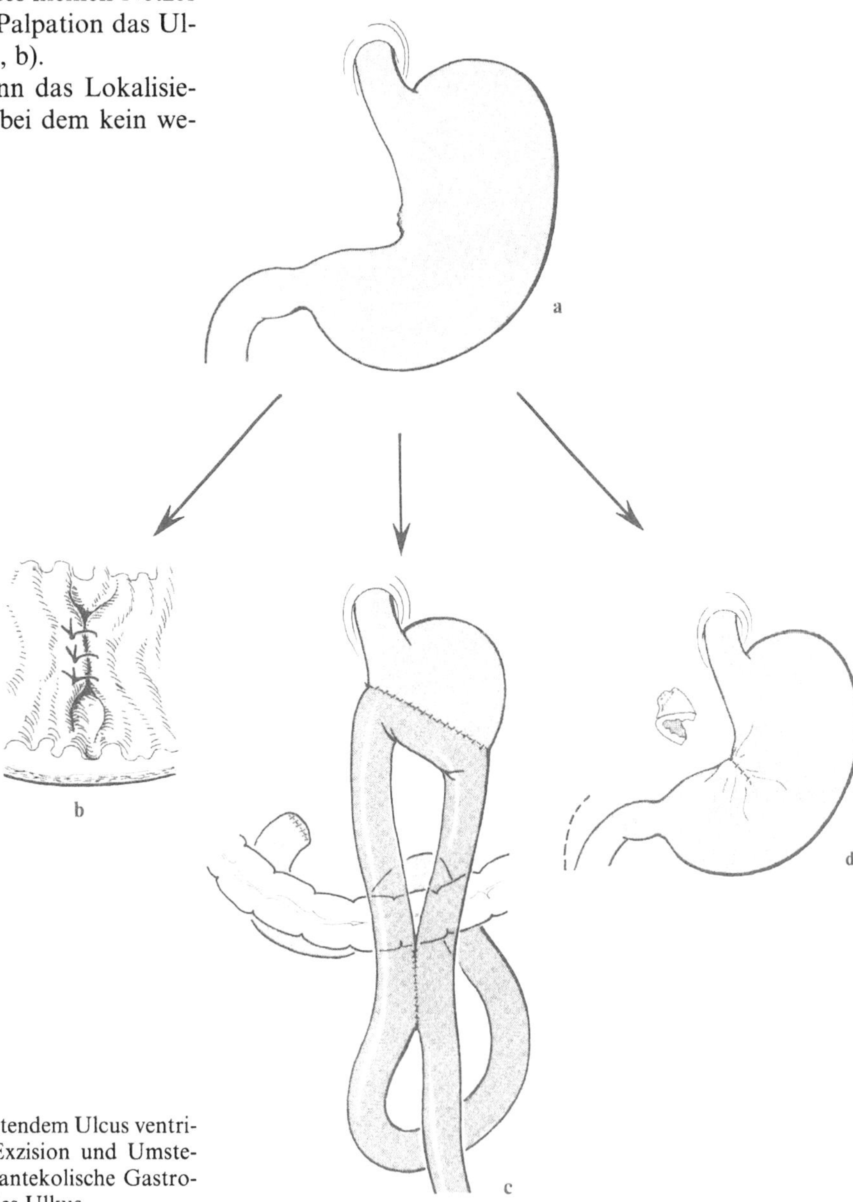

Abb. 25.10 a–d. Verfahrenswahl bei blutendem Ulcus ventriculi. **a** Ausgangssituation. **b** Lokale Exzision und Umstechung. **c** Distale Magenresektion und antekolische Gastrojejunostomie. **d** Keilförmige Exzision des Ulkus

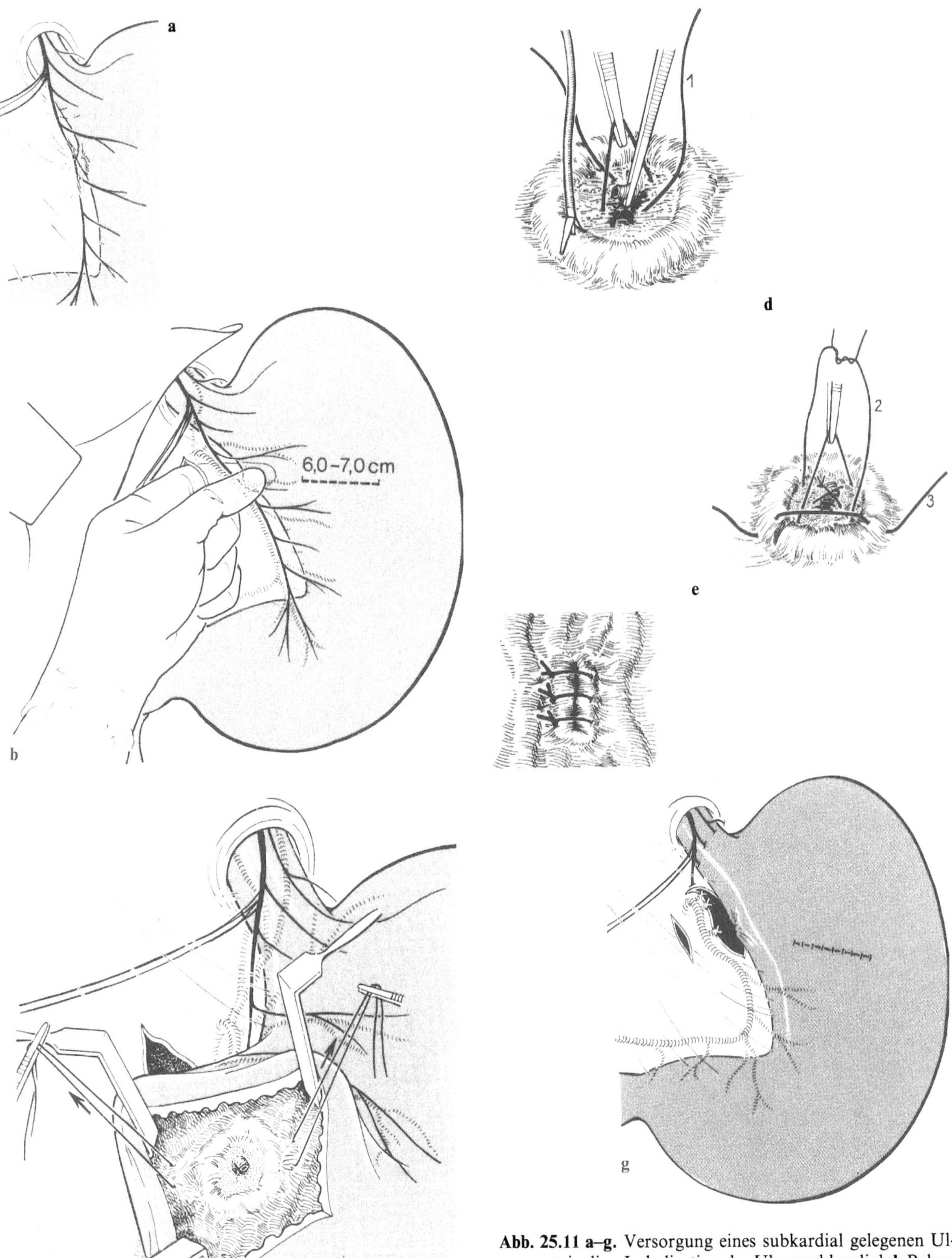

Abb. 25.11 a–g. Versorgung eines subkardial gelegenen Ulcus ventriculi. **a** Lokalisation des Ulcus subkardial. **b** Palpation des Ulkus. **c** Darstellung des Ulkus durch eine quere Gastrotomie. **d** Primärversorgung des blutenden Gefäßes. **e** Zusätzliche Z-Naht über dem blutenden Gefäß. **f** Verschluß der Mukosa nach ausgedehnter Biopsie. **g** Zusätzliche Devaskularisierung des Ulkus

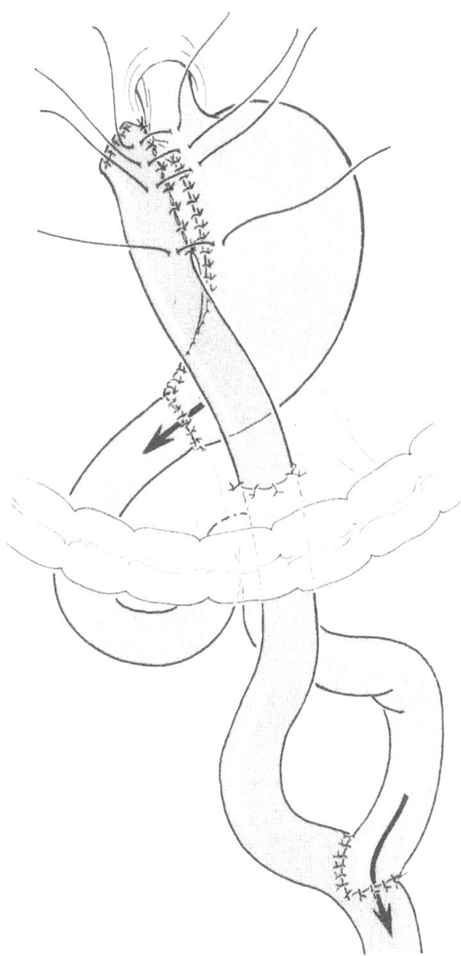

Abb. 25.12. Bei Billroth-I-Resektion wegen blutenden subkardial gelegenem Ulkus kann eine Serosierung durch eine hochgezogene, nach Roux ausgeschaltete Jejunalschlinge sinnvoll sein

gen. Durch eine quere Inzision der Magenvorderwand zwischen 2 sichtbaren Gefäßsträngen wird unmittelbar über der vermuteten Blutungsquelle eingegangen. Das blutende Ulkus wird am Rand mit 2 Haltefäden gefaßt und nach vorn gezogen (Abb. 25.11 c). Stellt sich ein Gefäßstumpf dar, wird dieser mit einer Klemme gefaßt und dann Z-förmig umstochen; danach folgen ausgedehnte Probeexzisionen sowohl im Bereich des Ulkuswalles als auch des Ulkusgrundes. Meist ist es notwendig, durch eine weitere Z-Naht eine adäquate Blutstillung zu erzielen (Abb. 25.11 d, e). Ist ein größerer Schleimhautdefekt nach der Biopsie entstanden, empfiehlt es sich die Schleimhaut, durch Knopfnähte wieder zu vereinigen (Abb. 25.11 f).

Bei subkardialer Lokalisation wird wie bei der Vagotomie (s. S. 167) eine Devaskularisation des ulkustragenden Gebietes der Kleinkurvatur vorgenommen (Abb. 25.11 g). Hierbei geht man auf der Serosa des Magens im Bereich der Vorderwand ein und führt die Skelettierung bis zur Kardia durch.

Entschließt man sich zur Resektion eines subkardial gelegenen Ulcus ventriculi bei der Blutung, ist es häufig notwendig, die kleine Kurvatur bis unmittelbar in die Kardia reichend offen abzusetzen. Nach Wiederherstellung der Passage, z.B. in der Modifikation nach Billroth I, ist es empfehlenswert, durch eine nach Roux ausgeschaltete Jejunalschlinge eine zusätzliche Serosierung der kleinen Kurvatur, besonders im Bereich der Kardia, zu erzielen (Abb. 25.12).

Postoperative Komplikationen, s. S. 332.

Literatur

Becker HD (1983) Chirurgie des blutenden Ulkus. Z Gastroenterol 21:290

Brooks JB, Eraklis AJ (1965) Factors affecting mortality from peptic ulcer. N Engl J Med 271:803

Donahue PE, Nyhus LM (1980) Surgery for massive upper gastrointestinal hemorrhage. In: Fiddian-Green RG, Turcotte JG (eds) Gastrointestinal hemorrhage. Grune & Stratton, New York, pp 129–146

Dronfield SW, Atkinson M, Langman MJS (1979) Effect of different operation policies on mortality from bleeding peptic ulcer. Lancet 1:1126

Dykes PW, Keighley MB (1981) Gastrointestinal hemorrhage: Critique of methods and timing for treatment of acute non variceal bleeding. Wright, Bristol, pp 365–376

Esselstyn CB (1976) Surgical management of active bleeding duodenal ulcer. Surg Clin North Am 56:1387

Feifel G, Heberer G (1977) Die Problematik der akuten oberen gastrointestinalen Blutung. Chirurg 48:204

Forrest JAH, Finlayson NDC, Shearman DJC (1974) Endoscopy in gastrointestinal bleeding. Lancet 1:394

Foster JH, Hickoch DF, Dunphy JE (1965) Changing concepts in the surgical treatment of massive gastroduodenal hemorrhage. Ann Surg 161:968

Griffith WJ, Neumann DA, Welsh JD (1979) The visible vessel as an indicator of uncontrolled or recurrent gastrointestinal hemorrhage. N Engl J Med 300:1411

Inberg MV, Linna MJ (1973) Massive haemorrhage for gastroduodenal ulcer. Acta Chir Scand 141:664

Jensen HE, Amdrup E, Christiansen P et al. (1972) Bleeding gastric ulcer: Surgical and non-surgical treatment of 225 patients. Scand J Gastroenterol 7:535

Müller C (1982) Chirurgische Therapie der Ulcusblutung. In: Siewert JR et al. (Hrsg) Notfalltherapie. Springer, Berlin Heidelberg New York, S 212–232

Venables CW (1981) Gastroduodenal surgery. In: Dykes PW, Keighley MB (eds) Gastrointestinal haemorrhage. Wright, Bristol, pp 337–356

26 Eingriffe bei Perforationen von Magen und Duodenum

K. Hrynyschyn und H.W. Schreiber

Allgemeines
Häufigste Ursache von Nekrosen der Magen- oder
Duodenalwand ist die peptische Läsion; seltener
perforieren bösartige Tumoren oder Fremdkörper.
Iatrogene Verletzungen sind möglich bei der Ösophagogastroduodenoskopie, bei blindem Bougie-
ren oder — beim operierten Magen — durch Einführen von Sonden.

Die Diagnose stützt sich auf die Anamnese, einen plötzlichen Oberbauchschmerz, der bei Mani-
festwerten einer Peritonitis zu einem somatischen
Dauerschmerz wird. Der radiologische Nachweis
von freier Luft unter der Zwerchfellkuppe kann
negativ sein.

Indikationen
Eine absolute Anzeige zur Operation ist die freie
Perforation. Bei gedecktem Wandbruch, Ausschluß einer Peritonitis oder eines Ileus kann man
unter Verlaufskontrolle zuwarten.

Kontraindikation
Diese besteht bei allgemeiner Inoperabilität. In
diesem Falle wird eine Magensonde gelegt und
laufend abgesaugt. Der Patient wird parenteral ernährt und antibiotisch behandelt.

Vorbereitung
Magenschlauch und Absaugen. Prophylaxe und
ggf. Schocktherapie. Bei klarer Diagnose, aber
auch bei Verdacht sollte man auf eine Gastroskopie verzichten.
Lagerung: Rückenlage.
Narkose: Allgemeinnarkose, Lokalanästhesie
möglich.
Zugangswege: Oberer Medianschnitt, bei Perforation im distalen Magen ist auch ein oberer Querschnitt möglich.

Technik
Man beginnt mit der Exploration des Magens, der
Pylorusregion und des proximalen Duodenums.
Besteht eine Peritonitis oder ist Magen- oder Duo-
denalinhalt in die Peritonealhöhle ausgetreten,

wird zunächst ein Wundabstrich zur bakteriologischen Untersuchung entnommen. Es erfolgt eine
ausgiebige Bauchhöhlenspülung mit Chloramin-T-
oder Kochsalzlösung. Der Defekt wird identifiziert
und das engere Operationsfeld mit Tüchern abgegrenzt.

Der Ulkusrand wird ausgeschnitten (Abb.
26.1 a, b), das Exzidat zum Ausschluß eines bösartigen Tumors histologisch untersucht. Eine solche Ausschneidung erleichtert den Nahtverschluß.

Die klassische Reparation des Defekts erfolgt
durch eine dichtgestochene einreihige Allschichtknopfnaht (Abb. 26.1 c). Das Nahtmaterial kann
resorbierbar oder nichtresorbierbar sein. Je nach
Lokalisation des Ulkus kann man gleichzeitig eine
Pyloromyoplastik versuchen. Die Plastik ist indiziert, wenn die Naht sonst zur Stenose disponieren
würde. Eine zusätzliche Sicherung der Naht ist
durch Aufsteppen eines gesunden Netzzipfels möglich (Abb. 26.2 a–c). Die Versorgung mit einer sog.
Netzplombe, d.h. Plombieren des Defekts mit einem rundum fixierten Netzanteil ist nur selten indiziert (Abb. 26.3 a–f).

Liegt die Perforation im Bereich des distalen
Antrums bzw. des proximalen Duodenums, führt
man die Exzision so, daß gleichzeitig eine Pyloromyoplastik durchgeführt werden kann. So vermeidet man am ehesten eine Naht- oder Narbenstenose (Abb. 26.1 a, b).

Das Einführen eines Magenschlauchs mit Spitze
oberhalb des Nahtbereichs sowie Legen eines äußeren Zieldrains schließen die Operation ab.

Besonderheiten
Die Versorgung einer Perforation der Kardiaregion kann schwierig sein. Sofern man den Defekt
nicht unmittelbar sehen und einstellen kann, muß
man die Kardiaregion rundum mobilisieren (*Cave:*
Trunci vagales!).

Einspritzen von Blaulösung durch einen Öso-
phagusschlauch und Abklemmen des Magenkorpus mit weicher Klemme erleichtern das Auffinden
der Verletzung. Das frische iatrogene Leck wird
unmittelbar mit dichtgestochenen Allschicht-

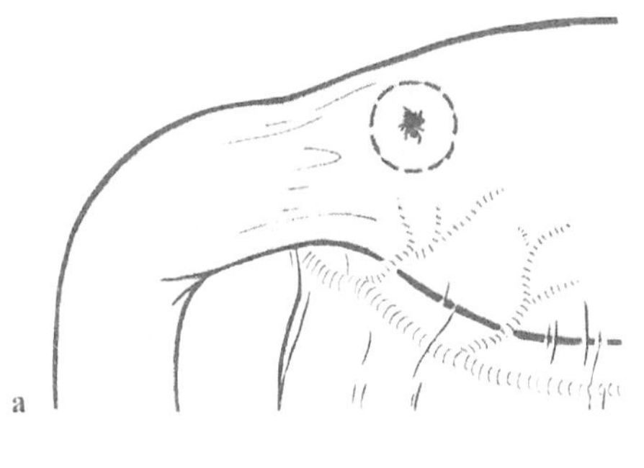

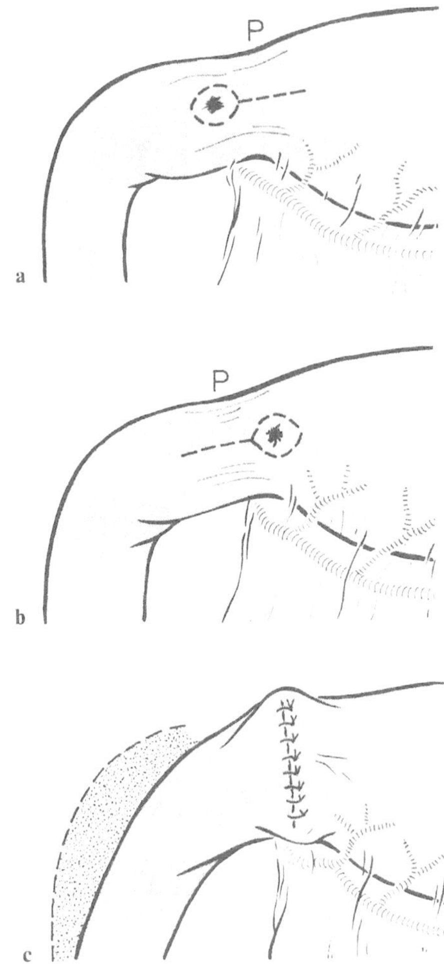

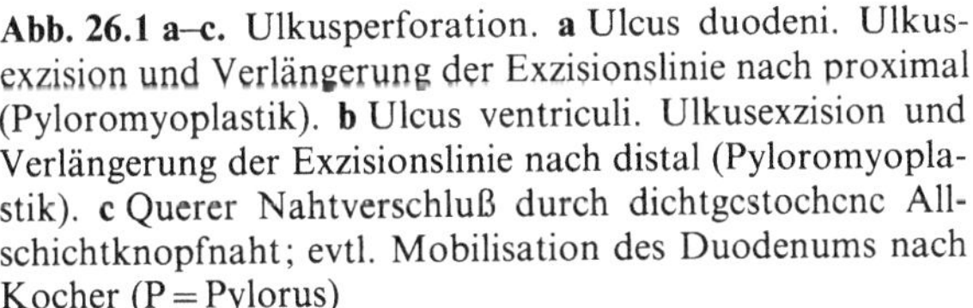

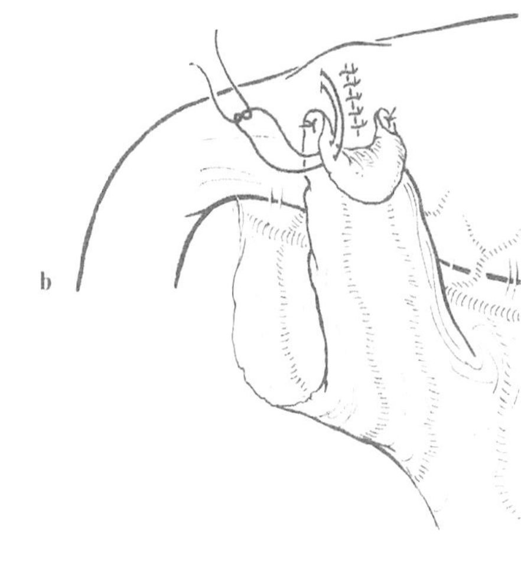

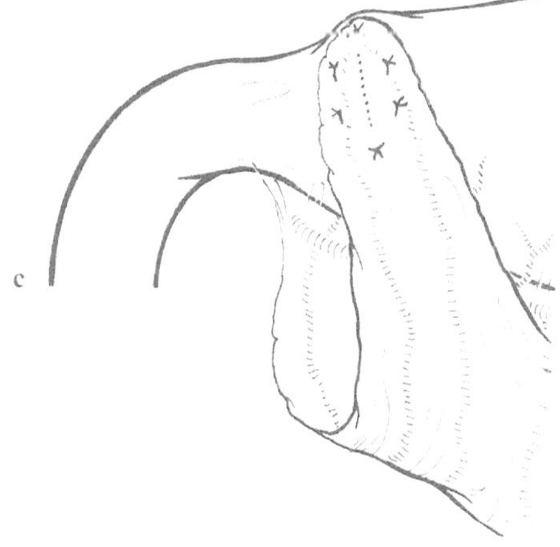

Abb. 26.1 a–c. Ulkusperforation. **a** Ulcus duodeni. Ulkusexzision und Verlängerung der Exzisionslinie nach proximal (Pyloromyoplastik). **b** Ulcus ventriculi. Ulkusexzision und Verlängerung der Exzisionslinie nach distal (Pyloromyoplastik). **c** Querer Nahtverschluß durch dichtgestochene Allschichtknopfnaht; evtl. Mobilisation des Duodenums nach Kocher (P = Pylorus)

Abb. 26.2. **a** Exzision des Ulkus. **b** Nach Nahtverschluß ▷ Aufsteppen eines gesunden, freien Netzzipfels. **c** Situs nach operativer Versorgung des Defekts

knopfnähten verschlossen. Bei ulzerogener oder unklarer Genese schneidet man den Wundrand zur histologischen Untersuchung aus. Im Bereich der Magenvorderwand ist eine Deckung der Naht mit Hilfe einer Fundusfalte möglich. Eine analoge Sicherung der Hinterwandregion ist durch eine klassische Fundoplikation möglich. Ein großkalibriger Magenschlauch schützt vor Naht- oder Narbenstenosen. Nach Vollendung aller Nähte ersetzt man den dickkalibrigen Schlauch durch eine übliche Magensonde; unter Führung der Hand wird die Spitze im distalen Magen plaziert.

Cave: Postoperatives blindes Einführen von Sonden ist nach Naht im Kardiabereich, nach klassischer oder Hemifundoplikation komplikationsträchtig.

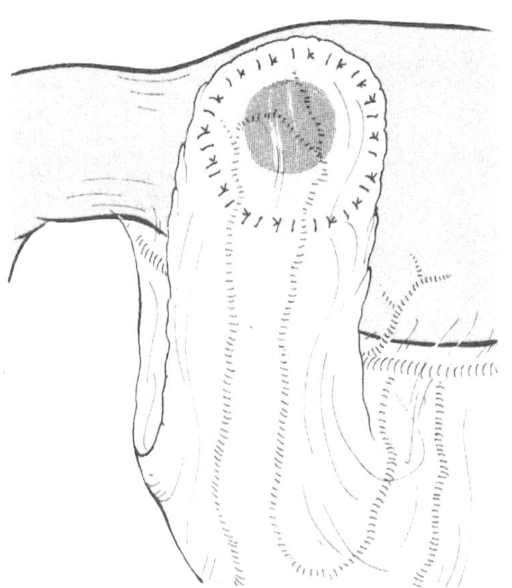

Abb. 26.3 a–f. Versorgung durch Netzplombe. **a** Legen von Doppelfäden um das exzidierte Ulkus, die einen gesunden Teil der Magenwand fassen. Nahtabstand ca. 6 mm. Kürzerer Teil des an der Magenwand angelegten Doppelfadens (Ausstich *1*) durchsticht den Netzzipfel (*3*). – Längerer Teil des Doppelfadens (*2*) durchsticht den Netzzipfel (*4*). **c** Rückstich durch das Netz (*5*). Fassen der Magenwand mit Ein- und Ausstich (*6, 7*). **d** Netzdurchstechung (*8*). **e** Fixierung des Netzes auf der Magenwand durch Knotung des Doppelfadens (*3+8*). **f** Situs nach Fertigstellung der Netzplombe

Aufwendig ist das Auffinden eines Bruchs der Hinterwand. Dazu muß die Bursa omentalis durch ein Fenster im Lig. gastrolienale eröffnet und die Hinterwand des Magens herausgedreht werden. Gegebenenfalls stellt man das Leck durch Instillation von Blaulösung dar. Verschluß in üblicher Weise. Nach Randexzision: dichter ein- oder zweireihiger Knopfnahtverschluß.

Bei Ausschluß einer Peritonitis und bei gutem klinischem Bild kann man eine definitive kurative Therapie in 2 Formen durchführen:

1) Ulkusexzision und Übernähung mit Hinzufügen einer selektiv-proximalen Vagotomie. Dabei sollte eine Pyloromyoplastik durchgeführt werden.
2) Bei entsprechendem Sitz der Perforation: distale Magenresektion mit B-I-Anastomose und selektiv-totaler Vagotomie.

Intraoperative Komplikationen

Die bedrohlichste intraoperative Komplikation ist die Peritonitis. Die Therapie besteht in der Versorgung der Perforation durch Naht oder, wenn dies nicht mehr möglich ist, durch Drainage (z. B. Einbringen eines Ballonkatheters) und in ausgiebiger Spülung der Bauchhöhle mit mehrfachen peritonealen Zieldrainagen. Bei der schweren diffusen eitrigen Bauchfellentzündung mit Empyem- oder Abszeßbildung empfiehlt sich die offene Wundbehandlung mit der Möglichkeit wiederholter Sanierungen.

Schwierig kann das Auffinden einer gedeckten Perforation oder eines perforierten Ulkus der Magenhinterwand sein. Dabei hilft eine subtile makroskopische Inspektion und Palpation. Man folgt einem hämorrhagisch oder ödematös imbibierten Gewebe und präpariert behutsam. Das Einspritzen einer Blaulösung kann das Auffinden erleichtern.

Eine schwierige Situation kann entstehen, wenn man auf ein perforiertes Karzinom oder Sarkom trifft und der Defekt bzw. seine Randabschnitte nicht nahtfähig sind. Sofern es der Lokalbefund, das Fehlen einer Peritonitis und das klinische Bild erlauben, führt man eine kurativ-radikale oder palliative Resektion durch.

Postoperative Komplikationen, s. S. 332.

Literatur

Becker HD (1981) Chirurgische Therapie der Ulkusperforation. In: Allgöwer M, Harder F, Hollender LF, Peiper HJ, Siewert JR (Hrsg) Chirurgische Gastroenterologie. Springer, Berlin Heidelberg New York, S 490–494

Berne CJ, Rosoff L (1977) Acute perforation of peptic ulcer. In: Nyhus LM, Wastell C (eds) Surgery of the stomach and duodenum. Little & Brown, Boston, pp 441–455

Brünner H, Schmitt-Köppler A (1972) Übernähung oder Primärresektion bei der peptischen Ulkusperforation. Bruns' Beitr Klin Chir 219:420–428

Drury JK, Hutchison JSF, McKay AJ, Joffe SN (1978) Natural history of perforated duodenal ulcers treated by suture closure. Lancet 1:749–750

Griffin GE, Claude MD, Organ H jr (1976) The natural history of the perforated duodenal ulcer treated by suture plication. Ann Surg 183:382–385

Kay PH, Moose TH, Clark RG (1978) The treatment of perforated duodenal ulcera. Br J Surg 65:801–803

Playforth MJ, McMahon MJ (1978) The indications for simple closure of perforated duodenal ulcers. Br J Surg 65:699–701

Schreiber HW (1969) Magen incl. Ulcus duodeni, Operationen beim perforierten Ulkus. In: Baumgartl F, Kremer K, Schreiber HW (Hrsg) Spezielle Chirurgie für die Praxis II/1. Thieme, Stuttgart, S 227–229

Schumpelick V, Massarwa O, Schreiber HW (1982) Prognostische Kriterien der Ulkusübernähung. Langenbecks Arch Chir 357:93–103

Skarstein A, Hoisaeter PA (1976) Perforated peptic ulcer: a comparison of long term results following partial gastric resection of simple closure. Br J Surg 63:700–703

27 Eingriffe am Magen und Duodenum im Kindesalter

F. Rehbein und W. Lambrecht

Hypertrophische Pylorusstenose

Operationsmethode
Die Pyloromyotomie, 1911 erstmals von Ramstedt
in Münster durchgeführt, ist bis heute einzige Operationsmethode geblieben.

Indikation zur Operation
Mit der Diagnose einer hypertrophischen Pylorusstenose ist die Indikation zur Operation gegeben.
Die langwierige und unsichere konservative Behandlung sollte nur bei leichten Fällen durchgeführt werden. Frühgeburtlichkeit stellt keine Kontraindikation dar.

Niemals handelt es sich um einen Notfalleingriff.

Vorbereitung
Die Diagnose kann in vielen Fällen klinisch und
sonographisch gestellt werden. In unklaren Fällen
wird sie durch einen Magenbreischluck gesichert.
Maßnahmen nach Aufnahme des Säuglings:

- Einstellung der oralen Nahrungszufuhr,
- Legen einer großkalibrigen Magensonde und
  Leerspülen des Magens,
- Laboruntersuchungen (Blutbild, Elektrolyte,
  Harnstoff, kapilläre Blutgasanalyse),
- intravenöse Infusion.

In vielen Fällen liegen eine Dehydratation sowie
Entgleisungen des Elektrolyt- und Säure-Basen-

Haushalts durch Magensaftverluste vor (hypo-
chlorämische Alkalose, Hypokaliämie) vor. Bei
ausgeprägter Hypochlorämie (unter 80 mval/l)
und Alkalose erfolgt der Ausgleich mit 0,9%iger
NaCl-Lösung in 5%iger Glukose, der nach Urinausscheidung 30 mval KCl/l zugesetzt werden;
sind die Verschiebungen weniger stark ausgeprägt,
mit 0,45%iger NaCl-Lösung in 5%iger Glukose
ebenfalls mit 30 mval KCl/l. Die Infusionsmenge
beträgt etwa 6 ml/kg KG/h. In der Regel ist eine
12- bis 24stündige Vorbereitung ausreichend. Bei
zusätzlicher starker Mangelernährung muß eine
mehrtägige parenterale „Hyperalimentation" erfolgen. Der Eingriff wird erst durchgeführt, wenn:
- Dehydratation sowie Elektrolytverluste und
  Störungen im Säure-Basen-Haushalt ausgegli-
  chen sind,
- die Urinausscheidung in Gang gekommen ist,
- der Magen entleert ist (Aspirationsgefahr!).
Lagerung: Rückenlage auf Wärmematte. Durch
Unterlegen einer Stoffrolle unter den Rippenbogen
wird das Epigastrium angehoben (Abb. 27.1).
Narkose: Intubationsnarkose.
Zugangswege: Ein 3–4 cm langer Schnitt ist ausrei-
chend. Es gibt verschiedene Möglichkeiten:
- Oberbauchmittelschnitt,
- transrektaler Oberbauchlängsschnitt rechts,
- transrektaler Oberbauchquerschnitt rechts,
- Rippenbogenrandschnitt rechts, lateral des
  M. rectus.

Operative Schritte
● Nach Eröffnung der Bauchhöhle wird die Magenvorderwand mit einer Pinzette gefaßt und vor
die Bauchdecke gezogen. Dazu muß der Magen
leer sein.
● Die Magenvorderwand wird mit einer feuchten
Kompresse gefaßt und der Pylorus vor die Bauchdecke luxiert.
● Mit dem Skalpell erfolgt eine longitudinale Inzision der Serosa und der obersten Muskelschichten
des Pylorus im avaskulären Bereich (vorn oben).
Die Inzision reicht vom pyloroduodenalen Übergang (fühlbar und an der Pylorusvene erkennbar)

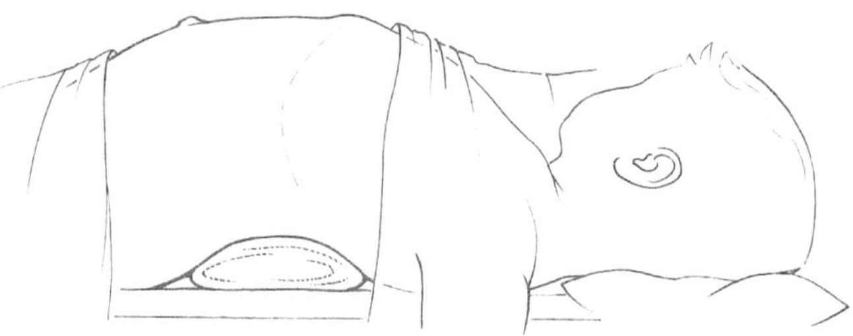

Abb. 27.1. Kindliche Lagerung für Oberbaucheingriffe

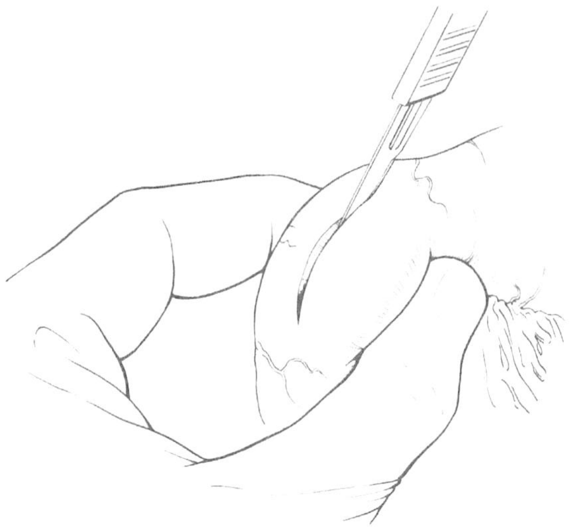

Abb. 27.2. Inzision der Serosa des Pylorus mit dem Skalpell

bis etwa 1 cm in die Magenvorderwand hinein (Abb. 27.2).
- Die Muskulatur wird mit dem Pylorusspreizer stumpf auseinandergedrängt, bis die Schleimhaut hervorquillt (Abb. 27.3). Die Fasern lassen sich leicht und ohne nennenswerte Blutung spalten. Vorsicht am duodenalen Übergang!
- Rückverlagerung des Magens in die Bauchhöhle.
- Durchgreifender Bauchdeckenverschluß mit Polyglykoleinzelnähten (Stärke 4/0).
- Intrakutannaht mit Polyglykoleinzelnähten (6/0).

Intraoperative Komplikationen

Perforation der Schleimhaut: In geübten Händen sehr selten (1–2%). Gefährlich ist sie, wenn sie nicht erkannt wird. Beim geringsten Verdacht sollte das Duodenum komprimiert und der Magen über die liegende Sonde mit Luft aufgeblasen werden. Eine Perforation ist dann an den austretenden Luftbläschen erkennbar.

Fast alle Verletzungen der Schleimhaut treten am duodenalen Übergang des Pylorus auf, da sich die hypertrophische Muskulatur hier in das Duodenum vorwölbt (Abb. 27.4). Es ist besser, hier einige Muskelfasern stehenzulassen als eine Perforation zu risikieren.

Reparation: 1) Verschluß der meist kleinen Öffnung durch 1–2 Catguteinzelnähte (5/0). Sicherung der Naht durch Aufsteppen eines Netzzipfels (Abb. 27.5). 2) Fixierung der Schleimhaut unter die Duodenalwand mit Hilfe einer U-förmig gelegten Catgutnaht (Abb. 27.6). 3) Bei ausgedehnten Verletzungen Verschluß der gesamten Pyloromyotomie und erneute Myotomie an anderer Stelle.

Blutung: Wesentliche Blutungen treten nicht auf, wenn die Myotomie im avaskulären Bereich des Pylorus vorgenommen wird.

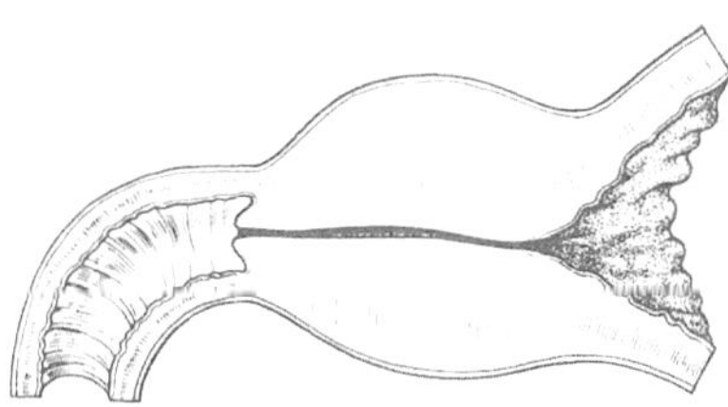

Abb. 27.4. Längsschnitt durch den verdickten Pylorus

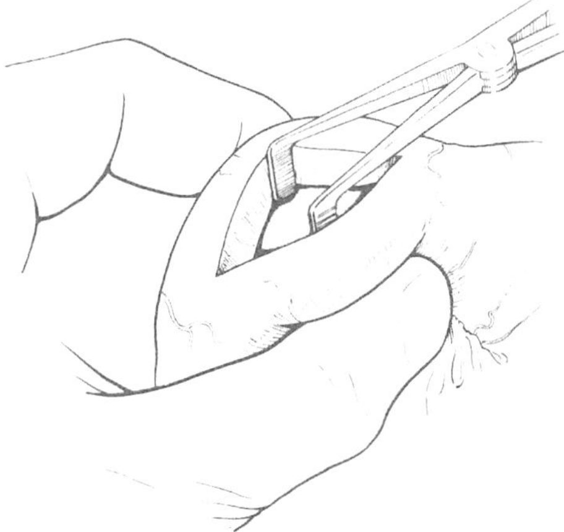

Abb. 27.3. Spreizen der Pylorusmuskulatur, bis die Schleimhaut hervorquillt

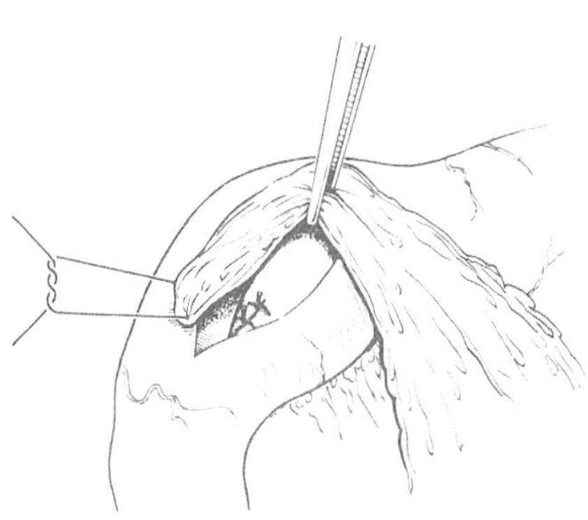

Abb. 27.5. Verschluß einer Schleimhautperforation und Aufsteppen eines Netzzipfels

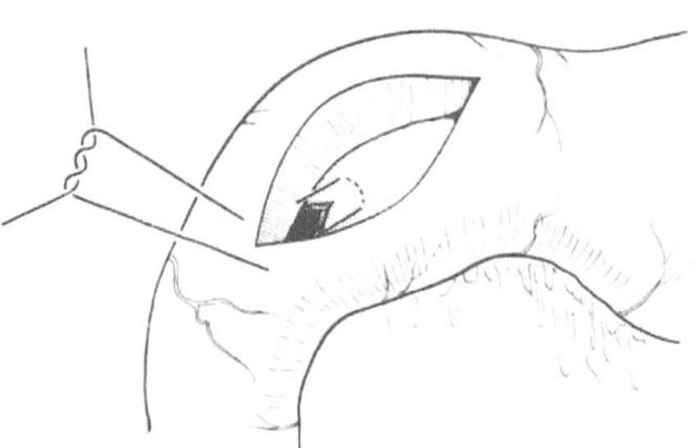

Abb. 27.6. Verschluß einer Schleimhautperforation durch Fixierung der Schleimhaut unter die Duodenalwand mit einer U-Naht

Leichte Blutungen auf der Schleimhaut und am Muskelrand kommen fast immer zum Stehen, wenn Pylorus und Magen in die Bauchhöhle zurückverlagert werden, da dann die venöse Stauung wegfällt. Stärkere Blutungen werden mit einer feinen Catgutnaht umstochen.

Auf keinen Fall dürfen Blutungen auf der Schleimhaut koaguliert werden.

Postoperative Komplikationen
Platzbauch: Extrem selten.
Restenose: Ebenfalls extrem selten und wohl immer Folge einer inkompletten Spaltung.

Beseitigung durch erneute Pyloromyotomie nach etwa 3 Wochen.
Subhepatischer Abszeß, Peritonitis: Folge einer nicht bemerkten Perforation.

Relaparotomie, Übernähung der Perforation.

Postoperative Behandlung
Die Magensonde wird postoperativ entfernt; 6 h nach dem Eingriff wird mit der oralen Nahrungszufuhr begonnen, die innerhalb von 2–3 Tagen auf die volle Menge gesteigert werden kann. Entlassung nach 5–6 Tagen. Im Fall einer Perforation Belassen der Magensonde und Nahrungskarenz für 48 h. Danach Nahrungsaufbau wie oben.

Duodenalatresie – Duodenalstenose

Angeborene komplette oder partielle Duodenalverschlüsse können verschiedene Ursachen haben:

- Pancreas anulare,
- membranöse Atresie oder Stenose,
- vollständige Unterbrechung der Kontinuität,
- Malrotation.

In der großen Mehrzahl der Fälle liegt der Verschluß *infrapapillär;* die Kinder erbrechen daher in der Regel gallig.

Indikation zur Operation
Sie ist durch den hohen Darmverschluß gegeben. Charakteristischerweise ist das Abdomen eingefallen, lediglich der geblähte Magen wölbt das Epigastrium vor. Liegt eine weniger ausgeprägte Stenose vor (Membran mit größerer Öffnung, manche Formen des Pancreas anulare), sind die Symptome oft wenig eindrucksvoll, und es kann lange Zeit vergehen, bis die Diagnose gestellt wird. Die Operation der Duodenalatresie stellt keinen Notfalleingriff dar.

Vorbereitung
Für die Diagnose genügt praktisch immer eine Abdomenübersichtsaufnahme im Hängen. Sie zeigt den typischen Doppelspiegel im Magen und im Duodenum. Liegt eine Atresie vor, ist das übrige Abdomen luftleer, bei einer Stenose findet sich außer den beiden Spiegeln im Oberbauch etwas fein verteilte Luft in den Dünndarmschlingen.

Maßnahmen nach Aufnahme des Säuglings:

1) Legen einer doppelläufigen Magensonde,
2) Laboruntersuchungen (Blutbild, Elektrolyte, Harnstoff, Blutgasanalyse, Blutgruppe, Kreuzblut),
3) intravenöser zentraler Zugang, parenterale Ernährung und Ausgleich evtl. bestehender Flüssigkeits- und Elektrolytdefizite,
4) Gabe von Vitamin K (1 mg),
5) Abklärung evtl. bestehender zusätzlicher Mißbildungen. Solche liegen bei fast 50% der Kinder vor (Down-Syndrom, Ösophagusatresie, Analatresie, Herzmißbildungen, Urogenitalmißbildungen). Frühgeburtlichkeit ist ebenfalls häufig.

Für Kinder mit zusätzlichen lebensbedrohlichen Mißbildungen muß jeweils ein individueller Behandlungsplan gemeinsam mit Anästhesisten, Neonatologen und Herzchirurgen aufgestellt werden. Eine präoperative Abklärung der Art des Duodenalverschlusses ist nicht notwendig; diese ist intraoperativ erkennbar.

Lagerung: Rückenlage auf Wärmematte. Durch Unterlegen einer Stoffrolle unter den Rippenbogen wird das Epigastrium angehoben.
Narkose: Intubationsnarkose.
Zugangswege: Längsschnitt unter Rechtsumschneidung des Nabels oder Oberbauchquerschnitt.

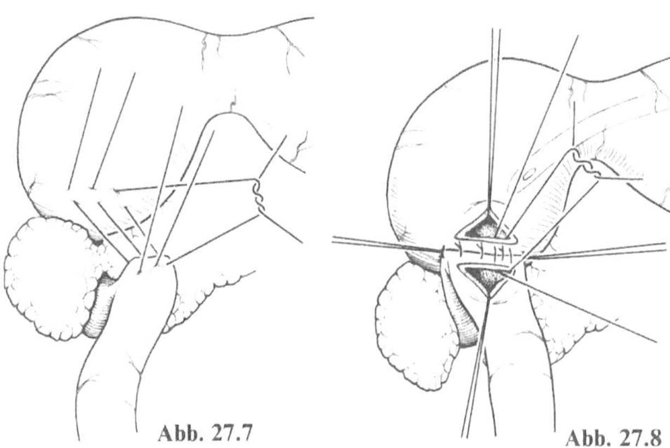

Abb. 27.7   Abb. 27.8

Abb. 27.7. Pancreas anulare. Anatomische Situation nach Freilegung des Duodenums; 3 seroseröse Hinterwandnähte sind bereits gelegt

Abb. 27.8. Hinterwandnaht der Duodenoduodenostomie

Operative Schritte

- Eröffnung des Abdomens sowie Durchtrennung und Ligierung der Nabelvene.
- Colon ascendens und rechte Kolonflexur werden von der lateralen Bauchwand abgelöst und nach medial abgeschoben.
- Das Duodenum wird nach Kocher mobilisiert. Es kann danach vollständig überblickt werden. Spätestens jetzt zeigt sich die pathologisch-anatomische Form des Duodenalverschlusses.

Möglichkeit 1: Es liegt ein Pancreas anulare vor. Dieses ist an der ringförmigen Einschnürung im mittleren Duodenum erkennbar. Schmale oder nicht vollständig geschlossene Schnürringe sind manchmal schwierig zu erkennen.

Die Therapie besteht beim Pancreas anulare in einer kurzgeschlossenen Umgehungsanastomose über den Ring hinweg (Seit-zu-Seit-Duodenoduodenostomie).

- Legen von 5–6 seroserösen Hinterwandnähten (Polyglykol, 6/0). Die Eckfäden bleiben lang (Abb. 27.7).
- Das Duodenum wird oberhalb und unterhalb dieser Nahtreihe eröffnet. Mit je einem Haltefaden am oberen und unteren Schnittrand werden beide Inzisionen offengehalten.
- Allschichtige Hinterwandnaht mit 6/0-Polyglykoleinzelnähten. Die Knoten der Ecknähte fallen nach außen (Abb. 27.8).
- Danach wird die transanastomotische Schienungs- und Ernährungssonde (Ch. 5) eingeführt. Die liegende Magensonde wird dazu mit Hilfe einer Klemme in die Anastomose vorgezogen. Das hintere Ende der Ernährungssonde wird mit einer Naht an der Magensonde fixiert. Durch Zurückziehen letzterer wird die Ernährungssonde retrograd zur Nase herausgeführt (Abb. 27.9). Die Spitze der transanastomotischen Sonde wird etwa 20–25 cm weit in das obere Jejunum vorgeschoben. In dieser Position wird sie sicher an der Nase fixiert.
- Durch Injektion von Luft oder Kochsalzlösung müssen zusätzliche Darmatresien ausgeschlossen werden.

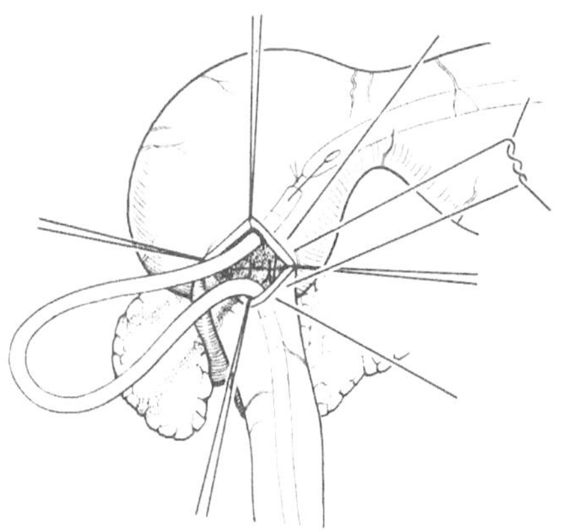

Abb. 27.9. Fixierung der transanastomotischen Ernährungssonde an der Magensonde

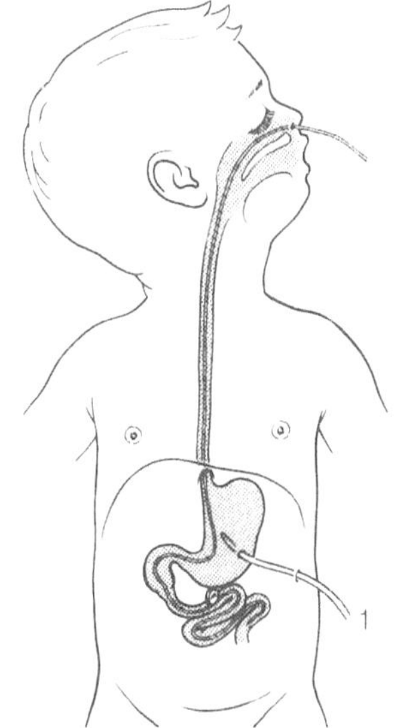

Abb. 27.10. Lage von Gastrostomieschlauch und transanastomotischer Ernährungssonde (1)

● Die Vorderwand wird allschichtig mit 6/0-Polyglykoleinzelnähten verschlossen.
● Gegebenenfalls werden einige seroseröse Übernähungsnähte gelegt.
● Abschließend Anlage einer Gastrostomie nach Kader, (Abb. 27.10).
● Durchgreifender Bauchdeckenverschluß (Peritoneum und Faszie) mit 3/0-Polyglykoleinzelnähten.
● Hautnaht.

Möglichkeit 2: Es liegt eine Membran vor. Nach einer solchen muß man suchen, wenn sich kein Pancreas anulare findet. Meist ist die Stelle, an der die Membran an der Innenseite des Duodenums inseriert, durch eine taillenförmige Einschnürung erkennbar (Abb. 27.11).

Eine Membran wird grundsätzlich vom eröffneten Duodenum aus abgetragen.
● Längseröffnung des Duodenums. Der Schnitt beginnt oberhalb des Ansatzes der Membran und wird soweit nach kaudal geführt, bis man auch in das Lumen des distalen Darmabschnitts blicken kann.
● Das Duodenum wird mit 2 Haltefäden aufgehalten.
● Die Membran wird schrittweise an ihrer Insertionsstelle von der Duodenalwand abgetragen. Dabei ist sorgfältig auf den Sitz der Papille zu achten (Abb. 27.12). In seltenen Fällen kann diese in einer zentralen Membranöffnung münden.
● Die bei der Abtragung entstehende Schleimhautwunde wird schrittweise mit Einzelnähten (Polyglykol, 6/0) verschlossen.
● Einführen einer Ernährungs- und Schienungssonde wie beim Pancreas anulare.
● Querer Verschluß der Duodenotomie mit allschichtigen 6/0-Polyglykoleinzelnähten

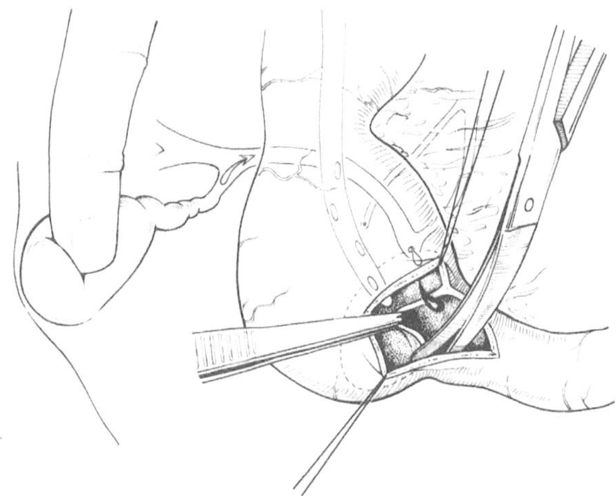

Abb. 27.12. Abtragung der Membran vom eröffneten Duodenum aus

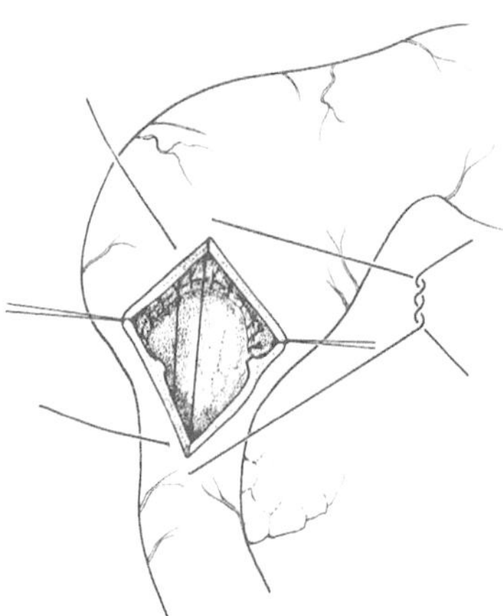

Abb. 27.13. Querer Verschluß des Duodenums

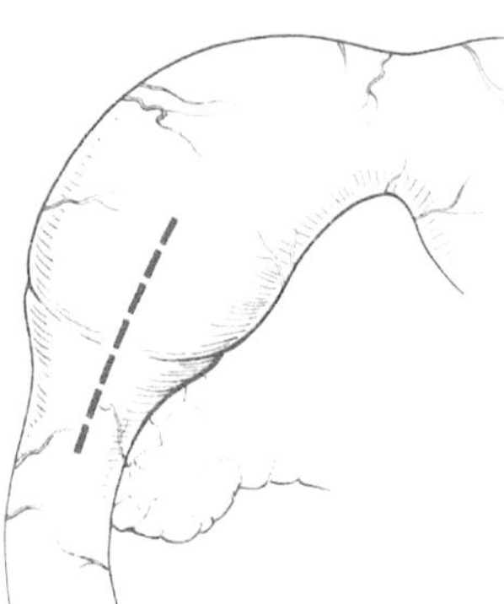

Abb. 27.11. Duodenalmembran. Anatomische Situation nach Freilegung des Duodenums. Gestrichelt: Inzision

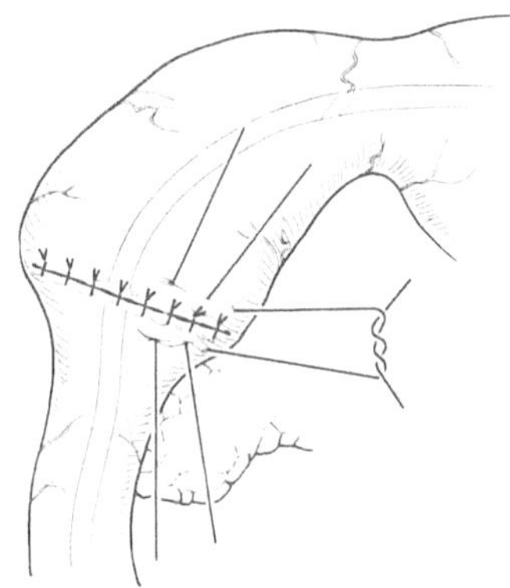

Abb. 27.14. Übernähung mit sero-serösen Einzelnähten

(Abb. 27.13); gegebenenfalls werden einzelne sero-seröse Übernähungsnähte gelegt (Abb. 27.14).
● Abschließend Anlage einer Gastrostomie nach Kader wie beim Pancreas anulare.
● Schichtweiser Verschluß der Bauchdecken.

Möglichkeit 3: Es liegt eine Unterbrechung der Kontinuität des Duodenums vor.
● Dabei wird eine End-zu-Seit Duodenoduodenostomie durchgeführt (Polyglykol, 6/0; Abb. 27.15).
● Ist dies technisch wegen zu großer Distanz nicht möglich, kann auch eine retrokolische Seit-zu-Seit-Duodenojejunostomie durchgeführt werden.
● In beiden Fällen wird ebenfalls eine Gastrostomie angelegt und eine transanastomotische Sonde eingeführt.

Möglichkeit 4: Es liegt eine Malrotation, evtl. mit zusätzlichem Volvulus, vor, die bei weitem häufigste Form. Sie ist leicht zu erkennen (Abb. 27.16). Nach Rückdrehung eines evtl. bestehenden Dünndarmvolvulus zeigt sich, daß das oberste Jejunum nicht unter dem Treitz-Band, sondern weit rechts hinter der Flexura hepatica in die Bauchhöhle eintritt. Ein hier über die Pars inferior verlagertes Zäkum oder ein Kolonabschnitt, die hier fest mit der Umgebung verwachsen sind (Ladd-Bänder), können den Duodenalverschluß bedingen. Häufiger wird die Verschlußsymptomatik durch einen in seiner Schwere wechselnden Volvulus bedingt.

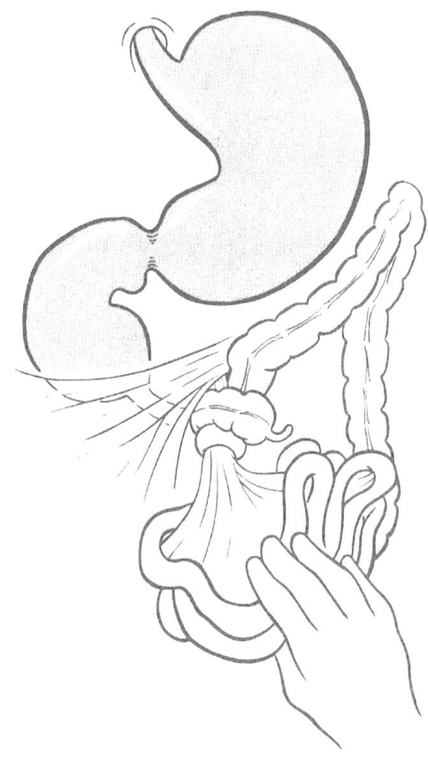

Abb. 27.16. Malrotation mit Volvulus (anatomische Situation)

● Die peritonealen Bänder und Adhäsionen, die vom hochstehenden Zäkum oder Colon ascendens über das untere Duodenum bzw. obere Jejunum hinweg zur rechten lateralen Bauchwand laufen, werden durchtrennt (Abb. 27.17).
● Zäkum, Colon ascendens und Flexura hepatica werden von der seitlichen Bauchwand abgelöst und nach medial verlagert.
● Die dabei sich anspannenden Adhäsionen werden unter sorgsamer Schonung der mesenterialen Gefäße durchtrennt, bis Duodenum und oberes Jejunum völlig gestreckt rechts neben der Wirbelsäule verlaufen (Abb. 27.18).
● Zäkum und Colon ascendens werden in den linken Oberbauch verlagert.
● Schichtweiser Verschluß der Bauchdecke.

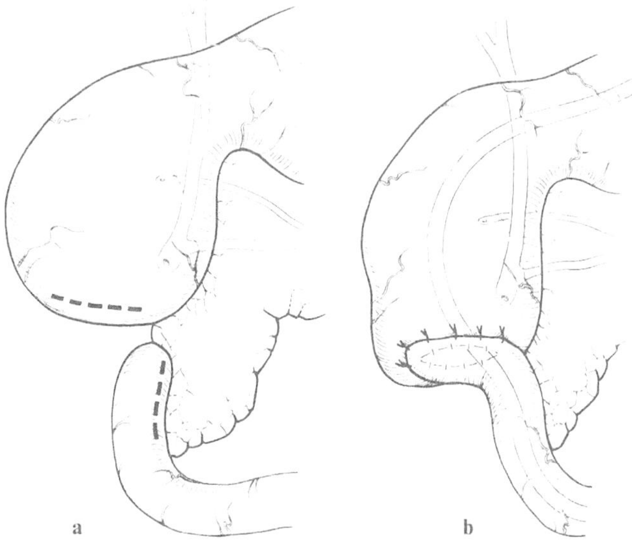

Abb. 27.15 a, b. Unterbrechung der Kontinuität des Duodenum (**a**) fertiggestellte Duodenoduodenostomie (**b**)

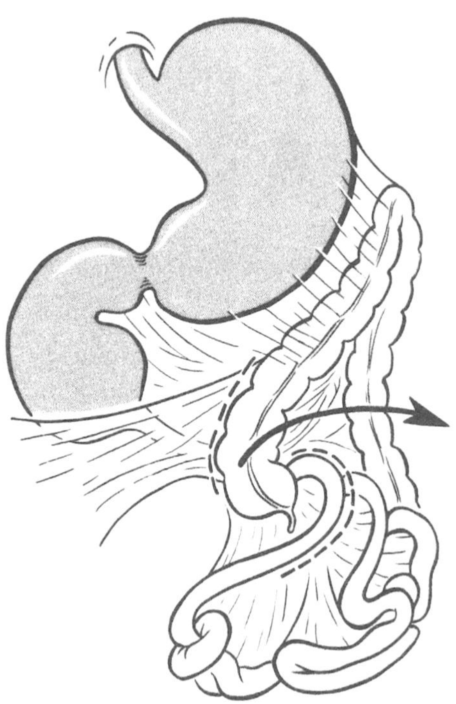

Abb. 27.17. Lösen der peritonealen Bänder bei der Malrotation

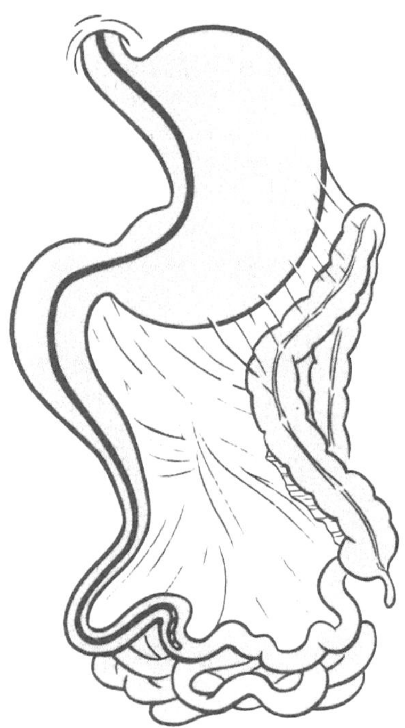

Abb. 27.18. Anatomische Situation nach Durchtrennung der Adhäsionen. Das Zäkum ist in den linken Oberbauch verlagert

Intraoperative Komplikationen

● Verletzung der Papille bei der Membranexzision.

Vermeidung durch genaue Lokalisation der Mündung vor der Exzision der Membran. Durch manuelles Ausdrücken der Gallenblase kann die Mündung genau erkannt werden. Es können komplexe Mißbildungen von Gallen- und Pankreasgang vorliegen.

● Übersehen einer zusätzlichen Membran beim Pancreas anulare oder bei der Malrotation. Durch routinemäßige Anwendung der transanastomotischen Sonde beim Pancreas anulare oder durch Vorschieben der Magensonde bei der Malrotation bis ins obere Jejunum kann dies vermieden werden.

● Wird bei einer Membran eine Duodenojejunostomie durchgeführt, kann diese versehentlich distal der Membran angelegt werden. Beim Legen der transanastomotischen Sonde wird dieser Fehler erkannt.

Postoperative Komplikationen

Postoperative Passagestörung: Das dilatierte proximale Duodenum kann für längere Zeit eine ungenügende Peristaltik haben. Durch die transanastomotische Ernährungssonde kann eine normale enterale Ernährung während dieser Zeit aufrechterhalten werden.

Postoperative Behandlung

Antibiotische Abschirmung für einige Tage. Am 2. oder 3. postoperativen Tag kann damit begonnen werden, zunächst Tee, später Nahrung über die Ernährungssonde zuzuführen. Der Nahrungsaufbau wird über mehrere Tage langsam gesteigert. Der über die Gastrostomie ablaufende Magensaft kann über die Ernährungssonde gefüttert werden. Die transanastomotische Sonde wird vom 6. Tag an täglich 1–2 cm gezogen, um Druckulzera zu vermeiden; hört die Sekretion aus dem Gastrostomieschlauch ganz auf, kann sie vollends gezogen werden.

Hiatushernie, gastroösophagealer Reflux

Indikation zur Operation

Eine absolute Indikation ist bei allen ausgeprägten Formen mit Verlagerung von mehr als $^1/_3$ des Magens in den Thorax gegeben, ferner bei den paraösophagealen Hernien, dem „upside down stomach" und allen Formen mit stenosierender Refluxösophagitis. Beim alleinigen gastroösophagealen Reflux ohne Hernie und bei kleinen Gleitbrüchen ist bei Säuglingen zunächst eine konservative Behandlung über 2–3 Monate angezeigt.

Vorbereitung
1) Röntgen: Ösophagus, Magen, Lunge (Aspirationen?),
2) Ösophagoskopie, evtl. mit Probeexzision,
3) Ösophagusdruckmessung,
4) Laboruntersuchungen (Blutbild, Elektrolyte, Blutgruppe, Kreuzblut).

Lagerung: Rückenlagerung auf Wärmematte. Durch Unterlegen einer Stoffrolle unter den Rippenbogen wird das Epigastrium angehoben.
Narkose: Intubationsnarkose.
Zugangsweg: Oberbauchmittelschnitt, der um den Nabel herum verlängert wird.

Operative Schritte
● Nach Eröffnung der Bauchhöhle wird das Lig. teres hepatis durchtrennt.
● Der linke Leberlappen wird gefaßt und vorgezogen.
● Das sich nun anspannende Lig. triangulare sinistrum wird incidiert.
● Der linke Leberlappen wird mit einem Bauchtuch abgedeckt und mit einem Haken zurückgehalten. Damit ist der Zugang zum Hiatusschlitz frei.
● Der Magen wird angehoben und eine große Overholt-Klemme hinter der Kardia hindurchgeführt und 2 Zügel hindurchgezogen. Mit diesen werden der untere Ösophagus und die Kardia angehoben.
● Eventuell vorhandene Adhäsionen des Magenfundus mit der Umgebung werden gelöst. Kardia und Fundus müssen völlig frei beweglich sein.
● Entlang den Hiatusschenkeln wird das Peritoneum eröffnet. Beide Schenkel werden freipräpariert und mit 3 Haltefäden (Seide, 3/0) rechts, links und vorn angeschlungen (Abb. 27.19).
● Mit einem weiteren Haltefaden werden die beiden hinteren Schenkel gefaßt.
● Durch das Aufhalten des Hiatus mit diesen Haltefäden wird die nun folgende Freipräparation des unteren Ösophagus im Mediastinum erleichtert. Die Isolierung geschieht z.T. stumpf mit feinen Präpariertupfern (Abb. 27.20). Sich anspannende Bindegewebsstränge werden mit der Schere durchtrennt.
● Beide Vagusäste werden sorgfältig geschont.
● Die nun folgende Hiatoplastik umfaßt die Ein-

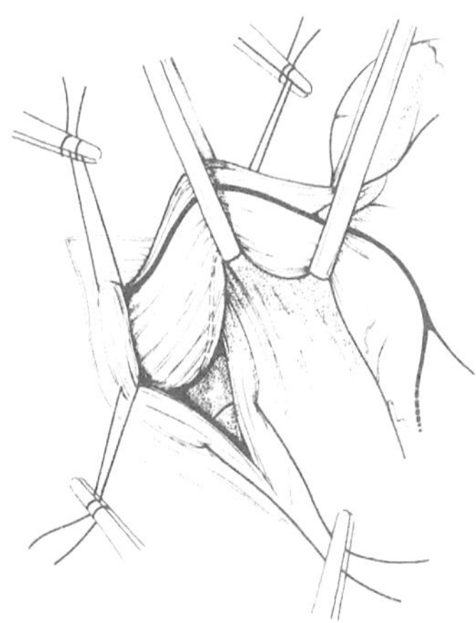

Abb. 27.19. Die Kardia ist angeschlungen, die Hiatusschenkel sind mit Haltefäden armiert

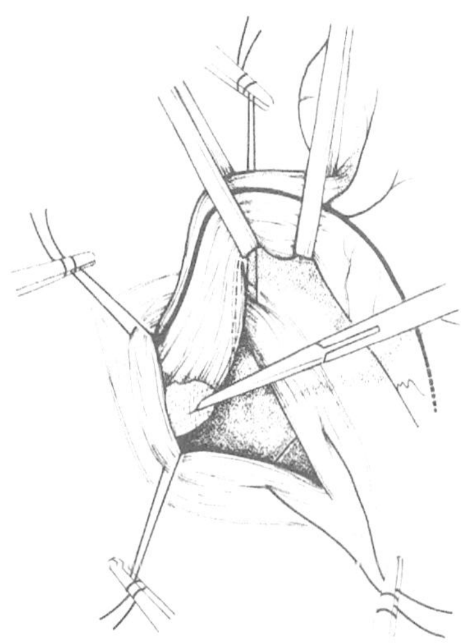

Abb. 27.20. Stumpfe Freipräparation des unteren Ösophagus

nähung des unteren Ösophagus in den Hiatusschlitz und die Einengung des Schlitzes selbst.
● Der Schlitz wird dabei von hinten her eingeengt. Der hintere durch beide Hiatusschenkel gelegte Haltefaden wird weiter genutzt.
● Mit einer weiteren, gleichfalls der Verengung dienenden Naht (Seide, 2/0, 3/0 oder 4/0, je nach Größe des Kindes) wird die Speiseröhrenwand mitgefaßt.
● Es folgen nun eine Naht auf der rechten Seite, eine Naht vorn und eine letzte Naht am linken Schenkel. Auch mit diesen 3 Nähten wird die Speiseröhrenwand jeweils mitgefaßt. Sie dienen der Verankerung der unteren Speiseröhre im Hiatus-

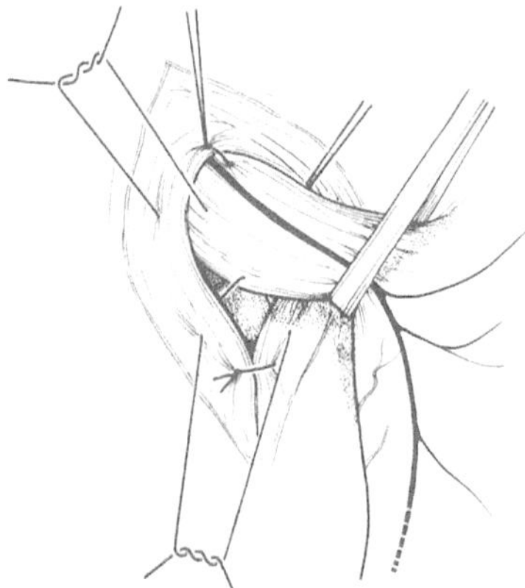

Abb. 27.21. Fixierung des unteren Ösophagus im Hiatus

schlitz. Die Vagusstämme dürfen nicht mitgefaßt werden. Auch die Schleimhaut der Speiseröhre darf nicht durchstochen werden.

● Nach Entfernung der Haltefäden werden alle Nähte vorsichtig geknüpft. Die Naht am Hiatuswinkel, die die Speiseröhre mitfaßt, ist von entscheidender Bedeutung. Der Knoten dieser Naht wird vorsichtig zugezogen (Abb. 27.21). Dabei wird mit der Fingerkuppe wiederholt nachgetastet und darauf geachtet, daß nicht eine zu starke Einengung des Hiatus erfolgt. Die Knoten dürfen nicht zu fest angezogen werden, da ein Durchschneiden der Fäden einem Rezidiv Vorschub leistet.

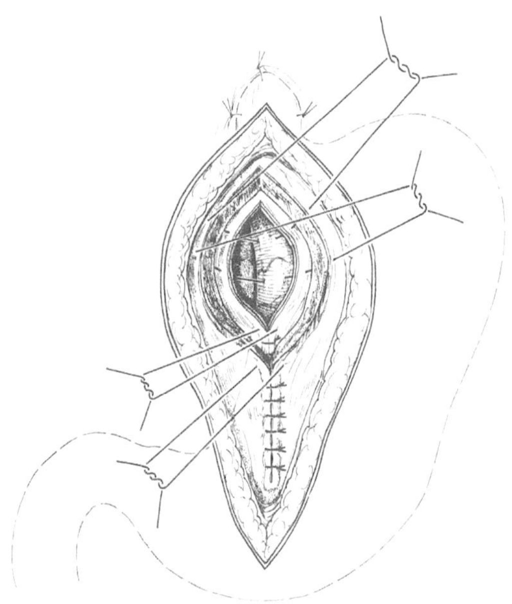

Abb. 27.22. Anlegen der Gastropexie

● Zur Durchführung der abschließenden Gastropexie werden im oberen Bereich der kleinen Kurvatur 2 Fäden (Seide, 2/0 oder 3/0) gelegt. Beide Fäden werden zweimal durch die Magenwand gestochen, so daß möglichst viel Gewebe der Magenwand gefaßt wird und so eine zuverlässige Sicherung der subdiaphragmalen Lage der Kardia erwartet werden kann. Diese Fäden bleiben zunächst ungeknüpft.

● Mit Polyglykoleinzelnähten (2/0 oder 3/0) werden, am unteren Wundwinkel beginnend, Peritoneum und Faszie verschlossen.

● Ist der Oberbauch erreicht, wird durch Probezug an den beiden Gastropexiefäden bestimmt, an welcher Stelle diese in die Faszien-Peritoneum-Naht mit einbezogen werden müssen (Abb. 27.22). Kardia und unterer Ösophagus müssen nach dem Knüpfen der beiden Fäden unter kräftiger Spannung stehen.

● Abschließend erfolgt die Hautnaht.

Intraoperative Komplikationen

Eröffnung der Pleura: Kommt vorwiegend bei schwieriger Präparation der Speiseröhre infolge einer länger bestehenden Periösophagitis vor. Die Isolierung der Speiseröhre ist in diesen Fällen durch Fibrosierung des mediastinalen Gewebes erschwert.

Reparation: Ein Pneumothorax wird am Ende der Hiatoplastik noch vor Schluß des Abdomens durch Blähen der Lunge beseitigt.

Wird der Pneumothorax erst postoperativ bemerkt, erfolgen eine Pleurapunktion oder Pleuradrainage.

Handelt es sich um eine sehr große Hernie oder gar um eine Verlagerung des gesamten Magens in die Brusthöhle, ist auch ein großer Bruchsack vorhanden. Bei einer Exzision würde es unausweichlich zur Eröffnung der Pleurahöhle kommen. Deshalb beläßt man den Bruchsack am besten im Thorax.

Verletzung der Vagusäste: Kann bei erschwerter Übersicht, wie sie bei einer Periösophagitis gegeben ist, vorkommen.

Reparation: Zusätzliche Pyloroplastik.

Perforation der Speiseröhre: Kommt hauptsächlich bei penetrierendem Ulkus der Speiseröhre vor.

Reparation: Verschluß der Speiseröhre durch Naht.

Postoperative Komplikationen

Rezidive sind sehr selten und meist Folge technischer Fehler: unpräzise Durchführung der Hiatoplastik; zu festes Anziehen und damit Durchschneiden der Fäden bei der Hiatoplastik, zu lokkeres Anlegen der Gastropexie.

Reparation: Erneute Hiatoplastik und Gastropexie.

Postoperative Behandlung

Die Magensonde wird so lange belassen, bis der Reflux aus dem Magen nachläßt.

Am 5.–6. Tag Beginn mit oraler Ernährung, die langsam gesteigert wird.

Vorgehen bei zusätzlicher peptischer Ösophagusstenose

Das Vorhandensein einer peptischen Stenose erschwert und verlängert die Behandlung erheblich. Die klinisch-ambulante Behandlung zieht sich dann über Monate hin.

Das Ziel der Behandlung ist ein doppeltes:
- die Stenose zu beseitigen und
- den Reflux zu beheben.

Die Stenose wird durch Bougierungen behandelt, der Reflux durch Operation der Hiatushernie beseitigt.

Die Bougierungen führen wir mit Hilfe eines „endlosen Fadens" durch. Das bedingt wiederum, daß als weitere zusätzliche Maßnahme eine Gastrostomie erforderlich wird.

Die 3 Maßnahmen – Gastrostomie, Bougierung der Stenose und Operation der Hiatushernie – müssen aufeinander abgestimmt sein. Das kann in 2 verschiedenen Formen geschehen. Diese richten sich nach der Schwere des Falles.

1) Bei schwerer Striktur mit erheblicher Beeinträchtigung der Nahrungsaufnahme und reduziertem Allgemeinzustand des Kindes wird zunächst eine Magenfistel angelegt und das Kind durch ausreichende Ernährung in einen operationsfähigen Zustand gebracht. Etwa 2 Wochen nach Anlage der Gastrostomie wird mit der Bougierung begonnen. Sehr bald können die Kinder zusätzlich per os ernährt werden, und der Gastrostomieschlauch wird entbehrlich. Bei der späteren Operation der Hiatushernie wird die Gastrostomieöffnung am Magen für die Dauer des Eingriffs mit 2–3 Nähten verschlossen. Am Ende der Operation wird die Gastrostomie wieder mit Schlauch und Faden versehen. Nach weiteren 2–3 Wochen wird die Bougierungsbehandlung wieder aufgenommen und so lange fortgesetzt, bis keine Tendenz mehr zur Restenosierung erkennbar ist. Dies kann Monate in Anspruch nehmen.

2) Bei leichten Fällen und bei Kindern in gutem Allgemeinzustand kann man ohne Vorbehandlung und ohne vorherige Bougierung die Operation der Hiatushernie vornehmen. Es wird dann am Ende der Operation eine Gastrostomie angelegt und ein endloser Ösophagusfaden gelegt. Die Bougierungsbehandlung wird 2–3 Wochen nach der Operation aufgenommen.

Gastrostomie, Einführen des Perlonfadens

- Die Gastrostomie wird in Form einer Kader-Fistel angelegt.
- Auch bei hochgradigen Stenosen ist es fast immer möglich, unmittelbar vor Anlegung der Ga-

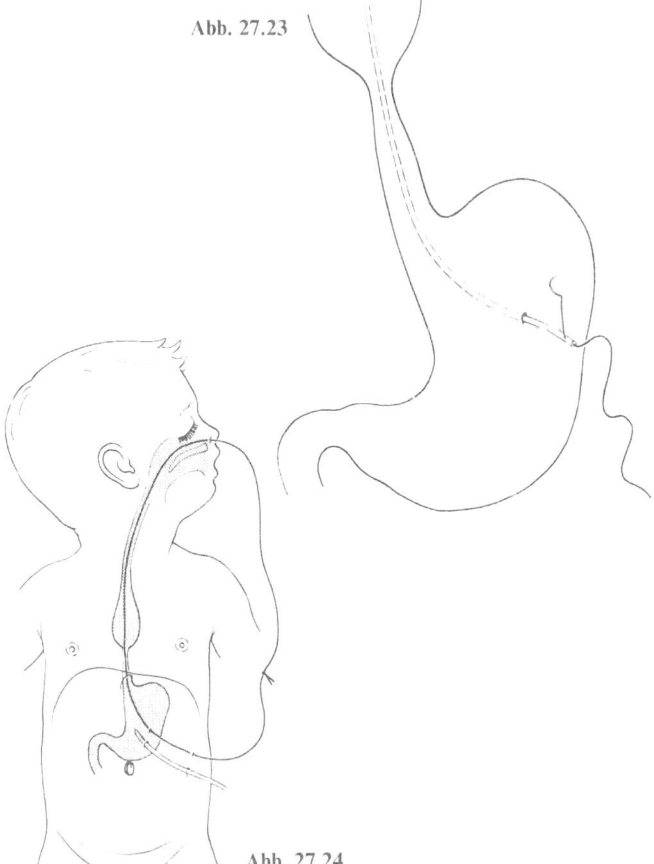

Abb. 27.23. Fixierung des Perlonfadens an der Magensonde

Abb. 27.24. Lage des endlosen Fadens

strostomie eine dünne Sonde durch ein Nasenloch über die Striktur hinweg in den Magen vorzuschieben.

• Die Spitze dieser Sonde wird nach Eröffnung des Magens gefaßt und hervorgezogen.

• An die Spitze der Sonde wird ein Perlonfaden (2/0) angenäht und mit Hilfe der Sonde retrograd zur Nase herausgeführt (Abb. 27.23).

• Nach Schluß der Bauchdecke werden die beiden Enden des Perlonfadens miteinander verknüpft. Der Faden läuft frei neben dem Gastrostomieschlauch heraus und wird nicht an diesem fixiert (Abb. 27.24).

Bougierungsbehandlung

Die Bougierung wird zum ersten Mal etwa 2 Wochen nach Anlage der Gastrostomie vorgenommen. Bei hochgradigen Stenosen beginnt man mit der dünnsten Bougie (Ch. 14) und geht beim ersten Mal vorsichtig bis auf Ch. 20. Erscheint kein Blut an der Bougie, kann man in der 2. Sitzung etwa 1 Woche später höher gehen. Bei Kindern im 1. Lebensjahr ist es ausreichend, wenn man Ch. 35 erreicht hat. Im 2. Lebensjahr kann man bis Ch. 40 und danach bis Ch. 48 gehen.

Der Gastrostomieschlauch zur Ernährung wird nach wenigen Bougierungen überflüssig und kann entfernt werden. Die Kinder können dann vollständig oral ernährt werden. Die Gastrostomieöffnung schließt sich um den Perlonfaden herum weitgehend, so daß nur noch eine feine Öffnung für den Faden bleibt, die keine Flüssigkeit oder Nahrung durchläßt. Die Abstände zwischen den einzelnen Bougierungen werden allmählich größer. Erst wenn das Kind imstande ist, in ungestörter Weise altersgemäße Nahrung zu sich zu nehmen, eine Tendenz zur erneuten Schrumpfung nicht mehr erkennbar ist und das Röntgenbild eine ungehinderte Passage ergibt, kann der Faden entfernt werden.

Bougierungstechnik

Jede Bougierung wird bei Kindern in Intubationsnarkose durchgeführt. Sie wird nur peroral vorgenommen und niemals von unten durch die Gastrostomie, da diese durch die Bougierung aufgeweitet würde und die Nahrung herausfließen würde.

• Der Faden, der durch Nase, Rachen, Speiseröhre, Magen und Magenfistel läuft und in sich geknüpft ist, wird durchtrennt.

• Beide Fadenenden werden mit einer Klemme versehen.

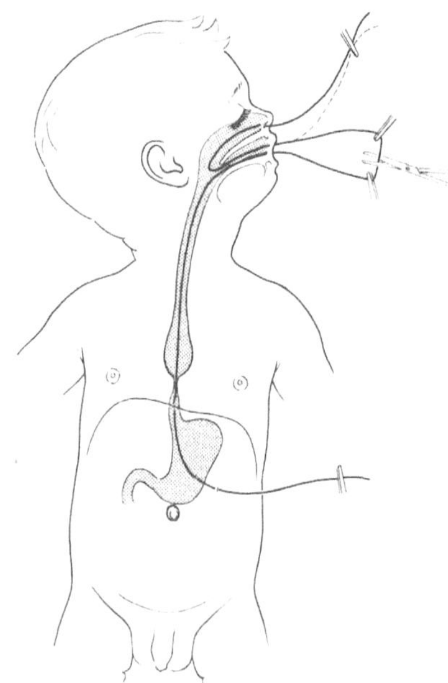

Abb. 27.25. Der Perlonfaden ist durchtrennt, die Enden sind mit Klemmen armiert. Der Faden ist aus dem Rachen herausgeholt und wird zwischen Klemmen durchtrennt

• Mit einem Laryngoskop wird der Perlonfaden an der hinteren Rachenwand aufgesucht und mit einem stumpfen Häkchen durch den Mund herausgeholt.

• Vor dem Mund wird der Faden zwischen 2 Klemmen durchtrennt (Abb. 27.25).

• Die beiden Enden des oberen Teils des Fadens, die zum Mund bzw. zur Nase herauskommen, werden mit einer Klemme zusammengefaßt und gesichert.

• An das obere Ende des unteren Perlonfadens, der durch den Mund herauskommt, wird der Kunststoffaden, der in eine filiforme Bougie eingeschweißt ist, angeknüpft (Abb. 27.26).

• Durch Zug am unteren Ende des Perlonfadens wird die filiforme Bougie in den Mund gezogen und die dünnste Schlundbougie aufgeschraubt.

• Durch leichten Zug am unteren Faden und sanften Druck an der Bougie wird die Schlundbougie langsam und vorsichtig durch die Stenose hindurchgeschoben und -gezogen (Abb. 27.27).

• Die Schlundbougie wird wieder hochgezogen, bis die Verschraubungsstelle vor dem Mund erscheint, und die nächst dickere aufgeschraubt und wieder eingeführt.

• Am Ende der Bougierung wird der Faden am Knoten durchschnitten.

• Die beiden Fadenenden, die durch den Mund herauskommen, werden verknüpft.

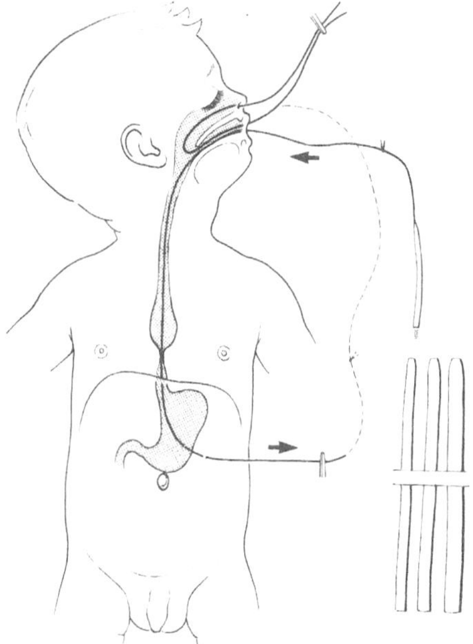

Abb. 27.26. Die filiforme Bougie ist an den aus dem Mund kommenden Perlonfaden angeknotet

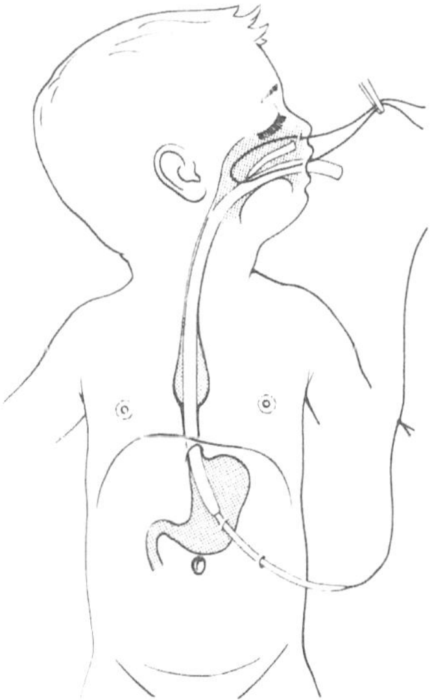

Abb. 27.27. Liegender Bougierungsschlauch im Ösophagus

● Durch leichten Zug an beiden Enden verschwindet der Faden wieder im Mund.

● Es ist zweckmäßig, mit Hilfe des alten Fadens einen neuen zu legen, da an den länger liegenden Fäden oft Speisereste festsitzen.

● Die beiden Enden des Fadens werden abschließend wieder miteinander verknüpft. Der Faden wird hinter dem Ohr herumgeführt und an der vorderen Brustwand mit Pflaster fixiert.

Komplikationen

Ösophagusruptur: Bei der Bougierung mit Hilfe des Fadens besteht zwar nicht wie bei der instrumentellen Bougierung die Gefahr einer Perforation; indes kann die Speiseröhre bei der Wahl einer zu dicken Bougie in das Mediastinum oder in die freie Brusthöhle rupturieren.

Reparation: Operative Übernähung der Rupturstelle.

Verhinderung durch behutsame Bougierung.

Magenatresie

Die seltenen Atresien des Magens sind immer im Antrum oder Pylorus lokalisiert. Es können verschiedene Formen vorliegen:
– solide Atresie,
– membranöse Atresie,
– vollständige Unterbrechung der Kontinuität.

Gelegentlich haben die Membranen eine zentrale Öffnung; in solchen Fällen können die Symptome weniger eindrucksvoll sein.

Indikation zur Operation

Sie ist durch den hohen Darmverschluß gegeben. Wie bei den Duodenalatresien ist das Abdomen eingefallen, lediglich der geblähte Magen wölbt das Epigastrium vor. Das Erbrochene ist nicht gallig.

Die Operation stellt keinen Notfalleingriff dar.

Vorbereitung

Diagnostisch reicht fast immer eine Abdomenübersichtsaufnahme im Hängen. Sie zeigt den aufgeblähten Magen und das übrige luftleere Abdomen.

Maßnahmen nach Aufnahme des Neugeborenen:

1) Legen einer doppelläufigen Magensonde,
2) Laboruntersuchungen (Blutbild, Elektrolyte, Harnstoff, Blutgasanalyse, Blutgruppe, Kreuzblut),
3) intravenöser Zugang, parenterale Ernährung sowie Ausgleich evtl. bestehender Wasser- und Elektrolytverluste,
4) Gabe von Vitamin K (1 mg).

Lagerung: Rückenlage auf Wärmematte. Durch Unterlegen einer Stoffrolle unter den Rippenbogen wird das Epigastrium angehoben.

Narkose: Intubationsnarkose.

Zugangswege: Längsschnitt unter Rechtsumschneidung des Nabels oder Oberbauchquerschnitt.

Operative Schritte

Eröffnung des Abdomens und Durchtrennung und Ligierung der Nabelvene.

Es zeigt sich nun die pathologisch-anatomische Form des Verschlusses.

Möglichkeit 1: Es liegt eine Membran vor. Eine solche wird exzidiert.

- Längseröffnung des Pylorus oder des Antrums über der Membran.
- Anbringen von 2 seitlichen Haltefäden (5/0).
- Die Membran wird schrittweise an ihrer Insertionsstelle abgetragen (Abb. 27.28). Die bei der Abtragung entstehende Schleimhautwunde wird schrittweise mit Einzelnähten (Polyglykol, 6/0) verschlossen.
- Es erfolgt nun das Einführen einer transanastomotischen Ernährungssonde (Ch. 5). Dazu wird die liegende Magensonde mit Hilfe einer Klemme in den Anastomosenbereich vorgezogen. Das hintere Ende der Ernährungssonde wird mit einer Naht an der Magensonde fixiert. Durch Zurückziehen der Magensonde wird die Ernährungssonde rückläufig zur Nase herausgeführt. Die Spitze der transanastomotischen Sonde wird durch die vorn noch offene Anastomose etwa 20–25 cm weit in das Jejunum vorgeschoben. In dieser Position wird sie sicher an der Nase fixiert.
- Durch Injektion von Luft oder Kochsalzlösung in diese Sonde werden zusätzliche Darmatresien ausgeschlossen.
- Querer Verschluß der Pylorotomie oder Antrotomie im Sinne einer Pyloroplastik nach Heineke-Mikulicz mit Polyglykoleinzelnähten (5/0 oder 6/0) (Abb. 27.29).

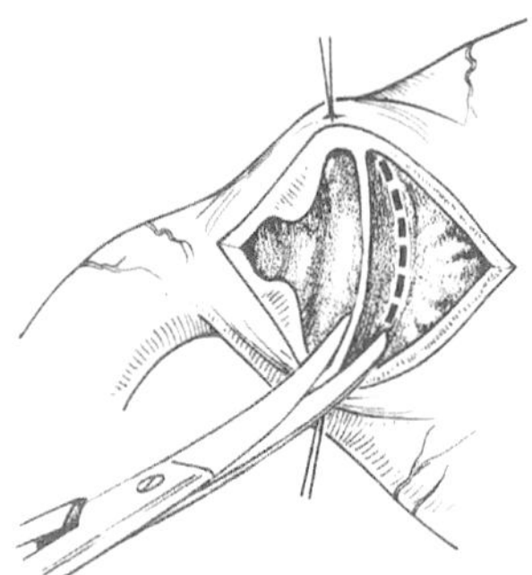

Abb. 27.28. Exzision einer Pylorusmembran vom längs eröffneten Pylorus aus

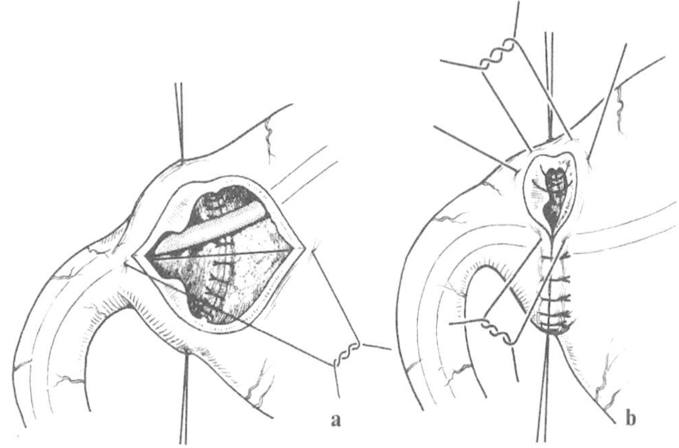

Abb. 27.29 a, b. Querer Verschluß des Pylorus. Es liegt bereits eine transanastomotische Ernährungssonde

- Abschließend Anlage einer Gastrostomie nach Kader, die in den Schnitt einbezogen wird.
- Durchgreifender Bauchdeckenverschluß (Peritoneum und Faszie) mit 3/0-Polyglykoleinzelnähten.
- Hautnaht.

Möglichkeit 2: Es liegt eine solide Atresie oder eine vollständige Unterbrechung der Kontinuität vor (Abb. 27.30a).

- Zunächst erfolgt die Mobilisierung des Duodenums nach Kocher.
- Bei der soliden Atresie wird das atretische Segment reseziert. Danach erfolgt wie bei der Atresie mit vollständiger Unterbrechung der Kontinuität eine End-zu-Seit-Gastroduodenostomie (Abb. 27.30b).
- Zunächst Legen von serserösen Hinterwandnähten, von denen die Eckfäden lang bleiben.
- Nach Eröffnen der Duodenalvorderwand unmittelbar unterhalb dieser Nahtreihe erfolgt die allschichtige Hinterwandnaht mit 6/0-Polyglykoleinzelnähten.
- Danach Einführen der transanastomotischen Ernährungssonde wie bei der membranösen Atresie.
- Allschichtige Vorderwandnaht mit 6/0-Polyglykoleinzelnähten.
- Gegebenenfalls werden einige seroseröse Übernähungsnähte gelegt.
- Anlage einer Gastrostomie nach Kader, die in den Schnitt einbezogen wird.
- Durchgreifender Bauchdeckenverschluß (Peritoneum und Faszie) mit 3/0-Polyglykoleinzelnähten.
- Hautnaht.

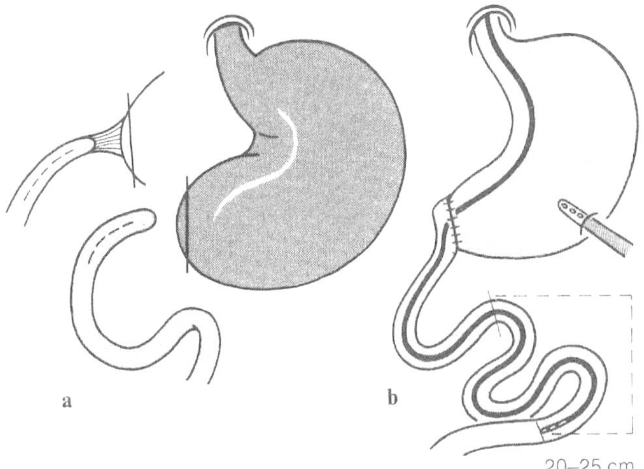

Abb. 27.30. a Solide Pylorusatresie und vollständige Unterbrechung der Kontinuität. **b** Zustand nach End-zu-Seit Gastroduodenostomie. Es liegt eine transanastomotische Ernährungssonde und ein Gastrostomieschlauch

Postoperative Behandlung
Antibiotische Abschirmung für einige Tage. Am 2. oder 3. postoperativen Tag kann damit begonnen werden, zunächst Tee, später Nahrung über die Ernährungssonde zuzuführen. Der Nahrungsaufbau wird dann über mehrere Tage langsam gesteigert. Vom 6. Tage an wird die transanastomotische Sonde täglich etwa 2 cm gezogen, um Druckulzera zu vermeiden. Der Gastrostomieschlauch kann gezogen werden, wenn die Sekretion aus ihm sistiert.

Literatur

Hight DW, Benson CD, Philippart AJ, Hertzler JH (1981) Management of mucosal perforation during pyloromyotomy for infantile pyloric stenosis. Surgery 90:85–86

Jona JZ, Belin RP (1976) Duodenal anomalies and the ampulla of Vater. Surg Gynecol Obstet 143:566–571

Ramstedt C (1912) Zur Operation der angeborenen Pylorusstenose. Med Klinik 8:1702–1704

Rehbein F (1976) Kinderchirurgische Operationen. Hippokrates, Stuttgart

28 Wiederholungseingriffe am Magen

B. KREMER und H.W. SCHREIBER

Allgemeines

Die Voraussetzungen zur Wiederholungsoperation unterscheiden sich wesentlich von denen der Erstoperation:

- Der Kranke kommt gewöhnlich in reduzierter Verfassung zur Operation.
- Die anatomischen Verhältnisse sind oft schwierig.
- Die Technik ist aufwendiger.
- Die Operationsdauer ist länger und die Möglichkeiten intraoperativer Störungen sind größer.

Daraus resultieren:

- eine kritische Indikationsstellung,
- ein erhöhtes Risiko,
- das Einkalkulieren überraschender intraoperativer Befunde und eine entsprechende Aufklärung des Kranken.

Allgemeine Indikationen

Persistierendes Ulkus,

Rezidivulkus,

Störungen der Passage:
- Stase (Schlingensyndrome),
- zu rasche Entleerung,
- Refluxkrankheit,

Verlust der Reservoirfunktion,

Malabsorption − Malassimilation:
- Dumpingsyndrom,

Magenstumpfkarzinom.

Absolute Indikationen

Therapierefraktäres Ulkus:
- Kompliziertes Ulcus pepticum jejuni,

kompliziertes Ulkus mit:
- Perforation, Penetration,
- Blutung,
- innere Fistel,
- Stenose,
- äußere chronische Fistel,

therapierefraktäre Malassimilation,

Magenstumpfkarzinom.

Vorbereitung

Möglichst kombinierte radiologische und endoskopische Diagnostik.

Orale und/oder parenterale Alimentation, wenn möglich über ca. 8–10 Tage, notfalls länger.

Gezielter Ausgleich laborchemisch faßbarer Defekte.

Eine Darmspülung ist obligat, wenn eine Ausschaltung von Dünn- oder Dickdarm zur Interposition vorgesehen und Stenosen an Magen oder Darm ausgeschlossen sind. Man sollte die Spülung auch bei Vorliegen einer inneren Fistel (z.B. gastrojejunokolische Fistel) versuchen.

Bei relativer Anzeigenstellung und bei besonderen Risiken: Konsilium mit Gastroenterologen, Internisten und Anästhesisten.

Lagerung: Rückenlage.

Narkose: Allgemeinnarkose.

Zugangswege: Eingehen durch den alten Schnitt (Abb. 28.1). *Ausweichweg:* oberer bogenförmiger Querschnitt bei breiter unterer Thoraxapertur, eindeutiger Diagnose und Methodenwahl und bei Gefahr respiratorischer Insuffizienz.

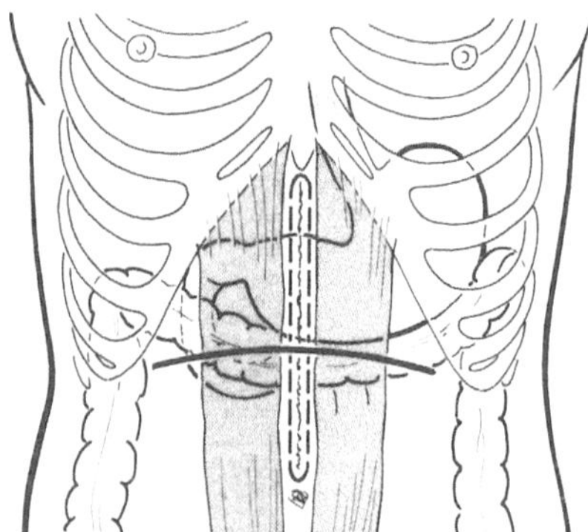

Abb. 28.1. Zugangsweg: Eingehen durch die alte Narbe, mit schmaler Exzision. Ausweichweg: oberer Querschnitt bei breiter Thoraxapertur

Operative Exploration

Im allgemeinen ist man präoperativ durch endoskopische und radiologische Diagnostik sowie
durch einen Operationsbericht orientiert; gleichwohl können Unklarheiten über die vorausgegangene Operation, z.B. über die vorher angewandte
Methode oder über spezielle Einzelheiten, bleiben,
so daß erst die sorgfältige, u.U. sehr mühevolle
Präparation verbindliche Klarheit vermittelt.

Bei Wiederholungseingriffen sind 3 Situationen
möglich:

1) Die vorausgehende Operationsmethode ist sicher bekannt. Der Situs ist gut übersehbar.

2) Die vorausgehende Operationsmethode ist nicht
sicher bekannt. Der Situs ist gut überschaubar.

3) Die vorausgehende Operationsmethode ist nicht
sicher bekannt. Der Situs ist zunächst nicht überschaubar.

Bei Eingriffen am operierten Magen sind Präparation und Darstellung der jeweiligen anatomischen
Situation in der Regel die schwierigsten Akte; Methodenwahl und Prognose sind für das Gelingen
von maßgeblicher Bedeutung. Die eigentliche Reparation ist i.allg. weniger aufwendig.

Orientierung über die vorausgehende Operationsmethode

Zur Orientierung gibt es 4 Arbeitswege:

1) Darstellen der Magenregion und Exploration
mit Auge und Hand (Abb. 28.2).

2) Darstellen des Duodenums (Abb. 28.3).
● Aufsuchen und Präparation in der Folge:
laterale Bauchwand, Unterfläche des rechten Leberlappens und absteigendes Duodenum.
● Man orientiert sich an der Gallenblase und an
der Unterkante des Lig. hepatoduodenale sowie
an der rechten Kolonflexur und arbeitet sich längs
der seitlichen Duodenalkante bis zum Lig. hepatoduodenale hoch. Es folgt das Freilegen der duodenalen Vorderwand sowie der medialen Kante.
Stößt man auf einen Duodenalstumpf, liegen eine
B-II- oder Y-Anastomose vor. Findet man eine
Gastroduodenostomie, liegt eine B-I-Resektion
mit oder ohne Vagotomie vor.

3) Schwieriger kann die Unterscheidung zwischen
Gastroduodenostomie und Pyloromyoplastik sein.
Dabei helfen subtiles Präparieren und Kontrolle
von Größe und Form des Magens sowie die von
Narben.

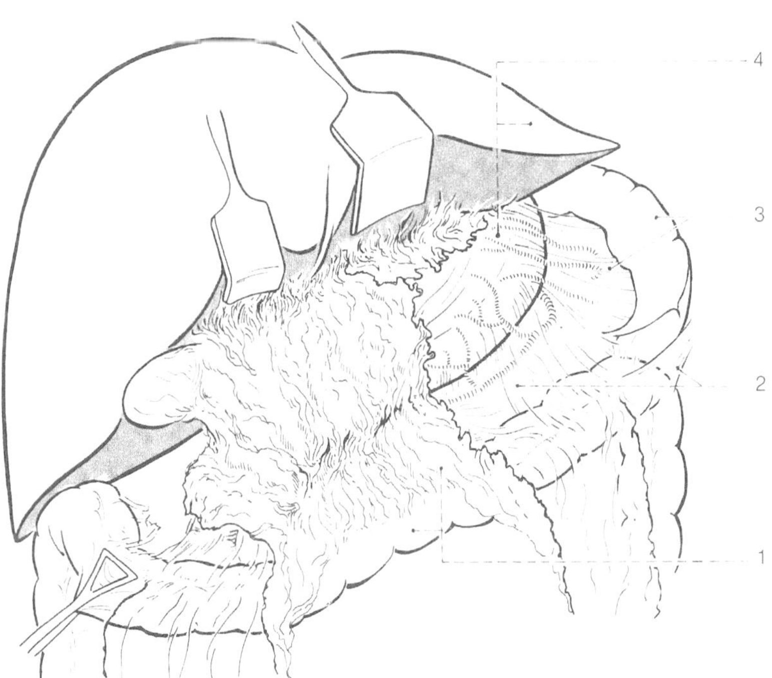

Abb. 28.2. B-I-Magen mit Verwachsungen. Magen, Duodenum
und Leber sind mit dem Omentum
majus adhärent. Die rechte Kolonflexur ist angeklemmt
1 Omentum majus, Colon transversum. *2* Lig. gastrocolicum, Lig.
colicophrenicum. *3* Milz, Lig. gastrolienale. *4* Magen, linker Leberlappen

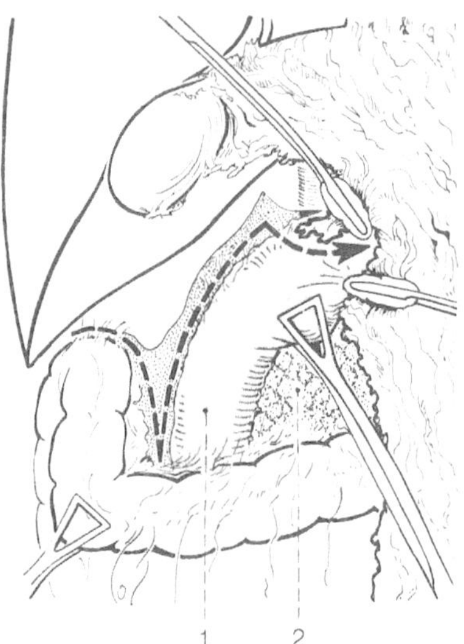

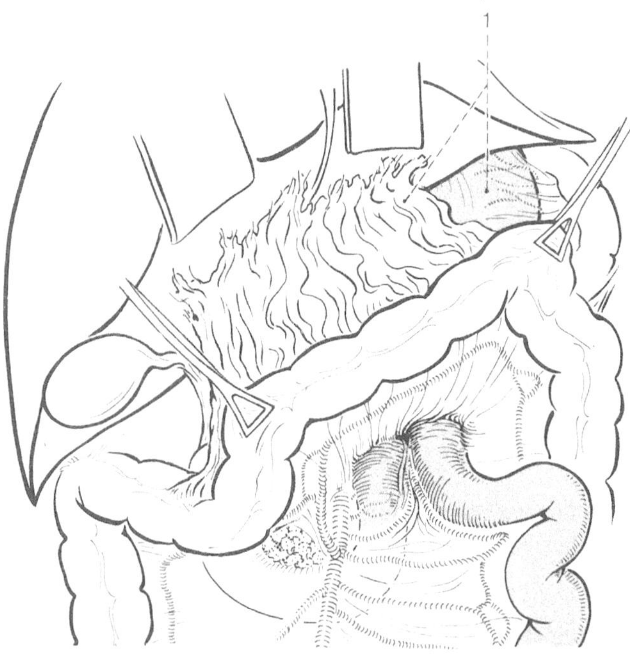

Abb. 28.3. Darstellen des Duodenums. Das Duodenum ist angeklemmt und nach medial angespannt; die Vorderfläche ist freigelegt. Die rechte Dickdarmflexur wird abgelöst *(gestrichelte Linie)*; sie ist angeklemmt und wird nach unten angespannt. Laterale Mobilisation hart am Duodenalrohr *(gestrichelte Linie)* zunächst bis zum Lig. hepatoduodenale, dann weiter auf der Vorderwand des proximalen Duodenums *(gestrichelte Linie)*. Präparationsrichtung: von unten nach oben
1 Duodenum. *2* Pankreas

Abb. 28.5. Darstellen des retrokolischen B-II-Magens. Großes Netz und Querkolon sind hochgeschlagen und angespannt. Man orientiert sich an der Flexura duodenojejunalis. Es liegt eine anisoperistaltische GE mit kurzem zuführenden Segment vor (isoperistaltische GE: s. Abb. 28.25)
1 Magen; Omentum majus (hochgeschlagen)

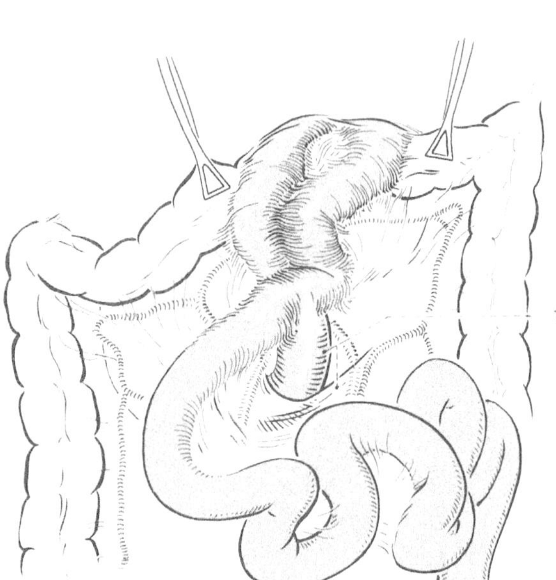

Abb. 28.4. Darstellen des antekolischen B-II-Magens. Orientierung an der Flexura duodenojejunalis. Das große Netz ist nach oben geschlagen und das Querkolon nach oben angespannt. Es liegt eine anisoperistaltische GE mit langem zuführendem Segment vor. Präparationsrichtung: Von unten nach oben *(Pfeil)*
1 Flexura duodenojejunalis, Plica duodenalis inferior

4) Eine weitere Möglichkeit der Orientierung ist die Kontrolle des Dünndarms, z.B. das Aufsuchen einer antekolischen GE (Abb. 28.4). Nach Ablösen von Adhäsionen ist die Situation meist gut überschaubar. Eine retrokolische Schlinge findet man durch Hochschlagen von Omentum majus und Anspannen des Querkolons sowie Darstellung der Flexura duodenojejunalis (Abb. 28.5).

Von hier aus orientiert man sich über:

– Lokalisation und Komplikationen eines Ulkus (Penetration, innere Fistel),
– Vorhandensein und Lage einer Enteroenteroanastomose,
– die Lage von zu- und abführendem Jejunalsegment,
– die Beziehung zum Mesokolon,
– ferner die Lage des Magens, die Anastomose (GE) und damit das vorausgegangene Operationsverfahren.

Darstellung des operierten B-I-Magens

Nach Orientierung über die Magenregion beginnt man mit dem Freilegen des Duodenums (Abb. 28.3). Die Präparation geht von unten nach oben: ausgiebige laterale Mobilisation, Freilegen der duodenalen Vorderwand durch Ablösen eventueller Verwachsungen sowie des Lig. duodenocolicum. Man überspringt zunächst die Gastroduodenostomie und stellt die Vorderwand des distalen Magens dar (Abb. 28.6). Dann folgt die präparatorische Exploration der Anastomose. Die Kleinkurvatur wird skelettiert und der Magen von dort her unterfahren und angeschlungen (Abb. 28.7). Die Präparation kann auch an der Großkurvaturseite beginnen (Abb. 28.8).

Die Vasa gastroepiploica werden zunächst beim Anschlingen ausgespart; steht der Entschluß zur Nachresektion fest, werden sie mit angeschlungen (Abb. 28.7 und 28.8).

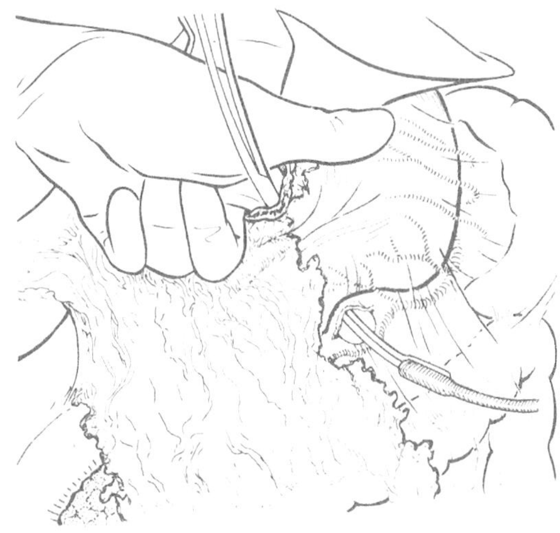

Abb. 28.7. Unterfahren und Anschlingen des Magens von der Kleinkurvaturseite. An der Großkurvaturseite werden die Vasa gastroepiploica dextra zunächst ausgespart

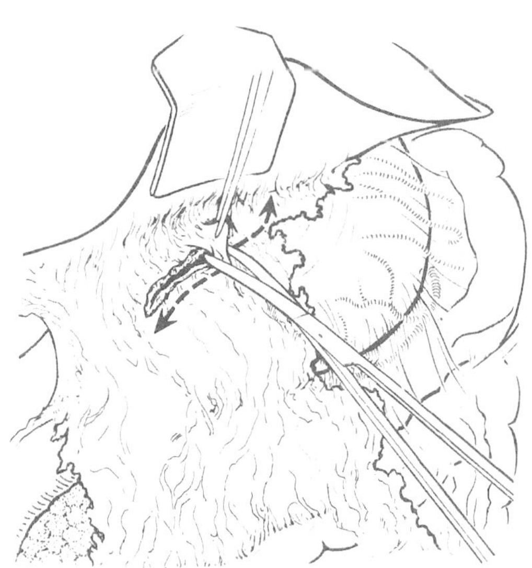

Abb. 28.6. Präparation des B-I-Magens: Freilegen des distalen Magens. Die Präparation beginnt an der Kleinkurvaturseite. Netz und Narbengewebe werden teils scharf, teils stumpf abgelöst

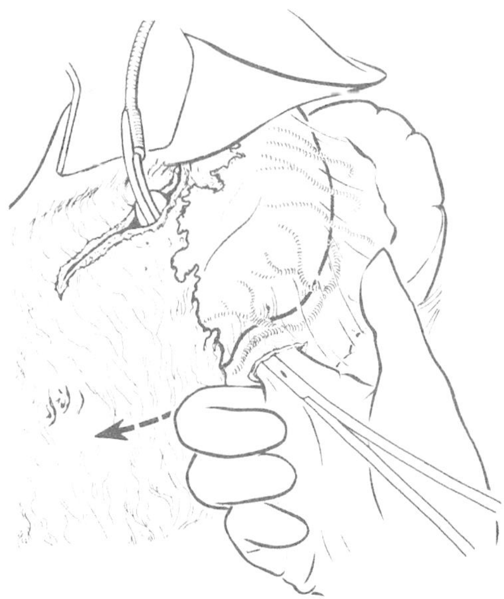

Abb. 28.8. Unterfahren und Anschlingen des Magens von der Großkurvaturseite. Beim Unterfahren mit Klemme oder Finger geht man schräg (kardiawärts) und nicht quer vor. Die weitere Präparationsrichtung verläuft unter Anspannen des Magens duodenalwärts *(Pfeil)*

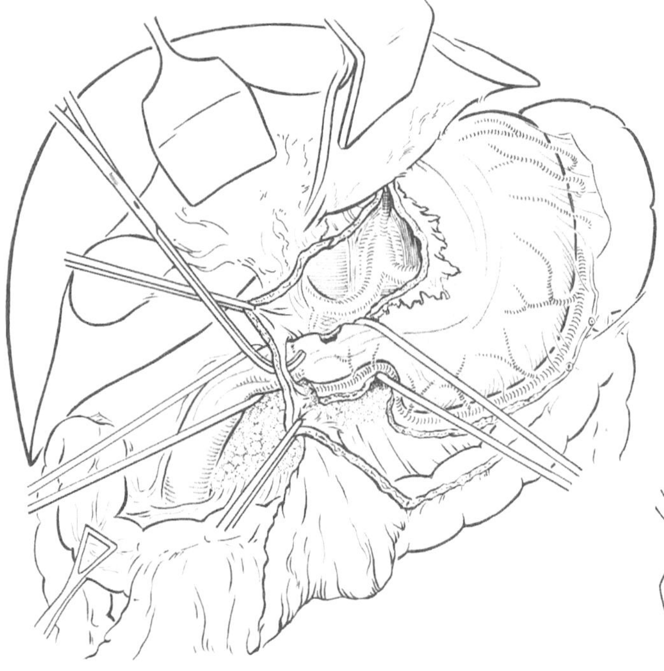

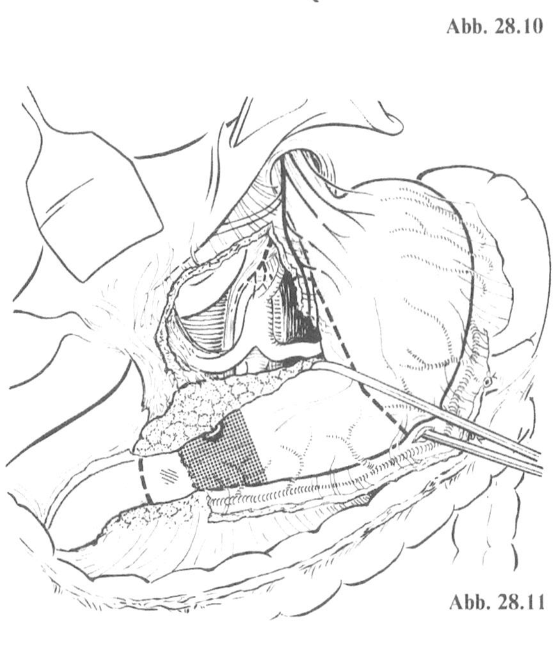

Abb. 28.10

Abb. 28.9. Distaler Magen und Duodenum sind weitgehend skelettiert; Magen und wenn möglich auch proximales Duodenum werden unterfahren und angeschlungen, etwaige Verwachsungen gelöst

Abb. 28.10. Das obere freie Duodenalsegment wird möglichst rundum freipräpariert; hier: stumpfes Unterfahren mit dem Finger. *Cave:* Verletzungen der A. gastroduodenalis, A. pancreaticoduodenalis, A. hepatica communis, der Vasa colica media und des Ductus choledochus!
1 B-I-Anastomose. *2* Ulkus im Antrumrest

Abb. 28.11. Magen und Duodenum sind skelettiert; der Magen ist angeschlungen; ein Zügel umfaßt den Magen (außer Vasa gastroepiploica sinistra), Resektionslinien *gestrichelt:* am Magen stufenförmig, am Duodenum quer. *Punktierter Bereich* am distalen Magen: belassener Antrumrest. *Schraffiert* am oberen Duodenum: Hinterwandulkus

Abb. 28.12. Durchführung oder Komplettierung einer Vagotomie (STV). Zirkuläre Myotomie am mobilisierten und angeschlungenen distalen Ösophagussegment. Overholt-Klemme unterfährt äußere longitudinale Muskelschicht, die mit der Schere durchtrennt wird
1 Truncus vagalis anterior, Rr. hepatici

Abb. 28.11

Die Präparation geht längs der beiden Magenkanten an der Vorder- und Rückfläche zunächst nach distal (Abb. 28.9). Das proximale Duodenalsegment sollte möglichst rundum präpariert werden (Abb. 28.10).
Trifft man hier auf ein Ulkus, kann man das Duodenum alternativ von dorsal nach Strauss mobilisieren. Dazu geht man unterhalb des Ulkus von medial her teils scharf, teils stumpf retroduodenal

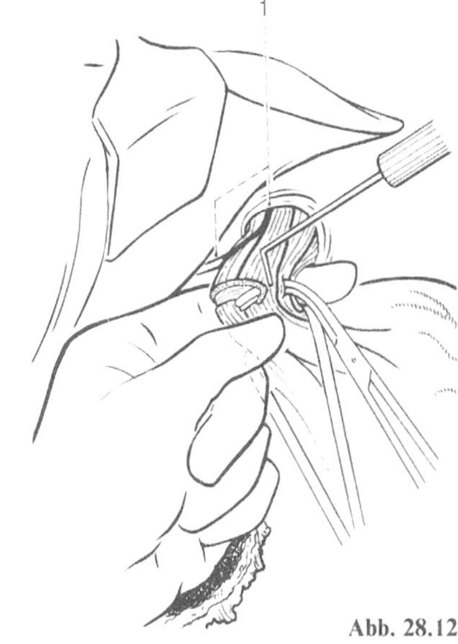

Abb. 28.12

vor. Man unterfährt die Duodenalwand und schlingt das Darmrohr an. Das Manöver gelingt nur, wenn das obere freie Duodenum noch nicht allzu narbig verbraucht ist (Abb. 28.10).

Cave: Verletzungen der A. gastroduodenalis, A. pancreaticoduodenalis, A. hepatica communis, Vasa colica media und des Ductus choledochus!

Der Magen wird zur Resektion vollends skelettiert (Abb. 28.11). Markierung der proximalen und distalen Resektionsgrenzen mit Haltefäden. Bei kombinierter Operation wird eine selektiv-gastrale totale Vagotomie (STV) durchgeführt und mit einer zirkulären Myotomie am distalen Ösophagus komplettiert (Abb. 28.12; s. auch S. 211).

Eingriffe bei Reparation des B-I-Magens

Kurative Operationen

Methodenwahl und Indikationen

Ulcus ventriculi, Ulcus duodeni

● Nachresektion, Vagotomie (STV), neuerlicher B-I-Magen, bei ausreichend großem Magenstumpf (Abb. 28.13 b ③; s. auch S. 35).

● Nachresektion, Vagotomie (STV), Magen-Y-Anastomose (Abb. 28.13 b ⑨; s. S. 71).

● Nachresektion, Vagotomie (STV) und antekolischer B-II-Magen (Abb. 28.13 b ⑩; s. S. 50).

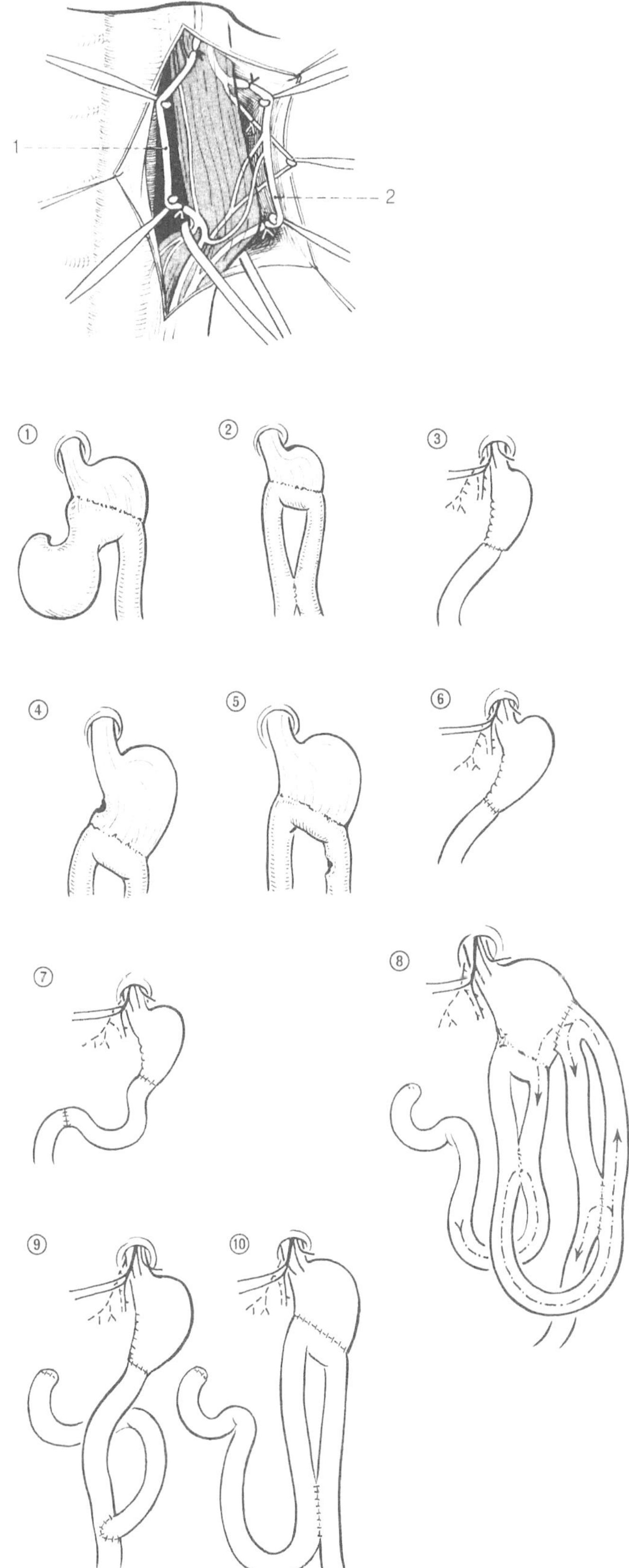

Abb. 28.13 a, b. Palliativeingriffe und Reparationsmöglichkeiten beim B-II-Magen. **a** Transthorakale Vagotomie. Zugang: linksseitige Thorakotomie, 6/7. ICR. Freilegen des distalen thorakalen Ösophagus, Resektion von ca. 2 cm der vagalen Hauptstämme (*1, 2*) sowie ihres Netzverbundes. Die Anwendung der Methode kann eine ausschließliche Palliativmaßnahme darstellen. **b** Bei schwerem Krankheitsbild oder schwierigen anatomischen Verhältnissen ist die transitorische oder definitive Anlage einer zweiten GE erforderlich
1 Truncus vagalis posterior. *2* Truncus vagalis anterior
b Reparationsmöglichkeiten:
①, ② Schlingensyndrom und Enteroenteroanastomose. ③ Umwandlung B-II- in B-I-Magen, keine Nachresektion, die Vagotomie (STV) ist obligat. ④ Ulcus ventriculi. ⑤ Ulcus pepticum jejuni. ⑥ Nachresektion und Vagotomie (STV), direkter B-I-Magen bei ausreichend großem Magenrest. ⑦ Nachresektion und Vagotomie (STV), Anlage eines B-I-Magens mit Jejunuminterposition bei kleinem Magenrest. ⑧ Palliativoperation, Anlage einer zweiten GE. ⑨ Nachresektion und Vagotomie (STV) mit Y-Anastomose. ⑩ Nachresektion und fakultative Vagotomie (STV), Anlage eines antekolischen anisoperistaltischen B-II-Magens mit Enteroenteroanastomose

- Nachresektion, Vagotomie (STV) neuerlicher B-I-Magen mit orthograder isoperistaltischer Jejunuminterposition (Abb. 28.13 b ⑦; s. S. 35, 134).

Palliative Operationen bei schwerem Krankheitsbild und schwierigen anatomischen Verhältnissen

- Transthorakale trunkuläre Vagotomie (Abb. 28.13 a; s. auch S. 219),
- hohe abdominelle trunkuläre Vagotomie (s. S. 225),
- Nachvagotomie,
- antekolischer vorderer B-II-Magen mit Enteroenteroanastomose (Abb. 28.13 b).

Darstellung des operierten Magens nach SPV und Pyloromyoplastik

Analoges Vorgehen wie beim B-I-Magen. Meist bestehen erhebliche derbe Verwachsungen mit der Leber, die scharf gelöst werden müssen. Zur Vermeidung von Verletzungen der Serosa des Magens und solchen der Leber muß behutsam gearbeitet und die Präparation in der richtigen Schicht vorgenommen werden.

Die terminale Speiseröhre wird auf eine Distanz von ca. 6 cm freipräpariert. Kontrolle der Vollständigkeit der Vagotomie (Innervationstest).

Die Rr. hepatici, der R. coeliacus und (bei einer SPV) die Rr. antrales müssen geschont werden.

Bereitet die anatomische Übersicht oder die Präparation Schwierigkeiten, werden das Lig. triangulare abgelöst und der linke Leberlappen nach seitlich unten verlagert bzw. verzogen.

Darstellung des operierten B-II-Magens

Man orientiert sich über die antekolische oder retrokolische Lage der GE (Abb. 28.4), sucht die Flexura duodenojejunalis auf (Abb. 28.5) und von hier aus informiert man sich über die iso- oder anisoperistaltische Situation der GE sowie über die Länge des zu- und abführenden Jejunalsegments.

Palpatorische und makroskopische Kontrolle der *Jejunalsegmente:* Sind die Wand des Dünndarms verdickt und das Kaliber des Darmrohres deutlich erweitert, muß man eine plastische Jejunitis annehmen; ein solches Segment kann nicht zur Interposition verwendet werden; es sollte vielmehr reseziert werden.

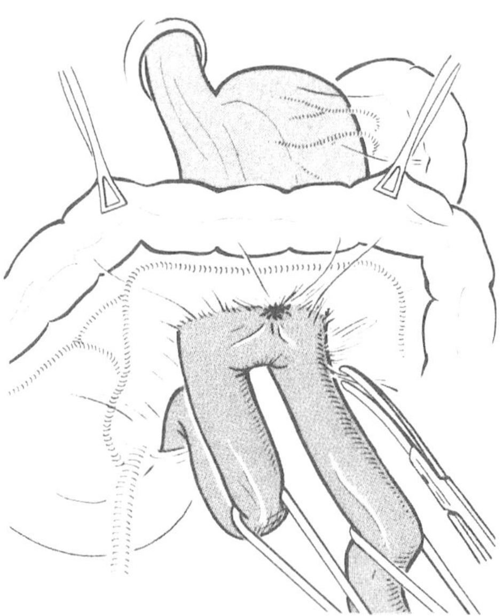

Abb. 28.14. Nachresektion bei Ulcus pepticum jejuni. Hochschlagen und Anspannen — mit Klemmen oder per Hand — von großem Netz und Querdarm.
Darstellen der Flexura duodenojejunalis.
Orientierung über zu- und abführendes Jejunalsegment, hier: anisoperistaltische GE. Unterfahren und Anschlingen der Segmente bei sparsamster Skelettierung, Prüfung von Position und Komplikationen des Ulcus pepticum jejuni.
Präparation mit der Schere hart an der Kante von Darm- und Magenwand unter gegenläufigem Anspannen von Jejunum, Mesokolon und Querdarm

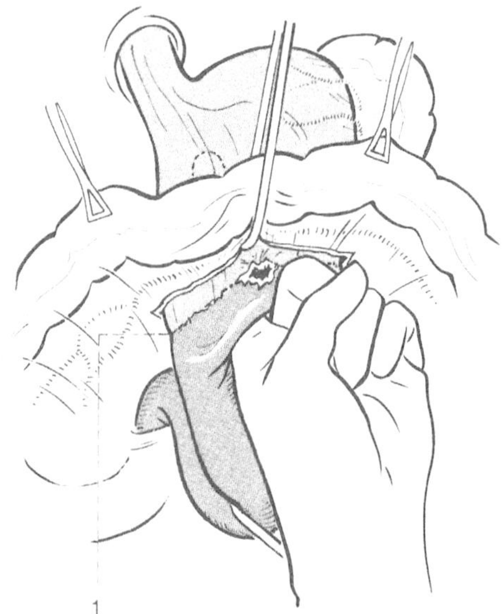

Abb. 28.15. Teils stumpfes, teils scharfes Ablösen der GE aus dem Mesokolon. Kontrolle des Verlaufs der Vasa mesocolica. Etwaige Verwachsungen zwischen Magenhinterwand, Pankreas und Retroperitoneum werden mit dem unterhalb der Jejunalschlinge eingeführten Zeigefinger sondiert und mit der Schere magen- und darmwärts gelöst
1 B-II-Anastomose

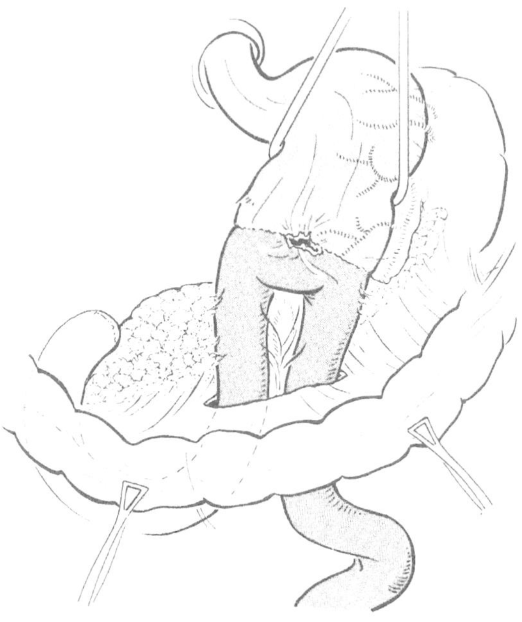

Abb. 28.16. Die GE ist aus dem Mesokolon gelöst, der Querdarm wird − mit Klemmen oder per Hand − nach unten verzogen. Der Magen ist angeschlungen und wird nach oben angespannt. Weitere Skelettierung von Anastomose und Magen

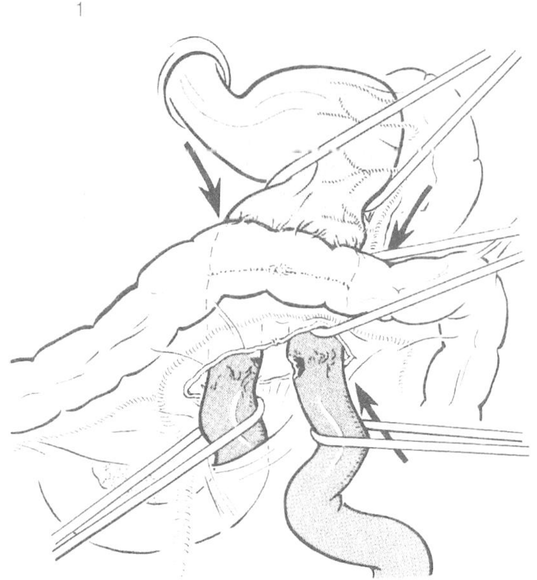

Abb. 28.17. Arbeitsweg *(unterer Pfeil)* zunächst von unten nach oben. Die Präparation erfolgt scharf und hart an der Kante von Darm und Magen. Fortsetzung der Präparation von oben nach unten *(Pfeile)*. Mehrfacher Wechsel der Präparationsrichtung kann nützlich sein. Zu- und abführendes Jejunalsegment, Querkolon und distaler Magen sind unterfahren und angeschlungen
1 B-II-Anastomose

Bei retrokolischer GE spannt man Quer- und Mesokolon an und löst das zu- und abführende Jejunalsegment ab (Abb. 28.4 und 28.5; 28.14–28.17).

Man arbeitet unter klarer Sicht mit der Schere und hält sich unter kräftigem Gegenzug zwischen Darm bzw. Magen und Mesenterium bzw. Mesokolon jeweils hart an den Organkanten. Jedes Abweichen bedeutet Blutungen und unzureichende Übersicht.

Ein Wechsel der Arbeitsrichtung ist oft nützlich (Abb. 28.16 und 28.17).

Sobald wie möglich werden getrennt unterfahren und angeschlungen: zu- und abführendes Jejunalsegment, Querkolon inkl. Omentum majus und Magen (Abb. 28.14–28.17; *Cave:* A. und V. colica media).

Bei kurzem zuführendem Darmsegment wird sparsam skelettiert. Es muß ein intakter anastomosefähiger Abschnitt erhalten bleiben.

Zu- und abführendes Jejunalsegment werden durchtrennt.

Teils scharf mit der Schere (Abb. 28.14), teils stumpf werden GE und Dünndarm vom Magen, aus dem Mesokolon sowie aus dem Mesenterium und aus Adhäsionen gelöst (Abb. 28.15–28.17).

Skelettierung der kleinen Magenkurvatur inkl. des terminalen Ösophagus.

Eine Vagotomie (STV) ist obligat, wenn eine Interposition oder eine Y-Anastomose geplant ist; bei Anlage eines B-II-Magens ist sie fakultativ angezeigt.

Im Zweifelsfall sollte man vagotomieren und eine zirkuläre Myotomie am distalen Ösophagus hinzufügen (Abb. 28.12). Bei unzureichender anatomischer Übersicht und bei schwierigem Zugang verzichtet man auf die Myotomie.

Nach vollständiger Präparation des operierten Magens werden die Resektionsgrenzen festgelegt (Abb. 28.11, S. 306; Nachresektion: s. auch Abb. 28.31 a–d, S. 319).

Eingriffe bei Reparation des operierten B-II-Magens

Kurative Operationen

Methodenwahl und Indikationen

Schlingensyndrome (ohne Ulkus)
Sofern primär nicht angelegt:
Anlage einer Enteroenteroanastomose (Abb. 28.13 b ①, ② S. 318 und Abb. 28.30, S. 307).
Dumpingsyndrom bei ausreichend großem Magenstumpf, Passagestörungen
Umwandlung von B-II- in B-I-Magen, keine Nachresektion; STV obligat (Abb. 28.13 b ③ und Abb. 28.18).
Ulcus ventriculi, Ulcus pepticum jejuni
Nachresektion, STV, Anlage eines B-I-Magens mit orthograder isoperistaltischer Jejunuminterposition (Abb. 28.13 b ⑦).
Nachresektion, STV, Anlage eines B-I-Magens bei ausreichend großem Magenstumpf, STV obligat (Abb. 28.13 b ③, ⑥).
Nachresektion, STV, Magen-Y-Anastomose (Abb. 28.13 b ⑨).
Nachresektion, STV, vorderer antekolischer B-II-Magen mit Enteroenteroanastomose (Abb. 28.13 b ⑩).

Palliative Operationen

● Transthorakale trunkuläre Vagotomie (Abb. 28.13 a; s. S. 219).
● Nachvagotomie (abdominelle trunkuläre Vagotomie (s. S. 225).
● Anlage einer zweiten GE (Abb. 28.13 b ⑧).

Besondere Komplikationen beim B-II-Magen

Indikationen

Dumpingsyndrom; kleines, exzisionsfähiges Ulcus ventriculi
Nach Möglichkeit wird die vorausgegangene Operationsmethode genutzt, d.h. das abführende Jejunalsegment wird belassen und orthograd mit dem Duodenalstumpf interponiert und terminolateral anastomosiert. Voraussetzung ist die primär retrokolische Lage der hochgezogenen Dünndarmschlinge.

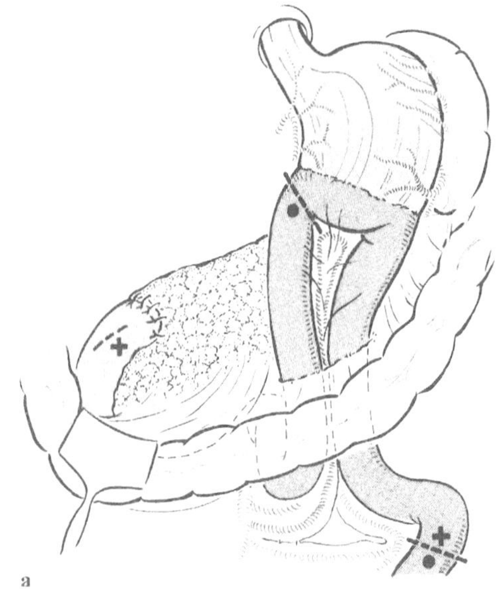

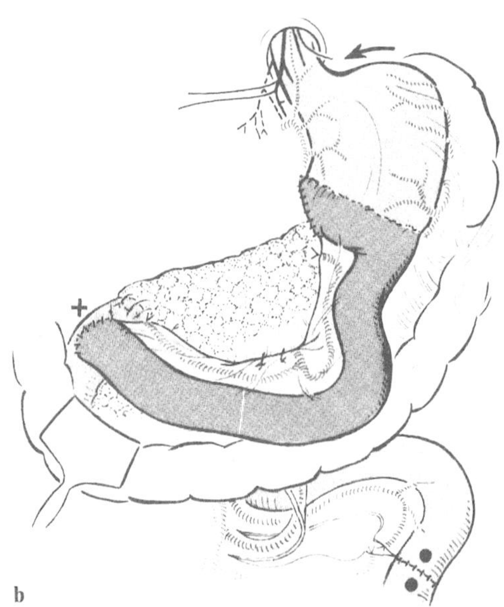

Abb. 28.18. a Umwandlungsoperation B-II- in B-I-Magen. Absetzen des zuführenden Jejunalsegments und Defektverschluß an der kleinen Magenkurvatur. **b** Das abführende Jejunalsegment (etwa 20 cm lang) wird terminolateral durch einreihige Allschichtknopfnaht auf Stoß mit dem Duodenalstumpf anastomosiert (+ − +). Das Dünndarmrohr wird terminoterminal geschlossen (●−●). Die Vagotomie (STV) ist obligat. Vordere Hemifundoplikation (*Pfeil;* vgl. Abb. 28.31 c, d, S. 319)

Am abführenden gesunden Jejunum wird die Resektionsgrenze so weit wie möglich nach distal (Abb. 28.18 a) gelegt, daß man ein etwa 20 cm langes Segment zur Interposition gewinnt.

Das zuführende Segment wird knapp an der Magenwand schräg abgesetzt und durch einreihige Allschichtknopfnaht verschlossen (Abb. 28.18 a)

Zur Vermeidung eines Blindsacks (Abb. 28.18 b) wird zusätzlich eine einstülpende seromuskuläre Knopfnaht angebracht.

Ein kleines Ulcus ventriculi wird exzidiert, ein größeres durch Schrägresektion der Kleinkurvatur entfernt.

Ein Ulkus sollte zum Ausschluß eines Karzinoms möglichst intraoperativ histologisch untersucht werden.

Das abführende Jejunalsegment wird orthograd isoperistaltisch interponiert. Die Anastomose mit dem Duodenum erfolgt terminolateral mit einreihiger Allschichtknopfnaht.

Die Achse der Anastomose liegt schräg zu der von Magen und Zwölffingerdarm.

Die Vagotomie (STV) ist obligat (Abb. 28.18 b).

Zum Schutz vor gastroösophagealem Reflux fügen wir eine vordere Hemifundoplikation hinzu. Dazu wird eine Fundusfalte über den terminalen Ösophagus gebracht und an der lateralen Kante mit etwa 4–5 Knopfnähten fixiert. Bei klaffendem Muskelring engt man den Hiatus oesophageus ein und führt eine Fundophrenikopexie durch (s. S. 239). Vereinigung des Dünndarmrohres durch terminoterminale einreihige Allschichteinzelnaht, Versorgung des Mesokolondefekts mit Knopfnähten.

Alternativ können die Anastomosen auch mit Klammergeräten ausgeführt werden.

Penetration in das Zwerchfell.
Das im Fundus (Fornix) lokalisierte Ulkus wird mitsamt dem penetrierten Zwerchfellpart (Abb. 28.19 a) exzidiert.

Der Verschluß des Defekts der Magenwand erfolgt mit einreihigen dichtgestochenen Allschichtknopfnähten (Abb. 28.19 b).

Das Diaphragma wird mit kräftigen dichtgestochenen Knopfnähten (Abb. 28.19 c) repariert. STV und vordere Hemifundoplikation (s. S. 178; Abb. 28.19 b, c) sind empfehlenswert.

Eine Bülau-Drainage ist bei Eröffnung der (linken) Pleurahöhle zu erwägen.

Penetration in das Mesokolon.
Die Präparation erfolgt wechselweise von unten nach oben und umgekehrt. Man geht teils stumpf, teils mit der Schere unter gegenläufigem Anspannen von Dünndarm, Mesenterium sowie Querdarm, Mesokolon und Magen jeweils hart an Darm- bzw. Magenwand vor.

Beim Ablösen oder Exzidieren des Ulkusrandes müssen die meist rechts seitlich verlaufenden Vasa mesocolica respektiert werden.

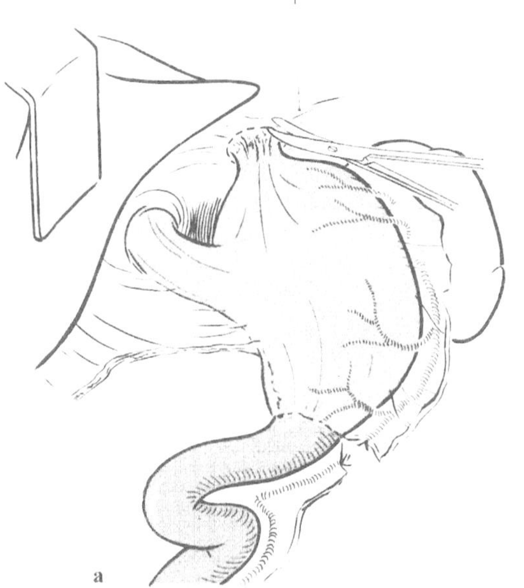

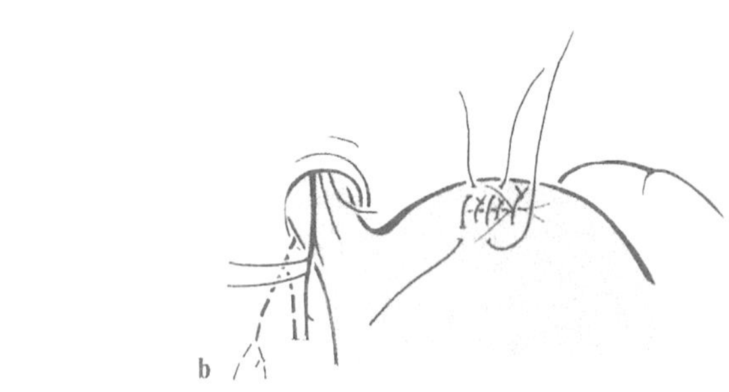

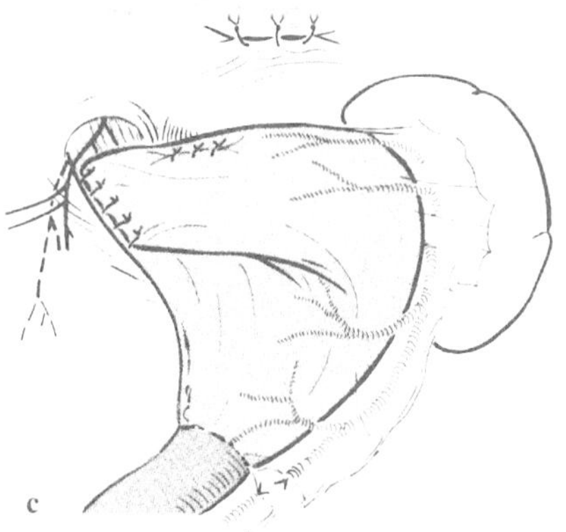

Abb. 28.19. B I oder B II. **a** Penetration des Ulkus ins Zwerchfell: Exzision des Ulkus, notfalls mit Zwerchfellgewebe
1 Diaphragma
b Die Defekte am Magen und Zwerchfell werden mit dichtgestochenen Knopfnähten geschlossen. Die Vagotomie (STV) ist obligat. **c** Zur gastroösophagealen Refluxprophylaxe erfolgt eine vordere Hemifundoplikation (vgl. Abb. 28.31 c, d, S. 319)

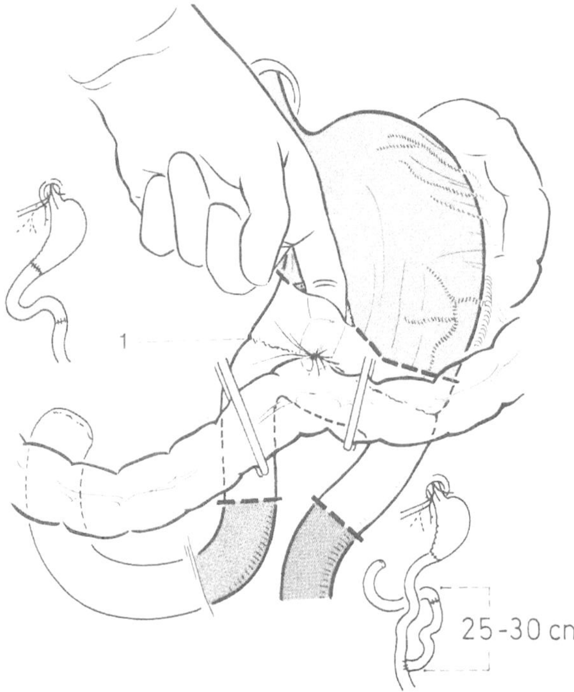

Abb. 28.20. Gastrojejunokolische Fistel. Beim penetrierten Ulkus in das Mesokolon oder in den Querdarm kann es empfehlenswert sein zu gastrotomieren. Der Magen wird im Bereich der Resektionslinie eröffnet *(gestrichelte Linie)*. Die Kuppe des linken Zeigefingers sondiert den Ulkusgrund. Der das Ulkus säumende Rand wird unter Kontrolle des Fingers sparsam ausgeschnitten.
Gestrichelt: Resektionslinien am zu- und abführenden Jejunalsegment sowie am Magen. Die Resektionsgrenzen des penetrierten Dickdarmsegments sind angeklemmt. Reparation: Nachresektion und B I und STV *(links oben)*; Nachresektion und Y-Anastomose mit Vagotomie (STV) *(rechts unten)*
1 B-II-Anastomose

Bei anatomischen oder präparatorischen Schwierigkeiten wird gastrotomiert. Man eröffnet den Magen durch Querinzision, möglichst im Bereich der vorgesehenen Resektionslinie. Mit dem Zeigefinger der linken Hand sondiert man den Ulkusgrund.

Mit der rechten Hand schneidet man das Ulkus aus. Man hält sich hart an der Kante von Magen und Darm (Abb. 28.20).

Der Ulkusgrund wird mit einem Tupfer gereinigt und belassen.

Gastrojejunokolische Fistel

Gastrokolische Fistel

Zur Versorgung stehen ein- und mehrzeitige Verfahren zur Verfügung. Bei schwerem Krankheits-

bild und bei schwierigen anatomischen Verhältnissen gibt man mehrzeitigen Operationen den Vorzug.

Methodenwahl

a) Kurative einzeitige Operation. Magen und GE werden präpariert, und die anatomische Situation wird eindeutig dargestellt. Dann durchtrennt man die Fistel zum Querdarm (Abb. 28.21).

Bei nahtfähigen angefrischten Lefzen kann man den Defekt unmittelbar mit zweireihigen Knopfnähten versorgen. Erscheint ein direkter Nahtverschluß der Dickdarmwand unsicher, wird das betroffene Segment reseziert (Abb. 28.21 und 28.22 a, b) und der Querdarm End-zu-End mit dichtgestochener einreihiger Allschichtknopfnaht anastomosiert. Bei guter anatomischer Übersicht sind alternativ Staplernähte angezeigt.

Die weitere Präparation erfolgt planmäßig durch Skelettieren von zu- und abführendem Jejunalsegment sowie des distalen Magens. Resektion der GE mitsamt Ulkus und Enteroenteroanastomose. Neu angelegt wird ein antekolischer B-II-Magen (Abb. 28.22 a, b) mit Enteroenteroanastomose unterhalb des Querkolons.

Vagotomie (STV) und vordere Hemifundoplikation sind fakultativ indiziert.

Ausweichverfahren ist eine Y-Anastomose (s. Abb. 28.37, S. 322).
b) Mehrzeitiges Vorgehen.
● Ulkus und Fistel werden belassen. Es wird (als ausschließliche erste Maßnahme) ein einläufiger Anus praeternaturalis am Colon ascendens angelegt (Abb. 28.23 a, b).

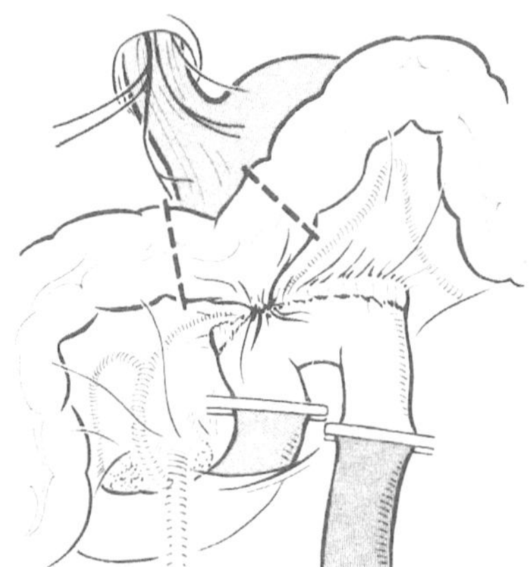

Abb. 28.21. Darstellung der Fistel von unten. Das betroffene Dickdarmsegment sowie zu- und abführendes Jejunalsegment werden unterfahren und abgeklemmt

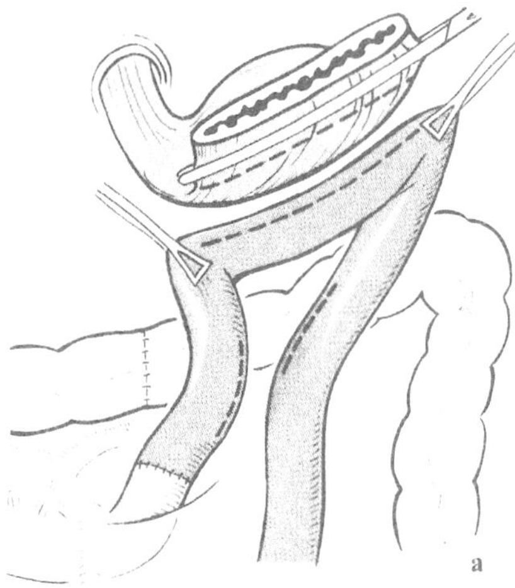

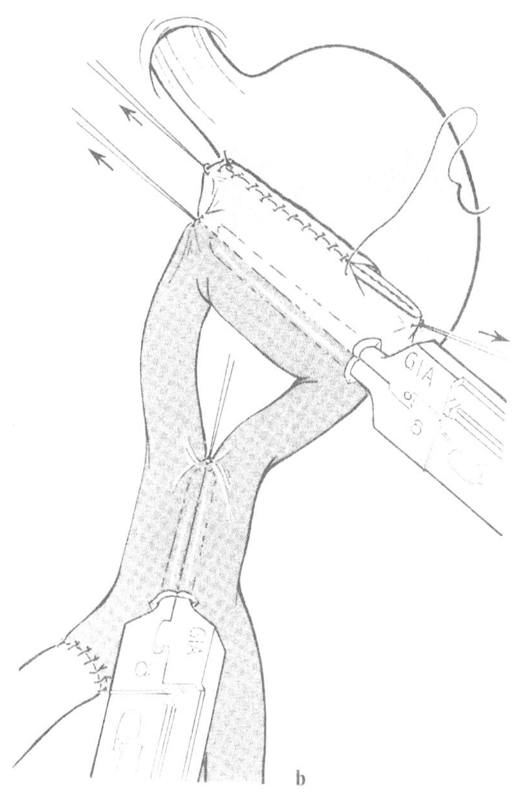

Abb. 28.22. a Resektion des fisteltragenden Dickdarmsegments und terminoterminale Anastomose mit einreihiger Allschichtknopfnaht auf Stoß. Magen, Jejunum und Ulkus sind reseziert. Anlage eines antekolischen anisoperistaltischen B-II-Magens mit Enteroenteroanastomose ist vorbereitet *(gestrichelte Linien)*. **b** Gastrojejunostomie und Enteroenteroanastomose können auch als Maschinennaht mit einem Klammergerät (z. B. GIA) ausgeführt werden. **c** Fertiggestellte B-II-Anastomose und Enteroenteroanastomose. Die Vagotomie (STV) ist fakultativ angezeigt

- Magen und GE werden reseziert und der Dickdarmdefekt direkt durch Knopfnähte verschlossen.

   Zur Entlastung der Naht erfolgt die Anlage eines einläufigen Anus praeternaturalis am Colon ascendens (Abb. 28.23 c).

- Magen und GE werden reseziert, ebenso das fisteltragende Segment des Dickdarms (Abb. 28.24).

   Das orale Ende des Querdarms wird als einläufiger Anus praeternaturalis herausgebracht, das aborale Ende durch eine zweireihige Knopfnaht verschlossen; bei Maschinennaht Anfügung einer zusätzlich einstülpenden seromuskulären Knopfnahtreihe (Abb. 28.24).

- Magen und GE werden reseziert, ebenso das fisteltragende Segment des Dickdarms (Abb. 28.25–28.27).

   Das orale Ende des Querdarms wird als einläufiger Anus praeternaturalis herausgebracht, das aborale Ende durch eine zweireihige Knopfnaht verschlossen; bei Maschinennaht Anfügung einer zusätzlich einstülpenden seromuskulären Knopfnahtreihe (Abb. 28.24).

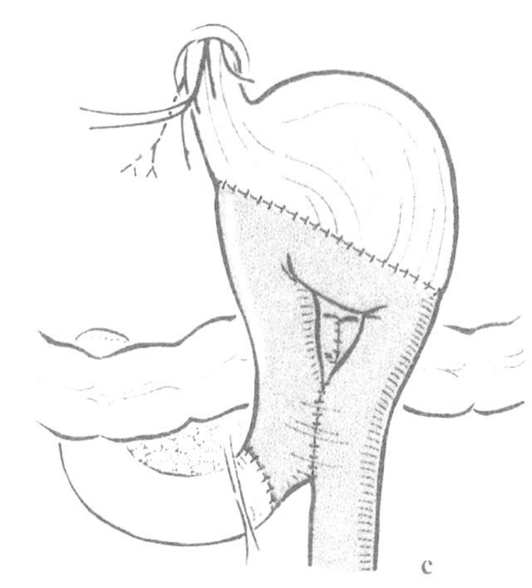

Gastrojejunale Fistel

Narkose, Lagerung: s. S. 302.
Zugangswege: oberer Medianschnitt, oberer Querschnitt.

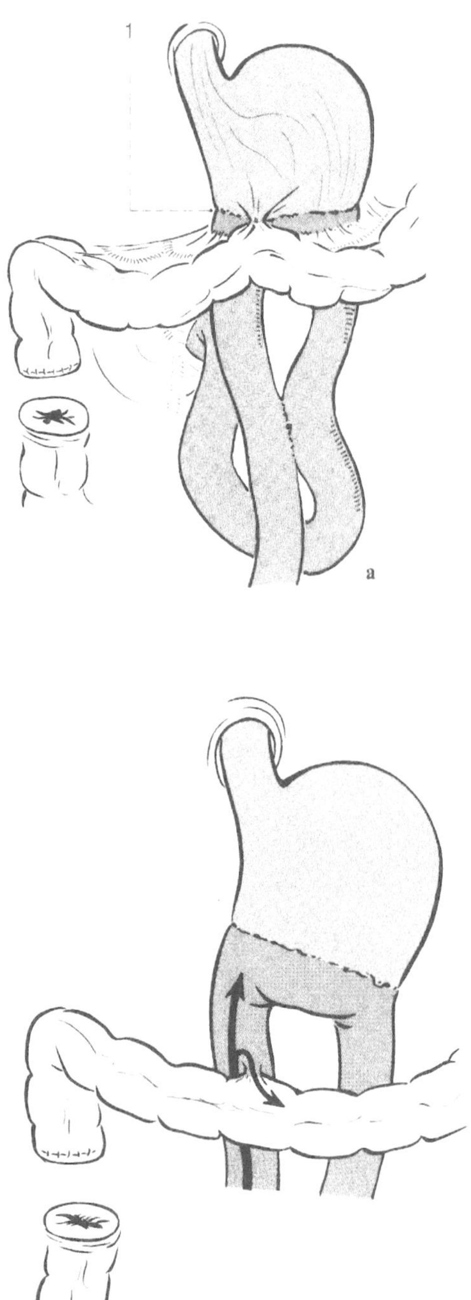

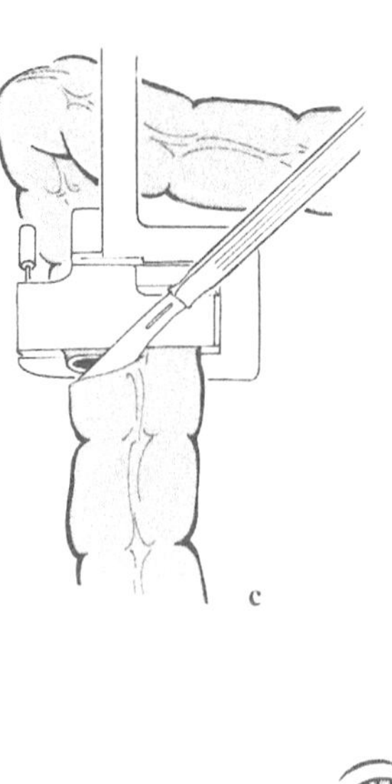

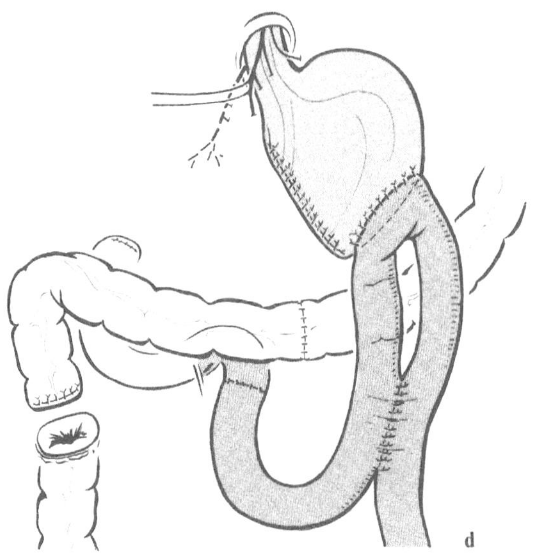

Abb. 28.23 a–d. Bei eingeschränkter Operationsfähigkeit geht man mehrzeitig vor. Das Ulkus und die Fistel werden zunächst belassen. Es wird ein einläufiger anus praeternaturalis am Colon ascendens angelegt
1 B-II-Anastomose
Zweireihiger Knopfnahtverschluß des aboralen Dickdarmstumpfes oder bei Verschluß mit Nähapparat TA zusätzliche einstülpende seromuskuläre Knopfnaht
Erscheint der Defekt am Dickdarm nahtfähig, werden die Wundränder angefrischt und mit dichtgestochenen einreihigen Allschichtknopfnähten auf Stoß verschlossen.
Magen und GE werden nachreseziert; es wird eine neue antekolische anisoperistaltische Gastrojejunostomie mit fakultativer Vagotomie (STV) durchgeführt. Bei schwierigen anatomischen Verhältnissen kann es empfehlenswert sein, die GE an der Großkurvatur anzubringen. Unterhalb des Querdarms wird der Dünndarm durch eine Enteroenteroanastomose kurzgeschlossen. Am Colon ascendens erfolgt die Anlage eines einläufigen Anus praeternaturalis. Zweireihiger Knopfnahtverschluß des aboralen Dickdarmstumpfes oder bei Verschluß mit dem Nähapparat zusätzliche einstülpende seromuskuläre Knopfnaht

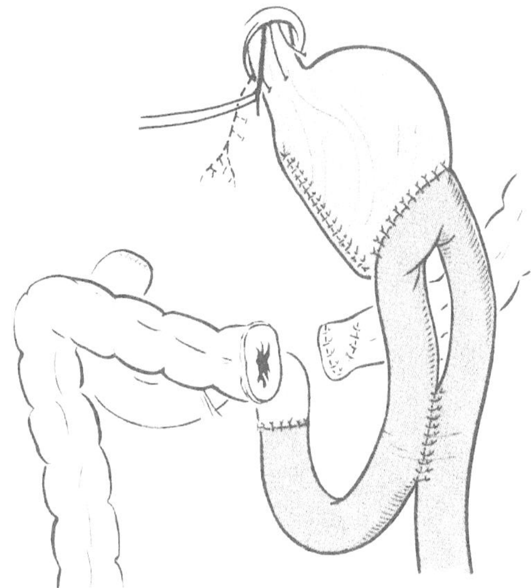

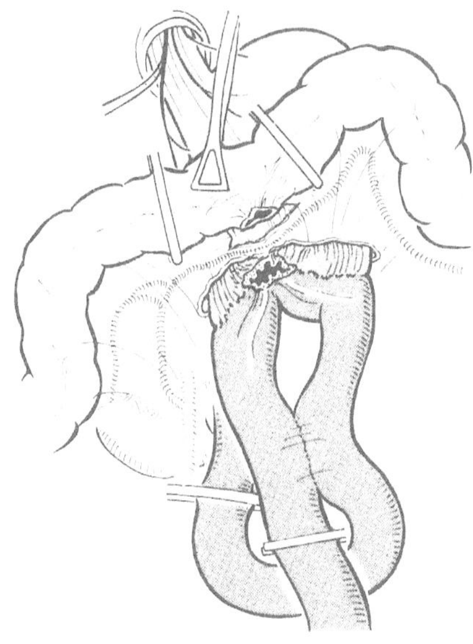

Abb. 28.24. Nachresektion an Magen und Jejunum mitsamt GE und dem Ulkus ist erfolgt.
Neuanlage eines antekolischen anisoperistaltischen B-II-Magens mit Enteroenteroanastomose; fakultative Vagotomie (STV). Der Fisteldefekt am Dickdarm ist durch Knopfnaht verschlossen, das Dickdarmrohr wird oral der übernähten Fistelöffnung durchtrennt. Der proximale Darmstumpf wird als einläufiger Anus praeternaturalis ausgeleitet. Zweireihiger Knopfnahtverschluß des aboralen Dickdarms oder bei Verschluß mit dem Nähapparat zusätzliche einstülpende seromuskuläre Knopfnaht

Abb. 28.26. Das Querkolon ist abgelöst. Die Fistel zwischen Magen, Dünn- und Dickdarm ist offen. Das defekte Dickdarmsegment sowie zu- und abführendes Jejunalsegment sind oral und aboral abgeklemmt. Die Vasa colica media sind in der rechten (leberwärts gelegenen) Mesokolonhälfte

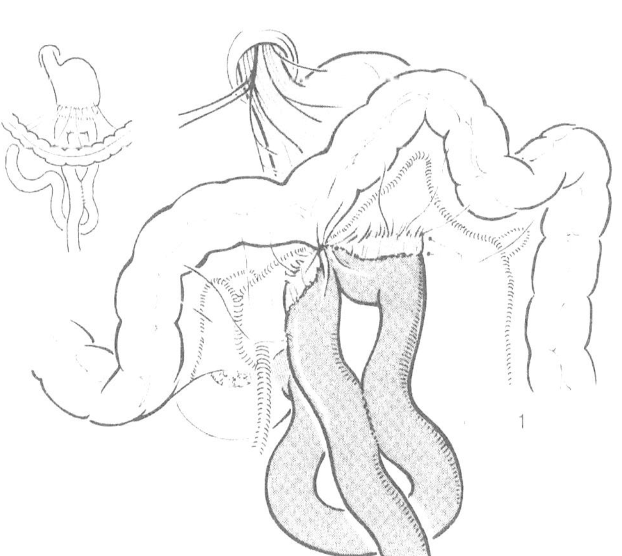

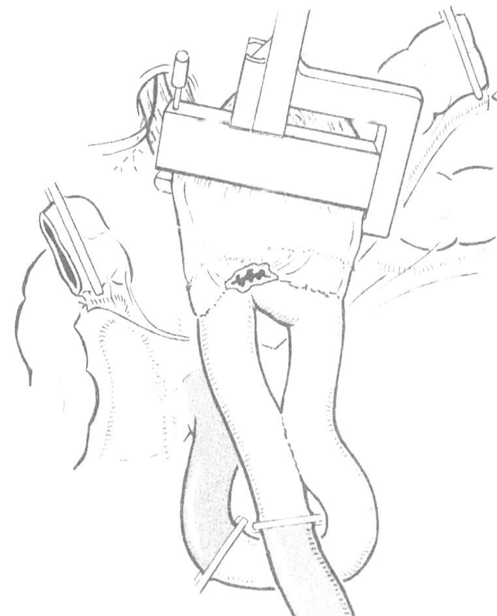

Abb. 28.25. Anatomische Orientierung *(oben):* Ausgangssituation. Isoperistaltischer retrokolischer B-II-Magen mit langem zuführendem Segment. Querdarm ist hochgeschlagen
1 B-II-Anastomose, Mesokolonschlitz

Abb. 28.27. Sind die Lefzen des Defekts am Dickdarm nicht nahtfähig, wird das betroffene Segment abgeklemmt und reseziert. Zu- und abführendes Jejunalsegment sind abgeklemmt. Der Magen ist zur Nachresektion mit dem Nahtapparat vorbereitet

Technik

Zur Reparation stehen 2 Methoden zur Verfügung:

- Trennen der Fistel und lokaler Knopfnahtverschluß der Defekte nach umschriebener Wundausschneidung,
- beim größeren Ulkus Nachresektion des operierten Magens (s. S. 35, 50, 71, 307).

Jejunale Mageninvagination

In der Regel ist das abführende Segment invaginiert.

Reparation: Reposition des Jejunums und Fixation am zuführenden Darmschenkel und am Mesokolon.

Bei schwerer Schädigung des Dünndarms (zyanotische Verfärbung, hämorrhagische Infarzierung): Resektion des alterierten Jejunums, ggf. auch der GE; Reparation je nach Situation: terminoterminale Enteroanastomose oder Neuanlage der GE.

Schwere Jejunitis

Am abführenden Dünndarmsegment können schwere Entzündungen lokalisiert sein. Entsprechende Symptome sind: Erweiterung der Lichtung, deutliche plastische Verdickung der Darmwand, träge und fehlende Motorik bei mechanischem Reiz (Vergleich mit regelrechter Wandbeschaffenheit am distalen Jejunum sive Ileum).

Reparation: Bei Umwandlung oder Nachresektion wird das geschädigte Segment entfernt.

Blutungen aus dem Duodenalstumpf

Bei belassenem oder neuem Ulkus (Resektion zur Ausschaltung) kann es schwere Arrosionsblutungen geben (aus der A. gastroduodenalis, A. pancreaticoduodenalis, selten aus der A. hepatica communis).

Befund: Der Duodenalstumpf ist prall mit Blut gefüllt. Das spritzende Gefäß liegt meist an der Hinter- oder lateralen (leberwärts gelegenen) Wand.

Während der Exploration sollen möglichst normale Blutdruckwerte bestehen, sonst kann man die Blutungsquelle verfehlen. Bei der Reparation geht es um die genaue Darstellung der anatomischen Situation (Abb. 28.28 a) und um eine gezielte Blutstillung (Abb. 28.28 b, c).

Die A. gastroduodenalis und die A. pancreaticoduodenalis anterior superior werden dargestellt, unterfahren und nahe an der Duodenalkante ligiert (Abb. 28.28 b, c).

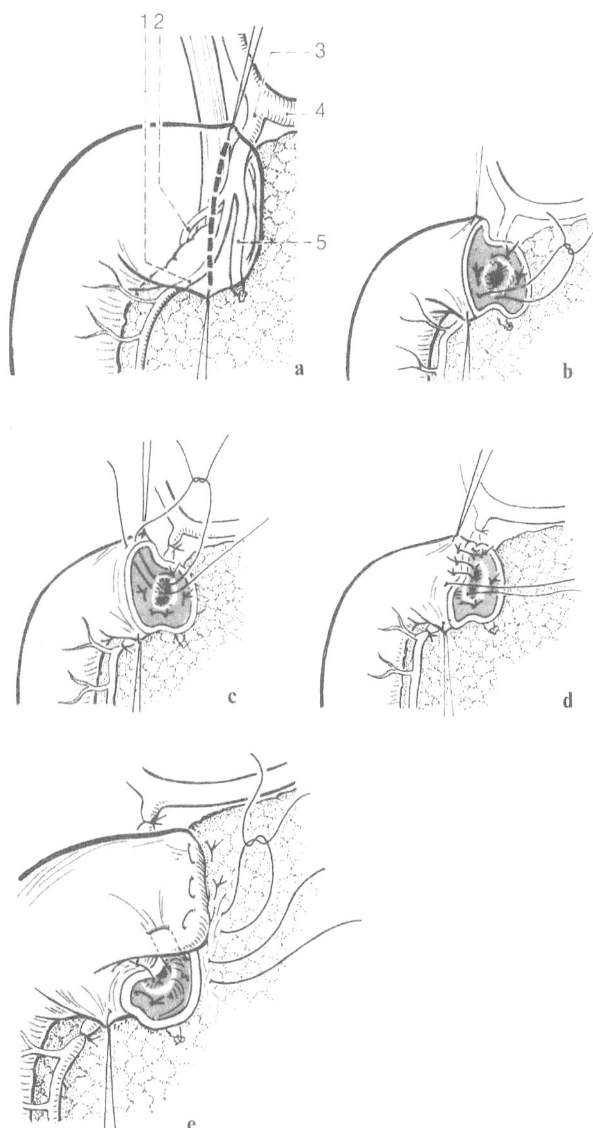

Abb. 28.28 a–e. Blutung aus dem Duodenalstumpf mit Hinterwandulkus. **a** Topographie der Gefäße des Bulbus duodeni. Eröffnung des Duodenalstumpfes durch Querinzision der Vorderwand, etwa fingerbreit unterhalb der Kuppe *(gestrichelt)*

1 A. pancreaticoduodenalis anterior superior. *2* A. pancreaticoduodenalis posterior superior. *3* A. gastroduodenalis. *4* A. hepatica communis. *5* A. gastroepiploica dextra

b Darstellen des blutenden Hinterwandulkus, wenigstens 4fache Umstechung in gesunder Schleimhaut. Darstellen der A. gastroduodenalis und A. pancreaticoduodenalis. Ligieren der Arterien am medialen und lateralen Rand des Duodenums *(Cave:* blinde Umstechung mit großer Nadel!). **c** Verschluß des Stumpfes; Knopfnähte zwischen aboralem Ulkusrand und duodenaler Vorderwand. **d** Fortsetzung des Stumpfverschlusses durch dichtgestochene Knopfnähte. **e** Decken der 1. Nahtseite durch U-Nähte zwischen oralem Ulkusrand und den seromuskulären Schichten der tiefen duodenalen Vorderwand. Mit dem oralen Ulkusrand wird die in der Regel verdickte Pankreaskapsel mitgefaßt

Die Präparation kann im Narbengebiet schwierig sein. Blindes Umstechen mit großer Nadel ist kontraindiziert. Hält die Blutung an, muß man auch die A. gastroepiploica dextra und die A. pancreaticoduodenalis posterior superior aufsuchen und unterbinden.

Das Ulkus wird aus der Passage ausgeschaltet und der Duodenalstumpf versorgt. Dazu inzidiert man die duodenale Vorderwand etwa 2–3 cm unterhalb der Kuppe, stellt die Blutungsquelle ein und umsticht sie (s.u.) (Abb. 28.28 a).

Hinzukommen müssen zirkuläre transmurale Knopfnähte in der gesunden, an das Ulkus angrenzenden Duodenalwand (Abb. 28.28 b).

Die in den konventionellen anatomischen und chirurgischen Lehrbüchern angegebene Gefäßverteilung ist unvollständig! Umstechungen in der Querebene genügen nicht.

Verschluß des Darmstumpfes: Die 1. Nahtreihe verbindet aboralen Ulkusrand und duodenale Vorderwandlefze (Abb. 28.28 a, b); die 2. Nahtreihe erfolgt zwischen oralem Ulkusrand, Pankreaskapsel und tiefer duodenaler Vorderwand (Abb. 28.28 c, d).

Nur sehr selten gelingt der Nahtverschluß des Duodenalstumpfes nicht. Dann führt man einen Ballon- oder Pezzer-Katheter in das Duodenum, fixiert ihn mit einer zirkulären Naht, umhüllt den Schlauch mit Netz und leitet ihn durch eine eigene Stichinzision durch die Bauchdecke nach außen.

Nach frühestens 3 Wochen kann der Katheter entfernt werden. Kommt es dann zur chronischen Duodenalfistel, verfährt man wie unten angegeben.

Chronische Duodenalfistel
Die über 3 Wochen persistierende Fistel ist eine chronische Krankheit.

Nach Fehlschlagen eines konservativen Behandlungsversuchs durch 21tägige komplette parenterale Ernährung, Magenschlauch und Somatostatin stellt sich die Indikation zur *Reparation:*

Man inzidiert die Bauchdecken etwa 3 Querfinger breit neben der äußeren Fistelöffnung und nähert sich der Fistel in der Bauchhöhle von seitlich. Der Fistelkanal wird durch eine Bougie tastbar gemacht und rundum freipräpariert. In der Tiefe beläßt man einen nahtfähigen Stumpf, der distale Kanal wird exstirpiert.

Der Fistelstumpf wird mit einer retrokolisch hochgebrachten oberen Jejunumschlinge anastomosiert und die Schlinge durch Enteroanastomose kurzgeschlossen (Abb. 28.29). Zur Anastomose kann man auch ein Y-Segment verwenden.

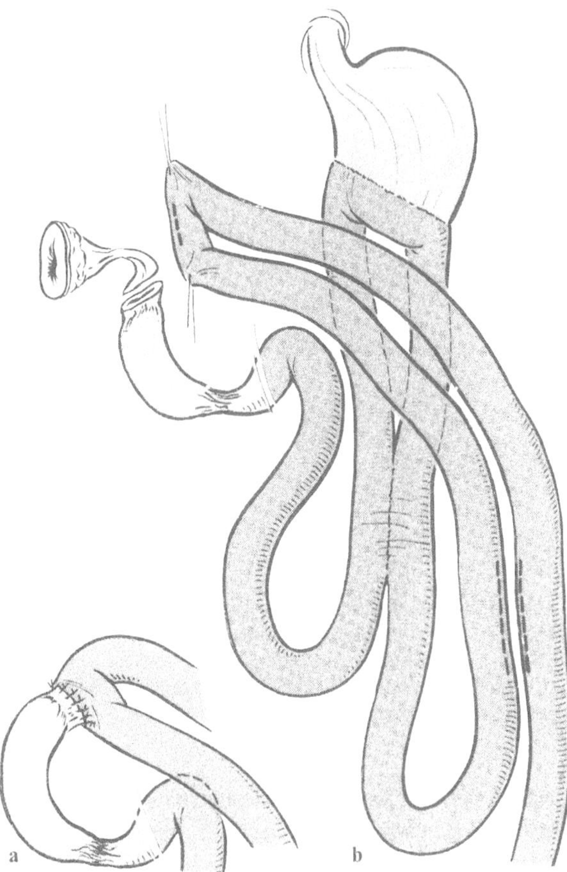

Abb. 28.29. Eingriffe am operierten Magen (B-II): Chronische Duodenalfistel (**a**) bei tiefer Duodenalstenose. Versorgung durch Anastomose mit antekolischer Jejunalschlinge (**b**) und Fußpunkt(enteroentero)anastomose

Bei suspekter Nahtfähigkeit des Fistelstumpfes kann man diesen auch in die Darmlichtung invaginieren, durch äußere Knopfnähte abdichten und fixieren.

Schlingensyndrome
Schlingensyndrome sind Folgen von Stenosen am Zu- oder Abflußring beim B-II-Magen.

Einfachste *Reparation* ist — sofern nicht vorhanden oder nicht funktionstüchtig — die Anlage einer Enteroenteroanastomose (Abb. 28.30).

Ist dies nicht möglich, wird nachreseziert, eine Umwandlung zum B-I-Magen durchgeführt, evtl. eine jejunale Interposition durchgeführt (s. Abb. 28.18 a, b).

Ausweichverfahren sind Nachresektion und Anlage einer Roux-Y-Anastomose (vgl. Abb. 28.37) oder auch eine antekolische B-II-Operation mit einer enteralen Fußpunktanastomose.

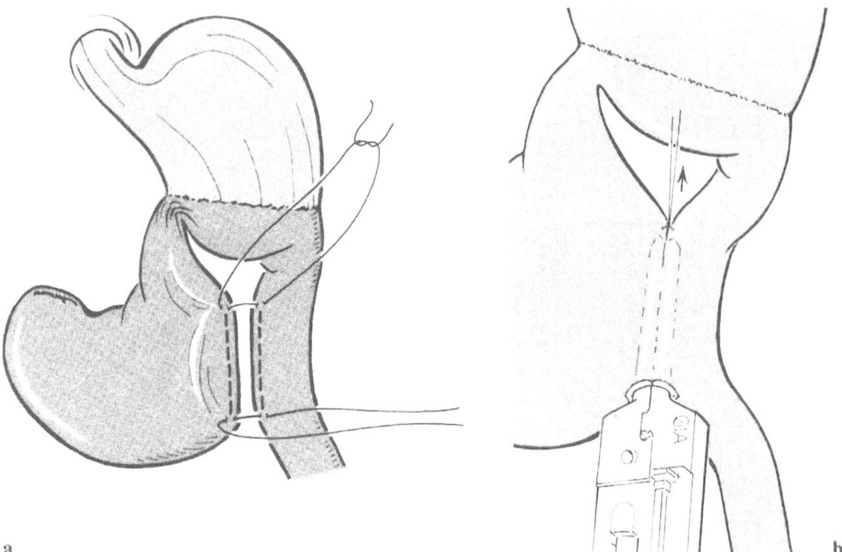

Abb. 28.30 a, b. Palliative Versorgung beim Schlingensyndrom. Anlage einer hohen Enteroenteroanastomose (**a**). Kaliber der Anastomose: doppelte Dünndarmweite. Einreihige Allschichtknopfnaht auf Stoß oder fortlaufende Allschichtnaht (**b** mit Klammergerät GIA)

Nachresektion eines B-I-Magens, neuer B-I-Magen mit orthograder isoperistaltischer Jejunuminterposition und STV

Indikationen
– Rezidivulkus nach B-I-/B-II-Magen, Vagotomie etc.,
– therapierefraktäre Malassimilation bei zu kleinem Restmagen,
– therapierefraktäres Dumpingsyndrom,
– Schlingensyndrom,
– therapierefraktäre Refluxkrankheit mit Galleerbrechen und Exokarenz.

Vorbereitung, Lagerung, Narkose, Zugangswege:
s. S. 302.

Technik
Erste Schritte sind: Darstellen des Restmagens, des Duodenums und der Anastomose (s. S. 303). Die Resektionslinie ist abhängig von der Lokalisation eines Ulkus und der Größe des Magenstumpfes.

Ist der Magen ausreichend groß, erfolgt eine stufenförmige Resektion (Abb. 28.31 a).

Ist der Stumpf kleiner als ein Viertel des Normalvolumens, verläuft die Resektionslinie schräg (Abb. 28.31 b). Die Vasa brevia sollten respektiert

werden, wenn möglich, auch einige Äste der Vasa gastroepiploica sinistra.

Die Kleinkurvatur wird vollständig skelettiert und die hintere Magenwand von Adhäsionen vollständig befreit (Abb. 28.31 a, b).

Vagotomie: STV mit Erhaltung der Rr. hepatici und des R. coeliacus: Dazu werden die unteren 6 cm der Speiseröhre skelettiert, und es wird zusätzlich eine zirkuläre Myotomie an der distalen Speiseröhre zur Dissektion intramuraler Vagusfasern vorgenommen (Abb. 28.31 c).

Die Kleinkurvatur verschließt man mit dichtgestochener ein- oder zweireihiger Allschichtknopfnaht (Abb. 28.31 d). Alternativ bietet sich eine Klammernaht an. An der Großkurvatur bleibt ein der Kaliberweite des Dünndarms entsprechender Schlauch offen.

Nach Fertigstellung der Kleinkurvaturnaht erfolgt eine vordere Hemifundoplikation (Abb. 28.31 d, 28.34 a und 28.35). Dazu heftet man eine Fundusfalte über den terminalen Ösophagus und fixiert die Magenwand an der lateralen Ösophaguskante mit etwa 4–5 Knopfnähten.

Dann sucht man ein gut bewegliches Dünndarmsegment von etwa 20–25 cm Länge auf. Das proximale Ende des auszuschaltenden Segments wird mit einem Haltefaden markiert.

Das Interponat muß eine kräftige Mesenterialarterie haben.

Ging eine B-II-Operation voraus und ist das proximale Jejunum verbraucht, muß man bei der Segmentsuche für das Interponat tiefergehen.

Man orientiert sich an der Flexura duodenojejunalis (Abb. 28.32). Das Mesenterium wird keilför-

Abb. 28.31 a–d. Nachresektion und Vorbereiten des Magenstumpfes zur Anastomose. **a** Stufenförmige Nachresektion am B-I-Magen bei ausreichend großem Restmagen. ▼ Lösen retrogrataler Adhäsionen. **b** Schräge Resektion bei kleinerem Restmagen. **c** Vagotomie (STV) mit zirkulärer Myotomie am distalen Ösophagus (vgl. Abb. 28.12).
Pfeile deuten vordere Hemifundoplikation an.
Punkte: Ansatzstellen der Nahtlager am Fundus. **d** Die Kleinkurvaturseite ist verschlossen. Die Hemifundoplikation ist perfekt. (**c** und **d** entsprechen auch den Verhältnissen der Nachresektion beim B-II-Magen)

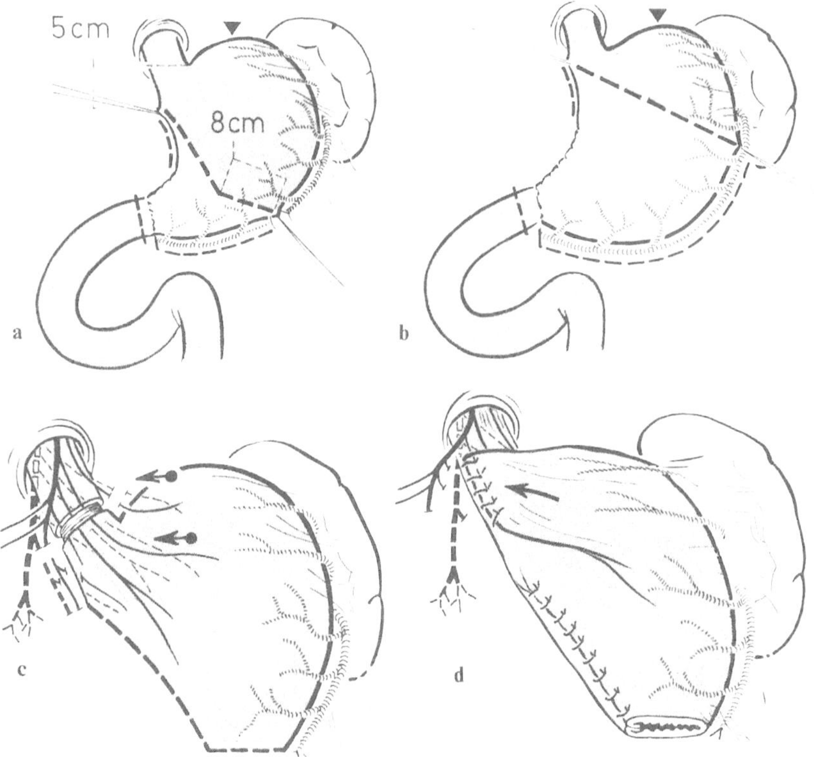

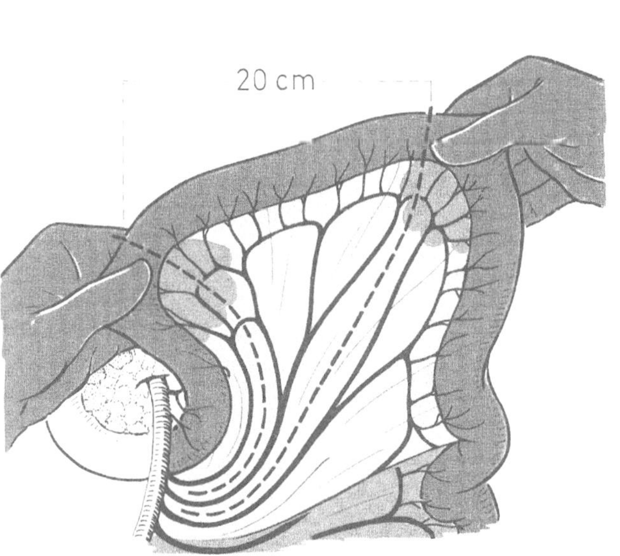

Abb. 28.32. B-I-Magen mit isoperistaltischer Jejunuminterposition. Aussuchen eines gut beweglichen oberen Jejunalsegments in durchscheinendem Gegenlicht. Das Segment soll ca. 20 cm lang sein und muß wenigstens eine kräftige Mesenterialarterie haben. Das Mesenterium wird keilförmig durchtrennt *(gestrichelte Linien)*. Sparsamste Skelettierung der oralen und aboralen Resektionsgrenzen zur Anlage der Anastomosen

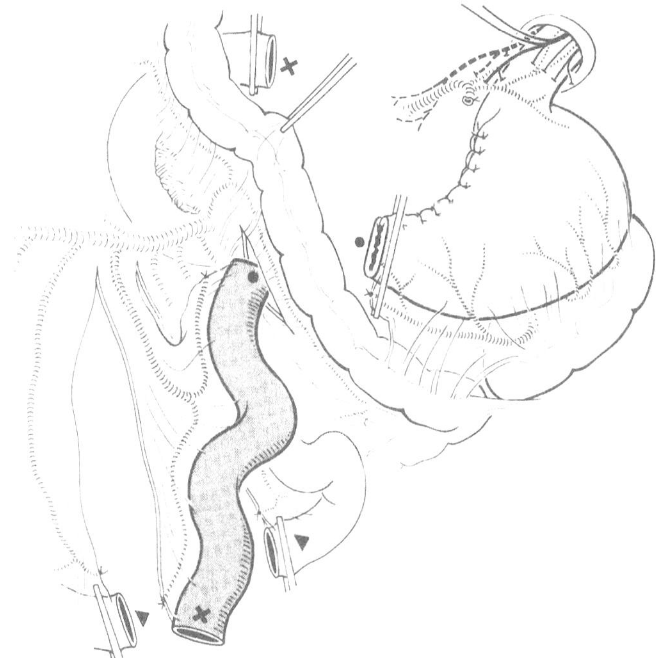

Abb. 28.33. Das Jejunalsegment ist ausgeschaltet und das Mesokolon in einem gefäßfreien Abschnitt inzidiert. Das Interponat wird retrokolisch auf dem kürzesten Wege hochgebracht. Der mesenteriale Gefäßstiel muß frei von Spannung und jeglicher Vierdrehung sein (*Punkt* und *Kreuz* zeigen die vorgesehenen Nahtstellen an)

mig inzidiert, die Arkadengefäße mit Transfixationsligaturen sicher versorgt.

Das Darmrohr devaskularisiert man sparsam
(ca. 1 cm) und durchtrennt es nach Blockade mit
weichen Darmklemmen nach oral und aboral.

Entzündlich oder paralytisch veränderte Dünn-
darmanteile (z.B. Abzugsschenkel beim B-II-Magen) werden verworfen.

Das Interponat wird durch ein gefäßfreies
Mesokolonfenster retrokolisch hochgebracht
(Abb. 28.33). Das Darmrohr wird durch eine ter-
minoterminale Enteroanastomose mit einreihiger
Allschichtknopfnaht wieder geschlossen und das
Mesenterium mit Knopfnähten versorgt.

Kontrolle des Interponates: keine zyanotische
Verfärbung, Verdrehung, Einengung oder Zug an
den Gefäßen des mesenterialen Stiels (Abb. 28.33).

Die Adaptation an Restmagen und Duodenum
muß zwanglos möglich sein (Abb. 28.34 a).

Die Kaliberweite der Großkurvatur des Magens
wird der des Dünndarms angepaßt (Abb. 28.34 b).

Eine weitere Devaskularisierung der proximalen
und distalen Darmenden des Interponats sollte im
nachhinein möglichst nicht erfolgen; erscheint dies
zur lockeren Adaptation notwendig, versucht man
eine Entspannung zunächst durch behutsame
Querinzision des vorderen und hinteren peritonealen Blattes der Mesenterialwurzel; reicht auch dies
nicht aus, kann man das proximale Ende des Interponats in kleinsten Portionen devaskularisieren.
Es darf keine zyanotische Verfärbung der Darmwand folgen; notfalls muß man das unter Spannung bleibende Segment verwerfen und dann besser auf die Roux-Y-Anastomose ausweichen.

Die Anastomose mit dem Duodenum kann terminoterminal oder terminolateral erfolgen. Verschluß des Mesokolonfensters mit Knopfnähten
(Abb. 28.34, 28.35).

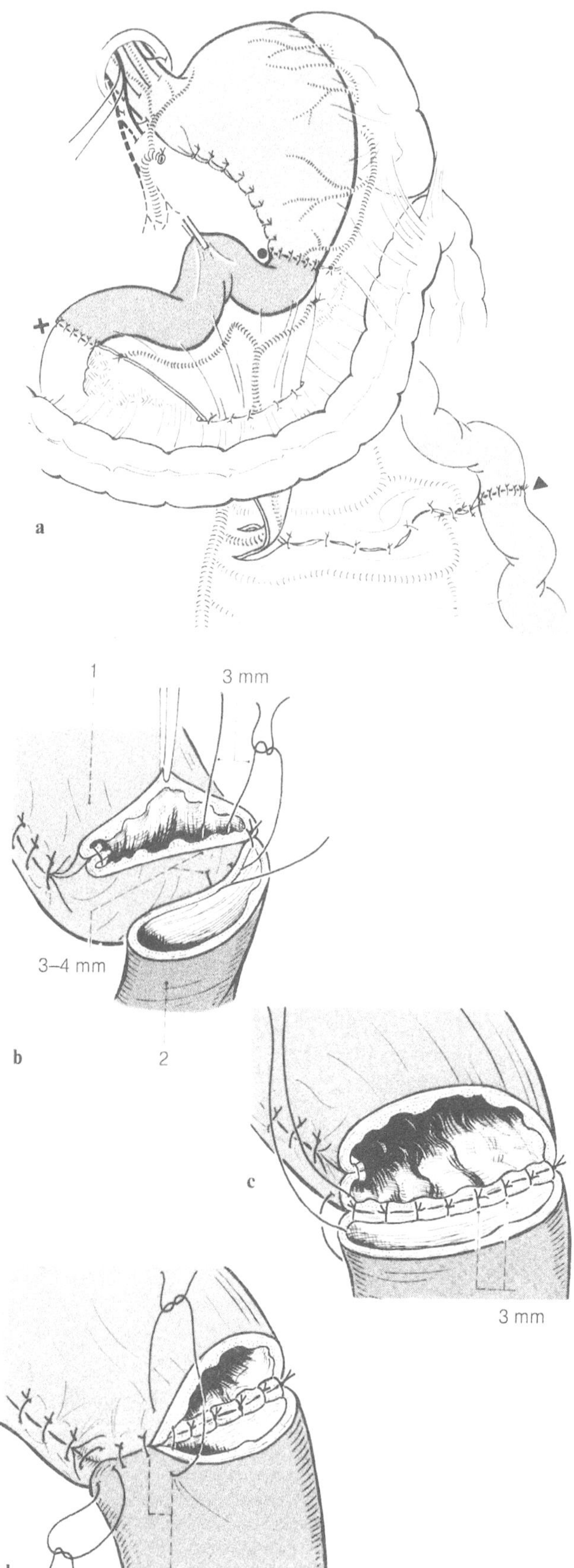

Abb. 28.34 a–d. a Das Jejunuminterponat ist terminoterminal mit Magenstumpf und Duodenum anastomosiert. Die
Anastomose mit dem Duodenum kann auch terminolateral
erfolgen. Die Vagotomie (STV) ist perfekt. Die Jejunojejunostomie ist (mit ▲) angedeutet (vgl. Abb. 28.31 c, d). Das
Dünndarmrohr ist terminoterminal wiedervereinigt und die
mesenteriale Inzision ist geschlossen. **b** Gastrojejunostomie:
Beginn der Hinterwandnaht, einreihige Allschichtknopfnaht, schräger Wanddurchstich: „mehr Serosa − Kuppe
der Mukosa"
1 Magen. *2* Jejunum
c Die Hinterwandnaht ist fertiggestellt, Übergang zur Vorderwandnaht. **d** Einreihige Allschichtknopfnaht der Vorderwand. An den Polen (hier innerer Nahtpol): seromuskuläre
U-Naht

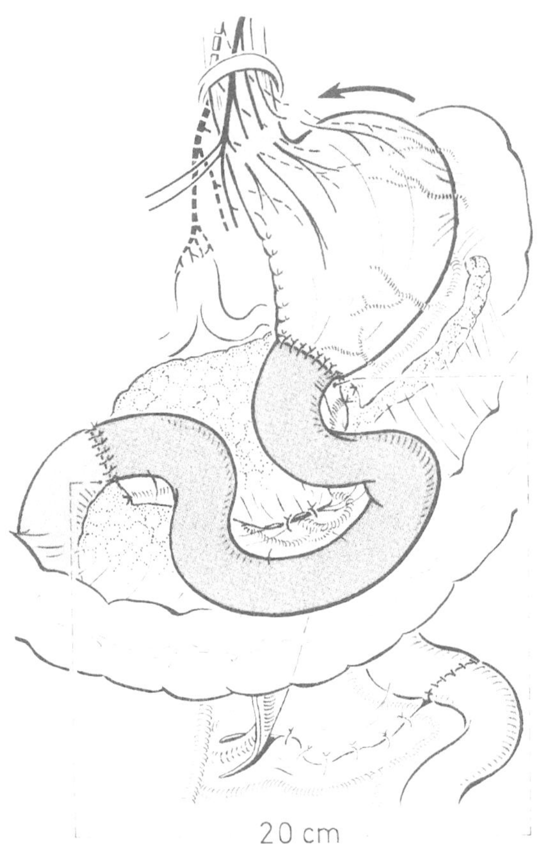

Abb. 28.35. Die Anastomosen sind fertiggestellt, Mesokolon- und Mesenteriumschlitz geschlossen. Das Interponat (20 cm lang) liegt isoperistaltisch, zwanglos (richtig)

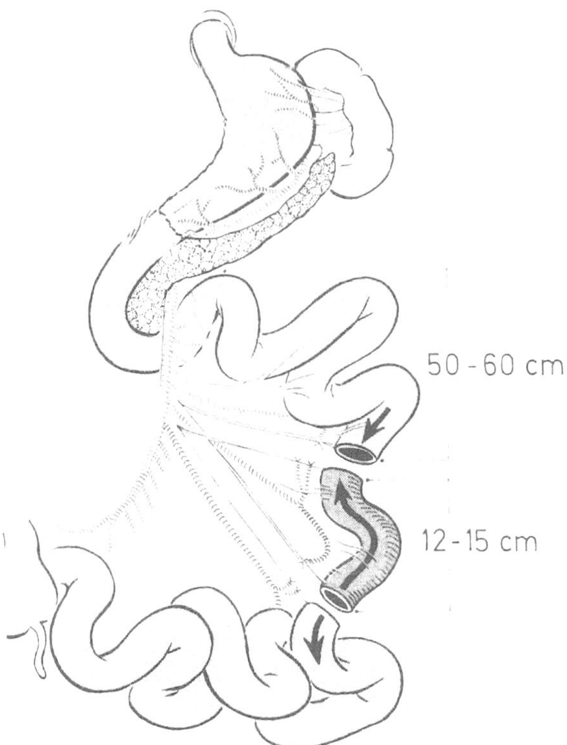

Ausweichverfahren: Y-Anastomose mit STV (Abb. 28.37, 28.48 a).

Dumpingsyndrom
Bei therapierefraktärem schwerem Syndrom oder bei Diarrhöe: Anlage einer Peristaltikbremse durch Interposition eines anisoperistaltischen Jejunalsegments von ca. 12–15 cm Länge, etwa 50–60 cm distal der Flexura duodenojejunalis (Abb. 28.36) oder Schrägmyotomie in steiler Schrägstellung in doppelter Anlage im Abstand von 15 cm. Dazu werden Tela serosa und Tunica muscularis schräg inzidiert, und der Defekt durch seromuskuläre Knopfnähte geschlossen.

Intraoperative Komplikationen
Schwierige anatomische Situation
Beim Rezidivulkus und beim Ulcus pepticum jejuni: hohe abdominale (Abb. 28.13) oder transthorakale Vagotomie.
Zyanose des Magens
Werden die Vasa brevia nach Absetzen der 4 Hauptarterien verletzt, muß der Magenrest entfernt und ein Ersatzmagen (Dünndarmreservoir) gebildet werden.
Verletzung des mesenterialen Gefäßstiels des Interponats
Wird der Gefäßstiel des Interponats verletzt, muß man das Segment verwerfen.

Reparation: Y-Anastomose (Abb. 28.37), antekolischer B-II-Magen (Abb. 28.38) oder – als Ultima ratio – Interponat aus dem Dickdarm (Abb. 28.46 und 28.47, S. 325).
Verletzung der Milz
Oberflächliche Risse können durch Nähen, Lichtkoagulation, Kleben oder Kombination der genannten Methoden versorgt werden, sonst und im Zweifelsfall wird splenektomiert.

Nach der Splenektomie kann die Fundusregion des Magens durch Ausfall der Vv. breves minderdurchblutet sein. Bei zyanotischer Verfärbung muß man den Restmagen entfernen und einen Dünndarmersatzmagen bilden.

Die gesunde Milz kann reimplantiert werden. Etwa $^1/_3$ der roten Pulpa werden geraspelt: Diese Masse wird in eine Mesokolon- oder Peritonealta-

Abb. 28.36. Bei vorausgehendem schweren Dumping-Syndrom oder chronisch therapierefraktärer Diarrhoe kann ein anisoperistaltisches Segment im unteren Jejunum als Peristaltikbremse zwischengeschaltet werden

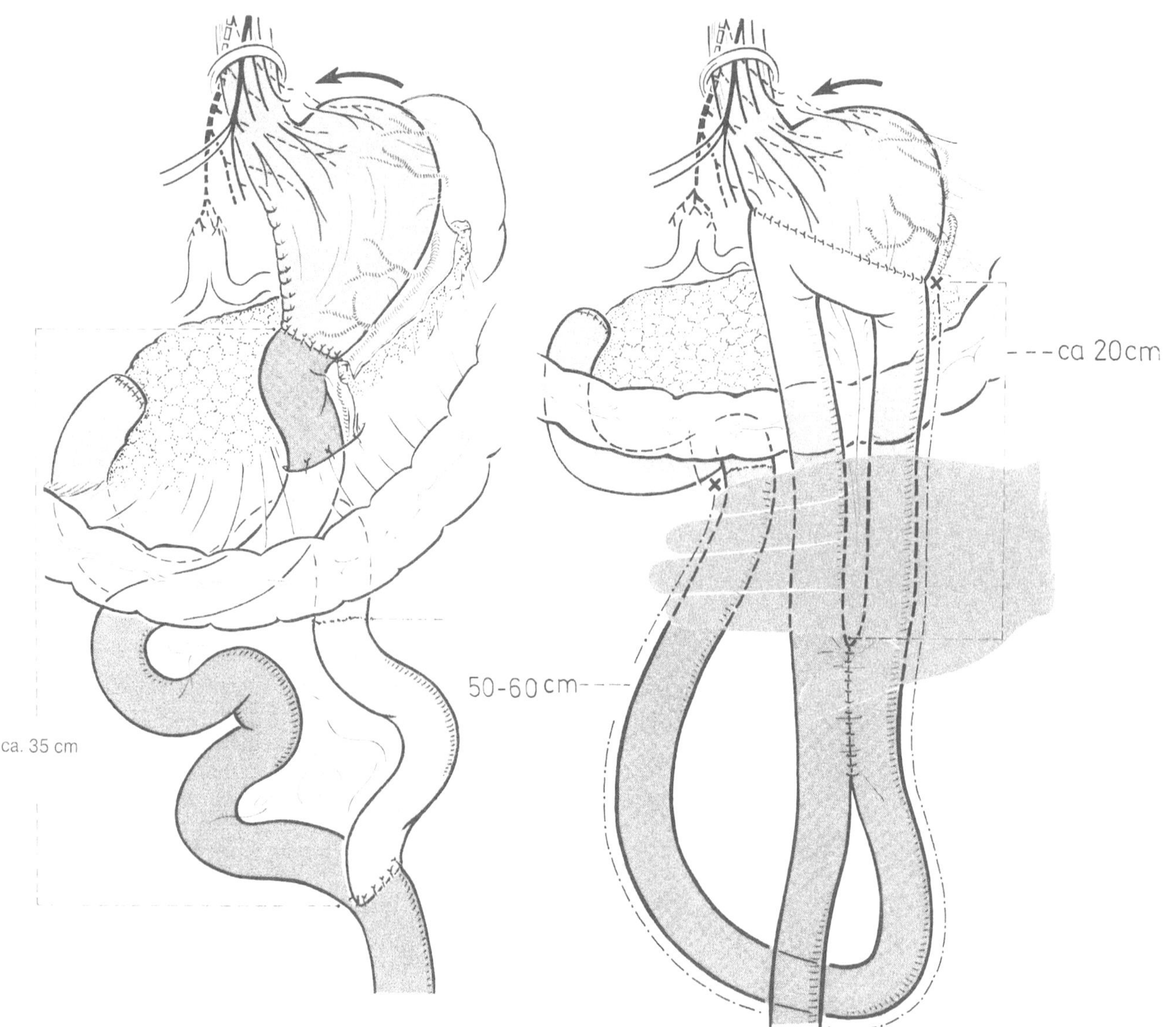

Abb. 28.37. Ausweichverfahren: Gastrojejunostomie, Y-Anastomose mit Vagotomie (STV) und vorderer Hemifundoplikation *(Pfeil)*. Die terminolaterale Jejunojejunostomie sollte etwa 35 cm aboral der GE liegen
1 Jejunojejunostomie (Entnahme des Interponats bei der vorhergehenden Operation)

Abb. 28.38. Ausweichverfahren: antekolischer isoperistaltischer B-II-Magen mit Vagotomie (STV), vorderer Hemifundoplikation *(Pfeil)* und Enteroenteroanastomose, gut handbreit unterhalb des Querkolons

sche der Hinterwand eingenäht. Die Einhüllung muß dicht sein (*Cave:* Splenosis).

Die biologische Wertigkeit der Methode ist umstritten. Es ist derzeit kein Fehler, wenn man die Reimplantation unterläßt.

Verletzungen des Ösophagus
Der Defekt wird durch eine Allschichtknopfnaht direkt versorgt und die Naht mit klassischer Fundoplikation gedeckt (s. S. 243). Beim Leck der

Vorderwand kann die Naht durch eine vordere Hemifundoplikation ausreichend gesichert werden.

Verletzungen des terminalen Ductus choledochus
Bei Verletzung des terminalen Gallengangs geht man wie folgt vor:

Das absteigende Duodenum wird ausgiebig von lateral mobilisiert und die Hinterwand herausluxiert, das Leck dargestellt und direkt mit feinsten resorbierbaren Knopfnähten möglichst über einem gut tastbaren Drain (durch Choledochotomie in den Gallengang eingebracht) versorgt (Abb. 28.26, S. 243), sonst legt man eine billiodigestive Anastomose mit einem isoperistaltischen Roux-Y-Jejunumsegment an.

Verletzungen der Vasa mesocolica

Sind A. oder/und V. colica media irreparabel verletzt, wartet man wenigstens 30 min ab, dann erfolgt Kontrolle von Farbe, Motilität und Darmkaliber. Bei anhaltender Zyanose und Dilatation muß das veränderte Dickdarmsegment reseziert und eine terminoterminale Anastomose mit schichtgerechter Knopf- oder Klammernaht durchgeführt werden.

Zur Sicherung der Dickdarmnaht legen wir eine selbstheilende Zökalröhrenfistel an.

Postoperative Komplikationen. Siehe Seite 332.

Nachresektion eines B-I-Magens, neuer B-I-Magen und STV

Indikationen

Rezidivulkus,
persistierende Stenose,
Blutung,
Perforation.

Siehe hierzu Abb. 28.39–28.45, Seite 323, 324, 325.

Vorbereitung, Lagerung, Zugangsweg, Narkose, s. S. 302.

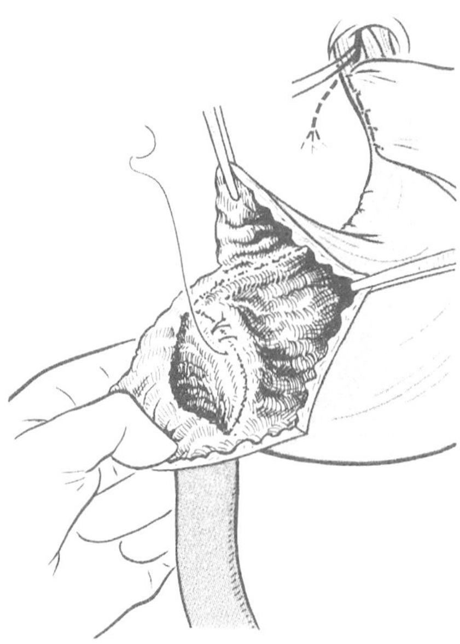

Abb. 28.39. Bei schwerer Blutung (hier aus der proximalen Anastomose): quere Inzision des Magens, gut 2 Finger breit oberhalb der Anastomose. Verschluß der Blutungsquelle durch Knopfnähte

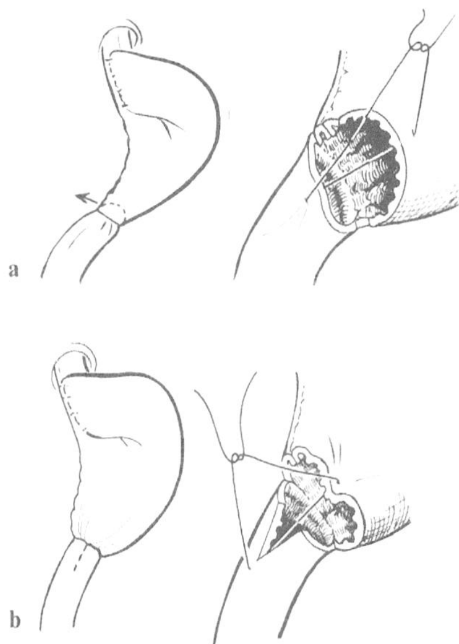

Abb. 28.40 a, b. Bei Stenose: **a** Längsinzision des proximalen Jejunalsegments und Quernaht (einreihige Allschichtknopfnaht), **b** halbovaläre Exzision der Magenvorderwand, Quernaht (einreihige Allschichtknopfnaht)

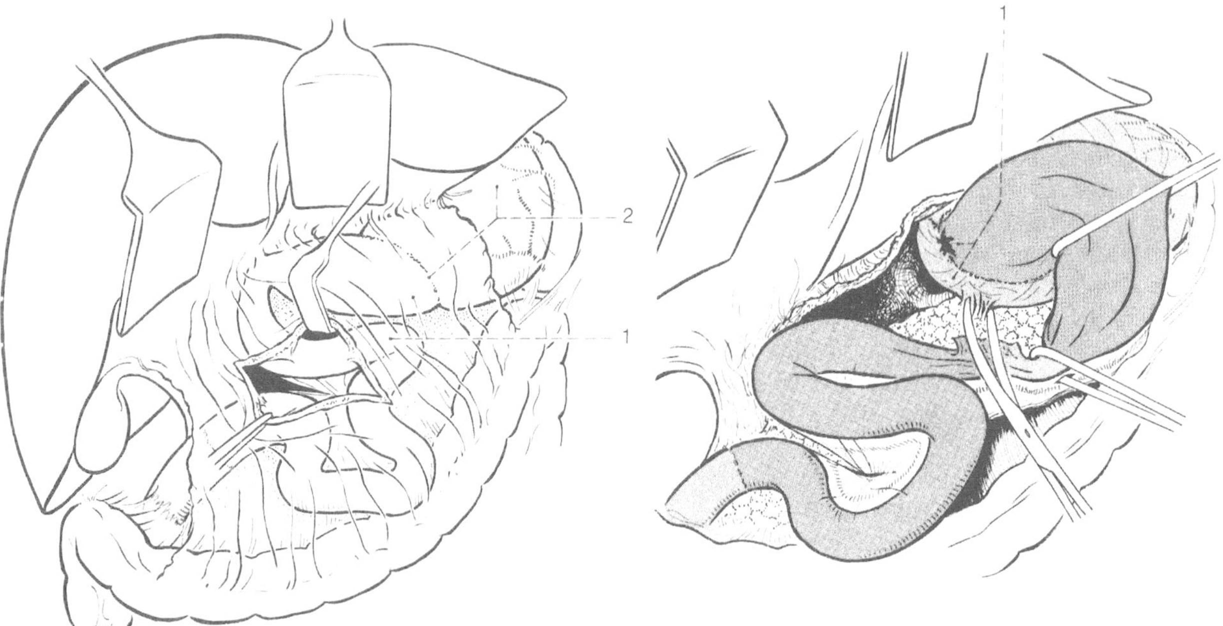

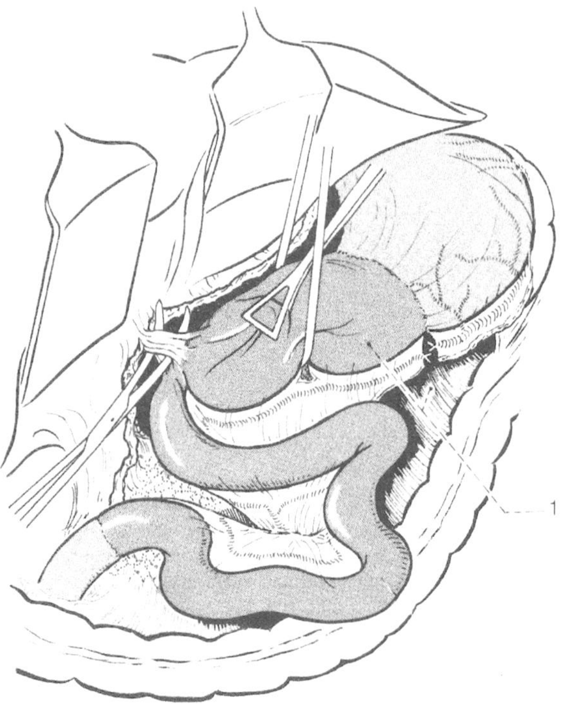

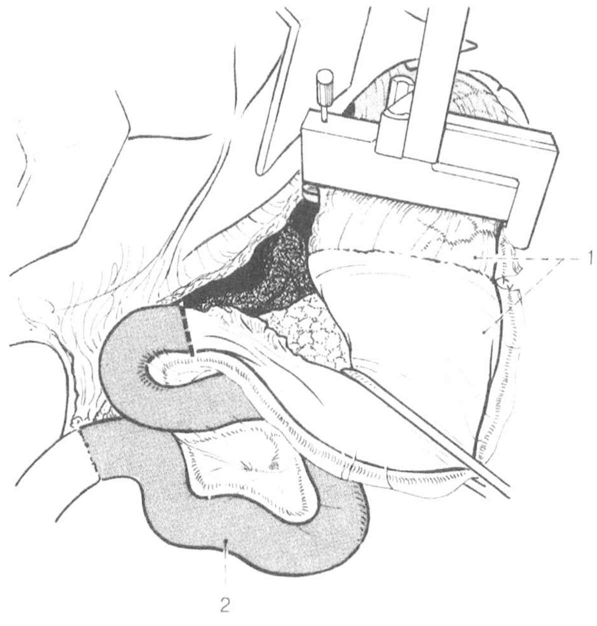

Abb. 28.41. Rezidivulkus an der Hinterwand der proximalen Anastomose, Stenose im Interponat mit proximaler Dilatation von Segment und Magen. Ist das Interponat ausreichend lang, kann es nachreseziert werden
1 Jejunuminterponat. *2* Magenstumpf, proximale Anastomose des J-Interponats

Abb. 28.43. Skelettieren des distalen Magens und des Interponats. Lösen retrogastraler Adhäsionen zum Pankreas. Das Interponat ist zweifach angeschlungen; der Magenstumpf wird dadurch angehoben und der retrogastrale Raum für die Präparation zugänglich
1 Magenstumpf, Ulkus an der Anastomose

Abb. 28.42. Das Interponat ist angeschlungen; das Interponat und der distale Magen werden entfesselt
1 Interponat (prästenotisch dilatiert), Mesokolon

Abb. 28.44. Resektion von distalem Magen und oberem Segment des Interponats (am Magen mit Nähapparat). *Gestrichelte Linie:* Resektionsgrenze am Interponat
1 Magenstumpf; oberes Segment des Interponats (dilatiert). *2* unteres Segment des Interponats

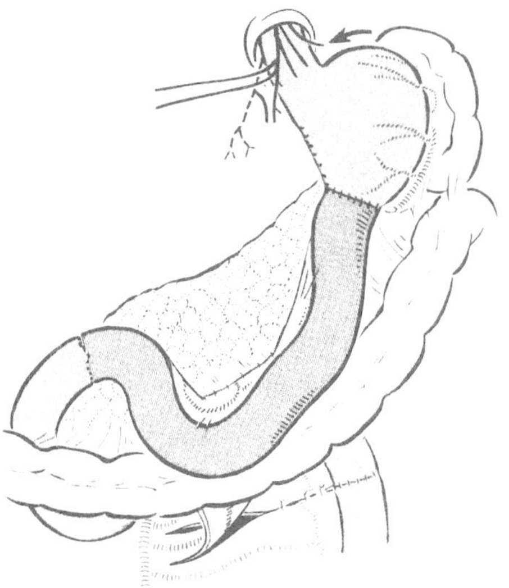

Abb. 28.45. Nachresektion und Neuanlage der proximalen Anastomose mit Vagotomie (STV). Die durch *Pfeil* angedeutete vordere Hemifundoplikation ist fertiggestellt

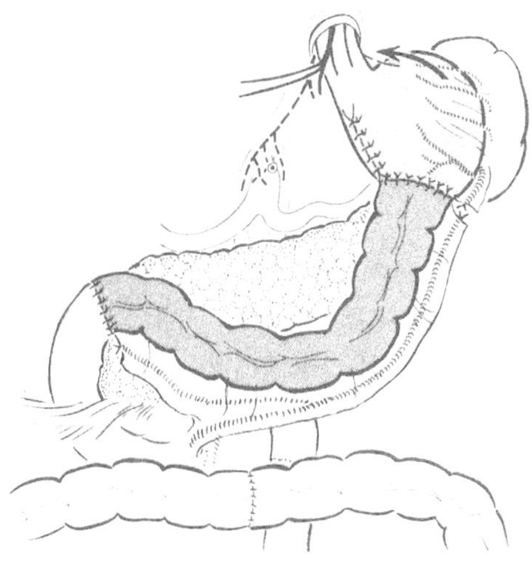

Abb. 28.47. Das Dickdarminterponat ist proximal mit der Großkurvatur des Magenstumpfes durch terminoterminale einreihige Allschichtknopfnaht auf Stoß anastomosiert. Eine Vagotomie (STV) ist fertiggestellt; es folgt die vordere Hemifundoplikation *(Pfeil)*; das Dickdarmrohr ist durch eine terminoterminale einreihige Allschichtknopfnaht auf Stoß wieder geschlossen

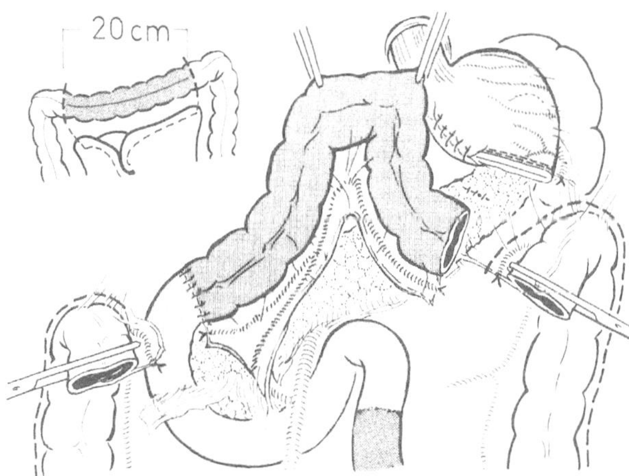

Abb. 28.46. Ist das Jejunuminterponat nicht mehr verwendbar, kann man ein Dickdarmsegment (hier Querkolon) isoperistaltisch interponieren. Die Anastomose mit dem Duodenum ist durch terminoterminale Allschichtknopfnaht auf Stoß fertiggestellt. Orales und aborales Querkolon sind durch Klemmen verschlossen

Technik

Man beginnt mit der Skelettierung des distalen Magens und der Anastomose.

Die Präparation kann auch am Duodenum ansetzen. Man folgt der anatomischen Situation, d. h. man wählt jeweils den leichtesten Weg.

Die Kleinkurvatur wird total skelettiert und eine STV hinzugefügt.

Die unteren 6 cm des Ösophagus werden rundum präpariert, die vagalen Hauptäste der Rr. hepatici und des R. coeliacus respektiert und eine zirkuläre Myotomie am terminalen Ösophagus durchgeführt. Die Großkurvatur skelettiert man bis etwa 5 cm oberhalb der epiploischen Gefäßscheide; ist dies beim Ersteingriff erfolgt, werden nur ca. 2 cm nach proximal devaskularisiert.

Das obere freie Duodenum wird rundum präpariert und das absteigende Segment einschließlich des duodenalen Knies mobilisiert.

Markierung der Resektionsgrenzen an Magen und Duodenum mit Haltefäden.

Die Resektion am Magen erfolgt stufenförmig unter Mitnahme des Ulkus, u. U. bis zur Kardia.

Die Lefzen der Kleinkurvatur werden mit dichtgestochener ein- oder zweireihiger Allschichtknopfnaht geschlossen (evtl. Nahtapparat). Wir

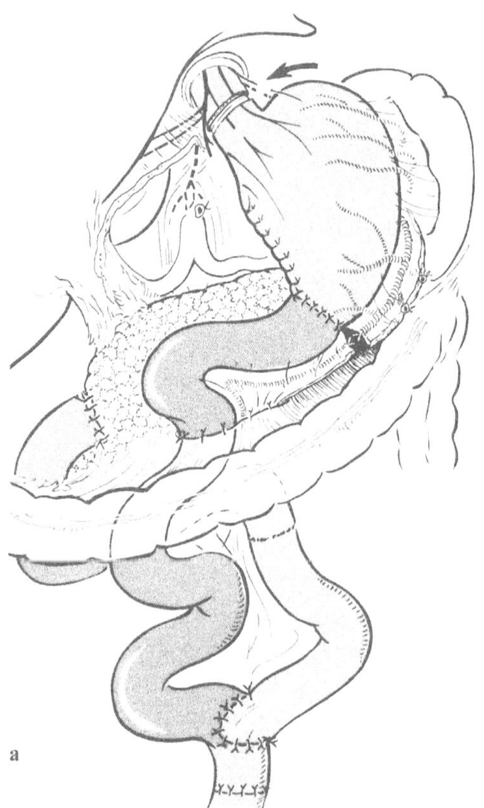
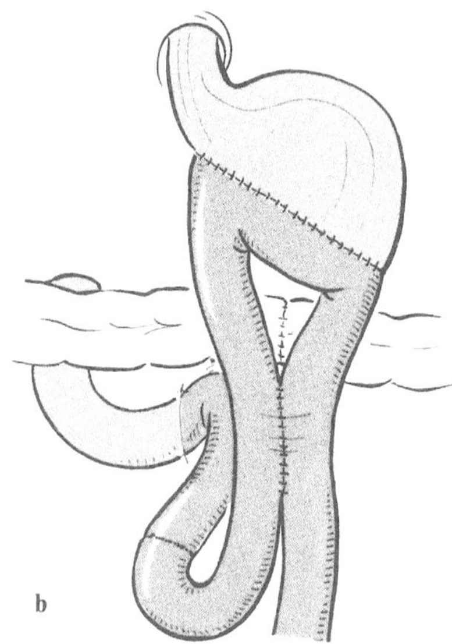

Abb. 28.48 a, b. Ausweichverfahren: **a** Gastrojejunostomie mit Y-Anastomose. **b** Antekolischer anisoperistaltischer B-II-Magen mit Enteroenteroanastomose

fügen eine vordere Hemifundoplikation hinzu (Abb. 28.19 e).

Der Duodenalstumpf wird angefrischt. Zur Gewährleistung eines ausreichend weiten Kalibers der Anastomose kann man aus der duodenalen Vorderwand eine halbovaläre Exzision vornehmen (Abb. 28.40 a, b).

Zur Anastomose mit dem Duodenum gibt es die terminoterminale oder die terminolaterale Verbindung (Abb. 28.34 a–d).

Ist das obere Duodenum narbig verbraucht, wird der Stumpf verschlossen, und man legt eine terminolaterale Gastroduodenostomie an. Der Duodenalstumpf wird mit der Hinterwand des Magens gedeckt.

Die Bursa omentalis kann durch Anheften der aboralen Lefzen des Lig. gastrocolicum oder mit denen des Lig. gastrolienale an den Magen angeschlossen werden.

Intraoperative Komplikationen

Gastroduodenostomie schwierig, Adaptation unter Spannung

Ungenügende Mobilisation des Duodenums und der Großkurvatur.

Reparation: Ausgiebige Entfesselung des Duodenums und weitere Ablösung des Lig. gastrolienale von der Großkurvatur.

Duodenalstumpf nicht nahtfähig

Narbiger Verbrauch und starke Schrumpfung des Duodenalstumpfes.

Reparation: terminolaterale Gastroduodenostomie und Decken des Duodenalstumpfes mit der Hinterwand des Magens.

Magenrest zu klein (kleiner als $^1/_4$ des normalen Magens)

Nachresektion erfordert zuviel Magenvolumen.

Reparation: orthograde isoperistaltische jejunale Interposition und B I.

Ausweichverfahren: Gastrojejunostomie mit Y-Anastomose, antekolischer isoperistaltischer B-II-Magen mit Enteroenteroanastomose.

Postoperative Komplikationen, s. S. 332.

Transthorakale Vagotomie (s. S. 219)

Indikationen

Komplizierte Rezidivgeschwüre, schwierige anatomische Situation,

Kontraindikationen: Blutung, Perforation, schwere Refluxkrankheit und Störung der Passage.

Vorzug der Methode: technisch einfache, zeitsparende Operation; geringes Risiko, geringe Rezidivraten.

Nachteile der Methode: Ulkusabheilung erfordert Zeit; bestanden zuvor Refluxkrankheit und Störungen der Passage, bleiben diese auch nach der Vagotomie bestehen.

Kontraindikationen. Blutungen und Perforationen; s. dazu „Nachvagotomie" (S. 302).

Nachresektion bei B-I-Magen, Neuanlage einer Gastrojejunostomie, Y-Anastomose und STV

Indikationen
Rezidivulkus,
zu kleiner Restmagen mit schwerer Exokarenz.
Vorbereitung, Lagerung, Zugangsweg,
Narkose, s. S. 302.

Technik
Man beginnt mit der Mobilisation des Duodenums (Abb. 28.3). Es genügt, einen nahtfähigen Stumpf zu erhalten. Der Magen wird skelettiert, die kleine Kurvatur total devaskularisiert; und zwar aufwärts (einschließlich der unteren 6 cm des Ösophagus). Mit diesem Akt führt man zugleich die selektiv-gastrale totale Vagotomie (STV) und, wenn technisch möglich, eine zirkuläre Myotomie durch (Abb. 28.12).

Die Resektion erfolgt stufenförmig unter Mitnahme eines evtl. vorhandenen Ulkus, ggf. bis zur Kardia. Das Duodenum wird ca. 1–2 cm unterhalb der Anastomose durchtrennt. Die präparatorische Risikozone beginnt an der duodenalen Hinterwand in Höhe der A. gastroduodenalis und der A. pancreaticoduodenalis (*Cave:* Ductus choledochus) (Abb. 28.11). Verschluß des Duodenalstumpfes durch ein- oder zweireihige Allschichtknopf- oder Klammernaht.
Schwieriger Duodenalverschluß (s. S. 56).
Die Kleinkurvaturlefzen werden mit ein- oder zweireihiger Allschichtknopf- oder Klammernaht verschlossen. Geht die Naht der Kleinkurvatur hoch bis an die Kardia, werden Ösophagus- und Kardiakanal durch einen starken Magenschlauch vor einer Stenose geschützt.

Zum Schutz von gastroösophagealem Reflux wird eine vordere Hemifundoplikation hinzugefügt, indem man eine Fundusfalte an die laterale

Kante des terminalen Ösophagus mit ca. 4–5 Knopfnähten fixiert (Abb. 28.31 d).

An der Großkurvatur bleibt die Lichtung der Kaliberweite des Dünndarms entsprechend offen.

Aufsuchen eines proximalen Jejunalsegments von etwa 35–45 cm Länge mit gut beweglichem Mesenterium, Orientierung an der Flexura duodenojejunalis.

Das zur Anastomose mit dem Magen vorgesehene Jejunalsegment wird mit Haltefäden markiert und das Mesenterium einschließlich der Arkadengefäße in Höhe der proximalen Jejunumgrenze durchtrennt. Sparsames Skelettieren des Darmrohrs, retrokolisches Hochziehen durch ein gefäßfreies Fenster des Mesokolons.

Die Anastomose mit dem Magen erfolgt terminoterminal mit einreihiger Allschichtknopfnaht oder mit Nahtapparat.

Lockeres Anheften der Lefzen des Mesokolons an das Jejunalsegment. Schluß des Dünndarmrohrs durch terminolaterale Enteroenteroanastomose mit einreihiger Allschichtknopfnaht.

Die Dünndarmanastomose soll achsengerecht liegen. Die mesenteriale Inzision wird mit Knopfnähten geschlossen (Abb. 28.35).

Spezielle Komplikationen
Intra- und postoperative Komplikationen sind selten. Offen ist die Frage der Häufigkeit und Ursache der Rezidivgeschwüre.

Bislang wichtigste faßbare Ursache von Rezidivgeschwüren ist das Unterlassen der Vagotomie.

Nachresektion beim B-I-Magen, bei Vagotomie oder beim B-II-Magen und Neuanlage eines B-II-Magens mit antekolischer Gastroenterostomie und Enteroenteroanastomose

Indikation
Ulcus pepticum jejuni, Ulcus ventriculi, Passagestörungen, Magen-Dünndarm-Dickdarm-Fistel.
Vorbereitung, Lagerung, Zugangsweg,
Narkose, s. S. 302.

Technik
Man stellt den distalen Magen bzw. den Magenstumpf ein und skelettiert behutsam (Abb. 28.2–28.11).

Beim B-I-Magen und nach Vagotomie werden Duodenum, distaler Magen und Anastomose bzw. Pylorus mobilisiert. Die Resektion erfolgt etwa 2 cm unterhalb der Anastomose oder des Pylorusringes.

Die zur Naht notwendige Höhe der duodenalen Hinterwand soll wenigstens 0,5–1 cm betragen.

Der Stumpf des Duodenums wird mit dichtgestochener zweireihiger Knopfnaht oder Nähapparat geschlossen.

Die 1. manuelle Naht ist eine Allschichtnaht die 2. Naht eine seromuskuläre, dabei faßt man die Pankreaskapsel mit.

Schwieriger Verschluß des Duodenalstumpfes: siehe S. 56.

Die kleine Kurvatur devaskularisiert man bis ca. 5 cm unterhalb der Kardia gegebenenfalls höher. An der Großkurvatur präpariert man bis etwa 5 cm oberhalb der epiploischen Gefäßscheide. Ist dies beim Ersteingriff erfolgt, werden nur ca. 2 cm weiter nach proximal devaskularisiert.

Die Vasa brevia bleiben erhalten. Die hintere Magenwand wird entfesselt. Dabei kann es notwendig werden, die A. et V. gastrica sinistra sowie die A. gastrica posterior abzusetzen.

Eine Vagotomie (STV) ist fakultativ angezeigt. Sie ist nie falsch. Gleiches gilt für die Hemifundoplikation zur gastroösophagealen Refluxsperre.

Die Resektionslinie am Magen verläuft steil kardiawärts (Abb. 28.11); sie wird mit Haltefäden oder Klemmen markiert.

Beim B-II-Magen kann es folgende Besonderheiten geben:

Bei der Nachresektion geht man vor wie auf S. 307 angegeben.

Die Resektionslinie verläuft steil und schräg. Ein Ulkus, auch ein kardiales oder subkardiales, wird grundsätzlich in die Resektion mit einbezogen. Liegt eine Enteroenteroanastomose vor, kann man sie u.U. in der Passage belassen. Man durchtrennt zu- und abführendes Dünndarmsegment etwa 1–2 cm knapp oberhalb (magenwärts) der Anastomose.

Die Stümpfe werden durch eine zweireihige Knopf- oder Staplernaht geschlossen. Kontrolle der Kaliberweite des Darmrohrs mit Daumen und Zeigefinger. Eine solche belassene Anastomose muß im zuführenden Segment liegen!

Man sucht eine gesunde Dünndarmschlinge mit gut beweglichem Mesenterium aus, orientiert sich an der Flexura duodenojejunalis und mißt von der Flexura duodenojejunalis aus eine Länge von ca. 50–60 cm.

Mesokolon und großes Netz sollen bei antekolischer Position der GE nicht zu fettstark sein (*Cave:* mechanische Verlegung des Dünndarms durch fettstarkes Netz, liposklerotische Tumorstenose bei postoperativem Nahtbruch).

Die Jejunalschlinge wird antekolisch hochgeführt und kommt in anisoperistaltische Position: der Abzugsring liegt an der Großkurvatur.

Man kann die GE auch isoperistaltisch anlegen, d.h. abführender Schenkel an der Kleinkurvatur.

Beim hochsitzenden kardianahen Ulkus führt man eine anisoperistaltische GE durch und deckt den oberen Nahtpol mit einer hochgezogenen seromuskulären Falte des zuführenden Jejunalsegments. Die Dünndarmsegmente sollen symmetrisch und zwanglos liegen.

Die Inzision am Dünndarm geschieht an der kontramesenterialen Kuppe, knapp in Ausdehnung des gesamten oder partiellen Magenquerschnitts. Die Anastomose erfolgt mit ein- oder zweireihiger Allschichtknopfnaht.

An beide Pole der GE bringt man hochziehende seromuskuläre U-Nähte an (s. S. 27). Ein- und Ausstich liegen jeweils in der Magenwand. So vermeidet man die Bildung eines Magen- oder Darmsporns (*Cave:* Stenose des Kardiakanals; Naht über dickem Magenschlauch.)

Eine Enteroenteroanastomose erfolgt gut handbreit unterhalb des Querkolons.

Die offene Lichtung der Seit-zu-Seit-Anastomose soll der des doppelten Jejunumdurchmessers entsprechen. Die Anastomose wird durch eine einreihige Allschichtknopfnaht auf Stoß, durch eine fortlaufende Naht oder durch Maschinennaht geschlossen (Abb. 28.7, 28.26, 28.32).

Komplikationen

Intraoperative Komplikationen: s. S. 321; Postoperative Komplikationen, s. S. 332.

Degastroenterostomie ohne/mit Resektion

Indikationen

Schlingensyndrome (Circulus vitiosus), Ulcus ventriculi sive duodeni, Ulcus pepticum jejuni, Dumpingsyndrom.
Vorbereitung, Lagerung, Narkose, Zugangsweg, s. S. 302.

Kurative Operationen

Technik

Zur Methodenwahl stehen zur Verfügung:
Auflösen der GE und Verschluß des Magens,
SPV und Pyloroplastik (s. S. 176),

distale Magenresektion (s. S. 35),
Roux-Y-Anastomose.

Palliativoperation

Bei Störungen der Passage: „zweite GE" (s.
S. 330).
Beim Ulkus: hohe abdominale oder transthora-
kale trunkuläre Vagotomie.

**Degastroenterostomie und Verschluß der
Gastroenterostomie**

Indikationen
Schlingensyndrome (Circulus vitiosus).
Voraussetzung ist der sichere Ausschluß krank-
hafter Veränderungen in Magen und Zwölffinger-
darm.
*Vorbereitung, Lagerung, Zugangsweg,
Narkose,* s. S. 302.

Technik
Darstellung und Kontrolle von Magen und Duo-
denum; krankhafte Veränderungen werden durch
Prüfung mit Auge und Hand ausgeschlossen.
Abgrenzung der Magenregion mit Tüchern und
Präparation von GE und hochgezogener Dünn-
darmschlinge.
Skelettierung der Pole der Anastomose und
Eröffnung der Bursa omentalis an der Klein oder
Großkurvaturseite.
Unterfahren und Anschlingen von GE und Ma-
gen.
Lösen retrogastraler Adhäsionen.
Die Anastomose schneidet man aus der Magen-
wand etwa 2 cm von der Naht entfernt aus.
Die Magenlichtung wird mit Haken eingestellt
und kontrolliert.
Das explorative Manöver kann entfallen wenn
eine Gastroskopie vorausging. Bei unauffälliger
Schleimhaut wird der Magen mit ein- oder zwei-
higer Allschichtnaht oder Staplernaht verschlos-
sen. Sofern möglich, d.h. bei adäquater Kaliber-
breite, versorgt man den Dünndarm mit einreihiger querer Allschichtknopfnaht. Sonst muß eine
Segmentresektion des Jejunums erfolgen und eine
terminoterminale Anastomose mit einreihiger
Knopfnaht angelegt werden.

**Degastreoenterostomie, Verschluß der GE
sowie SPV und Pyloromyoplastik**

Indikationen
Ulcus duodeni, Ulcus pepticum jejuni, Schlingen-
syndrom (Circulus vitiosus).
*Vorbereitung, Lagerung, Zugangsweg,
Narkose,* s. S. 302.

Technik
Darstellung und Kontrolle von Magen und Duodenum.
Nach Abgrenzen der Magenregion mit Tüchern
erfolgen Degastroenterostomie und Verschluß von
Magen und Dünndarm. Mobilisation des Duodenums von lateral.
Präparation der Vorderwand des Pylorus, Markierung des eigentlichen Pylorusringes mit 2 Polfäden.
Die kleine Magenkurvatur skelettiert man von
der Incusura ventriculi über die Kardia hinaus,
einschließlich der unteren 6 cm der distalen Speiseröhre.
Wir fügen eine zirkuläre Myotomie hinzu.
Die Rr. antrales, der R. coeliacus und die Rr.
hepatici des N. vagus werden respektiert.
An der Inzisur des Angulus ventriculi oberhalb
des „Krähenfußes" werden Serosa und Tunica
muscularis inzidiert und der etwa 4–5 cm große
Einschnitt durch seromuskuläre Knopfnähte gedeckt.
Den Ramus Rosati durchtrennen wir mitsamt
den Vasa epiploica dextra und versorgen die Ge-
fäße mit Transfixationsligaturen.
Zur gastroösophagealen Refluxsperre führen
wir eine vordere Hemifundoplication durch.
Reserosierung der kleinen Magenkurvatur mit
Knopfnähten.
Abschließend folgt eine Pyloromyoplastik nach
Heineke-Mikulicz.

**Intraoperative Komplikationen
Überraschende Befunde:**
– z.B. Pylorusstenose,
– Ulcus duodeni sive ventriculi.
Bei solchen Befunden: kurative Operationen.
Palliative Operation: Beim Risikokranken unter-
bleibt die Degastroenterostomie; man führt eine
trunkuläre Vagotomie durch, transabdominell
oder transthorakal.
Postoperative Komplikationen, s. S. 332.

**Degastroenterostomie mit Nachresektion und
Gastrojejunostomie mit Y-Anastomose und STV**

Indikationen

Ulcus duodeni sive ventriculi, Ulcus pepticum je-
juni, Schlingensyndrome.
Vorbereitung, Lagerung, Narkose, Zugangswege, s.
S. 302.

Technik

Zunächst erfolgt eine Degastroenterostomie (s.
S. 328).

Dann skelettiert man den distalen Magen und
das obere freie Duodenum. Der Magen wird stufenförmig reseziert.

An der Kleinkurvatur geht man über die Kardia
bis auf 6 cm der terminalen Speiseröhre hinauf.
Dabei müssen die Äste der A. gastrica sinistra abgesetzt werden. Die Ernährung des Magens erfolgt
nur noch über die Vasa gastrica brevia.

Wir fügen eine selektiv-gastrale totale Vagotomie (STV) mit zirkulärer Myotomie am unteren
Ösophagussegment hinzu.

An der Großkurvatur skelettiert man bis 5 cm
oberhalb der epiploischen Gefäßscheide. Absetzen
des Duodenums etwa 2 cm unterhalb des Pylorusringes (Abb. 28.31 a).

Der Duodenalstumpf wird mit zweireihiger
Knopfnaht verschlossen:
1. Naht: Allschichtknopfnaht, 2. Naht: deckende
seromuskuläre Naht an der Hinterwand; dabei
faßt man die Pankreaskapsel mit (Abb. 28.28 a–e).

Verschluß der Lefzen der Kleinkurvatur mit
einer zweireihigen Knopfnaht oder mit Nähapparat (Abb. 28.31 d).

Wir fügen eine vordere Hemifundoplikation
durch Anheften einer Fundusfalte an der lateralen
Ösophaguskante mit ca. 4–5 Knopfnähten hinzu
(Abb. 28.31 d).

An der Großkurvatur bleibt die Lichtung der
Kaliberweite des Dünndarms entsprechend offen.

Etwa 35 cm unterhalb der Flexura duodenojejunalis wählt man ein jejunales Segment von ca.
35–45 cm Länge mit gut beweglichem Mesenterium aus (Abb. 28.37).

Das Mesenterium einschließlich der Arkadengefäße werden in Höhe des distalen Endes senkrecht
durchtrennt und die Gefäße durch Transfixation
versorgt.

Nach sparsamer Skelettierung des Darmrohrs
wird es durchtrennt. Das Jejunalsegment kommt
durch ein gefäßfreies Fenster des Mesokolons in
den Oberbauch. Die Anastomose mit dem Groß-

kurvaturschlauch erfolgt terminoterminal mit ein-
oder zweireihiger Allschichtknopfnaht oder mit
dem Nahtapparat.

Es folgen: Einengung des Mesokolonschlitzes,
Schluß des Dünndarmrohrs durch terminolaterale
Enteroanastomose mit einreihiger Allschicht-
knopfnaht und der mesenterialen Inzision.

**Belassen der Gastroenterostomie und Anlage
einer zweiten GE**

Indikationen

Seltene Palliativmaßnahme beim nicht belastbaren
Kranken, beim nicht resektionsfähigen, z.B. steno-
sierenden metastasierenden Karzinom des distalen
Magens.
*Vorbereitung, Lagerung, Zugangsweg,
Narkose,* s. S. 302.

Technik

Nach Kontrolle des Magens sucht man eine gut
bewegliche Dünndarmschlinge vom oberen Jejunum aus und bringt sie antekolisch hoch. Die
Anlage der neuen GE erfolgt in gesunder Magenwand, wenigstens 3 Querfinger breit oberhalb der
ersten GE, mit ein- oder zweireihiger Allschicht-
knopf- oder Klammernaht.

Etwa handbreit unterhalb des Querdarms wird
eine Enteroenteroanastomose mit einreihiger Allschichteinzelnaht, fortlaufender oder apparativer
Naht durchgeführt.

**Nachvagotomie (abdominelle trunkuläre
Vagotomie)**

Die Nachvagotomie in Form der Wiederholung
einer SPV wird ebenso durchgeführt wie die primäre Vagotomie (s. S. 176, Abb. 14.1–14.4). Erscheint sie schwierig, zieht man eine hohe abdominelle (s. unten) oder eine transthorakale trunkuläre
Vagotomie vor (s. S. 219, 225).

Indikationen

Rezidivulkus bei Ausschluß von Blutung, Perforation, schwerem Reflux und Passagestörung.
Vorbereitung, Lagerung, Narkose,
s. S. 302.
Zugangsweg: oberer Medianschnitt.

Technik

Nach Eröffnung der oberen Peritonealhöhle geht
man direkt auf den terminalen Ösophagus zu,

durchtrennt das Lig. triangulare und verzieht den linken Leberlappen nach unten und rechts seitlich.

Man stellt den oberen Anteil des abdominellen Ösophagus ein und geht mit Hilfe einer Längsinzision auf die Ebene der Tunica muscularis. Sodann: Mobilisieren, Unterfahren und Anschlingen der Speiseröhre.

Man führt oberhalb des Abganges der Rr. hepatici eine trunkuläre Vagotomie und − wenn möglich − eine zirkuläre Myotomie durch, indem man die obere muskuläre Längsfaserschicht mit der Schere durchtrennt. Dabei hebt man die zu durchtrennenden Muskelschichten mit einer Overholt-Klemme oder einer Scherenbranche an und trennt sie mit der Schere in kleinen Portionen.

Alle Dissektionsmanöver, die tiefer ansetzen, sind schwieriger und deshalb zu vermeiden!

Spezielle Komplikationen

Intraoperative Komplikationen
Eröffnung der Ösophaguslichtung. *Reparation:* direkter Verschluß des Defekts durch feine resorbierbare Knopfnähte. Deckung der Naht durch klassische Fundoplikation. Liegt der Defekt an der Vorderwand, kann eine vordere Hemifundoplikation genügen.

Präparation in der Bauchhöhle erscheint schwierig. *Ausweg:* transthorakale Vagotomie.
Postoperative Komplikationen, s. S. 332.

Gastrektomie und Anlage eines Ersatzmagens
(s. S. 86).

Indikationen

Großes Ulkus im Magenstumpf, Mangeldurchblutung des Magenrestes bei Nachresektion, Rezidivulkus nach proximaler Magenresektion, Magenstumpfkarzinom.
Vorbereitung, Lagerung, Zugangsweg, Narkose, s. S. 302.

Technik (s. S. 86).

Literatur

Andreassen M (1961) Surgical treatment of severe dumping syndrome. Conversion of Billroth II in to Billroth I. Acta Chir Scand 117:311–315

Dinstl K, Wayand W, Depisch D, Stacher G (1976) Korrektureingriffe nach Magenresektion wegen peptischem Duodenalulkus. Wien Klin Wochenschr 88:796–800

Frederick PL, Osborne MP (1965) The development of surgical procedures for the treatment of peptic ulceration of the stomach and duodenum. Surgery 58, 884–903

Harvey HD (1963) Complications in hospital following partial Gastrectomy for peptic ulcer. 1936 to 1959. Surgery 117, 211–220

Holle F (1968) Spezielle Magenchirurgie. Springer, Berlin Heidelberg New York

Hollender LF (1976) Trunkuläre Vagotomie. In: Burge H, Farthmann EH, Grassi G, Hedenstedt SB, Hollender LF, Schreiber HW, Tanner NC (1976) Vagotomie. Thieme, Stuttgart, S 44–75

Kay AW, Cox AG (1964) Jejunal transposition for the postgastrectomy patient. Br J Surg 10:763–767

Lahey FH, Swinton NW (1935) Gastrojejunal ulcer and gastrojejunocolic fistula. Surg Gynecol Obstet 61, 599–612

Moore HG (1962) Complications of gastric surgery in Harkins HN, LiM Nyhus Surgery of the stomach and duodenum. Little, Brown, Boston, pp 543–548

Nissen R (1971) Eingriffe an Magen und Duodenum. In: Brandt G, Kunz H, Nissen R (Hrsg) Intra- und postoperative Zwischenfälle. Thieme, Stuttgart, S 60–114

Peiper HJ (1968) Intra- und postoperative Komplikationen in der Magenchirurgie. Langenbecks Arch Klin Chir 322:157–171

Schreiber HW, Eichfuss HP, Farthmann EH, Kortmann KB, Schlosser GA (1975) Gastrojejunokolische Fistel. Zentralbl Chir 100:1914–1919

Schreiber HW, Farthmann EH, Schumpelick V, Kortmann KB (1976) Umwandlungsoperationen nach Magenoperationen wegen Ulkus. Dtsch Med Wochenschr 101:1362–1394

Schreiber HW (1969) Magen incl. Ulcus duodeni. In: Baumgartl F, Kremer K, Schreiber HW (Hrsg) Spezielle Chirurgie für die Praxis. Thieme, Stuttgart, S 1–328

Schreiber HW, Eichfuss HP, Schumpelick V (1978) Magenersatz. Chirurg 49:72–80

Soupault R, Bougaille M (1955) La transplantation au duodenum de l'anse efférente, opération corrective de certain troubles de gastrectomie subtotale. Presse Méd 63:27–32

Strauss A, Strauss SF, Schwarz AH, Braun DD, Masure WW (1952) Results of subtotal gastrectomy for gastric and duodenal ulcers since 1917. Jama 149:1096–1110

Stücker FJ, Larena A, Hoffmann K, Zumtobel V (1973) Frühe und späte Reintervention nach Resektion wegen Gastro-Duodenal-Ulkus. Chirurg 44:1–14

Weiss AG, Hollender LF, Deloff M, Sava G (1966) Traitement de certaines séquelles de gastrectomie de type Billroth II par transposition au duodenum de l'anse efférente. J Chir (Paris) 91:53–88

Wölfler A (1896) Über Magen-Darmchirurgie. Zentralbl Chir 28:76–95

Zukschwerdt L, Horstmann H (1936) Die operative Behandlung des nicht oder schwer resezierbaren peptischen Geschwürs. Ergebn Chir Orthop 29:440–510

29 Postoperative Komplikationen und Nachsorge

R. HÄRING und G. BERGER

"This has never happened to me before."
ARTHUR DICKSON WRIGHT, 1977

Allgemeines

Postoperative Komplikationen sind relativ selten auf operationstechnische Fehler zurückzuführen. Gewichtiger sind andere Faktoren, z.B. Art und Komplikationen des Grundleidens, Größe des Eingriffs, Zweitkrankheiten, Allgemeinzustand, Alter usw. All diese Gesichtspunkte sind bedeutsam und müssen bereits bei der Indikationsstellung und operationstaktischen Planung eines jeden Eingriffs berücksichtigt werden.

Ist eine chirurgische Komplikation aufgetreten, wird sie um so leichter beherrschbar, je frühzeitiger die Diagnose gestellt und die evtl. notwendige Relaparotomie unternommen werden. Dies erfordert große Erfahrung in der Beurteilung des regelrechten postoperativen Verlaufs, um jede auch nur diskrete Störung richtig einschätzen zu können. Zur Reoperation muß das ganze Rüstzeug allgemein- und abdominalchirurgischer Erkenntnisse zur Verfügung stehen. Der Erstoperateur ist bei der Indikation zur Relaparotomie natürlicherweise psychologisch belastet.

Für die Eingriffe am Magen gibt es spezifische Gefahrenpunkte;
- nach Gastrektomie und Kardiaresektion: Anastomoseninsuffizienz,
- nach Billroth-II-Resektion: intraluminale Blutung und Duodenalstumpfinsuffizienz,
- nach Billroth-I-Resektion: Entleerungsstörung und Anastomoseninsuffizienz,
- nach Vagotomie die Perforation und Wandnekrose des Magens.

Andere Komplikationen wie Nachblutungen, Wundinfektionen oder Ileus und Peritonitis sind unspezifischer Art.

Störungen der Wundheilung

Ursachen

Infektionen der Laparotomiewunde blieben in den letzten Jahrzehnten mit ca. 10–20% relativ konstant. Nach Resektionen beim Ulkus werden Infektionen der Bauchdecken mit 9–12,9%, beim Karzinom mit 20,3–24% angegeben.

Sie kommen meist als intraoperative Infektion infolge ungenügender Abdeckung der Wundränder bei der Eröffnung des keimbesiedelten Gastrointestinaltrakts, aber auch bei Beachtung dieser Präliminarien zustande. Sekundäre Infektionen der Bauchdecken, z.B. bei Nahtbruch und Peritonitis, sind selten.

Begünstigende Faktoren sind: Hämatome, lokale Minderdurchblutung durch zu starke Nahtspannung, nichtresorbierbares Nahtmaterial, adipöse Bauchdecken, Quetschung der Wundränder (Hakendruck bei zu klein angelegten Schnitten!), allgemeine Abwehrschwäche, Diabetes. Die Infektion kann alle Stufen vom harmlosen Serom bis hin zur schweren phlegmonösen Durchsetzung aller Bauchwandschichten annehmen.

Leitsymptome und Diagnostik

Wundinfektionen zeigen sich meist in der ersten postoperativen Woche mit intermittierenden Temperaturanstieg (ca. 38 °C). Über den normalen Wundschmerz hinaus bestehen lokale Schmerzen, eine Schwellung und sicht- wie tastbares Infiltrat, lokale Rötung und Überwärmung der Haut. Nicht selten fehlen diese lokalen Symptome, sofern der Infekt nicht tiefer liegt. Die Diagnose wird gesichert durch Eiterentleerung nach Entfernen von einigen Nahtfäden oder durch Punktion.

Therapie

Die Wunde wird sofort bis auf die Infektionsschicht breit eröffnet. Operatives Vorgehen ist nur bei Nekrosen, tiefen Wundtaschen und breiter phlegmonöser Infiltration notwendig. Nekrosen werden exzidiert, Entlastungsschnitte und Drainagen angelegt. Keine lokale Antibiotikaanwendung, sondern Spülung mit antiseptischen Lösungen; Einlegen von Jodoformgaze. Antibiotika systemisch und gezielt (Antibiogramm!) bei phlegmonösen Eiterungen mit fortschreitender Ausbreitungstendenz.

Bei guter Heilungstendenz mit frischen Granulationen kann eine sekundäre Wundnaht erfolgen, die kosmetisch günstigere Ergebnisse bringt.

Wundruptur (Platzbauch)

Beim Platzbauch unterscheidet man die inkomplette subkutane Form (Haut bleibt intakt) und die komplette Wundruptur, bei der sämtliche Bauchwandschichten auseinanderklaffen. Es fallen Eingeweide vor, meist Dünndarm und Netz. Die Ruptur tritt meist zwischen dem 5. und 14. postoperativen Tag auf.

Ursachen
Technische Fehler beim Bauchdeckenverschluß sind selten, äußerst selten bei spät auftretenden Rupturen. Wichtiger sind allgemeine Faktoren wie Proteinmangel, Kachexie, Faktor-XIII-Mangel, Anämie, Stoffwechselstörungen, Infektion und plötzliche intraabdominelle Druckanstiege (Hustenstoß!) usw. Disponierend kann auch eine Kortison- oder Zytostatikatherapie sein.

Leitsymptome und Diagnostik
Nach Hustenstoß oder Erbrechen entleert sich reichlich blutig-seröse Flüssigkeit aus der Bauchwunde. Entfernt man einige Hautnähte, fällt Darm vor. Auffallend ist, daß dabei oft ein inkompletter paralytischer Ileus vorausgeht, dessen Ursache bis zum Rupturereignis unklar war.

Indikation
Sofortiger operativer Bauchdeckenverschluß in Allgemeinnarkose.

Technik
Die Naht erfolgt schichtweise oder mit durchgreifenden Nähten; sog. Stütznähte (Abb. 29.1) sind obligat. Meist verheilt die Wunde nach der Sekundärnaht problemlos. Bei Faktor-XIII-Mangel empfiehlt sich eine entsprechende Substitution. Das Risiko der von einer Wundruptur Betroffenen kann bis zu 30% betragen, die Letalität bis zu 1,74%.

Blutungskomplikationen

Nach Mageneingriffen ist zu unterscheiden zwischen der Nachblutung in die freie Bauchhöhle (extraluminal), in Magen- und Duodenum (intraluminal-intragastrisch) und intraluminal-extragastrischen Nachblutungen (Ösophagusvarizen, Darmtumoren, Hämobilie etc.). Diese Formen bedürfen einer differenzierten Betrachtung; Diagnose sowie Indikation zur Relaparotomie und Prognose sind unterschiedlich (Tabelle 29.1).

Die Letalität der Operierten mit Nachblutungen kann 10% und mehr (57,7%) erreichen (Abb. 29.2).

Extraluminale Blutung

Die extraluminale Blutung nimmt ihren Ausgang von Netzgefäßen, Magenarterien − z.B. durch Abgleiten von Ligaturen −, ferner aus Milz-, Leber- oder Pankreasverletzungen und tritt meist innerhalb von 24 h nach dem Primäreingriff auf. Die Häufigkeit liegt bei 0,22–1%.

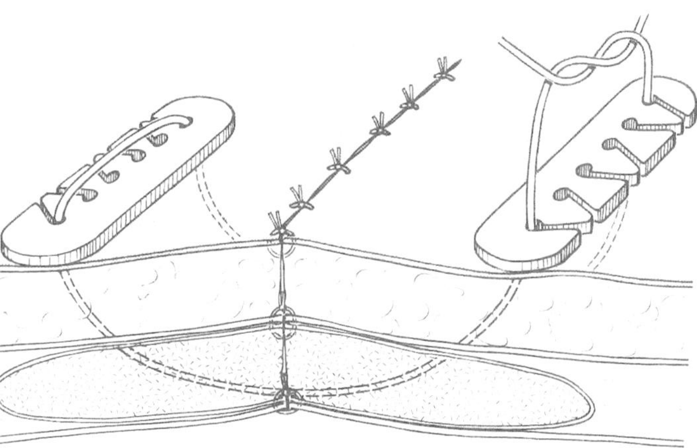

Abb. 29.1. Bauchdeckenverschluß. Zur Sicherung der Bauchdeckennaht wird eine Unterstützungsnaht gelegt. Die Naht ist durchgreifend und spart das parietale Pertitonealblatt aus

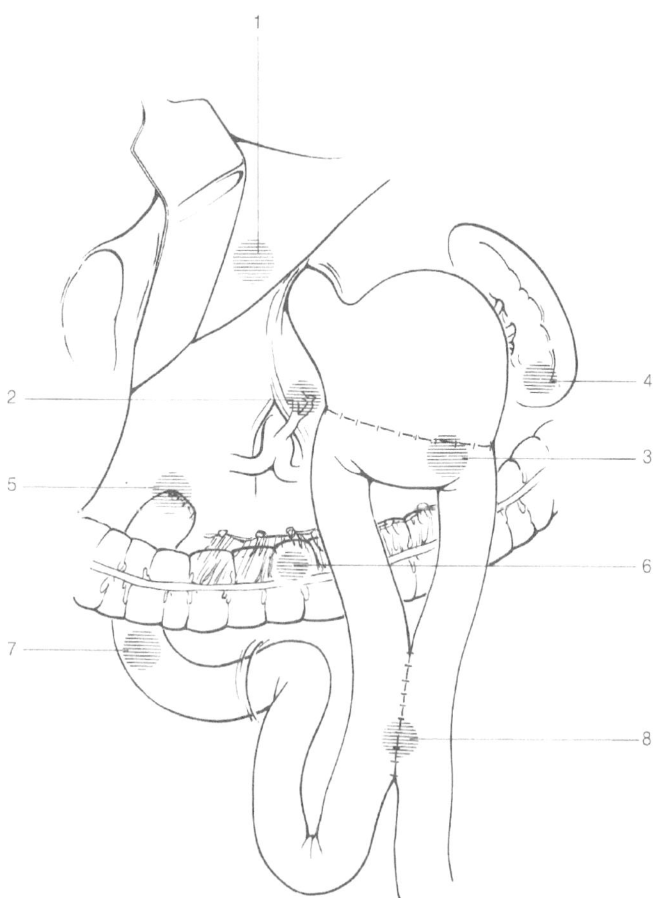

Abb. 29.2. Mögliche Blutungsquellen nach Magenoperationen
1 Lebereinriß. *2* A. gastrica sinistra. *3* Anastomosengefäße. *4* Milzeinriß. *5* Duodenalstumpf. *6* Lig. gastrocolicum. *7* Ulcus duodeni. *8* Braun-Anastomose

Leitsymptome sind Zeichen des zunehmenden hämorrhagischen Schocks mit Pulsanstieg, Blutdruckabfall, Oligurie. Der Leibesumfang nimmt zu. Die intraabdominelle Blutansammlung läßt sich als Dämpfungsbezirk perkutieren bzw. auch durch Sonographie nachweisen. Kontrolle der Gerinnungsfaktoren und Thrombozyten ist notwendig.

Indikation

Die Indikation zur Relaparotomie ergibt sich aus der Schocksituation (Abb. 29.3). Erreicht die Transfusion von 2 Bluteinheiten keine Kreislaufstabilisierung, muß relaparotomiert werden, je früher, desto günstiger ist die Prognose! Unentschlossenes Abwarten ist in dieser Situation schlecht.
Vorbereitung:
Lagerung: Rückenlage.
Narkose: Allgemeinnarkose.

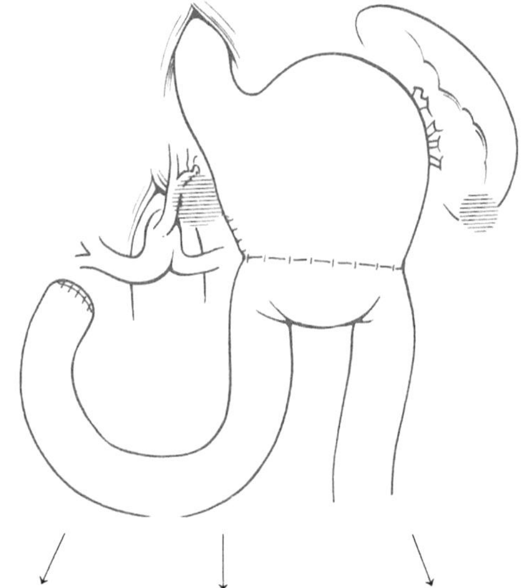

Schocksymptome	*Lokale Symptome*	*Labor*
– Blässe	– Bauchumfang	– Hb ↓
– Tachykardie	– Dämpfungsbezirk	– Hkt ↓
– Blutdruck ↓	– sonographische	– sekundäre Gerinnungsdefekte
– Oligurie	Verschattung	

Abb. 29.3. Schematische Darstellung der extragastralen Blutungsquellen, deren Symptome und Diagnose

Zugangsweg: Eingehen durch die primäre Laparotomiewunde; die Blutungsquelle liegt — von seltenen Ausnahmen abgesehen — im ehemaligen Operationsgebiet.

Technik

Ausräumen der Blutkoagel, Absaugen von flüssigem Blut, Austupfen der Bauchhöhle. Meist ist die Quelle nicht sofort sichtbar (Schocksituation!). Das gesamte Operationsgebiet muß systematisch abgesucht werden!

Nach Vagotomie

Die Blutungsquelle ist gewöhnlich im Bereich der Magengefäße an der kleinen Kurvatur, am abdominellen Ösophagus, an der Milz und am linken Leberlappen zu suchen.

Nach Billroth-I- oder Billroth-II-Resektion

Blutungsquellen: A. gastrica sinistra, Lig. gastrocolicum, kleines und großes Netz, lateral am Duodenum nach Kocher-Manöver, Pankreasoberrand, Milz- oder Leberkapselrisse.

Nach Gastrektomie

Eventuelle *Blutungsquellen:* sämtliche Magenarterienstümpfe, Ansatz des großen Netzes am Querkolon, Lager exstirpierter Lymphknoten, Mesenterium des Jejunuminterponats, Milz- oder Leberkapseleinrisse, Äste der A. phrenica am Zwerchfellschenkel.

Findet man ein blutendes Gefäß, wird dieses durch Ligatur oder Umstechung versorgt. Blutungen aus Kapseleinrissen der Milz lassen sich mit Fibrinkleber und Kollagenvlies stillen. Erscheint dies unsicher, muß man splenektomieren.

Einrisse im linken Leberlappen können durch Naht (Catgut Nr. 1/Glykokolsäure) und Fibrinkleber meist sicher versorgt werden. Schwieriger wird die Blutstillung bei diffusen Blutungen ohne spritzende Arterie. In dieser Situation wird man mit dem Thermokauter koagulieren, den Lichtkoagulator einsetzen, Kollagenvlies aufbringen und das Blutungsgebiet notfalls tamponieren. Gerinnungsparameter kontrollieren! Die Tamponade kann nach 2 Tagen entfernt werden (evtl. in Kurznarkose). Nach großen Blutverlusten sowie -ersatz besteht die Gefahr einer Gerinnungsstörung. Kontrolluntersuchungen und Substitution von Gerinnungsfaktoren sind unbedingt erforderlich.

Intraluminale Blutung

Die frühzeitige intraluminal intragastrische Nachblutung kommt nach Magenresektionen (B-I, B-II oder Kardiaresektion) und Gastrektomie bei etwa 1–2% vor (Kollig u. Encke 1967; Bünte 1971; Peiper 1968). Die Blutungsquelle liegt oft im Bereich der Anastomose. Sie ist chirurgisch bedingt durch einen zu locker geknüpften Faden, der die Schnittfläche der gefäßreichen Mukosa und Submukosa nicht ausreichend komprimiert. Bei fortlaufender Schleimhautnaht ist die Nachblutungsgefahr aus der Anastomose sehr gering. Bei der erst nach Tagen manifest werdenden Blutung treffen gewöhnlich 2 komplizierende Mechanismen, nämlich Nahtdehiszenz und Blutung, zeitlich aufeinander. Dies gilt auch für den partiell insuffizienten Duodenalstumpf nach B-II-Resektion. Nach Durchsicht der Literatur sind das zurückgelassene oder übersehene Geschwür, die frische Erosion oder eine Gastritis Hauptursachen für die postoperative intraluminal-intragastrische Blutung in der Magenchirurgie (Wilkins et al. 1957; Kelley et al. 1963; Koster u. Fischermann 1965; Kollig u. Encke 1967).

In den Hintergrund tritt dagegen die Blutung bei Gerinnungsstörungen, beim Magenkarzinom und einem Mallory-Weiss-Syndrom. Auffallend ist, daß die Nachblutungsgefahr bei primär komplizierten Ulzera (Blutung, Perforation) besonders groß ist (Langer u. Stauch 1978).

Symptome und Diagnostik (Abb. 29.4)

Der frisch operierte Magenpatient verliert normalerweise über die liegende Magensonde in den ersten 24 h bis ca. 300 ml Blut. Dabei wird das abgeleitete Sekret stetig heller und weniger blutig. Bei anhaltender Blutung nimmt der Magenrückfluß nicht ab und kann je nach Blutungsintensität schließlich aus reinem Blut bestehen; bisweilen kommt es zu Hämatemesis und Melaena. Die über die Sonde aspirierte Menge korreliert dabei nur anfangs mit dem tatsächlichen Blutverlust. Nach einigen Stunden fließt nur noch wenig Blut ab, da es koaguliert, wobei die Koagel den ganzen Magen und die Anastomosenschlinge prall ausfüllen, oft — trotz fehlender Peristaltik — sogar den ganzen Darmtrakt. Der versiegende Blutabfluß aus der korrekt liegenden Magensonde darf uns daher nicht in Sicherheit wiegen. Das Offenhalten der Sonde durch laufende Spülungen mit Eiswasser hat nicht nur diagnostischen, sondern auch einen therapeutischen Wert, weil damit die Blutmassen

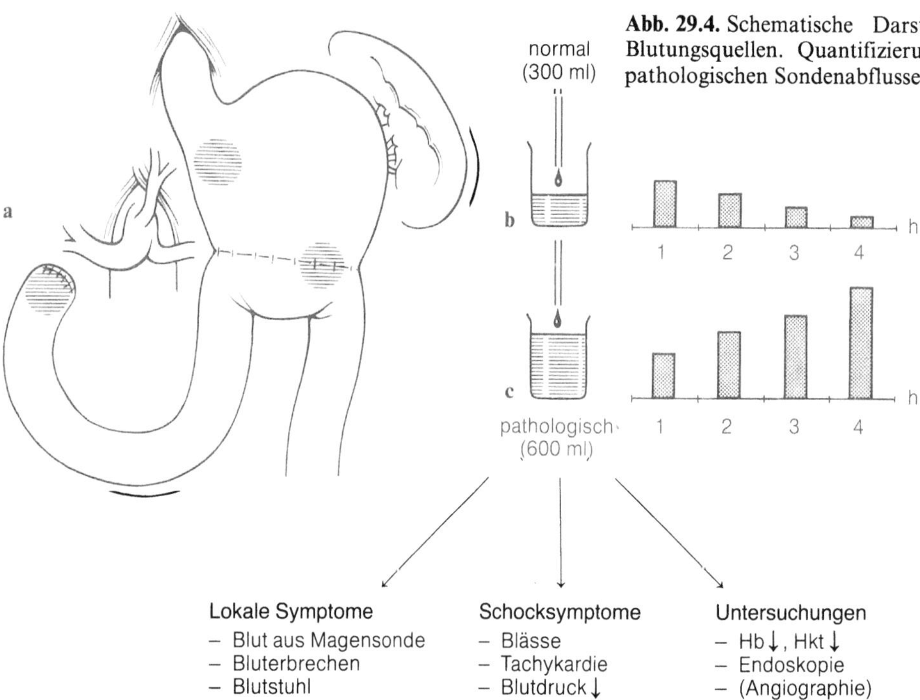

Abb. 29.4. Schematische Darstellung der intraluminalen Blutungsquellen. Quantifizierung des normalen und des pathologischen Sondenabflusses

entleert und die Prallfüllung des Magens mit Koageln verhindert werden. Eine spontan eintretende Blutstillung hängt sicherlich auch von der guten Kontraktion des Magens ab.

Zum Symptom des anhaltenden Blutverlustes über die Sonde treten je nach Blutungsintensität die Zeichen des Schocks. Die fortlaufende Überwachung des Patienten und die korrekte Interpretation des klinischen Bildes sind für die diagnostische Einschätzung und die anzusetzende Therapie entscheidend. Der sich entwickelnde oder anhaltende Schock wird zum Leitsymptom für die persistierende Blutung. Die Diagnosesicherung und die Lokalisation der Blutungsquelle erfolgen in jedem Falle durch Endoskopie. Hierbei kann auch die Koagulation des blutenden Gefäßes versucht werden. Bei unklaren Blutungsquellen bringt gelegentlich die Angiographie Aufschluß.

Indikation

Da die intraluminale Blutung häufig spontan zum Stehen kommt, ist primär lediglich der Blutverlust zu ersetzen. Die Indikation zur Relaparotomie richtet sich nach dem Blutverlust pro Zeiteinheit. Das Limit liegt bei ca. 1 000 ml innerhalb der ersten 6 h nach Blutungsbeginn (Abb. 29.5). Danach ist die Revision unverzüglich durchzuführen, längeres Zuwarten erhöht das Risiko. Die Letalität bei Kranken mit postoperativen Blutungen nach Magenoperationen wird in der Literatur zwischen 10–48% angegeben.

Therapie

Konservative Therapie. Ein konservativer Therapieversuch ist angezeigt (s. auch Abb. 29.5). Die wichtigsten Maßnahmen sind:

– Kreislaufstabilisierung und Blutersatz (Monitoring!),
– kontinuierliche Absaugung des Mageninhalts,
– Spülung mit Eiswasser,
– H_2-Rezeptorenblocker,
– Antazida,
– keine Hämostyptika lokal (sie begünstigen die Koagelbildung),
– Substitution von Gerinnungsfaktoren bei entsprechenden Defekten, z.B. Fresh-frozen-Plasma
– Versuch der endoskopischen Blutstillung (Elektrokoagulation, Laser).

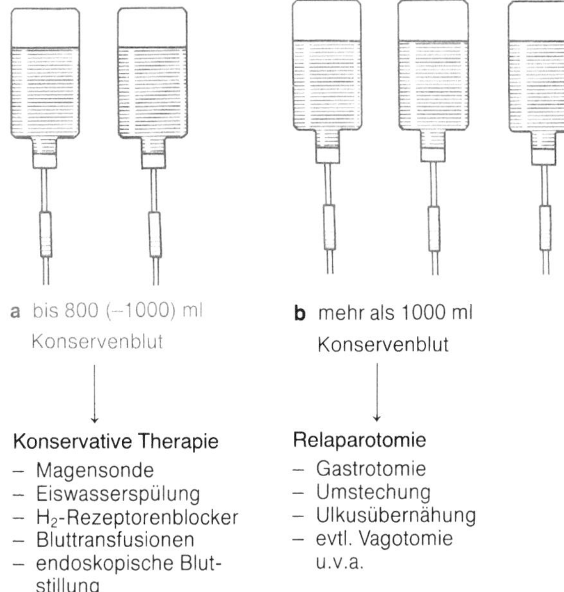

Abb. 29.5a, b. Postoperative Blutungen. Therapeutisches Vorgehen in Abhängigkeit vom Konservenverbrauch. **a** Konservatives Vorgehen, **b** operatives Vorgehen

Operative Therapie
Vorbereitung:
Lagerung: Rückenlage.
Narkose: Allgemeinnarkose.
Zugangsweg: durch die primäre Laparotomiewunde.
Operative Schritte: An folgende Blutungsursachen und Lokalisationen muß gedacht werden:

- Gefäßstümpfe im Bereich von Nahtlinien: Anastomosen nach B I und B II, Ösophagojejunostomie, Ösophagogastrostomie, Braun-Anastomose, Pyloroplastik, Duodenalstumpf.
- Ulzera im Restmagen oder Duodenum, übersehen oder zurückgelassen.
- Akute Erosionen im Restmagen, Mallory-Weiss-Syndrom.
- Magenschleimhautverletzungen durch Klemmen, Haken oder Magensonde.

Technik
Darstellung des Magens, der meist erheblich dilatiert und prall mit Blut gefüllt ist. Er wird zunächst durch eine zusätzliche transnasal eingeführte, fingerdicke Magensonde entleert. Dies gelingt bei fe-

sten Blutkoageln nicht vollständig. Zu ihrer Entfernung ist eine Gastrotomie notwendig. Sorgfältige Abdeckung des Operationsbereichs mit Bauchtüchern wegen Infektionsgefahr!

Die Gastrotomie (Abb. 29.6 a, b) wird etwa 4–5 cm oberhalb und parallel der Anastomose ausgeführt. Schnittrandblutungen werden umstochen. Keine direkte Eröffnung der Anastomose, da die Reanastomosierung der ödematösen Wundlefzen schwierig wäre. Man stülpt deshalb von dorsal her den Anastomosenring vor, der so in ganzer Ausdehnung zu übersehen ist, so daß das spritzende Gefäß umstochen werden kann. Ist bei normalem Blutdruck an der Anastomose keine Blutungsquelle auszumachen, muß der Restmagen sorgfältig abgesucht werden (Stablampe!). Dies kann schwierig sein. Finden sich weder Ulkus noch Erosionen, die durch Umstechung zu versorgen wären, empfiehlt es sich, die gesamte Anastomose fortlaufend zu übernähen (Polyglykolsäure, Catgut 3/0). *Cave:* Einengung der Anastomose! Bei Erosionen sollte – falls beim Primäreingriff nicht be-

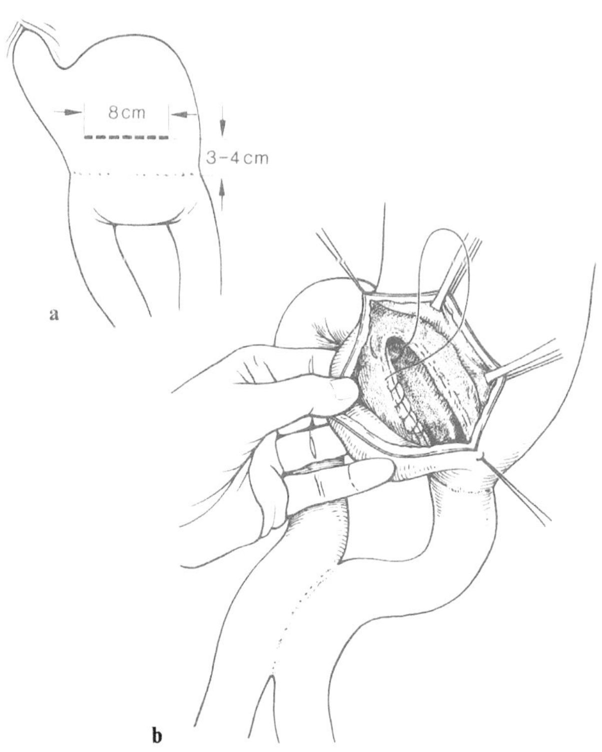

Abb. 29.6 a, b. Bei intraluminalen Blutungen wird die Gastrotomie etwa 4–5 cm oberhalb und parallel der Anastomose ausgeführt (**a**). Ausstülpen der Anastomose und fortlaufende Schleimhautnaht mit resorbierbaren Fäden (**b**). (Nach Nissen 1965)

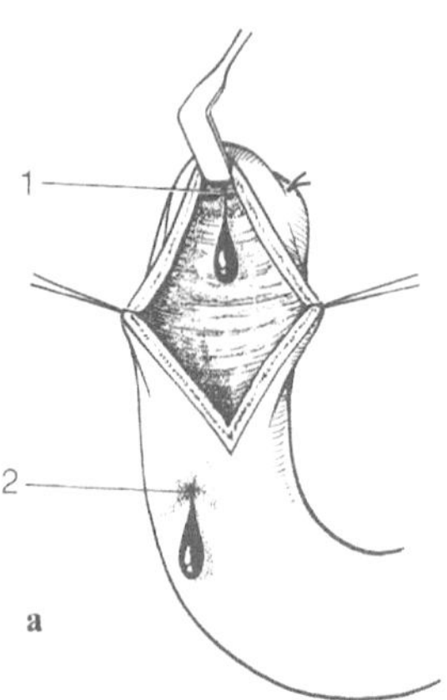
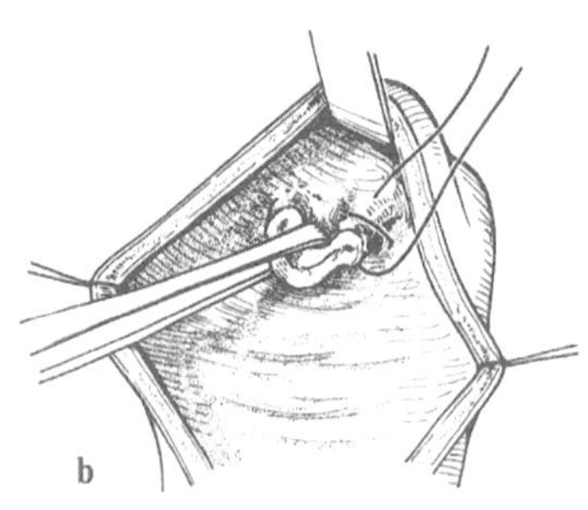
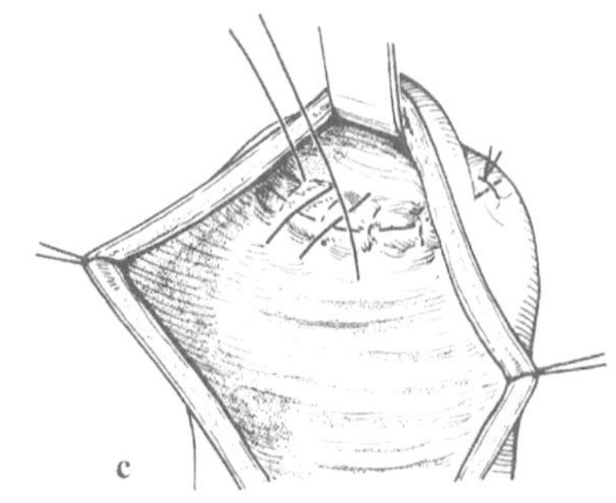

Abb. 29.7 a–c. Dargestellt sind eine Blutung aus dem eingestülpten Duodenalbürzel nach B-II-Resektion sowie eine Blutung aus einem nicht resezierbaren tiefsitzenden Ulcus duodeni. Das Duodenum wird an der Vorderwand längs eröffnet (**a**). *1* Blutung aus innerer Nahtreihe. *2* Blutung aus tiefsitzendem Ulkus.
Der Duodenalbürzel wird eingestülpt, um die Blutungsquelle zu lokalisieren und zu versorgen (**b, c**)

reits ausgeführt — zur Abkürzung der Operationszeit eine trunkuläre Vagotomie vorgenommen werden. Die Gastrotomie wird zweireihig verschlossen: Schleimhaut fortlaufend mit Catgut (3/0), Seromuskularis mit Knopfnähten, Polyglykolsäure (3/0).

Findet sich die Blutungsquelle weder an der Anastomose noch im Restmagen und steigt frisches Blut aus der zuführenden Schlinge hoch (nach B II), muß nach einem tiefsitzenden, zurückgelassenen Duodenalulkus bzw. nach einer Blutung aus dem eingestülpten Duodenalstumpf gefahndet werden. Sorgfältige Palpation des Duodenums von außen und eine Längsduodenotomie (Abb. 29.7 a–c) im gesunden Wandbereich klären die Situation. Es folgt die gezielte Umstechung der Blutungsquelle, dann sorgfältiger Verschluß der Duodenotomie, zweireihig mit Einzelnähten (resorbierbarer Faden, 3/0). Intraluminale Blutungen aus der Ösophagusanastomose nach Gastrektomie sind äußerst selten. Die Umstechung des blutenden Gefäßes erfolgt über eine Enterotomie, distal der Anastomose.

Die Versorgung einer intraluminalen Nach- oder Rezidivblutung setzt große operativ-taktische Erfahrungen voraus: In Frage kommen: Gastrotomie mit Umstechung, Ulkusexzision, Nachvagotomie, Nachresektion des Magens bis hin zur Gastrektomie.

Intraabdominelle septische Komplikationen

Infektiös-eitrige Komplikationen nach Magenoperationen haben unterschiedliche Ursachen und Lokalisationen: sie treten begrenzt oder diffus auf (Tabelle 29.2). Sie stellen eine extreme Gefährdung des Patienten dar und sind nur bei frühzeitiger und richtiger Diagnosestellung zu beherrschen.

Ursachen infektiös-eitriger Komplikationen nach Magenoperationen

Naht- bzw. Anastomoseninsuffizienz
Ösophagusanastomosen
Gastroduodenostomie nach B I
Gastrojejunostomie nach B II
Duodenalstumpf nach B II
Braun-Enteroanastomose
Pyloromyoplastik
Einstülpungsnaht der kleinen Kurvatur

Ösophagusverletzungen
nach Vagotomie
nach Kardiomyotomie (Gottstein-Heller)
nach Fundoplikation

Magenwandnekrose
nach Vagotomie
nach zu ausgedehnter Skelettierung (z. B. zusätzliche Splenektomie)

Nekrose von Darmschlingen
Durchblutungsstörung eines Jejunuminterponats
Invaginationen und Torsionen mit Infarzierung
Syndrom der zuführenden Schlinge
(Perforation, Durchwanderungsperitonitis)

Pankreatitis und Pankreasnekrose
durch Verletzungen oder Zirkulationsstörungen

Enteritis necroticans

Zur Diagnose führt bei der kontinuierlichen klinischen Beobachtung des Patienten das Auftauchen der klassischen Symptome der Infektion: Fieber, Leukozytose, Abdominalbefund. Die Diagnose kann bisweilen schwierig sein wegen der reduzierten Reaktionsfähigkeit des Patienten und

Tabelle 29.1. Nachblutungen nach Eingriffen am Magen

	Ursache und Lokalisation	Zeitpunkt des Auftretens	Diagnose	Therapie
Extraluminale Blutung	Abgleiten von Arterienligaturen, nicht ligierte Gefäße im Operationsgebiet Milz und Lebereinrisse Pankreasverletzungen Diffuse Blutung bei Gerinnungsstörung (primär oder sekundär)	Unmittelbar postoperativ, innerhalb von 24–48 h	Klinisches Bild: Tachykardie, RR $\downarrow$, Oligurie, Blässe, Hb $\downarrow$, Drainagen! Bauchumfang! Dämpfung, Sonographie	Schockbekämpfung Sofortige Relaparotomie! Gefäßunterbindung Lebernaht, Milzexstirpation oder Fibrinklebung Tamponade Substitution von Gerinnungsfaktoren
Intraluminale Blutung	Lockere Anastomosennaht (BI, BII, Gastrektomie) Schleimhautverletzungen Zurückgelassene oder übersehene Ulzera Streßerosionen und -ulzera Nahtdeshiszenz (Anastomosen oder Duodenalstumpf) Gerinnungsstörung (primär oder sekundär) Extragastrale Ursache (Ösophagusvarizen, Darmtumoren, Hämobilie, Angiodysplasie)	Unmittelbar postoperativ Unmittelbar postoperativ oder nach Tagen Meist nach Tagen 2.–8. Tag nach Operation Unmittelbar postoperativ oder später Jederzeit	Blutabfluß aus der Magensonde Endoskopie, evtl. mit Koagulation der Blutung Insuffizienznachweis (Klinik, Gastrografin) Gerinnungsuntersuchungen, Thrombozyten Endoskopie, Angiographie	Zunächst konservativ: Magenableitung, Eiswasserspülung, Bluttransfusion, Somatostatin, H_2-Antagonisten Operation, wenn nach 2 Bluteinheiten keine Kreislaufstabilisierung: Gastrotomie und Umstechung. Vagotomie, Umstechung Konservativ Gerinnungsfaktoren, Fresh-frozen-Plasma Spezifisches Vorgehen nach Blutungsursache

Tabelle 29.2 Nachsorgeprogramm bei Magenkarzinom nach radikaler Erstoperation

		Monat nach Operation													
		2	4	6	8	10	12	15	18	21	24	30	36	42	48
Basisprogramm	Klinische Untersuchung, psychosoziale und berufliche Beratung	x	x	x	x	x	x	x	x	x	x	x	x	x	x
	BSG, HB, GPT, AP, γ-GT	x	x	x	x	x	x	x	x	x	x	x	x	x	x
	CEA	x	x	x	x	x	x	x	x	x	x	x	x	x	x
	Oberbauchsonographie			x			x		x		x		x		x
	Thoraxröntgen						x				x		x		x
	Magen-Darm-Passage			x			x		x		x		x		x
Spezialprogramm Gastrektomie; Magenresektion	Endoskopie	x		x		x		x			x				x

der veränderten Situation im postoperativen Verlauf. Im wesentlichen hat die Diagnostik 4 Aufgaben (vgl. Tabelle 29.1):

- klinische Beobachtung,
- Laboruntersuchungen,
- Röntgen/Sonographie,
- Spezialuntersuchungen (Gastrografintest, Methylenblauprobe).

Naht- bzw. Anastomoseninsuffizienz

Der Nahtbruch ist häufigste Ursache einer lokalen oder diffusen Peritonitis nach Magenoperationen. Die Inzidenz ist je nach Anastomose unterschiedlich. Am stärksten gefährdet ist die Ösophagojejunostomie bzw. -gastrostomie (bis 29%; Abb. 29.8 a–c). Es folgen die Gastroduodenostomie mit ca. 7%, die Duodenalstumpfinsuffizienz mit ca. 2% und die Gastroenterostomie nach B II mit etwa 0,5–1%. Die Ursachen einer Nahtinsuffizienz sind vielfältig: technische Unzulänglichkeiten, metabolische Faktoren (Eiweißmangel, z.B. bei Karzinomresektionen), spezifische anatomische Verhältnisse, z.B. am Ösophagus. Vor allem bei gefährdeten Anastomosen sind prophylaktische Maßnahmen wichtig, um einen Nahtbruch zu verhindern oder zu begrenzen: Behebung einer Anämie oder eines Eiweißmangels, exakte Naht-

technik, Nahrungskarenz bis zur Heilung, vorsorgliche Zieldrainagen.

Man unterscheidet 3 Formen des Nahtbruchs:

1. Klinisch stumme Form. Sie wird zufällig bei einer routinemäßigen Gastrografinuntersuchung vor Beginn oraler Nahrungsaufnahme entdeckt.

2. Lokalisierte, abszedierende Form. Entstehung meist zwischen dem 4.–8. postoperativen Tag, wenn bereits eine Verklebung der umliegenden Gewebestrukturen an der Anastomose eingetreten ist. Der Prozeß wird damit begrenzt, Intestinalsekret und Eiter werden durch die vorsorglich eingelegten Zieldrainagen nach außen abgeleitet und die Ausbildung einer diffusen Peritonitis verhindert. Es können sich Abszesse in der Umgebung der Anastomose (subphrenisch, subhepatisch, Mediastinum, Pleura) entwickeln; sie heilen bei guter Position der Drainage aus.

Das klinische Bild ist durch folgende Zeichen geprägt: Fieber, Tachykardie, trockene Zunge, Magen-Darm-Atonie, evtl. Oligurie und Subikterus, plötzlich vermehrter Sekretfluß aus der Drainage.

Labor: Leukozytose, Kreatininanstieg, metabolische Azidose.

3. Diffuse septische Form. Die foudroyant verlaufende Nahtinsuffizienz zeigt sich bereits am 1.–3. Tag an. Der entzündliche Prozeß breitet sich schnell aus, da die Anastomosenumgebung noch nicht ausgiebig verklebt ist und möglicherweise Drainagen versäumt oder ungünstig plaziert wurden. Es entwickelt sich eine diffuse Peritonitis, bei intrathorakaler Anastomose ein Pleuraempyem

Abb. 29.8 a–c. Häufigkeit des Nahtbruchs nach Gastrektomie (**a**), B-II- (**b**) und B-I-Resektion (**c**)

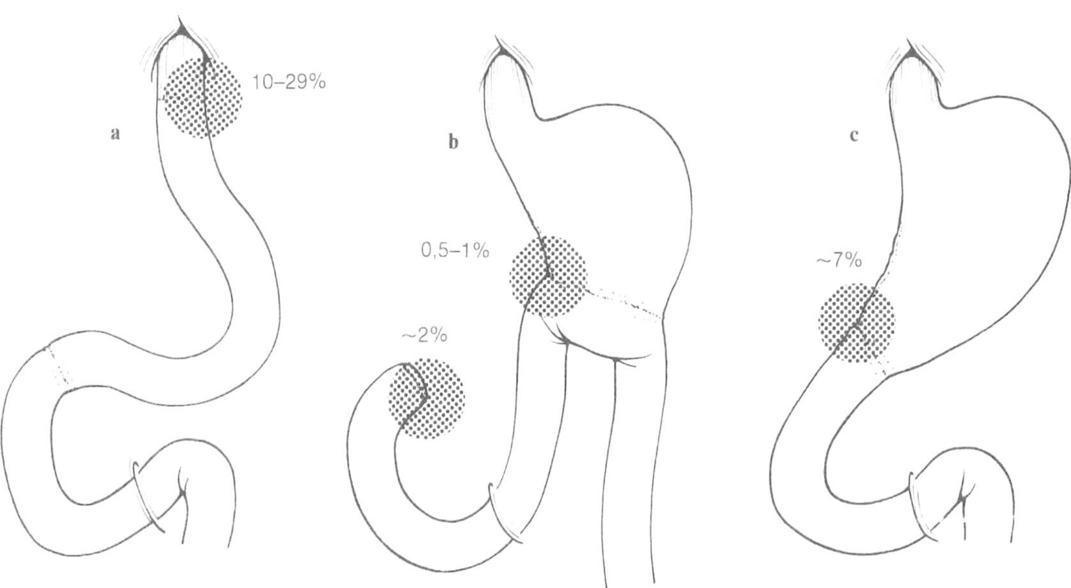

oder eine phlegmonöse Durchsetzung des retroperitonealen Gewebes, des Mediastinums, evtl. auch der Bauchdecken oder der Thoraxwand. Das sich hieraus entwickelnde klinische Bild bis hin zum septischen Schock ist in seiner Dramatik nicht zu übersehen: plötzliche heftige Schmerzen in Bauch oder Thorax, hohes Fieber, Schüttelfrost, Tachykardie, Facies abdominalis, Tachypnoe, Bewußtseinseintrübung, Druckschmerz und Abwehrspannung, Darmparalyse. Entsprechend verändern sich auch die Laborparameter. Die Indikation zur Reoperation ist dringlich, die Prognose ungünstig.

Diagnose der Nahtinsuffizienz

Der bei Verschlechterung des klinischen Bildes aufkommende Verdacht auf Nahtbruch läßt sich mit speziellen Untersuchungsverfahren bestätigen, lokalisieren und in seinen Ausmaßen beurteilen. Hierzu dient v.a. eine Röntgenuntersuchung mit einem wasserlöslichen Kontrastmittel (Gastrografin). Diese führen wir nach Gastrektomie oder Kardiaresektion — auch bei unauffälligem postoperativem Verlauf — am 7. postoperativen Tag durch. Erst wenn die Passage der Ösophagusanastomose frei und auch ein klinisch stummes Nahtleck nicht erkennbar ist, beginnt der orale Nahrungsaufbau. Ein Nahtleck stellt sich im Röntgenbild als mehr oder weniger breite und lange extraluminäre Kontrastmittelstraße dar, die eine Abszeßhöhle füllt oder auch über die Zieldrainage nach außen abfließt. In Verlaufskontrollen läßt sich das Abheilen einer Nahtinsuffizienz verfolgen.

Gastrografintest: Von McCraw (1965) wurde der Diatrizoatpräzipitations- oder Gastrografintest zum Nachweis einer Anastomoseninsuffizienz empfohlen.

Technische Durchführung des Gastrografintests
Applikation von Gastrografin:
    100 ml oral oder
    500 ml per Klysma.
Urinproben nach 30 und 60 min.
Den Urinproben auf 5 ml je 5 Tropfen konz. HCl zusetzen.
Es entsteht ein weißer Niederschlag:
    sofort oder nach 2 h findet man strahlenartige Kristallformen unter dem Mikroskop.

Dieser Test ist zuverlässig — unter der Voraussetzung, daß mindestens 100 ml appliziert werden — und belastet auch den Intensivpatienten nicht, dem eine Röntgenuntersuchung nicht mehr zugemutet werden kann.

Oral appliziertes Gastrografin wird nach Austritt aus dem Anastomosenleck vom Peritoneum resorbiert, gelangt in die Blutbahn, wird über die Nieren ausgeschieden und kann im Harn durch Fällung mit konzentrierter Salzsäure als weißer Niederschlag nachgewiesen werden. Ein ähnlicher weißer Niederschlag kann nach verschiedenen Medikamenten, z.B. Penicillin, auftreten. Untersucht man unter dem Mikroskop, sieht man die typisch doppeltbrechenden, strahlenförmigen Kristalle des Gastrografins, die sich deutlich von anderen Niederschlägen unterscheiden.

Riedel et al. (1976) haben die Harnprobe zusätzlich einer Röntgenaufnahme unterzogen und weitgehende Übereinstimmung mit der Präzipitationsreaktion gefunden. Nach Pfeiffer u. Winkler (1979) ist die Testaussage bei kleinen Anastomosenfisteln unsicher, da nur wenig Kontrastmittel ausfließt und u.U. auch nur wenig resorptionsfähige Peritonealfläche in der Fistelumgebung vorhanden ist.

Methylenblauprobe
Sie läßt sich ohne Belastung für den Patienten zum Nachweis einer Nahtinsuffizienz einsetzen. Der Patient trinkt mit Methylenblau gefärbten Tee oder gefärbtes Wasser. Der Test ist positiv, wenn die Farblösung über die Zieldrainage abfließt.

Bei intrathorakal gelegenen Ösophagusanastomosen stellt sich die Nahtinsuffizienz in Form eines ausgedehnten Pleuraergusses auf der Thoraxaufnahme dar.

Therapie der Nahtinsuffizienz

Die Behandlung der Nahtinsuffizienz richtet sich nach Art der Anastomose und dem klinischen Bild der Komplikation. Peritonitis und paralytischer Ileus sind die für die Relaparotomie entscheidenden Kriterien.

Beim stummen Nahtbruch wird man die orale Nahrungszufuhr unterlassen und den Patienten parenteral oder über Jejunumsonde ernähren. Gewöhnlich heilen kleine Nahtlecks innerhalb von 8–14 Tagen folgenlos ab. Die Kontrolle erfolgt mittels Gastrografinschluck. Auch bei der lokalisierten, abszedierenden Form der Nahtinsuffizienz, besonders am Ösophagus, verhalten wir uns konservativ wie oben beschrieben, applizieren jedoch bei eitriger Sekretion gezielt Antibiotika parenteral, um den Entzündungsherd zu begrenzen. Voraussetzung dafür ist allerdings eine bei der Primäroperation gut plazierte Zieldrainage (besonders bei Ösophagusanastomosen wichtig!), die die Sekrete sicher nach außen ableitet. Man wird au-

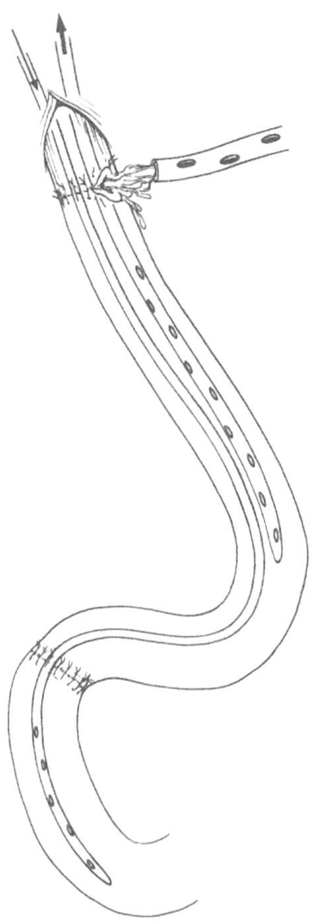

Berdem – falls bereits entfernt – eine dünne Plastiksonde transnasal in Magen oder Jejunum einführen, um das Anastomosengebiet „trockenzulegen". Mit diesen konsequent durchgeführten Behandlungsmaßnahmen ist eine so schwere Komplikation, wie sie die Nahtinsuffizienz darstellt, nicht von vornherein aussichtslos.

Die Letalität richtet sich nach der Lokalisation der Anastomose und dem Ausmaß des Nahtbruches: am Ösophagus zwischen 35–67%, bei Gastroduodenostomie (B-I) etwa 30%, Gastrojejunostomie etwa 40–50%.

Indikation

Eine Relaparotomie kommt nur in Frage, wenn Drainagen fehlen oder schlecht plaziert sind und der septische Prozeß sich auszubreiten droht; dann erfolgt eine begrenzte Laparotomie entweder durch die alte Wunde oder durch einen neuen Schnitt: möglichst nur lokale Peritoneal- bzw. Pleuratoilette, sichere Drainplazierung und im günstigen Falle Übernähung und Abdeckung des Nahtlecks mit Netz, Pleura oder Lunge. Bei breiter Insuffizienz einer Gastroduodenostomie eventuell (als Ausnahmeverfahren) Umwandlung von B-I in B-II-Magen. Bei der diffusen und septischen Form, die mit dem Bild eines „akuten Abdomens" einhergeht, ist man zur Relaparotomie gezwungen. Die Prognose ist ungünstig (Abb. 29.9 und 29.10).

Abb. 29.9. Nahtbruch nach Gastrektomie bei terminoterminaler Ösophagojejunostomie. Das Leck an der Ösophagusanastomose ist drainiert, eine transnasale Sonde zur Ernährung im Duodenum plaziert. Eine weitere Sonde liegt in der interponierten Schlinge und saugt Intestinalsekret ab

Abb. 29.10 a, b. Nahtbruch im Bereich der Gastrojejunostomie (kleinkurvaturwärts). Nach Knopfnahtverschluß der Leckage (**a**) Aufsteppen eines gesunden Netzzipfels (**b**)
▽

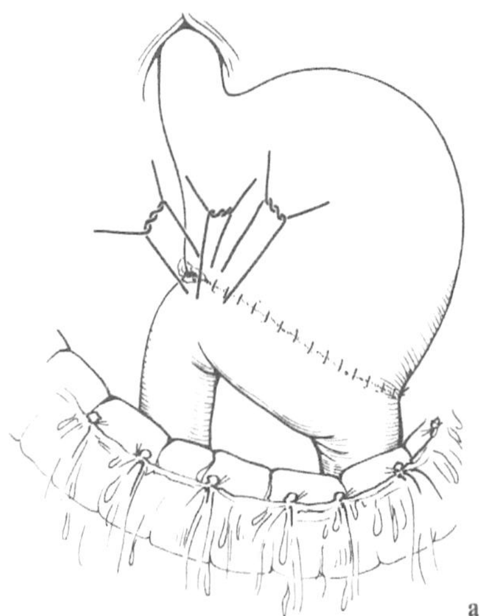

a

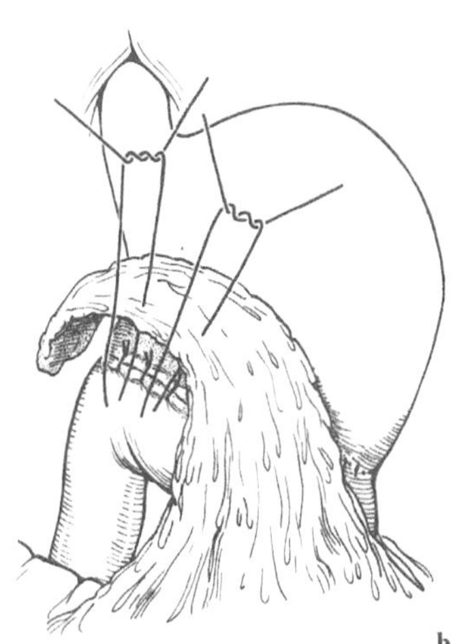

b

Technik

Bei der Laparotomie (Zugangsweg durch die primäre Wunde) ist eine ausgiebige Peritoneallavage erforderlich, ferner innere „Schienung" der atonischen Dünndarmschlingen (evtl. Sondeneinlage durch das proximale Jejunum), sowie Drainage des Anastomosengebietes und der übrigen Bauchhöhle (Subphrenium, Douglas-Raum usw.). Der Versuch, das Leck durch Naht abzudichten, mißlingt in zundrigem Gewebe, in dem die Nähte nicht halten. Meist ist nur eine Abdeckung mit Netz, an der thorakal gelegenen Ösophagusanastomose mit Lunge möglich. Der Patient bedarf intensivtherapeutischer Maßnahmen.

Duodenalstumpfinsuffizienz

Narbige Veränderungen der Duodenalwand und schlechte Durchblutung bei einem kallösen und in den Pankreaskopf penetrierenden Duodenalulkus erschweren den Verschluß des Duodenalstumpfes nach B-II-Resektion (s.S. 54). Da in dieser Situation heute meist nicht mehr nach der B-II-Methode reseziert, sondern eine Vagotomie mit Drainageoperation durchgeführt wird, ist die Stumpfinsuffizienz seltener geworden. Nach Karzinomresektion läßt sich das Duodenum fast immer ohne Probleme verschließen. Weitere Ursachen einer Insuffizienz sind Durchblutungsstörungen des Duodenums, Pankreatitis und Stauung durch ein Syndrom der zuführenden Schlinge. Die Häufigkeit der Duodenalstumpfinsuffizienz wird mit 1,1 3% angegeben.

Man unterscheidet die frühe und späte Insuffizienz. Die Frühinsuffizienz tritt meist bis zum 7. postoperativen Tag auf. Ist eine vorsorglich gelegte Sicherheitsdrainage vorhanden, wird sich galliges Sekret im Schwall entleeren. Der peritonitische Herd bleibt dann meist auf den rechten Oberbauch lokalisiert. Ist keine Entlastungsdrainage angelegt, entwickelt sich schnell eine diffuse Peritonitis, sichtbar am Verfall des Patienten unter den Zeichen eines akuten Abdomens.

Therapie

Bei gut drainierter Stumpfinsuffizienz und begrenztem Abdominalprozeß kann konservativ verfahren werden: Nulldiät und parenterale Ernährung, Entlastung der Duodenalschlinge durch eine Kunststoffsonde, die evtl. mit Hilfe des Endoskops in die zuführende Schlinge plaziert wird. Eine zweite Sonde wird in den Magenstumpf eingelegt.

Als adjuvante Therapie kann versucht werden, mit Somatostatin eine Drosselung der Duodenal-, Gallen- und Pankreassekretion zu erreichen und damit die Enzymaktivitäten zu reduzieren. Die Applikation von Somatostatin erfolgt über einen Perfusor in einer Dosierung von 3 mg/12 h. Liegt keine Zieldrainage am Duodenalstumpf und entwickelt sich rasch eine diffuse Peritonitis mit paralytischem Ileus, darf mit der Relaparotomie nicht gezögert werden.

Technik

Zugangswege: Durch den alten Schnitt; besser: neue para- oder transrektale Inzision im rechten Oberbauch direkt über dem Duodenum.

Absaugen des ausgetretenen Darminhalts und Lavage der Bauchhöhle mit physiologischer NaCl- oder antiseptischer Lösung (z. B. Chloramin-T-Lösung, Taurolin). Darstellung der Dehiszenz. Ist diese klein oder nicht eindeutig sichtbar, werden ein breiter Netzzipfel aufgenäht und die Umgebung drainiert (Abb. 29.11 a, b). Klafft der Duodenalstumpf breit und sind die Darmränder ödematös verquollen, ist ein Nahtverschluß sinnlos, da die Nähte nicht halten. In einem solchen Fall ist es besser, einen Petzer- oder Foley-Katheter durch das Leck ins Duodenum einzuführen und evtl. mit einer Tabaksbeutelnaht zu fixieren. Der Katheter wird vollständig mit Netz umhüllt, auf diese Weise von der übrigen Bauchhöhle abgeschirmt und durch gesonderte Stichinzision vor die Bauchdecken geleitet (Abb. 29.12). Außerdem werden Drainagen subphrenisch und subhepatisch eingelegt. In der Regel verschließt sich die Fistel in 3–4 Wochen.

Die späte Insuffizienz des Duodenalstumpfes zeigt sich in der 2. postoperativen Woche. Der Verlauf ist weniger dramatisch, da durch Gewebeverklebungen der Umgebung die freie Bauchhöhle ab-

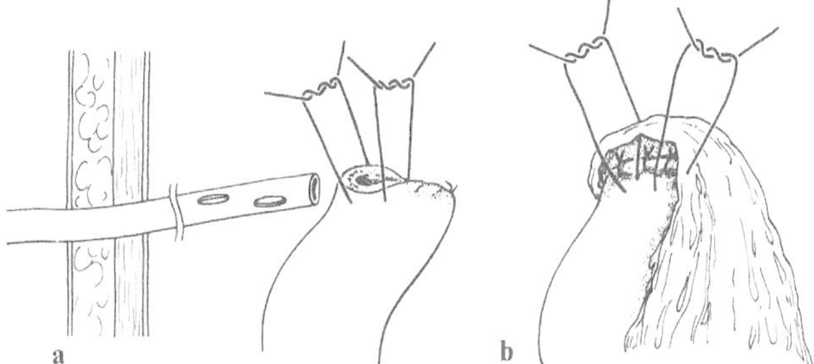

Abb. 29.11 a, b. Insuffizienz des Duodenalstumpfes. Plazierung einer Drainage (**a**) sowie Übernähung des Lecks und zusätzliche Sicherung durch einen gesunden Netzzipfel (**b**) (nach Schreiber 1969)

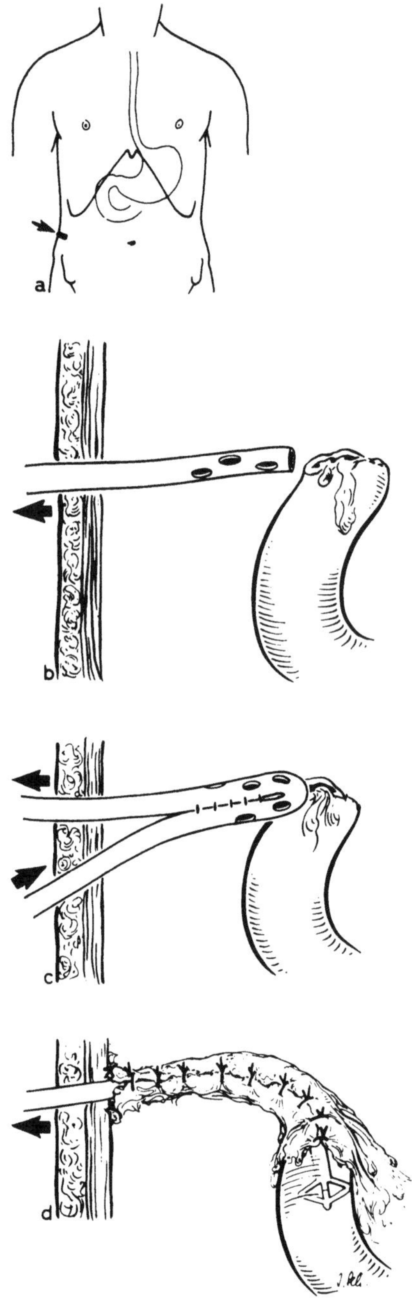

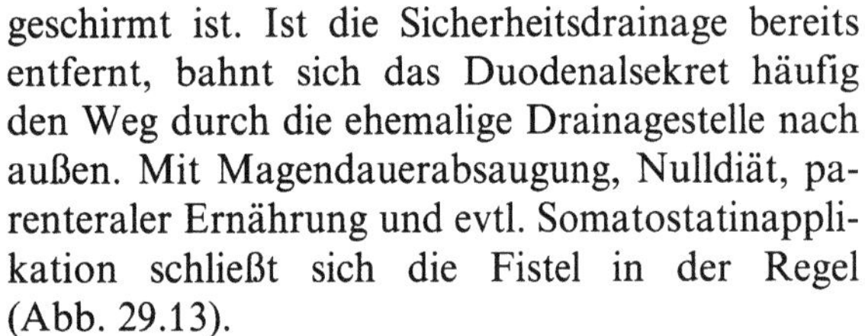

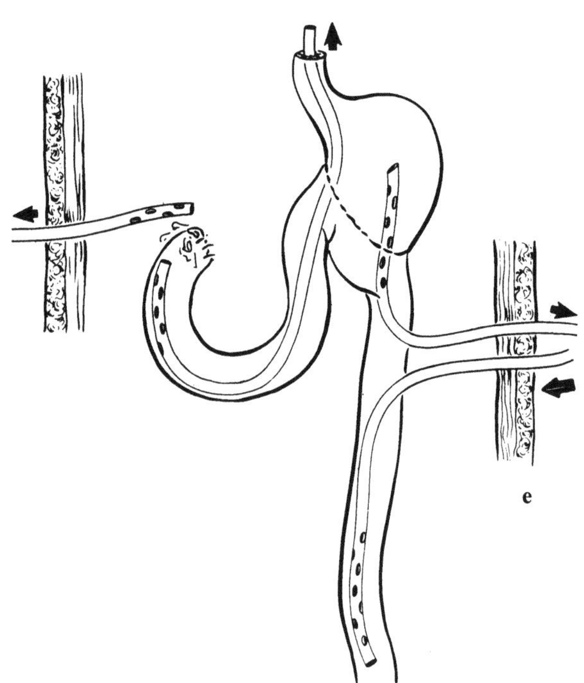

Abb. 29.12. In den Duodenalstumpf ist ein Petzer-Katheter (oder eine Ballonsonde) eingeführt und der intraperitoneale Drainteil durch eine Neumann-Netzmanschette umhüllt. Der Drain wird durch gesonderte Stichinzision aus der Bauchdecke herausgeleitet. (Nach Schreiber 1969)

geschirmt ist. Ist die Sicherheitsdrainage bereits entfernt, bahnt sich das Duodenalsekret häufig den Weg durch die ehemalige Drainagestelle nach außen. Mit Magendauerabsaugung, Nulldiät, parenteraler Ernährung und evtl. Somatostatinapplikation schließt sich die Fistel in der Regel (Abb. 29.13).

Persistierende chronische Duodenal- oder Anastomosenfisteln am Magenstumpf lassen sich am sichersten durch Anastomosierung mit einer aus-

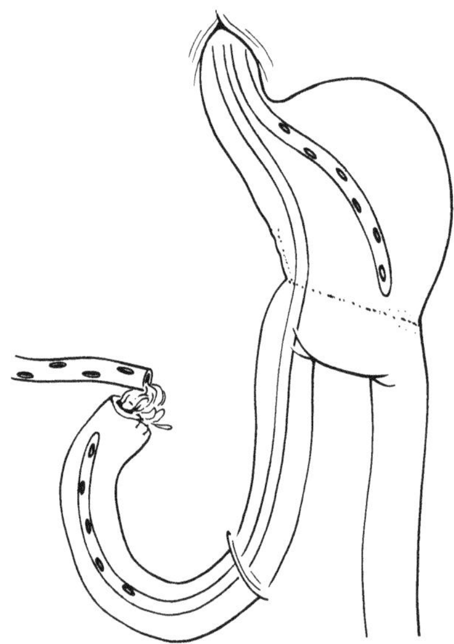

Abb. 29.13. Der nicht nahtfähige Stumpf bleibt offen und wird drainiert. Zur Entlastung von Duodenalstumpf und Magen wird jeweils eine Sonde eingeführt (nach Schreiber 1969)

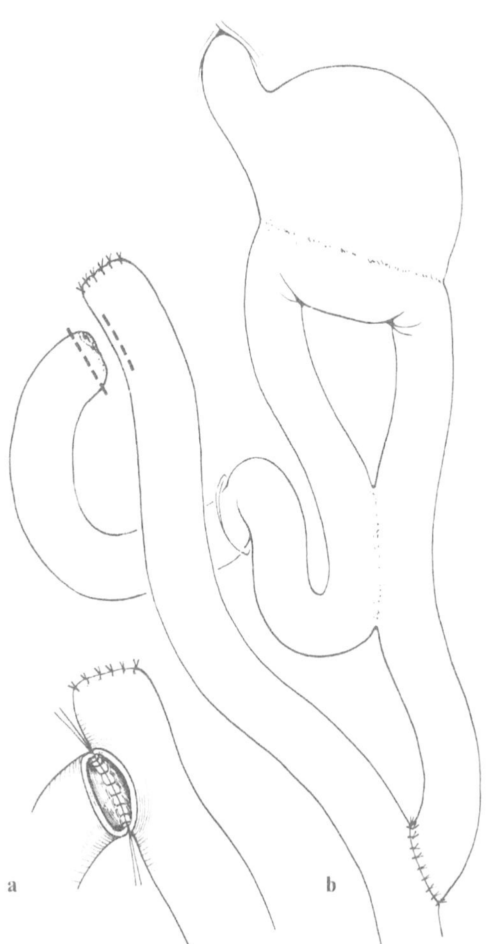

Abb. 29.14 a, b. Die Versorgung des Duodenalstumpfes erfolgt durch ein nach Roux ausgeschaltetes Jejunumsegment (**a**), das blind verschlossen und lateroterminal mit dem Duodenalstumpf anastomosiert wird (**b**)

geschalteten Roux-Schlinge verschließen (Abb. 29.14 a, b). Zunächst sollte man aber versuchen, die Fistel durch konservative Maßnahmen, ggf. auch durch Applikation von Somatostatin, auszutrocknen.

Dinstl et al. (1975) haben die Ausschaltung mit einer Roux-Schlinge bei der frischen Duodenalstumpfinsuffizienz trotz Peritonitis bei 7 von 8 Patienten mit Erfolg angewandt; sie halten diese „innere Drainage" für günstiger als die Neumann-Netzmanschette; bedrohliche Sekret- und Elektrolytverluste werden auf diese Weise augenblicklich behoben. Die ausgeschaltete Schlinge wird durch einfache einreihige Allschichtnaht mit der Leckstelle anastomosiert.

Insuffizienz an der Pyloromyoplastik oder Braun-Enteroanastomose

Diese Nahtbrüche sind ausgesprochen selten. Ihre Behandlung richtet sich nach dem peritonitischen Befund.

Technik
Relaparotomie mit Versuch der Übernähung, sonst Neuanlage der Braun-Enteroanastomose und bei der insuffizienten Pyloroplastik Magenresektion (B I oder B II).

Ösophagusverletzungen

Bei der Vagotomie oder Kardiomyotomie nach Heller kann, wenn auch nur sehr selten, primär intraoperativ unbemerkt der terminale Ösophagus verletzt werden, oder es entsteht sekundär ein nekrobiotischer Defekt. In den ersten postoperativen Tagen stellen sich septische Zeichen ein: Fieber, Leukozytose, Magen-Darm-Atonie, Pleuraerguß, evtl. auch Pneumothorax. Objektiviert wird die Perforation durch Gastrografinschluck.

Indikation
Sofortige Relaparotomie.

Technik
Zugang durch den primären Schnitt. Das Operationsgebiet wird eingestellt, ausgelaufenes Sekret abgesaugt. Hat man die Perforationsstelle entdeckt, läßt man vom Anästhesisten einen fingerdicken Magenschlauch in den Ösophagus bis zum Magen vorschieben und versucht, die Speiseröhre etwas zu mobilisieren. Je nach Größe der Perforationsstelle und Gewebebeschaffenheit der Wundränder kann der direkte Nahtverschluß (Einzelnähte, Polyglykolsäure 3/0) versucht werden; dies kann schwierig und unsicher sein. Außerdem wird man, wenn möglich, eine Abdeckung der Perforation durch Fundoplikation, durch einen gestielten Pleuralappen oder durch ein resorbierbares Netz (Polyglykolsäure) (Abb. 29.15) anstreben. Abschließende Maßnahmen: Magenverweilsonde, evtl. Jejunostomie zur Sondenernährung und ausgiebige Drainage des Infektionsgebietes einschließlich des unteren Mediastinums; bei Übergreifen des Infektionsprozesses auf die Pleurahöhle: Thoraxsaugdrainage.

Abbott et al. (1970) haben zur Versorgung der Ösophagusperforation ein spezielles Verfahren an-

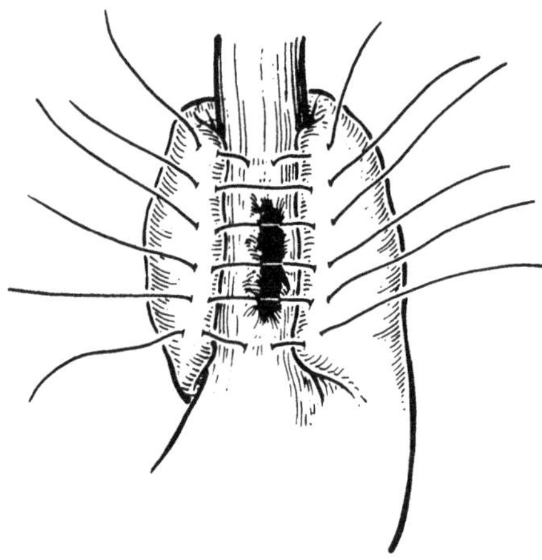

Abb. 29.15. Versorgung eines Defekts an der terminalen Speiseröhre durch Fundoplikation. (Nach Schreiber 1969)

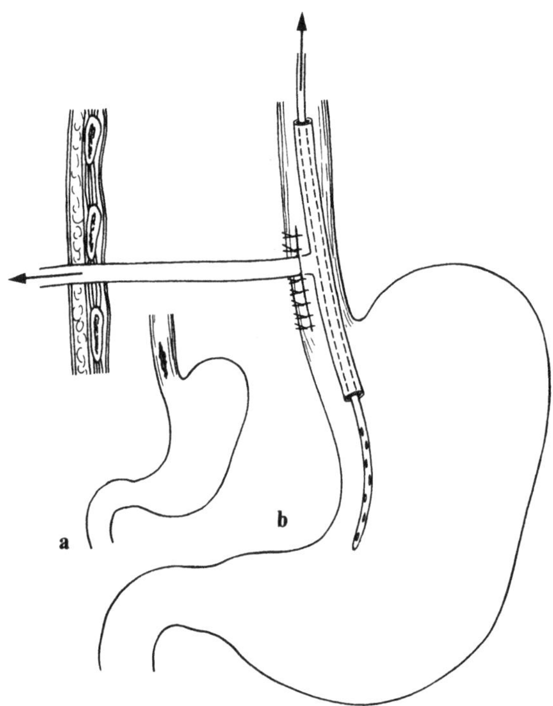

Abb. 29.16 a, b. Versorgung des Defekts am terminalen Ösophagus (**a**) erfolgt durch Einbringen einer T-Drainage, deren langer Schenkel nach außen durch die Thoraxwand geleitet wird. Die Verletzungsstelle ist übernäht. Durch den im Ösophagus liegenden Schenkel des T-Drains wird eine dünne Sonde zur Absaugung von Mageninhalt plaziert (**b**)

gegeben. Dabei wird in die Perforationsstelle eine dicke T-Drainage eingelegt, deren langer Anteil durch Stichinzision vor Bauchdecke oder Thoraxwand geleitet wird (Abb. 29.16 a, b). Die Sonde dient zur Schienung des Ösophagus, v. a. zur kontinuierlichen Sekretabsaugung. Nach 3–4 Wochen, wenn sich ein Narbenkanal um die T-Drainage gebildet hat, wird die Sonde gezogen; die Fistel schließt sich spontan. Postoperativ sind intensivmedizinische Maßnahmen notwendig. Die Heilung der Verletzung am Ösophagus wird röntgenologisch (Gastrografinschluck) überwacht.

Nekrose der Magenwand

Eine Nekrose der kleinen Magenkurvatur nach selektiv-proximaler Vagotomie (SPV) ist eine seltene, aber gefährliche Komplikation (Häufigkeit 0,2%). Lambrecht (1977) konnte aus dem Schrifttum 17 Fälle zusammenstellen; 8 dieser Patienten überlebten.

Ursache der Nekrose ist eine lokale Minderdurchblutung der Magenwand. Trotz ausgezeichneter Gefäßanastomosen gibt es potentielle Ischämieareale, besonders an der kleinen Kurvatur. Patienten mit einer Urämie und mit schweren sklerotischen Gefäßveränderungen sind besonders gefährdet. Klinisch finden sich die Leitsymptome der Peritonitis, die zwischen dem 1.–6. postoperativen Tag auftreten. Ein Gastrografinschluck klärt die Situation.

Indikation
Sofortige Relaparotomie.

Technik
In der Regel läßt sich der Defekt nach Anfrischen der Wundränder sicher verschließen. Greift die Nekrose weit auf Vorder- und Hinterwand des Magens über, kann u. U. eine Gastrektomie erforderlich sein.

Nekrose von Anastomosenschlingen

Eine Ernährungsstörung des Jejunuminterponats nach Gastrektomie oder Umwandlungsoperation ist selten, aber gefährlich. Sie entsteht, wenn der Gefäßstiel des ausgeschalteten Darmsegments unter Spannung steht oder torquiert wird. Besonders leicht blockiert wird die dünnwandige Stamm-

Abb. 29.17 a, b. Die Mesenterialvene ist durch Torsion abgeknickt und thrombosiert, das Interponat hämorrhagisch infarziert. Nach Entfernung der (nach Gastrektomie angelegten) nekrotischen Jejunumschlinge: Reparation in Form einer Roux-Y-Anastomose (**b**)

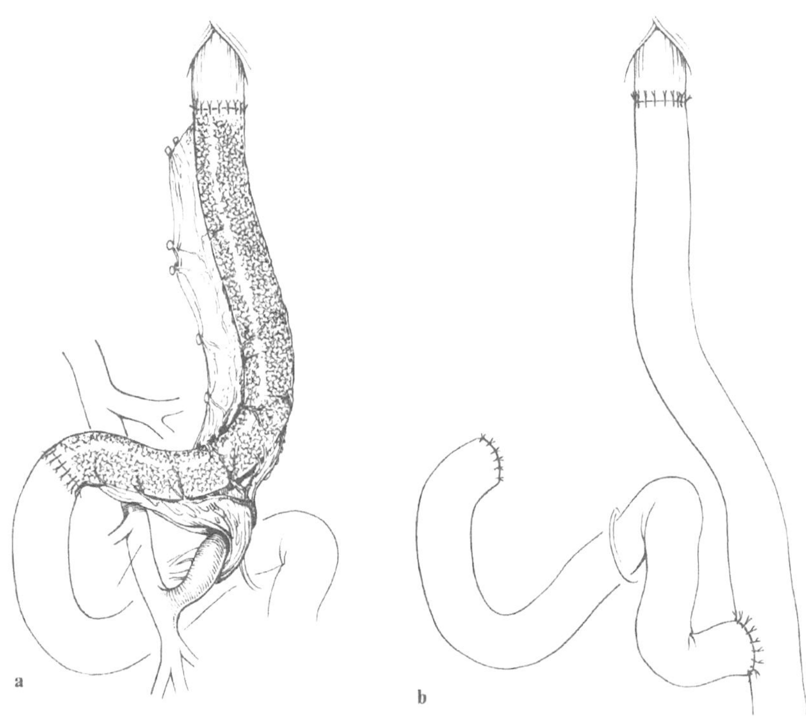

vene im Mesenterium, mit der Folge einer hämorrhagischen Infarzierung des Darmsegments (Abb. 29.17 a, b).

Indikation

Die am 1.–2. postoperativen Tag auftretenden typischen Zeichen der Peritonitis zwingen unverzüglich zur Relaparotomie.

Technik

Die nektoritsche Darmschlinge wird entfernt, das Duodenum verschlossen und die Kontinuität durch einfache Ösophagojejunostomie nach dem Y-Prinzip wiederhergestellt. Unter Umständen ist eine Nachresektion des Ösophagus erforderlich, ggf. durch Thorakotomie. Säuberung des peritonitisch veränderten Operationsgebietes und Drainage schließen den Eingriff ab. Die Prognose ist sehr ernst und im wesentlichen vom Ausmaß der Peritonitis abhängig.

Infarzierungen der zu- oder abführenden Schlinge sind beim B-II-Magen (z.B. durch Abknickungen oder Abschnürungen bzw. Invagination) selten (Abb. 29.18 a, b). Im Vordergrund des klinischen Bildes stehen eine ausgeprägte Magenatonie mit Erbrechen, das auch blutig sein kann, krampfartige Schmerzen im Oberbauch, tastbarer

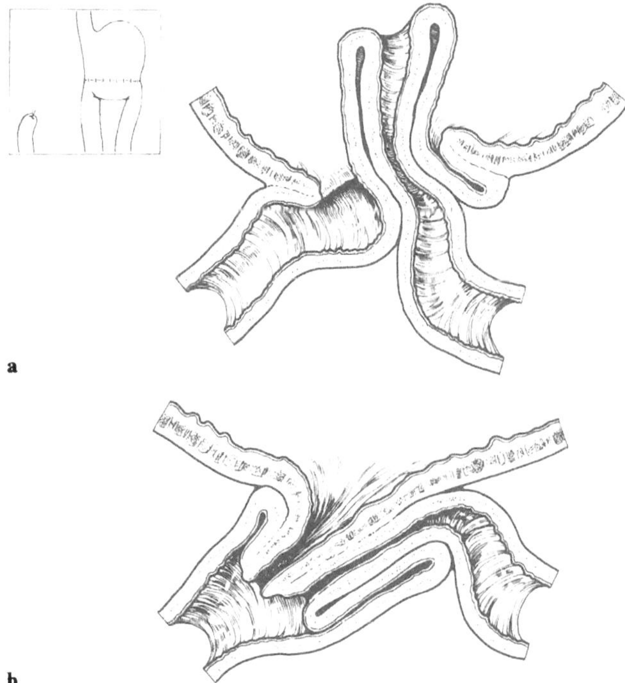

Abb. 29.18 a, b. Jejunogastrale Invagination (**a**), enteroenterale Invagination beim B-II-Magen (**b**). Reposition der Darmsegmente und enteroenterale Fixation; bei Schädigung der Darmwand, zyanotischem Kolorit oder Infarzierung werden die kranken Segmente reseziert und eine neue Gastrojejunostomie angelegt. (Nach Nissen 1965)

Tumor (gestaute Darmschlinge) und zunehmende Peritonitissymptome.

Indikation: Nach Entlastung des Magens über eine Sonde ist die Relaparotomie akut indiziert.

Technik: Die infarzierte Darmschlinge muß reseziert und eine neue Anastomosierung vorgenommen werden.

Subphrenische und subhepatische Abszesse nach Magenoperationen

Intraabdominelle Abszesse (Empyeme) nach Magenoperationen entstehen meist nach Nahtinsuffizienzen (Anastomose und Duodenalstumpf), nach gleichzeitiger Splenektomie oder Pankreasschwanzresektion, aber auch durch unzulängliche Abdeckung des Operationsgebietes und ausgelaufenen Magen-Darm-Inhalt. Die Abszesse sind entsprechend links- oder rechtsseitig, retrogastral, subphrenisch bzw. subhepatisch lokalisiert (Abb. 29.19–29.22).

Hinweisende Symptome sind intermittierende Fieberschübe, Leukozytose, Magen-Darm-Atonie mit Meteorismus, verzögerte Rekonvaleszenz, evtl. lokaler Druckschmerz. Die Diagnose wird gestellt durch

- Röntgenaufnahmen des Thorax und Abdomens in 2 Ebenen: Zwerchfellhochstand, Pleuraerguß, subphrenische Spiegelbildung;
- Sonographie, wobei gleichzeitig der Abszeß gezielt punktiert und drainiert werden kann;
- Computertomographie.

Indikation

Mit der Diagnose stellt sich die Indikation zur Entlastung des Abszesses. Wenn dies durch sonographisch oder computertomographisch gesteuerte Punktion und Drainage erreicht werden kann, ist ein operatives Vorgehen evtl. überflüssig. Gelingt dies nicht, muß operiert werden. Der Eingriff erfolgt in Allgemeinnarkose.

Vorbereitung:

Zugangswege: Diese richten sich nach der Lokalisation des Abszesses. Für den subhepatischen oder rechtsseitigen subphrenischen Abszeß ist ein rechtsseitiger Rippenbogenrandschnitt, bei dorsaler Abszeßlage eine Schnittführung im Verlauf der 12. Rippe, die ggf. reseziert werden muß, geeignet, beim links gelegenen subphrenischen Abszeß eine linksseitige subkostale Inzision.

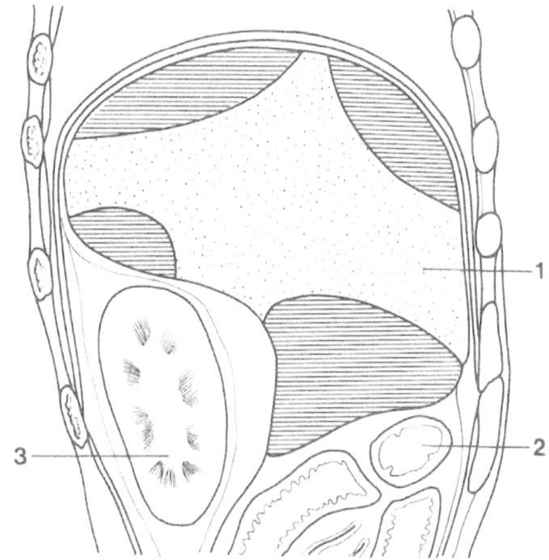

Abb. 29.19. Schematische Darstellung möglicher Lokalisationen *rechtsseitiger* subphrenischer Abszesse (Empyeme). (Nach Häring 1982)
1 Leber. *2* Kolon. *3* Niere

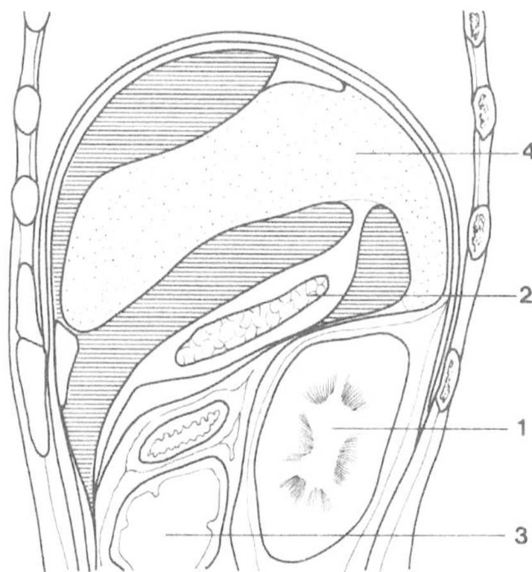

Abb. 29.20. Schematische Darstellung möglicher Lokalisationen *linksseitiger* subphrenischer Abszesse (Empyeme). (Nach Häring 1982)
1 Linke Niere. *2* Pankreas. *3* Querkolon. *4* Leber

Technik

Extraperitoneale stumpfe Präparation mit Finger oder Kornzange, bis man in die Abszeßhöhle vorstoßen kann. Der Eiter wird abgesaugt und eine Probe zur bakteriologischen Untersuchung entnommen. Spülung der Abszeßhöhle mit antiseptischen Lösungen und Einlegen eines dicken Drainageschlauches. Über die Drainage ist postoperativ eine tägliche Spülung der Höhle mit physiologischer NaCl-Lösung oder antiseptischen Lösungen sinnvoll. Die Wunde wird mit wenigen Situationsnähten verschlossen.

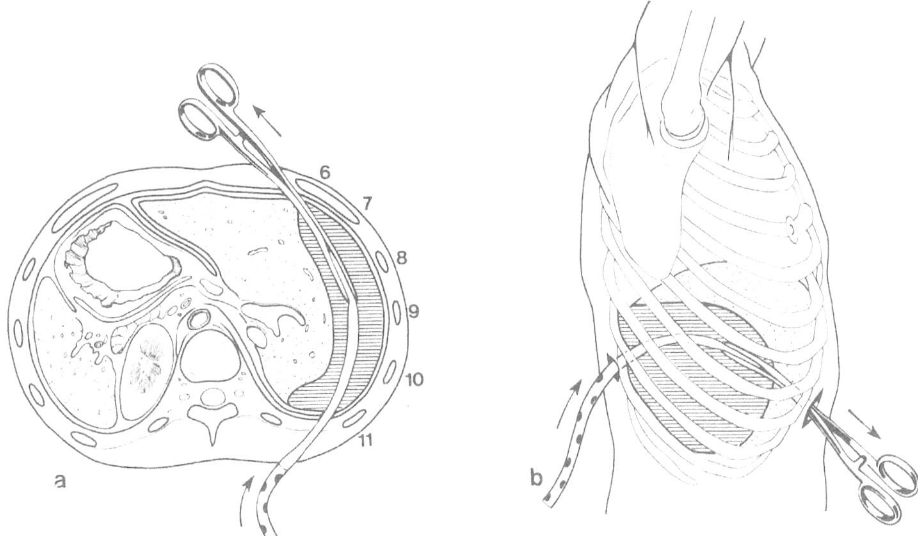

Abb. 29.21 a, b. Inzision und Gegeninzision bei einem vorderen *rechtsseitigen* subphrenischen Abszeß. (Nach Mörl u. Schilling 1972)

Postoperative Pankreatitis und Pankreasnekrose

Die postoperative Pankreatitis, insbesondere aber die Nekrose des Organs, ist eine sehr ernste Komplikation nach Magenoperationen. Die Frequenz dieser Komplikation ist nach B-II-Resektionen häufiger als nach B-I-Resektionen, sie steigt nach Zweit- und Dritteingriffen am Magen an und findet sich v.a. nach Gastrektomie. Die Häufigkeitsangaben in der Literatur liegen bei 0,6–1,23% nach B-I-, bei 0,74–2% nach B-II-Resektion und bei 1,3–3,1% nach Gastrektomie.

Mögliche Ursachen

Mechanische Läsionen des Parenchyms:
beim Herauslösen eines penetrierenden Ulkus,
bei der Lymphknotendissektion am Oberrand des Pankreas,
bei der erweiterten Gastrektomie mit Splenektomie.
Gangverletzungen:
Unterbindung oder Umstechung der Ausführungsgänge, insbesondere des Ductus Santorini beim Duodenalstumpfverschluß.
Stauungspankreatitis:
beim akuten Syndrom der zuführenden Schlinge.

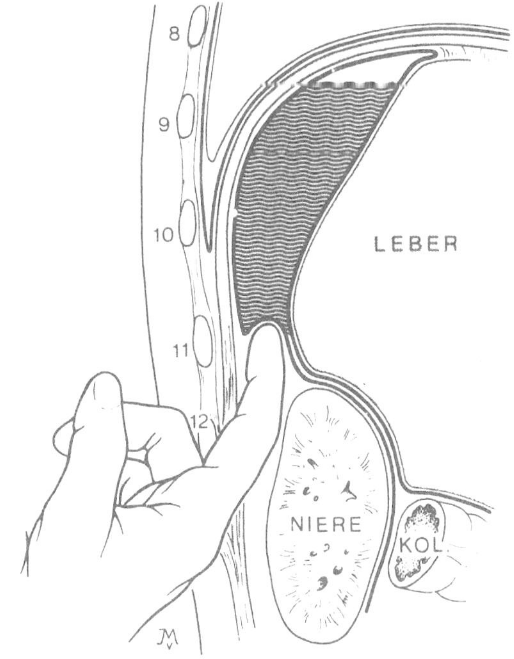

Abb. 29.22. Eröffnung eines dorsal gelegenen rechtsseitigen subphrenischen Abszesses. (Nach Mörl u. Schilling 1972)

Zirkulationsstörungen:
zentrale Ligatur der A. lienalis bei segmentaler
Blutversorgung im Pankreascorpus-Schwanzbe-
reich,
Ligatur der A. pancreaticoduodenalis.

Die klinischen Symptome — meist am 2.–3. Tag
postoperativ offenkundig — sind gekennzeichnet
durch eine rapide Verschlechterung des Allgemeinzustands: Tachykardie, Kreislaufinsuffizienz, Oligurie, Meteorismus, Ateminsuffizienz; bei den Laboruntersuchungen: Leukozytose (20 000–30 000),
Amylase- und Lipaseanstieg, Kreatininerhöhung,
metabolische Azidose; im Drainagesekret Amyla-
senachweis, wenn eine Pankreasfistel besteht. Differentialdiagnostisch ist die Pankreatitis von anderen entzündlichen Komplikationen (z. B. Nahtinsuffizienz) oft schwer abzugrenzen. Die postoperative Pankreatitis kann dramatisch, aber auch
schleichend verlaufen. Nahezu immer tödlich ist
die Nekrose als Folge einer Zirkulationsstörung.
Wichtig für die Verhütung einer Pankreaskompli-
kation ist die schonende Behandlung des Organs
bei der Magenoperation: Vermeiden von Paren-
chym- und Gangverletzungen, keine zentrale Milz-
arterienligatur, sorgfältige Unterbindung des Pankreasganges bei -schwanzresektion und Abdek-
kung der Resektionsflächen, Drainagen.

Therapie
Die Therapie ist in erster Linie konservativ und
unterscheidet sich nicht von der anderer akuter
Pankreatitiden: Schockbekämpfung, medikamentöse Sekretionshemmung, Antibiotika, Sekretab-
leitung, parenterale Ernährung.

Indikation
Bringt die konservative Therapie keine Besserung
und entwickeln sich Peritonitis oder Niereninsuffizienz, sind wir zur Relaparotomie gezwungen.

Technik
In Frage kommen Sequestrotomie, subtotale Pankreatektomie (Linksresektion) oder lediglich Drainage.
Eine Verletzung des Ductus Santorini ist v. a.
bei großen, in den Pankreaskopf penetrierenden
Ulcera duodeni möglich. Wird dies intraoperativ
nicht erkannt — bisweilen liegt die Mündung im
Ulkuskrater —, kommt es postoperativ zur Abson-
derung von Pankreassekret. Dies ist zunächst eitrig
trüb, später wasserklar und enthält reichlich Amy-
lase (Fermentbestimmung!). Die tägliche Sekret-

menge kann bis zu 1 000 ml betragen, vor allem
dann, wenn der Ductus Santorini Hauptausfüh-
rungsgang ist (in 10% der Fälle). Die Technik ist
primär konservativ. Hervorzuheben ist die große
Neigung zur Spontanheilung der Fistel. Je nach
Menge der Fistelsekretion ist eine Infusionstherapie notwendig. Geht die Fistelsekretion innerhalb
von 3 Wochen deutlich zurück, so kann man abwarten. Auf jeden Fall empfiehlt es sich, eine Behandlung mit Somatostatin zu versuchen.
Indikation: Die Indikation zum operativen Vorgehen ist individuell abzuwägen. Sie ist in der Haupt-

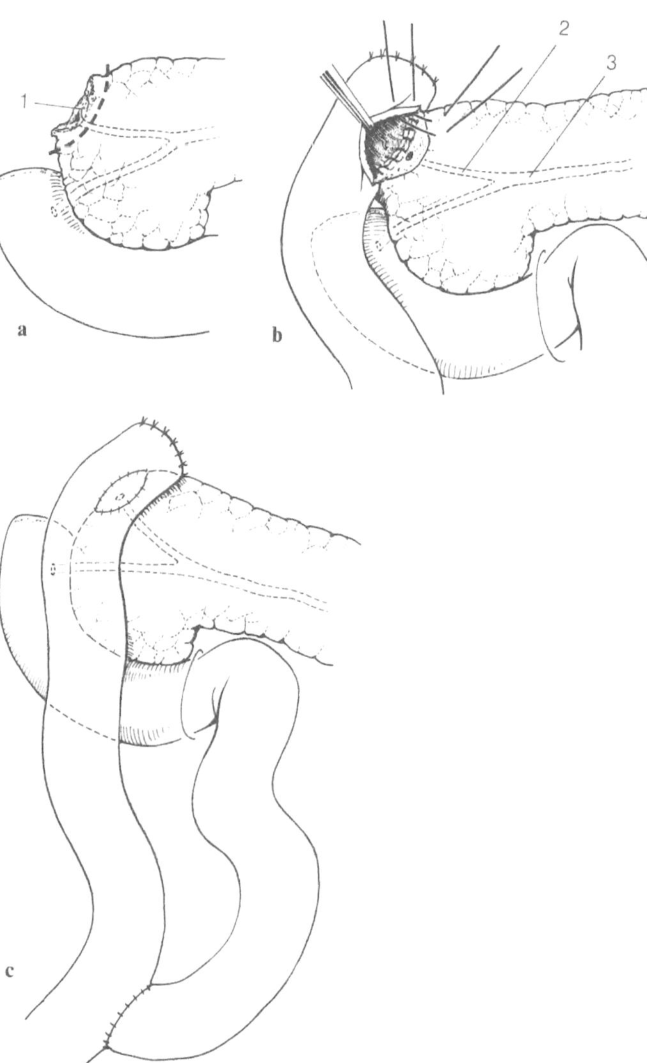

Abb. 29.23 a–c. Der Ductus Santorini mündet hier in einen
Ulkuskrater (**a**)
1 Ulkuskrater (Resektionslinie)
Dieser Gang und der Ulkuskrater werden durch ein nach
Roux ausgeschaltetes Jejunalsegment nach Ulkusexzision
anastomosiert (**b, c**)
2 Ductus Santorini. *3* Ductus pancreaticus

sache abhängig von der Menge des abfließenden Sekretes, d.h. wenn über 6–8 Wochen ein unvermindert großer Sekretverlust von ca. 1 000 ml/Tag besteht.

Technik: Das operative Vorgehen strebt eine Implantation des Fistelkanals in Magen oder Darm an oder die Resektion des Fistelganges und die Anastomose der Öffnung im Pankreas mit einer durch Roux-Y-Anastomose ausgeschalteten Jejunumschlinge (Abb. 29.23 a–c).

Postoperative Enteritis necroticans

Diese Erkrankung ist eine seltene, gefürchtete und rätselhafte Komplikation nach großen Bauchoperationen, insbesondere nach Mageneingriffen. Ihre Ursache ist nicht ganz geklärt. Diskutiert werden Gefäßstörungen, Immun- und Autoimmunmechanismen und eine Dysbakterie nach Antibiotikaapplikation sowie allgemeine Abwehrschwäche. Das klinische Bild ist dramatisch: plötzlicher Verfall des Patienten wie bei einem septisch-toxischen Schock, stets innerhalb der ersten 48 h postoperativ auftretend. Zu Beginn hohes Fieber, Peritonitis, paralytischer Ileus, stinkende, blutige Durchfälle, Somnolenz, Azidose, Nierenversagen, Ikterus. Das Drainagesekret hat einen spezifischen, süßlichen fötiden Geruch.

Indikation und Technik
Die Therapie besteht neben der Schockbekämpfung in der sofortigen Relaparotomie, mit (falls überhaupt noch möglich) ausgedehnter Resektion der befallenen Darmabschnitte. Die Letalität liegt zwischen 90 und 100%.

Postoperativer Ikterus

Ein postoperativer Ikterus nach Magenresektionen, insbesondere nach Gastrektomien und Kardiaresektionen, wird nicht selten beobachtet (Schriefers u. Wenn (1967): 23,5%; Häring et al. (1982): ca. 20%).

Zu differenzieren ist v. a. zwischen einem operationsbedingten, mechanischen Ikterus, der einer operativen Intervention bedarf, und einem Ikterus, der durch komplexe, leberschädigende Faktoren verursacht ist. Als mechanische Ursachen kommen in Frage: unbemerkte Umstechung des Ductus choledochus, Verlegung der Papille durch einen zu weit eingestülpten Duodenalstumpf, starke

Kranialverziehung des Gallenganges bei Kardiaresektion, Rückstauung beim Syndrom der zuführenden Schlinge, nicht saniertes Gallensteinleiden, Tumorstenose (Lymphome), Ligatur der A. hepatica propria (Ikterus mit Koma).

Meist hat ein Ikterus nach Oberbauchoperationen andere Ursachen. Schriefers u. Wenn (1967) unterscheiden:

1) Vorschädigung der Leber (Hepatitis, Zirrhose, Alkoholintoxikation; 2) Hypoxie der Leber bei der Operation (extreme Blutverluste, lange Operationszeit); 3) medikamentöse Schädigung der Leber (Halothan, Chlorpromazin usw.); 4) Transfusionsikterus und 5) toxische Schädigung bei Peritonitis, Pankreatitis, Sepsis usw.

Die nichtmechanischen Ikterusformen sind meist nur flüchtig und bestehen 1–2 Wochen. Lebertoxische Medikamente sind abzusetzen. Die Abklärung eines mechanischen Ikterus erfolgt durch spezifische Laboruntersuchungen, durch die ERCP (nach B I möglich) und Sonographie.

Indikation
Ein mechanisches Hindernis muß operativ beseitigt werden.

Technik
T-Drainage, biliodigestive Anastomose (Choledochojejunostomie mit Roux-Schlinge bzw. B-II-Choledochoduodenostomie), Entlastung eines Syndroms der zuführenden Schlinge, Sanierung eines Gallensteinleidens, bei Ligatur der Leberarterie mit Nekrose eines Lappens evtl. Leberresektion, am besten aber gefäßchirurgische Rekonstruktion der durchtrennten Arterie.

Eingeweideprolaps in den Thorax

Nach abdominothorakaler Gastrektomie oder Kardiaresektion, insbesondere wenn das Diaphragma gespalten wurde, ist ein Prolaps von Eingeweiden in den Thorax möglich. Der Nahtschluß kann unzureichend sein; es können einzelne Fixationsnähte zwischen Magen oder Jejunum und dem Zwerchfell ausreißen, oder die gesamte Naht kann aufgehen. Meteorismus oder starke Hustenstöße können Schrittmacher sein. Verursachend dürften die gleichen Faktoren wie beim Platzbauch wirken. Meist kolabieren Kolon, Dünndarm oder seltener die Milz (Abb. 29.24).

Bedrohlich wird die Situation, wenn es zur Inkarzeration oder zum akuten Darmverschluß

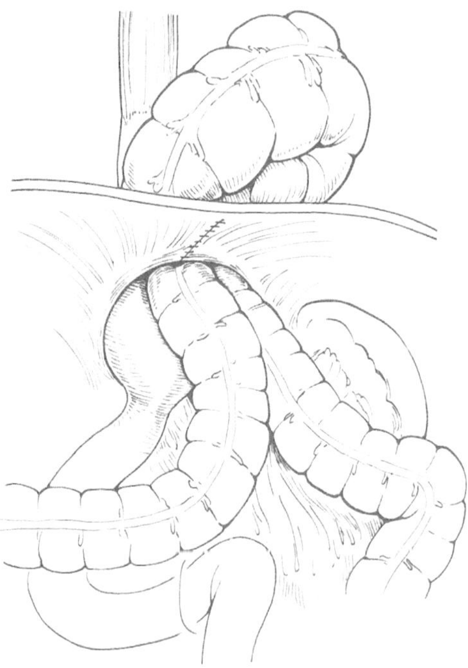

Abb. 29.24. Nahtbruch am Zwerchfell oder primär zu weiter Durchtritt; das Kolon ist in die Brusthöhle prolabiert (nach abdominothorakaler Kardiaresektion). Reposition und Versorgung des Zwerchfellbruches erfolgen hierbei vom abdominellen Zugang her

kommt. Rossetti (1963) hat diese Komplikation bei 200 Eingriffen mit Zwerchfellinzision in 4% der Fälle beobachtet.

Die Symptomatik ist vielseitig: Völlegefühl und Erbrechen, Schmerzen (Phrenikusreizung!), Verdrängungserscheinungen von seiten der Mediastinalorgane und der Lunge mit Tachykardie, Arrhythmie, Atemnot. Die Diagnose wird durch eine Thoraxröntgenaufnahme in 2 Ebenen gestellt, auf der Luftansammlungen, Flüssigkeitsspiegel und eine Mediastinalverdrängung zu erkennen sind. Differentialdiagnostisch ist eine Verwechslung mit einem Pneumo- oder Serothorax möglich. Sicherung der Diagnose mit Sonographie, Computertomographie oder Röntgendarstellung.

Indikation

Eine chirurgische Behandlung ist immer angezeigt, besonders bei drohendem Ileus oder Inkarzeration.

Technik

Bei der Operation, am übersichtlichsten als Rethorakotomie ausgeführt, reponiert man die prolabierten Eingeweide, verschließt die aufgerissene

Zwerchfellinzision mit doppelter Nahtreihe (Polyglykolsäure Nr. 1) und fixiert den distalen Magenrest oder die Anastomosenschlinge des Jejunums am Zwerchfell. Bei Inkarzeration eines Darmsegments ist dessen Resektion erforderlich.

Postoperative Entleerungsstörungen des Magens

Die Ursachen postoperativer Passagestörungen sind nach partieller Magenresektion vielfältig. Funktionelle (primäre postoperative Atonie, Ödem des Anastomosenbereichs) oder mechanische (operative Fehler an der Anastomose, Spornbildung, Invagination, Herniation, Volvulus und Schlingenabknickung, lokalisierte Peritonitis im Bereich der GE) Ursachen werden diskutiert (Abb. 29.25 und 29.26). Häufig scheint ein exzessives Ödem der Schleimhaut im Anastomosenbereich die Entleerungsstörung des Magens zu verursachen. Die Verschwellung der Anastomose ist bei

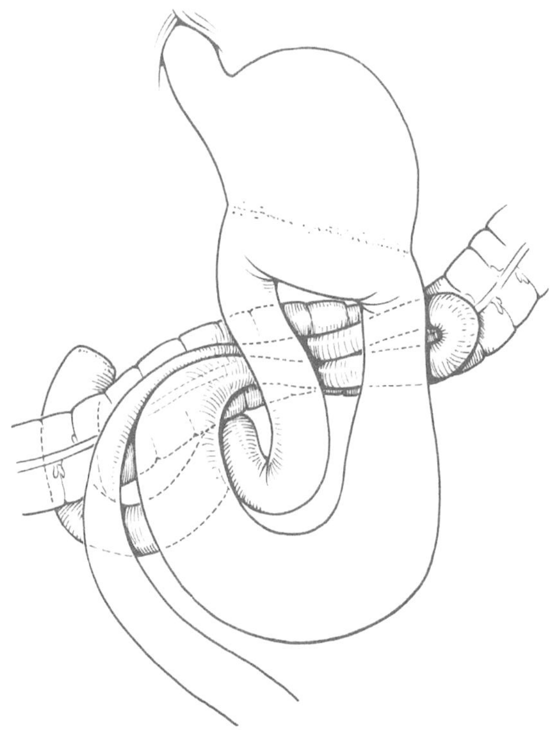

Abb. 29.25. Zwischen Mesokolon und dem zu langen zuführenden Segment ist (nach B-II-Resektion) eine Dünndarmschlinge stranguliert. Reposition des Dünndarms, evtl. mehrtägige innere Schienung (Dennis-Sonde). Notfalls kann auch eine enteroenterale Fixation („kleiner Nobel") erfolgen. Bei vitaler Schädigung der Darmwand muß reseziert werden

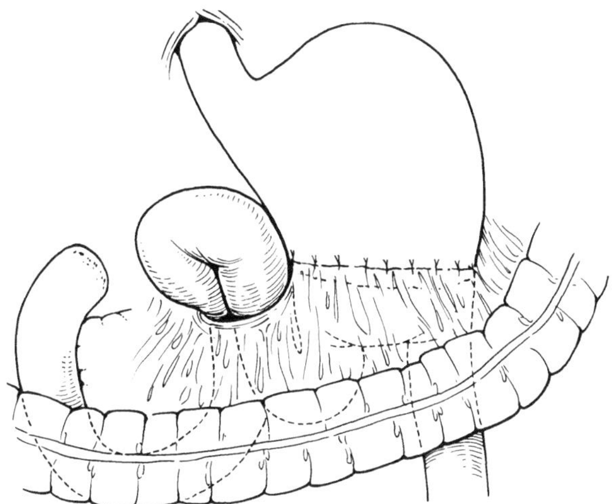

Abb. 29.26. Einklemmung einer Dünndarmschlinge im Mesokolonschlitz (nach B-II-Resektion). Nach Reposition und Nahtverschluß des Mesokolons; bei vital geschädigter Darmwand erfolgt die Resektion

der B-I-Resektion keine Seltenheit, kommt aber auch bei der B-II-Resektion vor. Die Häufigkeit wird insgesamt mit 1,2–14% angegeben.Charakterisiert ist die Abflußstörung durch einen zunehmenden Rückfluß über die Magensonde oder — falls diese bereits entfernt wurde — durch schwallartiges Erbrechen. Dabei besteht Aspirationsgefahr. Der Magenrückfluß kann täglich mehrere Liter betragen. Die großen Flüssigkeits- und Elektrolytverluste (Kalium!) müssen parenteral substituiert werden. Der Patient befindet sich trotz der Störung in guter Verfassung, Zeichen für den Ausschluß einer Peritonitis und eines Abszesses.

Differentialdiagnostisch wichtig ist auch das Fehlen der Darmparalyse. Eine Röntgenuntersuchung mit Gastrografin bringt nicht viel; aussagekräftiger ist die Endoskopie, bei der durch Vorschieben des Instruments direkt im abführenden Anastomosenring die Passage geprüft werden kann.

Therapie
Das Anastomosenödem bildet sich meist innerhalb von 1–2 Wochen zurück, so daß es erlaubt ist, bei sorgfältiger parenteraler Substitution und Dauerableitung des Magens abzuwarten. Eine frühzeitige operative Intervention ist nicht angezeigt. Vielfach werden schleimhautabschwellende Medikamente gegeben, die die Störung rascher beseitigen sollen.

Indikation
Bessert sich nach 2–3 Wochen die Entleerungsstörung nicht, wird man nach nochmaliger röntgenologischer Überprüfung mit Gastrografin und Endoskopie doch relaparotomieren müssen, um andere mechanische Ursachen auszuschließen, wie z.B. entzündliche Infiltrate durch lokale Peritonitis (fibroplastische Entzündung), Nahteinengung der abführenden Schlinge (Efferent-loop-Syndrom), Einengung der Anastomose im Mesokolonschlitz usw.

Technik
Die Operation saniert die Ursache der Störung, ggf. muß zusätzlich eine GE angelegt werden.

Volvulus der Anastomosenschlinge

Bei dieser sehr seltenen Störung dreht sich die Anastomosenschlinge samt Restmagen um etwa 180° und verschließt die beiden Jejunumschenkel. Sie tritt nur bei der antekolischen Anastomose auf.

Indikation
Die Relaparotomie ist in diesem Falle dringend indiziert.

Technik
Bei Infarzierung ist eine Darmresektion erforderlich, sonst genügt die Fixation der antekolischen Schlinge am Querkolon und seinem Mesenterium.

Sehr selten sind die inneren Hernien im Bereich der Anastomosenschlinge, sowohl retrokolisch als auch antekolisch. Der Dünndarm kann sich zwischen Anastomose und Querkolon oder zwischen der Braun-Anastomose und der Gatsroenterostomie vordrängen und infarzieren. Wurde bei der retrokolischen Gastroenterostomie die zuführende Schlinge zu lang gelassen, kann sich zwischen ihr und der Mesenterialwurzel eine Darmschlinge einklemmen.

Akute postoperative Invagination

Sie ist im Bereich der Anastomosenschlingen eine Rarität und zeigt sich eher bei der einfachen Gastroenterostomie als bei der B-II-Resektion, noch seltener aber an der Braun-Entroanastomose. Die Patienten klagen wenige Tage nach der Operation über Oberbauchkoliken, die mit galligem Erbrechen einhergehen. Ein größeres Invaginat läßt sich

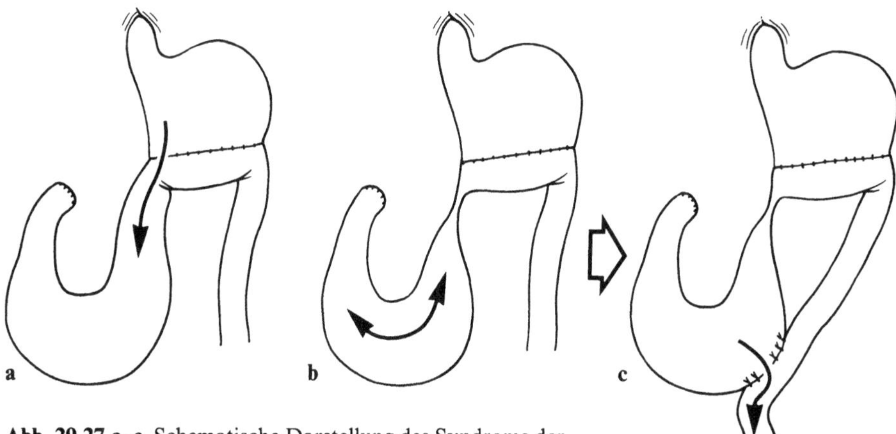

Abb. 29.27 a–c. Schematische Darstellung des Syndroms der zuführenden Schlinge Typ I (**a**) und Typ II (**b**). Korrektur durch Anlage einer Enteroenteroanastomose (**c**)

als walzenförmiger Tumor im Oberbauch tasten. Röntgenkontrastuntersuchung und Endoskopie sichern die Diagnose. Die Invagination kann sich nach Dauerabsaugung des Magens spontan zurückbilden, sonst besteht Inkarzerationsgefahr, und dann ist die Operation indiziert.

Es kann auch versucht werden, auf endoskopischem Weg eine Desinvagination vorzunehmen.

Akutes Syndrom der zuführenden Schlinge

(Afferent-loop-Syndrom)
Bei diesem Syndrom kommt es zu einer Passagebehinderung an der zuführenden Anastomosenschlinge mit Stagnation des Gallen- und Pankreassekretabflusses sowie hochgradiger Dilatation des Duodenums. Im wesentlichen lassen sich 2 Mechanismen und Typen der Passagestörung unterscheiden (Unger 1967; Abb. 29.26–29.28).

Typ I: Keine Lumenverengerung am Anastomosenring. Der Inhalt des Magens entleert sich in die zuführende statt in die abführende Schlinge. Es handelt sich um einen „Pendulumreflux", der sekundär zur Erweiterung der zuführenden Schlinge führt. Ursache sind operationstechnische Fehler, z.B. quere Lage der Gastroenterostomie, Vergessen der Kappeler-Nähte, narbige Verziehungen usw.

Typ II: Umschriebene Stenose an der zuführenden Schlinge, dadurch Stagnation des Duodenalinhalts. Die Lumeneinengung kann praktisch an jeder Stelle dieses Darmabschnitts liegen, meist am Anastomosenring, aber auch in Höhe des Treitz-Bandes.

Das klinische Bild ist je nach Mechanismus der Störung unterschiedlich. Beim Typ I („Pendelreflux") steht explosionsartiges Erbrechen im Vordergrund, beim Typ II eine schmerzhafte Resistenz im Oberbauch, verursacht durch die überdehnte und prall gefüllte zuführende Schlinge. Im Extremfall kommt es zum Stauungsikterus und zur Pankreatitis, des weiteren drohen eine Durchwanderungsperitonitis an der gestauten Schlinge bzw. deren Perforation oder auch eine Duodenalstumpfinsuffizienz. Die Diagnose wird durch die klinischen Symptome und den Palpationsbefund, Sonographie, Röntgenkontrastuntersuchung oder Endoskopie gestellt.

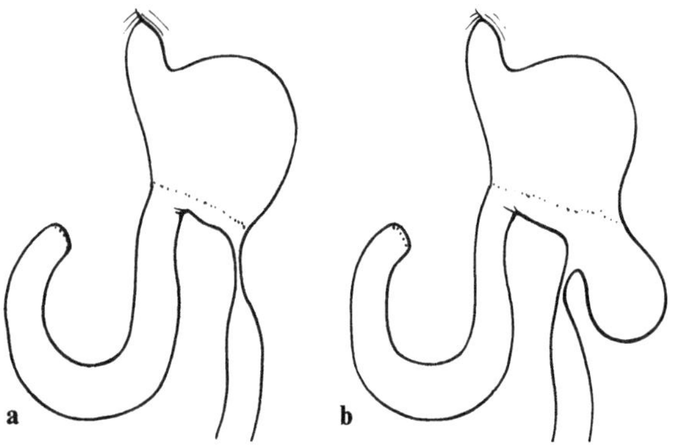

Abb. 29.28 a, b. Schematische Darstellung des Syndroms der abführenden Schlinge Typ I (**a**) und Typ II (**b**)

Indikation
Wegen der drohenden Komplikationen ist eine operative Intervention indiziert.

Technik
Durch Gastrotomie wird die Anastomose überprüft, um eine Stenose abzuklären und die gestaute Schlinge mittels Sonde zu entleeren. Läßt sich die Anastomose nicht korrigieren, ist es am einfachsten, eine Enteroanastomose zwischen Duodenum und Jejunum anzulegen. Mitunter genügt es – beim „Pendelreflux" – unter endoskopischer Sicht eine transnasale Entlastungssonde in die zuführende Schlinge vorzuschieben.

Der Circulus vitiosus an der Gatroenterostomie

Bei dieser seltenen Komplikation, die nur bei der GE und nicht bei Resektion vorkommt, entleert sich der Mageninhalt ausschließlich in die zuführende Schlinge und retrograd über den Pylorus wieder in den Magen zurück (Abb. 29.29). Dieser Zustand läßt sich vermeiden, wenn zusätzlich eine Braun-Anastomose angelegt wird.

Klinisch finden sich die Zeichen eines hohen Ileus mit erheblichem Magenrückfluß, der gallig gefärbt ist. Durch eine Röntgenuntersuchung mit Gastrografin kann der gestörte Entleerungsmechanismus u. U. nachgewiesen werden.

Indikation
Die operative Behandlung dieser Komplikation ist unumgänglich.

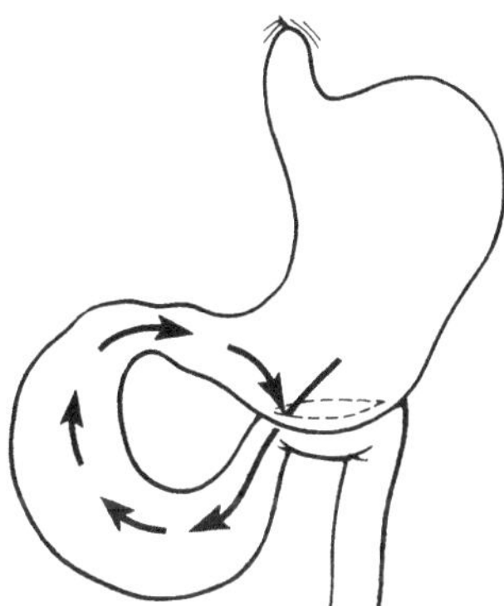

Abb. 29.29. Circulus vitiosus nach Gastroenterostomie. Der Mageninhalt entleert sich über die zuführende Schlinge und fließt durch den offenen Pylorus in den Magen zurück

Technik
Braun-Enteroanastomose mit der zuführenden Schlinge oder, falls diese zu kurz ist, mit dem Bulbus duodeni. Findet man aber eine Abknickung der bereits primär angelegten Braun-Anastomose, so wird eine zweite (mit dem gestauten Duodenum) hinzugefügt.

Irrtümliche Anastomose mit einer Ileumschlinge

Dieser Fehler ist selten und kommt dann vor, wenn ein hastig operierender Chirurg das Treitz-Band mit der Flexura duodenojejunalis nicht sorgfältig darstellt.

Das klinische Bild ist typisch: Wochen oder Monate nach der Magenresektion erhebliche Gewichtsabnahme und Reduzierung des Allgemeinzustands, evtl. Kachexie, kurz nach dem Essen Diarrhöen mit unverdauten Nahrungsbestandteilen im Stuhl. Pathogenetisch ist wichtig, daß diese „Kurzschlußanastomose" nahezu den gesamten resorbierbaren Dünndarm ausschaltet, so daß die aufgenommene Nahrung ungenutzt verloren geht.

Indikation
Die operative Behandlung ist notwendig. Der kachektische Patient muß präoperativ durch parenterale Hyperalimentation gut vorbereitet werden.

Technik
Degastroenterostomie (s. S. 329) und Neuanlage der Magenanastomose mit der richtigen Jejunumschlinge. Die Ileumschlinge wird übernäht oder reseziert und die Darmkontinuität durch End-zu-End-Anastomose wiederhergestellt.

Frühe Passagestörungen des Gastrointestinaltrakts nach Mageneingriffen

Drei Formen der Passagestörung sind im postoperativen Verlauf nach Magenoperationen zu unterscheiden:

postoperative Motilitätsstörung,
paralytischer Ileus,
mechanischer Ileus.

Die „postoperative Motilitätsstörung" (Lindenschmidt 1976), sonst als „physiologische Magen-Darm-Atonie" oder „postoperative Parese" bezeichnet – gehört zum „Normalverlauf" nach Abdominaleingriffen; sie hält etwa 1–3 Tage an. Im allgemeinen ist sie reversibel, kann aber in einen paralytischen Ileus übergehen, wenn sich Komplikationen einstellen. Pathophysiologisch liegen der postoperativen Motilitätsstörung folgende Mechanismen zugrunde: erhöhter Sympathikotonus, Störung des Regelkreises Zwischenhirn–Hypophyse–Nebenniere, Störung gastrointestinaler Reflexe und möglicherweise auch der Einfluß gastrointestinaler Hormone (Gastrin, Cholezystokinin, Prostaglandine, Serotonin u.v.a.). Darmgeräusche fehlen oder sind spärlich, Entleerung von Magen und Darm sowie Defäkation sind verzögert. Am ausgeprägtesten ist die Störung an den Segmenten, an denen operativ manipuliert wurde. Die postoperative Motilitätsstörung ist nicht mit der langdauernden Magenentleerungsstörung durch ein Anastomosenödem identisch. Im allgemeinen kommt die Magen-Darm-Peristaltik — wenn keine Komplikationen vorliegen — spätestens bis zum 3. postoperativen Tag von selbst in Gang; sie kann unterstützt werden durch Darmrohr, Klysmen und Peristaltika oder durch Sympathikolyse bei ggf. liegendem Periduralkatheter.

Die gastrointestinale Motorik ist gehemmt, der mit Luft und Flüssigkeit überlastete Darm dilatiert. Der paralytische Ileus ist ohne entsprechende Therapiemaßnahmen nicht reversibel.

Chirurgische Ursachen

Prä- oder postoperative Peritonitis (Perforationen, Pankreatitis, Nahtinsuffizienz usw.).
Hämatome, retroperitoneal oder intraabdominal.
Mesenterialgefäßverschlüsse.

Nichtchirurgische Ursachen

Volumenmangel.
Hypoxie (Pleuraergüsse, Ateminsuffizienz).
Exsikkose (Erbrechen, Darmfisteln usw.).
Dekompensierter Diabetes mellitus mit Azidose.
Frischer Lungen- oder Herzinfarkt mit Kreislaufinsuffizienz.

Im pathophysiologischen Ablauf des paralytischen Ileus hat die Distension der Magen- und Darmwand eigenen Krankheitswert: Verlust der Peristaltik mit Gas- und Flüssigkeitsansammlung, Störung der Mikrozirkulation mit Ödemen der Magen- und Darmwand, Störung des Wasser- und Elektrolythaushalts, Natrium-Kalium-Verlust (Hypovolämie, Niereninsuffizienz, mangelhafte Rückresorption der ins Darmlumen ausgeschiedenen Verdauungssäfte).

Dieses pathologische Geschehen stellt sich im klinischen Ablauf in 4 Phasen dar:
Stadium I (1.–6. Stunde): Unbehagen, Völlegefühl, Übelkeit.
Stadium II (6.–12. Stunde): Beginnender Meteorismus, nur vereinzelte Darmgeräusche, Tympanie.
Stadium III (12.–24. Stunde): Ausgeprägter Meteorismus, Dyspnoe durch Zwerchfellhochstand, Singultus, Erbrechen, röntgenologisch Luftansammlung im Magen-Darm-Kanal.
Stadium IV (24.–48. Stunde): Verstärkte abdominelle Symptome, Kreislaufinsuffizienz (Tachykardie, Blutdruckabfall), Oligurie, Pseudodiarrhöen durch gestörte Wasserrückresorption im Dickdarm, „Metallie" beim Auskultieren, Röntgenaufnahme mit Spiegelbildungen, stehende Schlingen, Apathie.

Diese Symptome bedeuten nicht ohne weiteres eine absolute Indikation zur Relaparotomie.

Die Basistherapie des paralytischen Ileus umfaßt: Magensonde, evtl. auch enterale Dekompression durch Miller-Abbott- oder Dennis-Sonde, Nahrungskarenz, parenterale Ernährung unter Kontrolle üblicher Laborparameter, Vermeidung eines Kaliummangels, medikamentöse Anregung der Darmmotilität, u.a. auch durch Sympathikolyse (Chlorpromazin 1 mg/kg KG i.m. oder Periduralkatheter) und nach Wiederkehr von Darmgeräuschen mit Parasympathikomimetika und Vitamin-B-Komplex.

Indikation

Die Indikation zur Relaparotomie ist beim paralytischen Ileus zurückhaltend zu stellen. Schwierig kann die Abgrenzung vom postoperativen mechanischen Ileus sein, da die Symptome auf dem Höhepunkt des Geschehens identisch sind. Die sorgfältige klinische Beobachtung ist wichtiger als die Laborwerte. Zuweilen zwingt die starke Distension des Darmes mit ihren erheblichen Auswirkungen zur Relaparotomie.

Technik

Als operative Maßnahme kommen in Frage: Dekompression des Darmes durch manuelles Ausstreichen nach proximal und Miller-Abbot- bzw. Dennis-Sonde, evtl. auch „innere Schienung" mit einer über gesonderte Jejunostomie eingeführte Sonde, u.U. Anlage eines doppelläufigen Ileostomas (Abb. 29.30). Nach der Dekompression des

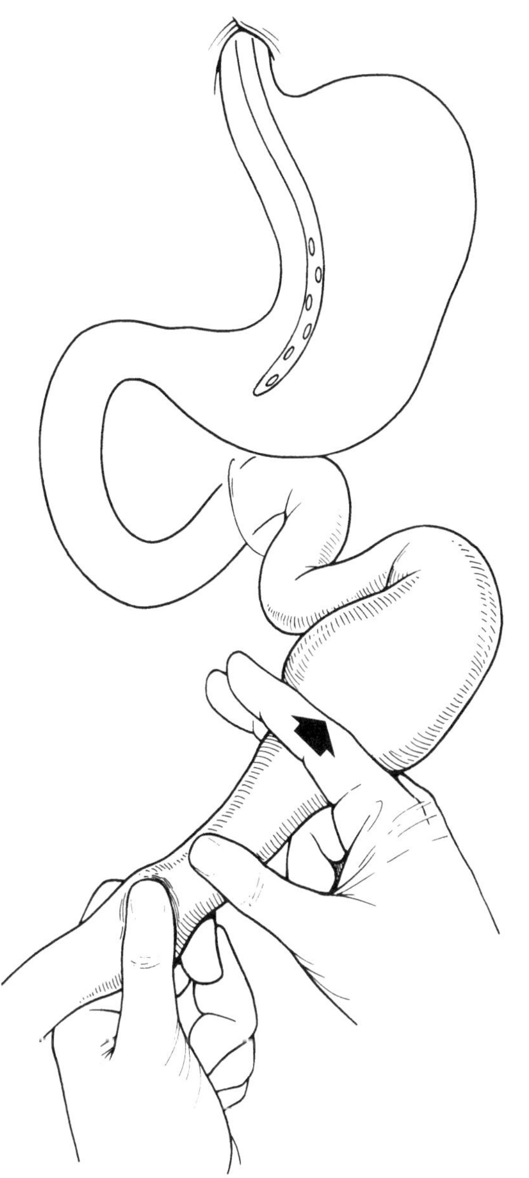

Abb. 29.30. Paralytischer Ileus. Magenwärts gerichtetes Ausstreichen des Dünndarmrohrs und Absaugen des Magen-Darm-Inhaltes über eine Magensonde

Darmrohrs folgt die Suche nach der Ursache des paralytischen Ileus und die entsprechende neurale Therapie.

Mechanischer Ileus

Die mechanische Obstruktion ist nach Magenoperationen in der frühen postoperativen Phase selten. Bisweilen kann auch eine sklerosierende, großknotige „Entzündung des Netzes" durch Kompression einen Ileus bedingen.

Der mechanische postoperative Ileus verläuft stürmischer als der paralytische, besonders wenn das Passagehindernis oralwärts lokalisiert ist. Klinische Leitsymptome sind krampfartige Schmerzen, verstärkte, metallisch klingende Darmgeräusche, Stuhl- und Windverhaltung, Erbrechen.

Indikation
Die Indikation zur Relaparotomie ist dringlich: der mechanische Ileus ist durch konservative Maßnahmen nicht zu beseitigen.

Technik
Die operative Technik orientiert sich an der speziellen Situation.

Nachsorge bei magenoperierten Patienten

Unmittelbare postoperative Maßnahmen

Die Behandlung ist weitgehend standardisiert; sie variiert in Nuancen verständlicherweise von Klinik zu Klinik und richtet sich nach Art und Größe des Eingriffs, nach der Grunderkrankung, nach Alter und Komplikationen. Für alle Operierten gilt: Schmerzbekämpfung, Frühmobilisation, Atemgymnastik, medikamentöse Thromboseprophylaxe, Mundpflege, parenterale Infusionstherapie, Darmentleerung und Wundkontrolle. Erforderlich sind außerdem Überwachung von Puls, Blutdruck und Atmung (je nach Situation auch ein intensives Monitoring) sowie Kontrolle der wichtigsten Laborparameter.

Bei komplikationslosem Verlauf ist folgende Routinebehandlung zu empfehlen:

Gastroduodenales Ulkus (Vagotomie, B I, B II)

Infusionstherapie. Täglich 2000 bis 2500 ml bis einschließlich 3. Tag post operationem kalorienreiche Mischlösungen, evtl. Zusatz von Elektrolyten, insbesondere Kalium, Kontrolle der Urinausscheidung, Berücksichtigung der Rückflußmenge aus der Magensonde.

Oraler Nahrungsaufbau
Dieser richtet sich nach dem Rückfluß aus der Magensonde.
1. Tag p.o.: 6mal 50 ml Tee, schluckweise,
2. Tag p.o.: 600 ml Tee,

3. Tag p.o.: Tee frei, nach erfolgreichem Abführen Schleimsuppe,
4. Tag p.o.: Tee, Fachinger, Bier und Schleimsuppe frei,
5. Tag p.o.: passierte Kost,
6. Tag p.o.: Magenschonkost.

Abführmaßnahmen
1.–3. Tag p.o.: 2mal 3 Amp. Metoclopramid i.v.,

2. Tag p.o.: Klysma, bei meteoristischen Abdomen ggf. Darmrohr,
3. Tag p.o.: Einlauf, wenn noch nicht abgeführt. Hält die postoperative Motilitätsstörung länger an, Parasympathikomimetika.

Magensonde. Bis 24 h postoperativ frei ableiten, dann intermittierend für 6 h abklemmen.
2. Tag p.o.: bei Rückflußmenge unter 500 ml Sonde entfernen.

Laborkontrollen. Während der ersten 3 Tage p.o. Elektrolyt- und Kreatininkontrolle. Blutbild am 1. und 3. Tag.

Wundbehandlung und Drainage
2. Tag p.o.: Redon-Drain entfernen, Zieldrainagen nur bei schwierigem Duodenalstumpfverschluß und bei schwieriger B-I-Anastomose;
2. und 3. Tag p.o.: Drainage lockern,
8. Tag p.o.: bei ungestörtem Verlauf Drainage entfernen.

Röntgenkontrolle. Röntgenuntersuchung mit Gastrografin nur erforderlich bei Verdacht auf Nahtinsuffizienz.

Antibiotika. Bei Operation wegen eines gastroduodenalen Ulkus nicht routinemäßig erforderlich.

Schmerzbekämpfung. Am besten über liegenden Periduralkatheter, wenn nicht vorhanden: übliche, die Peristaltik nicht hemmende Analgetika.

Magenkarzinom (subtotale Resektion, Gastrektomie, Kardiaresektion)

Infusionstherapie. Bei der subtotalen Resektion wie beim gastroduodenalen Ulkus (s. oben). Bei Gastrektomie und Kardiaresektion bis zum 7. Tag p.o. voll bilanzierte parenterale Ernährung über zentralen Venenkatheter.

Oraler Nahrungsaufbau. Bis zum 7. Tag p.o. keine orale Nahrungs- und Flüssigkeitszufuhr.
7. Tag p.o., wenn Röntgenkontrolle intakte Anastomose ergeben hat: 6mal 50 ml Tee,
8. Tag p.o.: 600 ml Tee,
9. Tag p.o.: Tee frei, Schleimsuppe,
10. Tag p.o.: Tee, Fachinger, Bier und Schleim frei,
11. Tag p.o.: passierte Kost,
12. Tag p.o.: Magenschonkost.

Abführmaßnahmen
2. Tag p.o.: Klysma, bei Meteorismus evtl. Darmrohr,
3. Tag p.o.: falls bis dahin nicht abgeführt, Einlauf, evtl. medikamentöse Anregung der Darmperistaltik.

Magensonde
7. Tag p.o.: Entfernung der Magensonde, wenn Anastomose röntgenologisch intakt ist.

Laborkontrollen. Täglich Hb-, Elektrolyt-, Kreatininkontrollen, Blutgasanalyse, Blutzucker, Harnstoff.

Wundkontrollen und Drainagen
3. Tag p.o.: beide Zieldrainagen an der Ösophagusanastomose lockern,
5. Tag p.o.: Drainagen nochmals lockern,
8. Tag p.o.: Drainagen entfernen, falls Anastomose röntgenologisch intakt.
Bei kombiniertem abdominothorakalem Eingriff bleibt die Thoraxsaugdrainage (Sog von 20 cm H_2O) bis zum 8. Tag p.o. liegen und wird nach Überprüfen der Anastomose entfernt; danach Röntgenkontrolle des Thorax (Pneumothorax?).

Antibiotika. Beim Karzinom in jedem Falle angezeigt als Kurzzeitprophylaxe. Signifikante Senkung der perioperativen infektiösen Komplikationen.

Röntgenkontrolle
7. Tag p.o.: Röntgenuntersuchung mit Gastrografin zur Überprüfung der Anastomosenheilung. Bei Verdacht auf eine Nahtinsuffizienz wird die Untersuchung, evtl. kombiniert mit Gastrografintest oder Methylenblauprobe, sofort durchgeführt (s. S. 341).

Schmerzbekämpfung. Wie beim gastroduodenalen Ulkus (s. S. 360).

In der unmittelbaren postoperativen Phase sollte man bestrebt sein, durch die parenterale Ernährung die Stickstoffbilanz zu verbessern, um dann möglichst bald auf eine orale Ernährung überzugehen. Die längerdauernde, vollbilanzierte parenterale Ernährung muß intensivtherapeutischen Grundprinzipien entsprechen.

Spätfolgen nach Magenoperationen

Medizinische, chirurgische und personale Betreuung des Patienten

Allgemeines

Der Chirurg muß physiologische und pathophysiologische Aspekte der operativen Eingriffe in seinen Therapieplan einbeziehen. Insbesonders hat er die Zumutbarkeit und die Folgen der von ihm geplanten Operation für den Patienten im Sinne des ärztlichen Grundsatzes „Nil nocere!" abzuwägen. Dies gilt besonders für Eingriffe am Magen. Seit Jahren ist es ein zentrales Anliegen, die komplexen Auswirkungen der resezierenden Operationsverfahren am Magen in Zusammenarbeit mit anderen Disziplinen aufzuklären und bei der Operationstaktik und -planung mit zu berücksichtigen, z.B. die Frage zur Konstruktion eines Ersatzmagens.

Der Organismus ist in der Lage, den operativen Defekt wichtiger Organe, so auch den des Magens, in vielen Fällen weitgehend zu kompensieren oder zu tolerieren. Operative Eingriffe, die „Form und Funktion des Magens" verändern, besonders die resezierenden Verfahren bis hin zur Gastrektomie, können auch schwerwiegende Folgen mit Krankheitswert für den Patienten haben.

Um diese möglicherweise auftretenden Störungen — nach Vagotomie sind sie selten — in Grenzen zu halten, bedürfen die Patienten später weiterhin einer gewissenhaften Betreuung. Mit ihr wird nicht allein der Chirurg, sondern in erster Linie der nachsorgende Arzt und Internist konfrontiert. Voraussetzung ist die genaue Kenntnis der entstehenden Probleme und ihrer Pathogenese. Dies setzt einige Grundkenntnisse zur Physiologie des Verdauungsablaufs voraus.

Der Magen hat im Rahmen der Verdauung eine Fülle von Aufgaben, in erster Linie sind die Reservoir- und die Durchmischungsfunktion zu nennen (Abb. 29.31). Die motorischen Leistungen dienen der Speicherung im Magenfundus und durch „re-

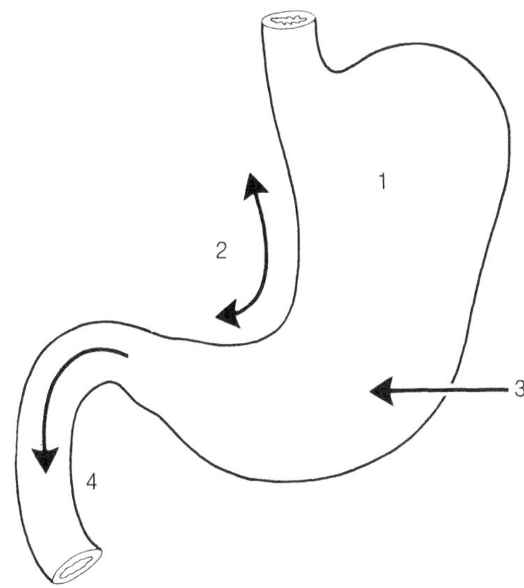

Abb. 29.31. Schematische Darstellung der Partialfunktionen des Magenorgans
1 Reservoir (Sekretionsleistung: HCL, Pepsin, Intrinsic factor). *2* Durchmischung des Chymus. *3* Gastrointestinalhormone, Gastrin. *4* Regulierte Entleerung

zeptive Relaxation" der Anpassung des Füllungsvolumens ohne wesentlichen Anstieg des intragastralen Drucks, im distalen Magenabschnitt der Chymusdurchmischung. Der Pylorus hat als „Milieubarriere" zum proximalen Dünndarm und als Koordinator einer regulierten Entleerung eine wichtige Funktion.

Neben der motorischen steht die sekretorische Leistung des Magens. Die Parietalzellen sezernieren HCl; sie ermöglicht durch Aktivierung der Pepsinogene zu Pepsinen die Proteinhydrolyse und wirkt außerdem bakteriostatisch. Ob die Magensalzsäure auch für die Resorption von Eisen wichtig ist, wird nicht einheitlich beurteilt. Der Intrinsic factor, Bestandteil des Parietalzellsekrets, ist Mediator der Vitamin-B_{12}-Resorption. Des weiteren werden gastrointestinale Hormone produziert, z.B. Gastrin.

Diese vielseitigen Partialfunktionen des Magens geben ihm eine zentrale Stellung im Verdauungsablauf. Die Operation greift durch Reduktion von sezernierender Oberfläche und Fassungsvermögen bei der Resektion oder mit Blockade der neuralen Sekretstimulation bei der Vagotomie in die komplexen Regelmechanismen des oberen Verdauungstraktes ein. Es ist schwer, die Fülle der Funktionen adäquat zu ersetzen, besonders wenn eine Totalentfernung des Magens vorausging. Rekonstruierbar ist bis zu einem gewissen Umfang die

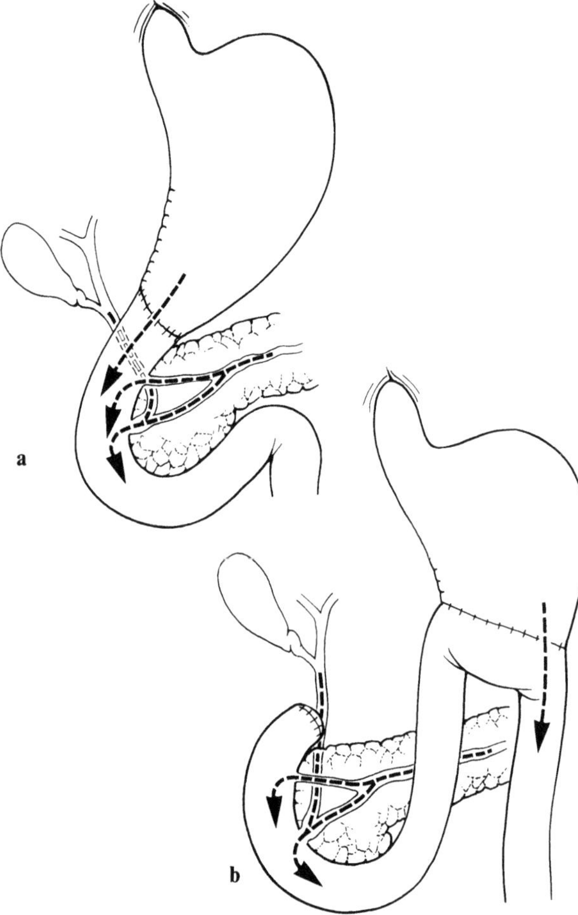

a

b

Abb. 29.32 a, b. Schematische Darstellung der synchronen Vermischung des Speisebreis mit den Verdauungssäften von Galle und Pankreas nach B-I-Resektion (**a**) und der asynchronen nach B-II (**b**)

Reservoirfunktion und die Passage über das Duodenum. Die Erhaltung des duodenalen Transits gewährleistet die synchrone Vermischung des Chymus mit Galle und Pankreassekret (Abb. 29.32). Angesichts dieser komplexen Aufgaben des Magens scheint es etwas überzogen, nach Gastrektomie von „Ersatzmagenbildung" zu sprechen, angemessener wäre die Bezeichnung „Ersatzreservoir".

Ernährung nach Magenteilresektion und Gastrektomie

Für den magenresezierten Patienten ist die Einhaltung einer Magendiät im früher üblichen Sinne nicht notwendig, schon weil ihm die Freude am Essen bleiben soll. „Der Operierte kann essen, was ihm bekommt". Auch nach Gastrektomie bedarf es oft keiner Einschränkungen der gewohnten

Kost. Einige Dinge sind zu beachten, die v.a. das geringere Fassungsvermögen berücksichtigen. Die Nahrungsaufnahme soll langsam aufgebaut werden, d.h. zunächst 6–8 kleine Mahlzeiten täglich. Schon bald wird der Patient mit Zunahme des Magenreservoirs zu seinen alten Eßgewohnheiten zurückkehren können. Die Nahrung soll kalorien-, vitamin- und mineralienreich sein und Ballaststoffe enthalten.

Dies gilt auch für den Gastrektomierten. Um einem Gewichtsverlust vorzubeugen – mangelhafte Ausnutzung der Nahrung, besonders nach Gastrektomie – sollte der Operierte etwas reichlicher essen, da ein Teil der Nahrung unverdaut wieder ausgeschieden wird. Vorübergehend kann in der ersten Phase bilanzierte, vollresorbierbare Diät (sog. Astronautendiät) zusätzlich verabreicht werden. Die Gesamtkalorienzufuhr sollte etwa das $1^1/_2$fache der Normalkost mit ausreichendem Eiweiß- und Fettanteil betragen. Milchprodukte werden, sofern das Duodenum im Nebenschluß liegt, bisweilen schlecht vertragen.

Substitutionstherapie

Auf eine Substitution von Magensäure und Enzymen kann man verzichten. Statt dessen sollte man Pankreasfermentpräparate zu jeder Mahlzeit verordnen, da die Hauptverdauungsleistung vom Pankreas erbracht wird.

Nach Gastrektomie ist diese Substitution zeitlebens notwendig, nach Resektion meist nur in der Übergangsphase.

Nach Gastrektomie ist lebenslang die parenterale Zufuhr von Vitamin B_{12} erforderlich, da der Intrinsic factor fehlt. Beginn der Behandlung etwa 4 Wochen postoperativ, um die Vitamin-B_{12}-Depots der Leber (etwa 2 Jahre ausreichend) nicht zu erschöpfen. Multivitaminpräparate sind erforderlich, wenn sich Mangelerscheinungen ausbilden. Die Applikation von Eisen ist nur bei einem Hämoglobin unter 12 g% indiziert; orale zweiwertige Eisenpräparate werden gut resorbiert. Entwickeln sich Zeichen einer Osteopathie, werden Kalzium mit Vitamin D verordnet.

Späte Störungen nach Magenoperationen

Die operativen Folgekrankheiten nach Eingriffen am Magen sind in erster Linie abhängig vom Ausmaß der Operation, bei der Vagotomie sind sie am geringsten, nach Gastrektomie am ausgeprägtesten. Es gibt 3 Gruppen:

– Störungen der Speicher- und Entleerungsfunktion,
– Störungen der digestiv-resorptiven Funktionen,
– operationstechnisch bedingte Störungen.

Störungen der Speicher- und Entleerungsfunktion

Postprandiales Völlegefühl

In der ersten Zeit nach der Operation werden von etwa 20–30% der Resezierten und von etwa 10–20% der Vagotomierten Völle- und Druckgefühl im Oberbauch, gelegentlich auch Erbrechen nach den Mahlzeiten angegeben. Ursache hierfür sind der kleine Restmagen und Motilitätsstörungen nach Vagotomie. Die Umstellung auf kleine, häufige Mahlzeiten bringt Erleichterung. Nur in seltenen Fällen ist die Vergrößerung des Magenreservoirs nach B-II-Resektion durch Jejunuminterposition notwendig.

Postalimentäres Früh- und Spätsyndrom

Führendes und gemeinsames Symptom der beiden Formen ist die Kollapsneigung der Patienten, die Pathogenese ist jedoch sehr unterschiedlich.

Beim Frühsyndrom – etwa 30 min nach dem Essen auftretend – handelt es sich pathogenetisch um eine Sturzentleerung (Dumping) der Nahrung in den Dünndarm. Die plötzliche Füllung des Darmes mit hyperosmolaren Ingesta löst zusätzlich einen regulativen Flüssigkeitseinstrom aus, durch den der Darm noch zusätzlich gedehnt wird, was zur verstärkten Peristaltik und Freisetzung von vasoaktiven Substanzen, z.B. Serotonin, möglicherweise auch von Enterohormonen führt. Die Folge ist eine Verminderung des zirkulierenden Blutvolumens mit Kollapsneigung, Schweißausbruch, Tachykardie und Schwächegefühl. Diese vasomotorischen Symptome gehen mit intestinalen Beschwerden einher, wie z.B. Völlegefühl, krampfartige Schmerzen im Oberbauch und evtl. Übelkeit; Durchfälle sind selten.

Therapie

Die Symptome gehen zurück, wenn sich der Patient nach den Mahlzeiten hinlegt (ein Charakteristikum des Frühdumping). Diesem lästigen Zustand begegnet der Patient mit diätetischen Maßnahmen: häufige kleine Mahlzeiten, Suppen und Getränke zum Essen vermeiden, evtl. Bauchbinde tragen.

Häufiger sind die Symptome bei kleinem Restmagen, bei Umgehung der Duodenalpassage, bei breiter Anastomose oder weitkalibriger Pyloroplastik; nicht zuletzt werden auch konstitutionelle Faktoren diskutiert. Mittelstark ausgeprägte Symptome finden sich nach Resektionen in 15–20% der Fälle (ernste in 3%), nach Gastrektomie in ca. 30–33%, nach trunkulärer Vagotomie in 10% (ausgeprägte in 1–2%), nach selektiv-proximaler Vagotomie dagegen nur in 5–6%.

Beim postalimentären Spätsyndrom (Spätdumping) klagen die Patienten etwa 1–3 h nach dem Essen über Abgeschlagenheit, Schweißausbruch, Heißhunger, Herzklopfen, Schwindelerscheinungen und Kopfschmerzen, v.a. nach kohlenhydratreichen Mahlzeiten. Pathogenetisch liegt diesem Syndrom eine überstürzte Kohlenhydratresorption nach beschleunigter, unkontrollierter Magenentleerung zugrunde. Die hierdurch bedingte Hyperglykämie ruft gegenregulatorisch eine überschießende Insulinausschüttung und konsekutiv eine hypoglykämische Phase hervor.

Therapie durch Diät: häufige kleine Mahlzeiten und Vermeiden größerer Kohlenhydratmengen. Das Syndrom tritt nach Resektionen und Vagotomien in 2–5% der Fälle auf.

Diarrhöen nach Magenoperationen

Nach Magenresektionen klagen etwa 2–6% der Patienten über Durchfälle (z.B. Frühdumping).

Meist schwinden die Durchfälle nach entsprechender Therapie des Dumpingsyndroms.

Die schwere Diarrhö nach trunkulärer Vagotomie und Drainageoperation (Postvagotomiediarrhö) ist ein ernstes Problem. In massiver, den Patienten erheblich belästigender Form tritt sie in 1–3% der Fälle auf, bei der selektiv-proximalen Vagotomie zu einem geringeren Prozentsatz und in milder Form; meist zeigt sie sich episodisch, im Abstand von 2–3 Monaten. Die schwere Verlaufsform manifestiert sich in wesentlich kürzeren Intervallen. Durch explosive Durchfallattacken (9–12 pro Tag) ist der Patient erheblich beeinträchtigt, nicht mehr gesellschafts- und arbeitsfähig. Differentialdiagnostisch müssen alle sonstigen Ursachen einer Diarrhö ausgeschlossen werden (Sprue, Laktasemangel, exkretorische Pankreasinsuffizienz usw.). Die Pathogenese der Postvagotomiediarrhö ist nicht ganz geklärt. Diskutiert werden Störungen der Magenmotorik, verminderte Säuresekretion, Störungen des Gallensäurestoffwechsels, enterohormonale Dysregulation.

Die konservative Therapie der schweren Postvagotomiediarrhö ist unbefriedigend. Empfohlen werden Anticholenergika (Motilitätshemmung), Cholestyramin (Bindung freier Fettsäuren) und schwer resorbierbare Antibiotika.

Technik

Als chirurgische Maßnahme wird die anisoperistaltische Interposition eines 10–12 cm langen Jejunumsegments unterhalb des Treitz-Bandes, die einfache oder doppelte Schrägmyotomie oder die Rekonstruktion des Pylorusmuskels vorgeschlagen.

Störungen der digestiv-resorptiven Funktionen

Gewichtsverlust und Mangelernährung stehen im Vordergrund dieser Störungen, deren Schwere mit dem Ausmaß der Resektion zunimmt, besonders also nach Gastrektomie. Henning et al. (1971) haben für die ausgeprägte Ernährungsstörung den Begriff der „agastrischen Dystrophie" geprägt. Die Pathogenese und auch die Folgen dieses Mangelsyndroms sind komplexer Natur. Die wichtigsten pathogenetischen Faktoren sind ungenügende Nahrungsaufnahme (Exokarenz) und Maldigestion sowie Malabsorption (Endokarenz).

Gewichtsverlust

Die Exokarenz läßt sich durch den Gewichtsverlust quantifizieren. Etwa 20–40% der resezierten, insbesondere gastrektomierten Patienten erreichen ihr Normalgewicht nach der Operation nicht wieder; Ursache ist das unzureichende oder fehlende Magenreservoir, so daß die Nahrungsaufnahme ungenügend ist. Die Patienten essen zu wenig, weil sie zum einen appetitlos sind (gastrektomierten Patienten fehlt häufig das Hungergefühl) und sich zum anderen vor Beschwerden wie Völlegefühl, Schmerzen, Dumping, Diarrhö usw. fürchten.

Steatorrhö

Eine pathologische Ausscheidung von Fett ist nach resezierenden Operationen, besonders nach Gastrektomien häufig, selten nach Vagotomie. Dies gilt vor allem, wenn die orthograde Duodenalpassage nicht rekonstruiert wurde, so daß eine Asynchronie zwischen Nahrungsaufnahme und Enzymbeimischung resultiert. Weitere ursächliche Faktoren sind: zu rasche Magenentleerung und beschleunigte Darmpassage, die Dekonjugation der Gallensäuren mit Bildung freier toxischer Gallensäuren und eine Bakterienbesiedlung des oberen Gastrointestinaltrakts. Therapeutisch ist auf ausreichende Kalorienzufuhr in Form häufiger kleiner Mahlzeiten mit hohem Protein- und Fettgehalt zu achten. Ferner sind Pankreasenzympräparate zu den Mahlzeiten zu verordnen. Bei stärkeren Steatorrhöen versucht man, mit Antibiotika (Tetrazykline) die Malabsorption zu verbessern.

Eisenmangel

Eisen und auch Vitamin-B_{12}-Mangel können nach Magenresektionen oder Gastrektomien zu unterschiedlichen Formen der Anämie führen. Für den Eisenmangel sind verschiedene Faktoren verantwortlich: Resorptionsstörungen durch beschleunigte Magen-Darm-Passage, Umgehung des Duodenums (wichtigster Resorptionsort), okkulte Blutverluste (Anastomosenulzera, Gastritis, Jejunitis). Die Bedeutung der Säurereduktion für die Resorption des Nahrungseisens ist noch umstritten. Orale, selten parenterale Eisensubstitution bessert die Eisenmangelanämie.

Der Verlust des Intrinsic factor nach oberer Magenresektion oder Gastrektomie läßt einen Vitamin-B_{12}-Mangel entstehen, der eine perniziöse megaloblastische Anämie verursacht. Die parenterale Substitution von Vitamin B_{12} (100 µg monatlich) ist daher obligat.

Kalziumstoffwechselstörungen

Nach Magenresektionen können Kalziumstoffwechselstörungen auftreten, wenn eine Milchintoleranz besteht, so daß zu wenig Kalzium mit der Nahrung aufgenommen wird. Außerdem spielen der duodenale Bypass, Steatorrhö und Vitamin-D-Mangel eine Rolle. Mit einer derartigen Störung muß in etwa 10–15% der Fälle gerechnet werden. Folgen des Kalziummangels sind Osteoporose und Osteomalazie mit entsprechenden, röntgenologisch nachweisbaren Skelettveränderungen. Die Therapie besteht in der oralen Verabreichung von Kalziumpräparaten und Vitamin D.

Operationstechnisch bedingte Störungen

Zu ihnen gehören das akute und chronische Syndrom der zuführenden Schlinge (s. S. 356), chronische Gastritis (Refluxgastritis), Magenstumpfkarzinom, Refluxösophagitis, Stenose der Ösophagusanastomose und Rezidivulkus.

Chronisch-atrophische Gastritis (Refluxgastritis, postoperative biliäre Gastritis)

Ein Jahr nach Magenoperation wird aufgrund von Magenschleimhautbiopsien in 50–70% der Fälle eine Gastritis gefunden. Im weiteren Verlauf kann sie in eine chronisch-atrophische Form mit Epitheldysplasien übergehen, auf deren Boden sich ein Karzinom am Magenstumpf entwickeln kann, nach klinischen und Sektionsstudien bis zu 13%.

Pathogenetisch wird für die Gastritis ein alkalischer (enterogastraler) bzw. galliger (duodenogastraler) Reflux in den Magen vermutet. Dieser kann sowohl nach Vagotomie mit Pyloroplastik als auch nach B-I- bzw. B-II-Resektionen mit üblicher Anastomosentechnik auftreten und zu einer Schädigung der Mukosabarriere des Magens führen. Die klinischen Symptome bestehen aus Oberbauchschmerzen, galligem Erbrechen und Gewichtsverlust; das Beschwerdebild korreliert mit den morphologischen Veränderungen nicht unbedingt. Diagnostisch von Bedeutung ist in diesen Fällen die regelmäßige endoskopische und bioptische Untersuchung des Magens, denn nach einem durchschnittlichen Intervall von 15–22 Jahren nach der Operation muß man — bei einem größeren Prozentsatz — mit einer Karzinomentstehung rechnen. Deswegen sind jährliche endoskopische Kontrolluntersuchungen ab dem 10. postoperativen Jahr bzw. altersorientiert ab dem 45. Lebensjahr notwendig.

Therapie
Die Therapie bei ausgeprägter biliärer Refluxgastritis kann nur eine chirurgische sein; gallensäurebindende Medikamente (Cholestyramin) haben keinen wesentlichen Effekt.

Technik
Die Korrekturoperation besteht in einer Anastomosenumwandlung, d.h. Beseitigung der refluxbegünstigenden Gastroduodenostomie bzw. Gastro-

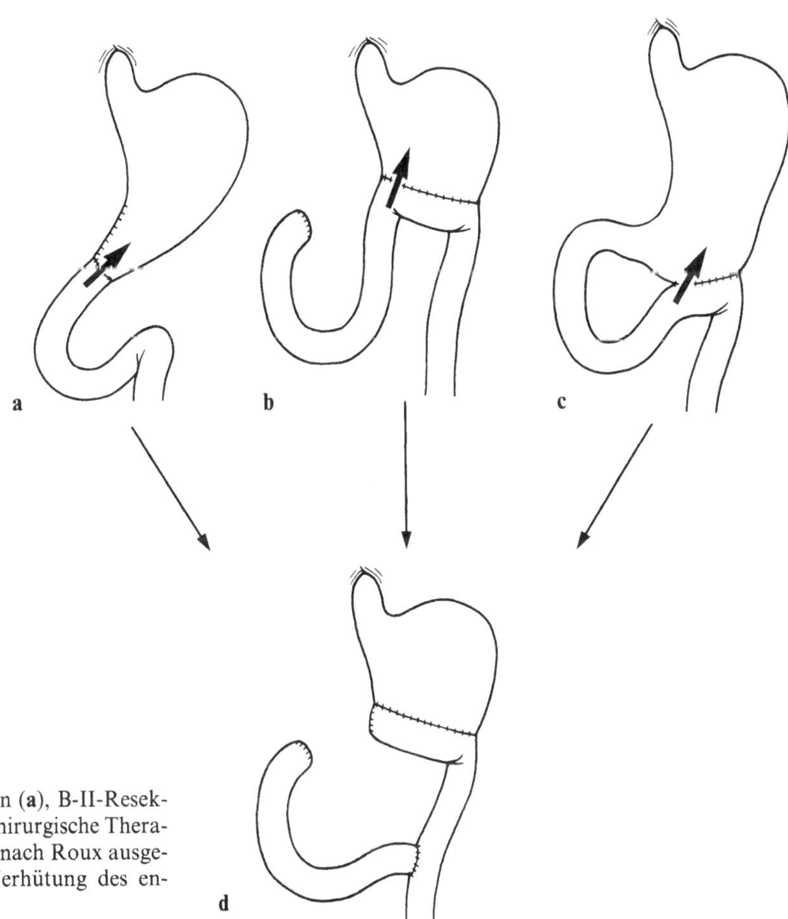

Abb. 29.33 a–d. Reflux nach B-I-Resektion (**a**), B-II-Resektion (**b**) und Gastroenterostomie (**c**). Die chirurgische Therapie besteht in der Umwandlung durch ein nach Roux ausgeschaltetes kurzes Jejunumsegment zur Verhütung des enterogastralen Refluxes (**d**)

jejunostomie in eine Roux-Y-Anastomose (mit ausgeschalteter Jejunumschlinge), die den enterogastralen Reflux sicher verhütet (Abb. 29.33; s. auch S. 345).

Langhans (1981) empfiehlt aus Gründen der Refluxverhütung und der Karzinomprophylaxe die routinemäßige Anwendung der Roux-Y-Anastomose bei Magenresektionen.

Postoperative Refluxösophagitis

Als Folge der operativen Zerstörung der gastroösophagealen Schleuse nach Kardiaresektion und Gastrektomie besteht die Gefahr einer Refluxösophagitis. Wenn auch die Magensalzsäure fehlt, reicht der hohe Gehalt an Gallensäuren und Pankreasenzymen im Dünndarminhalt aus, um eine Refluxösophagitis auszulösen (alkalische Refluxösophagitis). Eine Kardiainsuffizienz mit daraus folgender Refluxösophagitis ist wohl auch nach distaler Magenteilresektion (B-I-, B-II-Operation) und sehr selten nach Vagotomie (durch die Mobilisation des Ösophagus) möglich. Die Häufigkeit eines derartigen Refluxes nach B-II-Operation soll (aufgrund von röntgenologischen Nachuntersuchungen) bis zu 27% betragen. Siewert et al. (1974) untersuchten 30 magenresezierte Patienten mit Hilfe manometrischer und röntgenologischer Techniken und fanden einen postoperativen gastroösophagealen Reflux bei 23%. Im Vergleich zu einer gesunden Kontrollgruppe und Patienten mit Hiatusgleithernie läßt sich eine Häufung des Refluxes nach distaler Magenresektion nicht beweisen. Nur einer der nachuntersuchten Patienten litt an einer klinisch manifesten Ösophagitis. Die Indikation zu einer Reoperation ist nur selten gegeben, wenn sich erhebliche klinische Symptome mit eindeutigen morphologischen Veränderungen zeigen.

Klinisch macht sich die Refluxösophagitis erst einige Wochen nach der Operation mit den bekannten Symptomen bemerkbar. Morphologisch finden sich typische Veränderungen, aus denen eine Stenose im Bereich der Ösophagusanastomosen entstehen kann. Sie ist u. U. schwer von einem lokalen Tumorrezidiv abzugrenzen.

Therapie
Eine Refluxösophagitis nach Gastrektomie wird durch entsprechende Rekonstruktionsverfahren bei der Primäroperation behandelt. Ableitung des Duodenalinhalts durch Roux-Y-Anastomose oder durch Interposition einer Jejunumschlinge.

Die Kardiaresektion disponiert v. a. dann zur Refluxösophagitis, wenn ein kleiner Magenrest bleibt und infolge der trunkulären Vagotomie eine relative Pylorussperre vorliegt. Die Rückstauung des Mageninhalts begünstigt den Reflux. Durch Interposition einer Jejunumschlinge oder durch spezifische plastische Maßnahmen am Magenrest kann diesem vorgebeugt werden.

Die Diagnose der postoperativen Refluxösophagitis wird röntgenologisch, vor allem aber endoskopisch gestellt. Die Therapie ist primär konservativ und häufig polypragmatisch: kleine Mahlzeiten, die eine Überfüllung des Magenrests oder der Darmschlinge vermeiden, Antazida, spasmolytische Analgetika, Vitamin-B-Komplex. Entscheidend ist, daß der Patient sich nach dem Essen nicht flach hinlegt, sondern sitzt und mit erhöhtem Oberkörper schläft.

Indikation und Technik
Eine operative Intervention ist nur bei schweren Refluxzuständen indiziert, wenn Komplikationen − insbesondere eine Anastomosenstenose − vorliegen. Die operativen Maßnahmen sind aufwendig: Jejunuminterposition und Pyloroplastik nach vorausgegangener Kardiaresektion, Umwandlung in eine Roux-Y-Anastomose nach Gastrektomie, Fundoplikation nach distaler Magenresektion oder Vagotomie.

Stenose der Ösophagusanastomose

Für die Stenose an der ösophagealen Anastomose nach Gastrektomie oder Kardiaresektion gibt es 3 mögliche Ursachen:
ödematöse Schwellung (Frühstenose),
Entzündung und Narbenschrumpfung (partielle Nahtinsuffizienz, Refluxösophagitis),
Tumorrezidiv.

Die Frühstenose tritt unmittelbar nach der Operation auf und ist meist Ausdruck einer ödematösen Schwellung im Bereich der Nahtlinie. Im Röntgenbild zeigt sie sich als konzentrische Einengung, die sich meist in 2–3 Wochen unter Gabe von Spasmolytika und schleimhautabschwellenden Medikamenten zurückbildet.

Die narbige Anastomosenenge ist bei der großen Schrumpfungstendenz der Speiseröhrenanastomosen nicht selten. Sie entwickelt sich v. a. dann, wenn eine partielle Nahtinsuffizienz zur Sekundärheilung führte. Derartige submuköse Narbenringe sind leicht mit einem Tumorrezidiv zu verwechseln. Auch als Folge einer Refluxösophagitis kann eine entzündliche Stenosierung auftreten.

Röntgenologisch finden sich kurz- oder langstreckige Veränderungen, in deren Bereich die Wand relativ glatt konturiert ist. Bisweilen ist die Kontrastbreistraße nur stricknadeldick. Der Ösophagus kann sich vor der Stenose — zeitlich abhängig — erweitern. Die Abklärung erfordert immer die Ösophagoskopie mit Probeexzision, um ein Tumorrezidiv, das submukös entwickelt sein kann, auszuschließen. Die Häufigkeitsrate narbiger Einengungen an der Ösophagusanastomose wird mit 0–40% angegeben.

Nach Jejunuminterposition, bei der der Reflux in den Ösophagus fast immer ausbleibt, sind narbige, refluxbedingte Stenosen praktisch nicht vorhanden.

Die Therapie der Narbenstenose besteht in einer konsequenten Bougierung unter ösophagoskopischer Kontrolle. Nur wenn die Sondendehnung versagt, ist eine operative Korrektur zu erwägen. Sie besteht in einer Nachresektion mit erneuter Anastomosierung, ein aufwendiger und selten noch durchführbarer Eingriff.

Stenosen durch ein Tumorrezidiv sind an der Speiseröhre häufiger als bei anderen gastrointestinalen Anastomosen. Hierfür gibt es 2 Ursachen: die unsichtbare submuköse Ausbreitung des Karzinoms in der Speiseröhre und die ungenügende Einhaltung eines Sicherheitsabstands bei der Ösophagusdurchtrennung. Im Röntgenbild zeichnet sich die Tumorstenose durch unregelmäßige Wandkonturen und exzentrische Lage aus. Die Diagnose wird durch endoskopische Untersuchung und Biopsie gesichert. Die Beurteilung kann schwierig sein, da operationsbedingte Veränderungen ein Rezidiv vortäuschen können. Die Therapie ist problematisch.

Technik
Eine kurative Nachresektion ist nur selten möglich. Nach Kardiaresektion kann u.U. eine Totalexstirpation des infiltrierten distalen Magenrestes vorgenommen werden. Ist der Rezidivtumor nicht resektionsfähig, bleiben palliative Maßnahmen, z.B. Ösophagusendoprothese, Ernährungsfistel und palliative Chemo- und/oder Strahlentherapie.

Postvagotomiedysphagie
Die Postvagotomiedysphagie kann nach jeder Form der Vagotomie auftreten und Schluckstö-

rungen verursachen. Ihre Inzidenz schwankt zwischen 1% und 40%. Ursächlich werden verschiedene Möglichkeiten diskutiert: Denervierung des Ösophagus, Wandödeme oder Hämatome, periösophageale Fibrose, Refluxösophagitis. Häufigste Ursache ist das Wandödem. Etwa am 7.–14. Tag nach Vagotomie treten dysphagische Beschwerden auf, meist nicht sehr ausgeprägt und etwa bis zu 3 Monaten anhaltend. Die Diagnose wird radiologisch und endoskopisch gestellt.

Therapie
Eine medikamentöse Behandlung ist überflüssig und meist erfolglos; in der Regel bilden sich die Symptome spontan zurück. Bei ausgeprägter Symptomatik empfiehlt sich die Dehnung mit pneumatischer Sonde, bei organischer Stenose die Bougierung.

Sonstige Störungen

Nach trunkulärer Vagotomie beobachtet man ein gehäuftes Auftreten von Gallensteinen; der pathogenetische Zusammenhang wird in einer Tonusminderung und Dilatation der Gallenblase sowie Störungen des Gallensäurestoffwechsels durch die totale vagale Denervierung vermutet.

Beim Ulkus wird eine Korrelation zwischen Leberschädigung und Magenresektion, v.a. aus internistischer Sicht, erörtert. Die Diskussion ist nicht abgeschlossen. Möglicherweise ist die Leber durch das chronische Geschwürleiden oder durch das Karzinom bereits präoperativ beeinträchtigt. Nach Untersuchungen von Kuru (1966) sind beim Magenkrebs histologische Veränderungen in der Leber und Störungen der biochemischen Vorgänge erheblicher als beim Ulkus. Der zunehmende Abstand vom Resektionstermin bringt eher eine Befundverschlechterung als eine Besserung. Es ist also notwendig, bei allen magenresezierten Patienten regelmäßig Kontrolluntersuchungen (Labor), in besonderen Fällen auch eine Leberbiopsie, durchzuführen. Kautzsch (1977) hat festgestellt, daß Alkoholiker für Leberschäden nach Magenresektion weniger anfällig sind und Alkohol für die Leber des Magenresezierten kein höheres Risiko darstellt als für den Gesunden. Laborchemische Hinweise auf eine Leberschädigung sind nach Magenresektion in 67% aller Fälle vorhanden, jedoch nicht schwerwiegend und nicht immer mit klinischen Auswirkungen.

Kontrolluntersuchungen

Die ärztliche, speziell die chirurgische Fürsorge für den Magenoperierten, erlischt nicht mit der Entlassung aus der Klinik. Der Patient bedarf weiterhin der sorgsamen ärztlichen Betreuung und Führung, da sich biologische Regulationen und Anpassungsvorgänge erst langsam einspielen. Diese Aufgabe kann nur in enger Zusammenarbeit zwischen Chirurgen, Gastroenterologen, Röntgenologen und nicht zuletzt mit dem Hausarzt optimal gelöst werden. An der eigenen Klinik wurde hierzu eigens eine poliklinische Sondersprechstunde für Magenoperierte eingerichtet.

Die Nachsorge richtet sich nach der Art des Grundleidens (Karzinom oder Ulkus) und der Größe des Resektionsdefekts (Resektion oder Gastrektomie). Sie umfaßt

Überwachung der Diät und Substitutionstherapie,
Wiedereingliederung in die gewohnte sozioökologische Umwelt,
Vermeidung postoperativer Störungen,
Durchführung von Kontrolluntersuchungen, besonders bei malignen Erkrankungen,
adjuvante Chemo- oder Strahlentherapie.

Bei der Nachuntersuchung ist das Hauptaugenmerk zwangsläufig auf gastrointestinale Beschwerden zu richten. Daneben ist auch allen anderen Krankheitssymptomen Aufmerksamkeit zu schenken, die möglicherweise bereits präoperativ bestanden haben und mit dem Grundleiden − Ulkus oder Karzinom − zusammenhängen. Die Dauer der postoperativen Anpassungsphase hinsichtlich der Motilitäts-, Sekretions- und Resorptionsverhältnisse des operierten Magens sowie des anastomosierten Dünndarms (Magenersatzreservoir) dauert mindestens 3–6 Monate. Diese Zeitspanne ist individuell verschieden und kann bisweilen deutlich länger sein (besonders bei gastrektomierten Patienten). Das Verhalten des Kranken während dieser „Regulationsphase" (Lebensweise, Ernährung, Nikotin- und Alkoholgenuß, Beanspruchung durch Beruf und Familie) scheint für das spätere Befinden wesentlich zu sein. Auch die soziale Situation des Kranken spielt eine wichtige Rolle.

Alleinstehende und ältere Kranke, Hausfrauen ohne Haushaltshilfe bedürfen noch etwas länger der Entlastung und der Pflege. Die Wiederaufnahme der beruflichen Tätigkeit richtet sich nach der Ausdehnung des operativen Eingriffs,

nach dem Grundleiden und Befinden des Patienten. In der Diätüberwachung müssen v. a. Intoleranzreaktionen vermieden werden. Der Patient soll genau informiert sein, wie er die wichtigsten Nahrungsmittel in genügender Menge tolerieren kann. Dazu werden ihm bei der Entlassung aus der Klinik schriftliche Diätanweisungen und Verhaltensregeln mitgegeben.

Kontrolluntersuchungen nach Magenoperationen wegen Geschwürleiden

Etwa 3 Monate nach der Operation ist eine klinische und röntgenologische Kontrolluntersuchung notwendig. Die unmittelbaren Operationsfolgen sind bis dahin abgeklungen, ein zurückgelassenes Ulkus nach Vagotomie abgeheilt, und es zeigen sich u. U. die ersten Folgeerscheinungen wie Dumping und Gewichtsverlust.

Folgende Untersuchungen sind erforderlich: Magen-Darm-Passage, evtl. Gastroskopie, Blutbild und Transaminasenbestimmung. Die gleichen Untersuchungen werden nach einem Jahr wiederholt. Wichtig ist, daß nach B-I- und B-II-Resektion ab dem 10. postoperativen Jahr bzw. mit Überschreiten des 45. Lebensjahres jährlich eine endoskopische Kontrolle vorzunehmen ist, da ein erhöhtes Karzinomrisiko besteht. Treten Beschwerden auf, sind zusätzliche Untersuchungen erforderlich; bei Schmerzen muß an ein Ulkusrezidiv gedacht werden. Eine Säuresekretionsanalyse nach Vagotomie halten wir nicht für notwendig, da sie unsicher in ihrer Aussage ist und sich keine unmittelbaren therapeutischen Konsequenzen daraus ableiten lassen.

Kontrolluntersuchungen nach Magenoperationen wegen maligner Erkrankungen

Die routinemäßige Nachkontrolle beim bösartigen Tumor des Magens verfolgt 2 Ziele: 1) die frühzeitige Erkennung eines Rezidivs oder einer Metastasierung und 2) die Erfassung von Folgeerscheinungen nach den meist ausgedehnten Eingriffen wie Gastrektomie oder Kardiaresektion. Die Kontrollen ermöglichen auch die aus statistischen Gründen notwendige Beurteilung der Operationsergebnisse und Erfassung der Überlebenszeiten.

Die erste Kontrolluntersuchung sollte 2 Monate nach Entlassung aus der Klinik durchgeführt werden. Bewährt hat sich ein standardisiertes Nachsorgeprogramm (Tabelle 29.2). Die Untersuchungsintervalle werden verkürzt, wenn Störungen vorliegen oder ein Rezidiv bzw. eine Metastasierung vermutet wird. Bei Stenosierung der Ösophagusanastomose muß endoskopisch und bioptisch zwischen narbiger und maligner Ursache differenziert werden. Bei Gastrektomierten ist auf die wichtige Substitution von Vitamin B_{12} zu achten. Nach partieller Magenresektion ist die sorgfältige Tumornachsorge besonders wichtig. Vor allem beim operierten Frühkarzinom hat man beim rechtzeitig entdeckten Lokalrezidiv noch die Chance, durch nachfolgende Totalexstirpation des Magenstumpfes ein Rezidiv radikal zu beseitigen.

Der Wert einer Chemotherapie beim Magenkarzinom wird sowohl als adjuvante Maßnahme als auch beim inoperablen Karzinom in zahlreichen prospektiven Studien geprüft.

An erster Stelle ist die Behandlung nach dem FAM-Schema zu nennen, eine Kombination aus Fluouracil, Adriamycin und Mitomycin-C. Es ist schwer, abgesehen von kasuistischen Erfolgen, den Einfluß der Chemotherapie auf die Überlebenszeiten beim inoperablen Magenkarzinom zu dokumentieren. Die Ansprechrate liegt etwa bei 40%; nicht zu übersehen sind die toxischen Nebenwirkungen dieser Therapie. Über die adjuvante Therapie beim kurativ operierten Magenkarzinom liegt das Ergebnis einer Studie mit 5-FU und Methyl-CCNU vor: Nach 4 Jahren überlebten 55% der Patienten mit Operation und Chemotherapie gegenüber 36% nach alleiniger Operation. Dies spricht für die Chemotherapie als postoperative Zusatzmaßnahme und läßt einen gewissen Erfolg erhoffen. Anders ist die Situation beim Lymphooder Retikulosarkom und beim M. Hodgkin; hier ist eine chemo- und auch strahlentherapeutische Behandlung notwendig; sie wird tunlichst in Zusammenarbeit mit dem Onkologen bzw. Hämatologen durchgeführt.

Arbeitsfähigkeit, Umschulung, Invalidisierung

Grundsätzlich ist es nicht notwendig, den magenoperierten Patienten − nach Ulkus- oder nach Karzinomresektion − als arbeitsunfähig zu deklarieren. Selbstverständlich braucht er nach der Operation eine gewisse Erholungsphase, deren Länge sich nach der Größe des vorangegangenen Eingriffs, nach Alter und Konstitution richten muß. Es wäre m.E. − auch psychologisch gesehen − falsch, den Patienten von vornherein als arbeitsunfähig abzustempeln, denn die Wiedereingliederung in seinen gewohnten Lebensbereich stärkt den Gesundungswillen und gibt Lebensfreude zurück. Sofern also keine schweren Folgeerscheinungen der Magenresektion bestehen (Dumping, Diarrhöen usw.), steht einer raschen Wiederaufnahme der geregelten Berufstätigkeit nichts im Wege.

Für den Gutachter stellt sich die Frage: Wieviele Magenresezierte bleiben arbeitsfähig und wieviele müssen auf Dauer oder zeitlich begrenzt invalidisiert werden?

Lindenschmidt (1961) hat zur Begutachtung von magenoperierten Ulkuspatienten Zahlen geliefert, die eine realistische Grundlage für die Begutachtung darstellen. Durchschnittlich sind ca. 90% der resezierten Ulkuspatienten nach einer Literaturauswertung von 6771 Fällen „arbeitsfähig". Aus einer Analyse des Hamburger Krankengutes wurde errechnet, daß jährlich etwa 3% Magenoperierte invalidisiert weden (2% auf Dauer und 1% auf Zeit).

Es ist wichtig zu wissen, daß mehr konservativ behandelte als operierte Geschwürpatienten eine Dauerrente beziehen (Verhältnis von 4:1 bis 8:1). Der Anteil der invalidisierten Ulkusträger an der Gesamtzahl aller Dauerinvaliden betrug 1958 7‰ und 1959 10‰, der Anteil der Resezierten 1‰ bzw. 2‰. Diese Zahlen belegen die guten Ergebnisse der operativen Geschwürbehandlung, zumal dies die Situation vor breiter Anwendung der Vagotomien reflektiert.

Zarubin (zit. nach Lindenschmidt 1961) hat die Arbeitsfähigkeit nach Berufsgruppen ausgeschlüsselt (Tabelle 29.3). Daraus ist zu schließen, daß Patienten, die mittelschwere oder schwere Arbeit leisten müssen, nach Umschulung auf leichtere Tätigkeiten wieder in den Arbeitsprozeß eingegliedert werden könnten.

Lindenschmidt zieht aus seinen statistischen Untersuchungen folgende Schlüsse:

1. Etwa 10–20% aller Magenresezierten sind zeitweilig oder dauernd behandlungsbedürftig.

Tabelle 29.3. Arbeitsfähigkeit magenresezierter Patienten, gegliedert nach Berufsgruppen ($n = 665$, arbeitsfähig 81,2%). (Zarubin, zit. nach Lindenschmidt 1961)

Berufsgruppe	%
Verwaltungsangestellte	95
Leichtarbeiter	95
Mittelschwere Arbeit	68
Schwerarbeiter	58

2. Postoperativ auftretende Beschwerden sind nur zum Teil Grund für eine Einschränkung der Arbeitsfähigkeit.

3. Für die Begutachtung sollten folgende MdE-Grade gelten:
4 Wochen nach stationärer Behandlung: 100%,
2.–6. Monat postoperativ: 50%,
danach je nach subjektiven Beschwerden und objektiven Befunden 0–30%.

4. Bei richtiger Indikation, kunstgerechter Operation und sorgfältiger Nachbehandlung ist der Magenoperierte kein „Magenkrüppel".

Bei Krebskranken liegt die Situation anders. Die Rate der berufsfähigen Patienten ist geringer, zumal auch der Altersdurchschnitt höher als beim Geschwürkranken liegt. Die Rehabilitation des Karzinomkranken, insbesondere nach Magentotalexstirpation, muß sich im wesentlichen darin erschöpfen, den Kranken wieder „lebens- und genußfähig" zu machen. Schreiber (1966) hat das Schicksal von insgesamt 80 bis zur Operation berufsfähigen Männern nach Gastrektomie bzw. abdominothorakaler Kardiaresektion überprüft. Davon überlebten 11 Kranke 5 Jahre und länger, 6 von ihnen waren berufstätig. Bei den heutigen Operationsverfahren mit Dünndarminterposition, Schaffung eines Ersatzreservoirs und Erhaltung der orthograden Duodenalpassage wird der Verlust des Magens noch besser kompensiert, so daß die agastrischen Störungen durchaus in Grenzen zu halten sind.

Personale und psychosoziale Nachsorge

Th. Effenberger

Ein nicht geringer Teil postoperativer Beschwerden entsteht aus psychischen Diskordanzen und aus Konflikten mit dem sozialen Umfeld. Bei einigen der Betroffenen liegen ein organisches Substrat bzw. funktionelle Störungen vor, bei anderen fehlt ein klinischer Befund.

In der Grauzone zwischen Gesund- und Kranksein, zwischen „nicht mehr krank" und „noch nicht gesund" treten Beschwerden auf, die zwar nicht oder noch nicht meßbar sind, aber gleichwohl eine ernstzunehmende Realität darstellen.

Wenn der Chirurg seine Fachkompetenzen selbst vertreten und nicht zum Erfüllungsgehilfen

werden möchte, muß er sich für diesen Problembereich kompetent machen und um mehr Klarheit bemüht sein.

Psychosomatik erkennt krankmachende Erlebnisse und Verhaltensweisen, soziale Anamnese erfaßt gesellschaftliche Krisen. Naturwissenschaften und psychosoziale Theorien konkurrieren um Begriffe und Axiome, aber in Wirklichkeit geht es darum, verschiedene Bilder zur Deckung zu bringen und ein mehrschichtiges Verständnis von Krankheit zu entwickeln.

Zur Analyse bedarf es einer intensiven personalen Zuwendung, einer Exploration der individuellen häuslichen, familiären, beruflichen Umstände, der sozialen Verhältnisse und Perspektiven. Jeder Kranke erlebt seine Krankheit und auch seine chirurgische Therapie anders. Er muß in der Lage sein, diese für ihn neue und zunächst fremde Lebenserfahrung in sein Leben einzubauen, damit existieren und die Zukunft planen zu können.

Die Berücksichtigung dieser Tatsache gehört zur Rehabilitation, insbesondere bei Karzinomkranken oder bei Patienten, die nach primär gutartigen Krankheiten Wiederholungseingriffe durchzustehen hatten.

Für diese bislang etwas vernachlässigte Form der Nachsorge ist nicht nur entsprechende Aufmerksamkeit — schon bei der Aufnahme ins Krankenhaus, bei der Erhebung der Vorgeschichte, bei Aufklärungsgesprächen — notwendig, sondern es bedarf auch einer besonderen fachlichen und einer gereiften Lebenserfahrung des Arztes; er sollte auf den Patienten zugehen und ihm helfen, daß dieser sich als Bezugspunkt aller Maßnahmen versteht und mit ausreichendem Selbstvertrauen die besten Voraussetzungen für die Gesundung schafft.

Psychosoziale Betreuungen sind obligater Teil der Nachsorge; sie gehören in das Programm der üblichen Kontrolluntersuchungen. Von Fall zu Fall wird man soziale oder gesellschaftliche Institutionen beteiligen.

---

1 Minderung der Erwerbstätigkeit.

Literatur

Abbott OA, Mansour KA, Logan WD, Hatcher CR, Symbas PN (1970) Atraumatic so calles „spontaneous" rupture of the esophagus. J Thorac Cardiovasc Surg 59:67

Baer U, Bauknecht J, Stangl T, Häring R (1980) Verminderung von Wundheilungsstörungen durch prä- oder postoperative Faktor-XIII-Substitution. Zentralbl Chir 105:642

Bünte H (1971) Frühkomplikationen nach Magenresektion und Gastrektomie. Langenbecks Arch Chir 329:1054

Caspary WF (1979) Postvagotomie-Diarrhoe. Z Gastroenterol 17:547

Cox AG (1968) Comparison of symptoms after vagotomy with gastrojejunostomy and partial gastrectomy. Br Med J I:288

Deucher F, Oesch J (1974) Postoperativer Frühileus: Prophylaxe und Relaparotomie. Chirurg 45:195

Dinstl K, Fritsch A, Hill H (1975) Zur Versorgung des nicht verschließbaren Duodenalstumpfes und sekundärer Duodenaldefekte. Acta Chir Austriaca 1:15

Dobroschke J, Hild P (1981) Somatostatinin zur Behandlung von Dünndarmfisteln. In: Bünte H, Hotz J (Hrsg) Somatostatin. Klinische und experimentelle Ergebnisse. Münstersches Allgemeinchirurgisches Symposium 29.05.1981. Falk, Foundation, Freiburg, S 97

Ebied FH, Ralphs DNL, Hobsley M, Le Quesne LP (1982) Dumping symptoms after vagotomy treated by reversal of pyloroplasty. Br J Surg 69:527

Franke H, Häring R, Bilgin I (1965) Rekonvaleszenz und Rehabilitation nach Magenoperationen. Internist (Berlin) 6:363

Goligher JC, Pulvertaft CN, Irvin TT et al. (1972) Five-to eight-year results of truncal vagotomy and pyloroplasty for duodenal ulcer. Br Med J I:7

Grundmann R, Hofferek B (1981) Wundinfektion und Komplikationsrate nach allgemeinchirurgischen Eingriffen. Chirurg 52:570

Häring R (1982) Peritonitis. In: Häring R (Hrsg) Dringliche Bauchchirurgie. Thieme, Stuttgart New York, S 56ff.

Häring R, Franke H (1970) Gastrektomie und Kardiaresektion beim Magenkarzinom. Thieme, Stuttgart, S 119

Häring R, John S, Stallkamp B, Tung LC (1976) Problems of the esophageal anastomosis. Chir Gastroenterol (Engl Ed) 10:245

Häring R, Semsch B, Vosberg W (1982) Erkennung der Nahtinsuffizienz — Klinik, Labor-, Röntgen-, Spezialuntersuchungen. Langenbecks Arch Chir 358:265

Henning N, Berg G, Heinkel K, Schön H, Zeitler G, Wolf F (1971) Die agastrische Dystrophie. Dtsch Med Wochenschr 86:710

Hirner A, Häring R (1982) Frühe postoperative Relaparotomie. In: Häring R (Hrsg) Dringliche Bauchchirurgie. Thieme, Stuttgart New York, S 482

Holle F, Bauer H, Holle G, Konz B, Lissner J, Wünsch E (1972) Clinical results of selective proximal vagotomy in gastro-duodenal-ulcer. Langenbecks Arch Chir 333:197

Hölscher B, Trohnert P (1963) Zur konservativen Behandlung postoperativer Passagestörungen nach Billroth-II-Magenresektionen. Chirurg 34:18

Kautzsch E (1977) Leberschädigung nach Magenresektion? Med Klin 72:501

Kelley HG, Grant N, Elliott DW (1963) Massive gastroduodenal hemorrhage. Arch Surg 87:6

Kollig G, Encke A (1967) Die postoperative Blutung in der Magenchirurgie. Langenbecks Arch Chir 318:281

Koster KH, Fischermann K (1965) Gastro-intestinal hemorrhage following gastric surgery. Acta Chir Scand [Suppl] 343:177

Kuru M (1966) Pathophysiologie und Früherkennung des Magenkrebses. MMW 108:737

Lambrecht W (1977) Nekrose der kleinen Magenkurvatur als Komplikation der selektiv-proximalen Vagotomie. Chirurg 48:742

Langer S, Stauch R (1978) Frühe postoperative Rezidivblutung. In: Häring R (Hrsg) Das komplizierte gastroduodenale Ulcus. Thieme, Stuttgart New York, S 53

Langhans P (1981) Die Routineanwendung der Roux-Y-Anastomose bei Magenresektionen. In: Bünte H, Keferstein RD (Hrsg) Operationstechnik und technische Hilfsmittel in der Chirurgie. Springer, Berlin Heidelberg New York, S 71

Lindenschmidt TO (1961) Die Begutachtung von Magenoperierten. Langenbecks Arch Chir 298:428

Lindenschmidt TO (1976) Postoperative Magen-Darm-Atonie oder paralytischer Ileus? In: Pichlmayr R (Hrsg) Postoperative Komplikationen. Springer, Berlin Heidelberg New York, S 23

McCraw McLeod R, McDonald W, Stevhenson HE (1965) A rapid bedside test for intestinal perforation. JAMA 191:939

Mörl FK, Schilling K (1972) Peritonitis. In: Baumgartl F, Kremer K, Schreiber HW (Hrsg) Spezielle Chirurgie für die Praxis, Bd II/2. Thieme, Stuttgart New York, S 1ff.

Mörl FK, Künkel P (1974) Früh- und Spätintervention nach Billroth II-Resektion wegen Gastroduodenalulkus. Med Welt 25:963

Mühe E, Bünte H, Hühnlein HK (1972) Eine einfache Methode zum Nachweis von Perforationen und Anastomoseninsuffizienz am Ösophagus-Magen-Darmtrakt. Chirurg 43:325

Nissen R (1965) Eingriffe an Magen und Duodenum. In: Brandt G, Kunz H, Nissen R (Hrsg) Intra- und postoperative Zwischenfälle. Thieme, Stuttgart New York, S 51

Peiper HJ (1968) Intra- und postoperative Komplikationen in der Magenchirurgie. Langenbecks Arch Chir 322:177

Peiper HJ, Siewert R (1978) Magenersatz. Chirurg 49:81

Pfeiffer M, Winkler R (1979) Nahtbruch nach B I-Resektion. Häufigkeit und klinisch-therapeutische Relevanz. Zentralbl Chir 104:1477

Riedel P, Dinstl K, Keminger K, Lechner G, Schiessel N (1976) Die diagnostische Wertigkeit des Gastrografintests bei der Diagnose von Anastomosendehiszenzen des Intestinaltrakts. In: Pichlmayr R (Hrsg) Postoperative Komplikationen. Springer, Berlin Heidelberg New York

Rossetti M (1963) Die operierte Speiseröhre. Thieme, Stuttgart New York

Schreiber HW (1966) Radikalität und pathophysiologische Gesichtspunkte bei der Resektion des Magenkarzinoms. Langenbecks Arch Chir 314:213

Schreiber HW (1969) Magen und Duodenum. In: Baumgartl F, Kremer K, Schreiber HW (Hrsg) Spezielle Chirurgie für die Praxis, Bd II/1. Thieme, Stuttgart New York, S 1ff.

Schriefers KH, Wenn B (1967) Über den Ikterus nach operativen Eingriffen. Dtsch Med Wochenschr 92:540

Seeber S (1982) Chemotherapie des Magenkarzinoms. Langenbecks Arch Chir 358:91

Siewert JR, Koch A, Stuhler T, Hennewein HM (1974) Kardiafunktion und gastroösophagealer Reflux nach distaler Magenresektion. Z Gastroenterol 12:583

Small WP (1973) The long-term results of peptic ulcer surgery. Clin Gastroenterol 2:427

Smith FP, Cambareri RJ, Killen JY, Schein PS (1980) Gastrointestinal cancer. In: Pinedo HM (Hrsg) Cancer chemotherapy 1979. EORTC Cancer Chemother Annu 2:284

Uhlschmid G, Säuberli H, Largiadère F (1975) Magenwandnekrose als Komplikation der proximal-selektiven Vagotomie bei urämischen Patienten. Helv Chir Acta 42:547

Ujiki GT, Shields TW (1981) Roux-en-Y-operation in the management of postoperative fistula. Arch Surg 116:61

Unger K (1967) Beitrag zu den Passagestörungen im Bereich der zuführenden Schlinge nach Magenresektion. Zentralbl Chir 92:49

Wilkins RW, Rogers LS, Straehling GJ Jr (1957) Severe hemorrhage following gastrectomy. Arch Surg 74:345

Wittrin G, Schomacher PH, Clemens M (1980) Nahtinsuffizienz nach Gastrektomie und Fundektomie. Extracta Gastroenterol 9:35

Wright HK (1974) Postgastrectomy complications. In: Wright HK, Tilson MD (eds) Postoperative disorders of the gastro-intestinal tract. Gruner & Stratton, New York London, p 212

Zierott G, Brieler HS (1975) Lokale postoperative Komplikationen nach Eingriffen an der Kardia. Chirurg 46:410

Sachverzeichnis

Th. Effenberger